TRAITÉ PRATIQUE

DES

MALADIES VÉNÉRIENNES

DU MÊME AUTEUR

Contribution à l'étude du péritoine, ses nerfs et leurs terminaisons, avec une planche (*Lyon Médical*, 1872 et tirage à part). Paris, 1872.

De l'Amputation du pénis, ouvrage de 110 pages, thèse de doctorat. Paris, 1873.

Recherches statistiques sur l'étiologie de la syphilis tertiaire. Paris, in-8, 1874.

De la Transfusion du sang, thèse d'agrégation. Paris, 1875, 331 pages avec figures.

PARIS. — IMPRIMERIE E. MARTINET, RUE MIGNON, 2

TRAITÉ PRATIQUE

DES

MALADIES VÉNÉRIENNES

PAR LE

Dr LOUIS JULLIEN

Avec 127 figures intercalées dans le texte.

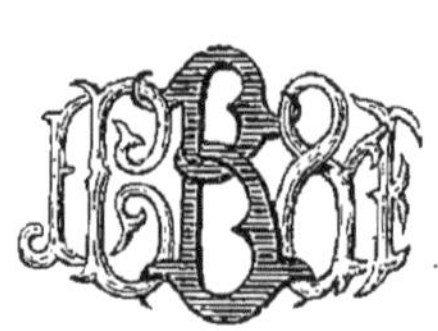

PARIS

LIBRAIRIE J.-B. BAILLIÈRE ET FILS

19, rue Hautefeuille, près le boulevard Saint-Germain

Londres	Madrid
BAILLIÈRE, TINDALL AND COX	CARLOS BAILLY-BAILLIÈRE

1879

AVANT-PROPOS

En écrivant ce livre auquel nous avons consacré plusieurs années de travail, nous avons eu la préoccupation constante de montrer que les maladies vénériennes, systématiquement éliminées des traités généraux, ne font point exception aux grandes lois de la pathologie générale. Aussi, tout en apportant un soin particulier aux questions de clinique et de thérapeutique, avons-nous essayé de mieux préciser que nos devanciers l'état des connaissances acquises en anatomie pathologique et en histologie.

L'étude des maladies vénériennes devient de moins en moins œuvre de spécialiste, et ce n'est pas sans raison que Ricord a pu dire, en voyant l'extension croissante de leur domaine, que la syphilis s'était annexé la pathologie tout entière.

On trouvera à la première page de ce livre l'exposé du plan que nous avons adopté.

Pour donner un tableau aussi complet que possible des progrès accomplis, nous avons dû nous livrer à des recherches bibliographiques étendues, car la plus grande activité règne actuellement parmi les syphiligraphes français et étrangers. Afin de faciliter à nos lecteurs le contrôle de ce travail, et en même temps pour donner un appui solide aux notions que nous devions exposer, nous avons fait suivre chacun de nos chapitres d'un index bibliographique très-complet, du moins en ce qui concerne les dernières années. C'eût été le surcharger inutilement en effet que de ne point omettre les travaux anciens et oubliés auxquels ne se rattache pas directement quelque point spécial, quelque découverte notoire.

A côté des descriptions, nous nous sommes appliqué à donner l'iconographie de quelques lésions caractéristiques. La plupart des planches sont dues à un peintre distingué, notre ami Louis Robin, qui a bien voulu mettre pour nous son talent au service de la science. Quelques-uns de ses dessins ont été faits d'après les moulages de Baretta à l'hôpital Saint-Louis; un plus grand nombre d'après ceux de Jumelin : c'est dire qu'ils ont la valeur d'œuvres exécutées d'après nature. D'autres représentent des coupes microscopiques de végétations, de chancre simple, de chancre syphilitique, de syphilides et des principales altérations gommeuses ou scléreuses des viscères; l'Atlas de Kaposi, les communications obligeantes de L. Malassez et enfin nos propres préparations en ont fourni les matériaux.

Nous remercions MM. J.-B. Baillière, nos éditeurs; on connaît leur esprit d'initiative : chacun pourra apprécier quels soins intelligents ils ont apporté à la publication de cet ouvrage. Qu'il nous soit permis d'exprimer ensuite toute notre reconnaissance aux confrères dont nous avons mis sans cesse à profit l'expérience et l'érudition : à Diday, notre excellent maître de Lyon; à Fournier, à Mauriac, à Clerc, dont les conseils et les enseignements nous ont été si utiles; à Horteloup, à Besnier, Lailler, aux autres médecins de l'hôpital Saint-Louis et au professeur Trélat, qui ont bien voulu nous permettre de reproduire des pièces moulées sur des malades de leurs services; à Lancereaux, au professeur Léon Le Fort, à Chéron, à Jacquemet (de Montpellier), Mireur (de Marseille), au professeur Rigaud (de Nancy), à Profeta (de Palerme), Adam Owre (de Christiania), Taylor (de New-York), qui nous ont communiqué soit des planches, soit des observations; à de Wecker, Stéphane Grand (de Saint-Étienne), Bacchi, Charles Fauvel, Poyet, Franz Gromier, qui nous ont prêté le secours de leurs connaissances spéciales; et à bien d'autres, nos patients collaborateurs de tous les jours, que nous ne nommerons pas.

Mais surtout nous devons un témoignage tout spécial de notre gratitude à E. Langlebert dont les avis éclairés et affectueux nous ont soutenu pendant le cours de ce long travail.

Ainsi que le lecteur pourra le reconnaître, ce n'est pas une œuvre de compilation que nous présentons au public; sur bon nombre de points nous avons exprimé des idées que nous croyons neuves et qui nous sont absolument personnelles. Après avoir puisé à bien des écoles, à Lyon, où nous avons été interne à l'hospice de l'Antiquaille; à Paris, où nous avons suivi assidûment les services spéciaux; en Italie, les éléments des doctrines souvent divergentes des maîtres les plus illustres, nous nous sommes imposé un travail d'analyse et d'élaboration; nous n'avons pas craint de nous prononcer nettement sur les points qui nous paraissent, en dépit de certaines contestations, bien acquis à la science; sur d'autres, nous sommes resté dans le doute. Mais nous nous sommes appliqué à signaler tous les problèmes qui doivent attirer encore l'attention, et le sens dans lequel doivent être dirigées les recherches. Puissions-nous avoir tracé la voie à quelques travailleurs!

LOUIS JULLIEN.

Paris, le 3 août 1878.

ERRATA ET ADDENDA

Pages	Lignes	Au lieu de :	Lisez :
1	7	des lésions vulgaires réunies,	des lésions vulgaires, réunis
17	5	sans figures,	sans figure
17	36	sa nature,	sa valeur
19	9	nous pouvions,	nous pourrions
20	42	Chap. XXX,	Chap. XXIX.
22	19	étant connu,	étant connus
26	10	recherches cliniques,	recherches critiques
34	15	de les voir céder,	de la voir céder
35	13	la violence de processus,	la violence du processus
35	30	sèches,	séche
36	31	la plus forte que j'ai,	la plus forte que j'aie
39	18	auxquelles Péters, Pidoux Fereol,	auxquelles Péter, Pidoux, Féréol, Guilland d'Aix
40	37	injection émollientes,	injections émollientes
46	6	être en devoir,	être en droit
51	35	caratum galleni,	ceratum Galeni
53	20	qui l'appuie de,	qui l'appuie sur
56	6	nous n'osions,	nous osions
57	37	véritable lézoards.	véritables bézoards
59	8	disparution,	disparition
66	1	s'étaient révoltés à	étaient révoltés contre
82	24	relations sur la sécretion,	relations sur la sécrétion
152	40	papillonas,	papillômes
216	24	*testiculi instatione,*	*testiculi inflatione*
217	4	Lorain et Panas,	Lorain, Panas et Guilland
—	13	et que les symptômes,	et les symptômes
293	36	Tugnier,	Hugier
295	9	objectif,	subjectif
324	15	conformation,	confirmation
	41	s'occompagne,	s'accompagne
325	7	intensité,	inoculabilité
326	2e col. 3e case	Boys de Doury,	Boys de Loury
415	45	Burmstead,	Bumstead
469		A la fin de la note ajoutez,	et dans la thèse de Chabalier, parue en 1860
480	21	Hutchiuson,	Hutchinson
522	16	Geigel et Padeva,	Geigel, Padova et Gallois
898	3	n'est qu'atteinte,	n'est que rarement atteinte
899	11	transitoire ; mais,	transitoire, mais

TRAITÉ PRATIQUE

DES

MALADIES VÉNÉRIENNES

C'est Jacques de Bethencourt qui employa pour la première fois en 1521 le terme de *maladie vénérienne, lues venerea*. Les affections les plus diverses, *herpès*, *ecthyma cancer*, *lupus*, se trouvèrent tout d'abord englobées dans cette dénomination. Mais peu à peu, la question de siége perdit de son importance, et le nombre des maux regardés comme vénériens se réduisit de plus en plus. Séparés des lésions vulgaires réunies en un même faisceau, ils furent longtemps considérés comme dérivant d'une cause unique : la syphilis; le fécond travail d'analyse, auquel nous devons leur subdivision et la distinction de plusieurs états pathologiques, de nature absolument différente, marque sur ce point le dernier degré de nos connaissances actuelles.

Aujourd'hui, le sens exact qu'il convient d'attribuer à l'expression générique de *maladies vénériennes* est assez difficile à préciser; mais, sans poursuivre une définition qui ne serait rigoureuse qu'à la condition d'en résumer les traits caractéristiques, nous comprendrons sous ce nom *un groupe de maladies contagieuses se transmettant le plus ordinairement par les rapports génésiques;* elles sont au nombre de trois : la *blennorrhagie*, le *chancre simple*, et la *syphilis*.

Quelques auteurs ont voulu, dans ces derniers temps, dissocier cet ensemble si rationnel en en détachant la syphilis, une de ses parties les plus importantes, sous le prétexte qu'elle pouvait se contracter en dehors des relations sexuelles; mais cette exclusion n'a pas été consacrée par les syphilographes les plus autorisés.

Nous diviserons les maladies vénériennes en deux classes :

1° Maladies vénériennes locales, comprenant :

a. Les affections blennorrhagiques.

b. Le chancre simple.

Leur caractère essentiel est de ne donner lieu à aucune intoxication générale, de ne susciter aucune affection diathésique. Bien que contenues dans la même classe, la blennorrhagie et la maladie chancreuse présentent entre elles, ainsi que nous le démontrerons plus tard, lesdifférences les plus tranchées. En dépit des opinions qui tendent à lui attribuer une étiologie particulière, une origine toujours la même en rapport avec l'évolution d'un virus, la blennorrhagie ne sera pour nous qu'une maladie inflammatoire apte à se développer sous l'influence d'une multitude de causes absolument dénuées de spécificité.

Nous en poursuivrons les effets sur l'urèthre, sur le gland, le canal déférent le testicule, la prostate et même sur une muqueuse plus éloignée, la conjonctive.

Bien autre est le chancre simple. On peut le considérer à bon droit comme le type des affections spécifiques ; toute excitation, toute inflammation, seraient impuissantes à le faire naître, une seule cause peut donner lieu à cet ulcère local virulent, la contagion.

2° Maladie vénérienne générale ou *syphilis*. Maladie qui retentit sur l'organisme tout entier.

La syphilis, produit d'une intoxication dont la nature nous échappe fatalement, dès qu'un atome si minime qu'il soit de son principe contagieux a été déposé en un point de notre corps, s'y attache, s'y développe et l'envahit tout entier. Le déclin d'un ulcère, manifestation locale, en apparence peu inquiétante, est comme le signal du déchaînement des lésions. Peau, squelette, viscère, aucun système, aucun organe n'en est exempt. Le sang lui-même charrie le poison.

Les accidents disparaissent-ils? leur cause persiste ; caché au sein de l'organisme, l'agent nocif, que l'on croit détruit, ne fait que sommeiller. Dans quelques jours, quelques mois, quelques années peut-être, son soudain retour nous apprendra que cet épuisement passager n'est qu'une phase de son évolution.

Outre la contagion, la syphilis reconnaît une autre origine : l'hérédité.

Dans une dernière partie que nous placerons à la fin ce cet ouvrage, nous étudierons deux lésions, qui peuvent suivre ou compliquer chacune des autres maladies vénériennes :

a. Les végétations.

b. L'herpès génital.

Ce ne sont là, à proprement parler, que des lésions vulgaires, non virulentes. C'est en vertu de leur siége et de leur connexion intime avec les autres maladies vénériennes que nous leur donnerons une place dans cet ouvrage. Aussi bien n'est-il point très-rare de les observer en dehors de toute cause vénérienne, même chez des enfants.

PREMIÈRE PARTIE

MALADIES VÉNÉRIENNES LOCALES

CHAPITRE PREMIER

BLENNORRHAGIE URÉTHRALE

§ 1. — HISTORIQUE.

« 2. Parlez aux enfants d'Israël et dites-leur : l'homme qui est atteint de l'*écoulement de semence* sera impur.

» 3. Et on jugera qu'il souffre de cet accident, lorsqu'à chaque moment il s'amassera une humeur impure qui s'attachera à sa chair.

» 4. Tous les lits où il dormira et tous les endroits où il se sera assis seront impurs.....

» 13. Si celui qui souffre cet accident est guéri, il comptera sept jours, après en avoir été délivré, et ayant lavé ses habits et tout son corps dans les eaux vives, il sera pur.

» 14. Le huitième jour il prendra deux tourterelles ou deux petites colombes, et, se présentant devant le Seigneur à l'entrée du tabernacle du témoignage, il les donnera au prêtre,

» 15. Qui en immolera une *pour le péché* et offrira l'autre en holocauste, et qui priera pour lui devant le Seigneur, afin qu'il soit purifié de cette impureté [1]. »

Il est bien peu d'auteurs qui refusent d'admettre que l'écoulement de semence dont parlait Moïse ne se rapporte à ce que nous appelons aujourd'hui la blennorrhagie ; il serait étrange en effet que l'on exigeât plus d'exactitude dans la description que le grand législateur nous a donnée d'un état morbide qui, aujourd'hui 3600 ans après, nous offre encore tant d'obscurités.

[1] *Sainte Bible.* Lévitique, chap. XIII, verset 2 et suiv. Traduction de Lemaistre de Sacy.

Pour nous donc qui, dans ces vieilles annales du peuple hébraïque, croyons en trouver les vestiges, l'histoire de la blennorrhagie commence avec celle de l'humanité :

Confondue d'abord avec la spermatorrhée, plus tard attribuée à des ulcérations du canal, puis décrite avec la syphilis, ce n'est qu'à notre époque que ses véritables caractères sont reconnus, et qu'on lui assigne enfin le rang qui lui convient dans la nosologie médicale.

Il ne nous sera pourtant pas difficile de la suivre à travers les siècles, et, sans nous arrêter à tous les documents que nous pourrions rencontrer, de reconstituer son histoire par maints témoignages empruntés aux médecins, aux historiens, aux poètes.

Voici d'abord celui d'Hérodote[1] : « les Scythes en quittant la ville d'Ascalon se comportèrent bien pour la plupart ; mais un petit nombre d'entr'eux restés dans la ville, pillèrent le temple de Vénus Uranie. Or la Déesse envoya à ceux qui avaient pillé son temple et à leurs descendants *la maladie des femmes* (θηλειαν νοσον), Les Scythes eux-mêmes reconnaissent que telle est l'origine de cette maladie, et ceux qui en sont atteints sont maudits (ἐναρεας).»

Hippocrate parle d'un « *écoulement blanc jaunâtre*, qui cause des mordications et des élancements. »

A cette époque on a déjà reconnu l'influence que peut exercer sur la stangurie l'ingestion de certains aliments : la moutarde, le cresson, le raifort. Ce fait est même de notion si vulgaire en Grèce que les poètes comiques en plaisantent sur le théâtre. Dans les Thémosphores d'Aristophane[2], Mnesilochus reproche à Clistène les lenteurs de sa mixtion. « Par Jupiter, répond-elle, malheureuse que je suis, j'ai mangé du cresson hier, je souffre de strangurie. »

Celse[3] parle d'un ulcère qui est la cause d'un écoulement abondant de pituite.

« L'ulcère descend le long des nerfs et il s'en dégage beaucoup de pituite, et une sanie de très-mauvaise odeur. » Pour *Galien, pour la plupart des auteurs latins*, il n'est toujours question que de la perte de la semence, mais leurs descriptions ne laissent guère de doute sur la véritable nature de cet écoulement.

Les ouvrages des *Arabes et des Arabistes* sont plus explicites, ils ont connu non-seulement la blennorrhagie mais la plupart de ses

[1] Hérodote, *Clio*, liv. I.
[2] Aristophane. Les *Thémosphores*, vers 623.
[3] Celse, *De medicinâ*, lib. V.

complications : rétrécissements, fistules urinaires, cystite, orchite, abcès péri-uréthraux.

Haly Abbas [1] parle dans ses *theorices* d'une maladie qui « survient au méat, se manifeste par une *ardeur d'urine* avec difficulté grande de miction et écoulement d'une humeur abondante. »

Rhases [2] nous avertit de ses suites « Quand la sanie diminue, si l'écoulement de l'urine devient de plus en plus laborieux, tu sauras qu'*une chair exubérante s'est produite dans le canal.* »

Avicenne [3] traite dans un chapitre « des *ulcères intérieurs de la verge* » suivant l'idée fausse que l'on se fit longtemps de la nature de cette maladie.

Avenzoar [4] formule une étiologie bien différente. « Cette maladie est causée dans le membre viril, par l'abondance des humeurs.» Mais Albucasis [5] se rattache à la théorie des ulcères « qui se produisent par l'action d'une humeur âcre répandue vers la vessie. »

Constantin l'Africain [6] conseille comme traitement des *injections de lait de femme.* Le lait a du reste joué un grand rôle dans la thérapeutique des écoulements uréthraux, et huit siècles plus tard, nous le trouverons encore vivement préconisé par Morgagni.

Gariopontus (de Salerne) [7], dans le troisième livre de sa grande encyclopédie, traite assez longuement de la gonorrhée. Il trace un tableau navrant des effets de cette maladie, qu'il déclare aussi cruelle que honteuse. « *Les malades ne peuvent plus retenir leur semence,* tant ils sont faibles ; leur urine est peu abondante, rougeâtre, et très-âcre ; leur semence, aqueuse et diluée, s'écoule d'elle-même. »

Nous pourrions apporter encore les témoignages de nombre d'auteurs, parmi lesquels nous citerons : Michaël Scott, Rogerius qui a vu et décrit les aposthèmes des testicules, Lanfranc, Bernardus Gordonius, Jean Ardern, qui préconise le lait d'une femme nourrissant un enfant mâle, Jean de Gadesden, Guy de Chauliac, Valescus de Tarente, Jean de Concoregio, Arcalanus. Ce dernier

[1] Haly, *Theorices*, lib. IX.

[2] Rhases, lib. X, cap. VII.

[3] Avicenne, lib. III, feuil. XX, XXI, XXIX.

[4] Avenzoar, liv. III et IV.

[5] Albucasis, *Theorice nec non pratic.* Tract. XXI, fol. 92.

[6] Constantin l'Africain, *De morbi cogn. et cur.* lib. V.

[7] Garioponti vetusti admodum medici *ad totum corporis ægritudines remediorum* πραξεως, lib. V, 1531, lib. III, page 67.

auteur a observé la cystite blennorrhagique qui se manifeste, dit-il, « *per exitum sanguinis, aut saniei, aut utriusque, cum ponctione et mordicatione.* »

« En Angleterre la blennorrhagie était fort répandue, sous le titre d'*arsure* (*burning, incendium virgæ*). Dès 1430 il existait des ordonnances de police pour les maisons de prostitution qui se trouvaient dans le faubourg appelé Southwark et où il était défendu de garder des femmes infectées du mal de l'arsure. André Boord, docteur en médecine et prêtre, nous dit, dans son *Compendium sanitatis*, que si quelqu'un après avoir contracté l'arsure avec une courtisane a commerce avec une femme saine, il lui communique la même maladie. »

Cependant vers la fin du XVe siècle apparaît un mal nouveau; les désordres qu'il produit sont si variés et si multiples, qu'il semble être comme la quintessence de toutes les autres maladies connues; sa soudaineté, sa violence, sa foudroyante propagation, attirent l'attention de tous. Quoi d'étonnant que, mal connue encore, la blennorrhagie ait été éclipsée pour un temps. On a dit qu'elle était restée inaperçue, oubliée pendant plus d'un demi-siècle! C'est là une exagération, contre laquelle il nous serait facile d'apporter les témoignages de Jacques de Béthencourt, d'Alexander Benedictus, de Marcellus Cumanus, du grand Paracelse surtout, et de quelques médecins anglais : Boord, Wood, Fitts Bulleyn, qui surent toujours et la voir et la distinguer. A ces noms nous en joindrons un autre, celui de Rabelais. Il eût été bien difficile que la blennorrhagie échappât à l'esprit d'un aussi profond observateur, à la plume d'un encyclopédiste aussi universel. Aussi bien, dès le deuxième livre de son œuvre gigantesque en est-il fait mention, dans un passage que l'on nous saura gré de reproduire. « Le bon Pantagruel tomba malade et fut tant prins de l'estomach qu'il ne povait boire ni manger, et parce qu'un malheur ne vient jamais seul, lui print une *pisse chaude* qui le tourmenta plus que ne penseriez; mais ses médecins le secoururent très bien et avec force drogues lénitives et diurétiques, le feirent pisser son malheur. » C'est en 1532 que le joyeux maistre Alcofribas écrivait ces lignes devenues populaires dès leur apparition. Ne prouvent-elles pas avec évidence que la blennorrhagie était alors d'usage vulgaire? Fallope faisait donc preuve d'une bien piètre érudition lorsqu'il écrivait en 1560 : « Il n'y a pas quinze ans qu'on a observé la gonorrhée. » Vers 1545, à la vérité, elle reparaît, mentionnée dans les écrits de Fernel et Brassavola; mais ce n'est plus une maladie locale indépendante, elle a été rattachée à la grande diathèse, elle est devenue un symptôme du *mal français*.

Cette grande erreur eut une fortune considérable. Elle régna presque sans partage pendant près de deux siècles. Voici par exemple Ambroise Paré [1] qui, parlant de la contagion de la chaudepisse, écrit en son dix-neuvième livre « qu'elle se fait pour avoir habité avec celle qui aurait eu quelque ulcère dans les parties honteuses, quelque matière procédant de vérole, qui s'insinuant dans les parties génitales, les infecte, et quelquefois tout le corps. »

Pour Nicolas de Blegny [2], il n'existe qu'un virus dont les effets peuvent différer, « car, par exemple, l'épaississement que les acides vénériens causent dans les substances liquides, et les fermentations dont il est suivi sont ordinairement accompagnées des accidents de la vérole, lorsqu'elles arrivent dans le sang, ou de celles des chaude-pisses, quand elles se font dans la semence. »

Jean-Louis Petit [3] décrit de main de maître les accidents de la blennorrhagie : orchite, rhumatisme, oplthalmie, qui seuls, dit-il, peuvent lorsqu'ils se produisent, empêcher la génération de la maladie et la déclaration de la vérole.

Astruc [4], de son côté, croit que la gonorrhée ne cause jamais la vérole, « pourvu que la semence ou la liqueur séminale infectée « de virus coule abondamment et librement. »

Je ne multiplierai pas davantage ces citations. Aussi bien sommes-nous arrivés à une époque où la *doctrine de l'identité des virus commence à être discutée*. Morgagni [5] par ses dissections immortelles, lui porta le premier coup, en prouvant que la gonorrhée n'était que rarement liée à des ulcères de la muqueuse uréthrale.

Un chirurgien, célèbre alors, Favre, augmenta encore les doutes en montrant que les suites des gonorrhées ne ressemblaient nullement à celles des chancres vénériens ; mais c'est à l'anglais Balfour [6] (1767), que nous devons la première opinion formelle sur la non identité des virus gonorrhéique et syphilitique. A partir

[1] Ambroise Paré, *Œuvres*, 19e livre traitant de la grosse vérole et des accidents qui adviennc à icelle, chap. XVIII, édition Malgaigne. Paris 1840.

[2] Nicolas de Blegny, *L'art de guérir les maladies vénériennes expliqué par les principes de la nature et de la méchanique*, in 8, 3e édition. La Haye, 1683.

[3] Jean-Louis Petit, *Œuvres chirurgicales*. Paris, in 8.

[4] Astruc, *De morbi venereis*. Parisiis, 1740.

[5] Morgagni, *De sedibus et causis morborum*.

[6] Balfour, *Dissert. de gonorrhϾ virulentâ*. Edimburgi, 1767

de cette époque les travaux se succèdent rapidement : Noles, Elles, Dernais, Trotter en Angleterre, Tode et Callisen en Danemark, Clossius, Theden, Wichmann et la plupart des médecins en Allemagne vinrent grossir le nombre des *non-identistes*, qui ne purent cependant s'enorgueillir de compter dans leurs rangs l'illustre Hunter [1] ; du moins fut-il leur adversaire le plus loyal, surtout le plus logique. Convaincu que la méthode de l'inoculation qu'il venait de créer, devait apporter la solution du problème, il s'inocula le pus d'une gonorrhée, malheureusement liée à un chancre intra-uréthral qui lui avait échappé. Il eut un chancre et souffrit consécutivement de tous les phénomènes de la vérole. Or cette expérience-là, produit, il faut en convenir, d'un bien singulier hasard, ne pouvait signifier autre chose qu'*unité de virus*.

Cependant le sillon tracé par Balfour entre la syphilis et la gonorrhée, se creusait de plus en plus. L'ouvrage de Bell [2], chirurgien d'Edimbourg, bientôt traduit et publié en France avec de nombreuses additions par Bosquillon, y produisit une vive impression. Vint ensuite le traité de Vacca Berlinghieri, puis celui de Swediaurd [3] qui créa le mot *blennorrhagie*, et prouva le premier la nature non virulente de cette affection en la déterminant sur lui-même au moyen de l'injection d'une solution d'ammoniaque. Enfin en 1812 parut le livre d'Hernandez [4], médecin à Toulon. A l'unique fait de Hunter, il opposait dix-sept expériences, restées célèbres, d'inoculation gonorrhéique sur les forçats. L'identité perdait son dernier argument.

Cet ouvrage est assurément l'un des plus remarquables qui aient jamais été écrits sur les maladies vénériennes. Par la sûreté de sa méthode, la rigueur de ses déductions, la nécessité avec laquelle il les impose, l'importance du résultat obtenu, Hernandez nous apparaît comme le précurseur direct de Bassereau. Tous deux ont eu le même but : débarrasser la syphilis des maladies avec lesquelles elle était confondue, et qui encombraient son histoire ; tous deux l'ont atteint, et l'on peut dire que l'œuvre du second a complété celle de son devancier.

Ricord n'ajouta rien à la doctrine d'Hernandez. Il la rendit

[1] John Hunter, *on the venereal Disease*. London, 1786 ; traduit en français par G. Richelot.

[2] Bell, *Traité de la gonorrhée virulente et de la maladie vénérienne*, traduit par Bosquillon, 1802.

[3] Swediaurd, *Traité complet des maladies vénériennes*, 7e édition, 1807.

[4] Hernandez, *Essai analytique sur la non identité des virus gonorrhéique et syphilitique*. Toulon, 1812.

évidente, populaire, par des milliers d'inoculation, par l'heureuse application du spéculum à la pratique, et la démonstration nécroscopique irréfutable de la *fréquence du chancre intra-uréthral.* Comme Hernandez, comme Swediaur *il repousse l'idée de la nature virulente de la blennorrhagie*, pour n'y voir qu'une inflammation de la muqueuse uréthrale. Ce dernier point divise encore aujourd'hui ses élèves et ses successeurs.

Ricord fut aidé dans sa tâche par ses nombreux élèves, mais particulièrement par Roquette de Nantes et Diday de Lyon. Dans un ouvrage [1] étincelant de verve et de bon sens, qui restera comme un type achevé de polémique, ce dernier ne craignit pas de porter un défi aux identistes, et de promettre un prix à qui pourrait produire dix observations détaillées de syphilis constitutionnelle due à la blennorrhagie. Mais de toutes ces gonorrhées si infectantes dans les livres, aucune n'a osé se manifester devant un jury accadémique, et M. Diday en est encore à attendre des observations introuvables.

Enfin nous ne saurions omettre de signaler nombre d'ouvrages parus plus récemment. Les leçons cliniques de Cullerier [2], les traités de Melchior Robert [3], Langlebert [4], Martin et Belhomme [5], Voillemier [6]; les importants articles publiés par Messieurs Rollet [7] et Alfred Fournier [8] dans les dictionnaires de médecine, les travaux de Bumstead [9], (de Philadelphie); Berkeley Hill [10], (de Londres); Reder [11], Friedberg, (de Vienne); Patamia [12], (de Naples); Profeta [13], (de Palerme); Gambe-

[1] Diday, *Exposition critique et pratique des nouvelles doctrines sur la syphilis*, Paris, 1858.

[2] Cullerier, *Des affections blennorrhagiques*, leçons cliniques. Paris, 1861.

[3] M. Robert, *Nouveau Traité des maladies vénériennes*. Paris, 1861.

[4] Langlebert, *Traité théorique et pratique des maladies vénériennes*. Paris, 1864.

[5] Martin et Belhomme, *Traité théorique et pratique de la syphilis et des maladies vénériennes*, 2e édit., Paris, 1875.

[6] Voillemier, *Traité des maladies des voies urinaires*, Ier volume. Paris, 1868.

[7] Rollet, *Dictionnaire encyclopédique des sciences médicales*.

[8] Fournier, *Dictionnaire de médecine et de chirurgie pratique*, 1866, art. Blennorrhagie, t. V.

[9] Bumstead', *The pathology and greatment of venereal Disease*, 3e édition. Philadelphie, 1874.

[10] Berkeley, Hill, *Syphilis and local contagious Disorders*. London, 1868.

[11] Reder, *Pathologia e therapia delle malattie veneree*, Traduction italienne, Napoli, 1871.

[12] Patamia, *Trattato teorico pratico delle malattie veneree*. Napoli, 1866.

[13] Profeta, *Sopra talune pretese malattie veneree*, Firenze. 1869, in 8°.

rini[1], (de Bologne); Turati[2], (de Milan), sont aujourd'hui devenus classiques et marquent la dernière étape de la question qui nous occupe, en France et à l'étranger.

§ 2. — ÉTIOLOGIE.

Le processus blennorrhagique peut être la conséquence d'une irritation quelconque de l'urèthre, pourvu qu'elle soit portée à un degré suffisant. De là la grande variété de ses causes; c'est ce dont on peut se convaincre en effet en jetant un regard sur la longue série de celles qu'ont mentionnées les auteurs. Les circonstances les plus diverses, traumatismes, affections spéciales, contagions, maladies tant internes qu'externes, s'y trouvent énumérées souvent pêle-mêle, en tous cas sans lien logique. Ce lien qu'il nous paraît utile d'établir ici, c'est l'*irritation* que nous retrouvons en tant que cause déterminante, au début de toute blennorrhagie. La contagion n'est elle-même qu'un mode d'irritation plus actif, plus certain, grâce aux propriétés plus particulièrement excitantes du liquide qui en est l'agent essentiel. C'est elle qui va nous occuper tout d'abord.

1° **Contagion.** — La blennorrhagie peut engendrer la blennorrhagie. Sur ce point pas de discussions : expériences, faits cliniques, tout concorde. Elle peut l'engendrer, par contagion immédiate, lorsque le principe offensant passe directement de l'organe malade sur la muqueuse, qu'il y soit porté par un acte physiologique ou expérimental; médiate, quand l'agent est transmis d'un organe à un autre par l'intermédiaire d'un tiers resté sain.

Contagion immédiate. — La contagion succède au simple contact de la matière blennorrhagique avec la muqueuse uréthrale. Nul besoin du reste qu'il soit de longue durée, ni qu'il se produise pendant une période d'excitation vénérienne, ni même pendant l'érection; nul besoin que la muqueuse présente une excoriation, une porte ouverte à l'introduction d'un principe virulent qui n'existe pas. Les expérimentateurs n'ont rien obtenu de plus en dénudant les parties de leurs téguments, ou en insérant le pus blennorrhagique dans des incisions plus ou moins profondes faites à la muqueuse. Qu'on ne l'oublie donc pas ici, si le mot *inoculation* a un sens bien défini, en tant que communication

[1] Gamberini, *Trattato teorico pratico delle malattie veneree*. Milano, 1872.

[2] Turati, *Sette anni di pratica sifilografica nel dispensaria per le malattie veneree nell'Istuto di Santa Corona*. Milano 1874.

expérimentale d'une maladie ; relativement au mode suivant lequel se produit ce phénomène, il n'implique rien. Dans le cas qui nous occupe, inoculation veut dire : dépôt de l'agent contagieux sur une muqueuse intacte, qui s'enflamme. Dans un chapitre ultérieur, l'étude de la chancrelle nous mettra en présence d'une deuxième variété d'inoculation possible seulement lorsque les téguments sont entamés, en aboutissant à un travail ulcératif absolument local, bien différent encore de l'ulcère à longue échéance et à retentissement général, que nous pourrons observer à la suite d'une inoculation d'une troisième catégorie que la vérole nous fera connaître.

La contagion de la blennorrhagie est un fait si évident par lui-même, les *confrontations* dont la pratique journalière nous rend témoins sont tellement nombreuses, qu'il semble étonnant au premier abord, qu'une question aussi simple ait appelé l'attention des expérimentateurs. Cependant nous avons à enregistrer les résultats obtenus par nombre d'auteurs, qui ont pratiqué l'inoculation à une époque où l'on cherchait moins à savoir ce qu'était le pus blennorrhagique, que ce qu'il n'était pas. Nous le ferons brièvement, nous bornant à rappeler deux des plus célèbres expériences.

« Deux jeunes gens qui étudiaient en médecine... résolurent de faire les expériences suivantes, dans un temps où aucun d'eux n'avait été affecté de la gonorrhée ni de la vérole... chacun d'eux s'interposa, entre le prépuce et le gland, un plumasseau de charpie imprégnée de la matière de la gonorrhée, et le laissa séjourner sur le même point, pendant l'espace de vingt-quatre heures... chez l'un il survint, sur tout le gland un violent degré d'inflammation portant toutes les apparences de ce qu'on appelle la gonorrhée bâtarde. L'autre ne fut pas si heureux ; l'inflammation extérieure était, en effet légère ; mais la matière ayant trouvé accès dans l'urèthre, il fut, le second jour, attaqué d'un degré considérable de gonorrhée, qui dura assez longtemps pour lui causer beaucoup de tourment, et il ne put en être quitte avant l'espace de plus d'une année. »

« Au mois de mars 1837, écrit Baumès, deux ouvriers charpentiers, se rendaient à la consultation gratuite de l'hospice de la Guillotière. L'un d'eux se plaignait d'une douleur dans le larynx, d'une sensation de gène, de pesanteur dans les testicules, de démangeaisons à la peau et d'un malaise général, qu'il prétendait exister depuis quatre mois environ, époque où il avait coupé, avec du copahu, une blennhorragie qui durait cependant depuis trente-deux jours. Persuadé que le retour seul de cet écoulement pourrait le guérir de tous ces maux, il me priait de vouloir introduire dans son canal de l'urèthre le pus d'une blennorrhagie, que son camarade qu'il amenait, avait contractée depuis huit jours... Comme il persistait dans son dessein, j'introduisis dans son canal jusqu'à 2 pouces à peu près de profondeur, une sonde cannelée, trempée dans la matière blennorrhagique de son camarade. Je fis cette introduction avec douceur, de manière que la sonde n'irritât pas par le frottement la muqueuse uréthrale. Cinq jours après, les symptômes d'une blennorrhagie commencèrent à se déclarer, elle fut assez intense, et ce ne fut qu'au vingt-quatrième jour que je l'arrêtai, etc.

Baumès rapporte encore une série de faits, capables d'éclairer la genèse de la maladie, dans certains cas où elle n'apparaît pas évidente. Certains individus, dit-il, contractent une blennorrhagie du gland ou de l'urèthre, pour avoir mis seulement, sans aucune érection et sans exercer le coït, le bout de leur verge, en contact avec la vulve, les grandes lèvres, la partie supérieure interne des cuisses souillées d'un peu de matière blennorrhagique chez une femme affectée de cette maladie[1] ».

Mais une question se pose maintenant ; une blennorrhagie quelconque est-elle apte, sous certaines conditions données, à engendrer une blennorrhagie? La réponse ne saurait être douteuse. Non ; assurément, la transmissibilité est soumise à deux conditions essentiellement variables, l'intensité et l'âge de la maladie. Il est certaines blennorrhagies légères, subaiguës, atoniques, nous nous en expliquerons plus au long ultérieurement, qui n'atteignent jamais une acuité suffisante pour pouvoir se transmettre, d'autre part, la symptomatologie nous apprendra que, vers son déclin, l'écoulement traverse une période où, de purulent il devient muqueux. Nombre de faits ont prouvé qu'alors il n'est plus contagieux.

Contagion médiate. — Déposé accidentellement sur des objets que le hasard ou la nécessité rendent communs à plusieurs individus (vêtements, instruments de chirurgie, siége des fosses d'aisance) le pus blennorrhagique, s'il est porté jusqu'aux organes génitaux, peut devenir, on le comprend, l'agent d'une contamination multiple. C'est là une *contagion médiate au moyen d'objets inanimés*, assez rare à la vérité, et qui le plus souvent se dérobe à l'observation.

[1] Baumès, *Précis théorique et pratique sur les maladies vénériennes*, vol. I, p. 213. Paris, 1840.

Un autre genre de contagion médiate nous occupera davantage. Nous ne saurions en donner une meilleure idée qu'en reproduisant ici, à propos de la blennorrhagie ce que Ricord[1] a dit du chancre, dans une observation trop spirituellement contée, pour que nous cherchions à la défigurer en la résumant. « Un jeune et petit ménage avait invité à déjeuner un ami du mari. Le repas était presque terminé, et l'appétit n'était pas satisfait. Il est décidé qu'on ajoutera un morceau de fromage au festin. Le mari quitte la table, descend ses quatre étages, et court chez l'épicier voisin, chercher le complément du repas amical. Hélas! Il ne revient pas assez vite. Pendant sa courte absence, entre la poire et le fromage, son infidèle moitié, commettait l'adultère avec son perfide ami. Le mari rentre, le repas s'achève, on prend le café et les adjuvants, l'ami se retire, et le brave mari consomme à son tour l'acte conjugal.

» Trois jours après, le mari m'arrive avec un chancre uréthral à symptômes blennorrhoïdes. Il était accompagné de sa femme, et il m'affirme qu'il n'a pas eu de relation avec d'autre femme que la sienne. L'examen le plus attentif des organes génitaux de cette femme ne me permet de rien découvrir de suspect. Ma prescription faite, ces gens s'en vont, me laissant sans explication de cette blennorrhagie virulente du mari. — Mais le lendemain, je vois revenir la femme, pour me demander si je suis bien sûr qu'elle n'est pas malade, je l'examine de nouveau, et de nouveau je lui affirme qu'elle se porte parfaitement bien. Elle me raconte alors l'histoire que je viens de vous dire; elle ajoute que le délinquant est là et me prie de l'examiner. Je lui trouve un chancre dans la période spécifique, sur la couronne du gland. »

Ainsi, une femme peut donner une maladie dont elle n'est pas atteinte; en s'abandonnant à un homme malade, elle reçoit un principe infectant qu'elle communique à un second, et dont elle n'a été en quelque sorte que l'agent de transmission. C'est à A. Cullerier que nous devons la démonstration expérimentale de ces faits, qui, considérés *à priori* comme possibles avant cet auteur, sont, depuis ses travaux, définitivement acquis à la science. Comme ces expériences n'ont pas trait à la blennorrhagie, c'est à propos des chancres que nous les rapporterons en détail.

Tels sont les différents modes de contagion, en présence desquels nous met le plus fréquemment la pratique, mais nous ne

[1] Ricord, *Lettres sur la Syphilis*, 8e lettre, page 108, 3e édition. Paris 1863,

saurions omettre de mentionner un dernier mode de propagation admis autrefois, controuvé aujourd'hui, *au moyen de l'absorption digestive*, et nous citerons, ne fût-ce qu'à titre de curiosité, l'unique document sur lequel il s'appuie. Un époux trompé, aussi modéré qu'original dans le choix de sa vengeance, résolut de communiquer la chaudepisse à l'amant de sa femme. Il contracta d'abord la maladie, et, confiant dans l'existence des voies obscures de la circulation, recueillit sur lui-même une certaine quantité de muco-pus et la mêla à une tasse de lait, qu'il servit perfidement à sa femme. « Celle-ci but à la coupe empoisonnée, et au bout de quelques jours les deux coupables partageaient le sort du mari; mais reste à savoir, ajoute Melchior Robert, si la malheureuse victime ne reçut pas en même temps, de son amant, un breuvage, plus agréable peut-être, mais moins innocent que celui du jaloux [1]. »

Mais il est une autre muqueuse que, la clinique d'abord, l'expérimentation ensuite, ont montrée sous le rapport de la suppuration, douée de propriétés identiques à celles de l'urèthre, je veux parler de la *conjonctive*. Le pus de certaines ophthalmies a la propriété de déterminer par son inoculation sur les parties génitales, la purulence de ces parties, comme celui de la chaudepisse porté sur la conjonctive, y détermine à coup sûr la blennophthalmie. Les travaux des syphylographes et des ophtalmologistes concordent sur ce point d'une façon absolue, et leurs expériences ont été trop souvent répétées pour qu'il soit possible d'élever contre elles le moindre doute. Vetch, ayant pris du pus sur l'œil d'un homme affecté d'ophthalmie purulente, et l'ayant appliqué sur l'urèthre d'un autre individu, obtint une gonorrhée caractéristique. Bettinger et Pauli (de Landau), Thiry et Guyomar, ont toujours obtenu le même succès dans leurs tentatives. Contentons-nous d'enregistrer ici, à leur simple point de vue étiologique, ces faits, dont nous devrons nous occuper plus loin.

2° **Irritation.** — Nous en aurions fini avec l'énoncé des causes de la blennorrhagie, si nous nous en tenions aux errements d'une École, qui, s'inspirant du célèbre axiome de Schwanne, «*omnis cellula a cellulâ,*» a pris pour devise : « *Omnis blennorrhagia a blennorrhagiâ.* » Il est certain, et nous venons de le démontrer, qu'un grand nombre de faits viennent se ranger sous sa loi; mais à quels efforts de raisonnements ne doit-elle pas se livrer pour arriver à les dominer tous! Comme, en général, c'est l'homme qui con-

[1] Melchior Robert, *Nouveau Traité des maladies vénériennes*, page 67. Paris, 1861.

tracte l'affection dont il faut justifier l'origine, c'est sur la ténacité en même temps que les difficultés du diagnostic chez les femmes, qu'insistent ces auteurs. « La blennorrhagie vaginale, écrit M. Diday [1], est aussi tenace et moins douloureuse que chez l'homme; cette blennorrhagie pourra fort aisément se dissimuler derrière une perte blanche, en apparence bénigne, dont elle ne se distingue que par son origine, que la coupable ignore souvent, mais n'avoue jamais. » Et prenant à partie la *perte blanche*, que tant d'auteurs reconnaissent comme capable d'engendrer la blennorrhagie, « c'est par milliers, dit M. Alphonse Guérin [2], que l'on compte les jeunes filles qui ont de la leucorrhée au moment où elles se marient. Combien y en a-t-il qui donnent la chaudepisse à leurs maris? Si les flueurs blanches étaient contagieuses, les hommes seraient forcés de renoncer à se marier dans les grandes villes, où les conditions hygiéniques développent de la leucorrhée chez la plupart des jeunes filles. » En résumé, tenez-vous à plaire à vos clients, ajoute en manière de conclusion M. Diday, plus conciliant en pratique qu'en théorie, acceptez la perte blanche pour argent comptant, laissez cette étiquette honorable garantir les produits d'un commerce dont les fraudes ne sauraient être mises au jour sans péril pour la paix des ménages. »

Selon d'autres observateurs, dont le plus autorisé, Ricord, a vu récemment reproduire et développer son opinion dans le travail remarquable d'un de ses élèves, M. Alfred Fournier, les choses se passeraient bien autrement : *pour une blennorrhagie qui résulte de la contagion, il en est trois au moins où elle ne joue aucun rôle.* La blennorrhagie ne résulte pas d'une cause unique, elle peut se développer au contact d'une foule d'états morbides : d'une part, le produit d'une sécrétion quelconque, surtout lorsqu'elle est morbide, peut irriter tout organe sain mis en contact avec lui; de l'autre, les causes mécaniques résultant des conditions même du coït, doivent entrer en ligne de compte. Examinons sur quelles preuves s'appuyent ces assertions.

1° *Pus vulgaire.* — Le *pus* peut-il déterminer la blennorrhagie? La réponse ne saurait être douteuse. « Il n'est pas rare de voir du pus venant d'un abcès des reins, de la vessie, de la prostate, s'échapper en quantité notable par l'urèthre sans l'enflammer. » Sur deux malades, M. Voillemier a, en outre, pratiqué une expérience tout à fait décisive. Il introduisit dans l'urèthre une bougie trem-

[1] Diday, *Thérapeutique des maladies vénériennes.* Paris 1876.

[2] Alphonse Guérin, *Maladies des organes génitaux de la femme.*

pée dans le pus d'un abcès chaud de la cuisse et dans celui d'un abcès ganglionnaire du cou; la bougie resta en place sur chacun des sujets pendant plus de deux heures, sans déterminer ni écoulement ni douleurs.

2° *Pus spécifique.* — La science compte de nombreuses observations propres à déterminer *l'action du pus spécifique* sur la muqueuse du canal de l'urèthre. Bell rapporte qu'un jeune homme s'introduisit dans l'urèthre une sonde, dont l'extrémité avait été trempée dans du pus fourni par un chancre. Il ne survint point de gonorrhée, mais, au bout de cinq à six jours, il se développa à l'entrée du canal un chancre enflammé et douloureux. A cette observation fort nette, nous pourrions en ajouter d'autres semblables. Pareils résultats ont été, en outre, observés pour ce qui concerne le pus des deux espèces de chancre. Il est bien vrai qu'il peut arriver à déterminer l'écoulement d'une matière puriforme, mais c'est là un phénomène lié à l'ulcération du canal, et qui ne rappelle en rien l'abondante sécrétion de la blennorrhagie.

3° *Autres produits de sécrétion.* — Restent les *pertes blanches*, l'*écoulement lochial*, le *sang menstruel*, relativement auxquels nous ne pouvons apporter d'expérience directe, mais tout porte à croire que, pratiquée comme nous venons de le voir pour le pus, l'inoculation en serait absolument négative.

4° *Excès vénériens.* — Cependant, si, passés au crible de l'expérience, ces divers produits de sécrétion nous paraissent inoffensifs, quelle est donc la source de ces écoulements nés en dehors de la contagion, et si fréquents, qu'au dire de M. Fournier pour une blennorrhagie résultant de la contagion, il en est trois au moins où cette cause ne joue aucun rôle, et que M. Langlebert nous affirme que sur dix blennorrhagies la confrontation lui en fait constater près de neuf indépendantes de la contagion proprement dite? C'est ici qu'il convient de faire voir combien l'expérience se tient écartée des conditions très-multiples, très-complexes, au sein desquelles se contracte habituellement la blennorrhagie, et de réduire à leur juste valeur l'importance de ces essais.

Oui, il est bien vrai que le pus, le sang, le liquide lochial ou leucorrhéique déposés sur l'épithélium du canal, sont impuissants à y exciter une blennorrhagie, mais ce qu'ils ne peuvent faire, en l'état de repos et d'anémie des organes, l'érection et cette surexcitation qui accompagne le rapprochement sexuel, surtout quand l'acte est passionnément renouvelé à plusieurs reprises, le rendent facile. C'est ce qu'exprimait avec tant de justesse et d'élégance en 1858 un auteur dont nous combattons aujourd'hui les nouvelles opinions de 1875. « Pour peu qu'on soupçonne des pertes blanches, écrivait M. Diday, la modération est imposée. Souvent en effet, le même autel, qui reste intact après un premier sacrifice, s'échauffe, s'embrase par la répétition, et devient un foyer d'incendie. Sans figures, *une leucorrhée qui serait restée bénigne après un seul rapprochement, revêt par l'excitation redoublée, des propriétés irritantes, et fournit alors un fluide contagieux.* L'homme qui a été l'auteur de cette recrudescence, en devient la première victime. »

Telle est bien en effet, croyons-nous, l'explication des démentis que la pratique donne sans cesse à l'expérience. La présence, si passagère qu'elle soit de la matière blennorrhagique sur la muqueuse, suffit pour assurer la production de cette inflammation, mais il n'en est pas de même pour les autres produits de sécrétion, qui ne deviennent offensants qu'à la condition d'un contact de longue durée, aidé lui-même de cet état particulier, de cet embrasement, comme l'appelle M. Diday, que l'éréthisme prolongé et répété fait naître dans les organes. Parmi les causes de l'uréthrite, il faut donc mettre au premier rang l'abus des plaisirs sexuels avec des femmes atteintes de leucorrhée, affection si commune surtout dans les grandes villes. Sans oublier que le sang des règles et l'écoulement lochial peuvent encore, sous la même influence, acquérir la propriété d'engendrer chez l'homme l'uréthrite et la balanoposthite.

Ces considérations sont pleinement confirmées par *l'examen comparatif de la fréquence de l'uréthrite dans les deux sexes.* Sur 1182 malades du Midi, 683 ont des chaudepisses, selon M. Fournier, et M. Berkeley-Hill[2] nous apprend que cette proportion est rigoureusement celle que l'on observe à Lock-hospital. Mais vient-on à scruter les registres des hôpitaux destinés aux femmes, le nombre des blennorrhagies ne constitue plus, relativement à celui des catarrhes utérins, qu'une infime minorité. Il est donc mathématiquement nécessaire que la leucorrhée entre pour une grande part dans l'étiologie de la chaudepisse.

Mais voici revenir *l'objection de Guérin tirée de la santé persistante des hommes mariés, en dépit des pertes blanches de leurs femmes.* Examinons présentement quelle est sa nature.

1° Et d'abord, *cette immunité est loin d'être aussi absolue* qu'on le prétend généralement. Un spécialiste dont la compétence en toute question concernant les maladies des femmes est fort appréciée

[1] Berkeley Hill, *Syphilis and local contagious Disorders.* London, 1868, page 377.

en Amérique, Fordyce Barker, a noté depuis longtemps une forme particulière de métrite, au cours de laquelle les sécrétions utérines perdent leur réaction normale pour devenir acides. L'âcreté de ces liquides est telle que les muqueuses du vagin et de la vulve sont habituellement le siége d'une vive irritation, et quelquefois d'excoriations. Or en nombre de cas, il a pu constater chez les maris de ces malades, dont la fidélité lui était connue, une blennorrhagie véritable, qu'il lui était absolument impossible de distinguer, sans le secours des commémoratifs, de celle que produit la contagion.

2° Il est incontestable que l'habitude d'un même irritant, toujours au même degré, rend les *tissus moins impressionnables*. Or c'est là ce qui se passe pour la muqueuse uréthrale. Elle s'acclimate. Et tels hommes qui, au début d'une union contractaient périodiquement des écoulements au contact d'une leucorrhée ou des menstrues, gagnent par une longue habitude l'immunité la plus complète. Il est vrai que cette accoutumance ne les protége que contre leur propre femme, et encore, à la condition que ces rapports ne soient point momentanément interrompus. Que si parfois, en dehors de ces conditions, un mari ou un amant se voient atteints d'une uréthrite en apparence inexplicable, « il y a lieu de soupçonner fortement l'intervention d'un tiers, qui lui-même est aux regrets d'être entré en collaboration dans la communauté. » (Langlebert.)

3° Nous avons spécialement insisté plus haut sur l'importance étiologique du traumatisme par excès de coït. Or le mariage ne réalise que bien exceptionnellement cette condition. La possession légale d'une même femme rendant fatalement les *rapports moins fréquents*, *surtout moins passionnés*, les organes sont donc moins enclins à l'irritation. « De plus, prévenues des conditions dans lesquelles elles peuvent se trouver, et dont elles n'aiment pas à convenir, les femmes sont plus soigneuses et prennent souvent des précautions de toilette, qui n'ont pas toujours lieu dans de nouveaux rapports fréquemment imprévus, et dans lesquels plus d'orgasme, et surtout des répétitions précipitées disposent les parties à l'inflammation[1] ». Assurément il serait désirable de se rendre compte de la modification imprimée aux humeurs par le traumatisme, pour atteindre à ce degré de nocuité, au rouge virulent, suivant l'expression de M. Ricord. Avouons-le, nous manquons d'éclaircisse-

[1] Ricord, *Notes* au *Traité des maladies vénériennes* de Hunter, 3e édition. Paris, 1859, page 73.

ment à cet égard, et, dire comme M. Ricord que « avec un moin» dre degré d'excitations les sécrétions sont moins irritantes », ou bien, comme M. Langlebert, que les excès les rendent plus âcres, cela n'est point résoudre la question, mais bien l'éluder.

L'étude du *traumatisme* en lui-même, nous fournit des renseignements plus intéressants, en nous montrant qu'en dehors même de tout écoulement préexistant, de toute sécrétion physiologique ou morbide irritante, il peut suffire à provoquer la suppuration de la muqueuse. Nous pouvions citer à ce propos plusieurs séries d'observations fort authentiques.

a. Observations de chaudepisses caractérisées survenues chez des sujets exempts d'infection antérieure, à la suite d'excès auprès d'une femme reconnue saine (vierge dans un cas de Langlebert).

b. Les faits assez nombreux aujourd'hui d'uréthrites à la suite du cathétérisme.

c. Ceux non moins exactement constatés de blennorrhagie à la suite de masturbation, de frottements. « J'en ai vu entre autres un exemple, dit Bell, chez un homme qui avait fait un long voyage à cheval avec une culotte de peau, qui l'avait gêné. Il m'assura qu'il n'avait jamais eu aucun symptôme vénérien, ni aucun écoulement de l'urèthre, et que, depuis plus d'un an, il était tellement accablé de chagrins et d'affaires, qu'il n'avait pas même songé à voir sa femme. »

d. Enfin les exemples de suppuration du canal par érection prolongée. « Des frottements d'un autre genre, ajoute Bell, à la suite des lignes que nous venons de citer, peuvent être suivis du même effet, à l'égard de ceux qui passent la nuit avec une femme, sans en jouir réellement. » Rappelons à ce propos l'observation publiée par M. Amédée Latour, dans les *Lettres* de Ricord.

Un homme de trente ans, médecin, vivant dans la continence depuis plus de six semaines, se trouva fortuitement en présence d'une femme qu'il aimait, pendant une journée entière. Depuis dix heures du matin jusqu'à sept heures du soir faisant de vains efforts pour vaincre la résistance de cette vertueuse femme, il reste dans un état d'excitation non interrompue. Trois jours après, il fut pris d'une blennorrhagie des plus violentes, des plus douloureuses, qui dura quarante jours[1]. Une autre observation relative à un officier resté seul, durant un long voyage, en compagnie d'une femme qu'il aimait, sans en pouvoir obtenir satisfaction, et consécutivement atteint d'une blennorrhagie, est due à M. Rodet de Lyon.

[1] Ricord, *Lettres sur la syphilis*, note d'Amédée Latour, page 51.

Comptons encore comme d'origine traumatique, quoique non mécanique, les écoulements provoqués par l'usage *d'agents chimiques irritants*, qu'ils soient employés dans un but expérimental, comme le fit Swediaur dans une célèbre expérience, ou dans un but de prévoyance malavisée, comme cela se voit encore si communément. Des onctions de substances narcotiques ou excitantes auraient souvent produit le même effet au dire de Concoregio[1], Girtanner. Hernandez[2] rapporte d'après Stoll des faits de blennorrhagie survenus par l'emploi des préparations de plomb dans un phimosis naturel, « ici encore, ajoute-t-il, mêmes symtômes, même intensité, même durée, et, pour que le fait soit encore plus décisif, même qualité contagieuse. »

Causes adjuvantes. Est-il besoin d'ajouter, que les violentes *fatigues musculaires*, l'*orgie* qui, indépendamment du stimulus qu'elles impriment aux sécrétions, emportent une partie de la résistance individuelle, les *boissons* en rendant les urines plus abondantes (bière, vin blanc, alcooliques) la *table* en les chargeant de produits excrémentiels parfois très-irritants, sont autant de causes adjuvantes qu'il est fréquent de voir réunies. Cette influence de la nourriture était bien connue des anciens auteurs, témoin ces paroles que Rabelais met dans la bouche de Xénomane[3] faisant le portrait de Quaresmeprenant. « Les aliments desquels il se paist, sont haubers salés, casquets, morions salés, et salades salées, dont quelquefois patit une lourde pissechaude. »

Je sais bien que quelques auteurs prétendent établir entre les états pathologiques similaires résultant de ces causes, des distinctions nécessaires à leurs théories. A les en croire, les écoulements nés en dehors d'un prétendu virus blennorrhagique, ne sont que de simples uréthrites sans importance, dépourvues des propriétés de la véritable chaudepisse virulente. Mais, sur le terrain de la clinique, nous leur demandons en vain les signes qui doivent nous guider et nous permettre de séparer les vraies des pseudo-blennorrhagies, en remontant sans nous égarer, jusqu'à la détermination exacte de leur cause originelle. Si de tels signes ne se peuvent saisir, c'est que leurs distinctions ne sauraient trouver place que dans les théories. Ce n'est pas tout; il arrive, au déclin de la blennorrhagie, une période caractérisée par un écoulement de

[1] Bell, *Traité de la gonorrhée virulente et de la maladie vénérienne*, traduit par Ed. Bosquillon, page 525. Paris, an X.

[2] Hernandez, *Essai analytique sur la non identité des virus gonorréique et syphilitique*, page 136, Toulon, 1812.

[3] Rabelais, livre IV, chap. XXX.

muco-pus non contagieux. Le virus a donc cessé d'être. Mais alors, que ces auteurs nous expliquent pourquoi, sous l'influence d'un écart de régime, d'une fatigue musculaire exagérée, on peut voir reparaître le pus, le vrai pus blennorrhagique inoculable et contagieux. Le virus qui n'existait plus, s'est-il donc reformé de toutes pièces? Mais dans ce cas que devient le principe immuable de la contagion!

Concluons donc de tous ces faits avec Ricord, Langlebert, Alfred Fournier, Profeta, Berkeley-Hill, Bumstead, etc... *qu'une cause irritative quelconque, apte à provoquer l'inflammation d'une muqueuse, peut donner naissance à un écoulement, aussi aigu, aussi persistant, aussi contagieux, aussi blennorrhagique en un mot, que s'il devait son origine à la contagion la plus avérée.*

Il nous faut maintenant passer en revue un certain nombre de circonstances se rapportant soit au sujet lui-même, soit aux conditions hygiéniques qui l'entourent.

Un prépuce trop long, en protégeant le gland et le méat, en rend la muqueuse plus délicate, et partant plus accessible aux influences nocives du pus et autres liquides irritants. L'*hypospadias* qui laisse à nu une partie de la muqueuse du canal, appartenant précisément à la fosse naviculaire, point spécialement propice à la contagion, agit plus puissamment encore dans le même sens.

Disons ici en passant que la disposition des parties sexuelles de la femme, est loin d'être une condition indifférente à la contamination, c'est ainsi que l'*étroitesse de la vulve,* et de l'anneau vulvaire aide singulièrement à l'action des liquides morbides.

De certaines prédispositions particulières, *lymphatisme, scrofule,* de certaines diathèses, l'*arthritique*, l'*herpétique*, nous dirons peu de choses. Chacun comprend aisément que la muqueuse uréthrale présentera dans ce cas, soit une aptitude plus prononcée à la suppuration, soit une ténuité plus grande de la couche épithéliale, en même temps qu'une exagération parfois considérable de l'élément lymphatique. Ces causes agissent pourtant moins pour déterminer la contagion, que pour en prolonger indéfiniment les effets.

Les auteurs signalent encore l'influence de l'*évolution dentaire* et la présence de *vers intestinaux*, comme capables de déterminer une suppuration de l'urèthre. Hunter a cité le fait d'un petit garçon de deux ans, qui fut pris, lors de l'évolution d'une dent, d'un écoulement tellement intense, que l'on suspectait la nourrice. Langlebert[1] a observé un fait plus significatif encore, chez

[1] Langlebert, *Traité des maladies vénériennes*, p. 22. Paris, 1864.

une petite fille de huit ans, qui présenta tous les signes d'une inflammation des plus aiguës, avec douleurs vives pendant la miction; une investigation des plus minutieuses ne permit de découvrir aucune autre cause que l'excitation générale produite par une dentition laborieuse.

Le *vésicatoire* peut aussi devenir, comme Cullerier l'a observé sur un jeune homme, vierge d'affection gonorrhéique antérieure, l'occasion d'une « blennorrhagie avec écoulement jaunâtre, et douleurs très-vives en urinant[1] ».

Mais de toutes les causes prédisposantes, la plus puissante est assurément la *préexistence d'une ou plusieurs blennorrhagies.* L'anatomie pathologique nous donnera la raison de cette idiosyncrasie qui s'accroît avec le nombre des récidives, et finit, chez certains sujets par les multiplier à tel point, que la blennorrhagie y semble installée à l'état permanent.

Il nous reste à mentionner l'influence que certains auteurs attribuent aux *climats* et aux *saisons*, Le froid et l'humidité sont considérés comme favorisant singulièrement l'action des causes directes. Étant connu les rapports qui existent entre les fonctions de la peau et celles du système urinaire, pareille assertion n'offre rien que de fort naturel.

C'est pour ne rien omettre que nous mentionnons d'après les traducteurs de Bell, la possibilité des *gonorrhées prétendues épidémiques.* Henry Bass, chirurgien allemand, observateur très-judicieux, nous a donné l'histoire d'une épidémie de ce genre, qui eut lieu au mois de juin 1730. Il a remarqué qu'elle se manifestait sans qu'ils aient eu de rapports avec aucune femme, chez des sujets sensibles, irritables, accoutumés à mener une vie sédentaire, à vivre d'aliments salés, épicés, vinaigrés, difficiles à digérer, à boire peu, ou dont la boisson consistait en vins forts, ou en bière épaisse, chargée de houblon. Cette épidémie s'est manifestée à la suite de fortes chaleurs, qui avaient dominé depuis la fin de mai jusqu'au milieu de juin, et auxquelles avait succédé une température froide et humide. Les malades se plaignaient de ressentir comme une corde, qui s'étendait tout le long du canal, jusqu'à l'extrémité du gland. Peu de jours après, l'écoulement devenait jaunâtre, et tellement abondant qu'il tachait plusieurs linges. Les urines causaient en passant une chaleur insupportable, et les érections étaient continuelles. Cet écoulement durait quelquefois cinq ou six semaines.

[1] Cullerier, *Leçons sur les affections blennorrhagiques*, p. 11. Paris, 1861.

Comme on le voit, en dehors de la contagion proprement dite, un bien grand nombre de causes concourent à donner naissance à la chaudepisse, et un praticien qui s'obstinerait à les négliger, s'exposerait à de graves mais surtout fréquentes méprises. Nous ne saurions mieux les résumer, qu'en empruntant ici à M. Ricord sa spirituelle *recette pour attraper la chaudepisse*. « Voulez-vous attraper la chaudepisse? En voici les moyens: prenez une femme lymphatique, pâle, blonde plutôt que brune, aussi fortement leucorrhéique que vous pourrez la rencontrer; dînez de compagnie, débutez par des huîtres et continuez par des asperges, buvez sec et beaucoup, vins blancs, champagne, café, liqueurs, tout cela est bon; dansez à la suite de votre repas et faites danser votre compagne; échauffez-vous bien et ingérez force bière dans la soirée; la nuit venue, conduisez-vous vaillamment; deux ou trois rapports ne sont pas de trop, et mieux vaut davantage; au réveil, n'oubliez pas de prendre un bain chaud et prolongé; ne négligez pas non plus de faire une injection. Le programme rempli consciencieusement, si vous n'avez pas la chaudepisse, c'est qu'un Dieu vous protége ! »

§ 3. — NATURE.

Nous avons vu : 1° qu'un grand nombre de blennorrhagies reconnaissent une origine absolument étrangère à la contagion ; 2° que ces blennorrhagies ne présentent, pour le praticien le plus attentif, aucun signe, aucune particularité, lui permettant d'après leurs symptômes objectifs, de remonter jusqu'à leur cause ; 3° que la genèse de la blennorrhagie est en quelque sorte à notre merci, puisque, par la réunion accidentelle ou voulue de certaines circonstances, il nous est possible, je dirai même facile, de la faire naître. *Ces caractères sont-ils ceux des affections virulentes*? Non ! cent fois non ! La syphilis, le chancre simple, sont le produit d'un virus. Leur histoire nous offre-t-elle un seul cas qui ne soit justiciable de la contagion ? Et lorsqu'au sortir des exagérations et des folies de l'école de Broussais, la nosologie se raffermit sur ses vieilles assises, vit-on pathologistes ou syphilographes hésiter à reconnaître la spécificité de ces affections ? Cependant il n'en fut pas ainsi pour la blennorrhagie. Telle la doctrine physiologique l'avait faite, telle elle resta pour nombre d'observateurs. L'hypothèse d'un virus était tombée devant les faits, la blennorrhagie n'était plus qu'une affection purement inflammatoire, une suppuration vulgaire.

Le pus sécrété par la muqueuse de l'urèthre, jouira de la propriété d'exciter sur toute muqueuse analogue une inflammation identique, qui se produira d'autant plus intense, que cette muqueuse sera plus ténue, et son épithélium moins résistant. Voilà pourquoi l'ophthalmie qui peut succéder au moindre contact atteint rapidement au plus haut degré de l'inflammation, tandis que le gland et le prépuce macèrent des semaines entières dans le pus d'un écoulement blennorrhagique sans ressentir les effets de la contagion.

Mais *il faut, avons-nous dit, que cette contagion s'exerce sur une muqueuse analogue à celle de l'urèthre.* Il y a longtemps que l'on avait reconnu en effet que certaines restent rebelles à l'action du pus blennorrhagique; c'est ainsi que, tandis que la conjonctive, la muqueuse anale s'y montrent particulièrement sensibles, celles des voies lacrymales, de la pituitaire, du rectum n'en sauraient ressentir l'influence. Nous devons à ce sujet quelques données intéressantes aux ingénieuses expériences d'un spécialiste parisien. Ce médecin donnant des soins à une femme atteinte d'une ophthalmie blennorrhagique, et d'une blennorrhagie vulvo-vaginale, eut la témérité de recueillir avec un pinceau le muco-pus oculaire et d'en recouvrir la muqueuse nasale, et d'un autre côté, comme contre-épreuve en fit autant sur la muqueuse anale. Le troisième jour, l'anus inoculé offrait des traces d'inflammation, le sixième la blennorrhagie était évidente, mais la pituitaire était restée saine. Pareille expérience fut tentée pour le rectum. Un tube mousse y fut introduit et, par son conduit un pinceau imprégné de l'humeur anale et de la sécrétion muco-purulente de l'urèthre, mais, comme la pituitaire, la muqueuse anale resta réfractaire à la contagion blennorrhagique.

Il ne restait plus qu'à grouper ces observations, et à les coordonner. L'auteur l'a fait, et un peu hâtivement peut-être, après avoir distribué les muqueuses d'après leur aptitude à contracter la blennorrhagie, a cru pouvoir formuler des déductions, que nous n'acceptons, pour notre compte, qu'après les avoir modifiées de la façon suivante :

1° Les muqueuses accessibles à la blennorrhagie sont tapissées d'un épithélium pavimenteux, ou sont pourvues de papilles, et d'un réseau superficiel sous-épithélial de canalicules lymphatiques;

2° Les muqueuses réfractaires sont revêtues d'un épithélium cylindrique, et possèdent un réseau superficiel vasculaire;

3° La blennorrhagie est l'inflammation de la couche épithéliale et du système lymphatique superficiel des muqueuses à épithélium pavimenteux.

Ainsi qu'on a pu s'en convaincre dans le courant de ce chapitre, les opinions que nous venons de formuler, sont loin d'être celles de tous les hommes spéciaux, qui se sont occupés de cette question. Nous avons cru devoir nous ranger parmi les *non-virulistes.* Il nous reste à faire connaître les diverses théories qui partagent *les virulistes* relativement à la nature de la blennorrhagie.

1° Diday, Rollet, Martin et Belhomme croient à la présence dans le pus de la chaudepisse d'un principe, mal connu, mal défini, mais source exclusive de la contagion, en dehors de laquelle il n'y a pas de blennorrhagie vraie. De là, la distinction des écoulements uréthraux en deux classes : les blennorrhagiques, contagieux virulents, ayant peu de tendance à la guérison ; les inflammatoires, d'origine vulgaire, non contagieux et se terminant spontanément ;

2° M. Thiry de Bruxelles divise la blennorrhagie en quatre espèces distinctes sous le rapport des causes, des symptômes, de la nature : la blennorrhagie simple, la blennorrhagie granuleuse, la blennorrhagie avec ulcère primitif vénérien et la blennorrhagie syphilitique entretenue par ce vice constitutionnel. Ces deux dernières ne nous occuperont pas ici. La *blennorrhagie granuleuse* est une affection spéciale, *sui generis*, et a pour caractère pathognomonique de faire naitre sur la muqueuse de l'urèthre, de l'utérus, de l'œil, un tissu néoplasique sans analogue, très-vasculaire, par lequel sont constituées les vraies granulations sécrétant le pus que M. Thiry nomme *virus granuleux*. « En dehors du virus granuleux, dit en résumé M. Guyomar qui dans sa thèse inaugurale s'est franchement rattaché à cette doctrine, toutes les puissances étiologiques nous semblent aussi incapables d'engendrer une blennorrhagie contagieuse à caractères spécifiques, que d'engendrer la gale sans acarus, l'herpès tonsurant sans le trichophyton, le chancre infectant sans le pus syphilitique. » Ces idées émises il y a vingt ans n'ont pas été confirmées par les recherches ultérieures des spécialistes, même aidés de l'endoscope.

3° En 1844, Donné a signalé dans le pus blennorrhagique la présence *de plusieurs parasites animaux et végétaux*, tels que le *vibrio Lineola*, le *trichomonas* [1]. Plus récemment, en 1862, M. Jousseaume [2] a donné une nouvelle et fort ingénieuse théorie de la

[1] Donné, *Cours de microscopie.* Paris, 1844.

[2] Jousseaume,

blennorrhagie qu'il croit pouvoir attribuer au développement du *Genitalia*. Ce végétal serait constitué par de longs filaments de $0^{m},010$ à $0^{m},020$ qui se multiplieraient avec une rapidité surprenante. Jusqu'à ce que de nouveaux et plus complets travaux aient démontré le rôle spécial de ces parasites, il est sage, croyons-nous, de leur refuser toute spécificité.

De la blennorrhagie chez les animaux. — Fort discutée, il y a quelques années, la question des maladies vénériennes chez les animaux a été l'objet, dans ces derniers temps, d'un mémoire également riche en recherches cliniques et expérimentales, de MM. Horand et Peuch (de Lyon).

Voici les conclusions qui ressortent de ce remarquable travail.

a. L'uréthrite spontanée (chez les chiens, sur lesquels ont porté toutes les expériences) est rare, et se présente toujours avec les caractères de l'uréthrite chronique. Sur un très-grand nombre d'animaux observés, trois fois seulement, ces auteurs ont pu constater l'existence d'un écoulement uréthral. Il était peu abondant, et consistait en une goutte ou deux de liquide séro-lactescent paraissant sortir de la partie antérieure du canal. Il coexistait avec une balanite intense.

b. L'uréthrite peut se développer sous l'influence du traumatisme, mais dans ces cas elle offre aussi les caractères de l'uréthrite chronique. Plusieurs cathétérismes pratiqués avec difficulté et efforts, n'ont pu chez un animal, déterminer qu'un suintement léger, qui a disparu au bout de quatre jours.

c. La blennorrhagie de l'homme peut s'inoculer aux chiens, et donner naissance à une uréthrite. Mais cette affectiou ne se présente point avec la série des symptômes que l'on observe chez l'homme. Elle avorte comme une graine semée en un terrain stérile. Le muco-pus blennorrhagique de l'homme peut aussi produire la vaginite chez la chienne, mais l'affection reste toujours insignifiante et comme symptômes, et comme durée.

d. La balanite qui existe normalement chez tous les chiens est susceptible d'augmenter d'intensité sous l'influence de l'inoculation du muco-pus blennorrhagique de l'homme.

e. La muqueuse oculaire du chien est absolument réfractaire à toute inoculation gonorrhéique.

§ 4. — SYMPTOMATOLOGIE.

I. **Période de préparation.** — La blennorrhagie ne se montre as immédiatement après le coït. Son début n'est généralement précédé par aucune circonstance particulière. Ce calme se prolonge pendant un temps variable, mais il n'est qu'apparent.

Quelques-uns, partisans de la spécificité de la blennorrhagie ont cru reconnaître dans ce silence du début, l'*incubation d'un virus*. Il y a déjà longtemps que Ricord a fait justice de cette assertion. « Il n'y a pas, écrit-il, ainsi qu'on l'a professé, un temps qui s'écoule entre l'application de la cause et ses premiers effets »... Au sein de l'organe lésé, « l'action commence et arrive à la production des phénomènes par une évolution plus ou moins rapide. Il n'y a pas là plus d'incubation qu'il n'y en a entre l'action d'un refroidissement des pieds et l'apparition d'un coryza. Il s'écoule un certain temps entre ces deux actes. Appelez-vous ce temps l'incubation du coryza? Pourquoi donc se servir d'une expression pareille pour la blennorrhagie? » Bumstead propose pour désigner cette première période le nom de *stade de préparation*. Nous l'adoptons, parce qu'il exprime tout ce que nous savons, et ne s'appuie sur aucune hypothèse.

La *durée* de cette période, c'est-à-dire, le temps nécessaire aux phénomènes morbides pour se traduire par des symptômes, est à peu près de deux à trois jours. Cette moyenne nous est fournie non-seulement par l'expérience des malades vénériens mais encore par les inoculations assez nombreuses que nous devons à Bell, Baumès, Guyomar. Elle est rigoureusement exacte dans l'énorme majorité des cas. Toutefois comme rien n'est plus variable que l'état du sujet qui reçoit, si ce n'est peut-être celui du sujet qui communique l'infection, on comprend que dans certaines limites elle soit à la merci de : 1° la *réceptivité de l'un* ; 2° *la nocivité de l'autre*.

1° Il est certains individus à urèthre facilement excitable ou excité d'une façon chronique, qui sont toujours à la veille d'une blennorrhagie. Leur méat est habituellement rouge, s'injecte. Le canal est le siége d'une hypersécrétion plus ou moins abondante; que ces individus fassent un excès ou rencontrent une femme malsaine, ils gagnent une chaudepisse qui se manifeste en moins de quarante-huit heures (Fournier). Voilà la période de préparation limitée ou supprimée. Il en est de même chez ceux qui ont déjà souffert antérieurement d'une ou de plusieurs blennhorragies? Cependant il n'est pas toujours facile de décider, dans ce dernier cas, si l'écoulement n'est pas dû à la *recrudescence du catarrhe primitif incomplétement tari*. Les affections successives se développent d'autant plus vite, avec d'autant plus de facilité, que la maladie précédente est moins complétement éteinte. Nombre de suintements d'importance minime s'installent et se perpétuent chez des sujets même fort attentifs, à leur insu. Ils peuvent devenir l'occasion de deux sortes d'erreurs. Le pus reparaissant presque immédiatement après un rapprochement sexuel, peut faire croire à une blennorrhagie survenue sans stade préparatoire, et atteignant d'emblée la période de la maladie confirmée. Que si l'écoulement se ranime à la suite d'un excès non génésique, le malade qui est porté à en faire retomber la responsabilité sur son dernier coït, lui assigne, parfois très-sincèrement, une origine d'une date beaucoup trop éloignée. Il est certain qu'un assez bon nombre des incubations anormales, soit de quelques heures, soit de plusieurs semaines, même de deux mois et demi sont justiciables de cette interprétation. Inversement cette première période se prolonge le plus ordinairement jusqu'au maximum chez des sujets vierges d'infection antérieure. Il n'est pas rare alors de lui voir atteindre quatre, cinq, et même six jours.

2° Les chaudepisses qui ne sont pas dues à la contagion proprement dite, mais à une irritation excessive de la muqueuse, se manifestent en général assez promptement. Dans un cas parfaitement authentique un étudiant en médecine constatait un flot purulent assez abondant quatre heures après le coït. L'examen au spéculum fait à ce moment-là ne faisait reconnaître chez la femme que les signes de la période menstruelle à son déclin. Ces blennorrhagies sont souvent bénignes. Ce sont ces cas que les virulistes rapportent à des uréthrites simples.

II. **Période des prodromes.** — En général les phénomènes sensibles du côté du canal n'apparaissent que vers le troisième jour. C'est d'abord « une sorte de chaleur très-faible, absolument sans « douleurs. Peu d'heures après ces premiers avertissements, un « picotement est senti dans la fosse naviculaire, instantané, « comme celui que produit une mouche qui se pose (Diday) » puis une démangeaison légère, sorte de chatouillement agréable, qui s'étend quelquefois sur tout le gland, puis une cuisson de plus en plus vive. La verge est peu après tuméfiée, surtout au niveau du gland, qui est dur et douloureux à la pression, il offre en outre une sorte de transparence, principalement auprès de l'orifice de l'urèthre où la muqueuse est tendue, polie et rouge, et rappelle la couleur d'une cerise mûre (Hunter). Cet aspect dépend de ce que le tissu réticulaire est surchargé d'une quantité de sérum extravasé, et de ce que les vaisseaux sont remplis de sang.

En même temps le méat paraît rouge, ses lèvres se gonflent, s'agglutinent, ou bien quelquefois se renversent si l'orifice présente une dimension un peu considérable. Vient-on à presser entre les doigts l'extrémité du canal, il en sort un *liquide muqueux filant*, qui transparent d'abord, devient louche et blanchâtre, en se chargeant de globules de pus dont la quantité augmente rapidement.

La *miction* n'est pas douloureuse au début, mais bientôt le passage de l'urine amène une vive cuisson, ressentie dans la portion antérieure du canal. A ce moment la lésion est en effet absolument limitée à la fosse naviculaire.

Parfois, mais très-exceptionnellement se montrent des *symptômes de voisinage* (pesanteur dans la région périnéale, tiraillement dans les bourses, engorgement des ganglions inguinaux) accompagnés de *malaises généraux* (lassitude, fièvre, frissons) auxquels viennent souvent se joindre les inquiétudes et les angoisses, qui affectent si cruellement le malade qui est atteint de sa première blennorrhagie.

III. **Période d'état.** — Cette troisième période commence avec le cinquième jour et se termine en général assez régulièrement après une durée de vingt jours. Toutefois ce n'est guère que vers la fin de la deuxième semaine de la maladie, que l'inflammation atteint son degré le plus élevé.

La blennorrhagie vraie se caractérise par des troubles anatomiques : gonflement, rougeur, œdème ; physiologiques : écoulement, dysurie, douleurs, enfin par des troubles généraux.

État des parties. — Le pénis présente tous les caractères d'un organe enflammé. La *turgescence* du gland est considérable, l'œdème du tissu cellulaire périphérique déjà signalé, s'est étendu au prépuce et à une partie du fourreau. Le gland est rouge, chaud au toucher. Aux environs du méat se présentent souvent de *petites excoriations* parfois recouvertes de croûtes jaunâtres, (pus desséché). Les parois du canal infiltrées de produits inflammatoires, sont plus épaisses, et font à la face inférieure du pénis un relief longitudinal. Souvent la palpation y fait reconnaître de *petites nodosités* dues à la distension, sinon à l'inflammation des glandes si nombreuses que recèle la muqueuse. Dans des cas plus rares, *le processus inflammatoire s'est propagé jusqu'à la solide enveloppe des tissus érectiles*, et y verse des produits plastiques, dont la présence se révèle par une induration plus ou moins étendue, et l'obstacle qu'ils apportent à la régularité de l'érection.

Écoulement. — L'excrétion d'un *liquide muco-purulent* est le symptôme capital de la blennorrhagie. Des points irrités de la membrane muqueuse, qui lui donnent naissance, il chemine lentement jusqu'au méat, où il est poussé par la contraction insensible des tissus musculaires qui entourent l'urèthre. La *couleur* et la *consistance* en varient singulièrement avec les différentes périodes de la maladie. Du mucus incolore, presque pur des premiers jours, au muco-pus phlegmoneux verdâtre de la période confirmée, le liquide passe par toutes les nuances intermédiaires entre l'opalin, le blanc, le jaune et le vert. Cette dernière coloration est due à la présence dans le pus d'une très-petite quantité de sang. Ces changements s'observent particulièrement sur les linges, où, suivant la remarque de Desault, les taches, qui s'y forment, présentent des irrégularités dont il est bon d'être prévenu. Dans le milieu la matière y étant plus épaisse et en plus grande quantité, la couleur y est plus foncée, tandis qu'elle est plus pâle à la circonférence, où s'est répandue la partie la plus aqueuse. Aussi, comme c'est en général la partie médiane qui attire l'attention, fera-t-on bien de se souvenir qu'elle représente la teinte de l'écoulement, mais exagérée, la matière incolore donnant des taches empesées, l'opaline des blanches, la blanche des jaunes, et la jaune des vertes.

De consistance séreuse au début, le liquide s'épaissit à mesure qu'il prend les caractères du pus et redevient à la fin d'apparence muqueuse, incolore, visqueux, filant, il ne représente plus alors que l'exagération de la sécrétion normale sur une muqueuse irritée.

Douleur. — La douleur est rarement spontanée dans la chaude-pisse, le plus souvent elle est liée à l'une des trois causes suivantes, miction, érection, éjaculation; enfin elle peut se propager dans les régions voisines.

La *douleur de la miction* est particulièrement redoutée du blennorrhagien. Toutes les comparaisons ont été épuisées pour la dépeindre ; celle du fer chaud promené dans l'urèthre, celle des lames de rasoirs entamant ses parois, en donnent peut-être une idée exagérée, mais les plus modérés sont unanimes à trouver la dénomination de chaudepisse pleinement justifiée, dans la période aiguë tout au moins. Elle n'est point bornée à la fosse naviculaire, lieu souvent unique de la lésion, mais se propage à toute la portion pénienne du canal, et quelquefois au delà par un trajet ascendant. La force du jet est diminuée, et la projection rendue irrégulière par le rétrécissement inflammatoire du canal, mais souvent aussi par les efforts que fait le malade pour ralentir la miction, et, pour ainsi dire, amortir le choc de l'urine contre les parois.

C'est en effet le passage de l'urine qui détermine cette sensation désagréable. Selon certains auteurs ce serait plutôt au contraire au déplissement plus ou moins brusque de cette membrane qu'il conviendrait de l'attribuer. Le soulagement très-marqué que lui apporte l'usage des boissons délayantes, nous paraît un puissant argument en faveur de la première opinion.

Erection. — La continence forcée et l'état de surexcitation dans lequel se trouve tout l'appareil génital, rendent les érections fréquentes durant le cours de la blennorrhagie. Violentes pendant le jour chez les sujets qui font de longues courses en voiture, c'est surtout la nuit, sous la douce chaleur d'un lit moelleux, au contact des couvertures, et grâce aussi à la distension de la vessie, souvent sous l'influence de rêves lascifs, qu'elles se produisent avec une cruelle persistance. « Lorsque la phlegmasie est très-vive, elles deviennent *presque incessantes pendant le sommeil*, elles réveillent les malades dix et vingt fois par nuit. De là des insomnies fatigantes, intolérables, laissant à leur suite un certain état de malaise, d'agacement nerveux, et même parfois de réaction fébrile. » (Fournier.)

La distension des parois uréthrales ne se fait pas sans une très-vive douleur. Les produits inflammatoires qui infiltrent le tissu spongieux leur ont enlevé toute élasticité ; elles ne peuvent suivre les corps caverneux pendant leur turgescence et forment à leur face inférieure un obstacle rigide. Fixés d'une part à leur origine au squelette, de l'autre à l'extrémité de l'urèthre, ceux-ci néanmoins se développent entre ces deux points fixes, mais ne pouvant s'allonger s'incurvent à la manière d'un arc, dont le canal serait la corde. Suivant Milton [1] l'explication de ce phénomène serait tout autre et résiderait dans la contraction spasmodique de la couche musculaire dont Kolliker et Hancock ont démontré la continuité dans toute la longueur du canal. Les vieux auteurs donnaient à cet état le nom significatif de *cordée*. Nous ne savons pourquoi ce mot n'est plus en usage aujourd'hui que comme adjectif, et croyons faire chose utile au langage en lui restituant sa première qualité de substantif.

La cordée est le symptôme le plus pénible de l'uréthrite. Si dans les cas bénins elle se borne à produire cette incurvation en bas du

[1] John Milton, *On a new way of treating Gonorrhea*, p. 57. London, 1852.

gland avec tension du filet, que Ricord a appelé *gland arqué*, les souffrances qu'elle provoque en général sont si terribles, que certains individus n'hésitent pas, pour y mettre fin, à briser d'un énergique coup de poing la résistance du canal préalablement placé sur un plan horizontal. Cette pratique brutale est fort répandue parmi les gens du peuple, qui prétendent ainsi *rompre la corde*. Dans quelques cas elle peut être suivie d'un soulagement immédiat, mais on ne saurait trop insister sur les fatales conséquences qu'elle entraîne nécessairement. Tôt ou tard, un rétrécissement grave succède à la plaie de l'urèthre. Nombre de malades ont des hémorrhagies abondantes, qui durent parfois plusieurs jours, et qu'on a la plus grande peine à arrêter. D'autres sont pris d'un gonflement œdémanateux des parties, avec arrêt de la miction. « J'ai traité dans mon service, écrit M. Voillemier, un sergent de ville dont la verge avait pris un volume énorme, parce que l'urine s'était infiltrée sous la peau; quelques points de celle-ci étaient gangrenés, et, malgré de grandes incisions, il perdit une grande partie du fourreau de la verge. J'ai fait aussi l'autopsie d'un ouvrier boulanger, qui succomba à une infection purulente pour s'être rompue la corde. »

L'*éjaculation* vient souvent ajouter une douleur de plus à celles de la cordée. Elle est accompagnée d'une sensation extrêmement pénible de déchirement intérieur et souvent suivie d'une hémorrhagie. En outre l'émission du sperme n'a pas lieu ou ne s'effectue que lentement et en petite quantité, ce qui tient soit au gonflement de la crête uréthrale, qui fait obstacle à sa sortie, soit à l'état inflammatoire des canaux éjaculateurs. Il y a, pour ainsi dire, *constipation séminale*. (Langlebert.)

A ces symptômes se joignent *divers phénomènes de voisinage*, dans les régions scrotale, perinéale et inguinale. Le malade ressent des crampes, des tiraillements, des irradiations douloureuses, qu'il n'est pas rare de voir se propager jusqu'aux lombes.

Quant aux *troubles généraux*, ils sont heureusement très-exceptionnels. Certains sujets, particulièrement impressionnables, éprouvent pourtant un malaise, avec céphalalgie, inappétence, embarras gastrique, quelquefois même bronchite légère et coryza. Cette réunion de symptômes constituerait aux yeux de certaine école, *un état catarrhal*, développé sous l'influence de la lésion toute locale de l'urèthre. Nous examinerons plus loin quelle valeur il convient d'attribuer aux prétendues manifestations d'une infection générale, que certains auteurs ont même, dans ces derniers temps, essayé d'établir.

IV. **Période de déclin.** — Après être restés huit à dix jours stationnaires, les divers symptômes que nous venons d'examiner, rétrogradent, et le malade repasse graduellement, mais en sens inverse, par tous les états successifs qui avaient servi d'étape à la première partie de sa maladie. Le gland revient à son volume normal, sa muqueuse se ride et se desquame ; la lymphe plastique épanchée rentre dans la circulation et abandonne lentement les parois uréthrales. La matière de l'écoulement a perdu le caractère phlegmoneux, et par sa *teinte opaline* et sa *viscosité* se rapproche de plus en plus du mucus normal. Au point de vue du traitement, c'est là un fait d'une grande importance. Il permet d'affirmer que la chaudepisse est mûre, et devient pour bon nombre de praticiens, le signal d'un changement radical dans la thérapeutique. Arrivé à ce point de décroissance, l'écoulement en effet a moins de tendance à s'arrêter qu'à passer à l'état chronique.

Même disparition graduelle du phénomène douleur. Notons pourtant que *les oscillations de l'écoulement et celles de la douleur sont loin d'être toujours parallèles*, cette dernière peut cesser longtemps avant l'écoulement, ou bien au contraire lui survivre comme unique symptôme.

Il est difficile d'apprécier la durée de cette période. Il est certain que c'est la plus irrégulière et la plus tenace. Abandonnée à elle-même, la blennorrhagie dure rarement moins de trois mois (Bumstead) ; la période dont nous nous occupons, peut être comptée pour deux mois au moins dans cette évaluation. L'intervention est donc formellement indiquée, et il n'est pas rare qu'en très-peu de jours, elle n'ait raison des derniers vestiges de l'inflammation.

§ 5. — VARIÉTÉS.

Nous venons d'esquisser le tableau d'une blennorrhagie régulière c'est-à-dire progressant suivant un certain ordre, et arrivant, après un cycle bien défini, au bout de cinq ou six semaines, à une terminaison quelquefois spontanée. Il s'en faut que l'uréthrite se passe toujours avec une pareille simplicité. Aucune maladie ne présente de plus nombreuses variétés, dans la *forme*, la *marche*, la *localisation des lésions*, aucune ne se montre à un égal degré, influencée par mille circonstances dépendant de la *constitution du sujet*, de son *passé pathologique* de l'*hygiène* qu'il observe, enfin du *traitement*.

I. VARIÉTÉS SUIVANT LA FORME. — **Aiguë.** — La précocité de la douleur et de l'écoulement, la purulence de bonne heure établie, la période de progrès parcourue tout entière, et remplacée à son terme par une décroissance graduelle, tels sont les traits caractéristiques de la blennorrhagie aiguë. Cette intensité des phénomènes inflammatoires est loin d'être de mauvais augure, elle dénote au contraire une prompte localisation et une marche rapide vers la guérison. C'est, qu'on me permette le mot, une blennorrhagie pressée, qui a hâte d'en finir, et qui, bien secondée par la thérapeutique aura parcouru ses phases à bref délai. Il n'est pas rare en effet, de les voir céder en moins de vingt jours, et il en est bien peu qui résistent plus d'un mois à une médication bien dirigée.

Subaiguë. — Bien différentes sont les *blennorrhagies subaiguës*, dont le lent début, la marche uniforme, les symptômes stationnaires du commencement à la fin de la maladie, l'*allure paresseuse* en un mot, contrastent singulièrement avec l'évolution si hâtive de la précédente.

Elles se caractérisent habituellement par un *écoulement plutôt catarrhal qu'inflammatoire*, et occupent une très-grande étendue du canal. On les observe de préférence chez les sujets qui ont eu plusieurs blennorrhagies successives. « Plus on a de blennorrhagies, plus on en contracte de nouvelles qui sont de moins en moins douloureuses, a dit Ricord, mais il a ajouté : et *de plus en plus difficiles à guérir.* » Ce dernier point mérite une explication : L'uréthrite aiguë n'atteint jamais à la guérison sans passer par cette période intermédiaire qui caractérise la blennorrhagie subaiguë, il serait donc rationnelle de conclure que cette dernière présente toujours une moindre durée, ce qui n'est vrai que pour quelques cas heureux soumis à une thérapeutique méthodique. Dans nombre d'autres au contraire, la guérison spontanée se fait attendre, la maladie passe à l'état chronique, et c'est en vain alors que l'on a recours aux traitements les plus variés, la thérapeutique n'a plus de prise contre cette maladie, *bénigne quant aux symptômes, mais désespérante par son opiniâtreté.*

Séro-muqueuse. — Indépendamment de ces deux variétés principales entre lesquelles peuvent être observés nombre d'états intermédiaires, certaines formes nous restent à mentionner qui empruntent une physionomie particulière aux caractères de l'écoulement. Dans certains cas *le pus semble faire complétement défaut*, ou bien ne se montre que longtemps après le début de la maladie. Les douleurs n'en sont pas moins vives après la miction. Cet état n'est en somme que la prolongation de la première période. Il peut être spontané, mais le plus fréquemment il est sous la dépendance d'un traitement hâtif et mal conduit par les injections. Après avoir conservé le même aspect pendant quelques jours, certaines blennorrhagies revêtent tout d'un coup, et sans provocation, les caractères de l'état aigu, puis suivent les périodes ordinaires dans l'ordre le plus régulier.

Séro-sanguinolente. — *La blennorrhagie sanguinolente*, comme tout écoulement de sang ayant pour siége les organes génitaux, inspire toujours au patient les plus vives inquiétudes. Qu'elle survienne pendant le cours des périodes inflammatoires par l'excès même de la violence de processus, comme l'hémoptysie qui se déclare au début des pneumonies franches, ou bien à la suite des traumatismes nombreux, physiologiques ou accidentels auxquels un organe malade est toujours exposé, ou bien enfin qu'elle soit le résultat d'un traitement mal dirigé, cette forme essentiellement transitoire ne présente pourtant aucun caractère de gravité. Souvent elle coïncide avec *un écoulement de sérosité* et caractérise un état franchement aigu. « L'inflammation du canal est alors très-vive, les difficultés pour uriner sont quelquefois telles, que l'on est obligé de sonder le malade. L'écoulement est abondant. Il fait sur le linge des taches d'un rouge foncé au centre, d'un rouge clair, ou d'un rose tendre à la périphérie. Cet écoulement peut continuer pendant plusieurs jours, avec ces mêmes caractères ; cependant. lorsqu'on soumet le malade à un traitement approprié, *cet état n'est pas de longue durée*, souvent même on est étonné de voir combien la maladie marche vite ensuite vers la résolution. » (Rollet.)

Sèches. — On a signalé des cas de gonorrhées dans lesquelles l'écoulement fait défaut. Tous les autres symptômes se montrent pourtant, et la maladie succède à un coït impur. On leur a donné le nom fort impropre de blennorrhagies *sèches*. A la vérité, on peut douter que la sécrétion ait fait défaut pendant le cours entier de la maladie, mais il n'est nullement illogique de concevoir que la muqueuse devienne le siége d'une inflammation analogue à celle de l'érysipèle sur la peau, et que les produits de la sécrétion soient assez peu abondants pour n'être aperçus que grâce à un examen attentif des urines. N'observe-t-on pas des symptômes analogues dans certaines inflammations de la pituitaire? Quoiqu'il en soit, c'est là une *forme excessivement rare*, et le plus souvent, lorsque l'écoulement tarde à paraître, on devra s'attendre à une détente que la diminution des phénomènes inflammatoires ne manquera pas d'amener.

II. Variétés suivant la marche. — **Exagération des périodes.** — Une chaudepisse commence, a-t-on dit, qui sait quand elle finira. Rien en effet de plus variable, et je devrais dire de plus capricieux, que la marche de la blennorrhagie. Et d'abord, chacune des périodes que nous lui avons décrites est susceptible de se prolonger pendant des semaines, des mois, et cela sous des influences minimes, parfois insaisissables. Diday rapporte le fait *d'un confrère, qui ne toucha à la troisième période, celle de la maturité de la maladie, qu'après onze mois de souffrances.* « Il est vrai, ajoute le spirituel auteur, que dès le septième mois, M. X... parlait sérieusement de se suicider. » Cependant comme on a pu le voir déjà, c'est le plus ordinairement la dernière période qui présente ces désolantes irrégularités, alors que l'inflammation des premiers jours fait place à un état d'atonie générale, qui confine de bien près à la *chronicité.*

Extension de l'inflammation. — De la fosse naviculaire, foyer primitif du mal, l'inflammation, par *une marche ascendante,* se porte vers les régions spongieuse, membraneuse et prostatique; de là, à chaque progrès nouveau, *recrudescence* de la maladie, et réapparition des symptômes de l'état aigu. Nous ne saurions donner une meilleure idée de ces phénomènes qu'en reproduisant ici l'histoire si connue de la blennorrhagie dont souffrit l'illustre Swediaur, après s'être courageusement, dans un but expérimental, pratiqué l'injection d'une solution ammoniacale dans l'urèthre. « Au moment que la liqueur toucha l'intérieur de l'urèthre, j'éprouvai une douleur si insupportable, que je ne pus retenir l'injection au delà d'une seconde. Je résolus de faire une seconde épreuve: elle occasionna la douleur la plus forte que j'ai ressentie de ma vie, cependant je retins l'injection près d'une minute: la douleur devint alors si cruelle que je ne pus la supporter plus longtemps, et je retirai la seringue... Je m'étendis sur un lit de repos et j'attendis l'événement avec patience.

« Je n'eus rien de plus pressé le lendemain à mon réveil, que d'examiner la partie, je trouvai une évacuation assez considérable de matière puriforme de même couleur jaune verdâtre que celle des chaudepisses virulentes. L'écoulement continua pendant cinq jours, et la douleur diminuait d'une manière remarquable pendant cet intervalle. *Mais ce qui me donna beaucoup d'inquiétude, c'est que j'éprouvai les effets d'une autre inflammation qui s'établissait plus avant dans le canal de l'urèthre*, à un endroit où je n'avais rien senti auparavant et jusqu'où aucune goutte de l'injection ne pouvait avoir pénétré. Cette nouvelle inflammation s'étendait, à ce qu'il me parut, depuis la place où la première s'était bornée jusqu'à une certaine distance plus avant dans le canal; elle fut suivie d'un écoulement abondant accompagné des mêmes symptômes qu'auparavant, et dura six jours, après lesquels les symptômes furent extrêmement adoucis. Mais quel ne fut pas mon étonnement, lorsque après ce temps je sentis très-distinctement *les symptômes d'une nouvelle inflammation, qui paraissait s'étendre depuis les limites de la précédente, vers le verumontanum, jusqu'au col de la vessie*, et qui fut accompagnée d'une ardeur d'urine et d'un écoulement aussi abondant que le précédent. Pour le coup je fus sérieusement alarmé. Je voyais que l'inflammation qu'avait d'abord excitée l'ammoniaque, se communiquait très-évidemment d'une partie de l'urèthre à l'autre; ce qui me faisait craindre qu'il ne s'ensuivît enfin une inflammation de toute la surface interne de la vessie, qui pouvait avoir des conséquences dangereuses. Je demeurai dans cet état, entre l'espérance et la crainte, pendant sept à huit jours; mais j'éprouvai enfin, à ma grande satisfaction, que cette inflammation s'apaisait par degrés, de même que l'évacuation, sans s'étendre au delà de l'urèthre, et je fus entièrement délivré de tous les symptômes de *ces trois chaudepisses*, comme je puis les appeler avec raison, à la fin de la sixième semaine. » Comme on le voit, au lieu de se propager incessamment de proche en proche, *c'est le plus habituellement par saccades que l'inflammation s'avance* et prend possession de l'urèthre. Il semble que, fixée par son intensité même, elle ne peut se déplacer et s'étendre qu'après avoir accompli un certain travail d'évolution dans le point qu'elle a d'abord occupé. (Voillemier.)

D'autres fois la maladie débute et progresse *en sens inverse* : c'est dans les profondeurs de l'urèthre que se manifeste tout d'abord la lésion, c'est de là qu'elle rayonne vers les parties antérieures. Mais cette *marche insolite* est rare, et doit en général trouver son explication dans une prédisposition locale résultant soit de longs excès vénériens, soit de *blennorrhagies antérieures* ayant déjà occupé cette région.

Quant à la *propagation suivant l'épaisseur* dans les couches péri-uréthrales, c'est là une rare complication, en général tardive mais susceptible de se montrer d'emblée dans les blennorrhagies très-aiguës. L'engorgement des follicules glandulaires, l'induration et la perte d'élasticité des tissus spongieux du bulbe, en sont les phénomènes les plus ordinaires.

Rechutes, recrudescences. — Il n'est pas toujours aisé d'établir une distinction entre la *recrudescence* et la *rechute*. Après une cessation de quelques jours (8, 10 et même 30), la maladie reparaît avec une violence variable. La guérison n'était-elle qu'apparente ? Il est permis de le supposer. Quoi qu'il en soit, c'est habituellement pour avoir péché contre la prudence et l'hygiène (masturbation, coït, excès de boissons) que le patient subit ce retour du mal, mais il peut aussi survenir chez les sujets les plus attentifs et les plus soigneux, en dehors de toute excitation vénérienne ou alcoolique, et, avouons-le, sans cause connue. Il est rare du reste que les rechutes égalent comme intensité la période inflammatoire du début. Souvent même elles prennent fin spontanément, sauf à se montrer à nouveau peu après, pour disparaître ensuite. Telle est l'*uréthrite dite intermittente*, ou *chaudepisse à répétition*.

III. Influence de l'état général. — L'influence que l'état général du sujet peut exercer sur la marche de la chaudepisse avait fort occupé les auteurs du siècle dernier. Méconnue de nos jours, ou plutôt négligée, alors que le zèle des novateurs s'attachait surtout à tracer les grandes lignes de la nouvelle doctrine syphiliographique, elle a été particulièrement étudiée récemment, dans une remarquable discussion de la société médico-chirurgicale des hôpitaux. Nous passerons brièvement en revue les principaux faits qui se rattachent à cette question.

Constitution. — « On observe, dit Hunter, que les symptômes sont souvent violents chez les malades d'une *forte constitution*, chez qui les actions et la puissance d'action sont également énergiques. Ils ont en effet généralement une grande disposition pour la fièvre inflammatoire. » Les blennorrhagies de ces sujets rentrent donc dans la variété des *blennorrhagies aiguës*, sur lesquelles nous nous sommes déjà expliqué ; inutile donc de répéter avec Hunter « que les symptômes locaux ne s'étendent pas au delà de la distance spécifique, et que la maladie se guérit très-promptement, dans la seconde période, attendu qu'il n'existe aucune disposition propre à la persistance de l'inflammation. »

« Les personnes d'un *tempérament phlegmatique*, dit Desault, les vieillards, tous ceux qui ne sont pas susceptibles d'une inflammation vraie, sont particulièrement exposés aux gonorrhées chroniques. » L'explication que donne de ce fait, « le chirurgien du grand hospice d'humanité de Paris » mérite d'être rapportée. « L'action vitale, trop faible chez eux pour atténuer et dénaturer pour ainsi dire les sucs viciés ne fournit, dans le cours de la maladie, qu'une matière séreuse peu abondante; il ne se fait que peu ou point de dégorgement, et l'écoulement devient plus ou moins opiniâtre. »

État diathésique. — Nous en dirons autant des diathèses : *dartre, scrofule, arthritisme.* Agissent-elles par la débilitation qu'elles infligent à l'individu? Exercent-elles au contraire une action spéciale? C'est ce qu'il ne serait pas facile de décider. Quoi qu'il en soit, Bell déclare que « la *disposition scrofuleuse* rend opiniâtre la gonorrhée la plus légère, que l'écoulement résiste à l'effet de tous les remèdes employés. » Vigarous affirme que « si des gonorrhées simples en apparence tombent sur des tempéraments atteints d'un *vice goutteux héréditaire ou accidentel,* d'un *vice psorique rhumatismal ou dartreux,* les premières périodes sont sans tumulte, et la maladie opiniâtre. » Comme on le voit, la connaissance de ces faits ne date pas d'hier ainsi que beaucoup d'auteurs sont tentés de le croire. Confirmés par des observations récentes, auxquelles Peter, Pidoux, Fereol ont pris une grande part, éclairés par les succès de jour en jour plus nombreux de la thérapeutique spéciale antidiathésique, ils ont été placés aujourd'hui au-dessus de toute contestation, mais, il faut bien l'avouer, les observations nous manquent encore pour assigner à chacun d'eux des caractères propres. Qu'il nous suffise de signaler cette lacune.

Affections fébriles. — C'est encore à Hunter que nous allons emprunter la solution de cette question. « Quelquefois la gonorrhée est si capricieuse, que j'ai vu l'écoulement s'arrêter par *une fièvre survenue accidentellement*; la douleur, en urinant, se dissiper, et enfin la gonorrhée se terminer avec la fièvre. J'ai vu chez d'autres personnes, tous les symptômes de la gonorrhée s'arrêter à l'apparition de la fièvre, et revenir après qu'elle avait disparu. Chez quelques-uns la gonorrhée commence doucement; mais une forte fièvre se mettant de la partie, et continuant plusieurs jours de suite, a augmenté les symptômes, et la fièvre disparaissant, la gonorrhée disparaissait aussi. Quoique la fièvre ne guérisse pas toujours la gonorrhée, cependant comme elle peut quelquefois y parvenir, on ne doit prescrire aucun remède dans cette intention, et pendant que la fièvre dure. »

IV. Influence de l'hygiène. — **Hygiène générale.** — Si l'influence de la *diète* est à ce point bienfaisante, que M. Diday ait observé des guérisons inattendues chez des juifs qui sanctifiaient le *grand pardon*, en revanche, le plus léger écart dans le régime peut apporter des changements manifestes, tant dans la quantité que dans la nature de l'écoulement gonorrhéique. Les *exercices violents*, l'équitation, la danse, l'abus des *liqueurs alcooliques*, des aliments fortement épicés, la reprise hâtive ou immodérée des rapports, l'*onanisme surtout*, sont autant de causes capables de prolonger la durée de l'écoulement.

Et toutefois, les exceptions ne sont pas rares à opposer à des faits aussi logiques et aussi rationnels. Il n'est pas un spécialiste qui n'ait eu l'occasion d'observer *des guérisons à la suite de violents excès alcooliques ou vénériens.* Pour notre compte nous pourrions en citer un assez grand nombre, surtout parmi les étudiants, auprès desquels cette médication aussi facile qu'agréable jouit d'une certaine popularité. Il n'est pas douteux que la guérison ne s'obtienne dans les cas heureux, grâce à une excitation particulière, qui réveille la tonicité des tissus, et active la circulation au point de déterminer des phénomènes congestifs. On trouverait aisément dans le cadre de la pathologie d'autres exemples des bons effets de cette médication substitutive. Nous devons à M. Langlebert la communication de l'histoire fort comparable d'une stomatite mercurielle ulcéreuse, rebelle à deux ou trois mois d'un traitement méthodique et qui disparut subitement sous l'influence d'un froid intense. Par suite d'un accident de chemin de fer, le malade s'était trouvé forcé de marcher cinq heures durant sous un vent glacial et par une température de — 17°. Il est bon d'ajouter, détail trop souvent oublié des intéressés, qu'en cas d'insuccès, ils s'exposent à une recrudescence, et à des complications bien faites pour leur prouver, de la façon la moins équivoque, que l'arme dont ils se sont servis était à double tranchant.

Hygiène locale. — Traitement. — Je ne ferai que signaler ici l'*influence du traitement*. Cette question doit en effet nous occuper longuement. *Il y a moins de blennorrhagies devenues rebelles par insuffisance que par excès de traitement*, et ajoutons : *par la mauvaise direction du traitement*. Se gorger dès le début de vingt médicaments dits spécifiques, copahu, cubèbe, balsamiques de tout genre, s'inonder le canal d'injection émollientes, astringentes ou caustiques, telle est trop souvent la pratique de certains individus, qui, pressés d'être délivrés d'une uréthrite souvent bénigne, ne craignent pas d'associer les médications les plus opposées.

Que l'écoulement diminue, leur zèle s'accroît avec leurs espérances; mais vienne la période stationnaire, vienne une recrudescence, leur canal fatigué reste insensible à l'action des remèdes dont il a été saturé. La suppuration qui est souvent la conséquence directe de cette thérapeutique à outrance se perpétue avec des alternatives d'amélioration passagère et de rechutes incessantes. « Alors, dit Desault, le praticien le plus consommé se trouve souvent en défaut. Que fera-t-il dans cette incertitude? Plutôt que d'agir en aveugle, il s'abstiendra de prescrire aucun médicament et *laissera la maladie s'user pour ainsi dire par elle-même, et mourir de vieillesse.* »

§ 6. — ANATOMIE PATHOLOGIQUE.

Les notions exactes que nous possédons aujourd'hui sur la structure et les fonctions des muqueuses, de la muqueuse uréthrale en particulier, ne sont pas de vieille date. Aussi ne faut-il pas s'étonner si, loin de soupçonner son rôle véritable dans la blennorrhagie, les anciens cherchèrent tour à tour dans les divers organes glandulaires qui lui confinent : testicules, prostate, glandes de Cooper, de Littre, l'élément générateur de la matière morbide.

A la fin du siècle dernier Morgagni découvre les sinus qui portent son nom, et proclame qu'ils sont le lieu d'élection de la maladie. La vérité commençait à se faire jour, mais on ne pouvait croire encore que la muqueuse, si elle n'était entamée, pût donner lieu à un écoulement. Ce ne fut que plus tard, lorsqu'on eût mieux connu jusqu'où pouvait aller la puissance de sécrétion des membranes enflammées, que tomba la doctrine des *ulcérations*. Enfin vinrent les observations des Hunter, Bell, Swediaur. Le siége spécifique des lésions (méat urinaire, fosse naviculaire), la nature du produit exsudé furent précisés. C'est de leur époque que datent véritablement nos connaissances anatomo-pathologiques sur la gonorrhée, que les travaux de Ricord, Guérin, Cullerier neveu, Désormeaux, Voillemier paraissent avoir définitivement constituées.

On peut résumer en deux propositions le résultat d'un grand nombre de faits et de nécropsies.

1° Le siége de la blennorrhagie est la muqueuse uréthrale.

2° Les lésions qu'elle présente sont celles de l'inflammation localisée sur ses divers éléments, mais particulièrement sur le réseau lymphatique sous-épithélial.

Et tout d'abord, il n'est pas rare, surtout au début d'une uréthrite, de ne rencontrer, *post mortem*, que des tissus absolument sains. Dans les cas ordinaires, les phénomènes pathologiques appréciables se bornent à une rougeur plus ou moins accentuée de la membrane tégumentaire. C'est du méat que partent les lésions, qui envahissent successivement la fosse naviculaire, puis la portion pénienne tout entière, et dans les blennorrhagies livrées à elles-mêmes, le reste du canal, jusqu'à l'orifice vésical. Si bien que, dans une certaine mesure, il est vrai de dire, que la limite postérieure de l'inflammation dénote l'âge d'une gonorrhée aiguë ordinaire.

A un degré plus avancé de la maladie, la muqueuse présente, quand on l'a débarrassée de la couche de pus qui la recouvre, une teinte louche grisâtre, un dépoli irrégulier ; il est manifeste qu'en ces points, la couche superficielle de l'épithélium a été emportée. Que le processus s'accentue, il s'y formera une réelle dépression ; est-ce là une ulcération ? Non certes, si l'on entend désigner par ce mot une plaie anfractueuse et intéressant profondément les parois du canal. Mais si l'on comprend sous cette dénomination, une excoriation superficielle semblable à celles qu'on trouve sur le prépuce, snr le gland, dans la balanite, il faut bien avouer que nous sommes là en présence d'une ulcération ; ulcération, qui du reste s'arrêtera toujours à ce premier degré, et, à l'état aigu tout au moins, se limitera constamment aux éléments les plus superficiels.

On trouve encore signalée, dans la plupart des nécropsies, la rougeur des sinus uréthraux, quelquefois gorgés d'une matière puriforme, qui en sort par la pression. Souvent un examen minutieux permettra de constater que les orifices des foramina sont dépouillés de leur épithelium dans l'étendue de quelques millimètres. Enfin un fait à remarquer, c'est que, sous l'influence de l'inflammation l'urèthre est revenu sur lui-même. Dans ses points les plus larges, il n'a que un centimètre et demi, et l'on ne peut le porter à deux centimètres qu'en le tiraillant en travers. Ce phénomène est en grande partie du à la turgescence que ne peut manquer d'amener la lymphite sous-épithéliale, lésion caractéristique de la blennorrhagie.

Nous avons parlé de la propagation de la maladie le long de la surface du canal ; lorsque l'inflammation devient plus ancienne, elle s'étend également à l'épaisseur de la muqueuse, et même parfois aux tissus sous-jacents. Du réseau lymphatique superficiel, elle gagne le réseau profond, c'est-à-dire sous-muqueux, qui est particulièrement serré et abondant à la région spongieuse ; de là la résistance plus grande que présentent les tissus de cette région, qui s'infiltrent de produits plastiques et perdent leur élasticité. De là, la forme spéciale que prend alors la verge pendant les érections.

Chez les individus qui ont eu plusieurs blennorrhagies, les traces de l'inflammation sont moins apparentes : il y a peu de rougeur, on ne voit plus les orifices des foramina ; c'est à peine si l'on trouve quelque reste des grands sinus. Ce fait s'explique aisément par la *reproduction imparfaite des tissus nécrosés*, des réseaux lymphatiques, et de l'épithélium qui les recouvre ; puis par l'oblitération des sinus, dont les parois fines et membraneuses ont été réunies par une ancienne phlegmasie. Voilà pourquoi la première uréthrite est en général plus aiguë que les autres.

Un autre fait à remarquer chez les récidivistes, est le resserrement manifeste du canal. Les parois infiltrées ont en grande partie perdu leur élasticité. On trouve dans leur épaisseur un liquide louche, et du sang épanché à divers états de régression, les cloisons celluleuses ont subi une hypertrophie réelle.

Lorsque la chronicité s'établit, toutes ces lésions se prononcent de plus en plus, l'épaisseur des tissus est doublée, quelquefois même triplée ou quadruplée par places irrégulières ; la muqueuse est coupée et comme barrée par une *plaque scléreuse* transversale. Si parfois elle n'occupe qu'un segment du cylindre uréthral, il n'est pas rare qu'elle constitue un anneau, une virole complète.

A la surface de la muqueuse, les lésions sont circonscrites au foyer, et le plus souvent localisées à la *région prostatique*. Des altérations bien diverses peuvent s'y rencontrer : ulcérations, bourgeons charnus, granulations et meme parfois végétations, soit sessiles, soit pédiculées, développées en général sur des points excoriés. Les canaux qui s'abouchent en ce point participent à ces désordres, et parfois présentent une déviation telle, que leurs ouvertures, au lieu d'être dirigées, comme elles le sont naturellement vers le bout de la verge, regardent du côté de la vessie.

Les conséquences de cet état anatomique sont habituellement : *le rétrécissement de l'urèthre*, et la *persistance d'un écoulement*.

D'après Ricord, le canal peut même être diminué de longueur par le fait de l'inflammation chronique, de là des troubles graves dans les fonctions de cet organe, et spécialement l'érection qui se fait en arc, et qui est semi-cordée.

§ 7. — DIAGNOSTIC.

Reconnaître l'écoulement, en déterminer le siége, la nature et, dans certains cas, l'origine, tels sont les problèmes que comporte le diagnostic de la blennorrhagie. Peu embarrassants dans les cas ordinaires, les embûches de toute sorte, que l'ignorance ou la dissimulation des intéressés tendent au praticien, les rendent parfois fort épineux.

Siége. — Sous un phimosis irréductible, une balano-posthite donne lieu à un écoulement purulent, qui simule celui de l'uréthrite. Inversement, si le prépuce, si le gland son atteints de lésions sécrétantes, chancres moux, plaques muqueuses ; derrière cette suppuration obstruant l'orifice du limbre, les signes d'une blennorrhagie courent grand risque de passer inaperçus. Pour ne pas *croire à une blennorrhagie qui n'existe pas*, dans le premier cas, pour ne pas la *méconnaître* dans le deuxième, il faut s'aider à la fois et de l'examen local, et des symptômes accusés par le malade ; l'absence ou la présence de la dysurie constitue l'un des éléments les plus importants à déterminer.

Mais l'écoulement du liquide par l'orifice uréthral a été constaté ; qu'on n'oublie pas alors qu'il *peut être simplement versé dans le canal* et reconnaître son origine dans une altération de la prostate, des vésicules séminales, des glandes de l'urèthre, de la vessie, et même, comme cela a été observé, provenir d'un abcès par congestion de la colonne vertébrale. Il suffit du reste pour les éviter, d'être prévenu de ces causes d'erreur , la plupart de ces états pathologiques n'ayant avec la blennorrhagie, d'autre point de contact que l'issue d'une matière purulente par le méat.

Nature. — Le *chancre uréthral simple* ou *infectant*, peut en imposer pour une chaudepisse. Dans la grande majorité des cas, il occupe l'extrémité antérieure du canal, et en écartant les lèvres du méat, soit avec les doigts, soit au moyen d'une pince à anneau, on aperçoit une ulcération. Le diagnostic ne présente pas alors une grande difficulté. L'ulcère est-il situé plus profondément, la palpation fera reconnaître, en un point ordinairement assez voisin de l'orifice externe de l'urèthre, une tuméfaction plus ou moins indurée, limitée et sensible à la pression. Séro-sanguinolente dans le cas de chancre infectant, sanieuse et purulente dans le cas de chancre simple, la matière de l'écoulement est moins abondante que dans le cours d'une blennorrhagie ; de plus les douleurs se montrent bien pendant l'érection, pendant la miction, mais elles sont parfaitement limitées. Ajoutons que les aines sont le siége d'un engorgement soit mono-ganglionnaire inflammatoire, signe de chancre simple, soit indolent polyganglionnaire syphilitique. Enfin la sécrétiou du chancre simple est inoculable au porteur ; c'est là un fait absolument pathognomonique. L'inoculation restera en effet sans résultat pour le pus syphilitique, comme pour celui de la blennorrhagie.

Origine. — Nousavons démontré plus haut que la blennorrhagie n'est qu'une affection inflammatoire, que, quelles que soient les causes qui lui ont donné naissance, elle est toujours une, identique. *Nous n'essayerons donc pas de distinguer l'uréthrite de la blennorrhagie*, l'inflammation transmise par un coït impur, de celle qui résulte d'une irritation physique ou chimique. Nombre d'auteurs ont la prétention de reconnaître d'après leurs caractères les écoulements de cause soit lencorrhéïque, soit menstruelle, soit contagieuse. Mais nous le demandons à M. Rollet, tout l'échafaudage des signes infaillibles ne tombe-t-il pas devant cette simple et judicieuse remarque [1] dont il en fait suivre l'exposé, que beaucoup de vraies blennorrhagies présentent d'emblée ces états sub-inflammatoires et exempts d'incubation, auxquels une théorie inflexible voudrait invariablement rattacher l'uréthrite d'origine non contagieuse.

D'autre part, M. Martin [2], qui est aussi un partisan de la blennorrhagie virulente exclusivement due à la contagion, après avoir énuméré plusieurs caractères (intensité des symptômes inflammatoires, douleurs vives pendant la miction, l'érection, l'éjaculation, abondance de l'écoulement, couleur verdâtre du muco-pus), qu'il donne comme l'apanage exclusif de la blennorrhagie, avoue qu'ils peuvent être aussi symptomatiques de l'uréthrite !

Comme on le voit, ces auteurs, en dépit de leurs théories, sont restés fidèles observateurs; de là les contraditions dans lesquelles ils ont été entraînés. Reconnaissons du reste que sur ce terrain de la clinique leurs appréciations sont souvent eonfirmées, mais non toujours, comme ils le prétendent.

C'est surtout dans leurs rapports avec la *médecine légale* que ces données acquièrent une importance considérable.

Etant proposé un écoulement, nous venons d'établir qu'on ne saurait sans témérité se prononcer sur son origine. Est-il appelé à formuler une opinion sur les lésions concomitantes d'un viol, l'ex-

[1] Rollet, *Traité des maladies vénériennes*, page 263. Paris, 1865.

[2] Belhomme et Aimé Martin, *Traité de la syphilis et des maladies vénériennes*, p. 543. 2e édition, 1875.

pert devra se souvenir qu'il n'existe pas de signe certain, qui permette de distinguer l'écoulement blennorrhagique de l'inflammation simple de la vulve.

De même un conjoint, qui, par le seul accomplissement de ses devoirs génitaux a contracté une blennorrhagie, ne saurait être en devoir d'accuser l'autre d'adultère, moins encore d'en demander compte à la justice. Cette opinion a été soutenue récemment devant le tribunal de Palerme par le professeur Profeta [1], dans le cour d'un retentissant procès en séparation. Quelle circonspection ne doit-elle pas inspirer, non-seulement en face de la justice, mais même en présence des questions que la pratique pose quotidiennement!

Bien des gens en effet se montrent curieux de savoir de quelle affection pouvait être atteinte la personne qui les a rendus malades. Bien des maris, en cette occurrence, cherchent à s'assurer la sincérité de celui qu'ils interrogent, en se donnant comme des victimes de quelque amour d'aventure. Si la rigueur scientifique ne faisait un devoir de rester indécis, le sentiment des malheurs que certaines révélations peuvent entraîner, suffirait pour commander la plus extrême réserve.

§ 8. — PRONOSTIC.

La blennorrhagie n'est pas par elle-même une affection grave; la persistance de l'écoulement, la fréquence des recrudescences et des rechutes, le passage à l'état chronique, que nous étudierons plus loin sous le nom de blennorrhée, et qui constituent ses terminaisons ordinaires les plus fâcheuses, ne sont guère redoutables que par leur longue durée, mais le pronostic peut être de beaucoup aggravé par les complications et par les suites.

Par les complications : Phlébite des corps caverneux, spontanée ou traumatique par la rupture de la corde, comme dans les cas rapportés par MM. Jubiot et Voillemier.

Prostatite aiguë, aboutissant à la rétention d'urine, à l'infection purulente ou à une fièvre pernicieuse mortelle (cas de Caudmon).

Péritonite consécutive à l'inflammation du testicule chez les cryptorchides.

Ophthalmie purulente, qui peut aller jusqu'à la fonte complète des deux yeux, spermatorrhée, hypochondrie, etc.

[1] G. Profeta, *Sopra talune pretese malattie veneree sostenute innanzi ai tribunali di Palermo*. In-8°. Firenze, 1869.

Par les suites : rétrécissements, abcès périuréthraux, fistules urinaires, etc.

Parmi ces états morbides consécutifs, les auteurs du siècle dernier n'eussent point manqué de compter l'infection générale syphilitique. Ce serait faire injure aux beaux travaux d'Hernandez et de Ricord que de discuter encore aujourd'hui une telle opinion. Aussi bien le nombre des identistes décroît-il de jour en jour. Nous nous bornerons donc à le répéter ici sans autre démonstration : *La blennorrhagie n'a absolument rien de commun avec la vérole.*

§ 9. — TRAITEMENT.

I. PROPHYLAXIE. — Les causes que nous avons assignées à la blennorrhagie sont si variées, qu'il est bien difficile de se prémunir absolument contre elles. Aussi, qu'on le sache bien, notre intention n'est pas de donner ici les quelques mesures hygiéniques que nous allons proposer, comme des prophylaxiques assurés.

Avant tout, celui qui s'expose doit être prévenu du danger spécial que lui font courir les *excès de tous genres*, préliminaires habituels des coïts de rencontre. Nous avons insisté, nous n'y reviendrons pas, sur les effets irritants que les sécrétions peuvent en ressentir ; mais de plus, il est facile de le comprendre, des libations trop copieuses nuisent à la prudence qui doit présider au choix du sujet, et, lorsqu'elles n'entravent pas complétement les rapports, prolongent leur durée en les rendant d'autant plus dangereux.

C'est en effet une loi que de *se hâter*, surtout lorsque l'on conçoit des doutes sur sa sécurité. Nicolas Massa l'a dit en son temps « si » quis cum fædâ muliere coïre voluerit, quod fatuum est, ne » moretur in coïtu » et nous le répéterons plus élégamment avec un de nos maîtres « l'amour prudent doit être alerte ».

Est-ce à dire que le péril sera moindre si l'*acte reste incomplet ?* c'est là une erreur. Lancé d'avant en arrière le sperme agit en balayant le canal ; loin de constituer une condition désavantageuse, l'éjaculation n'est donc en réalité, qu'une injection naturelle qui débarrasse la muqueuse des impuretés, que les premiers contacts ont pu y introduire.

Pour ce qui est de la *répétition de l'acte*, nous n'essayerons pas de fixer une limite numérique. Aussi bien, serions-nous embarrassé d'avoir à prononcer entre les partisans du « non bis in idem » et ceux plus indulgents du « non quater » L'homme en effet doit consulter ses forces, mais aussi le degré de confiance qu'il a dans son partenaire. Or, si équivoques que soient les renseignements, dont il faut habituellement qu'il se contente, il pourra parfois soupçonner, surprendre même l'existence de pertes blanches, qui sans lui commander de s'abstenir, lui feront un devoir de la plus grande modération.

La contagion, avons-nous dit, s'opère par le séjour, le simple contact d'un principe irritant sur les parois de l'urèthre. On ne saurait donc avoir recours trop promptement après le coït, aux *ablutions les plus complètes* et les *plus minutieuses*. La *miction*, si l'on a eu soin de conserver quelque peu d'urine dans la vessie, devient alors un précieux adjuvant. Quelques médecins recommandent en outre l'*injection préventive*; cette pratique n'est pas neuve. Il y a plus d'un siècle déjà Warren [1] vantait les vertus de son *eau antivénérienne*, et Fordyce [2] prétendait annihiler tout virus, grâce à l'injection d'une solution de potasse. Aujourd'hui c'est exclusivement un effet physique, qu'il est rationnel de demander à l'injection faite dans ces circonstances. Aussi le choix du liquide est-il de peu d'importance, et pourra-t-on se servir indifféremment de l'eau pure, du vinaigre de toilette, de l'eau de Cologne, que l'on trouve partout, ou même du vin mêlé à l'eau en quantité variable. Quant à l'instrument, M. Diday a proposé une seringue de très-petit volume, qu'il est facile d'emporter toute chargée, enfermée dans son étui. Nous donnons aujourd'hui la préférence à la poire en caoutchouc, qui joint aux mêmes avantages celui d'un maniement beaucoup plus simple, et d'une solidité parfaite.

Mais toutes ces mesures le cèdent de beaucoup à l'emploi d'une *enveloppe de baudruche*, qui, recouvrant complétement le pénis, l'isole de tout contact impur. Un médecin anglais Condom a eu la fortune peu enviée d'attacher son nom à cet instrument de préservation. Certes, nous ne faisons nulle difficulté de confesser le dégoût que peut inspirer pareil intermédiaire, mais comment contester son efficacité? «C'est une cuirasse contre le plaisir,» a dit, avec exagération une femme célèbre, « et une toile d'araignée contre le danger, » a-t-elle eut le tort d'ajouter; c'était là une erreur, mais le mot plut, l'esprit l'emporta; en vain les fabricants redoublèrent de zèle pour en assurer la résistance, l'imperméabi-

[1] Warren, *Nouvelle méthode également prompte et facile pour guérir la gonorrhée virulente et pour s'en garantir*, 42 pp. In-8°. Amsterdam, 1771, et Paris.

[2] Fordyce, *Dissertatio de catarrho*. In-8°. Edinburgi, 1758. — Recus. in Smellie *Thesaur. medic. disputationum in Academia edinensi*, etc., 1778, t. II. p. 518.

lité; le Condom ne s'est jamais complétement relevé de l'arrêt qui l'avait flétri ; la vengeance d'une femme l'a tué.

Il va sans dire que, pour être complète, la prophylaxie ne doit point se borner à diminuer la réceptivité de l'homme, sans *se soucier de la nocivité de la femme*. Les lotions sinon les injections avec l'eau pure ou vinaigrée, de façon à débarrasser le vagin des mucosités qui le souillent si fréquemment, devraient être le préliminaire obligé de tout rapprochement. Malheureusement, il est bien rare, que, tout entier à son succès, l'homme songe à exiger ces précautions, et de son côté, la femme n'a que trop de tendance à se départir de ces élémentaires devoirs de l'hygiène.

II. Hygiène. — Il est peu de maladies qui ressentent aussi directement les influences du régime que la chaudepisse. Il faut donc suivant l'expression de Paré « que les malades tiennent bonne manière de vivre, et évitent toute chose qui échauffe le sang »[1]. Le mieux serait assurément d'obtenir de leur part un repos complet. Quand ils consentent à garder le lit, la bataille est aux trois quarts gagnée ; mais les obligations sociales, et surtout la nécessité du secret leur en laissent bien rarement la possibilité. Que du moins le chirurgien présente comme absolument indispensable l'*usage du suspensoir* ou mieux *du caleçon de bain*, durant le cours entier de la maladie.

Mais surtout, qu'il interdise de la façon la plus absolue tout rapprochement sexuel. Pour arriver à ce résultat, seront bannies les excitations de tout genre, par les lectures, les spectacles, les conversations. Les conditions du sommeil seront elles-mêmes l'objet d'une certaine surveillance. Le lit ne doit pas être moelleux. Le malade ne se doit point coucher sur le dos. Enfin il évitera de boire avant de se mettre au lit, de crainte que, venant à s'accumuler dans la vessie, l'urine ne devienne une cause d'érection.

L'*alimentation*, est-il besoin de le dire, devra répudier les mets trop excitants, « trop ragoustés » disait Paré. Nous en dirons autant des boissons alcooliques fermentées. Vin blanc, bière, liqueurs seront donc proscrits du régime du blennorrhagien, que par une sévérité vraiment exagérée, quelques auteurs conseillent même de réduire à la diète lactée ou farineuse.

Et cependant, qu'on le sache bien, si rationnels qu'ils soient ces préceptes ne sauraient être indifféremment appliqués à tous

[1] Paré, *Œuvres complètes*, édition Malgaigne. Paris, 1840.

les malades, sans être préjudiciables dans quelques cas, d'ailleurs assez rares. Certains sont naturellement affaiblis, anémiques ; ce serait une grave erreur que de leur infliger une hygiène déprimante, alors au contraire qu'il faut recourir au fer et au quinquina, pour accroître la tonalité des tissus, et relever l'état général. D'autres, peu nombreux à la vérité chez nous, mais qui, paraît-il, pullulent dans les cliniques de nos confrères Américains et Anglais, ont à ce point l'habitude des alcooliques, qu'ils ne sauraient, sans un affaiblissement réel, en supporter l'abstinence, ne fût-elle que de quelques jours. Aussi leur accordera-t-on, après chaque repas, un petit verre de leur liqueur favorite.

C'est dans la blennorrhagie principalement qu'il est vrai de dire, écrivait Sydenham, que, qui purge bien guérit bien. Quoique cette manière de voir nous semble aujourd'hui exagérée, le praticien ne doit pas négliger d'entretenir la *liberté des garderobes.*

Quantité de malades s'informent s'ils peuvent continuer l'*usage du tabac.* Bumstead [1] n'hésite pas à le dénoncer comme nuisible. Cet auteur a consigné des faits incontestables de gonorrhées rendues rebelles par cette seule cause. De son côté, le docteur Shipley [2] a publié des observations fort remarquables de blennorrhagies, qu'à plusieurs reprises, il vit s'interrompre, dès que les malades cessaient de fumer, pour reparaître, aussitôt qu'ils revenaient à leurs habitudes. Hâtons-nous de dire que ces remarques sont absolument restées sans écho auprès des spécialistes français.

Je n'insisterais pas sur l'urgence des soins les plus minutieux de *propreté,* si leur négligence ne pouvait être la cause d'irréparables malheurs. *Il suffit en effet d'un peu de pus transporté des organes génitaux sur la conjonctive, pour compromettre à jamais la vision.* Tout malade doit, dès le début de son affection, être prévenu de ce danger.

Enfin, et pour éviter d'aggraver la blennorrhagie de complications rhumatismales possibles, le malade se doit prémunir soigneusement contre les brusques variations de la température.

Tel est l'ensemble des précautions qui constituent le fond de l'hygiène du blennorrhagien. La connaissance particulière des habitudes et de la constitution de chacun d'eux servira de guide au praticien pour en modifier les détails soit dans le sens de la sévérité, soit dans celui de l'indulgence, ou pour y introduire tel acte additionnel que son passé pathologique rendrait nécessaire.

[1] Bumstead, *loc. cit.*, p. 74

[2] Dr Shipley, *Boston med. and surg. journal*, nov. 22, 1860.

III. Thérapeutique. — A. *Exposé des moyens.*

Remèdes externes. — *Applications locales extérieures.* — Les applications locales externes peuvent agir, soit par leur *température*, soit par leurs *propriétés astringentes, narcotiques* ou *révulsives*.

L'*eau pure*, aussi froide que possible, constitue, dans le cas où l'inflammation est très-vive, un des plus puissants adjuvants dont nous disposions. C'est M. Milton [1] surtout qui a insisté sur ses précieux effets. Il est rare que les souffrances de la miction, la pesanteur si pénible des régions scrotales, les irradiations inguinales et lombaires, en un mot l'endolorissement général de la région, résistent à l'usage de ce moyen aussi efficace qu'usuel. Sous son influence, on voit le prépuce et le gland revenir assez rapidement à leur volume et à leur température normale. Les applications fréquemment renouvelées de linges trempés dans l'eau, ou bien l'immersion plus ou moins prolongée des parties, et mieux encore leur exposition à une douche locale, constituent le manuel peu compliqué de son emploi.

S'inspirant sans doute du remarquable travail que M. Diday publia, il y a quelques années, sur « l'emploi de la glace contre certaines affections de l'appareil testiculaire [2] », le docteur Gustave Shane [3] de Salem (Ohio) a préconisé récemment le traitement de la blennorrhagie par des *applications de glace sur le périnée*. Grâce à ce mode de traitement, uni à l'administration à l'intérieur des alcalins, la maladie cède rapidement, du quatrième au dixième jour, si elle est prise au début, sans laisser après elle aucune affection chronique du canal, de la prostate ni de la vessie. M. Shane n'hésite-t-il pas à le placer bien au-dessus de tous les autres moyens classiques spécifiques ou prétendus tels. Aussi il est regrettable que l'emploi de la glace ne se puisse concilier avec les occupations ordinaires de la vie et qu'en exigeant le repos au lit ou tout au moins dans la chambre, son rôle reste fatalement borné à quelques cas fort exceptionnels.

Les *topiques astringents* tenaient une grande place dans l'ancienne pharmacopée. Ambroise Paré [4] recommandait les onctions avec le *caratum galeni refrigerans* sur les régions des reins, des lombes du périnée, du scrotum ; Nicolas de Blegny [5] vantait pour le

[1] Milton, *On Gonorrhœa*, p. 21.

[2] Diday, *De l'emploi de la glace contre certaines affections de l'appareil testiculaire (Annales de Dermatologie*, 1re année*)*.

[3] Shane, *Medical and surgical Reporter*, 1872.

[4] A. Paré, *Œuvres*, liv. XIX, chap. XXII, édit. Malgaigne.

[5] Blegny, liv. II, chap. VIII, p. 134.

même usage les *topiques actuellement et potentiellement froids*. Nous usons volontiers aujourd'hui de la solution fort étendue *d'acétate basique de plomb*, connue sous le nom d'extrait de Saturne, de façon à associer son action astringente à celle du froid. Nous ne croyons pas qu'aucun observateur moderne ait eu à se repentir de ces innocentes lotions. Il n'en était pas de même, au siècle dernier où l'on devait faire de singuliers abus des préparations plombiques pour que Quarin[1] ait pu leur attribuer des accidents graves.

Décoction de feuilles de jusquiame, onguent belladoné, onguent populeum, pommades diverses, opiacées, tel sont les seuls *topiques calmants* auxquels aient encore recours quelques rares praticiens. Ils sont indiqués spécialement contre les douleurs vives et la tendance à l'éréthisme, mais ces deux symptômes sont bien plus efficacement combattus par les *injections sous-cutanées de morphine* ou même d'eau pure. M. Scarenzio[2] a particulièrement fait ressortir l'état d'engourdissement et d'analgésie locale qui succède à cette petite opération lorsqu'on a le soin de la pratiquer *loco dolenti*, c'est-à-dire en pleine région périnéale. Suivant le conseil de M. Bouloumié[3] au contraire, il serait préférable de choisir la région lombaire afin d'agir plus directement sur le centre spinal.

Ce n'est guère que pour venir à bout de chaudepisses exceptionnellement rebelles et bien rarement encore que les *révulsifs* trouvent aujourd'hui leur emploi ; le cruel supplice du vésicatoire snr le fourreau, la pratique plus barbare encore de l'emplâtre stibié lombaire ont pourtant rendu quelques services. Nous aurons l'occasion de revenir sur ce point en parlant des écoulements chroniques.

Injections. — Au dire d'Hernandez[4] ce furent les succès obtenus par quelques charlatans aventureux qui dirigèrent au siècle dernier l'attention des médecins anglais sur les injections ; cette assertion est inexacte, les injections uréthrales étaient connues et mises en pratique bien avant cette époque. Ambroise Paré donne plusieurs formules de décoctions modificatrices et dessicatives qu'il pres-

[1] Quarin. « Vidi ipsemet a balneis penis in gonorrheâ ubi saturnina magnâ copiâ admissebantur, membrum, sensu omni atque erigendi potentia privatum fuisse, quin dolores etiam inguinum, perinei et artuum accepisse, qui œgrum sèvœ admodùm et complures annos torquerint. »

[2] Scarenzio, *Neuralgia, spermatica curata eguarita coll'iniezione sottocutanea di cloridrato, di morphina* (*Giorn. Ital. di mal. vener.*, 1871).

[3] Bouloumié.

[4] Hernandez, *Loc. cit.*, p. 181.

crit d'injecter dedans la verge avec une seringue ; et plus tard Blegny figure à la page 129 du tome IIe de la 3e édition (1683) une petite seringue, que nos fabricants d'instruments ne renieraient pas aujourd'hui.

Les injections ocnstituent, nous n'hésitons pas à le dire, un de nos plus énergiques moyens d'action; néanmoins elles ont été et sont encore l'objet d'attaques violentes. On ne cesse de les présenter comme dangereuses sinon immédiatement, car il faudrait s'appuyer sur des faits, du moins pour l'avenir, ce qui se démontre aisément par un sophisme. Tout récemment encore, M. Gosselin les a condamnées dans un réquisitoire sans merci. Malgré toute la déférence que nous devons à une telle autorité, nous croyons devoir les justifier ici de ces accusations.

1° L'injection se faisant d'avant en arrière, a-t-on dit, *entraîne le pus et propage la maladie par contagion le long du canal.* Une précaution bien simple aura raison de ces dangers chimériques ; il suffira que le malade urine peu avant l'opération.

2° *Les complications immédiates de la chaudepisse sont la conséquence ordinaire des injections.* C'est là le principal argument de M. Gosselin[1] qui l'appuie de plusieurs faits de cystite et de prostatite suppurée, qu'il a observés sur des malades traités par les injections caustiques. Nous sommes loin de contester que des accidents aient pu succéder à l'administration de liquides trop fortement caustiques, aussi bien ne défendons-nous pas l'abus, tel que systématiquement l'a préconisé Deheney. mais l'usage modéré de ce genre de remède. Les brutalités de Mayor ont marqué une période désastreuse dans la thérapeutique des rétrécissements de l'urèthre ; la cause du cathétérisme s'en est-elle trouvée compromise ? Non certes ! Il ne saurait dès lors en être autrement pour ce qui regarde les injections caustiques, dont les indications au total se trouvent aujourd'hui singulièrement réduites, et que par surcroît de précautions, le médecin prudent prend toujours le soin de pratiquer lui-même.

Quant aux injections simplement astringentes, que de praticiens leur attribuent encore la plupart des orchites, dont souffrent accidentellement ceux qui y ont recours ! Cependant jusqu'à présent aucune statistique n'est venue confirmer ces craintes, qui pour tout esprit sévère, attendent encore leurs preuves. Or, si les injections étaient aussi nocives qu'on le prétend, serait-il donc si malaisé d'en ruiner la cause, en mettant au jour la

[1] Gosselin, *Clinique chirurgicale de l'hôpital de la Charité*, t. II. 2e édit., 1876.

fréquence comparative des orchites observées durant le cours des blennorrhagies soumises à tel ou tel mode de traitement!

3° Mais arrivons à l'objection capitale. *Les injections uréthrales, a-t-on dit, sont la cause la plus commune des rétrécissements.* Par le surcroît d'inflammation qu'elles excitent au sein de la muqueuse, elles déterminent un travail latent, qui aboutit à sa transformation lente en tissu fibroïde, non-seulement pendant tout le temps que dure la sécrétion muco-purulente, mais aussi après que cette dernière a tout à fait disparu. Ce résultat serait plus assuré encore, quand il y a, peu après l'injection une légère teinte rosée dans les sécrétions, car du moment qu'il y a saignement, il y a plaie, et nécessité d'une réparation, qui se fait au moyen du tissu cicatriciel fibreux ou fibroïde. A ces alarmes dictées par la théorie, il n'était pas difficile de répondre. Étudiant les effets que produit sur un urèthre parfaitement sain l'injection d'une légère solution de nitrate d'argent, M. Langlebert[1] a montré les lèvres du méat se gonflant tout d'abord, puis peu de temps après laissant échapper un liquide incolore, bientôt remplacé par une secrétion muco-purulente, puis par un suintement muqueux dont la suppression ramène à bref délai l'urèthre dans son état normal. Or, comment admettre que cette action irritante, si éphémère, si légère, si superficielle, puisqu'elle n'intéresse que la membrane épithéliale, et qu'en vingt-quatre heures elle est épuisée, puisse dix années plus tard engendrer un rétrécissement du canal? Comment pourrait-on raisonnablement supposer que cette irritation d'un jour se continuât a l'état latent pendant un laps de temps si considérable, et, à plus forte raison, attribuer le même effet à de simples injections astringentes, qui n'ont pas même le pouvoir d'irriter sensiblement l'urèthre, même répétées à plusieurs reprises et plusieurs jours de suite!

Cette opinion est du reste celle de la plupart des praticiens, qui se sont voués plus particulièrement à l'étude des rétrécissements de l'urèthre. C'est ainsi que sir Henry Thompson[2], qui fait preuve d'une si grande compétence, et s'étaye sur des recherches si consciencieuses dans son chapitre de l'*Etiologie des rétrécissements organiques*, fait suivre dans la liste de leurs causes, le mot *injection* d'un point d'interrogation

[1] Langlebert, *Traité des maladies vénériennes*, p. 62.

[2] H. Thompson, *Traité pratique des maladies des voies urinaires*, p. 99. Paris, 1874.

significatif. Selon Leroy d'Etioles [1], ce sont particulièrement les écoulements anciens et invétérés, qui, produisant à la longue des altérations laissent après eux le germe des rétrécissements. En mettant fin promptement à la suppuration, les injections astringentes constituent donc un préservatif, et non une cause de rétrécissement. Telle est bien en effet l'interprétation réelle de ces faits, et c'est à M. Ricord que revient le mérite de l'avoir démontré surabondamment : les rétrécissements sont le fait des gonorrhées longues ou multiples et non des injections employées à les combattre. Les auteurs qui en opinent autrement ont été la victime du fameux sophisme : *post hoc ergo propter hoc;* raisonnement hélas ! trop fréqnent, et qui a permis naguère à un auteur américain [2] de soutenir que les rétrécissements consécutifs à la chaudepisse n'avaient d'autre origine que l'usage immodéré du thé.

Le principe de l'injection admis, *comment faut-il la pratiquer?* La seringue qui, dans le commerce, porte le nom de Ricord, est constituée par un corps de pompe en verre, avec armature et piston métalliques. Elle présente sur les vulgaires petites seringues, en verre, l'avantage d'une construction plus soignée, gage d'une solidité plus grande et d'un plus long usage. Bumstead lui préfère absolument l'instrument de même forme en caoutchouc vulcanisé. Enfin, suivant d'autres praticiens, une simple poire en caoutchouc terminée par un tube de verre ou mieux d'ivoire remplit très-suffisamment le même usage. A la condition de fonctionner régulièrement, il est évident que chacun de ces instruments est excellent. La seringue de verre permet au malade qui a l'habitude de se faire des injections, de se rendre un compte exact de la quantité de liquide qu'il va pousser dans son canal; ce petit avantage très-précieux dans la pratique ne doit point être négligé. Enfin on fera bien d'exiger que la canule porte un peu au-dessus de l'orifice un petit renflement destiné à obstruer exactement le méat par simple pression.

On peut à l'exemple de M. Diday diviser les injections en deux catégories : les injections ordinaires ou antéro-uréthrales, les injections profondes au postéro-uréthrales.

Les premières ne dépassent pas la région membraneuse. Arrivées en ce point, elles trouvent l'entrée des parties profondes dé-

[1] Leroy d'Étiolles, *Des angusties ou retrécissements de l'urèthre*, p. 163. Paris, 1845.

[2] In Bumstead, *Loc. cit.*, p. 75.

fendues par le muscle de Wilson. Si donc après avoir atteint cette limite on continue à pousser le liquide, celui-ci dilate l'avant du canal et vient ressortir par le méat. Aussi nous semble-t-il que l'on pourrait faire bon marché des précautions destinées à limiter sa progression sans toutefois que nous n'osions les déconseiller absolument.

Les injections profondes nous occuperont ultérieurement, qu'il nous suffise de dire ici que des malades exceptionnellement intelligents parviennent seuls, avec une seringue ordinaire, à faire atteindre au liquide la région prostatique en comprimant le canal régulièrement d'avant en arrière avec la pulpe des index et des medius alternativement déplacés. Pour obtenir un résultat plus certain, il est donc nécessaire de recourir à des instruments spéciaux, sonde à béquille (Diday), seringue de Bumstead, seringue de Guyon.

Dans certains cas, où le mal est limité à la partie antérieure de la région penienne, limitée aussi doit être l'application du remède. On se servira avec avantage de la *seringue à jet rétrogade de M. Langlebert*[1]. Cet ingénieux instrument trouve particulièrement son emploi dans la pratique de l'abortion. A l'étranger, M. Campbell[2] Steward lui a opposé récemment un petit appareil construit d'après un principe tout différent. Dès que la canule a dépassé le méat d'une longueur fixée d'avance, un mécanisme fort simple détermine l'issue d'une éponge cachée dans son intérieur, et préalablement imprégnée de la solution voulue. Il ne reste plus qu'à lui imprimer un mouvement de rotation sur son axe, pour balayer très-complétement le canal, en même temps que ses parois subissent l'action du liquide médicamenteux.

Nous n'examinerons pas ici quel liquide il convient de choisir, qu'il nous suffise de dire que la thérapeutique locale de l'urèthre peut se proposer trois buts différents, auxquels correspondent trois sortes de liquides, les caustiques, les astringents, et les émollients, et trois substances principales : le nitrate d'argent, le sulfate de zinc et l'eau.

La pratique des injections nécessite *quelques précautions*. Et d'abord, une certaine douceur est nécessaire ; il est inutile, comme le dit très-bien M. Alfred Fournier, de lancer à toute volée le liquide dans le canal. La chaudepisse à ses débuts n'atteint même pas la région moyenne de l'urèthre. Nul besoin que

[1] Langlebert. *Traité des maladies vénériennes*, p. 75, 1864.
[2] Campbdell Steward, vid. ap. Bumstead, p. 68.

les injections dépassent les limites de l'inflammation. On en bornera donc l'action à l'avant-canal, c'est-à-dire anx cinq, six, sept centimètres antérieurs de l'urèthre. Il suffit pour cela de comprimer l'urèthre avec le doigt au niveau du point que le liquide ne doit pas franchir.

La durée de son séjour dans l'urèthre présentera naturellement d'assez nombreuses variations. Dans la majorité des cas, elle n'excédera guère deux ou trois minutes. Si l'on a eu soin de se munir d'une seringue à canule renflée, on ne la retirera que ce temps écoulé, en ne relâchant qu'à ce moment-là la compression périnéale.

L'injection faite, le malade fera bien de rester étendu sur un lit, s'il le peut, ou tout au moins de rester quelques instants immobile pour s'opposer plus efficacement au cheminement du liquide.

Ainsi pratiquées, en dépit des méfaits qu'on leur a reprochés, et qui, ordinairement n'ont d'autre cause que l'impéritie ou la brutalité, les injections se montreront le plus souvent efficaces, toujours inoffensives. Aussi ne craignons-nous pas de dire, qu'employées avec discernement, elles constituent le plus précieux de nos moyens thérapeutiques.

Des insufflations pulvérulentes. — La facilité avec laquelle certaines *poudres inertes* ont raison des inflammations superficielles de la peau, devait faire naître l'idée de rechercher, quelle serait leur influence sur la muqueuse uréthrale malade. Nous ne pouvons que signaler ici les essais tentés par Messieurs Mallez, Boulomié, et les nombreux succès qu'ils auraient obtenus dans la cure de l'uréthrite chronique et surtout de la blennorrhée. Ils se sont servis pour l'introduction de ces substances d'un appareil fort simple d'insufflation adapté à une sonde (appareil de Mallez).

Des expériences ont montré que l'on pouvait aisément, dans toute son étendue, revêtir la muqueuse uréthrale d'une couche pulvérulente. Le sous-nitrate de bismuth forme la base de toutes les préparations employées, et l'on ne peut disconvenir qu'en isolant les unes des autres les parois malades, enflammées, ulcérées, il n'aide puissamment à leur réparation ; mais d'autre part on a parfois observé la formation de concrétions quasi pierreuses, véritable bézoards que les malades ne parvenaient à évacuer qu'au prix de douloureux efforts; dans les cas les plus heureux, lorsque se détachent avec plus ou moins de violence les grains solides intimement collés à la couche épithéliale, la miction détermine une vive douleur, un sentiment de déchirement fort pénible.

Enfin, il faut le reconnaître, outre qu'il nécessite l'introduction dans l'urèthre d'une sonde de gros calibre, ce procédé exige l'intervention journalière du chirurgien, ce qui sera toujours, nous le craignons, un grand obstacle à sa généralisation.

Des bougies médicamenteuses. — Dès le XVIe siècle les chirurgiens qui s'occupaient de la médication topique de l'urèthre, eurent recours aux bougies comme porte-remède. Amatus Lusitanus se servait de baguettes composées de cire blanche et de térébenthine. Ferri employait tour à tour l'alun, le vert de gris, les préparations plombiques mêlées à différents sucs végétaux pour la confection de trois sortes de bougies : celles qui ramollissaient, celles qui détruisaient, et enfin de plus actives destinées à agir contre les affections anciennes. Loyseau guérit Henri IV d'un rétrécissement, au moyen d'un mélange de beurre frais et de poudre de Sabine. Oublié, puis remis en faveur par Hunter et Everard Home, ce mode de traitement a été de nos jours l'objet de nombreux travaux fort intéressants de la part de Jobert de Lamballe, Cullerier, Ricord, Laugier, Vinci de Naples, Martin de Berlin, Henry Thompson, Paillasson, Lorey et Schuster. Tandis que Ricord et Vinci se bornent à recouvrir de la substance active, la surface d'une sonde ordinaire, ou d'en remplir la rainure d'un cathéter, Thompson vante l'usage de bougies faites avec du beurre de cacao et les astringents ordinaires. On les introduit le soir, et on les laisse séjourner pendant la nuit, après avoir fermé le méat avec du sparadrap. Elles fondent aussitôt, et sont éliminées le matin avec les urines.

Schuster leur préfère un mélange de tannin et de glycérine, qu'il ne laisse séjourner dans le canal que huit ou dix minutes.

Les *injections solidifiantes* du docteur Paillasson consistent en glycérolés de bismuth, de sulfate de zinc, de ratanhia introduits dans un réservoir en plomb qui a exactement la forme de la vessie à couleur des peintres, et dont l'une des extrémités est terminée en canule, tandis que l'autre s'enroule avec un petit treuil. La canule introduite dans le méat, il suffit de tourner une petite vis pour enrouler sur lui le sac, qui se vide, et l'injection va se loger dans le canal. On a reproché à cet instrument fort ingénieux de ne point communiquer à la matière qui doit pénétrer dans l'urèthre, assez de force pour en écarter les parois ; souvent en effet elle s'accumule dans la fosse naviculaire qu'elle distend, et les pressions réitérées le long de l'urèthre ne suffisent pas toujours à faire disparaître cet inconvénient.

A toutes ces préparations il nous faut joindre un produit nouveau, introduit par M. Reynal dans la thérapeutique, le *Porte-remède.* C'est une bougie courte de 12 à 14 centimètres de long, du n° 13 ou 15 de la filière Charrière. Elle est composée de glycérine et de gélatine, et suffisamment résistante pour pouvoir être introduite dans l'urèthre, assez molle pour n'y provoquer aucune sensation douloureuse. On la fait pénétrer impunément jusqu'à sa disparution totale, car sa légère adhérence au parois de l'urèthre l'empêche également de progresser vers la vessie et de sortir du canal. Au dire de son inventeur, elle se liquéfierait en une heure ou une heure et demie. Ainsi comprise et modifiée, la bougie cesserait d'être un instrument de chirurgie, pour devenir un médicament. On pourrait, on devrait même en confier l'introduction au malade, sans qu'il y ait à redouter le moindre danger .

Les observations n'ont cependant pas absolument confirmé les espérances que la théorie avait permis de concevoir.

Remèdes internes. — *Copahu.* — Fort improprement appelé baume, le copahu est le produit de plusieurs plantes du genre copaïfère, de la famille des légumineuses, et particulièrement du *Copaïfera officinalis, guyanensis, cordifolia*, qui croissent au Brésil et au Mexique.

On l'obtient en incisant tiges et rameaux, d'où s'écoule un liquide transparent, jaunâtre et d'un aspect huileux. Cette substance contient 30 à 35 pour 100 d'une huile essentielle blanche et transparente, isomère avec l'essence de térébenthine, 25 à 30 pour 100 d'une résine acide jaune appelée *acide copahuvique*, et 2 pour 100 d'une résine visqueuse ; le tout soluble dans l'alcool et dans l'éther. Ce prétendu baume n'est donc autre chose qu'une oléo-résine.

Pris à de faibles doses 1 gr. à 2 gr., il active la digestion ; à des doses un peu plus fortes, il provoque des nausées, des vomissements, de la diarrhée, mais d'une façon assez irrégulière, donnant aux uns de véritables selles alvines, se bornant chez quelques autres à produire un peu de ramollissement dans les garde-robes.

Après son absorption le copahu s'élimine par les reins (essence et résine), par les voies respiratoires et par la peau (essence principalement). Les urines deviennent mousseuses et ont une odeur caractéristique ; examinées en effet au moyen de l'acide nitrique, elles présentent un trouble analogue à celui des précipités albumineux, s'en distinguant pourtant par sa complète solubilité dans l'alcool et dans l'éther, ce qui permet de le considérer comme constitué par la résine.

Si pourtant la dose est accrue, le copahu peut rendre les urines sanguinolentes et réellement albumineuses, par une action analogue à celle de la térébenthine, c'est-à-dire, en dépouillant les tubuli de leur épithélium. L'élimination de l'essence par les voies respiratoires et la peau est prouvée par l'odeur qu'exhalent l'haleine et la sueur, et à un plus haut degré, par des phénomènes d'irritation du côté des bronches, sensation de sécheresse, chaleur, toux, et du côté de la peau, par une *éruption pseudo-morbilleuse*, que l'on a trop souvent prise pour un érythème de nature syphilitique.

Cette roséole débute habituellement par des taches rouges, arrondies ou déchiquetées, inégales, ne faisant aucune saillie, disparaissant sous la pression des doigts. Les unes restent petites, isolées, d'autres se groupent au point de donner à la peau une rougeur presque uniforme. Si l'éruption s'opère avec lenteur et d'une manière successive, elle se limite à son début à certains points, qui semblent constituer pour elle des siéges de prédilection : tels sont les poignets, les malléoles, les genoux, les mains, les pieds. Dans d'autres cas, l'exanthème se développe d'une manière brusque et rapide et envahit d'emblée la totalité des téguments; c'est alors surtout qu'on le voit s'accompagner de symptômes fébriles plus ou moins intenses.

Ces taches sont accompagnées de démangeaisons très-modérées au début, mais qui souvent demeurent fort vives, et quelquefois intolérables. En même temps l'éruption peut subir d'importantes modifications dans son aspect et dans ses caractères. Les éléments qui la composent peuvent devenir saillants et constituer de véritables papules. Ce phénomène s'observe spécialement sur les lieux d'élection, où l'on trouve de longues plaques rouges, terminées à leur bord par une sorte de bourrelet ondulé et saillant. Souvent aussi la roséole est papuleuse dès son apparition, mais alors même, elle ne présente jamais les caractères objectifs de l'urticaire, auquel on l'a bien à tort comparée.

Plus rarement encore, l'état fluxionnaire des téguments semble se propager aux couches sous-jacentes, et la région entière devient tuméfiée et douloureuse.

La durée de cette roséole, disent la plupart des auteurs, est subordonnée à celle de la médication. Cette assertion n'est pas absolument exacte, du moins pour tous les cas. C'est ainsi qu'en 1850 un chirurgien de l'Antiquaille, M. Rodet, continua vainement l'usage des copahiques, pour entretenir et prolonger une éruption qu'il destinait aux épreuves de diagnostic d'un concours. Elle disparut sous ses yeux, en dépit de l'administratien de doses assez considérables de la potion de Chopard. Cette exanthème n'a donc, on le voit, qu'une existence très-éphémère ; toutefois la peau n'est rendue à son état normal qu'après un temps fort variable : 24 à 48 heures dans certains cas, 8 et même 15 jours dans d'autres.

Indépendamment des phénomènes cutanés, l'action du médicament peut encore se manifester par des effets du même ordre du côté des muqueuses. Aux symptômes d'excitation bronchique, rénale et intestinale, dont j'ai parlé déjà, il me reste à ajouter ceux qui s'observent du côté de la conjonctive, des muqueuses buccale et pharyngienne et ne dépassent jamais les bornes d'une congestion légère.

Nous venons de voir que les urines des sujets soumis à l'action du copahu se chargent en assez grande quantité des principes de cette oléorésine, cette propriété est mise à profit depuis près de deux siècles, pour la cure de la chaudepisse. Il n'y a donc là, on le comprend aisément, qu'une action exclusivement locale. Aussi est-il d'observation que le copahu se montre absolument inefficace contre les blennorrhagies qui n'ont pas l'urèthre pour siége. Bien plus M. Ricord et après lui M. Rollet ont pu, chez des sujets gonorrhéiques porteurs de fistules urinaires ou d'hypospadias, voir persister l'écoulement sur la portion du canal que les urines ne parcouraient point, tandis que les régions rétrofistulaires en étaient débarrassées dans les délais normaux.

Mais alors, dira-t-on, que sert-il de faire prendre à l'intérieur cette substance désagréable et nauséeuse ? Et, pour l'estomac tout au moins, ne serait-ce point avantage que de renoncer à l'application locale directe? C'est en effet ce qu'ont pensé certains auteurs, mais, soit qu'ils aient employé le copahu avec tous ses éléments, soit qu'ils aient substitué le travail du laboratoire à celui de la digestion, pour la séparation de certains d'entre eux, leurs essais n'ont pas absolument confirmé toutes les présomptions de la théorie. Cependant l'introduction dans la pratique de l'*eau distillée de copahu en injection* (Langlebert) a marqué un progrès notable, et mis à notre disposition un adjuvant, qui sans être héroïque, n'en est pas moins précieux. De son côté M. Gubler a administré le *résidu solide de la distillation de l'essence* à la dose de 4 à 8 grammes par jour, n'utilisant ainsi que la résine, qui passe principalement par les urines, dont le prix est minime (2 fr. ou 2 fr. 50 le kilog.)

et qui présente l'avantage de ne communiquer qu'une faible odeur aux exhalations pulmonaires.

Il se passe évidemment au cours de l'absorption, pour l'isolement du principe actif, des phénomènes que nous ne sommes pas les maîtres de reproduire artificiellement, aussi certains praticiens ont-ils eu l'ingénieuse idée de faire servir les urines d'un individu soumis au copahu, non-seulement sur lui-même, mais aussi sur d'autres sujets ; c'est ainsi qu'administrant ce médicament contre les vaginites blennorrhagiques, Hardy prescrit aux femmes de se laver à plusieurs reprises le vagin avec leurs urines, et que Roquette guérit un gonorrhéique par les injections de l'urine copahifiée d'un de ses amis.

Velpeau préférait mettre à profit l'absorption par la muqueuse rectale ; il suspendait le copahu dans un jaune d'œuf ou dans un mucilage quelconque, à la dose de 15 à 30 grammes, et le donnait en un lavement de très-petit volume, afin qu'il fut gardé assez de temps pour être absorbé.

Si maintenant nous cherchons à préciser en les étudiant dans leurs détails les effets du copahu, nous avouerons tout d'abord qu'il nous est impossible de dire en vertu de quelle modification apportée à la muqueuse, il guérit les écoulements. Il y a là une action *sui generis*, qui échappe à notre analyse, et que nous serions bien tenté d'appeler spécifique. Il est important de noter qu'elle s'épuise vite. Aussi, bien qu'elle se montre efficace à toutes les phases de la maladie, est-il prudent de la ménager et de la réserver comme ressource de la dernière heure.

Nous avons déjà parlé des *hémorrhagies rénales*, et des *troubles digestifs* qui peuvent se produire ; si la diarrhée n'est pas une contre-indication, puisque certains auteurs, M. Diday particulièrement, lui attribuent un rôle actif dans la cure de la gonorrhée, il n'en est pas de même de l'hématurie et des douleurs rénales, qui l'accompagnent fréquemment ; l'apparition de ces phénomènes devra faire cesser immédiatement l'usage du copahu.

Il est peu de médicaments qui aient eu le privilége d'exercer à l'égal du copahu le zèle acharné de Messieurs les pharmaciens. Aussi quantité de préparations se disputent-elles la confiance du praticien. Nous passerons rapidement en revue les principales.

Basée sur la solubilité du copahu dans l'alcool, signalons d'abord la trop célèbre *potion de Chopart*, le chef-d'œuvre du mauvais goût, ainsi qu'on l'a fort justement nommée ; voici sa formule :

Copahu	de chaque 60 gr.
Alcool rectifié	
Sirop de baume de tolu	
Eau de menthe poivrée	
Eau de fleurs d'oranger	
Alcool nitrique	8

On en donne 2 cuillerées au moins en vingt-quatre heures et 6 au plus.

Si l'on croyait encore devoir recourir à cette mixture, aujourd'hui presque abandonnée, on ferait bien d'user du procédé en trois temps d'un ancien médecin lyonnais : 1° tapisser les voies au moyen d'une couche de sucre noir de réglisse ; 2° avaler en se pinçant le nez ; 3° enfin, mâcher à nouveau du sucre noir pour emporter les dernières traces de l'affreux breuvage.

Lagneau trouvait plus commode de donner le copahu liquide à la dose de 20 à 30 gouttes sur un morceau de sucre, dans un verre de lait, de tisane amère, ou dans un peu de vin de Bordeaux, de madère, ou de quina.

On préfère généralement aujourd'hui prescrire le copahu enfermé en des capsules. On a prétendu qu'il était difficile d'en donner une dose un peu élevée sous cette forme, vu l'intolérance de l'estomac pour les enveloppes de gélatine. Cette objection, que ne confirmaient guère les résultats de la pratique, a été mise a néant par la préparation des capsules de gluten. Quant à marquer une préférence pour les produits de telle ou telle officine, on comprendra que nous ne l'essayions même pas. Toutes les capsules sont également bonnes, à la condition de contenir sous une enveloppe suffisamment mince, le plus de copahu et le moins d'huile de ricin possible. On sait en effet que certains industriels ont une grande tendance à mélanger ces deux substances, ce qui se reconnaît aisément, en recherchant la solubilité dans l'alcool du produit à contrôler. Le copahu seul est soluble.

Pour ce qui regarde les *bols* confectionnés grâce à l'adjonction de la magnésie, la faible part que nous accordons aux propriétés purgatives du copahu, dans les succès que nous lui devons, nous les fait rejeter catégoriquement de la pratique.

Cubèbe. — Le poivre cubèbe, ou plus simplement cubèbe est le fruit desséché du *piper cubeba officinalis*, de la famille des pipéracées, arbrisseau sarmenteux et grimpant, originaire de Java, mais cultivé aux Indes et en Amérique. On l'appelle poivre à queue, *piper caudatum*, parce qu'on le livre dans le commerce muni de son pédicule.

Quoique le cubèbe ne soit pas une térébenthine, il est rationnel de le ranger parmi les térébenthines, puisqu'il renferme une huile essentielle, qui est isomère avec l'essence de copahu. Indépendamment de cette huile, il contient une résine et un principe âcre appelé cubébin, qui est insipide, incristallisable, peu soluble dans l'eau, dans l'alcool et dans l'éther froid, mais assez soluble dans l'alcool bouillant (Rabuteau).

Quoique le cubèbe semble avoir été connu des médecins arabes, ce n'est qu'au commencement du siècle dernier que son usage se répandit en Angleterre et en France, où Cranford, Barcley et Delpech le préconisèrent les premiers.

La *poudre de cubèbe* prise à l'intérieur est beaucoup mieux tolérée que le copahu. Aux doses de dix à quinze grammes et même davantage en une fois, elle produit une très-légère sensation de chaleur à l'estomac, et quelquefois une augmentation de l'appétit. De légères coliques, des évacuations alvines, des ardeurs d'urine, et une roséole insignifiante, sont les seuls accidents, assez exceptionnels du reste, qu'il puisse provoquer.

Son action sur la muqueuse génito-urinaire est moins prononcée que celle du copahu. Les urines se chargent cependant de ses principes actifs qui leur communiquent une odeur spéciale. Le docteur Broughton, sur 50 malades traités par le cubèbe, en a vu guéris 10 du deuxième au septième jour; 17 du huitième au quatorzième jour; 18 du quinzième au vingt et unième jour; 1 le cinquante-cinquième jour; chez 4 il n'obtint aucun succès.

Le cubèbe se donne ordinairement par la bouche, quelquefois par le rectum à la dose de 10 à 30 grammes pour vingt-quatre heures. On a également fait l'essai d'*injections avec l'infusion de cubèbe*. On l'emploie en poudre, soit suspendu dans l'eau, soit enfermé dans des capsules de gélatine, ou plus simplement dans une hostie.

Mais la thérapeutique a aujourd'hui à sa disposition un *extrait hydro-alcoolico-éthéré* qui sous une forme commode, renferme tous les éléments du cubèbe. Cet extrait d'une couleur vert olive foncé, a une consistance sirupeuse, épaisse. La saveur en est fraîche et piquante, comme celle de la menthe, et il correspond à dix fois son poids de cubèbe brut. On l'enferme dans des capsules de grénetine, du poids total de 1 gramme; chaque capsule renferme 70 centigrammes d'extrait, et représente par conséquent 7 grammes de poivre pulvérisé. Messieurs Demarquay et Constantin Paul, ont particulièrement expérimenté le médicament sous cette forme, et se louent hautement de ses bons effets.

Le *mélange sous forme d'opiat* du *copahu* et du *cubèbe* est encore très-généralement employé dans les hôpitaux de Lyon. Par cette association, le copahu perd une partie de son âcreté, qui le rend irritant pour l'intestin, et le cubèbe n'est pas sans gagner quelque chose de l'activité plus grande du copahu. Voici la formule généralement préférée.

Copahu........................	40 grammes.
Essence de menthe...............	qq. gouttes.
Poudre de cubèbe................	q. s. p. opiat.

On en donne 10 à 15 grammes par jour en trois fois, en ayant soin de le faire précéder d'une heure au moins chacun des repas.

Cependant si des phénomènes d'intolérance intestinale venaient à se manifester, l'expérience a prouvé qu'il serait avantageux de faire prendre le remède immédiatement avant les repas principaux.

Essence de santal jaune. — L'essence de santal jaune obtenue par la distillation du *Syrium myrtifolium* et préconisée par Henderson n'est que depuis peu de temps entrée dans le domaine de la thérapeutique, mais a marqué sa place à côté, sinon au-dessus des deux substances dont nous venons de parler.

Etant donnée une blennorrhagie aiguë, le santal jaune (à la dose de 10 à 12 capsules de 0,25) a la propriété de transformer très-rapidement la nature de l'écoulement qui, de purulent, devient clair et opalin. Mais son action ne va guère au delà quand il a été prescrit dès le début. En 3 ou 4 jours il fait traverser à la blennorrhagie les périodes aiguës, et l'amène à son déclin, laissant aux injections le soin de la tarir.

Contre la blennorrhagie chronique, son efficacité est peut-être plus marquée encore, mais exige des doses plus fortes (20 à 25 capsules) prolongées pendant un temps beaucoup plus considérable.

Dans le cours de la médication, les urines prennent une odeur *sui generis* de santal, mais leur quantité reste la même et les malades n'éprouvent que rarement des douleurs dans la région lombaire.

En 1865, dans une note présentée à la Société de chirurgie, et plus récemment (1876) au cours des renseignements qu'il a bien voulu nous transmettre, M. Panas vantait l'innocuité de ce médicament au point de vue des fonctions digestives, sauf une certaine sensation de chaleur épigastrique promptement dissipée au bout d'un quart d'heure à une demi-heure, il aurait vu le santal parfaitement toléré par des estomacs qui s'étaient révoltés à de petites doses de cubèbe et de copahu. Telle n'est pourtant pas l'opinion de tous les praticiens. Le santal, à la vérité, ne provoque pas la diarrhée, mais il n'en est pas de même des troubles stomacaux. Son odeur incommode nombre de malades et détermine, chez certains sujets, des renvois, des nausées, des vomissements; beaucoup enfin se plaignent, après son ingestion, d'un sentiment de soif extrêmement vif.

Quoi qu'il en soit, ces phénomènes morbides sont relativement rares, et le santal n'en offre pas moins des avantages incontestables pour les cas malheureusement assez communs où les autres balsamiques ont échoué.

Autres succédanés. — On a fait grand bruit récemment autour de quelques autres succédanés balsamiques.

Le *matico*, *Arthante elongata*, *Piper elongatum*, *angustifolium* est une plante originaire du Pérou, dont les feuilles ont été employées contre d'assez nombreuses affections. C'est un remède certainement astringent, peut-être styptique, mais ses propriétés antiblennorrhagiques le cèdent beaucoup à celles du cubèbe, du copahu et du santal. On pourra y recourir pour varier la thérapeutique.

Le *Gelseminum sempervirens*, fort vanté par certains praticiens, a bien produit, entre les mains de M. Bumstead, de la diplopie et quelques troubles nerveux, mais sans jamais amener la moindre amélioration dans la marche de l'écoulement.

L'*Eucalyptus globulus*, découvert en 1792 sur la terre de Van-Diémen (Australie) par La Billardière, acclimaté en France par M. Ramel en 1857, et appliqué à la thérapeutique par M. Gimbert, de Cannes, paraît surtout efficace contre l'état chronique que nous étudierons sous le nom de blennorrhée.

Nous devons encore à M. Henderson la connaissance des heureuses propriétés de l'*huile de bois* (*Wood-oil*) que l'on retire d'un arbre de l'Inde, le *Dipterocarpus turbinatus*.

Le *Haschich*, pris à l'intérieur à doses modérées a rendu récemment de grands services dans certains cas de blennorrhagie. M. Lamarre y a habituellement recours durant la troisième période.

Enfin il est certain que bon nombre *d'essences* peuvent avec plus ou moins d'avantage remplacer à l'occasion copahu, cubèbe ou santal ; M. Fournier cite celle du *romarin*, sur laquelle il a entrepris une série d'expériences encore inachevées.

Bromure de potassium. — A côté de tous ces médicaments, ce n'est que justice de placer le *bromure de potassium*, qui, pour n'être pas spécifique, n'en constitue pas moins une très-précieuse ressource. Fort employé depuis longtemps contre les accidents nerveux de la blennorrhagie, il a été récemment préconisé contre la blennorrhagie elle-même. M. Bligh l'administre en même temps à l'intérieur et topiquement en injection, en ayant soin de le combiner avec les alcalins pour éviter l'action acidifiante qu'il exerce sur les urines. Voici les formules qu'il conseille.

1° Carbonate de potasse	3 grammes.
Bromure de potassium	4 à 6 décigr.
Teinture de jusquiame	2 grammes.
Eau camphrée	150 —

A prendre, un sixième trois fois par jour, et un autre sixième pendant la nuit si le malade ne dort pas.

2° Bromure de potassium	6 grammes.
Glycérine	10 —
Eau distillée	150 —

Pour une injection toutes les quatre heures.

Les heureux effets de ce traitement se font assez rapidement sentir. Suivant M. Bligh, le bromure jouirait en effet de la propriété de diminuer la sécrétion de la muqueuse. Il agirait de plus et comme diuretique léger, et surtout comme sédatif.

B. *Exposé des méthodes.* — **De la médication caustique.** — En 1843, le traitement de la blennorrhagie fit l'objet d'un mémoire de M. Debeney [1], médecin militaire. S'inspirant de Carmichael (de Dublin), l'auteur s'attaque vigoureusement à la timidité française en matière d'injection. Il l'appelle une grande erreur, et oppose aux prohibitions théoriques les succès de sa pratique, qui, dit-il, « tiennent du prodige ».

D'après lui, l'injection caustique est toujours inoffensive, et ne provoque qu'une réaction dont la durée n'excède pas douze ou quinze heures, mais qui a pour effet constant de faire disparaître toute inflammation préexistante.

De vives discussions accueillirent la publication de cette nouvelle doctrine, fort contestée à ses débuts. Aujourd'hui, il est

[1] *Mémoire sur le traitement abortif de la blennorrhagie* par l'azotate d'argent à haute dose et sur l'emploi des injections caustiques à toutes les périodes de l'uréthrite, par J. Debeney (in *Journal de chirurgie de Malgaigne*, 1843).

facile de mesurer le chemin que M. Debeney a fait faire à la thérapeutique de la blennorrhagie. Il n'est pas un spécialiste qui n'admette le principe de l'abortion, et ceux qui s'adressent à la cautérisation pour combattre les blennorrhagies confirmées sont encore assez nombreux. Chacune de ces manières de faire mérite d'attirer notre attention.

1° *Abortion.* — Au dire de tous les auteurs, l'abortion guérit par une action substitutive, en remplaçant l'inflammation spécifique de la blennorrhagie par une inflammation simple, éphémère, et relativement inoffensive. Si l'on se rappelle l'opinion que nous avons émise sur la nature non spécifique de la blennorrhagie, on conviendra qu'elle ne se concilie guère avec cette hypothèse. Pour nous, la guérison reconnaît un tout autre mécanisme : la *suppression de la partie malade.* Le nitrate d'argent détruit, désorganise la couche superficielle de la muqueuse, et tue l'inflammation en lui enlevant son aliment.

C'est seulement pendant les deux premières périodes, on le comprend, qu'il est rationnel de tenter l'abortion. La maladie est alors également limitée en surface et en profondeur : c'est le moment où commencent à paraître les picottements, les démangeaisons de mauvais augure. Les récidivistes ne s'y trompent pas ; aussi est-ce généralement sur eux que l'on obtient les plus heureux résultats.

Un lavage de la muqueuse à l'eau pure doit toujours précéder l'injection du liquide caustique, que le chirurgien fera bien de pratiquer lui-même, soit avec la seringue de Langlebert, soit avec l'intrument de Campbdell-Steward. C'est *le nitrate d'argent* qui fait en général la base des injections caustiques. La proportion la plus usitée est au millième, mais on peut sans inconvénient en employer une beaucoup plus concentrée, au centième et même au cinquantième, à laquelle du reste on sera toujours obligé de recourir, lorsqu'une première se sera montrée efficace.

Mallez propose de substituer au nitrate l'*hyposulfite de soude et d'argent* en solution au centième, et Venot [1] a vanté pour le même usage le *chloroforme pur*, qui présenterait, au dire de cet auteur, le grand avantage de ne point provoquer les douleurs, souvent très-vives, qui accompagnent l'action des sels d'argent, mais au contraire un sentiment agréable de réfrigération. Cependant l'expérience ne paraît pas avoir confirmé les vues du médecin de Bordeaux.

[1] J. Venot, *De l'emploi du chloroforme en injection, comme moyen abortif de la blennorrhagie* (in *Journal de médecine de Bordeaux*, 1851).

L'injection doit être laissée trois minutes en contact avec la muqueuse. Le méat étant le point le plus anciennement malade, on fera bien de terminer l'opération, en appliquant la pulpe du pouce en dehors, par-dessus l'ouverture, comme on l'applique sur le goulot d'une fiole que l'on veut rincer, ou mieux, en coiffant le gland d'un dé à coudre, de façon à permettre au liquide, en le remplissant, d'agir sur tout le pourtour du méat (Diday).

Le malade ressent tout d'abord une *douleur assez vive* occupant toute la zone génitale ; puis paraît un suintement séreux, ou séro-sanguinolent, qui se change en un *écoulement séro-purulent, jaunâtre*, semé de pellicules blanches et de détritus noirâtres. La miction est devenue fort douloureuse.

Ces symptômes persistent en général trente-six heures au bout desquelles l'écoulement diminue puis se supprime, laissant à sa suite une légère sécrétion séro-muqueuse, dont la thérapeutique n'a pas en général grand'peine à triompher.

On a beaucoup parlé des accidents que peut entraîner l'injection caustique qui manque son effet : ce sont là des craintes chimériques : les *insuccès laissent la maladie à la période d'état*, et la blennorrhagie reprend son évolution normale. Si le traitement a été inutile, du moins n'a-t-il pas nui. Quelquefois cependant, l'exagération des phénomènes réactionnels est telle, que le pénis devient pendant plusieurs jours le siége d'une inflammation suraiguë ; mais si vives que soient les douleurs, si prononcée que soit la turgescence, il est rare qu'au bout d'un septénaire, tous ces symptômes ne soient apaisés. Les douleurs de la miction persistent seules assez longtemps.

Quant aux accidents graves : uréthrorrhagies, abcès périuréthraux, prostatite, cystite et même, dans un cas, infiltration urineuse, ils sont tellement exceptionnels, que l'on ne saurait rationnellement les faire entrer en ligne de compte pour l'appréciation de la méthode.

On peut donc hardiment en prévenir le client : l'injection abortive, dont le succès le débarrassera en quatre on cinq jours de sa chaudepisse, ne l'expose, en cas de non réussite, à aucune perte de temps, à aucun danger, mais seulement à un peu de douleur.

2° *Cautérisation contre les blennorrhagies confirmées.* — Ce mode de traitement n'est plus employé aujourd'hui que *dans des cas assez exceptionnels,* lorsque, par exemple, se trouvant dans l'obligation de faire acte de santé, un malade courageux insiste pour être guéri à une époque déterminée, fût-ce au prix de quelque péril, et dût la guérison n'être que passagère.

L'expérience a prouvé qu'il y avait avantage à faire varier la composition du liquide d'après l'intensité de la maladie. *Le degré de causticité de l'injection doit être en raison inverse du degré de l'inflammation* : s'agit-il d'une chaudepisse très-aiguë, on emploiera d'abord la solution la plus faible au trentième; contre un écoulement de moyenne intensité celles au vingt-cinquième ou au vingtième ; enfin l'injection la plus caustique, au quinzième, sera réservée pour les blennorrhagies tout à fait indolentes, et qui ne se manifestent que par un simple écoulement blanc ou jaunâtre.

Lorsque la blennorrhagie a passé la période du début, il est nécessaire de pousser l'injection dans toute l'étendue du canal. Debeney ne prenait nul soin de comprimer le périnée, et paraît-il n'a jamais vu d'accidents survenir par suite du cheminement du caustique. Mais tous les opérateurs n'ont pas été aussi heureux; la pénétration possible du liquide dans le réservoir urinaire si anormale, si exceptionnelle qu'elle soit, n'est plus à démontrer; la strangurie, l'ischurie et même la mort peuvent en être la conséquence. Il sera donc prudent d'exercer la compression périnéale, mais en la reportant aussi en arrière que possible.

Dans quelques cas rares, une seule tentative suffit pour amener la guérison; d'autres fois, elle ne se montre qu'après un certain nombre d'injections ; plus souvent, après avoir été quelque temps supprimé ou réduit à très-peu de chose, l'écoulement reparaît, beaucoup moins abondant, mais surtout changé quant à sa nature: il est devenu sanguinolent, séro-muqueux, et n'offre plus de prise à l'action du nitrate d'argent. Insister sur les caustiques, ne serait point seulement inutile, mais dangereux ; on cessera une thérapeutique dont on a épuisé l'action pour recourir à un traitement plus méthodique.

Afin d'assurer l'action du traitement expéditif de la gonorrhée, quelques auteurs combinent les spécifiques internes avec les topiques uréthraux. Pour nous, l'effet que l'on peut attendre du *copahu à haute dose* nous semble à la vérité peu de chose en comparaison de la puissante modification obtenue par les caustiques ; nous reconnaissons cependant qu'en cette circonstance, il peut constituer un adjuvant utile, et le plus souvent inoffensif.

En résumé, l'emploi du caustique en injection pourra toujours être essayé quand la chaudepisse se présentera de bonne heure à l'observation du praticien. L'écoulement est-il franchement établi et la maladie confirmée, il sera sage de s'en abstenir. Dans tous les cas avant que d'y avoir recours on interrogera la force morale du malade. Il doit savoir en effet qu'il s'expose à des *douleurs souvent très-vives*, qu'il n'est pas rare de voir poussées jusqu'à la défaillance.

De la médication astringente.— Si l'on pouvait, pendant le cours d'une uréthrite, dériver l'urine de sa voie naturelle, la réparation de la muqueuse qui ne serait plus entravée sans cesse par le passage de ce liquide irritant, exigerait un temps relativement fort court : la première condition pour guérir un organe étant avant tout son repos physiologique. Cette remarque nous dicte logiquement notre premier précepte : non-seulement le malade s'abstiendra de toute boisson excitante, le *médecin doit encore exiger qu'il réduise au minimum la quantité des liquides ingérés*. Ce résultat est en général facile à obtenir ; la miction étant en effet un acte douloureux, tout malade se sent intéressé à en rendre les occasions moins fréquentes.

Mais une objection se présente naturellement : la sécrétion rénale en se raréfiant, concentre les urines qui se chargent en grande abondance de principes salins fort irritants ; la muqueuse n'aura-t-elle point à en souffrir ? Ce fait est indéniable, mais alors même que nous n'y apporterions aucun remède, le dommage qu'il entraîne est à coup sûr largement compensé par l'avantage immense qui résulte de l'inactivité fonctionnelle. Il n'en est pourtant pas ainsi, grâce à un élément de traitement dont nous allons actuellement nous occuper : je veux parler des injections astringentes.

L'*action physiologique et thérapeutique des astringents* réside dans la propriété qu'ont certaines substances, de coercer, de coaguler l'albumine, et par extension, les principes albuminoïdes qui existent dans nos humeurs, dans nos tissus. Déposés sur une muqueuse, ils amènent une astriction fibrillaire, un resserrement, une tonicité qui effacent le diamètre des interstices organiques ; expriment d'une façon en quelque sorte mécanique, le sang qui engorge les petits vaisseaux ; tarissent les exhalations ; expulsent les épanchements, et produisent, en même temps que la sensation bien connue de froncement, la condensation, la pâleur et le refroidissement de la membrane. Si l'application du topique n'est pas continuée, et qu'il soit permis ainsi au mouvement réactionnel de succéder à cette impression immédiate, des phénomènes contraires à ceux que nous avons décrits ne tarderont pas à se développer. Mais si le contact de la substance astringente est renouvelé assez fréquemment, les bons effets de la déplétion s'accentueront de plus en plus, et la guérison ne tardera pas à se produire.

C'est donc aux astringents que nous aurons recours ; mais entre les plus importants de ces médicaments, l'alun, les sulfates de fer, de zinc, de plomb, le bromure de potassium pour le règne minéral, le tannin, le cachou, le ratanhia, la gomme Kino, les roses rouges ou de Provins, pour le règne végétal, lequel convient-il de choisir? Sur ce point, aucune hésitation n'est permise, l'expérience a prouvé que *le sulfate de zinc est le modificateur par excellence de l'urèthre enflammé.*

Ce précieux agent sera mis en usage, dès que la blennorrhagie aura dépassé la période à laquelle on pourrait encore songer à l'abortion. On prescrira six injections par jour d'une solution qui pourra varier de 40 centigr. à 1 gramme de sel sur 200 grammes d'eau. Une dose inférieure à 40 centigrammes serait trop faible, et dépasser 1 gramme serait irriter le canal sans profit. Chaque miction devra être suivie immédiatement d'une injection ; si les douleur sont vives, on ajoutera au liquide un ou deux grammes de laudanum de Sydenham ou de Rousseau, ou mieux encore, 5 à 10 centigrammes de sulfate d'atropine ou de morphine; ces dernières substances étant incolores présentent l'avantage fort apprécié du malade de ne point trahir son état en souillant son linge de taches compromettantes.

L'heureuse action de ce topique, à la fois astringent et sédatif, ne tardera pas à se produire. Au bout de cinq ou six jours, rarement plus, la douleur et la plupart des autres symptômes inflammatoires disparaîtront, et l'écoulement persistera seul, moins épais et moins abondant. Dans quelques cas il suffira de poursuivre l'usage des injections pour compléter la guérison ; mais tel n'est pas leur effet habituel. L'état subaigu auquel a été réduite la sécrétion morbide se modifie en effet assez lentement, mais, en même temps que les injections perdent de leur valeur, le moment arrive où l'intervention des *balsamiques* se montrera le plus efficace contre cette phase de déclin de la maladie. On prescrira donc les capsules de copahu, le santal, l'opiat, etc... Je ne reviendrai pas sur les effets de ces remèdes, les précautions qu'exige leur emploi, le soin que l'on doit mettre à surveiller l'état des voies digestives, à interroger la tolérance rénale ont été plus haut l'objet d'une étude approfondie.

En même temps on continuera l'usage des injections. Il est

rare qu'un écoulement résiste plus d'une vingtaine de jours à un traitement ainsi conduit.

Si parfois il est malaisé de venir à bout des derniers vestiges de l'inflammation, il y a lieu de craindre que le canal, acclimaté, ne ressente moins vivement l'action d'agents auxquels il est habitué. Il faut alors varier la thérapeutique. Les solutions astringentes préconisées comme succédanées du sulfate de zinc sont fort nombreuses, nous en citerons quelques-unes.

L'emploi *du tannin* a donné lieu à diverses formules. L'eau de roses, le vin rouge sont ses excipients les plus ordinaires à la dose de 1/2 gramme à 1 gramme de sel sur 200 gramm. de liquide. Niemeyer se loue particulièrement des bons effets de cette substance et prescrit d'élever rapidement les doses si le succès se fait attendre. D'autres associent au sulfate de zinc le *sous-nitrate de bismuth*.

L'*alun*, la *noix de galle*, le *kino*, le *ratanhia*, ont été vantés aussi pour le même usage.

L'*acétate de plomb*, dont nous avons exposé les bons résultats, en application à l'extérieur, rend aussi de grands services vers la fin des blennorrhagies, seul ou associé à d'autres astringents.

Une solution très-populaire parmi les étudiants est celle dite des 3 *sulfates* : sulfate de fer, de cuivre, de zinc à la dose de 0,50 centigrammes chacun, sur 200 grammes d'eau. Berkeley-Hill préconise à son tour les 4 *sulfates*, en joignant aux précédents le sulfate d'alumine. A l'exemple de l'auteur anglais nous conseillerons d'étendre pour les premières fois ces liquides de leur poids d'eau, et de n'arriver que graduellement à la dose maximum notée ci-dessus. De plus ce serait causer une trop vive irritation de la muqueuse, que de faire plus d'une injection par jour. Nous recommandons particulièrement cette solution qui, employée avec ces précautions, a donné sous nos yeux de nombreux succès.

Nous avons donné précédemment la formule des injections au *bromure de potassium*, et dit tout le parti que l'on en pouvait tirer. Nous n'y reviendrons pas.

Il nous reste à signaler, d'après les travaux de Parona (de Novare) l'*hydrate de chloral*, qui a pris rang en Italie parmi les antiblennorrhagiques le plus souvent prescrits. Très-efficace surtout dans les blennorrhagies douloureuses et celles qui s'accompagnent d'incurvation de la verge, c'est en solution à 1 sur 100 ou bien 1 1/2, que cet auteur conseille de l'employer. Les injections doivent être renouvelées deux ou trois fois par jour.

Contre certaines blennorrhagies très-douloureuses, nous avons vu successivement mettre en usage le lait, *lac muliebre*, par les auteurs anciens, et l'huile par Swediaur. Dupuytren avait recours aux injections *de liniment oléo-calcaire*. On donne aujourd'hui la préférence à l'opium et à ses dérivés.

Les érections seront combattues avant tout par le *bromure de potassium* à l'intérieur, à la dose de 1 à 2 gramme par jour ; en second lieu par *le camphre* dont on fera prendre de 0,50 à 2 grammes en une hostie. On associe fort heureusement l'action de ces deux médicaments, en administrant le *bromure de camphre*, un des composés les plus efficaces que le praticien ait à sa disposition. Dans les mêmes circonstances on obtient également d'excellents résultats de *l'opium*. On devra réserver pour les cas absolument rebelles les *injections sous-cutanées* de morphine, mais les *applications locales froides et narcotiques* ne devront jamais être négligées. Notons enfin que *des exercices violents*, l'action de porter une chaise à bras tendu par exemple, ont souvent fait cesser les érections. On fera bien d'essayer ce moyen aussi simple que pratique.

De la médication émolliente. — Cette médication est, à proprement parler, l'abstention systématique de toute thérapeutique active. Comme nous, les partisans de cette méthode redoutent le passage de l'urine sur la muqueuse enflammée, mais tandis que nous prescrivons d'en diminuer l'abondance en restreignant à à son minimum la quantité des boissons, ils croient plus avantageux de les délayer et de les rendre ainsi moins irritantes. De là, le précepte d'insister sur les *diurétiques* (tisane d'orge et chiendent, graine de lin, eau sucrée, orgeat, bicarbonate de soude). Un, deux, voire trois ou quatre litres de ces liquides ne sont point de trop pour une journée. A la vérité les douleurs de la miction deviennent moindres, mais cet acte est renouvelé plus fréquemment. N'est-ce point là fatiguer le canal, irriter le col, et laisser toute latitude au cheminement de l'inflammation ?

Aux diurétiques on joint un *traitement général et local émollient et antiphlogistique* (grands bains, émissions sanguines). On prescrit de laisser couler, sinon de faire couler beaucoup et longtemps, la maladie devant, après un certain cycle, arriver à la période répressible, dite période de coction ou de maturité. Or une chaudepisse est déclarée mûre quand, pris entre le pouce et l'index, le pus file à un centimètre. On attendra donc le bon vouloir du muco-pus, on l'attendra patiemment. L'un des malades de M. Diday ne dut-il pas se résigner à l'inaction durant onze mois avant d'arriver à cette période si désirée ?

Est-ce à dire que les émollients triomphent toujours des phénomènes inflammatoires ? Le fait est contesté par plus d'un syphilographe. M. Langlebert a fait remarquer avec raison que la plupart des substances qui, sur la peau, exercent une action calmante, deviennent irritantes, quand on les applique sur des muqueuses. Les vrais antiphlogistiques de ces membranes, ce sont les astringents. Une balanoposthite s'éternisera si, pour la combattre, on fait usage de corps gras ou de topiques plus ou moins adoucissants, alors qu'on peut la guérir en quelques jours par une solution légèrement caustique d'azotate d'argent ; de même une conjonctivite aiguë redoublera d'intensité sous l'influence des collyres émollients ou mucilagineux, tandis qu'il suffira de quelques instillations astringentes pour en triompher. Quant aux *émissions sanguines locales* (15 à 20 sangsues au périnée), le meilleur sédatif, le moyen par excellence pour soulager les malades, au dire de quelques praticiens, si elles nous semblent justifiées dans quelques cas bien rares, bien exceptionnels d'inflammation intense des parties profondes du canal ; hors ces cas spéciaux, nous les croyons toujours inutiles, et bien souvent nuisibles. Si l'on veut produire une détente locale, que n'a-t-on recours à la *réfrigération* de ces parties, aux applications continues de glace, qui, tout au moins, ne présentent pas le désavantage d'aggraver d'une action thérapeutique débilitante l'état d'anémie qui est une des conséquences habituelles de la gonorrhée.

Lorsque les symptômes inflammatoires se sont calmés, le traitement antiphlogistique doit être atténué, on cesse l'emploi des bains, et l'on fait usage de boissons *moins délayantes* que celles de la période aiguë (eau de goudron édulocrée avec sirop de Tolu, tisane de bourgeons de sapins, d'uva ursi...) Puis vient la période de déclin. C'est alors seulement que les moyens *suppressifs* sont mis en œuvre. Le sulfate de zinc en injection, les balsamiques à l'intérieur sont appelés à tarir enfin ce flux qui, dilué, étendu, adouci, coule alors plus abondamment que jamais. Certes, nous ne contestons pas qu'ils n'y réussissent, nous convenons volontiers que leur administration est suivie d'un prompt succès : c'est là précisément ce qui nous empêche d'admettre l'expectation. Car en présence des heureux résultats de notre thérapeutique hâtive, il serait étrange que l'on vînt encore parler d'une période d'opportunité hors de laquelle tout remède actif est inefficace ou dangereux.

Pourquoi donc temporiser? Dès les premiers jours d'une gonorrhée traitée d'emblée par les astringents, la douleur a disparu, et l'écoulement est considérablement réduit; la guérison définitive n'est plus qu'une question de temps, et tout au moins le malade l'attendra-t-il en un état fort supportable. Suit-il au contraire les errements des méthodistes : il subira cette sordide sécrétion qui l'entrave dans ses occupations journalières, l'oblige à des soins incessants bien faits pour inspirer le dégoût, et ce n'est qu'après plusieurs septenaires de cette souffrance qu'il lui sera donné de voir le terme de ses maux. N'est-ce pas lui faire payer un peu cher sa guérison?

Telles sont les raisons sur lesquelles nous nous appuyons pour préférer, dans la majorité des cas tout au moins, le traitement par les astringents à la méthode antiphlogistique.

CULLERER et RATIER, *Dictionnaire de médecine et de chirurgie pratiques*, t. V. Paris, 1830. — VAUTIER, *Blennorrhagie et ses complications*. Thèse de Paris, 1834. — VIRGILE, *De la blennorrhagie uréthrale*. Thèse de Paris, 1834. — Constantin LATOUR, *De la blennorrhagie*. Thèse de Paris, 1838. — PILLAUT, *Du siége et du traitement de la blennorrhagie*. Thèse de Paris, 1839. — BERTRAND, *Traitement de la blennorrhagie chez l'homme et chez la femme*. Thèse de Paris, 1840. — SAVALLE, *Du siége et du traitement de la blennorrhagie*. Thèse de Paris, 1840. — SÉCAIL, *Blennorrhagie simple et virulente*. Thèse de Paris, 1840. — DEBLED, *De la blennorrhagie simple et de la blennorrhagie virulente*. Thèse de Paris, 1841. — LE MONNYER, *De la blennorrhagie simple et de la blennorrhagie virulente*. Thèse de Paris, 1841. — MATTHEYS, *De la blennorrhagie simple et de la blennorrhagie virulente*. Thèse de Paris, 1841. — POUMET, *Du siége et du traitement de la blennorrhagie*. Thèse de Paris, 1842. — BRUNELLE, *Des compositions ordinaires des blennorrhagies simple et virulente*. Thèse de Paris, 1843. — CEVALLOS, *Blennorrhagie chez la femme*. Thèse de Paris, 1843. — DEBENEY, *Mémoire sur le traitement abortif de la blennorrhagie par le nitrate d'argent* (*Journal de Malgaigne*, 1843). — LERICHE, *De l'emploi du nitrate d'argent dans les écoulements blennorrhagiques*. Lyon, 1844. — SAINTOYANT, *Blennorrhagie simple et virulente*. Thèse de Paris, 1844. — CAZALIS, *Observation sur le traitement de la blennorrhagie chez l'homme par les injections avec l'azotate d'argent à haute dose*. Paris, 1845. — NOUFFERT, *De la blennorrhagie*. Thèse de Paris, 1846. — SISTACH, *Traitement des érections par la ligature du prépuce* (*Bull. de thér.*, t. XXXIX, p. 474, Paris), 1850. — DEBENEY, *Du chlorure de zinc en injection comme traitement abortif de la blenn.* (*Bull. de thér.*, t. XL, p. 230, 1851). — LEBEL, *De la blennorrhagie chez l'homme et de son traitement*. Thèse de Paris, 1851. — BERNE, *De l'inoculation des maladies vénériennes aux animaux* (*Jour. de méd. vétérinaire de Lyon*, 1851). — PLUMEAU, *De la blen-*

norrhagie chez l'homme et principalement de ses causes et de son traitement. Thèse de Paris, 1851.—Boyé, *Pourquoi certaines uréthrites ne guérissent pas* (*Gazette médicale de Paris*, p. 346, 1852). — Bultynck, *Quelques expériences relatives au traitement de la blennorrhagie* (*Bull. de thér.*, t. XLIII, p. 329. Paris, 1852). — Delioux, *Considérations pratiques sur un nouveau sel d'argent* (*Bull. de thér.*, t. XLIII, p. 401 1852).— Niddrie, *Injections répétées d'eau froide et de sulfate de zinc dans le canal de l'urèthre* (*Bull. de thér.*, t. XLIII, p. 41, 1852).—Alquié, *De la valeur du tannate de zinc dans la blennorrhée* (*Bull. de thér.*, t. XLI, p. 277, 1853).—Dandreau, *De la blennorrhagie uréthrale.* Thèse de Paris. —Dufour, *Uréthrite cordée. Mort par suite de rupture de la corde* (*Gaz. méd. de Paris*, p. 411, 1854). — Marchal de Calvi, *De l'existence d'une lésion circonscrite de l'urèthre dans la blennorrhagie de l'homme* (*Revue méd. chirurg.*, t. XVI, p. 170, 1854). — Roquette, *Accidents déterminés par le copahu* (*Union médicale*, 1854). — Veyne, *Recherches cliniques sur la blennorrhagie.* Thèse de Paris, 1854. — Levrat-Perroton, *Note sur l'efficacité d'un nouveau mode de traitement de la blennorrhagie* (*Gaz. méd. de Lyon*, 1855, et *Journal de Malgaigne*). — Langlebert, *Mémoire sur le traitement de la blennorrhagie uréthrale par les injections caustiques récurrentes et limitées.* Paris, 1856. — Langlebert, *De l'eau distillée de copahu* (*Gaz. des hôp.*, 1857). — Venot (de Bordeaux), *Urétrorrhagie déterminée par l'injection d'une sol. de perchl. de fer* (*Union médicale*, p. 41, 1857). — Auzias Turenne, *Communication sur le traitement de la blennorrhagie et de la blennorrhée.* Paris, 1860. — Dauvé, *Traitement de la blennorrhagie par les balsamiques* (*Bull. de thér.*, 1860). — Miles, *On the cure of Gonorrhœa by blisters* (*Lancet 22nd june*, p. 605, 1860.) — Weikart, *Sur le copahu* (*Archiv der Heilkunde*, 1860). — Childs, *Du pernitrate de mercure contre la blennorrhagie*, (*Lancet*, 1861, vol. 11, p. 350). — Diday, *De l'uréthrorrhée ou échauffement, espèce non décrite d'écoulement uréthral chez l'homme* (*Arch. de méd.*, 1861).—Alexis Favrot, *Huile essentielle de Matico dans le traitement de la blennorrhée* (*Gaz. des hôp.*, p. 490, 1861). — Mourlon, *Traitement de la blennorrhagie par les injections de sous-nitrate de bismuth*, 1861.—Mallez, *Méthode abortive de la blennorrhagie par les injections de nitrate d'argent à haute dose* (*Gaz. des hôp.*), 1861.—Higguet, *De la méthode substitutive ou de la cautérisation employée au traitement de l'uréthite aiguë ou chronique.* Paris, 1862. — Allorge, *De la blennorrhagie.* Thèse de Paris, 1863.— Collis, *On Gonorrhœa* (*Dublin quart. Journ.*, t. 25, i, 1863). — Max, *On the treatment of gonorrhœa* (Schmidt's Jahrbücher der gesammten Medicin, vol. 117, p. 175. Leipzig, 1863). — Montanier, *Du traitement de la blennorrhée par les bougies* (*Gaz. des hôp.*, p. 278, 1863). — Montgomery, *Treatment of acute gonorrhœa* (*Madras quart Journal*, vol. 101, 1863). — Rees, *Sur le copahu* (*Guy's. hosp. Rep. ser i*, vol. vi, p. 121). London, 1863. — Zeissl, *Sur le copahu* (*Wien. méd. Wochenschrift*, p. 100, 1863). —H. Collis, *On the treatment of gonorrhœa*

(*Dublin quart. Journ.*, vol. XXV, p. 1, 1864). — BASIN, *Traitement de la blennorrhagie par le sous-nitrate de bismuth*. Thèse de Paris. — BERNATIZK, *Cubebs in Gonorrhœa* (*Prager Viertel jahrbschrift.*, 1865, t. XXXV, p. 81 ; *Annales de Sydenham*, 1865-1866, p. 81. — HENDERSON, *Note sur le santal* (*Medical Times and Gazette*). London, june, 1865. — PANAS, *Santal jaune, substance antiblennorrhagique* (*Bull. de la Société de chirurgie*, 1865, et *Gaz. des hôp.*, p. 459, 1865). — FOURNIER, *Nouveau dictionnaire de médecine et de chirurgie pratiques*, art. *Blennorrhagie*, t. V. Paris, 1866. — LAVIT, *Traitement de la blennorrhagie par le sous-nitrate de bismuth* (*Gaz. des hôp.*, p. 199, 1867). — ROBERT, *Blennorrhagie, sa nature, ses accidents*. Thèse de Paris, 1868. — SALISBURY, *De la présence d'une végétation algoïde dans la gonorrhée* (*Gaz. méd. de Lyon*, p. 167, 1868). — BERENGER-FÉRAUD, *Blennorrhagie traitée par les granules de digitaline* (*Annales de dermatologie*. Paris, 1869). — GALTIÉ, *Sur la blennorrhagie de l'homme*. Thèse de Paris, 1869. — HEADLAM GREENHOW, *On Treatment of Gonorrhœa Gleet* (*Brit. med. journ.* p. 493, 1869). — CAMPBELL BLACK, *On certain points on the pathology and treatment of Gonorrhœa* (*British med. Journ.*, vol. I, p. 405. London, 1870). — HILL, *Injection de glycérine et de tanin dans les gonorrhées opiniâtres* (*Annales de dermat.*, 1870.) — ROUCHEDY, *Différentes espèces de blennorrhagies*. Thèse de Paris, 1870. — HORAND et PEUCH, *Recherches expérimentales pour servir à l'histoire des maladies vénériennes chez les animaux* (*Recueil de médecine vétérinaire*, t. VIII, 5e série, vol. 48, p. 161, 1871). — PARONA, *Il choralio nella blennorrhagia* (*Giornale delle maladie veneree*, 1871, et *Annales de dermatologie*, 1874). — LEDEGANCK, *Guérison spontanée de la blennorrhagie* (*Annales de dermat.*, p. 370. Paris, 1872). — RABUTEAU et PAPILLON, *Silicate de soude, ses propriétés*. (*Gaz. des hôp.*, p. 1010, 1872). — BONNIERE, *Précis histologique de la blennorrhagie virulente*. Paris, 1873. — JUBIOT (de Marseille), *Blennorrhagie suivie de mort*. (*Gaz. des hôp.*, p. 476, 1873). — LOREY, *Blennorrhagies et bougies médicamenteuses* (*Annales de dermat.*, 1873). — SEE, *Silicate de soude dans quelques affections vénériennes* (*Annales de dermat.*, 1873). — G. DURAND, *Étude sur les santalacées et sur les propriétés chimiques et thérapeutiques de l'essence de santal citrin*. Thèse de Paris, 1874. — JAUMES, *Blennorrhagie et balsamique* (*Montpellier médical*, 1874 et *Lyon méd*, t. I, p. 106, 1875). — LEE, *Écoulements uréthraux syphilitiques* (*Annales de dermat.*, 1874). — PERRET, *Monobromure de camphre*, *Un. méd.*, p. 951, 1874. — STERN, *Traitement de la blennorrhagie par le glycérolé de tannin* (*Annales de dermat.*, 1874). — TURATI, *Sette anni di pratica sifiliografica nell dispensario per le malattie veneree nell istuto di Santa Corona*. Milano, 1874. — *Traitement de la blennorrhagie par l'essence de santal* (*Union médicale*, p. 766. 1874). — LAMARRE, *Traitement de l'état aigu de la blennorrhagie par le haschich et l'acide benzoique* (*Annales de dermat.* Paris, 1874). — *Sulfate de cadmium dans la blennorrhagie aiguë* (*Union médicale*, 1874, n° 149). — PA-

THAULT, *Propriétés physiologiques du bromure de camphre et ses usages thérapeutiques.* Thèse de doctorat. Paris, 1875. — *De l'essence de santal, ses avantages dans le traitement de la blennorrhagie, son meilleur mode d'administration* (*Gaz. des hôp.*. Décembre, 1875).

CHAPITRE II

BLENNORRHÉE

§ 1. — ÉTIOLOGIE.

A la suite des blennorrhagies aiguës ou chroniques, il n'est point rare de voir survenir un état spécial, caractérisé tantôt par un suintement muqueux, tantôt par l'écoulement d'une goutte purulente que l'on appelle goutte militaire. On lui a donné le nom de *blennorrhée* (en anglais *gleet*).

Tout symptôme inflammatoire a disparu, il n'y a plus ni rougeur, ni gonflement, ni douleur, parfois le malade a pu se croire durant quelques jours complétement guéri ; d'autres fois, au contraire, l'état chronique a pris insensiblement la place de l'état aigu, sans qu'il soit possible de dire au juste où l'un à fini, où l'autre a commencé.

Quelle est la cause de la blennorrhée? Il est vraisemblable de la rapporter à un traitement mal dirigé, ou à un défaut d'hygiène locale ayant abouti à la persistance et à l'installation des lésions de l'irritation chronique.

Telles étaient du moins les hypothèses assez vagues auxquelles on en était réduit avant l'étude très-remarquable que publiait M. Rollet en 1861 sur les « *rétrécissements commençants ou larves de l'urèthre et la blennorrhée qui les accompagnent.* »

Cet auteur établit d'abord, en s'appuyant sur l'anatomie, que le méat étant la partie la plus étroite de l'urèthre, des coarctations peuvent se former en un point plus ou moins reculé du canal et lui enlever 1, 2, 3, 4 et même 5 millimètres sans que l'urine cesse de couler à plein méat, sans que le jet paraisse plus effilé qu'il ne l'est habituellement en vertu de la conformation normale de son moule.

Or, c'est précisément là ce qui se passe dans un grand nombre de blennorrhées dites essentielles, contre lesquelles viennent se briser tous les efforts de la thérapeutique. Des lésions chroniques persistent dans les profondeurs de l'urèthre, couvrant la muqueuse d'ulcérations, la doublant d'un tissu scléreux qui, de jour en jour, se rapproche du centre du canal; mais le malade continue à uriner comme par le passé. Parfois cependant, quand la force de projection de la colonne urinaire a faibli, l'urine est incomplétement expulsée et séjourne derrière l'obstacle sous forme de gouttes qui s'écoulent ensuite involontairement; ou bien le jet peut être aplati, tournoyant, contourné ou bifurqué; mais ce sont là des cas exceptionnels, ces indices manquent le plus ordinairement.

Mais à côté des *causes externes*, il en est d'autres qui se rapportent au tempérament, à l'état diathésique du sujet, et donnent lieu à de véritables *blennorrhées constitutionnelles.*

Elles n'avaient point échappé à la perspicacité de Hunter, qui paraît avoir eu surtout en vue la scrofule et l'anémie. Bien qu'on ne doute plus aujourd'hui des obstacles qu'elles peuvent apporter à la résolution du processus morbide, l'étude de ces causes n'a point encore reçu les développements qu'elle mérite, même après les travaux remarquables de Bazin, Gigot-Suard et Peter,

§ 2. — SYMPTOMATOLOGIE.

Les symptômes de la blennorrhée sont localement réduits en général à fort peu de chose, presque rien. Le matin, au réveil, une petite goutte blanchâtre, ou bien, simplement visqueuse, se présente à l'orifice du méat, dont les lèvres sont quelquefois agglutinées, et c'est tout.

Les variétés de couleur, de quantité, de consistance de la matière excrétée, que l'on a multipliées à l'infini, sont en réalité de peu d'importance. Le microscope y découvre invariablement des globules purulents, des cellules épithéliales et des noyaux libres. Plus rarement s'y joignent de petits corps blanchâtres de la grosseur d'un grain de chènevis, semblables à du blanc d'œuf.

Si l'on excepte une sensation à peine désagréable, légère et fugitive, qui se produit au moment du contact des urines, et quelquefois s'irradie jusqu'au périnée, et les démangeaisons que certains ressentent sur le gland, on ne peut pas dire que le malade éprouve de douleur réelle.

Cependant, parfois l'inflammation chronique se prolongeant met en jeu l'excitabilité du système nerveux et donne lieu, en exagérant la sensibilité du canal, à différents phénomènes spasmodiques. Cet état a été bien décrit par Bron[1], de Lyon, qui

[1] Félix Bron, *De la névropathie uréthrale* (*Lyon médical*, t. XX, p. 10. 1875).

cependant a eu le tort, suivant nous, de faire une trop large par à la névrose. Il est certain qu'il se produit là un état spasmodique douloureux, mais il est lié à la lésion locale ; le mécanisme bien connu de l'action reflexe fait clairement comprendre l'influence de cette dernière cause.

Si bénins que soient ces symptômes, cette maladie n'en exerce pas moins une grande influence sur *l'état général*, je devrais dire l'état mental du sujet. Ricord a prétendu qu'un bon nosographe devrait classer la chaudepisse parmi les affections mentales. C'est assurément la blennorrhée qu'il avait en vue, car cette insignifiante et terrible bagatelle, comme l'appelle M. Diday, est l'une des sources les plus fréquentes de l'hypochondrie, et tel est le sentiment de tristesse éprouvé alors par les malades qu'un de ses réchappés a pu justement dire, dans l'ivresse de la délivrance, qu'on est cent fois plus heureux d'en être guéri, que de ne l'avoir jamais eue. Heureux encore le malade qui se voit en même temps guéri de sa manie uréthrale et de sa blennorrhée ! il n'est que trop fréquent, en effet, de voir la première survivre longtemps à tout état pathologique. Un fait digne de remarque, c'est que la plus grande quantité de ces maniaques, est fournie par la classe ouvrière, laquelle, inversement reste presque indifférente aux inquiétudes dont la syphilophobie tourmente si cruellement les malades plus instruits.

Rien de plus irrégulier que la *marche* de la blennorrhée. Sous l'influence d'un traitement approprié, tel écoulement disparaitra d'emblée, tel autre ne cessera qu'après avoir passé par mille états de transition entre le pus et le mucus normal. Le flux muqueux est le plus ordinairement la terminaison d'un écoulement purulent, et il peut repasser, il repasse souvent à l'état purulent ou semi-purulent ; par contre aussi, la goutte, habituellement purulente, a des périodes, parfois très-longues, où elle n'apparaît que sous la forme d'un écoulement soit entièrement, soit presque entièrement muqueux. Ces alternances imprévues, insidieuses, sont habituellement la conséquence d'un changement dans le régime, l'hygiène, ou même la température extérieure.

Ici se présente une question, dont l'extrême importance exige un examen sérieux : *La blennorrhée est-elle une affection contagieuse?* On sait que c'est dans le globule de pus que réside le pouvoir contagionnant de la blennorrhagie. En interdisant le coït à tout individu atteint de goutte militaire, le praticien va donc au delà des limites de la prudence, car s'il est démontré qu'il n'y a pas de transmisssion sans la présence de ce produit, rien ne prouve qu'en dehors de tout phénomène inflammatoire, il soit assez irritant pour la déterminer dans tous les cas. Quant au suintement muqueux formé de mucus pur, ou du moins ne contenant qu'une proportion insignifiante de corpuscules purulents, tous les auteurs s'accordent pour le considérer comme absolument inoffensif. Ce n'est plus en effet, à proprement parler, qu'une simple hypersécrétion des follicules muqueux, une sorte d'accoutumance des glandules, à produire en quantité plus grande que de coutume le mucus qu'elles sont normalement chargées de sécréter.

Quel conseil donc donner aux blennorrhéens qui demandent à se marier? Avant tout, si l'écoulement a résisté à sa thérapeutique, le praticien fera bien de voir, mais voir de près, sans s'en rapporter au client, voir directement à l'heure spécialement propice pour cet examen si la goutte est ou non purulente. Dans le premier cas, il prononcera l'interdiction. Mais dans le second, peut-il accorder la permission demandée? Pas encore : il reste à rechercher si l'état muqueux n'est pas susceptible de se transformer en un état purulent. C'est là un problème délicat, que l'on ne résoudra d'une manière suffisante qu'en interrogeant les intéressés sur leur vie passée, leurs relations habituelles ou passagères, et sur l'effet immédiat produit par chacune de leurs relations, sur la sécrétion uréthrale (Diday).

§ 3. — ANATOMIE PATHOLOGIQUE.

C'est vers l'extrémité postérieure de l'urèthre, principalement au niveau de la *région prostatique*, que se retranchent en quelque sorte les lésions de la maladie qui nous occupe. Parfois elles se limitent au canal ; la blennorrhée est alors dite simple, d'autres fois elle est liée à diverses altérations des organes voisins : prostate, vésicules séminales, glandes de Cooper et même vessie. Ces derniers cas feront l'objet d'un examen ultérieur.

En traitant de l'anatomie pathologique de l'uréthrite, j'ai déjà mentionné les conséquences qu'entraîne le plus ordinairement la continuation de l'inflammation. J'ai montré le processus d'irritation chronique aboutissant tantôt à des ulcérations limitées, sur lesquelles naissent si souvent des granulations, des végétations, et même des polypes (voy. fig. 1.), tantôt à la *sclérose de la muqueuse uréthrale*, gage trop certain d'un rétrécissement.

Une fois l'angustie établie, des lésions se produisent, qui font entrer la maladie dans une nouvelle phase. Après avoir été l'effet de la blennorrhée, le rétrécissement en est devenu la principal cause. Derrière lui le canal se dilate, la muqueuse s'hypérémie, les follicules augmentent de volume et fournissent une sécrétion plus abondante. Ce surcroit d'activité aboutit à l'écoulement d'un flux muqueux, intarissable tant que les lésions persistent, bien plus destiné à s'accentuer de jour en jour, parce qu'elles progressent d'une façon lente mais continue. Il devient parfois tel, surtout lorsqu'il s'y mêle quelque lésion des vésicules séminales et des canaux prostatiques, qu'il peut donner lieu à une véritable éjaculation catarrhale, quand le canal rejette violemment, au cours de la défécation ou de la miction, les produits qui se sont accumulés derrière l'obstacle. Que de fois malades et chirurgiens, trompés par cette apparence, n'ont-ils pas cru à des pertes séminales involontaires !

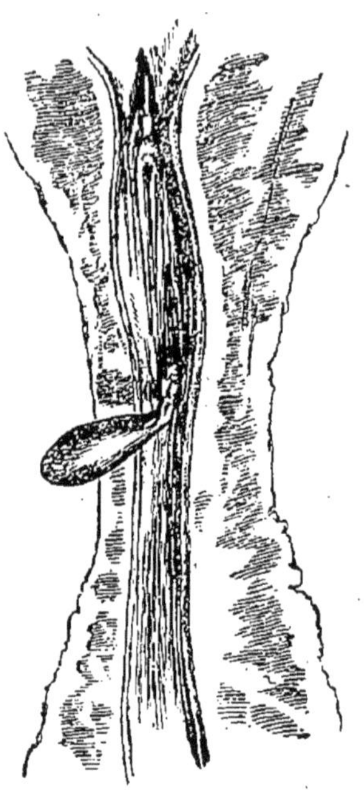

FIG. 1. — Polype de l'urèthre.

Essayons-nous de déterminer en quel point particulier du canal se localisent le plus fréquemment ces altérations, il nous suffit de consulter à ce propos les statistiques concernant le siége des rétrécissements, car la blennorrhagie en est de beaucoup la cause la plus fréquente. Or, en réunissant les cas de José Pro et de Thompson, nous obtenons un total de 443 rétrécissements qui se répartissent de la façon suivante :

Au niveau de la courbe sous-pubienne, région membraneuse.....	271
Au niveau des deux tiers postérieurs de la région spongieuse....	99
Au commencement de la portion spongieuse à partir du meat....	74

La *région membraneuse* est le lieu d'élection de ces lésions. Ce résultat était facile à prévoir. On sait en effet quelle relation existe à l'état normal entre le calibre de l'urèthre et sa sensibilité. Or, les parties les plus étroites, qui sont le plus sensibles, sont aussi le plus exposées, puisque l'urine les parcourt avec plus de vitesse et exerce ainsi contre leurs parois des frottements d'autant plus énergiques.

Pour compléter ces notions, il me reste à signaler l'opinion singulière de M. Désormeaux, l'inventeur de l'endoscope. Suivant le chirurgien de l'hôpital Necker, les *granulations* sont la lésion caractéristique de l'uréthrorrhée. Elles varient de volume, depuis la grosseur d'un grain de pavot, jusqu'à celui d'un grain de millet. Elles sont d'une couleur rouge plus ou moins foncée, souvent lie de vin, parfois elles offrent un plus petit volume et une coloration grisâtre. Un caractère constant, c'est que, quelle que soit son étendue, la *lésion est unique*, il n'y a pas d'interruption entre ses deux extrémités. Ces lésions suivent une marche essentiellement chronique, et *conduisent fatalement au rétrécissement.* Enfin elles constitueraient au dire de M. Désormeaux un *critérium certain de l'origine blennorrhagique* pour tous les états où elles se rencontrent. Comme on le voit, après M. Thiry, la granulation a fasciné M. Désormeaux, et, le besoin de spécificité aidant, l'a conduit dans une voie où nul ne l'a suivi. Nous craignons bien que cette doctrine n'ait le même sort que celle du professeur belge.

§ 4. — DIAGNOSTIC ET PRONOSTIC.

Le diagnostic de la blennorrhée doit d'abord s'attacher à éclairer l'*état local ;* il doit rechercher ensuite, si la chronicité des lésions n'abrite pas quelque vice général de l'organisme.

L'écoulement constaté, et au besoin examiné au microscope, afin d'écarter immédiatement toute idée de spermatorrhée, il est bon de procéder à l'examen minutieux du canal, d'abord par la palpation et le toucher rectal qui fera souvent reconnaître des

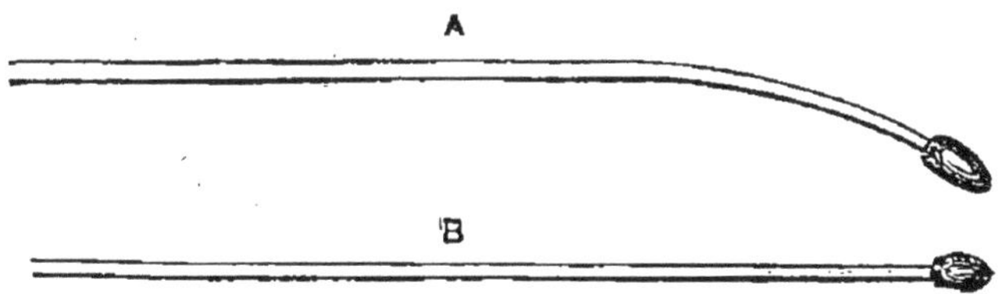

FIG. 2. — Bougies à boule.

lésions non soupçonnées de la prostate ou des vésicules séminales ; en second lieu, par le cathétérisme. Or, si l'on sonde ces malades avec une bougie à boule (fig. 2), droite B ou courbe A, on constate le plus souvent une exagération de la sensibilité à 4, 12, 15 centimètres de profondeur dans l'urèthre. Le point renflé de l'instrument, en traversant ces régions leur donne une sensation de brûlure ou de déchirure, et le chirurgien perçoit souvent une résistance, un frottement, signe évident d'une coarctation. Il n'est pas rare que la bougie ramène à son collet une sécrétion blanchâtre ou rosée, qui indique l'existence d'une inflammation avec ulcération superficielle en ces points.

L'*état général* réclame une attention toute particulière. Souvent on constatera de la faiblesse, de la mollesse des tissus, chez des hommes à musculature peu développée, à mine chétive et délicate, on soupçonnera dans ces cas le lymphatisme, l'anémie. — D'autres fois on rencontre diverses éruptions cutanées dont il importe de discerner la cause. On se rappellera que l'arthritide a des lieux bien marqués de prédilection : la face, les mains, les pieds, les régions pileuses, les parties génitales. Quant à l'herpétide qui débute à peu près indistinctement sur la tête, le tronc et les membres, elle marque presque toujours sa trace sur les coudes et les genoux. On ne manquera pas d'interroger le sujet sur la date et la marche de ces éruptions, se souvenant que Vigarous, Lallemand, et après eux, Gigot-Suard, ont observé plusieurs faits de répercussion et d'alternance entre certaines dartres cutanées et des écoulements uréthraux. De même que les chancres du prépuce et du gland sont quelquefois, à courte échéance, suivis de poussées herpétiques, de même aussi des déterminations sur la muqueuse uréthrale peuvent venir compliquer les suites d'une blennorrhagie. Des démangeaisons sur le gland, une sensation de chaleur locale éprouvée pendant et après la miction, mettront souvent sur la voie du diagnostic.

Je ne parlerai ici que pour mémoire des écoulements qui reconnaissent uniquement pour cause l'influence d'une diathèse, tant est grande leur rareté. Ce qui, d'après Bazin, imprimerait aux catarrhes constitutionnels un cachet spécial, c'est la prédominance, l'état stationnaire, en quelque sorte, de l'une des périodes. Ainsi la dartre se ferait remarquer par la longue durée de la période irritative du début ; l'arthritis, par l'exagération de la période de crudité ; la scrofule, par la persistance de la coction. Nous doutons fort que ces caractères suffisent à tirer d'embarras, quand le malade ne porte pas son diagnostic inscrit sur la surface de son corps ; mais, nous le répétons, ce sont là des cas fort exceptionnels.

§ 5. — PRONOSTIC.

La blennorrhée est une maladie grave au double point de vue et de l'état local et de l'état général. Ce que nous avons dit au cours de l'anatomie pathologique et de la symptomatologie doit suffire à le faire comprendre.

Et d'abord *sa durée est indéterminée.* Avec des alternatives de recrudescence et d'apaisement, il n'est pas rare de rencontrer des blennorrhées qui ont résisté deux, trois, cinq, dix ans même à toute thérapeutique, et littéralement empoisonné l'existence des malheureux qui en étaient atteints. Moins impressionnables, certains sujets savent pourtant prendre leur parti et vivre relativement en bonne intelligence avec leur ennemi. Beaucoup y sont faits à tel point, qu'ils considèrent le suintement et même la goutte militaire comme leur état normal, et, viennent-ils à constater une augmentation de l'écoulement, ils oublient l'état habituel de leur canal, et comptent autant de chaudepisses nouvelles que leur vieille sécrétion éprouve de recrudescences.

Pour quelques-uns même l'extrême sensibilité, l'irritabilité spéciale qu'elle entretient au sein des organes génitaux, l'orgasme plus complet et les sensations plus vives qui en résultent au moment du coït, leur font, je ne dis pas seulement, tolérer, mais encore considérer leur blennorrhée comme un utile adjuvant.

C'est le *rétrécissement* surtout qui vient assombrir le pronostic de la blennorrhée. La statistique va nous l'apprendre.

Sur 220 cas de rétrécissement, Thompson en a noté 164 qui ne pouvaient être rattachés à d'autre cause que l'inflammation spécifique du canal. Nous ferons remarquer que l'état aigu et l'état chronique sont confondus sous cette dénomination, mais il est bien rare que la blennorrhagie donne lieu par elle même à une lésion organique du canal, sans avoir fait place à la blennorrhée; la statistique de Guyon ne diffère pas sensiblement de la précédente : elle comprend 187 rétrécissements blennorrhagiques sur 226.

En additionnant les deux séries de faits, nous obtenons la proportion de 351 sur 446. Voici du reste comment ils se répartissent :

179 ont succédé à une chaudepisse chronique ou négligée.
30 — à un écoulement de courte durée.
142 manquent de détails.
———
351

Pour l'époque de leur apparition, nous donnerons séparément les résultats des deux chirurgiens, M. Guyon indiquant en général un laps de temps beaucoup plus court, parce qu'il compte à partir de la première blennorrhagie

Sur 164 cas attribués à la blennorrhagie Thompson a vu le rétrécissement survenir.

10	fois.	Immédiatement après ou pendant la maladie.
71	—	1 an après la maladie.
41	—	3 ou 4 ans après.
22	—	7 ou 8 ans après.
20	—	A une période qui varie entre 8, 20 et même 25 ans.

Sur 142 cas de Guyon :

4	fois.	Le rétrécissement est survenu	moins de un an après la blennorrhée.
10	—	—	1 an ou 2 ans après.
12	—	—	2 à 4
20	—	—	4 à 6
16	—	—	6 à 8
11	—	—	8 à 10
49	—	—	10 à 20
20	—	—	plus de 20 ans après.

Qu'on le sache donc bien, la guérison d'un écoulement ne marque pas toujours la fin des maux qu'il peut causer; aux longs ennuis d'une suppuration succèdent trop souvent les périls du rétrécissement, avec ses redoutables conséquences : abcès urineux, infiltrations, fistules, et ses lésions ultimes : cystite, pyélite, néphrite. Rien n'est mieux établi que la relation de cause à effet qui relie ces graves troubles fonctionnels aux suppurations aiguës ou chroniques de l'urèthre, et telle est leur fréquence que de nos jours on pourrait presque répéter avec Desruelles, que si la blennorrhagie et la blennorrhée étaient plus rationnellement traitées, les coarctations seraient bientôt rayées de la liste de nos infirmités pathologiques.

§ 6. — TRAITEMENT.

Avant tout on prescrira un *régime tonique et reconstituant*. Nous sommes loin d'autoriser les excès, quels qu'ils soient, mais nous croyons qu'à cette période, les prohibitions de toute sorte dont il est d'usage de frapper l'alimentation, le genre de vie du malade, ne peuvent que lui être préjudiciables. Qu'il cesse de se priver des viandes noires et des vins généreux, qui sont assurément les meilleurs toniques, et, si la continence lui pèse, qu'il sache au besoin en alléger le fardeau. Les *relations sexuelles* ménagées et prudemment espacées amènent parfois d'excellents résultats.

Elles présentent tout au moins l'avantage d'agir sur le moral du malade en combattant sa tristesse et son découragement.

Le traitement s'adressera d'abord à la constitution. Aux goutteux, aux rhumatisants seront prescrits les purgatifs salins (eau de sedlitz, pullna, bicarbonate de soude, etc.,) et dans quelques cas rares les bains alcalins, les douches de vapeur. S'agit-il de combattre la diathèse herpétique : c'est aux boissons raffraîchissantes, aux purgatifs légers, mais surtout aux préparations arsenicales que l'on aura recours (liq. de Fowller et de Pearson). Et lorsque l'herpétisme est accompagné d'anémie : pilules d'arséniate de fer. Ajoutons que les eaux de Cauterets, la Bourboule, Plombières, Bussang, constituent de précieux adjuvants de la médication antidartreuse. Les scrofuleux se trouveront bien des préparations iodurées, de l'huile de foie de morue, des bains de mer ou bien des eaux d'Aix, de Luchon, de Baréges, etc.

Dans la généralité des cas, le blennorbéen se sature de copahu et de *balsamiques* de toute espèce. M. Ricord, qui les administre à doses quelquefois assez fortes, longtemps continuées, se loue surtout du cubèbe. Pour les auteurs anglais et américains, le santal trouve ici son indication élective. On lui adjoindra avec avantage l'usage du goudron.

Quant aux *injections*, ce que nous avons dit de l'anatomie pathologique suffit à faire comprendre que leur emploi exige des précautions spéciales, pour que le siége du mal soit atteint. C'est faute de les observer, que malades et chirurgiens se plaignent si souvent de leur inefficacité. Il a été démontré expérimentalement que, si l'on se contente de lancer 5 ou 10 centimètres cubes du liquide actif, il ne pénétrera que dans les 5 ou 10 centimètres antérieurs, c'est-à-dire dans la seule partie saine du canal. On devra donc se servir d'une seringue de capacité plus considérable, puis, lorsque l'injection aura été poussée, tout en serrant les lèvres du méat l'une contre l'autre, exercer des pressions d'avant en arrière afin de refouler le liquide.

M. Diday conseille de se servir dans ce cas d'une sonde à béquille que l'on pousse d'abord dans la vessie. L'urine coule par son pavillon ; la sonde est retirée jusqu'à ce que l'urine ait cessé de sortir. Puis l'on marque le point précis qui, en ce moment, affleure le méat.

Le malade se tenant debout et la verge soutenue horizontalement, on adapte ensuite au pavillon de la sonde un petite seringue en verre, pleine de liquide; on pousse par un coup sec le quart environ de son contenu; on retire d'un demi-centimètre et l'on envoie après une demi-minute une seconde ondée. Nouvelle attente d'une demi-minute, suivie d'un nouveau retrait d'un demi-centimètre, suivie d'un nouveau jet et ainsi de suite. Le liquide ne se met à sortir que lorsque l'instrument passe de la portion membraneuse dans la portion spongieuse. Il est vrai qu'une assez grande quantité pénètre dans la vessie. L'instrument de Guyon qui sera décrit au traitement de la prostatite peut aussi être employé avantageusement contre la blénorrhée.

Ce sont encore les astringents, sulfates de zinc, de cuivre, silicate de soude, acétate de plomb, qui donnent les meilleurs résultats dans la cure de la blennorrhée. On fera bien de les associer à certaines poudres inertes, qui révètent la muqueuse, l'isolent de son propre contact, et assurent la présence prolongée du topique sur les parties malades. Bell, et après lui Ricord, prescrivaient dans ce but le sulfate de zinc et l'acétate de plomb ; mais M. Langlebert a fait remarquer que ces deux sels se décomposent mutuellement, d'où résulte la formation d'un sulfate de plomb insoluble, qui reste en suspension, et d'un acétate de zinc qui se dissout. Aussi remplace-t-il avantageusement l'acétate de plomb par de l'oxyde de zinc, corps inerte de sa nature et sans action sur son sulfate.

On a proposé récemment pour certains cas de blennorrhée rebelle : l'*irrigation uréthrale*. Cette opération se pratique au moyen d'une sonde à double courant de 5 à 6 centimètres de longueur, qui porte sur son trajet une cupule mobile destinée à recevoir le gland, et à assurer l'occlusion du méat. En la mettant en communication avec une pompe foulante, remplie d'une solution de permanganate de potasse, on peut faire passer dans l'urèthre un courant liquide qui pénètre avec force jusque dans ses parties les plus profondes. Il suffit, en moyenne, de une à quatre irrigations de dix à quinze minutes de durée, faites à trois jours d'intervalle, pour obtenir la guérison d'une blennorrhée exempte de complication (Tartenson).

Après les injections, la plus large place doit être faite aux *bougies simples ou médicamenteuses*. Un seul cathétérisme suffit parfois pour faire cesser un état d'inflammation chronique, et calmer le spasme qu'elle provoque, pour affaisser et détruire telle bride scléreuse derrière laquelle la stagnation de quelques gouttes d'urine avait peut-être déterminé la formation d'un clapier ulcéreux. Du reste, si momentané qu'on le suppose, l'élargissement qui s'ensuit diminue la pression et le frottement de l'urine sur les parois : heureux effet qui, fréquemment renouvelé, conduit presque sûrement à la guérison.

Mais ce premier cathétérisme a-t-il fait reconnaître une angustie commençante ou à la période d'état, c'est à la dilatation que le chirurgien doit s'appliquer. Pour y arriver il dispose de deux méthodes : la dilatation immédiate et la dilatation médiate.

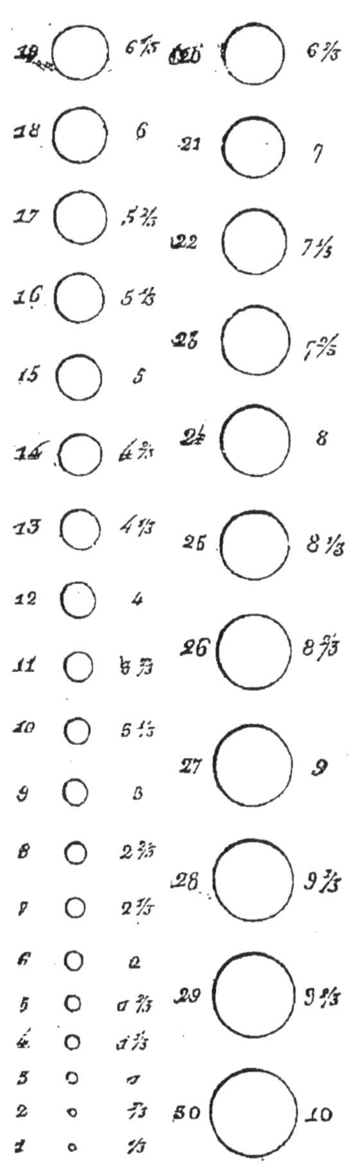

FIG. 3. — Filière Charrière.

La première consiste à introduire successivement dans le canal des bougies de calibre croissant. Mais il convient de procéder avec lenteur pour ne pas déterminer par une irritation trop vive ses points rétrécis, un nouveau dépôt de lymphe plastique qui en augmente la coarctation. Un tel traitement exigera donc plusieurs séances peu prolongées et suffisamment espacées.

Supposons par exemple que le plus volumineux des instruments admis la première fois offre un diamètre du n° 17 à la filière Charrière (fig. 3), dans la deuxième séance, au bout de deux ou trois jours, il y aura avantage à débuter par, 16,17 ; on passera plus aisément ensuite 18 et 19, puis l'on s'arrêtera pour recommencer ultérieurement par 18, 19, etc.; les premiers instruments servant pour ainsi dire d'avant-coureurs aux seconds.

On poussera ainsi la dilatation jusqu'à ce que l'on soit arrivé au diamètre normal du canal. En général on ne dépasse guère le n° 23.

Un chirurgien fort éminent de l'Italie, M. Francesco Parona de Novara, a récemment proposé l'emploi des bougies faites avec la *laminaria digitata*. La tuméfaction qu'éprouve cette substance se produit graduellement ; au bout de une à deux heures elle est complète. La laminaria est d'abord fixée sur un conducteur de Maisonneuve qui va se perdre dans la vessie en l'entraînant. Quoi qu'on en ait dit, le séjour de la sonde dans le canal n'est point douleureux, et son extraction n'est nullement difficile. La dilatation obtenue peut-être considérable, un instrument du n° 4 au moment de son introduction peut à sa sortie être arrivé jusqu'aux n°s 15, 16. Quand une première séance n'a pas suffi, on recommence après 4 ou 5 jours de repos.

Comme on le voit, c'est là un procédé qui tient le milieu entre la dilatation lente et la dilatation brusque. Quelles que soient les réserves que nous serions tenté de faire à son sujet, nous sommes heureux d'avouer que les observations rapportées par M. Parona sont des plus convaincantes.

M. le docteur Ed. Langlebert, auquel les maladies vénériennes sont redevables de tant de travaux importants, a fait récemment connaître une nouvelle méthode de dilatation des rétrécissements uréthraux, inventée et désignée par lui sous le nom de *dilatation médiate*. Voici en quoi consiste cette méthode qui, selon nous, est appelée à remplacer avantageusement les divers procédés de dilatation lente actuellement en usage, particulièrement la dilatation par les bougies en gomme ou en étain.

Instruments. — 1° Une série de *conducteurs*, formés chacun d'une bougie ordinaire en gomme, dite bougie olivaire, à paroi mince et fendue, dans la longueur, depuis son bout libre et ouvert jusqu'à une distance de 6 à 7 centimètres de son extrémité vésicale;

2° Une série de mandrins ou *dilatateurs* en baleine, à tige mince et flexible, terminée par une olive pleine de 2 à 3 centimètres de ongueur.

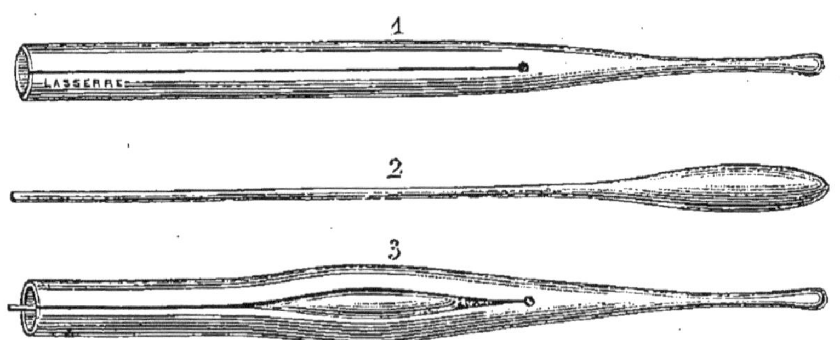

FIG. 4. — Conducteurs et dilatateurs [1].

Conducteurs et dilatateurs sont de grosseurs différentes, graduées par millimètres d'après la filière Charrière.

Manuel opératoire. — Après avoir reconnu et mesuré le rétrécis-

[1] 1. Conducteur fendu longitudinalement; 2. Mandrin ou dilatateur à olive; 3. Mandrin glissant dans le conducteur qu'il dilate en écartant avec son olive les bords de la fente.

sement au moyen d'une bougie à boule, on prend un conducteur d'un diamètre égal à celui de la boule qui a pu le franchir aisément, et on y introduit, jusqu'à environ 15 centimètres, un mandrin dont l'olive écarte de 1 millimètre les bords de sa fente longitudinale. L'instrument est ensuite poussé dans l'urèthre, sa fente dirigée suivant la paroi supérieure du canal, jusqu'à ce que l'olive rencontre le point rétréci. Fixant alors le conducteur avec la main gauche, on fait, de l'autre main, avancer lentement le mandrin dans le rétrécissement. On obtient ainsi une dilatation de 1 millimètre, que l'on peut, dans la même séance, doubler et même tripler avec des mandrins de numéros supérieurs.

Dans les séances suivantes, on profite de la dilatation obtenue précédemment pour opérer avec des conducteurs et des mandrins de plus en plus gros, jusqu'à ce qu'on soit arrivé à obtenir la dilatation voulue pour rétablir le calibre normal de l'urèthre.

Cette ingénieuse méthode présente sur le procédé ordinaire de dilatation par les bougies simples en gomme ou en étain deux avantages incontestables et de premier ordre : d'une part elle facilite l'opération pour le chirurgien qu'elle délivre de la crainte de faire fausse route, d'autre part elle la rend beaucoup moins douloureuse pour le malade en protégeant son urèthre contre tout frottement. Aussi bien est-il permis de prévoir que cette nouvelle méthode, dont l'invention fera époque dans les annales de la chirurgie des voies urinaires, ne tardera pas à être adoptée par tous les praticiens.

Pour ce qui est des bougies médicamenteuses, leur action a été étudiée précédemment, je n'y reviendrai pas. Je me borne à faire remarquer que c'est dans le cours de la blennorrhée, qu'elles semblent jusqu'à présent avoir procuré les plus heureux résultats. Il en est de même des injections solidifiantes et de l'insufflation de médicaments pulvérulents.

Certains auteurs ont proposé de *cautériser* la région prostatique des blennorrhéens incurables. Or qu'on la pratique avec le porte-caustique de Lallemand ou les instruments de Bron, Chassaignac, Clerc, De Méric, Wilmart, la cautérisation présente toujours l'inconvénient d'agir en aveugle, et, surtout si l'on se sert des volumineuses canules de l'endoscope, expose à de redoutables accidents tels que dysurie, cystite, épidydimite, retention d'urine, sans parler des rétrécissements ultérieurs, qui peuvent en être la conséquence. Pour toutes ces raisons, nous conseillons donc de n'y avoir recours qu'avec modération.

Tels sont les principes qui devront guider le praticien dans la cure de la blennorrhée. Nous lui recommandons une prudence extrême dans le choix et les doses des topiques, lorsqu'il se trouvera en présence de sujets dartreux, vu l'impressionnabilité excessive dont ils font preuve.

L'irritation qui, du fait de la thérapeutique, excite et congestionne la région de la prostate et des canaux éjaculateurs, est quelquefois accompagnée de pollutions diurnes et nocturnes, qui se reproduisent sans cause appréciable et sans érection. Il est bon de prévenir le malade que la guérison seule mettra un terme à ce symptôme.

Enfin il arrive parfois, qu'en dépit, peut-être à cause de l'usage prolongé de tous ces remèdes, l'écoulement persiste, c'est alors qu'il faut, suivant le mot de Ricord, « essayer de ne plus rien faire. »

MAGAUD, *De la blennorrhée ou goutte militaire*, 1847. — BENIQUÉ, *Blennorrhagie chronique* (*Gaz. méd. de Paris*, p. 575, 1848). — PHILIPPS, *De la goutte militaire et de son traitement*. Paris, 1850. — RICORD, *Lettres sur la syphilis*. Paris, 1850; 3e édit., 1853. — HENROTAY, *Traitement de la blennorrhée par les infusions de pois chiche torréfié et par l'infusion de cachou* (*Journal de Malgaigne*, p. 238, 1853). — LAZOWSKI, *De l'emploi du seigle ergoté contre les écoulements blennorrhagiques passés à l'état chronique* (*Rev. méd. chir. de Malgaigne*, t. XV, p. 47, 1854). — CABY, *Traitement des écoulements chez l'homme et chez la femme par l'emploi du sous-nitrate de bismuth* (*Bull. de thér.*, 1854). — SENOT, *Blennorrhée chronique. Injection concentrées de perchlorure de fer, cysto-péritonite. Mort* (*Union médicale*, p. 3, 1857). — DESRUELLES, *Histoire de la blennorrhée uréthrale* (suintement habituel ou traité comparatif de la blennorrhée et de la blennorrhagie suivi d'un Mémoire sur l'emploi de l'iodure de potassium). Paris, 1854, in-8°. — DIDAY, *Des injections circonscrites à la partie profonde de l'urèthre, de leur mode d'exécution et de leur efficacité curative* (*Annuaire de la syphilis* de Diday et Rollet, p. 61, 1858). — MERCIER, *De l'uréthrite chronique* (*Union médicale*, 1858). — ROLLET, *Des rétrécissements commençants ou larvés du canal et de la blennorrhée qui les accompagne* (*Recherches sur la syphilis*. Lyon, 1861). — H. MONTANIER, *Du traitement par les bougies de la blennorrhée ou goutte militaire* (*Gaz. des hôp.*, 1863). — DEMARQUAY, *De l'atrésie du méat considérée comme cause de suintement habituel après la blennorhagie* (*Gaz. des hôp.*, 1863). — DESORMEAUX, *De l'endoscope et de ses applications au diagnostic et au traitement des affections de l'urèthre et de la vessie*. Paris, 1865, in-8°, avec planches. — VIENNOIS, *Écoulement blennorrhagique et écoulement blennorrhoïde*. — VALLEIX, *Guide du médecin praticien*, t. IV, 5e édit. Paris, 1866. — SHUSTER, *Traitement de la blennorrhagie par des bougies de tannin et de glycérine* (*Annales de dermat.*, 1872). — BAYS, *Injections iodophéniques contre les écoulements chro-*

niques (*Annales de dermat.*, 1873). — F. DAFFNER, *De la blennorrhée des organes sexuels avec complication*. Vienne, 1874. — TARTENSON, *Traitement de la blennorrhée*. Paris, 1875. — PARONA (Francesco), *Dell'uso della laminaria digitata negli stringimenti uretrali* (*Annali universali di medicina*. Milano, 1875).

COMPLICATIONS DE LA BLENNORRHAGIE

On peut classer en trois catégories les complications de la blennorrhagie uréthrale.

La première comprend les affections qui ont pour siége les muqueuses, et sont constituées par une inflammation identique à

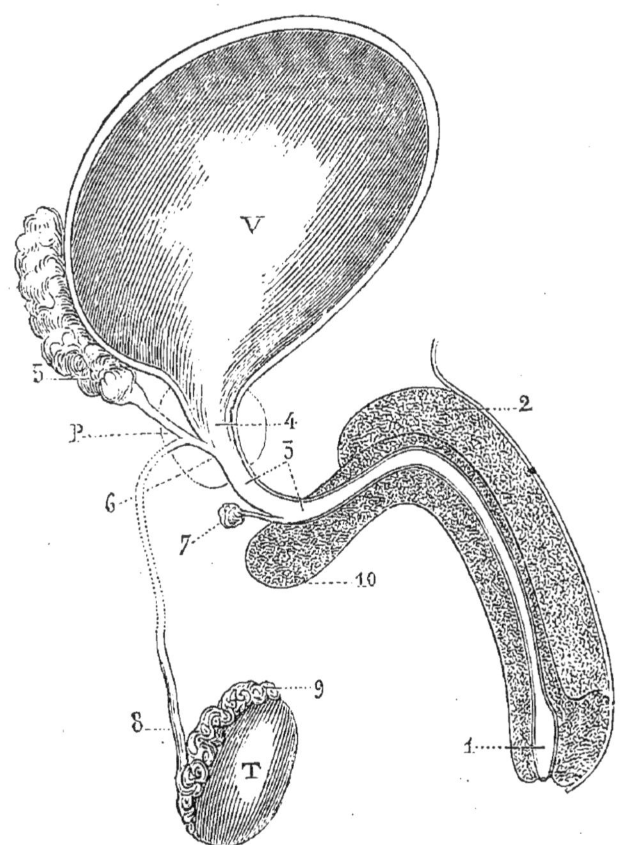

FIG. 5. — Coupe schématique de l'urèthre et de ses annexes.

celle de l'urèthre. Ce ne sont point, à proprement parler, des complications, elles représentent simplement l'envahissement, par le processus, des téguments muqueux qui sont continus à ceux de l'urèthre.

Il suffit de jeter les yeux sur la fig. 5 pour comprendre que la marche progressive des lésions amène infailliblement : à l'orifice supérieur du canal : la *cystite du col* (4), la *cystite proprement dite, l'urétérite* ; à son extrémité inférieure : la *balanite* et (F) la *posthite*; dans l'intérieur de ses parois : la *folliculite*, la *cowpérite* (7), la *prostatite canaliculaire* (P) ; du côté des voies génitales : la *funiculite* (8), l'*épididymite* (9) et l'*orchite* (T).

Enfin, à cette classe se rattachent naturellement les blennorrhagies extra-génitales, blennorrhagie de l'anus, blennorrhagie de l'œil : ophthalmie, blennorrhagie du nez : rhinite, etc.

Dans notre seconde catégorie, nous englobons toutes les affections de voisinage sur des tissus non muqueux qui traduisent le retentissement de la phlegmasie uréthrale, non par un catarrhe, puisqu'ils ne sauraient devenir le siége d'une inflammation de cette nature, mais par la suppuration de leurs éléments constituants : *phlegmon* (2), *abcès*, *prostatite-parenchymateuse* (P), *phlegmons périuréthraux*, *phlegmons périfolliculaires* (7), *adénite*, etc.

La pathogénie des complications qui forment notre troisième catégorie est beaucoup plus obscure. Qu'il nous suffise de dire ici qu'elles sont liées probablement à la perturbation apportée par la maladie de l'urèthre aux fonctions rénales. Elles dépendent ainsi d'un état anormal, réel mais transitoire de l'économie, le blennorrhagisme, qui présente dans ses effets de grands rapports avec le rhumatisme. Comme lui il attaque de préférence les tissus séreux, les nerfs, et donne lieu aux *arthropathies*, aux *hygromas*, aux *synovites tendineuses*, aux *névralgies* et enfin à une variété *d'ophthalmie*.

Nous allons étudier successivement chacune de ces complications, sans nous astreindre strictement à la classification que nous venons d'indiquer.

CHAPITRE III

CYSTITE DU COL

(Uréthrite prévésicale).

On est dans l'habitude de décrire, parmi les complications de la chaudepisse, l'inflammation du segment terminal postérieur de l'urèthre, auquel certains auteurs, à tort ou à raison, donnent encore le nom de col de la vessie. A la vérité, cette *uréthrite prévésicale* n'est pas plus une complication de la blennorrhagie que l'érysipèle du bras n'est une complication de celui de l'avant-bras. Cependant, comme elle s'accompagne de symptômes spéciaux, nous croyons devoir présenter ici son histoire isolément.

§ 1. — ÉTIOLOGIE.

Une gonorrhée suivant son cours normal gagne de proche en proche les parties postérieures, et, si elle ne s'arrête d'elle-même, si elle n'est enrayée par la thérapeutique, arrive au col de la vessie. Aussi dans beaucoup de cas, je pourrais même dire le plus grand nombre, la *cystite du col survient-elle spontanément*, sans la moindre provocation. On l'a observée chez les sujets les plus fidèles aux lois de l'hygiène, gardant le repos, observant un régime sévère.

Cependant elle peut apparaître *sous l'influence de certaines excitations accidentelles* du canal : coït, masturbation, cathétérisme, injections trop irritantes, mais surtout, excès de liquides alcooliques, et disons-le aussi, de *diurétiques.*

Ajoutons que *le froid* survenant soudainement excite parfois, presque épidémiquement, la cystite. On connaît les rapports qui existent entre les fonctions des reins et celles de la peau ; quand sous l'influence d'un abaissement de la température, la transpiration diminue, la quantité d'urine excrétée augmente proportionnellement, il ne serait pas impossible que le froid agît ici à titre de diurétique.

La cystite est un accident *d'une extrême fréquence ;* il est bien peu de blennorrhagiens qui, à des degrés divers n'en aient ressenti les atteintes. Quoiqu'on l'ait observée à toutes les époques de l'écoulement, c'est généralement vers la seconde ou la troisième semaine qu'elle se montre.

§ 2. — SYMPTOMATOLOGIE.

Deux symptômes caractérisent la cystite aiguë du col de la vessie : les besoins fréquents d'uriner et la douleur que cause la miction.

Les *besoins d'uriner* se montrent avec une fréquence plus grande que de coutume, et telle, dans certains cas, qu'ils s'interrompent à peine quelques minutes. Il n'est pas rare de voir des malades se lever vingt, trente fois par nuit et même plus. On a dit avec raison qu'ils souffrent alors d'une véritable incontinence aiguë.

Les *sensations qui commandent la miction*, sont soudaines et tellement impérieuses que le malade leur doit obéir, dans quelque situation qu'il se trouve. La plus grande partie du liquide accumulé s'échappe tout d'un coup, en excitant des douleurs vives le long du canal ; le gland est comme tenaillé, pressé entre des pinces, puis apparaît le ténesme, dont les épreintes aussi pénibles pour le moins que celles de la dysentérie se prolongent assez longtemps.

Après cette expulsion impétueuse le malade sent que sa vessie n'est pas vide, le peu qui y reste encore pourrait être toléré sans douleur, mais il cherche à s'en débarrasser dans l'espoir de retarder la prochaine miction.

Ce fonds de vessie n'est évacué qu'au prix des contractions les plus énergiques ; l'urine ne sort plus en jet ; à chaque effort, à chaque inspiration, elle tombe verticalement en petite quantité d'abord, puis goutte par goutte. Les souffrances et la sensation de ténesme sont toujours aussi vives et se prolongent une minute environ après la fin de l'exonération.

Alors le calme reparaît d'autant plus vite que le patient se tient dans un milieu plus chaud, condition que le repos au lit ne peut que favoriser.

L'urine peut être claire au début de chaque miction, mais vers la fin elle se trouble et les dernières gouttes rejetées sont souvent purulentes. Dans quelques cas, des *hémorrhagies* se produisent. Le pus est alors mêlé de sang ; on observe même parfois l'issue, par le canal, de sang à peu près pur.

Tous ces phénomènes sont liés presque fatalement à l'inflammation de la muqueuse uréthrale prévésicale. Essayons de comprendre leur pathogénie. A l'état normal, quand elle a franchi la faible barrière que lui oppose l'orifice uréthro-vésical, l'urine entre en contact avec la muqueuse du col, et, de ce contact, naît la sensation connue sous le nom de besoin d'uriner. C'est, du reste, par cette sensation que se traduisent toutes les excitations de ce point du canal. Si vous introduisez un cathéter vous la déterminez au moment où le bec de l'instrument dépasse la prostate ; si l'inflammation blennorrhagique s'y propage et s'y fixe, quoi d'étonnant qu'elle se produise, et qu'un ténesme plus ou moins violent en soit la conséquence. Trompé par cette sensation morbide, qu'il croit physiologique, et dont l'interprétation lui échappe, le malade s'épuise en douloureux efforts. En même temps, comme cette partie de la muqueuse est un terrain éminemment propice aux développements des actions irradiées, tous les systèmes musculaires de la région entrent en jeu ; de là, contraction des fibres de la vessie du col et de l'urèthre. Le résultat de ces phénomènes réflexes est de chasser dans un conduit spasmodiquement rétréci, ce que la vessie contient d'urine. Or, il suffit de réfléchir à la douleur que l'on fait naître lorsque, pendant une miction normale, on diminue le diamètre du canal en le comprimant, pour se faire une idée de l'atroce sentiment de cuisson, de brûlure qui se produit au niveau du point contracturé d'un canal, et d'un canal malade. Ajoutons que les tiraillements continuels, auxquels est exposée la muqueuse successivement froncée puis déplissée, sont par eux-mêmes très-douloureuses, et fort souvent suivis d'hémorrhagie. En ce cas, du sang épanché à sa surface, partie s'écoule avec les dernières gouttes de l'urine, partie tombe dans le bas-fond du réservoir urinaire d'où il est éliminé ultérieurement.

A ce moment, si l'on recueille les urines dans un verre à pied, on les voit se diviser en quatre couches, qui traduisent fidèlement la succession des divers produits pendant l'acte : 1° urine claire ; 2° pus ; 3° pus mêlé de sang ; 4° sang pur.

On a dit et répété bien des fois, qu'au début de la cystite l'écoulement s'arrêtait brusquement pour reparaître aussitôt que la portion prévésicale revenait à l'état sain. Nous considérons avec Dulac (de Montbrison) cette opinion comme fort discutable ou tout au moins susceptible d'une interprétation qui, jusqu'ici, nous semble avoir échappé à la plupart des auteurs. Il nous semble plus logique et plus conforme à la vérité de dire que les symptômes de cette affection dissimulent et voilent pour un temps l'abondance de l'écoulement; mais qu'il persiste néanmoins pour redevenir apparent dès que la cystite est terminée, montrant ainsi que l'inflammation continuait son œuvre.

On ne saurait en effet assimiler le progrès du catarrhe blennorrhagique dans l'urèthre, à la marche d'un curseur cheminant dans un tube de verre, et, qui, soit qu'il avance, soit qu'il recule, se trouve transporté tout entier d'un point à un autre, sans laisser trace de son passage. Si elle envahit sans cesse des points nouveaux, l'inflammation n'abandonne pas pour cela ceux qu'elle occupait d'abord ; si la portion prostatique est atteinte, ce n'est pas une raison pour que la fosse naviculaire soit redevenue saine. Certes, nous ne prétendons pas que lorsqu'il y a cystite du col, la totalité du canal doive inévitablement suppurer; ce que nous tenons à bien faire ressortir, c'est que la limitation du processus à la seule région prévésicale est un fait absolument exceptionnel.

En admettant donc que, par une bizarrerie que rien n'explique, la région prévésicale, toute muqueuse qu'elle soit, si enflammée qu'on la suppose, ne fournisse pas de sécrétion, nous aurions toujours à compter avec la portion membraneuse, la spongieuse peut-être, qui ne cesseront de faire du pus.

Mais notre supposition est fausse, la muqueuse du col n'ayant pas en somme de caractère anatomique différent, doit suppurer comme les autres parties du canal, et elle suppure en réalité.

Et pourtant ce pus qui est sécrété se dérobe à l'observation? Voici quelles sont les raisons de ce fait.

1° Et d'abord il faut bien avouer qu'à l'époque où la cystite se déclare (2e septénaire), l'activité de la chaudepisse a généralement commencé à décroître;

2° Le produit est situé très-profondément. C'est à grand'peine qu'il faut l'aller chercher en arrière du pubis pour l'amener jusqu'au méat. Il se fait donc jour plus difficilement;

3° Un liquide déposé sur la muqueuse de la dernière portion de l'urèthre ne saurait gagner l'extrémité de la verge, le muscle membraneux de Wilson lui en ferme le chemin, il tombe dans la vessie;

4° A tous ces motifs nous en ajouterons un autre tiré de l'influence du traitement. La cystite du col est une affection si pénible et si douloureuse, qu'elle force les plus rebelles à faire appel à la thérapeutique. Les malades les plus sceptiques qui, selon l'expression consacrée dans une classe de la société bien souvent frappée du mal qui nous occupe, sont accoutumés à traiter leur chaudepisse par le mépris, le silence et le recueillement, ceux-là même sont forcés de sortir de leur système, et mettent tout en usage pour obtenir la cessation de leurs douleurs. En même temps que la cystite, la chaudepisse préexistante est efficacement combattue. Il y a bien là de quoi faire diminuer un écoulement sur le point de se tarir.

Voilà donc ce pus versé dans les parties les plus reculées de l'urèthre, mais en trop petite quantité pour venir, comme les premiers jours, sourdre à chaque instant aux lèvres du méat. Une partie tombe dans la vessie, l'autre séjourne dans le canal. Or qu'on se représente ces mictions si fréquentes qui caractérisent la cystite! Le canal est parcouru par une masse liquide qui chasse devant elle tout ce qu'elle rencontre, balaye le pus et fait ainsi disparaître toute trace de produit morbide. La sécrétion purulente a toujours lieu, mais l'écoulement semble suspendu.

Cependant, dès que l'inflammation de la région prévésicale

s'apaise, le nombre des mixtions diminue, le pus a le temps de s'accumuler, et, si petite qu'en soit la quantité, comme il arrive toujours un moment où il doit sortir du canal, on dit que la réapparition de l'écoulement coïncide avec la fin de la cystite.

Outre les douleurs locales que nous avons signalées, les malades se plaignent fréquemment d'*algies réflexes* fort pénibles, ayant pour siége : le pénis, le gland, les testicules, l'anus, le périnée, les fesses, le pubis, les cuisses et même le mollet.

Symptômes généraux. — Quelques frissons, quelques malaises gastriques, peu de fièvre, quelquefois même apyrexie complète, inappétence, constipation, insomnie à cause des fréquentes envies d'uriner, mais surtout moral déplorable ; parfois surexcitation nerveuse excessive, plus souvent abattement.

Il peut arriver que le processus s'étende à la vessie ; mais c'est là un fait rare. Lorsqu'il a gagné la limite postérieure du canal il rencontre, au seuil de la vessie, une muqueuse particulière, bien différente de celle de l'urèthre, dépourvue d'éléments lymphatiques sous épithéliaux et par conséquent fort peu favorable à sa propagation, Faut-il ajouter foi aux observations d'après lesquelles le gonflement des parois de ce réservoir, pourrait amener successivement l'occlusion de l'orifice des uretères, la distension de ces conduits, et la rétention au sein de l'organe sécréteur? Pour nous, nous attendrons des faits probants avant de nous prononcer sur cette question.

§ 3. — TERMINAISON. — PRONOSTIC.

Après une durée qui n'excède pas, en général, un septenaire, la cystite du col se termine habituellement par une *brusque guérison*. Le nombre des besoins d'uriner, dont les variations, sont ainsi qu'on l'a dit, le thermomètre le plus sensible de l'état du col, diminue ; l'écoulement reparaît, et le malade revient à l'état dans lequel il se trouvait avant l'apparition de la complication.

La cystite est une des complications les plus fâcheuses de la blennorrhagie, d'abord parce qu'elle établit *une prédisposition à son retour* chaque fois qu'une uréthrite nouvelle se produit ; en second lieu parce qu'elle modifie d'une façon durable la muqueuse de la portion prévésicale. L'état aigu est éphémère, mais l'état chronique qui lui succède constitue une réelle infirmité. La vessie devient capricieuse, et ne tolère plus une quantité un peu considérable d'urine. Sans avoir cette vivacité du début, les besoins d'uriner sont restés plus impérieux, et l'on ne peut guère chercher à leur résister. L'urine ne sort plus franchement d'un beau jet jusqu'à la fin. Les contractions abdominales sont nécessaires pour l'expulsion des dernières portions qui s'écoulent ainsi en plusieurs fois, et tombent à terre plutôt qu'elles ne sont projetées.

Certains liquides, la bière notamment, deviennent alors d'une ingestion impossible, car ils entretiennent et accroissent cette susceptibilité, et réclament une expulsion presque immédiate.

Cet état, il est vrai, n'est pas constant, mais il renaît sous l'influence de circonstances bien déterminées parmi lesquelles nous signalerons *le froid, l'humidité et le traumatisme.*

Aussitôt que l'état hygrométrique de l'air s'exagère, les besoins d'uriner deviennent plus fréquents et tous les phénomènes décrits plus haut s'aggravent. La suppléance des fonctions rénales, quand celles de la peau sont entravées, suffit elle à rendre compte de cette action du froid? Un point fort remarquable, c'est qu'elle est exclusivement limitée à la région périnéale.

Tout rentre dans l'ordre quand la chaleur reparaît, de là l'indication pour le malade de se couvrir chaudement le bas-ventre, de l'entourer avec soin de flanelle, dès qu'il peut prévoir un abaissement de température.

Les longues courses à cheval, en chemin de fer, les exercices trop violents peuvent aussi déterminer une poussée nouvelle, provoquer des troubles de fonctions passagers, pendant un jour ou deux. Les douleurs de la cystite chronique reparaissent, atténuées, il est vrai, et réduites à un minimum d'intensité, mais pas assez cependant pour que le moral du malade n'en soit point affecté.

§ 4. — DIAGNOSTIC.

On doit distinguer la cystite de l'uréthrorrhagie, de la prostatite du spasme et de la névralgie du col, ce qui se fera aisément grâce aux signes suivants.

Uréthrorrhagie. — Écoulement continu de sang pur. — Urines claires. — Pas d'épreintes. — Pas de ténesme.

Prostatite. — Douleurs profondes du côté du sacrum. – Élancements ano-pubiens. — Épreintes rectales. — Au toucher tumeur douloureuse en avant du rectum. — Constipation. — Rétention complète des urines. — Fièvre. — Cathétérisme tolérable (on sait que dans la cystite le cathétérisme est atrocement douloureux).

Spasme du col. — Maladie indépendante de la blennorrhagie, quelque fois cependant consécutive à la cystite du col. — Souvent liée à la présence de calculs, de corps étrangers. — Urines limpides, non altérées.

Névralgie du col. — Lésion le plus souvent rhumatismale. — Coïncide avec d'autres manifestations. — Douleurs beaucoup plus irradiantes, lombaires, en ceinture. — Ténesme spontané sans qu'il y ait besoin d'uriner. — Intermittence des symptômes qui peuvent cesser un ou plusieurs jours. — Urines limpides et chez quelques malades claires comme celles des hystériques.

§ 5. — TRAITEMENT.

Ce que le malade réclame avant tout dans la cystite c'est *la suppression de la douleur et la diminution de fréquence des mictions.* Le remède le plus efficace en pareil cas, l'antiphlogistique par excellence, c'est *la glace introduite dans le rectum.* M. Horand (de Lyon [1]), a récemment appelé l'attention sur la promptitude et la sûreté d'action de cet agent. Pour éviter de blesser l'anus ou le rectum, on aura soin d'enfermer la glace dans un sac de baudruche, que l'on introduira facilement après l'avoir préalablement enduit d'un corps gras. Enfin, il est nécessaire de la renouveler fréquemment toutes les heures ou toutes les deux heures, suivant l'intensité de l'affection et le soulagement éprouvé.

Quand on ne peut employer la glace, c'est *aux balsamiques et aux résineux* qu'il faut avoir recours. Hunter en avait vanté les effets. Cependant jusqu'en 1861, la plupart des syphiliographes recommandaient d'en cesser l'emploi pendant la durée de la cystite. A cette époque, Baizeau [2] fit revivre la pratique de Hunter, que l'expérience de Rollet [3] vint bientôt confirmer. Baizeau administre le copahu à la dose de 4, 5 et même 10 grammes par jour, ou à son défaut la térébenthine. Rollet donne la préférence à *la potion de Chopart* (2 à 4, rarement 6 cuillerées par jour), donnée dès le début du mal, si aigus qu'en soient les symptômes, et la considère comme le spécifique absolu et certain de la cystite.

Dans les cas de moyenne intensité on donnera avec avantage la *tisane de Pareira brava additionnée d'acide benzoïque et de chlorhydrate de morphine* ou l'infusion de bourgeons de sapins sucrée avec le sirop de térébenthine.

Contre les phénomènes nerveux qui accompagnent et compliquent si souvent la cystite on prescrira les antispasmodiques : *camphre et bromure de potassium, l'opium,* que l'on fera prendre

[1] Horand, *Emploi de la glace contre la cystite blennorrhagique* (*Lyon médical*, t. XV, p. 214, 1874).

[2] Baizeau, *De la cystite hémorrhagique du col compliquant l'uréthrite et de son traitement par les balsamiques* (*Gazette des hôpitaux*, p. 457, 1861).

[3] Rollet, *Traité des maladies vénériennes*, p, 314. Paris, 1861.

par quart de lavements (10 gouttes de laudanum en un verre d'eau tiède), la *belladone* (1 centigramme de poudre et autant d'extrait pour une pilule) et la *jusquiame* (infusion pendant 5 minutes de 50 centigramme de feuilles de jusquiame en 100 grammes d'eau bouillante; à faire prendre par cuillerée à bouche, de demi-heure en demi-heure et cesser dès que la sècheresse de la bouche, signe avant-coureur du narcotisme, se produit.)

Quand tous ces moyens auront échoué, on pourra essayer la *révulsion* (vésicatoires ammoniacaux placés au périnée ou à l'hypogastre, cautères, moxas, sétons, emplâtres stibiés), ou pratiquer l'opération préconisée par Lallemand : cautérisation du col avec le nitrate d'argent.

Enfin dans les cas très-rares où la cystite s'accompagne de rétention d'urine, on pratiquera l'évacuation au moyen du cathétérisme, et si l'on ne peut franchir le col, de la fonction capillaire.

Archives générales de médecine, t. XIII, p. 454, 1829. — PETIT, *De la cystite blennorrhagique*. Thèse de Paris, 1853.—FERRA, *De la cystalgie*. Thèse de Paris, 1860. — BAIZEAU, *De la cystite hémorrhagique du col compliquant l'uréthrite et de son traitement par les balsamiques* (*Gaz. des hôp.*, p. 457, 1865).—DOLBEAU, *Leçons de clinique chirurgicale du spasme et de la contraction de la portion musculaire de l'urèthre*. Paris, 1867. — VALETTE (de Lyon), *Dictionnaire de médecine et de chirurgie pratiques*, art. cystite, t. X. Paris, 1869. — BERGONZOLLI, *Cistite susseguita da podilita indi da poliuria* (*Rivista di med. e chirurg.*, 1872). — F. POULIOT, *De la cystite du col, de ses divers modes de traitement, et en particulier des instillations de nitrate d'argent*. Thèse de Paris, 1872, n° 212. — GRAZIANETTI, *Tenesmo vescicale cronico guarito colla incisione sottocutanea del collo della vescica* (*Annali universali di medicina di Omodei*, vol. 221, p. 98, 1872). — GINTRAC, *Cystite aiguë à la suite d'une blennorrhagie, ulcération et perforation de la vessie, péritonite, mort* (*Bordeaux médical*, 1873).— Francesco PARONA, *Caso di spasmo del collo della vescica guarito colla cistotomia* (*Rivista clinica di Bologna*, aprile, 1873). — A.-W. ROGERS, *Traitement de la cystite* (*Philadelphia med. and surg. Reporter*, t. XXLIII, janvier, 1873). — TILLAUX, *Considérations sur le traitement de la cystite chronique du col* (*Bull. de thér.*, t. LXXXV), p. 111, 1873. — GINTRAC *Cystite aiguë à la suite d'une blennorrhagie, ulcération et perforation de la vessie, péritonite mort* (*Bordeaux médical*, 13 juillet 1873). — HORAND, *Emploi de la glace contre la cystite blennorrhagique* (*Lyon médical*, t. I, p. 214, 1874). — H.-S. PURDON, *Note on treatment of chronic cystitis* (*Dublin journ. of med. science*, novembre, 1874). — GAILLETON, *Cystite blennorrhagique, rétention d'urine, ponction capillaire de la vessie* (*Lyon médical* 1875).

CHAPITRE IV

DE L'ÉPIDIDYMITE

De toutes les causes susceptibles de déterminer l'inflammation de l'épididyme, il n'en est pas de plus fréquente que la blennorrhagie. On a donné à cette inflammation les noms de *chaudepisse tombée dans les bourses*, hernie humorale, tumeur vénérienne du testicule, testicule vénérien, orchite uréthrale, épididymite, vaginalite.

§ 1. — ÉTIOLOGIE.

Après la cystite du col l'épididymite est la complication la plus commune des écoulements uréthraux. Sur 1008 cas de complications diverses notées pendant six années à l'Antiquaille, elle compte pour 584 : à elle seule elle se montre donc, dans les hôpitaux, plus souvent que toutes les autres ensemble.

L'orchite est le *plus souvent unilatérale*. Elle est rigoureusement aussi fréquente à droite qu'à gauche. On a beaucoup écrit et beaucoup discuté sur ce dernier point ; comme il peut se présenter certaines séries plus favorables à un côté, les auteurs, qui s'étayaient sur un nombre trop restreint de faits, et en tiraient des conclusions, ne manquaient pas d'expliquer leurs résultats par quelque théorie. Ceux que nous apportons aujourd'hui sont basés sur l'examen de 2160 faits, dont 871, inédits ; parmi ces derniers, 490 appartiennent à M. Le Fort, qui a bien voulu nous les communiquer et 381 ont été relevés par nous sur les compte rendus annuels des chirurgiens de l'Antiquaille.

	Droites.	Gauches.	Doubles.	Totaux.
Gaussail	45	24	4	75
D'espine	12	11	6	29
Aubry	40	52	7	99
De Castelnau	125	133	7	265
Curling	21	14	1	36
Sigmund	60	48	6	114
Fournier	102	126	35	263
Turati	191	192	25	408
Le Fort	249	200	41	490
Relevé fait par l'auteur sur les registres de l'Antiquaille	167	182	33	381
	1,011	982	165	2,160

Comme on le voit les épididymites doubles sont aux épididymites simples comme 1 est à 12, et la prédominance des droites sur les gauches est absolument insignifiante.

Epoque d'apparition. — On a observé l'inflammation de l'épididyme à toutes les périodes de la blennorrhagie, toutefois, il est excessivement rare de la voir survenir dès le début. M. de Castelnau a rapporté deux faits, dans lesquels l'épididymite a précédé l'écoulement. Les détails manquent pour nous permettre de les apprécier, mais nous sommes bien tenté de croire que la chaudepisse n'était alors qu'une recrudescence, ou qu'elle subissait l'influence de quelque traumatisme. Quoi qu'il en soit, voici un tableau qui résume sur ce point intéressant la pratique de MM. Gaussail, d'Espine, Aubry, de Castelnau, Fournier et Le Fort.

	Fournier.	Le Fort.	Gaussail, D'Espine, Aubry, De Castelnau.	Total.
1re semaine	0	24	16	40
2e —	22	93	34	149
3e —	34	67	24	125
4e —	30	115	39	184
5e —	29	46	54	129
6e —	19	44		
7e —	9	33		
8e —	21	37		
3me mois	22	42		
4e —	6	26		
5e —	4	14		
6e —	3	19		
7e —	3	6		
8e —	4 }	8		
9e —	1 }			
10e — au 12e	3	5		
2me année	6	3		
3e —	3	4		
4e —	2	0		
7e —	1	0		
au delà de la 5me semaine (Le Fort, 6e semaine à 7e année)		378	72	410
	222	576	239	1037

Ainsi *c'est particulièrement vers la quatrième semaine* que se montre la complication, et plusieurs années après le début du catarrhe uréthral, on peut encore la voir se développer.

L'abondance de l'écoulement, l'intensité, l'acuité des phénomènes primitifs sont sans influence sur le développement de l'épididymite. Il en est de même du traitement. Comme cette inflammation survient au moment où l'on en fait usage, le copahu, les injections, ont été, mais à tort, accusés de lui donner naissance. Les statistiques établissent en effet qu'elle est de beaucoup plus fréquente chez les malades qui se sont abstenus de tout remède actif.

Voici du reste, à ce propos, une statistique inédite fort intéressante que nous devons à l'obligeance de M. Le Fort. Elle suffira croyons-nous, à faire absoudre les suppressifs et condamner l'expectation que tant de praticiens préconisent encore sous le nom de méthode émolliente et antiphlogistique. Les 576 malades de M. Le Fort se répartissent de la façon suivante, en prenant pour base le traitement antérieur à l'apparition de l'épididymite :

Traitement nul	264
Traitement par les balsamiques	73
Traitement par les injections	82
Traitement par les injections et les balsamiques	60
Traitement non spécifié	97
	576

Ainsi, employés avec les précautions convenables, les spécifiques sont innocents. Mais, la dose de l'agent actif est-elle trop forte, le traumatisme qu'elle détermine, devient le point de départ d'une telle irritation, qu'il n'est pas rare de voir l'orchite lui succéder, surtout lorsque la blennorrhagie dure déjà depuis quelques semaines; car s'il est une chose démontrée, c'est la rareté de cette complication à la suite des injections astringentes, et même caustiques, qui se font durant la première période de la gonorrhée.

Quelle est donc la condition qui, dès la fin du premier mois, expose le blennorrhagien à voir son épididyme participer à la maladie ? C'est *l'extension des lésions inflammatoires aux parties profondes de l'urèthre*, qui recevant l'embouchure des canaux éjaculateurs, sont en relation directe avec les épididymes. Irritée par le voisinage de sécrétions pathologiques, souffrant des irrégularités incessantes de la circulation, la muqueuse de ces conduits, est, pour ainsi dire, toujours sur le point de subir l'inflammation. Dans certains cas, sans excitation, sans traumatisme, l'inflammation passe de l'urèthre au cordon, et poursuit son cours jusqu'à l'épididyme. Les malades, qui, sans avoir quitté leur lit, sont atteints d'une chaudepisse tombée dans les bourses, ne sont pas très-rares.

Mais, bien plus souvent, c'est sous l'influence d'une cause occasionnelle souvent fort légère que survient le mal.

Nous entendons par *causes occasionnelles* ces divers accidents, auxquels expose la vie de chaque jour : chocs, coups, froissement de l'organe, secousse brusque produite par une chute, une marche exagérée, une course à cheval, ou bien séries de petites secousses, mouvements de va-et-vient, ébranlement de l'organe par un long trajet fait en voiture, en chemin de fer, la masturbation, le coït, l'érection prolongée, qui agissent à la fois et par l'excitation locale et par la congestion qui en est la conséquence, enfin le cathétérisme.

L'inflammation sera favorisée d'un côté par *le défaut d'hygiene locale*, l'abandon du suspensoir, de l'autre par toute cause générale débilitante ; en particulier *la scrofule*. Faut-il mettre sur le compte de cette diathèse, la singulière disposition, qu'ont certains sujets à contracter une épididymite chaque fois qu'ils souffrent d'une blennorrhagie? ou n'est-il pas plus rationnel de supposer que la récidive de la maladie d'un organe se produit en vertu d'un vice local, reste de la première atteinte, qui en a diminué la résistance? Nous nous contenterons de poser la question, qu'il nous serait difficile de résoudre présentement.

Enfin il est un fait d'observation, dont l'explication nous échappe, je veux parler de *la plus grande fréquence de l'épididymite pendant le printemps et pendant l'automne.*

Les différences de *température et de latitude* ont-elles quelque influence sur le développement de l'orchite? Nous trouvons à ce propos dans un mémoire de M. Lagneau quelques chiffres fournis par les rapports de l'armée anglaise.

LIEUX	Nombre d'orchites blennorrh. sur 1000 vénériens
Chine (soldats anglais)	126
États-Unis (fédéraux)	95
Chine (soldats asiatiques)	91
Australie, Tasmanie et Nouvelle-Zélande	35
Cap de Bonne-Espérance	30
Iles britanniques	28
Gibraltar, Malte, îles Ioniennes (soldats anglais)	27
Possessions anglaises de l'Amérique du Nord	26
Indes et Ceylan	25
Possessions anglaises de l'Amérique tropicale	24
Sainte-Hélène et Maurice	24
Possessions tropicales anglaises d'Amérique D'Afrique et de Ceylan } soldats nègres.	23

Nous publions ces chiffres à titre de documents, mais sans qu'il nous semble possible d'en tirer la solution du problème que nous cherchons. La géographie médicale, ne l'oublions pas, est une science née d'hier, de laquelle il serait téméraire de trop exiger. Qu'elle entasse les matériaux, qu'elle accumule les faits en les soumettant à un contrôle sévère, telle doit être aujourd'hui sa tâche ; les lois viendront plus tard.

A défaut de résultat général, nous ferons remarquer combien grandes sont les divergences de ces proportions, qui peuvent aller de 23 sur 1000 à 126 pour les mêmes hommes. Nous signalerons encore la résistance particulière que présentent les indigènes ; mais, nous le répétons, trop de circonstances, que nous ignorons, compliquent ces problèmes pour qu'il nous soit permis de tirer encore de ces données aucune conclusion générale.

§ 2. — SYMPTOMATOLOGIE.

Le plus souvent *le début est brusque*, les douleurs éclatent d'emblée avec le gonflement de l'organe, la fièvre survient, et la maladie suit son cours. C'est la forme aiguë.

Dans d'autres cas moins fréquents les phénomènes se produisent d'une manière sinon lente, du moins subaiguë. Avertis par un état de malaise qui peut aller jusqu'à l'embarras gastrique, les malades éprouvent un endolorissement graduel de la région inguino-scrotale. Cette sensation persiste parfois plusieurs jours sans s'accompagner d'aucune autre manifestation locale ; survient enfin le gonflement.

1° *Gonflement.* — L'inflammation du canal déférent se reconnaît à la tuméfaction et à la dureté qu'il présente. On perçoit au toucher une sensation analogue à celle que donnerait une sonde de gomme élastique de moyen calibre. Quand le cordon est atteint, il l'est ordinairement dans toute sa longueur, cependant on peut observer quelquefois dans sa tuméfaction des arrêts plus ou moins brusques ou des diminutions notables, soit du côté de l'abdomen, soit du côté de l'épididyme.

C'est habituellement vers la queue, le *globus minor* de l'épididyme, c'est-à-dire la partie qui est en rapport avec le cordon, que commence le gonflement de cet organe. Il a la forme d'une masse allongée, du volume d'une amande, très-sensible à la pression et de consistance dure. Mais l'inflammation se propage le plus souvent au reste de l'organe. Le *globus major* ou tête, d'un volume plus considérable, entoure alors ou coiffe l'extrémité supérieure de la glande séminale, à la façon d'un cimier de casque.

L'épididyme est, on le sait, sujet à de fréquentes anomalies de position, auxquelles on a donné le nom d'inversion. Au lieu d'occuper le bord postérieur et inférieur de la glande, il répond parfois à son bord antérieur, à ses parties latérales, à sa circonférence ; enfin dans l'inversion en fronde ou en anse le bord inférieur du testicule est comme à cheval sur le canal déférent, l'épididyme étant en avant. Toutes ces dispositions particulières doivent être présentes à l'esprit du praticien quand il explore la région scrotale d'un blennorrhagien atteint d'épididymite.

Ajoutons, que les testicules dans certains cas d'arrêt de développement, occupent encore chez l'adulte, soit le canal inguinal, soit la cavité pelvienne. Dans ce dernier cas le gonflement fera défaut; on l'observera dans le premier, entre les lames de l'anneau, où plus d'une fois il est arrivé qu'il donnât lieu à une tumeur difficile à distinguer d'une hernie inguinale.

Grâce à la continuité du tissu cellulaire, *l'inflammation de l'épididyme s'étend à la vaginale.* De là, à la surface interne de cette séreuse, une exhalation, qui aboutit assez rapidement à la formation d'un épanchement. En s'étalant tout autour du testicule, la sérosité produit une tumeur, qui conserve en l'exagérant la forme même de l'organe.

Ce n'est pas toujours chose facile que de distinguer dans cette tumeur la glande séminale, qui semble comme noyée entre la nodosité épididymaire et la masse de l'hydrocèle. Aussi a-t-on cru longtemps à l'existence d'une orchite, alors que l'isolement de son tissu cellulaire, défend le testicule contre la propagation du processus inflammatoire. Cependant, si l'on peut s'aider de la palpation et imprimer avec la pulpe digitale de légers chocs, qui, déplaçant le liquide la conduisent sur la surface plus résistante de la glande, on arrive en général à une précision de diagnostic, que la connaissance la plus complète des symptômes subjectifs ne saurait donner.

Dans les cas très-rares, où le testicule s'enflamme, c'est le parenchyme surtout qui est le théâtre des lésions ; mais emprisonné dans sa coque albuginée, il ne peut se développer : aussi le gonflement est-il relativement fort modéré, et le volume de la tumeur testiculaire, en général, inférieur à celui de l'épididyme enflammé. Quand l'inflammation est très-vive; cette compression peut aboutir à la mortification du tissu, qui s'élimine alors par suppuration. Mais ce sont là des cas exceptionnels.

Enfin il arrive souvent qu'aucune des enveloppes du testicule n'échappe à l'inflammation; testicule, épididyme, vaginale, tout est confondu, on n'observe plus qu'une tumeur uniformément dure, recouverte d'une peau rouge luisante, adhérente aux tissus sous-jacents.

2° *Douleurs, symptômes généraux.* — Dans la grande majorité des cas, les douleurs qui accompagnent l'épididymite sont absolument locales. Mais chez certains sujets au tempéramment particulièrement nerveux, on observe aussi quelquefois des douleurs éloignées [1] dues aux actions réflexes que suscite avec une intensité particulière toute lésion des organes génitaux.

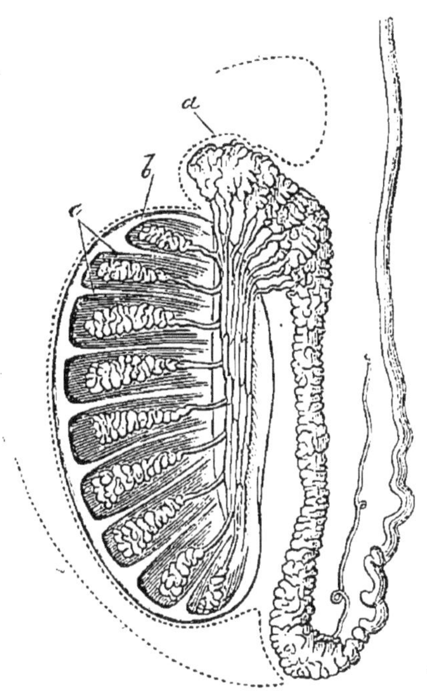

FIG. 6. — Testicule et ses annexes [2].

La sensation connue sous le nom de *douleur spermatique*, et que l'on détermine en comprimant le tissu testiculaire, l'épididyme, le cordon, est parfois constante. Même lorsque le testicule reste indemne, il est bien rare que le gonflement des organes qui l'entourent ne lui fasse pas subir un certain degré de compression, il est bien rare qu'il ne souffre pas. Que l'on considère en effet la figure 6 et l'on comprendra comment, pris entre l'épididyme tuméfié d'une part, qui occupe son bord postérieur, et de l'autre la tunique vaginale distendue qui l'enveloppe, il subit un serrement plus ou moins énergique, qui se traduit fatalement par la douleur. Le sentiment de tension, d'étranglement qui en résulte est si cruel que dans certains cas les patients à bout de force tombent dans une grande dépression physique et morale.

Cependant tous ne souffrent pas à ce point, et, quoiqu'il n'y en ait guère d'absolument indolente, il est des épididymites subaiguës

[1] Charles Mauriac, *Étude sur les névralgies réflexes symptomatiques de l'orchi-épididymite blennorrhagique*, Paris, 1870.

[2] *a* Tunique vaginale. *b* Tunique albuginée, *c* Cloison de la tunique albuginée. — Au niveau de l'anse du cordon se voit un vaisseau aberrant.

ou chroniques, dénuées d'algies spontanées, qui n'exigent même pas le séjour au lit; les malades ne sont avertis de leur présence que par un sentiment désagréable de pesanteur, de gêne dans les parties, et l'exagération de leur sensibilité.

Les phénomènes assez rares d'ailleurs d'irradiation douloureuse réflexe ont pour caractère particulier d'être *unilatéraux* et situés du même côté que le testicule malade. *La rachialgie* avec ses deux foyers, l'un supérieur rénal, l'autre inférieur ou sacro-sciatique ; *la névralgie du lombo-abdominal, du crural, du sciatique, et même des intercostaux,* sont leurs manifestations les plus fréquentes, mais l'action réflexe peut aussi s'effectuer par l'intermédiaire *des plexus du grand sympathique*, et déterminer des douleurs viscérales, qui se concentrent en trois foyers : le rachialgique supérieur ou rénal, l'hypogastrique profond, et l'épigastrique.

Sourdes ou lancinantes, continues ou paroxystiques, ces douleurs sont très-mobiles, et surviennent par attaques fort irrégulières, paraissant quant à leur marche, leurs variations, leur intensité, presque indépendantes de la maladie qui leur a donné naissance. La pression les apaise, la contraction musculaire les rend plus vives. Or, comme la souffrance peut donner lieu à certains mouvements spontanés d'origine réflexe, ceux-ci réagissent à leur tour, snr les sensations douloureuses, qu'ils exaspèrent, et, tourmenté doublement par cette coalition de l'élément moteur et de l'élément sensitif, le malade peut être en proie à des accidents fort pénibles : secousses convulsives, crampes, contractures, asthénies musculaires, etc.

Enfin les symptômes bizarres que l'on observe quelquefois, tels que mouvements péristaltiques et antipéristaltiques anormaux du tube digestif, hypercrinies, gastro-hépatites, plénitude ou resserrement de la circulation générale, et par conséquent modification correspondante de la température, traduisent la réflexion qui peut se faire du côté des viscères par l'intermédiaire de la moelle et des ganglions sympathiques.

L'irradiation réflexe est surtout excitée par l'orchi-épididymite ; la vaginalite, et enfin la funiculite viennent ensuite suivant leur importance pathogénique.

La durée de ces symptômes est des plus variables. La viscéralgie est éphémère (quatre à cinq jours), mais la névralgie du plexus lombo-sacré peut persister longtemps, et même s'installer à l'état chronique si elle pousse une irradiation vers un testicule, devenu le siége d'un reste d'inflammation (testicule irritable).

Disons cependant que la santé générale n'est jamais sérieusement compromise et que, si tardive qu'elle soit, la terminaison est toujours favorable.

Il est un symptôme qui manque rarement dans le cours de l'orchite blennorrhagique, je veux parler des pertes séminales involontaires. Les sujets chez qui la maladie dure depuis quinze à vingt jours accusent en général, une, deux, trois, et même un plus grand nombre de *pollutions nocturnes* survenues en dehors de toute excitation érotique. Ce fait rend compte de cette particularité remarquable, que chez certains individus atteints depuis deux ou trois septénaires d'épididymite bilatérale la matière de l'éjaculation ne présente plus aucun spermatozoïde.

La fièvre se montre au début, dans la période d'augment, mais seulement si le processus local offre une certaine acuité. Elle dure en moyenne trois ou quatre jours : pouls rapide, dur, peau chaude, langue blanche, quelquefois nausées et vomissements, exceptionnellement on a observé la coïncidence, mal interprêtée encore de l'orchite avec un véritable état typhoïde [1], mais un point fort digne de remarque, et bien établi aujourd'hui [2], c'est l'influence de la complication qui nous occupe sur la *diminution des globules sanguins.* Du jour où éclate l'orchi-épididymite, on peut s'attendre presque fatalement à voir les malades, les jeunes surtout, déceler des signes d'anémie, ceux-là même chez lesquels la blennorrhagie simple paraissait n'avoir nullement altéré la composition du sang.

Variétés. — Dans quelques cas fort rares d'ailleurs, l'inflammation blennorrhagique se fixe sur l'un de ces canaux supplémentaires, auxquels on a donné le nom de *vasa aberrantia* (V. fig. 6). Chez un malade vu par M. Gosselin, le gonflement était situé au côté externe du corps de l'épididyme ; il en partait sous forme d'un cordon assez dur et étroit, dirigé de bas en haut dans l'étendue de 12 à 15 millimètres, et se terminait en haut par un petit renflement très-douloureux à la pression. Le testicule n'était pas sensible. La résolution se produisit rapidement.

Rien de plus bizarre que cette localisation d'une inflammation qui, née sur la muqueuse uréthrale, respecte l'épididyme pour aller se loger dans un petit appendice de ce canal. Le malade présentait-il quelque disposition anatomique propre à favoriser la

[1] De Castelnau, *Des engorgements syphilitiques des testicules* (*Annales des maladies de la peau*, d'Alphée Cazenave, t. I, p. 207).

[2] Mauriac, *loc. cit.*

marche du processus, ou quelque point vulnérable dans l'organe frappé? Contentons-nous aujourd'hui de poser ces questions, auxquelles nous ne saurions répondre.

Nous devons à M. Horteloup la connaissance de deux cas fort anormaux de *funiculite blennorrhagique*. Dans le premier, la gaine du cordon fut le siége d'un épanchement, véritable hydrocèle qui proéminait à l'aine simulant un bubon. Le second est relatif à un monorchide, chez lequel la funiculite se montra du même côté que l'anomalie testiculaire.

M. Fournier a appelé l'attention sur une variété d'épididymite particulière aux écoulements chroniques, et qui dans quelques cas simule assez exactement la tuberculisation de l'organe pour pouvoir être confondue avec cette dernière maladie. Il lui a donné le nom d'*épididymite pseudo-tuberculeuse*.

Elle se développe d'une façon insidieuse, n'est presque jamais aiguë, occasionne à peine un surcroît de sensibilité; cependant au bout de quelque temps l'épididyme tuméfié forme une masse très-dure, lisse ou irrégulière, uniforme ou bosselée sur plusieurs points. Simultanément on constate souvent une hydrocèle vaginale, et une inflammation du canal déférent qui constitue une corde indurée tantôt régulièrement cylindrique et lisse, tantôt semée de nodosités. La durée de cette affection est parfois très-longue. Après être restée stationnaire pendant plusieurs mois, on la voit se terminer soit par une résolution qui ne se fait qu'avec une lenteur désespérante, soit par la suppuration. Un point de la tumeur devient sensible et douloureux, proémine, contracte des adhérences avec le scrotum, et forme une saillie fluctuante qui s'ouvre et laisse s'écouler une certaine quantité de pus. Une fistule en est la conséquence, puis à la longue se tarit et se ferme pour faire place à une nodosité dure qui ne s'efface jamais complétement. Si la blennorrhée persiste, il peut se faire que de nouvelles poussées se produisent soit sur le même épididyme, soit sur celui du côté opposé, ou le canal déférent; chaque rechute produit un engorgement nouveau qui s'ajoute aux précédents et parfois suppure.

Marche. Terminaison. — J'ai dit que dans certains cas l'orchi-épididymite aboutissait à la *gangrène* et à la suppuration; le pus se fait jour à l'extérieur, et il se produit une hernie de la matière testiculaire, suivie de l'effilement plus ou moins complet de l'organe (*fongus bénin du testicule*). Quand j'aurai mentionné la *péritonite* à laquelle sont si exposés les cryptorchides, j'aurai fini avec les terminaisons insolites de cette complication.

Dans l'immense majorité des cas, c'est à la *résolution* qu'elle marche et aboutit régulièrement après une durée qui n'excède guère quatre à cinq semaines.

Mais il n'est pas rare de la voir retardée par des *rechutes* dues, en général, à l'imprudence des malades qui se sont livrés prématurément au coït, ou aux fatigues de leur profession. L'intensité de la rechute est ordinairement moindre que celle de la première atteinte.

Le *passage à l'état chronique* des lésions que nous avons étudiées est aussi une circonstance bien fréquente. Il se traduit :

1° Sur le canal déférent, par la persistance d'un cordon dur et sensible;

2° Sur l'épididyme, par la constitution de masses noueuses indurées, très-rebelles aux résolutifs, et que l'on retrouve encore au bout de plusieurs années.

3° Sur la cavité de la séreuse vaginale, par la formation d'une hydrocèle, qui ne cédera qu'aux moyens chirurgicaux mis habituellement en usage contre cette affection ;

4° Sur le testicule, par la tuméfaction légère, l'induration, la sensibilité à la pression, et la continuation des douleurs névralgiques réflexes, état qui, dans un premier degré, a reçu le nom de *testicule irritable* (Astley Cooper), et n'est, en réalité, comme à un degré plus prononcé, que l'orchite chronique.

§ 3. — ANATOMIE PATHOLOGIQUE.

C'est à Ricord que revient l'honneur de l'avoir dit le premier en 1838 : « *point d'affection blennorrhagique des organes contenus dans les bourses sans engorgement de l'épididyme.* » A l'appui de cette assertion voici une statistique des plus significatives due à M. Sigmund. — Sur 1342 malades, cet auteur a observé :

Épididymite	seule	61
	avec vaginalite	856
	avec funiculite	108
	avec funiculite et vaginalite	317

La tumeur gonorrhéique des bourses est donc avant tout, et dans tous les cas, constituée par une épididymite qui peut devenir le centre de certaines lésions du voisinage, mais sans cesser d'être protopathique. C'est elle qui se montre la première, elle est aussi la dernière à disparaître.

Deux remarques sont importantes à noter :

1° Le canal déférent participe souvent à l'inflammation, mais *il est très-exceptionnel qu'il soit seul atteint;*

2° Les *épididymites doubles ne le sont jamais d'emblée.*

Il n'est pas fréquent de pouvoir examiner les lésions anatomiques de l'épididymite. Dans les quelques autopsies qui se sont offertes à l'observation on a trouvé : Le canal déférent augmenté de volume dans une étendue variable, sa cavité diminuée ou obstruée par une matière d'un blanc jaunâtre, les parois tapissées de vaisseaux très-développés; l'épididyme volumineux, d'un rouge plus ou moins foncé, contenant parfois un dépôt de matière semblable à celle du canal déférent; la vaginale renferme un peu de sérosité roussâtre; enfin le testicule présentant un degré quelquefois considérable d'hypérémie.

Quelques faits ont montré des lésions non constantes, mais de même nature dans les vésicules séminales et les différentes tuniques des bourses.

Dans une autopsie faite par M. Gaussail sur un malade mort pendant une orchite blennorhagique, les vésicules séminales étaient distendues par du sperme épais; celle du côté malade était plus volumineuse et plus dure.

§ 4. — PRONOSTIC.

Les conséquences de l'épididymite sont l'*aptitude aux récidives*, sur laquelle nous avons précédemment insisté, et la *stérilité de l'organe lésé.*

Des observations très-nombreuses[1] ont établi que les malades autrefois atteints d'une double inflammation de l'épididyme ont perdu l'élément essentiel à la fécondation : le spermatozoïde. Une barrière existe entre le testicule et les conduits vecteurs du sperme.

Les travaux de Gosselin, Godard et Liégeois ont particulièrement éclairé l'histoire de ces altérations qui peuvent frapper la tête ou la queue de l'épididyme, le conduit déférent, et les canaux éjaculateurs.

Dans le seul cas où la lésion a son siége sur le globus major, grâce à la multiplicité des vaisseaux efférents, le sujet échappe à la stérilité.

En s'aidant d'injections fines à l'essence de térébenthine colorée et de l'examen microscopique, Gosselin est arrivé à démontrer que si beaucoup d'oblitérations sont complètes, on en rencontre un bon nombre d'incomplètes, qui n'en constituent pas moins des

[1] Godard, *Étude sur la monorchidie et la cryptorchidie de l'homme* (*Comptes rendus et mémoires de la Société de biologie*. Année 1856, p. 105. Paris 1857).

obstacles absolus au passage des zoospermes. Ces derniers se voient en effet dans le canal de l'épididyme tortueux et distendu, et manquent dans le canal déférent. Et cependant l'injection parvient presque toujours à franchir le point d'arrêt, qui n'est en général constitué que par un rétrécissement.

Cet état est susceptible d'amélioration lorsque l'on parvient à éteindre dans son foyer le processus inflammatoire. La diminution puis la disparition de l'engorgement épididymaire en sont l'indice presque certain. Mais faire résorber les produits plastiques épanchés, élargir un canal normalement fort étroit, resserré encore par la sclérose de ses parois, n'est pas chose facile, et la guérison ne se peut obtenir qu'à ce prix. Aussi voit-on parfois la tuméfaction se dissiper, mais l'infécondité persister.

En réunissant aux cas de Liégeois ceux de Godard et de Gosselin, et deux autres qui nous sont personnels, nous obtenons les résultats suivants :

			Retour des spermatozoïdes
Dans	25 cas	de Gosselin	5 fois
—	35	de Godard	1
—	23	de Liégeois	2
—	2	de Jullien	1
	85		9

Sous ce rapport le pronostic de l'épididymite survenue pendant la gonorrhée est donc particulièrement grave. Toutes les fois que Liégeois a noté l'absence de zoosperme, l'affection était blennorrhagique. Sur sept cas au contraire où il a vu le retour de l'élément fécondant s'effectuer, deux seulement reconnaissaient une telle origine ; encore s'étaient-ils montrés bénins, ce qui conduit à établir une différence capitale entre les chaudepisses tombées dans les bourses, suivant qu'elles sont intenses ou légères. Dans le dernier cas seulement en effet, les voies séminales sont susceptibles de redevenir perméables, si même il est prouvé qu'elles aient jamais cessé de l'être. Quel argument en faveur de l'opinion que nous défendrons plus loin, qu'il faut combattre vigoureusement l'élément inflammatoire !

On a prétendu que les malades n'éprouvaient jamais de modification apparente dans l'accomplissement des fonctions génitales. Ce fait n'est pas absolument exact ; dans quelques cas les testicules offrent une diminution de volume considérable, plus rarement ils subissent une *atrophie complète ;* l'affaiblissement des facultés viriles en est la conséquence. Dans un cas cité par M. Rollet, en même temps que les testicules s'atrophiaient, tous les poils, sauf les cheveux, tombèrent, pour être remplacés par un léger duvet, et la voix devint plus grêle, comme avant la puberté.

Même en l'absence de tout phénomène de régression, la génération des spermatozoïdes se tarit à la longue, et la sécrétion continuant néanmoins à se faire, n'aboutit plus qu'à la production d'un liquide qui, n'étant pas excrété, se résorbe insensiblement au fur et à mesure qu'il s'en forme une nouvelle quantité.

Un fait remarquable, c'est que la *quantité* de liquide fourni alors par l'éjaculation n'est pas moins considérable qu'à l'état normal. Les liquides, qui dans les conditions habituelles s'unissent à l'humeur testiculaire pour constituer le sperme, sont même quelquefois sécrétés en plus grande abondance. L'odeur n'est point changée, le liquide reste opalin, blanchâtre, parfois même devient laiteux et comme purulent, coloration qui peut lui être donnée par les granulations graisseuses prostatiques et des leucocythes qui réfléchissent en blanc la lumière aussi bien que les spermatozoïdes.

Aussi la seule inspection ne permet-elle jamais d'affirmer d'une façon absolue si le produit éjaculé contient tel ou tel de ces éléments, sauf le cas où les globules de pus se rassemblent et forment au fond du vase un dépôt caractéristique.

A l'examen microscopique, à part les spermatozoïdes, on rencontre tous les éléments habituellement contenus dans le sperme : granulations graisseuses, cellules épithéliales pavimenteuses, cristaux de phosphate de magnésie et de phosphates amoniaco-magnésiens. Quelquefois on y voit aussi les sympexions de Robin qui se présentent sous forme de plaques polyédriques, irrégulières, de couleur grisâtre, et donnent au liquide un aspect floconneux.

Nous venons d'étudier les phénomènes consécutifs à la lésion des deux épididymes, examinons maintenant ce qui se passe *lorsqu'un seul a été atteint*. Loin de trouver, comme il était naturel de le penser, une quantité de spermatozoïdes au moins équivalente à la moitié de celle que l'on rencontre à l'état normal, on constate : 1° que les individus frappés depuis quinze ou vingt jours seulement ne présentent plus dans le liquide de l'éjaculation aucun spermatozoïde ; 2° que longtemps après la maladie on trouve toujours chez les mêmes sujets une énorme diminution de l'élément fécondant. Au lieu de rencontrer par exemple deux cents à trois cents zoospermes sous l'objectif, il est nécessaire de faire plusieurs préparations pour arriver à en découvrir un ou deux. Ce fait, absolument inconnu avant les travaux de Liégeois, démontre donc nettement que, contrairement à ce qui se passe pour nombre d'organes, les reins, par exemple, où l'atrophie de l'un est à bref délai compensée par l'hypertrophie de l'autre, *toute lésion frappant un testicule atténue l'activité de son congénère.*

§ 5. — DIAGNOSTIC.

Le diagnostic se tire sûrement des symptômes que nous avons énumérés; l'existence d'un écoulement, le début brusque, l'inflammation rapide de toutes les tuniques des bourses, sans ecchymose, en l'absence de tout traumatisme, la douleur vive, permettent toujours de distinguer la nature blennorrhagique, sans soupçonner le traumatisme, le tubercule, ni la syphilis.

Le praticien devra toujours avoir présentes à l'esprit deux choses qui aideront singulièrement son diagnostic : la première c'est que la tumeur vénérienne des bourses est infiniment plus fréquente que toutes les autres variétés d'épididymite; la seconde c'est qu'un grand nombre de sujets essayeront de nier qu'ils aient contracté un écoulement, nieront même et simuleront l'étonnement quand on leur fera constater la goutte purulente sortant de leur canal. Il saura par là combien peu leurs dénégations, même les plus catégoriques, doivent peser dans ses jugements.

Dans les cas d'*aberrantite*, à cause de sa sensibilité à la pression et pendant les mouvements, la petite tumeur peut être considérée comme phlegmoneuse, mais le phlegmon ne prend pas cette forme allongée et cette dureté, il ne reste pas aussi circonscrit. Ces caractères pourraient faire penser encore à ces tuméfactions que l'on voit se former le long de l'urèthre, et qui appartiennent à la période initiale des phlegmons péri-uréthraux ; mais on constatera alors que la petite masse est détachée de l'urèthre.

Dans les cas d'ectopie de la glande séminale, lorsqu'elle occupe l'aine, le périnée ou l'abdomen, le diagnostic présentera naturellement plus de difficulté.

Dans le premier cas, en effet, les nausées, les vomissements, la prostration, en imposent souvent pour une *hernie étranglée*, et lorsque ces symptômes manquent, la tumeur court grand risque d'être prise pour un *bubon*. Les auteurs qui ont observé des épididymites périnéales rapportent qu'il est aisé de les confondre avec un *abcès* de la région. L'étude des antécédents du malade, l'examen attentif de la région scrotale et la sensibilité spéciale du point malade devront mettre à couvert de ces erreurs.

Quant à la *péritonite*, qui est la conséquence et la trop fréquente terminaison de l'orchi-épididymite pelvienne, nous avouons que le diagnostic est, dans ce cas, singulièrement épineux, si l'attention n'est pas éveillée vers le vice de conformation du malade et l'état de sa muqueuse uréthrale.

§ 6. — TRAITEMENT.

1° *Hygiénique.* — La meilleure manière de prévenir l'épididymite est de *guérir rapidement la blennorrhagie* ; c'est là une raison de plus à ajouter à celles que nous avons fait valoir en faveur du traitement astringent. Si l'on arrête l'inflammation avant qu'elle ait atteint la région prostatique, on lui ferme le chemin du testicule et de l'épididymite, et l'on a plus à compter avec la complication. Ajoutons qu'on ne devra jamais négliger l'*usage du suspensoir*.

2° *Curatif.* — Quand il s'est agi de la thérapeutique des écoulements uréthraux, nous avons longuement énuméré et discuté un grand nombre de méthodes. Sans parler des différences individuelles, dont il importait de tenir compte, nous n'avions, en effet, à présenter aucun spécifique sur l'action duquel on pût compter dans tous les cas. En ce qui concerne l'épididymite, l'efficacité absolue d'un mode de traitement facile et pratique nous permettra d'être bref.

Nous voulons parler de la *glace*[1].

Grâce à l'application de la glace sur les tissus enflammés, la douleur est apaisée en très-peu de temps, 10 à 15 minutes dans bon nombre de cas; et la tuméfaction subit dès le premier jour une diminution sensible, qui s'affirme de plus en plus et conduit à une résolution rapide.

Introduire dans une vessie assez ample pour entourer, à l'instar d'une séreuse, toutes les parties malades, de l'eau glacée ou de la glace que l'on a soin de renouveler, tel est le manuel fort simple qui suffira constamment. Ces applications doivent être continuées et prolongées jusqu'à la disparition complète de tout signe d'inflammation aiguë (2 à 3 jours dans la plupart des cas).

Ce moyen, nous le répétons, est souverainement efficace, mais trop peu répandu. Nous le préférons à l'*abstention systématique*, qui laisse pendant plusieurs jours, quelquefois plusieurs semaines, le

[1] P. Diday, *De l'emploi de la glace contre certaines affections de l'appareil testiculaire* (*Annales de dermatologie et de syphiliographie*, t. I.)

patient en proie aux douleurs les plus vives ; aux *émétiques*, moyen fort inutile et cruel, puisqu'il faut maintenir l'état nauséeux pendant 30 ou 40 heures ; aux *émollients*, les cataplasmes n'ayant bien souvent d'autre action sur la douleur spermatique que de l'exaspérer ; aux *évacuations sanguines*, si imprudemment usitées d'une façon très-générale contre une maladie qui n'a spontanément que trop de tendance à se compliquer d'anémie. Nous le préférons aux *mouchetures de Velpeau*, destinées à évacuer le liquide épanché dans la vaginale, et qui calment, il est vrai, la souffrance, mais moins sûrement que la glace, et au prix d'une opération qui n'est pas toujours agréée par le malade. Nous le préférons surtout aux *mouchetures de Vidal*, (débridement de l'albuginée) moyen héroïque contre les tortures de l'orchite vraie, mais fort redoutable quant à ses conséquences éloignées (suppuration, abcès, fongus du testicule, destruction de l'organe).

Une fois les symptômes aigus disparus, dès que la marche se prononce vers la résolution et que le malade peut se lever, c'est à la *compression et aux astringents* qu'il faut avoir recours. Le *perchlorure de fer* rendra dans cette période d'immenses services ; c'est assurément l'astringent auquel nous donnons de beaucoup la préférence. On l'emploie soit en solution, soit en pommade. On en recouvre le scrotum, que l'on place ensuite dans un suspensoir tapissé d'ouate à sa partie interne. Disons aussi que nous avons eu bien des fois à nous louer du même médicament administré à l'intérieur, à la dose de 20 à 30 gouttes. C'est, sans doute, en tant que tonique et reconstituant du sang qu'il agit alors.

Contre les engorgements chroniques, nous voyons reparaître la multiplicité des moyens, qui trahit les incertitudes de la thérapeutique : *teinture d'iode et iodure* tant à l'intérieur qu'à l'extérieur, vésicatoires volants, emplâtres de ciguë, de Vigo, pommade à l'iodure de plomb, compression par bandelettes de diachylon ou collodion, tels sont ceux qui ont été le plus fréquemment vantés. Un des meilleurs et certainement des plus simples consiste dans l'emploi d'un suspensoir ouaté et garni intérieurement de taffetas gommé. Ce suspensoir a pour effet de maintenir le scrotum dans une sorte de bain de vapeur permanent, lequel suffit dans beaucoup de cas pour amener à la longue la résorption complète de ces engorgements (Langlebert). En même temps on aura soin de restaurer l'état général et de combattre les vices diathésiques, qui pourraient favoriser la persistance des lésions.

Gendrin, *Histoire anatomique des inflammations*, t. I. p. 143. Paris, 1826. — Brodie, *Clinical lecture on diseases of the testis* (London *Medical gazette*, V. t. XIII. 1834). — Marc d'Espine, *Mémoire sur l'orchite blennorrhagique* (*Mém. de la Société médic. d'observat.* Paris, 1836). — Aubry, *Recherches sur l'épididymite blennorrhagique* (*Archives gén. de médecine*, 1841). — De Castelnau, *Des engorgements syphilitiques des testicules* (*Ann. des mal. de la peau et de la syphilis.* Paris. 1844). — De Castelnau, *Observation d'orchite blennorrhagique* (*Annales des maladies de la peau et de la syphilis.* Paris, 1845). — Ricord (Notes à Hunter), *Traité de la maladie vénérienne*, 1845 et 1859, in-8. — Gosselin, *Mémoire sur les oblitérations des voies spermatiques* (*Arch. de méd.*, 1847, t. XIV-XV); *Nouvelles études sur l'oblitération des voies spermatiques et sur la stérilité consécutives à l'épididymite bilatérale* (*Archives de médecine*, 5e série, t. II, 1853). — Moseley (Samuel), *Observation d'étranglement d'un testicule par le canal inguinal* (*American journal of med. science* et *Gaz. méd. de Paris*, 925, 1849). — Vidal (de Cassis), *Orchite blennorrhagique, ses variétés, son traitement* (*Annales des maladies de la peau*, an. 1850-1851). — Follin (E.), *Études anatomiques et pathologiques sur les anomalies de position et les atrophies du testicule* (*Archives de médecine*, Ve série, t. XXVI, p. 257, juillet, 1851. — Bonnafont, *Mémoire sur le traitement des orchites par le collodion* (*Bulletin, Académ. de médecine*, t. XIX, p. 584, 1854. — Marié, *Du traitement de l'orchite par les applications de collodion* (*Gaz. des hôpitaux*, 1854). — Michel, thèse de Montpellier. — Ledwich, *Quart. journal of med. sc.* septembre 1855, Dublin. — Guyot, *Considération sur la péritonite par propagation*, thèse de Paris, 1856. — Godard, *Épididymite blennorrhagique suivie de mort, autopsie* (*Gazette médicale de Paris*, 1856). — Velpeau, *Inflammation des vésicules séminales* (*Gaz. des hôpitaux*, 1856). — Peter, *Sur un cas d'épididymite blennorrhagique suivie d'inflammation de la vésicule séminale* (*Union médicale*, 1856). — Mondelet, *Des différentes variétés d'orchites aiguës*, thèse de Paris, 1857. — Godard, *Anatomie pathologique de l'épididymite blennorrhagique* (*Comptes rendus de la Société de biologie.* Paris, 1857). — Paris, *De l'orchite inguinale* (thèse de Strasbourg, 1857). — Royer, *Des oblitérations des voies spermatiques et de la rétention spermatique* (thèse de Paris 1857). — Demarquay, *Sur l'orchite purulente et la fonte des testicules amenées par des mouchetures faites sur la région des bourses* (*Bulletin de thérapeutique*, t. LV, 1858). — Zoucas, *De l'orchite aiguë*, (thèse de Paris, 1859). — Bachelot, *De l'orchite blennorrhagique aiguë* (thèse de Paris, 1859). — Montanier, *Gazette des hôpitaux*, p. 106, 1858. — Edwards, *Edinburgh medical journal*, p. 445, novembre 1860. — Berruti, *Traitement de l'orchite blennorrhagique* (*Gaz. medic. sarda*, 36, 7, 8). — Hardy, *Études sur les inflammations du testicule* (thèse de Paris, 1860). — Rollet, *Épididymite simulant un bubon chez deux malades dont le testicule était retenu dans l'anneau* (*Gaz. des hôp.*, 561, 1861). — Webster, *De la stérilité chez l'homme* (*Royal med. and chir. Society of London; Gaz. des hôpitaux*, 339, 1863). — SMITH, *On puncturing in acute orchitis* (*Lancet*, p. 149, 1864). — *Quelques mots sur l'utilité de l'exploration de la prostate dans les affections du testicule* (*Gaz. des hôpitaux*, p. 397, 1865). — CHRISTÔT-DUBUISSON, *Hydrocèle de l'épididyme* (*Gaz. médicale de Lyon* et *Gaz. des hôp.* p. 363, 1866). — DUBOIS, *Orchite indolore* (*Société de médecine pratique; Gaz. des hôpitaux*, p. 12, *janvier*, 1866). — *Orchite consécutive au cathétérisme, suppuration, mort par péritonite* (*Gaz. des hôp.* p. 133, 1867). — LAGNEAU (G.), *Recherches comparatives sur les maladies vénériennes dans les différentes contrées* (*Annales d'hygiène publique et de médecine légale*, t. XXVIII, 2e série, p. 136 et 241, 1867). — BONNIERF, *Bandage à la colle forte dans le traitement de l'orchite blennorrhagique* (*Giornale delle malattie veneree*, mars, 1868 et *Giorn. dell' Academia di medicina di Torino*, n° 6, 1866; *Gaz. hebd.* p. 463, 1868). — GOSSELIN, *Déférentite blennorrhagique* (*Gaz. des hôp.* p. 261, 1868). — FURNEAUX JURDAN, *Treatment of acute orchitis* (*Brit. med. journ.*, 203). — LIÉGEOIS, *Influence des maladies du testicule et de l'épididyme sur la composition du sperme* (*Annales de dermatologie*, t. I, p. 410, 1869, et *Société de chirurgie*, 1869). — DIDAY, *De l'emploi du froid dans certaines affections des testicules* (*Annales de syphiliographie et de dermatologie de Doyon*, 1869). — NOBLE SMITH, *Nitrate of silver in orchitis* (*British. med. journal*, 98, 1869). — BEAUNIS, *Uréthrite, orchite droite, débridement de l'albuginée, abcès du testicule, gangrène et élimination en masse de la substance testiculaire* (*Gaz. méd., Strasb.*, 1870). — GIRARD, *Traitement de l'orchite blenn. avec les lotions de nitrate d'argent* (*Arch. méd. belge*, 1870. — MAROY, *Uréthrite chronique compliquée d'orchite aiguë*, 1870. — MAURIAC (E.), *Études sur les névralgies réflexes symptomatiques de l'orchi-épididymite blennorrhagique. Paris*, 1870. — REGAZONI E APPIANI, *Della puntura della vaginale nella cura dell'orchite blennorrhagica* (*Giornale ital. delle mal. veneree*, 1870). — SALLERON, *Observation d'orchite blenn. traitée par le débridement du testicule selon la méthode de Vidal* (*Arch. de méd.*, 1870). — PAQUELIN, *Quelques mots du traitement de l'orchite aiguë* (thèse de Paris, 1870). — E. KOHN, *Inflammation du cordon spermatique sans orchite* (*Wiener medicinische Presse* et *Annales de dermat.*, t. III, p. 311, 1871). — PANAS, *Étiologie de l'hydrocèle* (*Archives de médecine*, 1872). — SCARENZIO, *Inflammazione blennoragica del cordone spermatica senza orchite*, 1872. — ROUBAUD, *Traité de l'impuissance et de la stérilité chez l'homme et chez la femme*, 2e édition, Paris, 1872; 3e édition, 1876. — BIZARRI (A.), *La soluzione di nitrate d'argento nella cura dell' epididimite blenorragica* (*Imparziale de Firenze*, 1873). — PECHENET, *Physiologie étiologique et traitement de l'anaphrodisie*, Paris, 1873. — TACHARD, *De l'orchite blennorrhagique et de son traitement par la compression* (*Revue médicale de Toulouse*, 1873). — GOSSELIN, *Leçons sur les formes insolites de l'orchite* (*Clinique chirurgicale de la Charité*,

Paris, 1873. 2e édition, 1876). — FIORANI, *Nuovo metodo nella cura delle orchiti, relaz. del Dott. Brambilla* (*Gaz. med. ital.*, 1873). — DIETTEL, *Du traitement de l'épididyme et de l'orchite*, 1873. — PICOT, *Du traitement de l'orchite par les courants continus* (*Procès-verbal de la séance de la Société médicale d'Indre-et-Loire, du 2 avril* 1874).

CHAPITRE V

PROSTATITE

La prostate peut être affectée de deux façons pendant le cours de la blennorrhagie : d'abord par la propagation du catarrhe de la muqueuse uréthrale aux glandules qui viennent s'ouvrir à sa surface, en second lieu par la congestion, l'inflammation et parfois même la suppuration du stroma fibro-musculaire qui constitue sa charpente.

Sans nier l'existence de la *forme catarrhale* isolée, qui, dans bien des cas, ne s'accompagne pas de symptômes suffisamment accentués pour être remarquée, la plupart des auteurs contemporains s'accordent à reconnaître que la véritable prostatite blennorrhagique est surtout *parenchymateuse*. (Petit, Chopart, Bell, Lallemand, Desault, Velpeau, Thompson.)

§ 1. — ÉTIOLOGIE.

Toute excitation du canal peut devenir chez un blennorrhagien occasion de prostatite. Les excès vénériens, l'abus des alcooliques, les injections caustiques ou astringentes à doses peu mesurées, les fatigues occasionnées par la marche, l'équitation, les efforts de défécation, l'usage intempestif du copahu et du cubèbe, sont les circonstances les plus fréquemment notées.

Quant aux causes prédisposantes, l'*âge avancé* paraît jouer un certain rôle ; on rencontre, en effet, assez souvent cette affection chez des sujets âgés de plus de 30 ans.

Comme l'épididymite, comme la cystite, l'engorgement prostatique survient bien rarement avant le troisième septénaire de la blennorrhagie, avant qu'elle n'ait gagné les profondeurs du canal. Les faits de Tagand et de Favre, dans lesquels elle se serait montrée dès le sixième jour, sont absolument exceptionnels.

§ 2. — SYMPTOMATOLOGIE.

Dans un premier degré qui répond à la *congestion de l'organe*, le malade éprouve de la pesanteur et comme une sensation d'enflure du côté du rectum ; la défécation est douloureuse, il y a un peu de dysurie. La maladie peut se borner à ces manifestations souvent confondues avec les autres symptômes de la blennorrhagie, et disparaître, comme elle est venue, brusquement. Mais fréquemment aussi, tous les symptômes augmentent d'intensité; à l'endolorissement vague qui occupait la région succèdent des douleurs lancinantes, pulsatiles, presque continues; la station assise n'est plus possible, le malade se tient couché sur le dos, les jambes et les cuisses fléchies.

La prostate, en se développant, comprime le canal et détermine une *rétention d'urine* plus ou moins complète, mais en même temps la muqueuse du col vésical est presque toujours le siége d'une excitation qui rend *les besoins d'uriner beaucoup plus fréquents*. Le patient est ainsi doublement tourmenté par des besoins qu'il ne peut satisfaire. Si la miction est restée encore possible, le jet est grêle, intermittent, et la durée de l'acte est d'autant augmentée. Ajoutons que l'écoulement uréthral est presque toujours notablement diminué.

Les *défécations* sont pénibles, et, pour peu qu'il y ait eu constipation, extrêmement douloureuses; dans leur intervalle le rectum est le siége d'une sensation permanente de corps étranger et de ténesme. En outre, vu la contiguïté des veines de l'extrémité inférieure du rectum et des veines prostatiques, il peut se produire une fluxion hémorrhoïdale.

Enfin, les *douleurs* qui accompagnent la prostatite ne sont pas exclusivement locales; comme dans la plupart des lésions des organes génito-urinaires, le malade souffre de névralgies réflexes dans le voisinage : cuisses, lombes, verge.

Dès l'apparition des troubles locaux, la *fièvre* se manifeste avec plus ou moins de violence, accompagnée de ses symptômes ordinaires : soif, inappétence, état saburral, insomnie, agitation.

Pour arriver à la connaissance de cet état, le chirurgien dispose de deux précieux moyens de diagnostic, le *cathétérisme* et le *toucher rectal*.

La sonde donne lieu à une atroce douleur quand elle atteint les régions pelviennes; à ce niveau sa progression devient aussi plus difficile, et peut même être absolument empêchée, si l'on n'a pas eu soin de se munir d'un instrument approprié.

Par le rectum, le doigt perçoit au niveau de la prostate une tumeur chaude, proéminente, de forme variable, plus souvent carrée, si l'inflammation a envahi l'organe tout entier. Au début, la consistance en est dure ; plus tard, en même temps que la suppuration, arrive le ramollissement de l'organe qui peut aller jusqu'à la fluctuation.

Quelques auteurs recommandent de pratiquer simultanément le toucher et le cathétérisme. Mais les vives douleurs que provoque cette manœuvre doivent en faire restreindre l'emploi.

§ 3. — MARCHE. — TERMINAISON.

C'est vers le huitième jour que, dans les cas ordinaires, le processus inflammatoire atteint son apogée. A partir de cette époque il décline et s'achemine vers la résolution, souvent entravée par le passage à l'état chronique, ou s'affirme de plus en plus pour aboutir à la suppuration.

La résolution est la terminaison la plus commune ; les symptômes s'apaisent peu à peu ; en deux ou trois septénaires la guérison est complète. Cependant les rechutes sont fréquentes : aussi le convalescent devra-t-il se montrer particulièrement attentif à toutes les règles d'une hygiène sévère, car il est presque toujours coupable des recrudescences de sa maladie.

État chronique. Engorgement chronique. Prostatorrhée — La prostatite chronique peut survenir d'emblée ou après suppuration; mais le plus souvent il n'en est pas ainsi. Après une inflammation plus ou moins aiguë, la résolution s'arrête à mi-chemin, la glande reste engorgée, dure et proéminente au toucher. Les différents symptômes de la prostatite persistent plus ou moins amendés : *sensations de pesanteur, de fourmillements et comme de mouvements vermiculaires dans l'anus et le rectum* ; dans le fond du canal, chatouillements, picotements se renouvelant de temps à autre dans la journée, surtout le matin ; quelquefois douleur sourde, obtuse, gravative ; impatience du col vésical, exigences de la vessie et besoin plus pressant d'y satisfaire; douleur au moment ou l'urine pénètre dans le canal ; jet hésitant, moins énergique, déformé, contourné en vrille et bifurqué à la fin ; impossibilité de débarrasser complétement le canal des dernières gouttes d'urine qui, par leur séjour dans sa portion prostatique, provoquent un spasme réflexe qui les élimine, sans le secours de la volonté et presque à l'insu du malade.

Ce spasme se produit parfois indépendamment de la miction, pour chasser le liquide que les follicules prostatiques irrités versent à la surface de la muqueuse, principalement après les efforts de la défécation. C'est surtout au réveil que le malade s'aperçoit de ce *phénomène d'hypersécrétion*; en pressant le canal, il peut presque toujours amener à son orifice une goutte blanchâtre ; il voit les lèvres du méat boursouflées, agglutinées ; au premier jet d'urine, il éprouve comme une sensation de décollement. Le liquide est assez variable : tantôt clair et filant, plus souvent blanchâtre et d'apparence laiteuse, assez semblable au sperme, avec lequel les malades le confondent habituellement, mais dont on le distinguera toujours, sinon à l'œil nu, du moins au microscope. Il ne présente, en effet, ni les animalcules, ni les granulations du sperme ; il a un aspect homogène et renferme :

1° Du sérum ;

2° Un grand nombre de corpuscules solides irréguliers de 0,001 à 0,002 de millimètres, de teinte jaunâtre, et fort réfringents ;

3° Des granulations moléculaires grisâtres plus ou moins nombreuses ;

4° Des cellules épithéliales prismatiques, pyramidales, quelques-unes pourvues de cils vibratils ;

5° Des concrétions calculeuses de la prostate, ressemblant à des grains de fécule, formées de plusieurs couches imbriquées, avec noyau central (fig. 7) ;

6° Quelques granulations rougeâtres d'hématosine, isolées ou fixées sur des cellules ;

7° Divers cristaux de phosphate de chaux.

Le *coït* reste souvent normal ; d'autres fois il s'accompagne d'une sensation, de déchirure ou de chaleur brûlante ressentie habituellement au fond du canal, mais qui peut aussi se propager jusqu'au méat. En dépit de ces troubles fonctionnels les rapprochements semblent, dans certains cas, améliorer l'état local, diminuer l'engorgement des tissus, apaiser la douleur et les épreintes. Mais les malades ne tardent pas à s'apercevoir que ce soulagement est éphémère, et tombent alors dans une hypochondrie que leur crainte à l'égard de la spermatorrhée vient encore accroître.

Enfin on voit quelquefois survenir des *complications du côté des voies spermatiques*; l'engorgement d'un ou de plusieurs lobes de l'épididyme et, plus rarement, du testicule est alors accompagné de peu de douleurs et d'une faible réaction fébrile.

Sujette à des alternatives de décroissance et de progression, susceptible de repasser à l'état aigu, sous l'influence d'un excès quelconque, la prostatite chronique présente une réelle gravité,

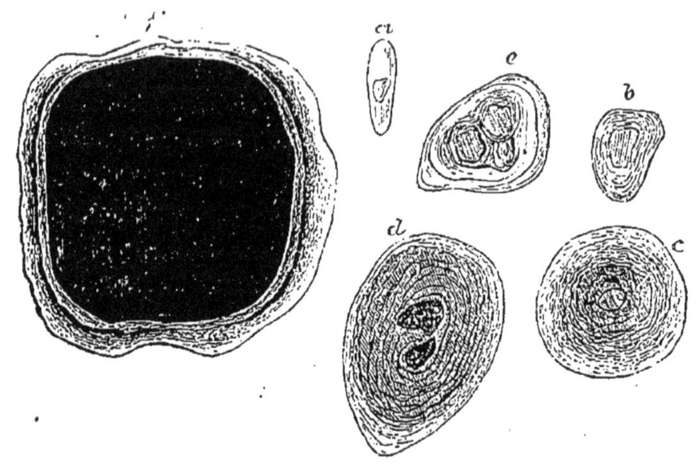

FIG. 7. — Corps amyloïdes stratifiés provenant de la prostate (concrétions prostatiques [1]).

non-seulement à cause de son opiniâtreté, car elle a une durée indéterminée, mais encore et surtout parce que l'inflammation chronique prédispose éminemment aux hypertrophies et aux tumeurs toujours si redoutables dans cette région.

Abcès de la prostate. — La suppuration de la glande est en général annoncée par des frissons, et un accroissement de la douleur pulsatile. Quand au bout de quelques jours le pus épais, d'abord disséminé en foyers miliaires, s'est réuni en une collection d'un certain volume, les troubles locaux ont augmenté graduellement d'intensité, le cathétérisme et la défécation occasionnent des souffrances que le malade voit revenir avec une anxiété de jour en jour croissante. Par le rectum, le doigt peut constater une *fluctuation* plus ou moins étendue, qui parfois est sentie jusqu'au

[1] *a*, corpuscule allongé, décoloré, homogène, contenant un corps ressemblant à un noyau ; *b*, corpuscule formé par des couches plus volumineuses ; il possède un centre pâle ; *c*, corpuscule encore plus volumineux, à plusieurs couches et à centre coloré ; *d e*, corpuscules avec deux et trois centres : *d* possède une coloration plus foncée ; *f*, concrétion volumineuse à centre volumineux, d'un brun noir. Grossissement : 300 diamètres (VIRCHOW, *Pathologie cellulaire*).

périnée ; par l'urèthre, la sonde s'arrête au delà de la partie membraneuse sur un corps mou et dépressible.

Après un temps variable, les symptômes s'amendent subitement; la poche de l'abcès s'est ouverte spontanément, ou sous l'influence d'une violence mécanique accidentelle ou chirurgicale (déchirure pendant le cathétérisme, incision par le rectum) et le pus s'est frayé une issue : soit en avant, dans l'*urèthre* ou la *vessie;* soit en arrière, dans le *rectum* ou le *périnée*, parfois même en avant et en arrière, par une double ouverture. On a même cité un cas dans lequel il avait gagné le *pli de l'aine* en suivant le canal déférent [1].

Le pus est en général fétide, mal lié et visqueux. Sa quantité varie beaucoup et peut aller de 10 grammes à 40, 60 et même 250 grammes. Dans les cas simples, les parois de l'abcès se mettent à bourgeonner, puis se réunissent ; la *cicatrisation* se fait en quelques jours.

Mais les choses se passent autrement quand la *gangrène* ou la *fonte purulente* ont emporté une partie considérable de l'organe. Immobilisées à la périphérie de la loge prostatique par leur adossement aux aponévroses, les couches corticales ne peuvent pousser des bourgeons assez exubérants, et sont impuissantes à se rétracter. Il persiste donc une cavité, dont les parois se tapissent d'une sorte de membrane muqueuse. Si cette *caverne* est en communication avec la vessie ou le rectum, les déjections y peuvent séjourner; elle joue alors le rôle de réservoir supplémentaire. Quand elle s'est ouverte dans l'urèthre, elle n'est au contraire que passagèrement envahie par l'urine au moment de la miction, et le malade peut toujours la vider en exerçant une pression sur le périnée. Nous n'insisterons pas sur l'*incurabilité* d'un tel état, et les nombreuses lésions du voisinage tant aiguës que chroniques auxquelles il expose. Il constitue dans tous les cas une infirmité des plus désagréables, et la mort en est souvent la conséquence.

Il peut arriver que, après avoir déchiré l'enveloppe de la glande, le pus se répande dans le tissu cellulaire (*abcès périprostatique*). Dans les cas les plus heureux, mais non les plus fréquents, il prend la direction du périnée, où le chirurgien lui donne une issue. Mais d'autres fois il gagne le rectum, la fosse ischio-rectale, le périnée, les bourses, et même la partie supérieure des cuisses, ou bien il chemine dans le tissu cellulaire sous-péritonéal, qu'il décolle parfois jusqu'au rebord des fausses côtes.

[1] Pigeaux, *Bulletin de la Société anatomique*, 1830.

Rien de plus variable que la marche et la durée de ces lésions; la *cicatrisation* et la *guérison complète* surviennent à bref délai, après le débridement des abcès périnéaux de petit volume, exempts de complication. Les *suppurations intarissables*, les *fistules*, la *péritonite*, la *pyohémie*, l'*infection putride*, sont au contraire les trop fréquentes conséquences du cheminement du pus. M. Guyon a rapporté trois cas de mort due à des abcès périprostatiques dont les fusées, en dépit des plus hâtifs efforts pour en limiter la progression, avaient atteint la fosse ischio-rectale, la cuisse et les fausses côtes. Il est vrai qu'il n'en est pas toujours ainsi, et que la nature fait preuve dans certains cas d'une singulière puissance de réparation. Nous en trouvons un exemple bien remarquable rapporté par M. Munchmeyer [1].

En 1839, un cordonnier de cinquante-six ans eut un abcès de la prostate qui, s'étant ouvert dans le tissu cellulaire du périnée, se termina par la perforation de la paroi postérieure de l'urèthre, l'infiltration de l'urine dans la peau du scrotum et du périnée, la gangrène d'une grande étendue des tégments, et la dénudation partielle des testicules. Les eschares étant tombées et ayant laissé à leur suite un large ulcère avec une fistule urineuse, celle-ci s'est fermée par les seuls efforts de la nature, la plaie s'est cicatrisée, l'urine a repris son cours par le canal de l'urèthre, et le malade s'est complétement rétabli.

§ 4. — ANATOMIE PATHOLOGIQUE.

Dans une *première période* l'organe est tuméfié, dur; à la coupe son tissu paraît gorgé de sang ; par la pression on fait sourdre un liquide rougeâtre, composé de sang, de lymphe plastique, de liquide prostatique et de quelques globules de pus : *un peu plus tard*, le pus est collecté en petits foyers qui correspondent aux culs-de-sac glandulaires. L'inflammation est alors à la fois et catarrhale et parenchymateuse. Mais bientôt la lymphe continuant à s'épancher, le pus se forme au sein même du stroma, et se réunit en un foyer volumineux unique, ou en plusieurs petits dépôts disséminés dans toute l'étendue de la glande. Ce pus est visqueux et adhérent, parfois mêlé de caillots.

A la surface de la région prostatique du canal se voient habituellement les lésions de la gonorrhée, accrues encore par l'inflammation du voisinage. La muqueuse dépolie offre en cer-

[1] Munchmeyer in *Hufeland's*, *Journal der practischen Heilkunde*, continué par Osann, 1839. Cahiers de juin et juillet.

tains points l'aspect velvétique, en d'autres elle est ulcérée. Elle peut présenter aussi une exsudation plastique blanchâtre, fort adhérente, sorte de pseudo-membrane inflammatoire.

Dans la *prostatite chronique*, le volume de l'organe est, soit diminué, soit accru. Les abcès sont moins disséminés et plus volumineux qu'à l'état aigu. Les canaux glandulaires sont remplis de pus. La muqueuse présente un aspect inégal et une coloration ardoisée.

L'*abcès* est d'un volume variable; tantôt il occupe toute la glande, comprimant et détruisant son tissu, distendant son enveloppe, entourant d'un bourrelet purulent le canal qui passe, comme un pont, de la portion membraneuse à la vessie; d'autres fois au contraire confiné à un lobe, tapissé d'une mince couche de matière plastique à un degré plus ou moins avancé d'organisation (fig. 8), sa cavité renferme à peine 3 ou 4 grammes de liquide. C'est tout ce que nous permettent de savoir à ce sujet les peu nombreuses autopsies rapportées par Thompson, Guyon, Civale.

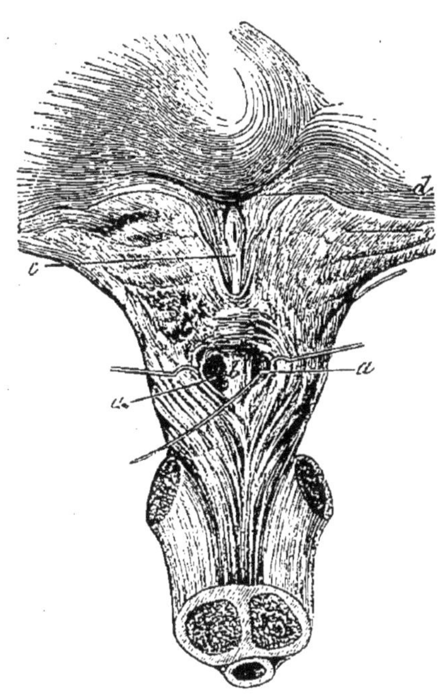

8. — Abcès de la prostate[1].

Il est à remarquer que la *marche des abcès chroniques* est souvent fort lente. Civiale a parlé d'un abcès qui n'aboutit à se crever spontanément, chez un septuagénaire, que trois ans après l'action de la cause à laquelle on le rapportait. Velpeau attribuait ce fait à la vitalité obscure de la masse prostatique, explication qu'on ne saurait admettre aujourd'hui.

Le mode de formation des *cavernes* est des plus simples; Après gangrène ou suppuration, le tissu détruit est éliminé, il ne reste plus qu'une poche, tantôt unique, tantôt à plusieurs compartiments communiquant entre eux. Son volume est assez considérable, et peut atteindre celui d'un œuf de dinde. Souvent la cavité s'est

[1] *a*, *a*, cavité de l'abcès au milieu de laquelle est l'urèthre; *b*, *c*, bec de la sonde dans la portion prostatique de l'urèthre élargi. (Civiale, *Maladies des organes génito-urinaires*, t. II p. 429.)

établie entre les parois fibreuses et les restes de la glande. Au niveau de la caverne, les parois de l'urèthre peuvent être criblées d'ouvertures, ou bien n'en présentent qu'une seule qui parfois occupe toute l'étendue de la région.

Deux conditions s'opposent à la guérison des cavernes : 1° la rigidité des lames fibreuses qui forment leurs parois, et les empêchent de se rapprocher; 2° la présence à leur intérieur d'une membrane pyogénique, sorte de muqueuse dont les faces ne se prêtent nullement à une adhésion réparatrice, et laissent suinter un liquide qui délaye les matières trop irritantes, et prévient le retour des accidents inflammatoires. Voilà pourquoi les cavernes ne guérissent point spontanément, et laissent les malades exposés aux infiltrations, aux fistules, et en tout cas au dépérissement qu'entraînent fatalement les troubles de l'excrétion urinaire et la persistance de la suppuration.

§ 5. — DIAGNOSTIC.

Ce n'est guère qu'avec la *cystite* que l'on peut confondre l'inflammation de la prostate. Ce diagnostic a été fait précédemment; nous n'y reviendrons que sur quelques points. On ne devra jamais manquer d'examiner attentivement la façon dont s'exécute la miction. Le mieux est de faire uriner le malade devant soi en deux vases destinés à recevoir l'un la première, l'autre la seconde moitié de ses urines. S'il y a prostatite, le premier seul contiendra des détritus purulents ou muqueux. S'il y a cystite au contraire, les dernières gouttes d'urine entraîneront le dépôt rassemblé dans le bas-fond vésical, et le contenu du deuxième vase sera trouble et épais.

Quand on se trouve en présence d'un écoulement chronique, il importe de rechercher dans quelle partie de l'urèthe il prend naissance. Voici comment on y parviendra. On explorera d'abord la partie pénienne en pressant d'arrière en avant sa face inférieure avec la pulpe digitale; si l'on fait sourdre du pus, c'est l'avant canal qu'il faut suspecter, sinon, on renouvelle la même pression mais en allant de l'anus au gland; qu'une goutte vienne affleurer le méat, on sera sûr que la lésion est profonde. Reste à discerner si elle vient de la prostate. Le doigt introduit alors dans le rectum devra comprimer la glande, puis on pratiquera à nouveau la petite manœuvre exploratrice, toujours en commençant aussi en arrière que possible; si le doigt amène un produit morbide, le siége du mal est dans la prostate.

Mais il est bon d'être prévenu que la prostatite a pu, dans certaines circonstances, se développer, arriver à suppuration, et même amener la mort du malade, sans qu'aucun symptôme en ait décelé l'existence. De ce nombre est un cas sur lequel le docteur Pitman[1] a naguère appelé l'attention. Ce ne fut qu'à l'autopsie que l'on découvrit un vaste abcès entre cette glande et le rectum.

§ 6. — TRAITEMENT.

Prostatite aigue. — Avant tout on doit s'efforcer d'enrayer la marche de l'inflammation.

Parmi les antiphlogistiques, on donne généralement la préférence aux *saignées locales*. Dix ou quinze sangsues sont appliquées sur le périnée, au pourtour de l'anus. On a même proposé de les placer directement sur la paroi rectale, soit au moyen de tubes spéciaux[2] soit au moyen d'un large spéculum fermé à son extrémité, et pouvant s'ouvrir longitudinalement grâce à une plaque mobile glissant sur la face contiguë à la prostate.

La saignée doit être suivie d'un *bain de siége chaud*, dont la durée n'excédera pas quelques minutes (5 à 10) et la température 36° au début, et 39 ou 40 vers la fin. Au sortir du bain de siége on appliquera sur le périnée un large cataplasme ou une flanelle bien chaude. Le bain de siége peut être souvent répété. Il a pour but de relâcher et de gonfler les vaisseaux de la peau en l'impressionnant vivement d'une façon douloureuse, et d'exciter une diaphorèse générale et une congestion temporaire des surfaces externes du bassin, d'où résulte un dégorgement des parties profondes.

En même temps on surveillera l'état général, on *entretiendra la liberté du ventre* au moyen du tartre stibié en lavage (Thompson) à la manière des Anglais, ou mieux des purgatifs minoratifs (huile de ricin, magnésie, sels neutres). On calmera la douleur par : *a.* des *suppositoires* au beurre de cacao avec addition de jusquiame, de belladone ; *b.* des *lavements* où l'on fait entrer en quantité variable : camphre, chloral ou belladone ; *c.* des *onctions* sur le périnée : onctions mercurielles, opiacées, etc.; *d.* l'*administration à l'intérieur* des mêmes médicaments, en évitant toutefois de prescrire l'opium qui a la fâcheuse propriété d'augmenter la tendance à la constipation. Rollet vante les effets des boissons émollientes, telles que tisanes de graine de lin, de guimauve, d'orge, auxquelles il conseille d'adjoindre du nitrate de potasse.

Tel est le traitement classique de la prostatite. Pour nous, sui-

[1] Pitman, *London Lancet*, p. 69, american edition, Janury 1861.

[2] *The Lancet*, vol. XXXIX, p. 645 et vol. LX, p. 299.

vant la voie ouverte par Diday et Horand (de Lyon), nous n'hésiterions pas à user contre cette maladie du moyen qu'ils ont si heureusement appliqué au traitement de l'épididymite et de la cystite : la *glace*. Les précautions nécessaires à l'emploi de cette substance ayant été exposées dans d'autres chapitres, nous ne les développerons pas ici. Renfermée dans un sac de baudruche bien graissé, la glace doit être introduite dans le rectum, où elle est maintenue et renouvelée pendant dix-huit à trente heures. Si la glace manque ou cause par son introduction de trop vives douleurs, on tentera l'action de *lavements d'eau froide ;* en même temps que la phlegmasie locale, on combat ainsi très-efficacement la fièvre qui est toujours très-intense au début de la prostatite. Cette méthode, il est vrai, n'a point encore reçu la sanction de la pratique. Le raisonnement et l'analogie, qui nous l'ont dictée, nous permettent cependant de la proposer avec confiance.

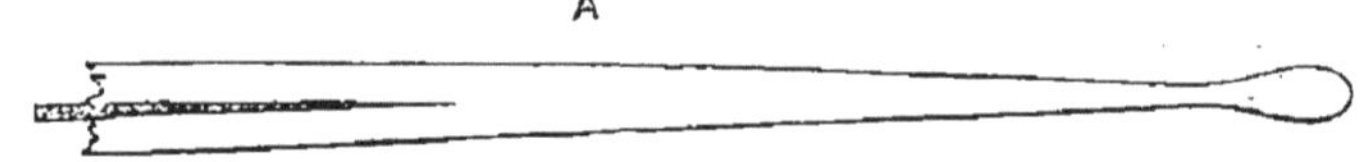

FIG. 9. — Bougie française flexible avec son mandrin de plomb mobile.

Quand la miction spontanée est devenue impossible, qu'on a vainement tenté de la provoquer à l'aide d'un bain prolongé, on évacue le contenu de la vessie au moyen de sondes molles de 4 à 6 millimètres de diamètre. Les instruments coudés en forme de béquille sont forts commodes, mais on peut les remplacer par des sondes droites ordinaires, flexibles, à bout renflé supporté par un col, contenant à leur intérieur un mandrin qui s'arrête à 5 ou 6 centimètres environ de leur extrémité (Langlebert) (fig. 9). L'obstacle créé par la tuméfaction de la prostate est ainsi très-aisément surmonté ou contourné. Comme on peut s'en convaincre en jetant les yeux sur la figure 10, cette disposition permet en effet, une fois la sonde parvenue au niveau de l'obstacle, de continuer la pression, grâce à la rigidité du corps de l'instrument, sans craindre qu'il se recourbe sur lui-même. Au point où le mandrin cesse, la bougie se plie et, s'enga-

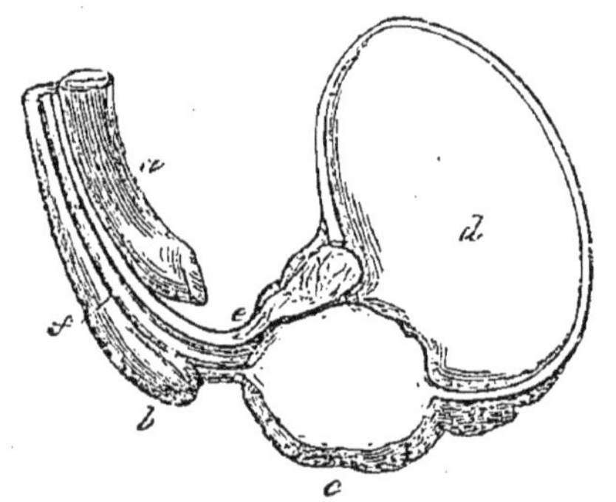

FIG. 10. — Schéma destiné à faire comprendre la déviation de l'urèthre sous l'influence de la prostatite.

geant sur le plan incliné formé par la face antérieure de l'abcès, pénètre dans la vessie.

On pourrait aussi faire usage du cathéter articulé de M. Squire (de Baltimore), et mieux encore de ceux qu'à préconisés récemment le docteur Francesco Parona (de Novare). Ces instruments présentent une première partie rigide, tandis que l'extrémité vésicale peut, grâce à une vis dont la tête se trouve placée sous la main du chirurgien, prendre différentes courbures et se glisser, comme un serpent, dans la route sinueuse qui conduit dans le réservoir urinaire.

Quoi qu'il en soit, l'usage de la sonde à demeure doit être absolument proscrit.

Si malgré ces moyens il arrivait qu'on ne réussît pas à trouver le chemin de la vessie, et que, vu l'état nerveux du malade, on ne pût prolonger des tentatives toujours fort douloureuses; que d'autre part l'évacuation devînt urgente, on ne devrait point hésiter à pratiquer la *ponction de la vessie*. Les instruments de Dieulafoy et de Potain rendent du reste cette petite opération absolument innocente.

Abcès de la prostate. — Nous nous sommes précédemment étendu sur les dangers de l'évolution spontanée des abcès prostatiques. Profiter des tendances favorables vers la guérison, obvier à leur mauvaise direction, tel doit être le rôle du chirurgien, rôle, comme on le voit, essentiellement actif.

L'*ouverture par le périnée* présente deux avantages considérables : l'intégrité des réservoirs naturels, et la déclivité du trajet; mais elle est difficile à pratiquer. Aussi actuellement n'y a-t-on recours que secondairement, quand on n'a pas ouvert assez tôt une autre voie au pus. Pour la pratiquer, on fait, comme pour la taille, une incision sur la ligne médiane du périnée, à 18 millimètres environ en avant de l'anus : le doigt introduit dans le rectum sert de guide au bistouri qui doit chercher le pus à une profondeur de 3, 4 et même 5 centimètres.

Par le rectum, après avoir reconnu le lieu de la fluctuation et trouvé un point dépourvu de branches artérielles, on glisse sur l'index, préalablement introduit, soit un bistouri caché, soit un bistouri dont la pointe est garnie d'une boule de cire, et l'on incise la paroi dans une étendue convenable. On pourrait aussi se servir de l'instrument connu sous le nom d'*ongle chirurgical*. La guérison est en général très-prompte. La persistance de fistules borgnes, internes, est extrêmement rare.

Par l'urèthre. Il arrive parfois pendant le cathétérisme que le bec de la sonde heurte et déchire la paroi prostatique, et livre une issue au pus. Ce résultat, qui s'est souvent produit accidentellement, le chirurgien doit chercher à l'obtenir, si l'abcès tend à proéminer du côté des voies urinaires. On essayera d'abord avec la sonde cylindrique en métal. Si la poche résiste, on exercera quelques efforts modérés avec une sonde conique (fig. 11). Au besoin

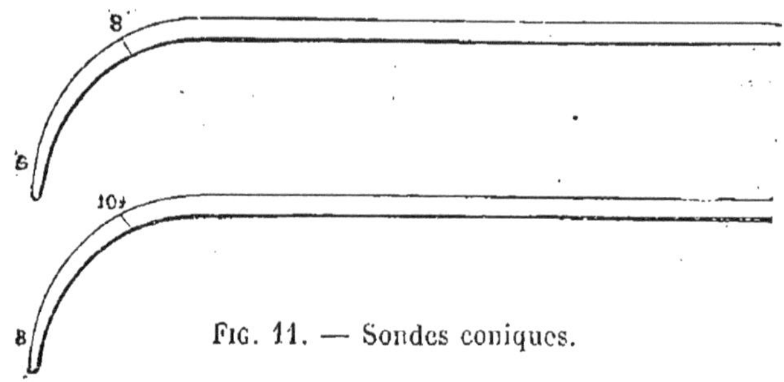

Fig. 11. — Sondes coniques.

le doigt porté dans le rectum presserait sur la protaste et la pousserait à la rencontre de l'instrument. En cas d'insuccès il faut temporiser.

Si l'abcès fait saillie *dans la vessie*, c'est en promenant le bec de la sonde sur les côtés du trigone vésical à l'origine de l'urèthre qu'on cherchera à déterminer la perforation.

Prostatite chronique. — Le traitement de la prostatite chronique comprend divers moyens tels que le *froid*, la *révulsion*, les *topiques locaux*, les *courants continus* et les *médicaments internes*.

A. Le *froid* sous toutes ses formes a rendu des services aux différents degrés de la prostatite chronique. C'est ainsi qu'on emploiera avec avantage : Les *lavements* d'eau froide (150 à 200 grammes d'eau à 9°) qui présentent l'avantage de procurer des garde-robes, en stimulant la contractilité de l'intestin et la tonicité des organes du petit bassin; les *grands bains* d'eau tiède, fraîche, froide même, si le malade peut la supporter, pris tous les deux jours, voire tous les jours, bains de siége ou bains généraux, préférablement sulfureux (eaux d'Aix), bains de rivières, et surtout bains de mer; les *douches locales* (sur le périnée) ou générales, simples ou médicamenteuses. Civiale vantait particulièrement la douche sulfureuse sur le périnée.

B. La *révulsion sur le périnée* aide beaucoup à l'absorption lente des produits pathologiques. Nous signalons parmi les moyens auxquels on peut la demander : les *pommades résolutives* : au mercure, à la belladone, à l'iodure de plomb, à l'iode ; le *vésicatoire*. Thompson vante le *vinaigre de cantharides* ou liqueur épispastique de la pharmacopée anglaise, ou l'application répétée du nitrate d'argent. Ce dernier moyen est d'un emploi facile et fort peu douloureux : les *sétons*, moyen violent et cruel, abandonné aujourd'hui ; les *ventouses* scarifiées.

C. Les *topiques locaux* peuvent être portés sur la prostate, soit par l'anus, soit par l'urèthre, grâce aux moyens suivants : *suppositoires*, porte-remèdes Raynal, qui offrent l'avantage d'être bien supportés et de fondre lentement ; *bougies médicamenteuses*. (Voir aux chapitres précédents) ; *instillations uréthrales*. Ce dernier procédé, dû à M. Guyon, est basé sur la résistance spéciale du sphincter de Wilson. On choisit une bougie à boule, à laquelle est adaptée une seringue Pravaz, grand modèle, préalablement remplie d'une solution aqueuse de nitrate d'argent au 50me, et on l'introduit en ayant soin de faire pénétrer l'œil de l'instrument jusqu'au niveau de la région prostatique. Il ne reste plus alors qu'à faire accomplir au piston autant de tours que l'on veut instiller de gouttes. Le liquide se répand et séjourne dans la région malade. Ces instillations peuvent être renouvelées tous les jours.

D. Les *courants continus*. s'appliquent en mettant le pôle négatif en communication avec la face antérieure du rectum, au niveau de la prostate, à l'aide d'un excitateur courbe, à renflement ordinaire, et le pôle positif est appliqué sur le plancher périnéal ; ainsi portée sur le point malade, l'électricité a donné d'heureux résultats entre les mains de M. Moreau-Wolf et Chéron.

E. Les *médicaments internes* sont de plusieurs ordres : *a. balsamiques*, térébenthine, copahu, cubèbe, tolu, etc ; *b. antispasmodiques*, bromure de potassium, camphre, bromure de camphre ; *c. résolutifs*, iodure de potassium, préparations mercurielles ; *d. modificateurs des urines*, bicarbonate de soude, eaux alcalines, de Contrexeville, etc.

Everard Home, *Traité des maladies de la glande prostate*, trad. de l'anglais, par L. Marchand. Paris, 1820, in-8°, avec 4 pl. — Pigeaux, *Abcès de la prostate ouvert au pli de l'aine* (*Bull. de la Société anatomique*, 1830). — Begin, *Dictionnaire de médecine et de chirurgie pratiques*, art. Prostatite, t. XIII. Paris, 1835. — Munchmeyer, *Hufeland's Journal der practischen Heilkunde*, continué par Osann. Juin et juillet, 1839. — Velpeau, *Dictionnaire de médecine* en 30 vol., art. Prostate, t. XXVI. Paris, 1842. — Vidal (de Cassis), *Accidents de la blennorrhagie, prostatite aiguë* (*Annales de la chirurgie franç.*, t. XII, p. 257, novembre 1844). — De Castelneau, *Prostatite blennorrhagique produisant une rétention d'urine* (*Annales des maladies de la peau et de la syphilis de Cazenave*. Paris, 1844). — Bertherand, *Abcès prostatiques, cause de dysurie, ouverts dans le cathétérisme*. (*Gaz. méd. de Paris*, p. 53, 1851). — John Adams, *Anatomy and diseases of the prostate*, 2e édit. Londres, 1853. — B.-J. Béraud, *Des maladies de la prostate*, thèse de concours. Paris, 1857, avec fig. — Ledwich, *Dublin, Quarterly Journal*, aug. 1857. — Steinlin, *Sur la dilatation des conduits excréteurs de la prostate*. (*Union médicale*, p. 124, 1857). — Civiale, *Traité pratique sur les maladies des organes génito-urinaires*, 3e édit., t. II, p. 166. Paris, 1858. — J. Tagand, *De la prostatite aiguë*, thèse de Paris, 1858, n° 131. — Meade, *On inflammation and abscess of the prostate gland* (*Med. Tim. and Gaz.*, p. 372, 1860). — Gross, *North American med. chir. Rev. Philadelphia*, july, 1860). — Guerlain, *De la prostatorrhée dans ses rapports avec la prostatite*, thèse de Paris, 1860. — Erichsen, *Case of death from profuse hæmaturia consequent on an abscess between the prostate and rectum* (*Med. Times and Gazette*, p. 79, 1860). — Oesterreicher, *On diseases of the prostate and their treatment at Carlsbad* (*Wiener Zeitschrift Neue Folge, in* 7, 1860). — Pitman, *Unsuspected abscess of the prostate gland in a case of Gonorrhœa with febril symptoms, fatal result*. (*Lancet*, p. 408. London, october, 1860). — Gely, *Études sur le cathétérisme curviligne et sur l'emploi d'une nouvelle sonde dans le cathétérisme évacuatif*, 1861. — Mitchell, *American monthly*, April, 1861. — Foucher, *Abcès de la prostate* (*Gaz. des hôp.*, p. 242). — A. Ott, *Cas de prostatite aiguë consécutive à des injections* (*Prag. med. Wochenschrift*, p. 300, 1864). — Deniau, thèse de Paris, 1865. — Gosselin, *Abcès prostatiques dans le cours d'une blennorrhagie* (*Gaz. des hôp.*, p. 585, 1867). — Thompson, *Pathological Transactions*, vol. V, p. 208. London, 1869. — H. Lee, *Des écoulements d'origine prostatique* (*St-Georges Hospital Reports*, vol. VI, 1871). — Squire (de Baltimore), *Vertebrated prostatic catheter* (*in American jour.* october). — J.-H. Pastureau, *Des abcès de la prostate.*, thèse de Paris, n° 413, 1872. — Kraus, *Des maladies de la prostate* (*Gaz. des hôp.*, p. 395, 1872). — Dubreuil, *Abcès péri-uréthral et péri-prostatique* (*Bull. de la Soc. de chirurgie* et *Gaz. des hôp.*, p. 623, 1872). — Bouloumié, *Considérations générales de la pathogénie des maladies de la prostate*. Paris, 1874. — Félix Guyon, *Lecons orales* de l'hôpital Necker. — Francesco Parona, *Del cateterismo nelle alterazioni prostatiche*, Novara, 1873. — Hutchinson, *The treatment of prostatic retention of urine*, (*Lancet*, june, 1873). — H. Thompson, *Traité pratique des maladies des voies urinaires*, trad. par E. Martin, Labarraque et Campenon, 2e part., chap. III. Paris, 1874. — S. Pozzi, *Des fistules de l'espace pelvi-rectal supérieur*, thèse de doctorat. Paris, 1874. — Scarenzio, *Casi d'iscuria d'affezione prostatica trattati colla puntura capillare* (*Gaz. med. Ital. lombard.*, 1874). — E. Schwartz, *Fistule uréthro-rectale, suite d'abcès de la prostate* (*Union médicale*, 1874). — Foltz, *Du lavement froid et de son action physiologique et thérapeutique* (*Lyon médical*, 1875). — H. Picard, *Note sur les inflammations et abcès de la prostate*, 1875. Thèse de Paris, 1875.

CHAPITRE VI

COWPERITE, PÉRICOWPERITE

Les glandes bulbo-uréthrales découvertes par Méry en 1684, décrites par Cowper en 1702, sont situées sur la base du bulbe, dans l'angle rentrant qui le sépare de la portion membraneuse de l'urèthre (voy. fig. 5). Leur volume est égal, en moyenne, à celui d'un noyau de cerise. A l'état physiologique, elles sont chargées de fournir pendant l'érection, principalement lorsqu'il y a éjaculation, un liquide hyalin, extrêmement filant et visqueux. Exagéré tout d'abord par Astruc et Cowper, le rôle de ces organes dans la blennorrhagie fut exactement reconnu par Hunter. Enfin en 1847, dans une très-remarquable thèse inaugurale, M. Gubler donna une description complète de leurs lésions. Signalons encore un excellent mémoire, récemment couronné à Milan, et dû à M. Amilare Ricordi.

§ 1. — ÉTIOLOGIE.

Rien de précis sur ce point. Les violences, l'équitation, la danse, le cathétérisme, peuvent, on le comprend, favoriser la propagation du processus blennorrhagique aux canaux glandulaires; mais dans le plus grand nombre des cas, ce fait se produit spontanément, quand l'uréthrite atteint la partie profonde du canal, c'est-à-dire après le vingtième jour de la maladie. La cowperite est rare, ou du moins il est assez rare qu'elle détermine des accidents qui appellent l'attention. Nous n'en relevons que cinq cas dans une statistique de six années à l'Antiquaille ; un seul est noté dans celle de Turati, de Milan, qui porte sur 6745 vénériens. La glande du côté gauche est plus fréquemment affectée que la droite.

§ 2. — SYMPTOMATOLOGIE.

a. Cowperite aiguë. — L'inflammation de la glande se manifeste tout d'abord par une *sensation douloureuse* obtuse ; la région prébulbaire est plus sensible. Surviennent ensuite le gonflement, la chaleur de la région, la rougeur de la peau. La petite tumeur se montre successivement du volume d'un haricot, d'une noisette, d'une noix ; indépendante du tissu ambiant, elle ne tarde pas à s'entourer d'une zone de peau rose, puis rouge, et à y adhérer;

elle devient le siége d'élancements; enfin la fluctuation paraît au périnée, sur un des côtés du raphé, entre le transverse et la saillie du bulbe. Après un développement plus ou moins complet de l'*abcès*, qui s'accompagne parfois d'un empâtement et même d'un phlegmon de la région antérieure du périnée (phelgmon, du reste, toujours exactement limité en arrière par le muscle transverse), tous ces phénomènes s'amendent sous l'influence d'une perforation, soit spontanée, soit chirurgicale.

Les *troubles fonctionnels* sont de peu d'importance ; la rétention d'urine ne s'observe que rarement, mais a été notée ; il est plus exceptionnel encore que la défécation soit entravée ; la fièvre est presque nulle.

L'abcès s'ouvre *au périnée*, ou bien *dans l'urèthre*, quelquefois *en ces deux points* à la fois. Dans le premier cas, la guérison est en général rapide, n'exige guère plus d'un septénaire; quand elle n'est pas retardée par quelques décollements cutanés, l'ouverture se ferme, il ne reste plus qu'un noyau d'engorgement qui ne disparaît qu'à la longue. Il n'en est pas de même dans le second cas : l'entrée de l'urine dans la poche expose à l'infiltration de ce liquide dans les tissus lâches de la racine des bourses, accident dont les conséquences sont toujours extrêmement graves.

b. Cowperite chronique. — A la suite d'une blennorrhagie certains malades conservent un *écoulement* caractérisé par l'issue de quelques gouttes d'un pus opalin, présentant la densité de l'albumine, filant et parfois spumeux comme du savon, faisant sur le linge des taches grises à aréoles jaunâtres. Au sein de ce liquide flottent épars quelques corpuscules blancs, transparents[1], ressemblant assez à des fragments d'ambre gris.

Examine-t-on cette sécrétion au microscope, on la voit composée de globules muqueux, de *cellules épithéliales*, enfin d'une matière amorphe.

Cet état persiste indéfiniment, mais à la suite de causes excitantes des phénomènes d'acuité peuvent se montrer ; le pus est alors excrété en grande abondance. Telle est la forme la plus commune de la cowperite chronique.

Dans une autre forme plus grave, le malade s'aperçoit qu'avec les premières gouttes d'urine il rejette le matin *deux filaments* de 2, 3 et même 5 centimètres de longueur, sur 1 millimètre de diamètre; ces corps tortueux gagnent le fond du vase ; si alors on les examine on voit qu'ils sont de couleur blanc grisâtre, demi-transparents, frangés à une de leurs extrémités. Au microscope, ils apparaissent constitués par de l'épithélium ; ces singuliers produits viennent de l'urèthre; on peut les amener au méat par une injection d'eau tiède, même par la simple pression du canal d'arrière en avant. Ils sont évidemment formés dans les canaux excréteurs des glandes bulbo-uréthrales par l'accumulation du mucus et des produits épithéliaux.

L'examen endoscopique, du reste, ne permet de constater qu'une rougeur diffuse de la paroi uréthrale, du bulbe au méat. Au toucher, pas d'intumescence, pas de douleur. Enfin, notons que dans tous les cas les urines ont toujours été trouvées acides.

Les *symptômes subjectifs* se bornent à quelques fourmillements du côté du bulbe ; un malade accusait une sensation semblable à celle que produirait une goutte d'eau tombant dans l'urèthre. Au premier jet d'urine, il se produit, en général, comme un petit choc, quand la colonne outrepasse le bulbe et chasse devant elle les produits solides.

Le cathétérisme détermine une cuisson plus ou moins intense.

§ 3. — DIAGNOSTIC.

a. Cowperite aiguë. — Les antécédents du malade, l'existence d'une blennorrhagie, la forme et le siége précis de la tumeur empêcheront toujours de confondre la cowperite avec un *abcès urineux*.

Le diagnostic ne présente de difficulté réelle que lorsque l'abcès s'est crevé dans l'urèthre. L'odeur spéciale du pus, la vive sensation de cuisson éprouvée par le malade au moment de la miction, enfin la possibilité de chasser par une pression exercée sur le périnée, soit l'urine, soit le pus contenu dans la poche, devront pourtant, en présence d'une blennorrhagie, éclairer suffisamment l'esprit du chirurgien.

b. Cowperite chronique. — Le *catarrhe vésical*, la *blennorrhée*, le *rétrécissement*, s'accompagnent parfois de la production de corpuscules blanchâtres, mais ces derniers sont loin de présenter les caractères de forme, de nombre, qui s'observent si régulièrement dans la cowperite. Enfin, l'examen microscopique permettra toujours de reconnaître qu'ils ne sont point formés, comme ceux dont nous venons de nous occuper, par de l'épithélium.

§ 4. — PRONOSTIC.

a. Cowperite aiguë. — L'abcès des glandes bulbo-uréthrales n'est guère redoutable par lui-même. Il peut le devenir par ses *compli-*

cations, phlegmon périnéal, infiltration d'urine, fistule uréthrale, qu'il suffit d'énoncer pour qu'on en comprenne la gravité. Ajoutons pourtant que l'intégrité du calibre uréthral, soit en arrière, soit en avant de la lésion, rend, en général, la guérison de ces fistules facile à obtenir.

b. Cowperite chronique. — La cowperite chronique doit être comptée au nombre des lésions les plus rebelles. L'impossibilité d'agir directement sur les points malades est la cause de cette *quasi-incurabilité*. Aussi, bien qu'à tout prendre les symptômes n'en soient point fort gênants, n'est-il pas rare de voir l'hypocondrie s'emparer des malades qui en sont atteints. L'état chronique est, du reste, susceptible de ramener le catarrhe uréthral sous l'influence d'une excitation minime. Beaucoup d'uréthrites qui ne dépassent pas la période subaiguë ne reconnaissent pas d'autre cause. C'est donc une menace perpétuelle que cette hypersécrétion morbide, et, comme le dit Ricordi, une étincelle toujours prête à amener un embrasement.

§ 5. — TRAITEMENT.

a. Cowperite aiguë. — Au début, on emploiera les *antiphlogistiques* et les *émollients*, sangsues et cataplasmes, onctions mercurielles belladonées. Dès que la suppuration s'affirme, *il faut ouvrir* sans temporiser. On agira de même si l'abcès menace de se faire jour dans l'urèthre ; on l'ouvrira soit d'un coup de bistouri, soit à l'aide des caustiques, vu la vascularité de la région.

b. Cowperite chronique. — L'hygiène, les remèdes généraux (toniques, reconstituants), les topiques portés sur le canal, réussissent parfois à améliorer l'état des malades atteints de cowperite, il est bien rare qu'ils le guérissent complétement. Tous ces moyens, en effet, sont impuissants à atteindre le siége du mal, et si l'usage des injections est parfois suivi d'heureux succès, c'est qu'elles agissent sur la glande comme par une sorte de révulsion. Mais quand ils sont restés inefficaces, quand surtout les filaments blanchâtres continuent à apparaître, on ne doit plus attendre la guérison que d'une seule ressource, la *destruction des canaux excréteurs des glandes*, opération dont nous devons à M. Ricordi, de Milan, et l'idée et la réalisation.

Dans la première partie de son trajet le canal excréteur des glandes bulbo-uréthrales traverse l'épaisseur du bulbe. Il devient ensuite sous-muqueux, et débouche obliquement à la surface de l'urèthre ; cette deuxième partie ne présente pas moins de 2 à 6 centimètres, quelquefois 7, le long desquels les deux canaux cheminent parallèlement à l'axe uréthral, peu distants l'un de l'autre et parfois d'inégal volume.

C'est en ce dernier point que M. Ricordi pratique leur division. A l'aide d'un instrument fort simple, sorte de canule contenant une lame carrée prête à faire saillie, il incise à plusieurs reprises, il taillade, dans une profondeur de 2 millimètres, la partie de la muqueuse qui recouvre ces conduits. Cette opération doit se pratiquer le malade étant debout; elle n'est accompagnée d'aucune douleur bien vive. M. Ricordi recommande ensuite de placer une sonde à demeure pendant un jour ou deux. Pour des raisons que nous avons exposées ailleurs, nous sommes, en général, peu partisan de cette pratique. Dans ce cas particulier, elle nous semble inutile.

Après cette opération l'on pourrait redouter soit l'*engorgement* des glandes par rétention, soit l'*incontinence* du fluide qu'elles sécrétent, par suite de la destruction du sphincter de leur orifice; les heureux succès obtenus par l'auteur dans une série déjà nombreuse d'opérations ont montré le peu de fondement de ces craintes. Après avoir, pendant quelques jours, conservé au niveau des points lacérés une tuméfaction et des nodosités que le cathétérisme suffit à faire disparaître, les opérés de M. Ricordi ont tous guéri sans complications, sans suites, et surtout sans retour possible de la maladie.

FOURNIER (Alfred), *Cowperite et péricowperite* (*Nouveau Dictionnaire de médecine et de chirurgie pratiques*, art. BLENNORRHAGIE, p. 195, 1866.— GUBLER, *Des glandes de Méry*, vulgairement *glandes de Cowper*, *et de leurs maladies chez l'homme et chez la femme*, (thèse de Paris, nº 172, 1849). — AMILCARE RICORDI, *Del catarro cronico del condotti delle ghiandole di Mery*, *commentario* (*Giornal Ital. delle malat. veneree e della pelle*). Milano, 1871. — NICOLLE, *De la cowperite*, (thèse de Paris, 1873).

CHAPITRE VII

FOLLICULITE ET PÉRIFOLLICULITE

Les parois du canal sont tapissées d'un nombre considérable de glandes, remarquables pour la plupart par l'obliquité et la longueur de leur conduit excréteur, étendu de la couche musculaire à la surface de l'urèthre. D'autre part, sur le gland, des glandes de même nature viennent s'ouvrir tout autour du méat par des pertuis extrêmement fins.

C'est à M. Diday et à Ch. Hardy qu'appartient l'honneur d'avoir, le premier en 1860, le second en 1864, attiré l'attention sur les lésions de ces organes dans la blennorrhagie.

a. Il est hors de doute que ces volumineux follicules participent à l'*inflammation gonorrhérique*, et, pour une certaine part, contribuent à la formation du pus. La face inférieure du canal, spécialement aux environs de la fosse naviculaire, où l'on sait que se concentrent les lésions de la blennorrhagie à son début, paraît parfois au toucher comme parsemée de *petites nodosités* du volume d'une tête d'épingle, d'un petit pois ; tel est le premier degré de cette affection qui, le plus souvent, ne va pas au delà d'un simple engorgement du cul-de-sac glandulaire ; lésion du reste absolument insignifiante, et qui, bien que la résolution en soit tardive, échappe souvent au malade lui-même.

Il n'en est pas de même lorsque la blennorrhagie se localise dans les *follicules du gland*. Une ouverture extrêmement étroite s'aperçoit sur les bords du méat, et, si l'on presse le gland entre deux doigts d'arrière en avant, donne issue à une gouttelette d'un liquide qui a tous les caractères physiques de l'écoulement uréthral coexistant. Si l'on sonde ce pertuis on peut en général y faire pénétrer une fine aiguille à une profondeur de 3, 5, 6 millimètres, et dans une direction parallèle à celle de l'urèthre. L'aspect de cet orifice représente exactement celui des bords du méat; tous les deux sont à la fois rouges, tuméfiés, douloureux et luisants si l'affection est très-intense, pâles et indolents si elle est subaiguë ou chronique.

Cette inflammation du follicule peut atteindre un degré d'acuité extrême, et causer parfois des douleurs beaucoup plus vives que celles de l'uréthrite. Le gland est gonflé, chaud et tendu.

La disparition de cette blennorrhagie est lente, car les médicaments employés contre l'écoulement du canal sont sans action pour la modifier. Bien plus, comme les symptômes par lesquels elle s'accuse à l'état chronique sont en définitive fort peu de chose, il n'est pas rare que des malades, qui se croient guéris, persistent à porter une lésion qui, bien que restreinte, peut devenir un foyer d'infection, ainsi que M. Diday l'a observé à plusieurs reprises.

Pour obtenir la guérison de cet état, cet auteur a proposé l'ingénieux moyen suivant : on doit se munir d'une série d'aiguilles de bas, de grosseurs diverses. Quand on est arrivé à cathétériser le follicule dont on cherche à tarir la sécrétion, on y maintient l'aiguille, que l'on chauffe ensuite avec la flamme d'une bougie jusqu'à ce que l'on entende le grésillement caractéristique qui annonce la cautérisation de la cavité. Pour protéger la muqueuse contre le rayonnement calorique, il suffit d'interposer entre le gland et la flamme un disque de papier, par le centre duquel on fait passer l'aiguille. Cette petite opération suffit généralement pour amener la guérison.

b. L'*hypersécrétion des follicules* survit parfois à la chaudepisse, et constitue une variété spéciale de blennorrhée entrevue autrefois par Swediaur, mais fort peu étudiée de nos jours. Le liquide particulièrement filant et visqueux qui forme la matière de cet écoulement est souvent mélangé de traînées de mucosine. Cette substance se présente sous l'aspect de filaments sirupeux striés, englobant en général des cellules épithéliales mélangées à un nombre variable de globules de pus.

c. Le *kyste folliculeux* n'est autre chose que la tumeur formée aux dépens d'un follicule oblitéré, tumeur assez analogue aux loupes du cuir chevelu, aux chalazions des paupières, et à certaines variétés de grenouillette, avec cette différence toutefois que son apparition suppose toujours un état aigu antérieur, soit tuméfaction de la muqueuse uréthrale, soit accolement mécanique ou cicatriciel de l'orifice des glandules ; la sécrétion, en même temps qu'elle est exagérée, ne trouve plus d'issue dans le canal. L'inflammation se trouve pour ainsi dire enfermée dans l'enveloppe de la glande. La tumeur qui se forme tient à la fois de l'abcès et du kyste. Aussi M. Hardy l'a-t-il nommée avec raison *kyste suppuré de Morgagni.*

La *marche* en peut être rapide. En quelques jours le kyste atteint le volume d'une noisette, et proémine sous la peau, où il ne tarde pas à s'ouvrir spontanément. Quelquefois on en observe plusieurs, deux, trois, et même quatre. qui se développent simultanément. Ces abcès ont peu de tendance à perforer l'urèthre quand ils restent exempts de complications ; mais, de même que ceux qui prennent naissance dans les organes de Cowper, ils peuvent s'accompagner d'une inflammation du tissu cellulaire, périfolliculite dont les conséquences souvent fort graves seront étudiées dans un chapitre ultérieur.

Dans la grande majorité des cas, la folliculite est une lésion *essentiellement chronique.* La petite tumeur se développe sans douleur, sans rougeur de la peau, sans chaleur, sans aucun phénomène d'inflammation. Elle peut persister longtemps dans le tissu cellulaire, donnant à la pression la sensation d'une petite boule mobile. Mais, sous une influence minime, (excitation, choc), et le plus communément sans cause connue, il n'est pas rare de la voir subitement s'enflammer, ulcérer la peau, et rejeter son contenu par un orifice très-étroit. Une fistule est habituellement la conséquence de cette perforation spontanée.

Traitement. — La seule conduite à tenir en présence de ces abcès, dont le diagnostic n'offre pas en général de difficulté sérieuse, consiste à les *ouvrir le plus tôt possible.* Quand la lenteur du processus a permis à l'enveloppe du follicule de s'épaissir, il est bon de l'enlever, sinon en entier, du moins partiellement. Dans ces cas là on usera avec avantage des *caustiques.* Une pastille de potasse est placée sur le sommet de la tumeur, et à travers l'eschare on introduit dans la poche un petit fragment de caustique. On peut encore, une fois l'incision faite, badigeonner la paroi interne du kyste avec une solution de perchlorure de fer. Tous ces procédés ont pour but de prévenir les fistules en détruisant complétement la poche par une suppuration à ciel ouvert.

DIDAY, *De la blennorrhagie des follicules muqueux du méat de l'urèthre chez l'homme* (*Gaz. hebdom. de méd. et de chir.*, 1860). — VENOT, *Sur les abcès au voisinage de l'urèthre* (*Journ. de Bordeaux*, 2e série, V, p. 113, mars 1860; *Annales de Sydenham*, 1860). — ARIBAUD, *Recherches sur les abcès péri-uréthraux* (thèse de Paris, 1861). — LAGNEAU, *Abcès péri-uréthraux de la partie antérieure du pénis survenus à la suite de la blennorrhagie* (*Gaz. hebdom. de méd.*, 1862). — C. HARDY, *Mémoire sur les abcès blennorrhagiques.* Paris, 1864.

CHAPITRE VIII

PHLEGMONS PÉRI-URÉTHRAUX

§ 1. — ÉTIOLOGIE.

L'inflammation de la muqueuse du canal se propage parfois au tissu cellulaire du pénis. C'est *pendant la période suraiguë* de la maladie que se produit habituellement cette complication ; cependant je l'ai observée vers son déclin, mais sous l'influence d'un excès de thérapeutique.

La *fosse naviculaire* et le *bulbe,* tels sont les deux points autour desquels se développent presque toujours les phlegmons. Il est facile de comprendre les raisons de cette localisation basée 1° sur la prédilection qu'affecte la blennorrhagie pour ces deux régions, 2° sur le grand nombre des follicules muqueux et l'abondance du tissu cellulaire que l'on y rencontre.

L'inflammation du follicule est en effet très-souvent le point de départ de ces suppurations. Nous avons déjà insisté plus haut sur cette particularité.

Le phlegmon péri-uréthral est *relativement rare*. A l'hôpital de l'Antiquaille vingt cas en six ans furent consignés sur les registres, et Turati n'en a noté qu'un seul en sept ans au dispensaire de Santa-Corona, à Milan.

§ 2. — SYMPTOMATOLOGIE.

Le tissu cellulaire ne s'enflamme pas sans une *douleur plus ou moins vive*. Cependant autour du pénis sa laxité est telle, que souvent le début passe inaperçu non-seulement du chirurgien, mais du malade. D'autres fois au contraire le malade souffre dès l'apparition de la complication.

Il serait oiseux d'énumérer en détail les caractères de ces collections purulentes ; beaucoup de ceux que nous avons exposés précédemment trouveraient du reste leur place dans cette description : empâtement plus ou moins diffus de la région ; œdème périphérique, plus tard dureté ; au bout de deux ou trois jours, tumeur ronde ayant en général la grosseur d'une aveline ou d'une cerise, quand elle siége sur les côtés du frein. Au niveau du bulbe cette tumeur affecte une configuration spéciale aplatie en arrière et s'étendant en avant le long du pénis ; on l'a comparée fort justement à une *raquette*. Ce prolongement sous-uréthral est même parfois tel, que le bulbe et le gland sont reliés par un *cordon phlegmoneux*.

Douleur en un point fixe, jet d'urine irrégulier, effilé, brisé, éparpillé, et dans certains cas *dysurie complète* par obstacle mécanique apporté à la miction ; enfin état fébrile léger, frissons, inappétence, tels sont les symptômes physiologiques les plus fréquemment notés.

L'*évolution* est rapide et régulière ; tout phlegmon péri-uréthral aboutit à la formation d'une collection purulente, dont la marche fatale est de se faire jour à bref délai soit du côté de l'urèthre, soit du côté de la peau, soit de ces deux côtés à la fois. Très-rarement en effet on les voit se terminer par résolution.

La plupart des auteurs insistent beaucoup sur le danger que présente la communication du foyer de l'abcès avec l'urèthre. L'entrée de l'urine dans la poche, sa pénétration dans le tissu cellulaire, et par suite l'*infiltration urineuse*, seraient, à les en croire, les conséquences inévitables de cet accident. C'est là une exagération contre laquelle, avec M. Fournier, nous protestons au nom de la clinique. Dans l'immense majorité des cas, nous avons vu en effet la *guérison* arriver spontanément, exempte de ces terribles complications.

Dans d'autres cas, heureusement exceptionnels, ces complications n'ont pu être évitées, et le malade a été exposé à tous les dangers de l'abcès urineux et à ses suites redoutables, en tête desquelles il convient de placer les *fistules*.

Ces fistules peuvent du reste se montrer aussi indépendamment de ces graves lésions, quand l'abcès s'est frayé une double ouverture, muqueuse et cutanée.

Au voisinage de la fosse naviculaire elles sont généralement fort étroites, l'urine ne les traverse que lentement, et vient sourdre à l'extérieur sous forme de petites gouttes perlées. Cependant la perte de substance peut être plus considérable ; il peut même en résulter un *hypospadias* dont il est toujours fort difficile d'obtenir la guérison.

Chez un malade de M. Mauriac qui avait conservé une de ces fistules, nous avons vu, sous l'influence d'une nouvelle chaudepisse, survenir un véritable écoulement blennorrhagique du trajet mucoso-cutané, lequel était fort étendu.

§ 3. — TRAITEMENT.

Au début les *antiphlogistiques* : sangsues, onctions mercurielles, cataplasmes.

Dès que l'on a la conviction que du pus s'est formé, *ouvrir sans attendre* que la fluctuation soit bien évidente, car pendant que l'on temporise la paroi uréthrale s'ulcère peut-être.

Si l'abcès est déjà ouvert dans le canal, surveiller attentivement l'état local en se tenant prêt à pratiquer une contre-ouverture au moindre symptôme d'infiltration. En même temps on aura soin d'évacuer les urines par la sonde.

Contre les fistules : les incisions, les sutures, la cautérisation, seront employées suivant des règles que je n'ai pas à traiter ici.

CHAPITRE IX

BALANO-POSTHITE

La muqueuse balano-préputiale peut, comme celle de l'urèthre, devenir le siége d'une inflammation blennorrhagique. Décrite autrefois sous le titre de *blennorrhée du gland*, *chaudepisse bâtarde*, cette maladie a reçu de Desruelles le nom parfaitement juste de *balano-posthite*, qui lui est resté.

§ 1. — ÉTIOLOGIE.

Toutes les causes que nous avons étudiées précédemment à l'occasion de l'uréthrite, sauf, bien entendu, celles qui tiennent directement de l'irritation locale due au passage des urines, se retrouvent dans l'étiologie de la balano-posthite. Parmi les *causes efficientes*, il faut donc compter l'action de certains liquides normaux ou pathologiques : pus de vaginite, d'uréthrite, de vulvite, pertes blanches, flux menstruel et agents chimiques, irritants ou caustiques. Une large place doit être faite à l'échauffement des parties, aux violences qui accompagnent le coït, la masturbation, et en général toute excitation sexuelle. Nul organe, en effet, n'est plus directement exposé que le gland aux érosions, aux déchirures, qui sont presque toujours la conséquence des excès génésiques. Aussi n'est-il pas de maladie vénérienne qui se contracte plus facilement auprès des femmes exemptes de toute affection contagieuse.

Toutefois, comme bien peu échappent à l'action de ces dernières causes, il convient de rechercher si quelques prédispositions ne favoriseraient pas son développement. Or, les prédispositions sont à la fois locales et générales.

a. *Prédispositions locales.* C'est d'abord la délicatesse et par suite la vulnérabilité que présente le gland lorsqu'il est habituellement protégé par un prépuce développé. Au contraire, est-il découvert, les frottements auxquels il est soumis fortifient son épithélium et l'endurcissent peu à peu. Il peut même devenir à tel point calleux, qu'il perd les caractères des muqueuses et devient semblable à la peau ; or, c'est là une condition éminemment favorable à la non-contamination.

Ajoutons que le prépuce au niveau de son insertion sur le gland est le siége d'une sécrétion sébacée (glandes de Tyson) fort peu abondante, à la vérité, mais qui, par son séjour sous le repli balano-préputial, où elle se mélange à des détritus constamment renouvelés d'épithélium, forme un produit parfois fort irritant. Chez les sujets peu soigneux, le smegma s'accumule tout autour de la couronne du gland sous forme de masse pâteuse, blanchâtre, d'une odeur aigre, extrêmement pénétrante et de réaction alcaline. Sans cesse macérée au contact de cette matière demi-liquide à peine défendue par un épithélium ramolli et aminci, lésée à la fois dans sa consistance et dans son épaisseur, la muqueuse offre presque à nu les couches absorbantes de ses papilles. Quel terrain propice n'est-ce point là pour l'absorption des virus et le développement des inflammations !

b. *Causes générales.* — Nous avons montré précédemment toute l'influence qu'exercent les maladies constitutionnelles sur l'apparition et surtout la marche de la gonorrhée uréthrale. Cette particularité s'observe avec plus de netteté encore à propos de la balano-posthite. M. Nystrom (de Stockholm) a constaté que dans les deux tiers des cas les sujets qu'il avait eu à soigner pour cette maladie présentaient les symptômes d'une affection constitutionnelle : *scrofule*, *herpétisme*, mais surtout *arthritisme*. Chez ces sujets la maladie peut survenir sans avoir été provoquée par aucune cause externe, ou tout au moins sous l'action de circonstances occasionnelles en apparence insignifiantes; enfin elle récidive avec une désespérante opiniâtreté ; chez certains même elle ne disparaît jamais complétement.

Sans être très-commune, la balano-posthite *n'est pas une affection rare*. Sur 1,008 cas d'affections blennorrhagiques extra-uréthrales relevés à l'Antiquaille, elle a été observée 107 fois. Relativement à celle de la chaudepisse, sa fréquence pourrait être représentée approximativement par la proportion 1/50. Les deux maladies voisines coexistent du reste fréquemment, ainsi que nous l'apprend la statistique suivante de Sigmund :

Blennorrhagie balano-préputiale seule.......	14
Blennorrhagie balano-préputiale et uréthrale.........	59
Blennorrhagie uréthrale seule........................	244

§ 2. — NATURE.

Pour nous, la balano-posthite est une affection blennorrhagique que nous définirons comme la blennorrhagie elle-même : *une inflammation de la muqueuse du gland et du prépuce, fixée sur tous ses éléments, particulièrement les lymphatiques* qui forment sur le gland un réseau fort abondant. *Chez les diathésiques* il n'en est pas toujours ainsi ; le début peut être dû à une affection cutanée, principalement l'eczéma. Chez les mêmes sujets on observe aussi cette variété d'érythème qui se produit au contact de deux surfaces sécrétantes, l'*érythème intertrigo*. Ces affections cutanées jouent un grand rôle, surtout lorsqu'il s'agit d'expliquer la facilité de la contagion dans certains cas; mais nous nous refusons à croire, à l'exemple de certains auteurs, qu'elles existent dans tous les cas, bien plus, qu'elles constituent la maladie tout entière. Certes, il faut reconnaître que la contagion est par elle-même bien peu puissante, lorsque, par exemple, le gland et le prépuce d'un blennorrhagien sont constamment soumis au contact du pus, baignent pour ainsi dire dans la matière contagieuse par excellence, sans qu'aucun phénomène morbide en soit la conséquence. Aussi bien ne doit-on pas s'attendre à voir la blennorrhagie du gland d'un développement aussi facile que celle de l'urèthre. Que l'on jette un regard sur la conformation particulière des muqueuses balanique et uréthrale, et l'on sera frappé des différences énormes qu'elles présentent : épaisseur, consistance, tout est dissemblable.

Que dire du plus ou moins de résistance à telle ou telle cause d'inflammation? Si vous injectez une solution même peu concentrée de nitrate d'argent dans un urèthre normal, vous déterminez une atroce douleur, et des phénomènes de suppuration à bref délai. Faites, au contraire, agir le même liquide, ou même une solution plus concentrée, voire le crayon de nitrate d'argent pur, sur le gland, rien de tout cela ne se passera ; nulle douleur, nulle inflammation n'en résultera ; à peine le sujet s'en apercevra-t-il. Chacun sait que tout cathétérisme est accompagné d'une sensation fort désagréable. Or passez une sonde sur le gland, la muqueuse n'en sera nullement offensée. Ces deux muqueuses, quoique de même ordre, présentent donc une notable différence; c'est là ce qui doit nous faire comprendre la rareté relative de l'inflammation pour celle qui, en définitive, est le plus exposée. Voilà la raison de cette sorte de torpeur qui est si favorable à son intégrité. Dans un chapitre ultérieur, quand nous aborderons l'étude de l'ophthalmie, nous aurons à nous expliquer l'étrange facilité de la contagion, en même temps que la foudroyante instantanéité des symptômes. Des arguments de même ordre suffiront à nous en donner la clef. Résumons-nous. La conjonctive présente une redoutable susceptibilité; celle de la muqueuse uréthrale est loin de l'égaler, celle du gland paraît presque nulle. Il n'y a rien là que de très-physiologique.

§ 3. — SYMPTOMATOLOGIE.

C'est en général *vers le collet du gland*, c'est-à-dire au point où la muqueuse est le plus délicate, que se montrent tout d'abord les lésions, quand elles sont consécutives à une cause externe. Dans tous les cas non blennorrhagiques, au contraire, l'affection commence toujours, au dire de M. Nystrom, sur la face interne du prépuce. Elle débute par de petites taches circonscrites, et se propage consécutivement aux parties voisines, soit du prépuce, soit du gland. La posthite jouerait donc le principal rôle, d'après cet auteur, la balanite n'étant que secondaire, et, dans bien des cas, ne se produisant que *per contiguitatem*.

Quoi qu'il en soit, si l'on vient à retirer le prépuce, on trouve en général, après l'avoir débarrassée du pus qui la recouvre, la surface érodée, dépolie, rouge dans une étendue variable. L'inflammation n'est point diffuse, mais se limite par des bords sinueux qui simulent assez bien les contours d'une carte de géographie. A côté d'une ulcération étendue se voient aussi nombre de petits îlots de forme variable, à bords déchiquetés, irréguliers, et rappelant plus ou moins la disposition générale concentrique des papilles.

En même temps que la maladie se développe, ces papilles dénudées deviennent saillantes, fongueuses, d'un rouge vineux, saignant facilement. C'est dans la rainure balano-préputiale que s'accumule le pus, épais, jaune verdâtre et fort odorant. Sur le gland lui-même, particulièrement aux environs du méat, il se concrète souvent en une sorte d'enduit crémeux, d'apparence pseudo-membraneuse.

Ces phénomènes sont accompagnés de picotements, de chaleur, d'une sensation incommode et persistante de démangeaison, de cuisson sous le prépuce, et surtout d'une sensibilité extrême dans les parties; quelquefois le malade souffre de *pollutions*. Il n'est pas rare de voir les ganglions se tuméfier ; exceptionnellement un état fébrile se déclare.

La marche et la terminaison sont fort variables. Au bout de huit à dix jours, quand le processus a atteint son apogée, on voit se produire quelquefois une amélioration spontanée, sous la seule influence des soins de propreté. L'écoulement diminue, les surfaces se réparent, et la *guérison* est complète au bout de deux ou trois septénaires. Il va sans dire que cette terminaison est la règle toutes les fois que l'art est intervenu, la balano-posthite étant une des affections sur lesquelles la thérapeutique a le plus de prise.

Plus rarement, au contraire, l'intensité des phénomènes s'accroît de jour en jour, les tissus sous-jacents à la muqueuse sont envahis, infiltrés de produits inflammatoires séreux et purulents; l'organe est chaud, la peau rouge et tendue, les douleurs deviennent pulsatiles, lancinantes. Après une durée d'un jour ou deux, ces symptômes peuvent s'apaiser, mais il n'en est pas toujours ainsi; la turgescence du gland augmentant toujours, il peut arriver que le prépuce, dont l'inflammation double la résistance, s'oppose à son développement. Comprimé, distendu, privé de sa nutrition par l'aplatissement de ses vaisseaux, le *prépuce se mortifie* au niveau de la couronne du gland, au point où la pression est le plus forte. L'eschare, qui présente en général la forme et l'étendue d'une pièce de deux francs, n'atteint pas le limbe du prépuce, en sorte que l'élimination faite, il semble que l'on ait enlevé une rondelle de l'enveloppe pour le passage du gland (fig. 12). Ces cas d'étranglement par suite de *phimosis phlegmoneux*, qui sont fréquents avec les chancres mous du gland et du prépuce, ne s'observent, au contraire, que bien rarement avec la balano-posthite blennorrhagique. On en a même contesté la possibilité. Tel n'est point l'avis de M. Rollet, dont les observations à ce propos ne sauraient laisser aucun doute.

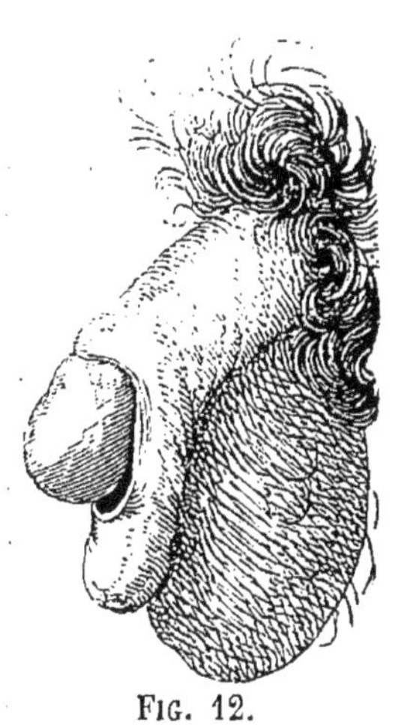

Fig. 12.

Quelquefois, soit qu'une cause locale, malpropreté, défaut d'hygiène, excitation sexuelle; soit qu'un vice constitutionnel l'entretienne, la *balano-posthite passe à l'état chronique*. Les érosions prennent l'aspect fongueux. La sécrétion persiste, mais peu abondante. Cet état, qui n'est pas grave au demeurant, peut cependant avoir des conséquences sérieuses. Les papilles du derme muqueux, celles du gland surtout qui sont fort nombreuses, subissent une hyperplasie plus ou moins considérable, deviennent proéminentes, puis forment de petites masses soit isolées, soit agglomérées, auxquelles on a donné les noms pittoresques de *choux-fleurs*, *végétations*, et plus scientifiquement, de *papillomas*.

Dans d'autres cas, la couche cellulaire sous-muqueuse est envahie par le processus d'inflammation chronique. Lentement elle s'infiltre de produits plastiques; le tissu conjonctif perd son élasticité, s'épaissit. Quand la suppuration cesse, quand le gland se répare, quand les ulcérations se cicatrisent, le prépuce reste hypertrophié, rigide, dur, ligneux, état auquel on peut donner le nom de *sclérose du prépuce.*

Enfin, il est une autre complication de la balano-posthite sur laquelle on n'a pas suffisamment, je crois, attiré l'attention; je veux parler des adhérences qui peuvent se faire entre le gland et le prépuce pendant la période de cicatrisation. Elles se bornent le plus souvent à quelques brides plus ou moins lâches, reliant deux points voisins aux environs de la rainure balanique; mais il n'est pas très-rare de leur voir occuper une étendue beaucoup plus considérable, et déterminer même dans certains cas une véritable *symphise du prépuce.* Les cas auxquels je fais allusion, et j'insiste sur ce point, peuvent se produire indépendamment de toute ulcération chancreuse, à la suite des gonorrhées bâtardes les plus simples en apparence. J'ai eu l'occasion d'en observer un consécutif à une balanite d'origine non vénérienne, dont la durée n'avait pas excédé deux mois.

§ 4. — DIAGNOSTIC.

Dans certains cas de phimosis très-étroit, lorsque du pus s'écoule par l'orifice préputial, il est assez facile de confondre *uréthrite* et *balanite.* C'est sur la douleur en urinant que le diagnostic doit, en général, s'appuyer; mais elle n'est pas toujours un signe d'une bien grande valeur en faveur de la blennorrhagie du canal, car, dans la balanite, le prépuce exubérant forme, du méat au limbe, une sorte de canal prolongé, ulcéré et douloureux pendant la miction. Toutes les fois que le limbe est trop étroit pour qu'on puisse recourir à l'examen direct du méat, le diagnostic est donc assez épineux et exige un examen des plus approfondis.

Nous nous occuperons ultérieurement des diverses lésions : *végétations, chancres mous, chancres indurés, plaques muqueuses,* qui compliquent souvent la balanite, et peuvent même en déterminer le développement par l'irritation qu'elles font naître à leur périphérie. Les antécédents du malade, les renseignements qu'il fournit sur l'étiologie de son affection, l'état des ganglions et, dans les cas de syphilis, la présence d'éruptions cutanées, aplanissent singulièrement les difficultés d'un pareil diagnostic.

Toutefois, même quand la laxité du prépuce permet un examen direct, il est une lésion syphilitique qui peut en imposer pour la balano-posthite simple : je veux parler de la variété de chancre que Langlebert a décrite sous le nom de *chancre épithélial phagédénique*. Il arrive parfois en effet que l'accident primitif s'étend sur une surface considérable de la muqueuse balano-préputiale et la couvre d'ulcérations rouges, sécrétantes, d'apparence très-superficielle, qui rappellent assez bien celles de la balano-posthite. Cette similitude a même fait croire à certains auteurs que la balano-posthite était de nature syphilitique. L'erreur est donc facile.

M. Langlebert en rapporte une qu'il a commise au début de sa pratique. Un jeune homme prêt à partir en vacances étant venu le consulter pour des ulcérations de ce genre, il crut reconnaître une simple inflammation de la muqueuse, et déclara qu'il suffirait de quelques jours de traitement pour la faire disparaître. Mais quelle ne fut pas sa surprise en apprenant que cette gonorrhée bâtarde, qui d'ailleurs avait disparu dans les délais prévus, avait été suivie au bout de cinq ou six semaines d'une roséole ne laissant aucun doute sur sa nature !

« Le fait que je viens de rapporter, ajoute M. Langlebert, ne pouvait dans l'espèce avoir de suite fâcheuse que pour le malade; mais supposons qu'au lieu d'un départ en vacances, il eût été question d'un mariage prochain... » Cette hypothèse s'est, hélas! réalisée dans un cas fort malheureux bien connu de l'auteur de ce livre, qui ne croit pouvoir mieux faire que d'imiter le loyal aveu qui précède.

M. B***, commis voyageur, vint me consulter en août 1874 pour une balanite persistante dont il attribuait l'opiniâtreté aux fatigues d'un voyage et au défaut absolu non-seulement de traitement mais d'hygiène. A l'aspect d'érosions rougeâtres, irrégulières, occupant une bonne partie du gland, sécrétant une quantité modérée de pus, je portai le diagnostic de balanite fongueuse, rassurai pleinement mon client, et ne crus pas devoir le dissuader d'un mariage dont plus de deux mois d'ailleurs nous séparaient. Un seul indice eût pu m'éclairer : l'aine gauche était le siége d'une tuméfaction plus considérable que n'en détermine habituellement la balanite; mais B*** me prévint qu'il en était porteur depuis plusieurs années, et j'eus foi en cette trompeuse affirmation si familière à ce genre de malades.

Deux mois s'écoulèrent. Trois jours avant son mariage, B*** que je n'avais pas revu, vient me remercier. Grâce au nitrate d'argent, les ulcérations avaient disparu en moins d'une semaine, et je me félicitais à la fois et du diagnostic et du traitement, quand, recherchant les causes d'un enrouement passager dont il se plaignait, je découvris sur les piliers, le voile et les amygdales les plaques muqueuses les plus caractéristiques. Il fallut bien me rendre à l'évidence ; la prétendue balanite n'était autre qu'un chancre syphilitique. A l'honneur du malade, je le décidai sans peine à une rupture, que les circonstances rendirent plus éclatante que je n'eusse voulu et pour lui et pour moi. Mais il me fut moins facile de l'arracher aux idées de suicide qui l'obsédèrent, et dont il ne se débarrassa que par une expatriation momentanée.

Cependant il sera généralement facile avec un peu d'attention d'éviter semblable erreur. On reconnaîtra le chancre à ses érosions plus sombres et comme briquetées, à sa sécrétion moins abondante et moins épaisse, moins franchement purulente, à sa consistance plus ferme, papyracée et même parcheminée, quand on l'explore entre le pouce et l'index, et surtout à la présence dans les aines de ces ganglions durs, indolents, que l'on a si justement comparés à de petites noisettes, et que l'on ne rencontre jamais engorgés à ce degré dans la balano-posthite.

Ces caractères font-ils défaut, on aura de grandes présomptions de croire que le malade n'est atteint que d'une balano-posthite blennorrhagique ; mais on ne saurait être trop circonspect, et pour peu que cet examen laissât quelques doutes dans l'esprit, il ne faudrait pas hésiter à exiger du malade l'ajournement de son mariage à six mois, c'est-à-dire après le délai nécessaire pour être certain qu'il n'a pas subi l'infection constitutionnelle.

Il est plus difficile de tracer les caractères qui permettent de reconnaître l'*affection diathésique* derrière laquelle s'abrite le mal local. Nous signalerons seulement la forme particulière de l'inflammation à son début, l'atonie des symptômes, la fréquence des récidives, comme de sérieuses présomptions en présence desquelles on ne devra jamais négliger de rechercher si le sujet ne présente pas les attributions du tempérament arthritique, scrofuleux ou herpétique.

§ 5. — PRONOSTIC.

La balanite simple est toujours une *affection des plus bénignes*. Les phlegmons, la gangrène qui la compliquent, ne sont même pas beaucoup à redouter.

L'inflammation disparaissant laisse souvent un engorgement ganglionnaire très-persistant et presque toujours une disposition assez marquée pour les récidives.

Des troubles fonctionnels que la sclérose du prépuce et ses adhérences avec le gland peuvent entraîner, enfin des conséquences ou du danger des tumeurs papillaires, je ne dirai rien ici, renvoyant aux chapitres où il sera question du phimosis et des végétations.

Mais il est un point sur lequel il est nécessaire d'insister ici. *La balano-posthite est dangereuse en ce qu'elle crée des orifices d'absorption pour les liquides pathologiques.* Si beaucoup d'hommes s'exposent à la contagion sans être infectés, tandis que d'autres le seront à coup sûr, dans les mêmes circonstances, cela tient vraisemblablement à ce que l'épithélium est intact chez les premiers, mince, faible, érodé chez les seconds. La localisation des chancres mous et indurés qui se fait si souvent à la face interne du prépuce et dans la rainure du collet du gland est déjà un argument en faveur de cette manière de voir. Mais d'après M. Nystrom la plupart des chancres, spécialement les plus graves, se rencontreraient chez des hommes antérieurement affectés de balano-posthite. Il y a plus, la forme même de l'ulcération servirait, suivant cet auteur, à démontrer ce fait. Les différences de forme du chancre dépendraient non du virus, mais de certaines conditions anatomiques de la peau. Or, pourquoi tel chancre occupe-t-il une large surface? C'est, sans doute, répond l'auteur suédois, parce qu'une balano-posthite antérieure a ouvert une large porte d'entrée au pus sécréteur de la syphilis.

§ 6. — TRAITEMENT.

Deux médicaments, le nitrate d'argent et le tannin, également vantés par les praticiens qui y ont recours, dominent tout le traitement de la balano-posthite.

a. *Nitrate d'argent.* — Le crayon légèrement passé sur les surfaces ulcérées si le malade peut décalotter, glissé sous le prépuce dans le cas contraire, et promené circulairement à plat tout autour du gland, est un moyen héroïque, mais fort douloureux. Avant comme après l'opération, il faut avoir soin de laver attentivement et de sécher les surfaces pour les débarrasser des détritus purulents et de l'excès du caustique.

Il est préférable d'employer les solutions dont l'action, quoique moins rapide, n'est pas moins certaine. On prescrit donc au malade de se laver avec une solution au 300ᵉ (50 centigrammes de nitrate sur 150 grammes d'eau). La réparation des surfaces se fait avec une rapidité étonnante. Du jour au lendemain, les points ulcérés se sont parfois recouverts d'une pellicule blanchâtre cicatricielle. Dans les cas de phimosis, le nitrate sera injecté avec une petite seringue.

Afin d'éviter l'accollement des surfaces et par suite la formation de brides et d'adhérences, on fera bien de les isoler au moyen d'un linge fin, ou en les recouvrant de poudre de riz ou d'amidon. A ce propos, signalons un fait de pratique qui a bien son importance. Cette poudre, dont beaucoup de personnes font un usage constant, détermine quelquefois, par le frottement des particules très-dures dont elle se compose, une sorte d'usure des tissus, et il n'est pas rare de voir le prépuce acquérir alors une telle sensibilité, que le malade y ressente pendant le coït un sentiment de brûlure intolérable. Tout malade doit donc être prévenu de ce fait (Langlebert).

b. *Tannin.* — Au nitrate d'argent M. Nystrom substitue le tannin auquel il trouve le grand avantage de n'être point d'une application douloureuse, et, en même temps qu'il guérit l'affection actuelle, de prévenir les récidives en fortifiant la peau du prépuce. Le prépuce étant retiré en arrière, on le tend afin d'effacer tous les plis, puis après l'avoir lavé avec de l'eau de manière à enlever toutes les matières sécrétées, on étend sur toutes les parties enflammées une couche de tannin de 1 millimètre au moins d'épaisseur. Le prépuce est alors ramené sur le gland, sans qu'il soit nécessaire d'interposer linge ni charpie; on renouvelle d'abord les applications tous les deux ou trois jours, puis on les continue en les espaçant de plus en plus; mais on a soin de lotionner quotidiennement la verge avec de l'eau très-froide.

Les résultats de cette manière de faire sont, paraît-il, rapides et certains. L'auteur qui l'a préconisée l'emploie aussi pour fortifier un prépuce sain, mais qui est délicat et faible. Ce serait donc le spécifique et le véritable prophylactique de la balano-posthite.

Si l'inflammation du prépuce est telle, qu'il y ait menace de phlegmon ou de gangrène, on usera du traitement *antiphlogistique* (quinze à vingt sangsues au périnée, à l'aine); on injectera entre le gland et le prépuce une décoction concentrée de quinquina additionnée d'extrait thébaïque (décoct. quinq. jaune 150 gr., extrait théb. 1 gr.). Enfin si le mal n'est pas enrayé, il ne faut pas hésiter à *débrider* en incisant verticalement le prépuce, du limbe à la rainure balano-préputiale.

Heliot (J.), *Théorie de la syphilis*, thèse de Paris, 3 avril 1844. — Bartoli (H.-A.), *Syphilis et scrofules*, thèse de Paris, 13 août 1845. — De Castelnau, *Quelques considérations sur les érosions syphilitiques en général et sur la blennorrhagie bâtarde en particulier* (*Annales des maladies de la peau et de la syphilis*. Paris, 1845). — GUERSANT, *Balanite chez un enfant* (*Revue clinique, Journal de médecine et de chirurgie pratiques*. Paris, 1849). — RACIBORSKI, *Balano-posthite et syphilis constitutionnelle* (*Gaz. méd. de Paris*, p. 617). — BUROW, *Sur la balanite* (*Deutsche Klinik*, p. 178, 1864). — KUBORN, *Traitement de la balano-posthite* (*Gaz. des hôp.*, 107, 1866). — CAZENAVE (A.), *Compendium des maladies de la peau et de la syphilis*, p. 104. Paris, 1869.—HOLMES, *Thérapeutique des maladies chirurgicales des enfants*. (*Ouvrage traduit et annoté par Larcher*, p. 256. Paris, 1870). — LANGLEBERT, *La syphilis dans ses rapports avec le mariage*, vid., chap. V, p. 87 : *La balano-posthite et le chancre phagédénique épithélial*. Paris, 1873. — NYSTROM, *Balano-posthite. Son rôle à l'égard du chancre. Son traitement* (*Annales de derm.*, 421, 1874). — DE BEAUVAIS, *De la balanite, de la balano-posthite parasitaire et du phimosis symptomatique du diabète* (*Gaz. des hôp*. Paris, 1875). — MAURIAC, *Leçons sur la balano-posthite et le phimosis* (*Gaz. des hôp.*, 1875).

CHAPITRE X

PHIMOSIS

§ 1. — ÉTIOLOGIE.

Quand le prépuce présente un orifice trop étroit pour pouvoir être ramené en arrière du gland, on dit qu'il y a *phimosis* (de φιμὸς, lien).

Le phimosis est *congénital* ou *accidentel*. Dans le premier cas les modifications qu'il imprime à la blennorrhagie sont de peu d'importance. Accidentel, il peut reconnaître pour cause la plupart des lésions de l'urèthre et du pénis, et même, suivant quelques auteurs, certaines maladies générales (diabète, albuminurie).

§ 2. — SYMPTOMATOLOGIE.

Congénital. — Dans une première forme, il n'existe qu'un simple rétrécissement du limbe préputial. Son orifice rigide correspond exactement au méat, et la miction n'en est point troublée. Vidal a proposé pour cette forme le nom d'*atrophique*, en opposition à la forme dite *hypertrophique*, dans laquelle le prépuce présentant une longueur exagérée, constitue un canal supplémentaire allant plus ou moins directement du méat au limbe.

Tel est le phimosis *simple*, qui peut offrir un grand nombre de variétés. Dans certains cas l'atrésie de l'ouverture va jusqu'à l'imperforation, et donne lieu à la rétention des urines qui s'accumulent dans l'espace balano-préputial et le distendent (tumeur transparente); dans d'autres, la constriction est incomplète et n'existe que pendant l'érection.

Le phimosis *se complique* souvent d'adhérences plus ou moins étendues entre le gland et le prépuce. Dans un cas fort remarquable, ce dernier s'insérait immédiatement au pourtour du méat (Dr Stevens). Ces adhérences par suite d'ulcérations aiguës ou chroniques peuvent être entées sur un phimosis congénital.

Accidentel. — Le phimosis ne peut survenir accidentellement qu'autant qu'une disproportion se produit entre le volume du gland et le diamètre de l'orifice préputial. De là la division de ses causes en deux catégories, lésions du gland, lésions du prépuce.

Nous avons, en traitant de la *blennorrhagie*, signalé la tuméfaction péri-uréthrale, qui prend parfois de si notables proportions au niveau du *gland*. Les lèvres du méat sont renversées ; la muqueuse périphérique rouge, luisante comme une cerise, recouvre des tissus hypérémiés et infiltrés. La tuméfaction est plus manifeste encore dans les autres maladies vénériennes, les *chancres*, la *balanite*, les *ulcérations herpétiques*, *syphilitiques ;* enfin, le gland peut être le siége de tumeurs considérables *papillomateuses* ou *cancéreuses*. Dans chacun de ces cas, s'il est habituellement recouvert par le prépuce, il le distend et parfois même le perfore (voyez BALANITE).

L'inflammation trop vive de l'urèthre retentissant sur le tissu sous-cutané du *fourreau* et du *prépuce* détermine le deuxième mode de phimosis. La couche cellulaire, particulièrement lâche vers l'extrémité de la verge, s'infiltre de sérosité, se gonfle et fixe les téguments en avant du gland. De même quand la circulation veineuse ou lymphatique est gênée, on voit se produire un œdème mou du prépuce, une sorte de boursouflement plus ou moins transparent qui lui donne les formes les plus bizarres.

Il est des cas dans lesquels les lésions (*érysipèle*, *lymphite*) atteignent un plus haut degré, et siégent sur le prépuce même. Les tissus sont tendus, d'apparence phlegmoneuse, et toujours considérablement tuméfiés; cette forme de phimosis inflammatoire aigu est l'indice le plus fréquent de la *balano-posthite* ou du *chancre simple*.

L'infiltration fibro-plastique que détermine le *chancre induré* à sa périphérie donne en général au prépuce une telle consistance, qu'il se maintient rigide autour du gland, en dépit des changements de volume que peut subir ce dernier organe. La disposition des parties a été fort justement comparée à celle d'une *cloche* et de son *battant*.

Enfin comme conséquence de toutes ces lésions, on peut observer une forme de phimosis qui, liée à la persistance d'un état d'inflammation chronique, produit l'atrésie du limbe par *sclérose du prépuce*.

Dans la plupart des cas la *miction* est entravée, soit que l'urine ait à parcourir un canal mucoso-cutané supplémentaire, soit qu'elle s'accumule entre le gland et le prépuce, pour n'être évacuée que lentement. Dans de telles conditions on comprend que l'*éjaculation* ne doive se faire que bien imparfaitement. Le sperme sort en bavant et n'atteint pas toujours l'utérus. C'est là pour l'homme une cause d'infécondité dont on est d'autant plus coupable de ne pas tenir compte, qu'il n'en est pas de plus facile à faire disparaître.

§ 3. — PRONOSTIC.

L'*irritation*, l'*ulcération des muqueuses*, entretenues par la présence de l'urine mêlée à la matière sébacée, les dépôts de nature lithique et les concrétions auxquelles ils peuvent donner lieu, telles sont les suites fréquentes de cet état. Exceptionnellement on peut observer des conséquences plus graves parmi lesquelles nous noterons :

a. *Des lésions de l'urèthre et de la vessie.* — Vidal rapporte à ce propos le fait d'un jeune homme de vingt ans qui fut opéré d'un phimosis tellement étroit, que la plus petite sonde ne pouvait pénétrer dans la cavité préputiale. Après la circoncision l'urine sortait par un jet de la grosseur du petit doigt, mais ce jet n'était pas lancé, il tombait pour ainsi dire perpendiculairement de l'orifice uréthral. Le diamètre de l'urèthre dépassait celui du col vésical. La vessie elle-même était très-dilatée. Dans de telles conditions l'incontinence n'est pas rare.

b. *L'atrophie du gland.* — C'est là un résultat presque inévitable de l'épaississement scléreux du prépuce, quand il est très-prononcé. Dans un cas par nous observé l'hypertrophie des replis mucoso-cutanés empêchait d'apprécier le volume du gland. Quand la circoncision fut faite, ce dernier organe aplati, déformé, parut à peine du volume du petit doigt. Ce phénomène n'est pas toujours aussi accentué ; toutefois l'augmentation de volume du gland est une conséquence assez ordinaire de la circoncision.

c. *Divers troubles nerveux* aboutissant tantôt à l'excitation, tantôt à la dépression du sens génital. L'excitation se produit particulièrement quand le phimosis est incomplet, de telle sorte que le revêtement du gland n'a rien perdu de sa mobilité, et cependant est exposé à certains frottements; de là des titillations, des chatouillements qui excitent à la masturbation, et peuvent conduire à la spermatorrhée.

Lorsque le phimosis est complet, que le prépuce encapuchonne le gland même pendant l'érection, il détermine une sorte d'*anaphrodisie* très-remarquable. Le volume des organes est petit, les érections rares et peu intenses, le plaisir vénérien n'existe pas ou est remplacé par une douleur plus ou moins vive, qui tantôt est produite par les tractions exercées sur le prépuce, et se fait sentir pendant toute la durée du coït, tantôt au contraire est due à l'obstacle apporté à l'écoulement du sperme, et ne se manifeste qu'au moment du spasme qui l'accompagne. Cette dernière a son siége soit à l'extrémité de la verge, soit plus fréquemment vers le périnée, et à la région prostatique. Ajoutons que l'organe véritablement sensible, le gland, est soustrait au frottement des parois vaginales, et partant à une des plus puissantes causes de l'orgasme vénérien.

Il n'est pas rare de voir les malades arriver dans ces cas à un état névropathique qui a de grandes ressemblances avec l'*hystérie* et conduit fréquemment à l'*hypochondrie*, migraines, battements de cœur, gastralgie, congestion passagère sur divers organes, névralgie faciale, spasmes et douleur du col de la vessie simulant parfois un calcul; lassitude, faiblesse musculaire, etc. Dans un cas fort intéressant où ces symptômes avaient été particulièrement remarqués, Verneuil constata sur le prépuce excisé une hypertrophie considérable des plexus nerveux terminaux.

§ 4. — TRAITEMENT.

Le phimosis congénital, le phimosis acquis passé à l'état chronique, constituent, ainsi que nous l'avons démontré, une infirmité dont les conséquences peuvent être des plus sérieuses. Aussi combien de méthodes de traitement, et, dans chacune de ces méthodes, combien de procédés n'ont pas été proposés! Nous allons passer brièvement en revue les principaux.

Comme ces opérations sont en général fort douloureuses on fera bien de recourir à l'*anésthésie locale*. On la déterminera aisément par la pulvérisation de l'éther. M. Langlebert l'obtient encore avec plus de simplicité en dirigeant sur les surfaces, arrosées d'éther tombant goutte à goutte, le vent d'un soufflet. Enfin, dans le cas de sensibilité nerveuse exagérée chez le sujet, on l'émoussera par une dose plus ou moins considérable de *bromure de potassium*.

Dilatation. — La dilatation a pour but de substituer aux chances et aux dangers d'une opération sanglante, la sécurité d'une manœuvre inoffensive et peu compliquée.

Elle se pratique au moyen d'une pince munie de trois branches A, B, C, coudées à leurs extrémités, et pourvues d'un mécanisme à l'aide duquel on produit leur écartement parallèle ou leur réunion en un seul corps cylindrique D (fig. 13).

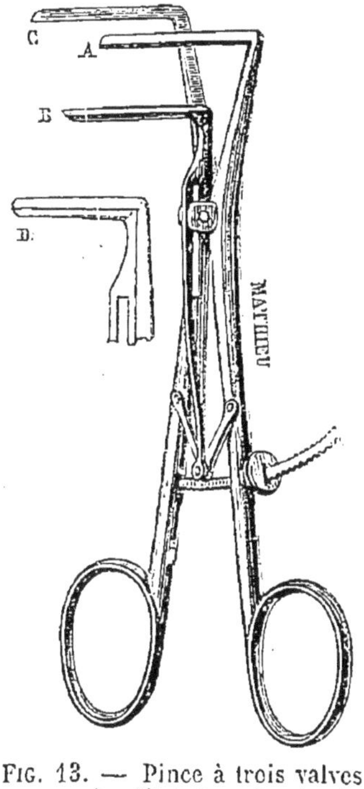

Fig. 13. — Pince à trois valves pour la dilatation forcée du prépuce.

Il suffit habituellement d'une seule séance pour venir à bout de la constriction du limbe. Quand les branches s'écartent, l'opérateur éprouve la sensation d'une résistance vaincue, comparable à celle que donne le sphincter pendant l'opération de la fissure à l'anus. Si, l'opération faite, on examine avec soin les parties sur lesquelles a porté l'instrument, on reconnaît qu'il s'est produit sur le feuillet muqueux du prépuce quelques écaillures linéaires, bornées à la muqueuse, et ne donnant jamais lieu à une hémorrhagie.

Au dire des auteurs qui ont préconisé la dilatation, Elliot, Cones, Thibaut, Saurel, la récidive ne serait pas à craindre. Quelles que soient les réserves qu'il nous semble rationnel de faire sur ce dernier point, la dilatation nous paraît de nature à remplacer dans certains cas les moyens plus violents. Elle présente les avantages de ne pas confiner les malades au lit, pendant plusieurs jours ; de laisser la plus grande latitude possible au développement ultérieur du gland et du pénis à l'état de flaccidité et pendant la turgescence physiologique.

Pour parer à l'éventualité d'une récidive, il suffirait d'apprendre au malade à se servir lui-même de l'instrument, de façon à maintenir le limbe dans un état suffisant de dilatation, et au besoin, de recourir de nouveau à la petite opération que nous venons de décrire.

Incision. — Une incision faite en un point quelconque du limbe, et comprenant les deux feuillets du prépuce, jusqu'à la couronne du gland, suffit à faire disparaître tous les inconvénients du phimosis, et prévient de la façon la plus absolue toute récidive ; mais, quel que soit le point que l'on choisisse pour la pratiquer, elle présente l'inconvénient de laisser sur les côtés du gland deux lambeaux flottants fort disgracieux et toujours incommodes.

On pratique l'incision soit sur une sonde cannelée, soit directement au moyen d'un bistouri, dont la pointe cachée par un fragment de cire est glissée sous le prépuce. Parvenue au niveau du bord postérieur du gland elle se dégage et transperce les téguments. Il ne reste plus qu'à porter le tranchant en avant pour compléter l'incision jusqu'au limbe. Si l'on a fait tenir le malade debout, supposé qu'on ne l'ait point anesthésié localement, il suffit, une fois la transfixion faite, de tenir la lame ferme et immobile ; il achève l'incision lui-même en fuyant.

Ablation du prépuce. Excision. — Avant tout l'opérateur doit être prévenu des précautions que lui impose la grande laxité du tissu cellulaire pénien. Nélaton a rapporté le fait d'un jeune chirurgien qui, ayant attiré sans réflexion les téguments avant de les trancher, vit avec stupeur, une fois l'exérèse faite, la verge dénudée dans toute son étendue jusqu'à sa base. Cet accident est des plus fâcheux. Après une suppuration de longue durée la cicatrisation produit une sorte de tube, puis bientôt, par suite de la rétraction des tissus, un anneau rigide qui étrangle les corps caverneux, et les empêche de se développer pendant l'érection.

On évitera cet accident en marquant, avant de commencer l'opération, le niveau des tissus où doit porter la section. Au besoin, et pour plus de sûreté, après avoir fixé les téguments de la base de la verge en les embrassant entre deux doigts (fig. 14), on tracera avec de l'encre un ligne au niveau de la couronne du gland, limite que l'on ne devra ni dépasser ni même atteindre. Il ne faut pas oublier, nous le répétons, que la verge est soumise à des changements de volume que pourrait entraver l'ablation d'une trop grande quantité des téguments.

On trace d'abord sur le prépuce une courbe qui, partant de l'extrémité antérieure du frein, vient aboutir au point médian de la rainure balanique, sur la face dorsale du pénis, en formant un V à branches concaves. Il suffit ensuite d'*exciser* avec des ciseaux courbes, par deux sections latérales symétriques, tout ce qui dépasse cette ligne. Puis on réunit les deux lèvres, muqueuse et

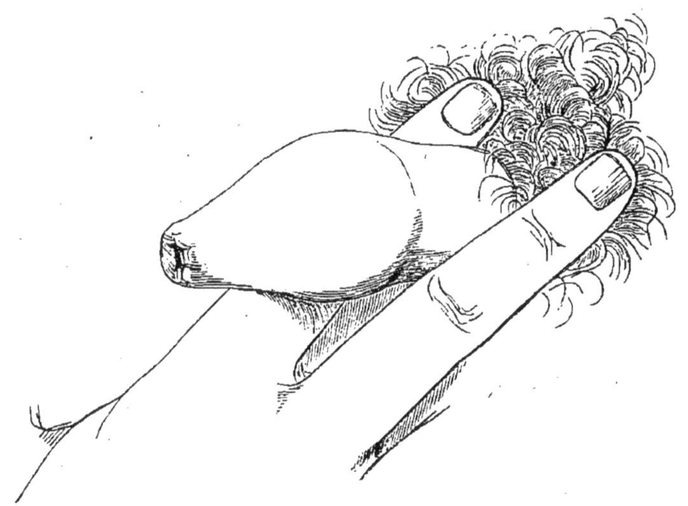

Fig. 14. — Moyen de fixer la peau du fourreau.

cutanée, des tissus divisés. La cicatrisation n'exige guère plus de quatre à cinq jours.

C'est là un procédé excellent. Il respecte le frein, d'où l'absence d'hémorrhagie; prévient assez bien le retour du phimosis en emportant la plus grande partie de la portion muqueuse du prépuce, par laquelle se fait en général la récidive. Enfin il laisse, au point de vue de la forme, le membre dans un état fort satisfaisant. La cicatrice linéaire, appréciable au début, disparaît en effet complétement au bout de quelque temps.

Circoncision. — Dans le procédé dit de la *circoncision*, le limbe est d'abord attiré en avant, puis l'opérateur étreint le prépuce obliquement au-dessus du gland, au moyen d'une longue pince (fig. 15), et emporte, soit aux ciseaux, soit au bistouri, toute la partie excédante. La peau se rétracte, et le gland reste ainsi couvert en partie par la muqueuse que l'on divise sur la ligne médiane jusqu'à la rainure; puis on la renverse, on en émousse les angles, et l'on réunit le reste avec la peau.

Ricord a conseillé de passer les points de suture avant la section, en traversant d'un seul coup derrière la pince les quatre feuillets superposés du prépuce.

Cette manière de faire est fort expéditive, mais le cède croyons-nous à celle de Vidal. Les *serres-fines* préconisées par ce chirurgien ne sont guère applicables que dans cette circonstance, mais on ne saurait en contester les avantages.

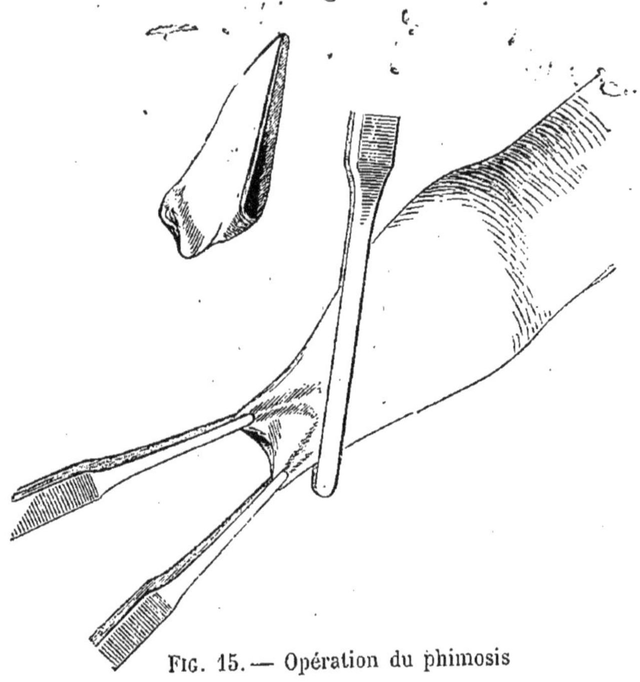

Fig. 15. — Opération du phimosis

Le point important est de réunir exactement la muqueuse à la peau, et de bien veiller à ne pas affronter deux surfaces épithéliales en accolant des lambeaux contournés. Il vaut mieux commencer la réunion du côté du frein, ayant soin de bien appliquer la muqueuse de cet organe contre le raphé cutané de la verge. On peut appliquer quinze et même vingt serres-fines (fig. 15); si une artériole fournit un peu de sang, on la tord, ou bien on la pince entre les dents d'une serre-fine. Le pansement est des plus simples. La verge est seulement recouverte d'une compresse fendue, qu'on a soin d'humecter de temps en temps avec de l'eau fraîche.

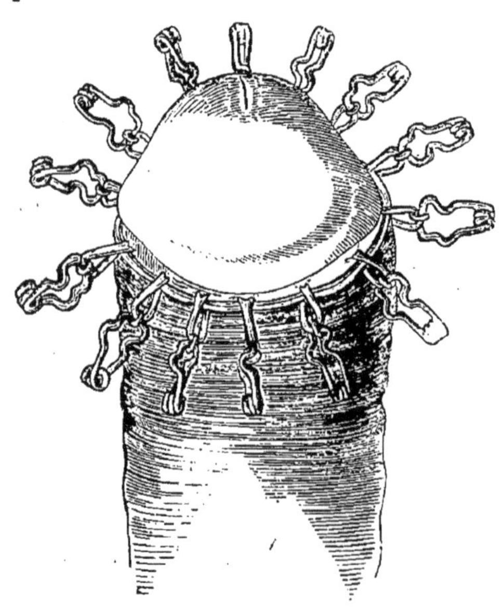

Fig. 16. — Réunion des lèvres de la plaie au moyen de serres-fines.

Dès le lendemain ou le surlendemain de l'opération, on enlève chacune des petites pinces, et, quoique la réunion immédiate n'ait pas lieu généralement dans toute l'étendue des surfaces, la cicatrisation se produit avec une très-grande rapidité.

Ricordi (de Milan) emploie un autre procédé d'une grande simplicité. On attire en avant du gland la partie à enlever, et on implante crucialement dans ses replis, 1° de haut en bas, 2° de droite à gauche, deux aiguilles portant un fil de différentes couleurs. Puis après avoir exercé une forte constriction circulaire, soit en avant, soit en arrière des aiguilles, on opère la section des tissus exsanguifiés et presque anesthésiés. On achève alors de passer les aiguilles, et l'on divise les fils en leur milieu. On a placé ainsi quatre points de suture représentés par quatre chefs internes et quatre chefs externes; il ne reste plus qu'à les nouer.

M. Amussat a proposé de pratiquer la circoncision à l'aide de son procédé de *cautérisation linéaire*. La manière de l'employer et les résultats que l'on en peut atteindre sont relatés dans l'observation suivante.

Armé d'une pince porte-caustique à recouvrement dont les cuvettes furent remplies de la pâte de caustique Filhos, puis de pâte de chlorure de zinc, le docteur Amussat saisit et cautérisa toute l'épaisseur du prépuce du côté de la face dorsale du gland. Commencée dans l'après-midi, la cautérisation était complète à une heure peu avancée de la soirée. La pince fut retirée, et le malade laissé libre. Le lendemain il vaquait à ses occupations comme de coutume. L'eschare linéaire tomba quatorze jours après, et en très-peu de temps la cicatrisation était complète, le prépuce revenu à l'état normal et le gland complétement découvert.

Contre le phimosis inflammatoire, c'est en général aux moyens palliatifs qu'il faut avoir recours. On devra avant tout tenir la verge relevée contre l'abdomen, afin de faciliter par la déclivité la résorption des produits épanchés. On usera de bains, de lotions, on maintiendra l'application de linges imbibés de liquides froids et astringents.

Si la tension des tissus fait craindre la gangrène, on débridera d'après les règles que nous venons de tracer pour l'incision, et, suivant l'opportunité, on profitera de l'occasion pour débarrasser le malade d'une partie de son prépuce par une circoncision ou tout au moins une excision.

STEVENS, *Cas de phimosis remarquable* (*Surgical Register of the New-York Hospital*, 1832). — PRÉVOST, *Phimosis et ses différents procédés opératoires* (thèse de Paris, 1835). — LE FIBLEC, *Du phimosis et de son traitement* (thèse de Paris, 1838). — FONDRETONT, *Du phimosis et du paraphimosis* (thèse de Paris, 1843). — BORELLI, *Sur quelques maladies génito-vésicales produites ou simulées par le phimosis congénital* (*Gazette des hôp.*, 1851). — ANAGNOSTAXIS, *Amblyopie guérie par excision du prépuce* (*Revue de thér. méd. chirurg.*, 1850). — FLEURY, *Du phimosis congénital au point de vue chirurgical* (*Gaz. des hôp.*, p. 505, 1851). — MELCHIORI, *De la circoncision* (*Gaz. méd. de Gênes*, n° 3, 15 février 1851). — BORELLI, *Nouvel instrument pour l'opération du phimosis, suivant la méthode de la circoncision* (*Bull. de thér.*, t. XLV, p. 111, 1853). — MAISONNEUVE, *De l'opération du phimosis* (*Gaz. des hôp.*, n° 13, 1853). — BLIN, *Du traitement du phimosis* (thèse de Paris, 1853). — LANOS, *Du phimosis congénital* (thèse de Paris, 1855). — BONNAFONT, *Nouvelle opération pour la cure du phimosis* (*Gaz. des hôp.*, n° 2, 1856). — NÉLATON, *Traité de pathologie externe*, t. V, p. 657, 1re édition, Paris, 1859. — HOUZÉ, *Du phimosis* (thèse de Paris, 1860). — VIDAL, *Traité de pathologie externe et de médecine opératoire*, t. V, p. 253, 5e édition. Paris, 1861. — VERNEUIL, *Observation pour servir à l'histoire des altérations locales des nerfs* (*Archives de médecine*, novembre 1861). — DICK, *On phymosis* (*Medic. Times and Gazette*, p. 220, 1862). — MOSLER, *Du phimosis* (*Archiv für Heilkunde*, 1863). — *On phimosis in relation to hernia in infancy* (*British and foreign medical Review*, p. 542. London, 1864). — Al. AMUSSAT, *Le phimosis cause de stérilité* (*Gaz. des hôp.*, septembre 1865). — LOURDIN, *Du phimosis congénital* (thèse de Paris, 1866). — ELLIOT COMES, *Traitement du phimosis* (*Bull. de thér.*, 1867). — NÉLATON, *Phimosis, opération par dilatation* (*Gaz. des hôp.*, p. 121, 1868). — LABBÉ, *Des bons effets de la dilatation dans le phimosis consécutif au chancre* (*Union médicale*, p. 107, 1868). — COUDERC (Édouard), *Du phimosis* (thèse de Paris, 1868). — DUBOUÉ, *Nouveau procédé opératoire pour le traitement du phimosis* (*Bull. la Société de chirurgie*, 1869). — HENRY, *Médications pour l'opération du phimosis*, 1869. — SÉDILLOT et LEGOUEST, *Traité de médecine opératoire*, t. II, p. 526, 4e édition. Paris, 1870. — FANO, *Traité de chirurgie*, t. II, p. 999. Paris, 1872. — PANAS, *Phimosis dans les affections vénériennes* (*Gaz. des hôp.*, p. 645, 1872). — AISSA-HAMDY, *De la circoncision* (*Gaz. des hôp.*, p. 981, 1873). — JASCHTSCHENKO, *Du traitement de la blennorrhagie uréthrale et du phimosis par les courants électriques interrompus* (*Journ. de médecine de Moscou et Centralblatt*, p. 4, 1874). — TAYLOR, *On phimosis with cancroidal Ulcers.* (*New-York and British medical Review*, 1873). — DUBUC, *Du phimosis consécutif à l'herpès du prépuce chez les diabétiques* (*Gaz. des hôp.*, p. 803, 1874). — CARL EMMERT, *De l'opération du phimosis* (*Corresp.-Blatt f. schweiz. Aerzte*, n° 6, p. 159, 1874). — DE BEAUVAIS, *De la balanite, de la balano-posthite parasitaire, et du phimosis symptomatique du diabète* (*Gaz. des hôp.*, Paris, 1875).

CHAPITRE XI

PARAPHIMOSIS.

§ 1. — ÉTIOLOGIE.

Quand le limbe du prépuce, après avoir été refoulé en arrière du gland, se trouve, par la striction qu'il exerce autour du corps de la verge, dans l'impossibilité de revenir à sa place primitive, on dit qu'il y a *paraphimosis.*

L'étiologie doit avant tout mentionner ici l'état anatomique des parties. La *forme conoïde du gland* croissant insensiblement de volume, couronné par un renflement terminal, au delà duquel se trouve une profonde dépression, véritable cran d'arrêt, réalise en effet au point de vue mécanique les meilleures conditions pour le glissement, sans retour possible du prépuce dès qu'il a dépassé la couronne.

C'est le plus souvent pendant l'érection, autre circonstance prédisposante, que se produit le paraphimosis. Beaucoup de jeunes gens en sont atteints dès leurs premières approches, principalement lorsqu'ils tentent le coït auprès de femmes à orifice vulvaire étroit. Les enfants sont conduits au même résultat par le sentiment de curiosité qui les porte à découvrir le gland, et fréquemment aussi par les manœuvres de l'onanisme. Tel est le paraphimosis non vénérien.

Quand chez un sujet portant habituellement le gland couvert, cet organe, sous une influence quelconque, subit une augmentation de volume, il s'applique plus intimement contre le prépuce et fait effort dans tous les sens contre les parois du sac qui l'enserre. C'est là le phimosis, et nous avons montré précédemment les diverses terminaisons auxquelles il conduit, si les parties restent dans leurs positions réciproques. Mais il n'en est pas toujours ainsi. Dans certains cas, le prépuce étant court et les tissus n'ayant rien perdu de leur souplesse, le gland se présente par son sommet au devant du limbe, le dépasse bientôt et, pour ainsi dire, s'échappe de sa prison; l'anneau vient ainsi spontanément se placer en arrière de la couronne.

Mais dans le plus grand nombre des cas, ce sont les efforts des malades qui doivent être incriminés. Désireux de se livrer aux oins de propreté, ou d'inspecter leur mal, ils tâchent de mettre ou de maintenir le gland à découvert. Aussi n'est-il pas une maladie vénérienne qui ne puisse s'accompagner de cette complication. On l'observe souvent avec la blennorrhagie aiguë, quand l'inflammation péri-uréthrale s'est propagée jusqu'au gland, et en a déterminé le gonflement œdémateux; les symptômes et les indications du paraphimosis se présentent alors avec la plus grande simplicité. Il n'en est pas de même quand il se produit dans le cours d'affections chancreuses ou syphilitiques, de végétations, etc. Les troubles caractéristiques que l'on observe dans ces différents cas lui impriment une allure spéciale. L'accident réagit à son tour sur la maladie principale, et les problèmes les plus difficiles peuvent naître de cet enchevêtrement des lésions. Le paraphimosis est dit alors compliqué.

§ 2. — SYMPTOMATOLOGIE.

Le premier effet du paraphimosis est de mettre obstacle à la circulation en retour du gland ; veines et lymphatiques sont comprimés, aplatis contre la solide enveloppe des corps caverneux, tandis que, plus résistantes et grâce à une pression intra-vasculaire plus considérable, les artères dorsales de la verge continuent plus ou moins régulièrement l'apport du sang. Le gland se tuméfie, sa couronne surtout s'érige et augmente d'instant en instant l'obstacle qu'elle oppose à la réduction. La verge tout entière subit une sorte de fluxion, conséquence inévitable de l'irritation qui se produit au lieu de l'étranglement, et entre dans un éréthisme vasculaire qui accroît à la fois son volume et sa consistance.

La partie muqueuse du prépuce se trouve en avant, la cutanée en arrière de l'anneau constricteur constitué par le limbe. Quand l'infiltration se produit, on voit se former un bourrelet antérieur, un bourrelet postérieur séparés par un sillon; puis en arrière un certain nombre de bourrelets moins proéminents et de sillons moins profonds.

C'est surtout à la face inférieure, où les couches sous-cutanées présentent une grande laxité, que s'accumule la sérosité. Aux environs du frein elle distend à tel point le tissu cellulaire, qu'au lieu d'une dépression on y observe un renflement elliptique, étendu transversalement au-dessous du pénis, à la jonction du gland et du corps caverneux.

En contournant la verge, le sillon si marqué de la face supérieure se distend et se dilate, comme déplissé par cette vaste tumeur séro-plastique, qui exerce ainsi une réelle traction sur ses côtés, et contribue d'autant à augmenter la constriction.

En même temps, par suite de cette inégalité de tension entre la face supérieure et l'inférieure, la verge prend une forme particulière, caractéristique. Le gland se relève, le méat regardant en haut, et fait avec le reste de l'organe un angle obtus plus ou moins considérable (fig. 17), dont le sommet est dirigé en bas et en arrière.

Tels sont les phénomènes qui marquent le début du paraphimosis. Si leur cause n'a pas été supprimée, si le prépuce n'a pas repris sa place en avant du gland, l'étranglement suit son cours,

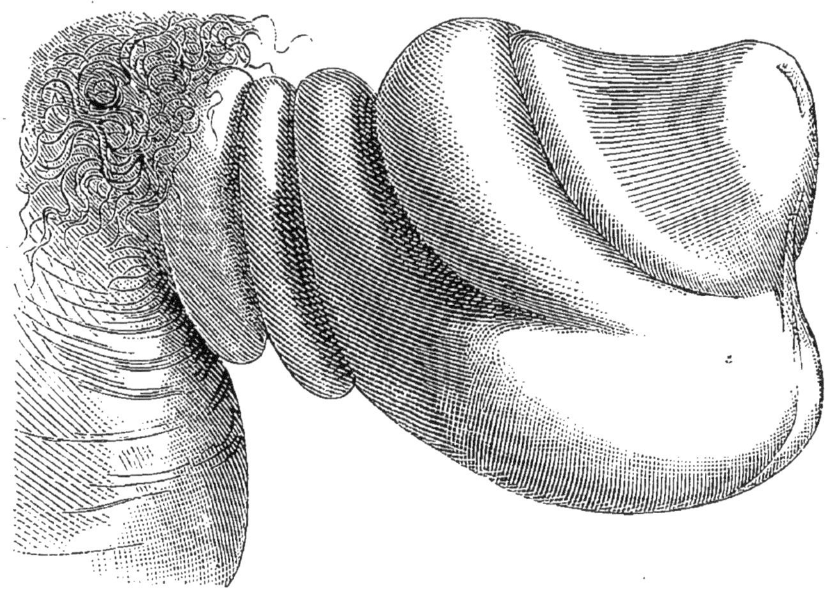

FIG. 17. — Paraphimosis.

et aboutit à une destruction de tissu ; seulement, contrairement à ce qui se produit dans la hernie étranglée, où ce sont les parties serrées par l'anneau qui se mortifient, c'est l'anneau lui-même qui est frappé de gangrène. La nutrition des corps caverneux est sauvegardée par une gaîne résistante, et reste intacte; celle du gland n'est elle-même que bien rarement compromise.

Étiré transversalement suivant le sens de la circonférence pénienne, tendu d'avant en arrière par l'infiltration croissante des tissus, aplati par la compression réciproque des bourrelets qui s'entassent derrière la couronne du gland, le limbe aminci et exsangue cède d'abord autant que le lui permet son élasticité naturelle; mais bientôt vaincu, il se déchire suivant une série de petites fentes antéro-postérieures, qui deviennent presque aussitôt transversales, s'agrandissent, se réunissent, et ne tardent pas à former une plaie à bords déchiquetés, irréguliers, décollés, véritable tranchée dont la profondeur et l'étendue varient suivant la violence et la rapidité du processus.

Au début, cette plaie n'intéresse que la peau et le tissu cellulaire sous-cutané ; l'ulcération continuant son œuvre n'atteint que plus tard l'anneau élastique et fibreux, qui est le véritable agent de la constriction ; la rupture est le signal d'une détente générale dans les symptômes de l'étranglement. La gêne de la circulation disparaît, les bourrelets se dégagent, la plaie se couvre de bourgeons charnus, et la guérison s'effectue.

Cependant les choses ne se passent pas toujours aussi simplement. Dans certains cas la déchirure s'accompagne d'une gangrène qui peut être fort étendue. La face supérieure tout entière du prépuce est parfois englobée dans l'eschare. Ce résultat n'a du reste rien de fâcheux ; les points sphacélés se détergent et la réparation se fait en général avec une grande rapidité.

Variétés. — Si le mécanisme essentiel du paraphimosis reste invariablement le même, l'évolution ultérieure des phénomènes peut présenter d'assez notables variétés.

La plus bénigne est celle que nous appellerons avec Lagneau *paraphimosis indolent*. Il constitue à peine un accident ; il reste toujours œdémateux. Le gonflement préputial est pâle, mou, cristallin ; pas de complications, pas d'inflammation, ni de réaction locale vive. La réduction s'obtient en général sans peine, et, s'il reste livré à lui-même, il ne donne lieu à aucune perte de substance.

Bien autre est le *paraphimosis inflammatoire* qui survient généralement chez les sujets porteurs d'un phimosis congénital très-étroit, à anneau épais, dur, rendu plus résistant encore par les petites déchirures produites à la suite du coït, les érosions accidentelles, les ulcérations herpétiques ou scrofuleuses si fréquentes dans les cas de ce genre, et qui ont fini par transformer le limbe en un tissu cicatriciel inextensible. Le gonflement survient avec une grande rapidité, le gland est rouge sombre, turgide, la couronne déborde les tissus environnants, «comme un chapiteau renversé sur un fût de colonne»[1]. A la congestion succède à bref délai l'inflammation, à l'infiltration séreuse l'épanchement de produits plastiques.

La marche du paraphimosis inflammatoire est parfois fou-

[1] *Dictionnaire de médecine*, en 30 volumes, t. XXIII, p. 160.

droyante; en quelques heures l'étranglement a fait son œuvre. C'est dans ces cas que l'on voit la mortification frapper, en même temps que le prépuce, une partie plus ou moins considérable du gland. Dans une observation de Venot, un tiers environ de la convexité balanique fut emporté. Dans une autre due à Auger, la gangrène s'étendit jusqu'à l'urèthre dont la paroi postérieure fut détruite dans l'épaisseur d'un centimètre. Néanmoins de pareils faits sont rares; grâce à ses anastomoses vasculaires avec les corps caverneux, et la portion spongieuse du canal, les lésions du gland, dans l'immense majorité des cas, ne vont guère au delà de l'œdème.

Une complication beaucoup plus fréquente est la production d'*adhérences* entre le prépuce et la face supérieure des corps caverneux. C'est la lymphe plastique épanchée qui donne naissance aux brides cellulo-fibreuses, lâches et molles dans leur première phase d'organisation, plus tard serrées et tenaces. C'est surtout au niveau de la zone antérieure du prépuce que ces adhérences ont une grande tendance à s'établir; le bourrelet muqueux est souvent, en effet, enclavé dans l'angle que forment les corps caverneux et la couronne du gland. Les attaches qu'il contracte l'immobilisent, parfois pour toujours, dans cette position et constituent un des plus grands obstacles à la réduction.

L'inflammation peut aussi donner lieu à la *suppuration* : abcès, phlegmons, se développent, de préférence dans le bourrelet postérieur à la rainure. Les lésions sont en général fort limitées, à moins qu'elles ne soient la conséquence d'une *inflammation érysipélateuse*, *érysipèle phlegmoneux*, *phlegmon diffus*. L'affection présente, dans ce cas, un certain degré de gravité. La phlébite, la lymphangite et les lésions qu'elles entraînent inévitablement : fusées purulentes, abcès en chapelet le long du pénis, perte plus ou moins complète du fourreau, et, plus tard, cicatrices étendues de nature à entraver le fonctionnement de l'organe, sans compter la douleur et les phénomènes de réaction générale, — telles sont les conséquences les plus ordinaires de cette grave complication.

Enfin, on peut observer des *hémorrhagies* quand l'ulcération a ouvert quelque orifice veineux ou artériel. Ces pertes de sang peuvent devenir très-abondantes, quand on ne les arrête pas à leur début.

§ 3. — PRONOSTIC.

Le paraphimosis est un accident sinon grave du moins sérieux, non-seulement par lui-même, mais encore par ses complications et par ses suites.

Par lui-même. — Si rares que soient la gangrène du gland, les abcès et les décollements, ces lésions graves entrent forcément au nombre des éventualités de l'étranglement et rendent parfois bien lourd le pronostic. Plusieurs semaines de suppuration, sans compter les éliminations de parties souvent considérables, la fièvre, en sont les conséquences les plus bénignes. On se rappellera que la perforation des parois uréthrales et même la chute du gland tout entier, bien que plus rares encore, ont été observées.

Mais à côté de ces effets, heureusement exceptionnels, quelle affection plus que le paraphimosis offre de tendance naturelle vers la guérison? Qu'est-ce que l'ulcération et la gangrène de l'anneau quand elles restent dans de certaines limites, sinon la suppression de l'obstacle qui s'oppose à la circulation, et le retour à la nutrition des parties? Aussi beaucoup de médecins conseillent-ils d'abandonner cet accident à son évolution spontanée, pratique à laquelle nous souscririons bien volontiers, n'étaient les faits rapportés plus haut, et la durée que présentent alors les phénomènes de réparation. Il s'écoule, en effet, quelquefois plusieurs mois avant que les parties étranglées aient parcouru toutes leurs phases d'inflammation, d'ulcération, de cicatrisation, et reviennent à l'état normal.

Par ses complications. — Le paraphimosis, avons-nous dit, peut compliquer toute lésion du gland ou du prépuce. Il peut encore se montrer mou, œdémateux, indolent, à la suite des maladies générales comme conséquence de l'*anasarque*. De ces derniers cas nous n'avons pas à nous occuper ici. Je ne dirai rien non plus du paraphimosis qui accompagne la *blennorrhagie*, cette inflammation n'ajoutant aucun trait particulier à la physionomie de la maladie. Le *chancre syphilitique* détermine généralement une infiltration diffuse de matière plastique, qui envahit les mailles du tissu cellulaire préputial. Les parties turgides, bourrelets cutanés et surtout muqueux, rappellent, par leur consistance, la base indurée du chancre. Les manœuvres de la réduction sont certainement rendues plus difficiles par cette rigidité des tissus et, d'un autre côté, il n'est pas douteux que l'ulcération ne présente dans ce cas une durée et une tendance à l'extension des plus fâcheuses. Mais un point à noter, et c'est M. Mauriac à qui nous devons de l'avoir mis en évidence, c'est que l'on peut tenter, sur les paraphimosis compliqués de chancre syphilitique, les mêmes opérations que s'il s'agissait de paraphimosis simples; de même, les pertes de substance se réparent avec une remarquable rapidité et, bien qu'elle paraisse compromise, la vitalité de ces tissus n'est pas sensiblement atteinte.

Dans les cas où le processus morbide a persisté plusieurs jours sans modification, on voit parfois naître sur la muqueuse du gland ou du prépuce des érosions qui offrent une similitude parfaite avec le chancre syphilitique. L'épithélium s'exfolie et disparaît dans certains points, laissant à nu des surfaces érodées qui sécrétent une sérosité claire puis séro-purulente. Si l'état des ganglions ne fournit pas l'élément du diagnostic, il est bien difficile de sortir de l'incertitude.

Le pronostic est grave lorsque le paraphimosis vient compliquer des *chancres simples*. Les manœuvres du taxis produisent fatalement des érosions qui deviennent autant de portes d'entrée pour le virus. De plus, en admettant qu'il soit efficace, il aura pour effet de soustraire le mal à l'action des topiques. Enfin n'aura-t-on pas à redouter l'inoculation des bords de l'incision, si l'on vient à faire usage de l'instrument tranchant? Toutes ces questions seront discutées plus au long ultérieurement. Disons seulement ici que, dans les cas ordinaires, il y a avantage à pratiquer la réduction après avoir cautérisé vigoureusement les ulcères, et que les craintes conçues par quelques auteurs à propos de l'inoculation ne doivent point détourner du débridement, si on l'a reconnu nécessaire. Sans doute la plaie s'inocule, mais, ainsi que l'a reconnu M. Gailleton, cela ne change en rien les conditions anatomo-pathologiques de la cicatrisation.

Par ses suites. — Pertes de substance, cicatrices étendues, fistules uréthrales, tuméfaction persistante, les déformations que peut laisser à sa suite le paraphimosis sont bien diverses. La dernière seule, présentant des caractères spéciaux, devra nous occuper.

Que l'étranglement ait été abandonné à sa marche naturelle ou tardivement traité par l'incision, les produits infiltrés ne se résolvent souvent qu'avec une grande lenteur. Tandis que la face supérieure du pénis offre, en arrière de la couronne, une profonde dépression occupée par le tissu cicatriciel qui s'est formé après la mortification de l'anneau, la turgescence de la face inférieure persiste. Œdémateuse au début, elle se transforme lentement, sous l'influence du processus irritatif, en tumeur fibro-plastique scléreuse (voy. fig. 18); la peau et la muqueuse congestionnées s'hypertrophient en étendue et en épaisseur; de lisse et luisante qu'elle était, la surface devient rugueuse et comme chagrinée.

Cette sorte de *jabot sous-préputial*, ainsi que l'a nommé M. Mauriac, constitue une difformité que l'affaissement des tissus envi-

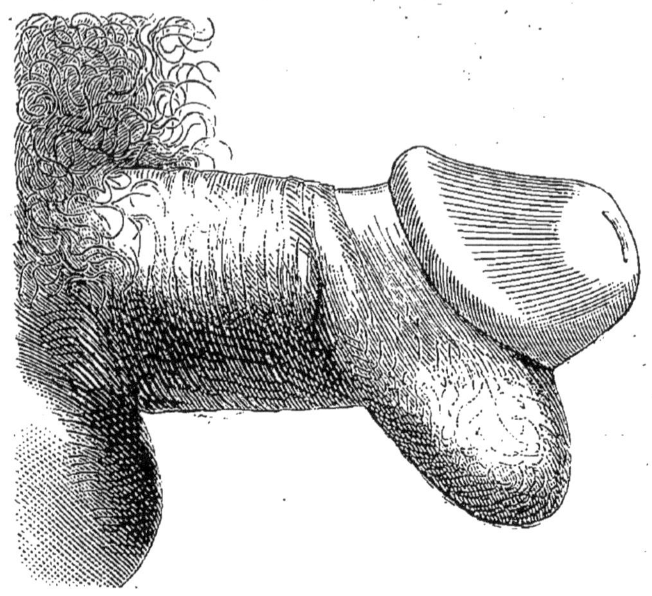

Fig. 18. — Jabot sous-préputial.

ronnants rend plus choquante encore, apporte une gêne réelle aux fonctions de l'organe, et ne peut disparaître que par une opération.

§ 4. — TRAITEMENT.

Traitement préventif. — Le paraphimosis dérivant du phimosis, le moyen prophylactique par excellence de l'accident qui nous occupe est la circoncision, ou telle autre opération qui fait disparaître les inconvénients de l'étroitesse préputiale. Tout vénérien, qu'il puisse ou non librement décalotter, doit être prévenu que, fût-ce aux dépens des soins de propreté, il doit conserver le gland couvert. Beaucoup de paraphimosis, nous le répétons, n'ont pas d'autre cause que le préjugé fort répandu, surtout parmi les hommes délicats, qu'il faut laisser les lésions à découvert. En fait de pathologie, les plus intelligents sont souvent d'une étrange naïveté. Combien n'en avons nous pas vu, même en présence des premiers symptômes de l'étranglement, s'obstiner à maintenir le prépuce relevé, et courir alarmés chez le médecin sans suspecter l'origine de la complication !

Le paraphimosis déclaré, on devra veiller sur l'hygiène du malade afin de le soustraire à toute cause d'excitation génésique. En apportant fatalement un surcroît de douleur et de turgescence, l'érection pourrait aggraver l'état local. Rien de plus intéressant, à ce propos, que l'observation XVIIe de Fabri de Hilden. Elle a trait à un jeune homme nouvellement marié, dont la guérison fut compromise jusqu'à ce que le sage chirurgien de Berne eût éloigné sa trop séduisante compagne [1].

Curatif. — Nous avons vu qu'abandonné à lui-même le paraphimosis aboutit le plus souvent à la guérison spontanée. Ce fait, bien constaté aujourd'hui, enlève singulièrement de leur valeur aux nombreux procédés qui ont de tout temps été proposés contre cette affection, depuis celui de Paré [2] qui ne voyait de ressource que dans l'amputation du membre viril, jusqu'aux incisions sous-cutanées préconisées par Malgaigne.

Taxis. — La réduction par le taxis est la terminaison la plus favorable du paraphimosis. Elle s'obtient dans un grand nombre de cas sans grands efforts; au début elle est la règle toutes les fois que le praticien sait y mettre un peu de persévérance. Comme pour le traitement des hernies étranglées, quelques auteurs conseillent, lorsque le taxis modéré est resté infructueux, de poursuivre la réduction à tout prix en ayant recours au taxis forcé, aidé lui-même de quelques opérations préliminaires; certes, nous ne nions pas les avantages qu'offre le résultat recherché, mais, comme en définitive ces tentatives sont fort douloureuses et quelquefois non sans danger, et que d'ailleurs il est d'autres moyens, plus longs sans doute mais plus innocents, d'arriver au même but, nous déconseillons formellement la violence.

[1] « Vn ieune époux de famille Patrícienne à Berne, caressant trop ardemment » son épouse et faisant lors son apprentissage, se rompit le frœnum avec tant de » violence et le prépuce fut si fort renuersé en arrière qu'il s'en ensuiuit une très » grande douleur avec enflure de tout le membre. Il cacha de honte au commencement son mal, mais les Accidents venants à augmenter il me demanda... La dou» leur qui était véhémente s'appaisa. Mais comme il estait nouuellement marié, le » membre viril venant à s'enfler principalement de nuit, il en fut tellement incom» modé, que presque toute la Cure fut gâtée, car à chaque fois que cela arriuait le prépuce » serrait si fort le Balanus que le mal venait à s'augmenter; comme cela me mettait » en pène, ie fis écarter sa femme et mêmes l'en priuai entièrement.» (Fabri de Hilden. *Observations chirurgiques* tirées de ses centuries, épîtres, traités, à Genève chez Pierre Choüet, MDCLXIX. Obs. XVII, p. 16.)

[2] « La Paraphimose vient pour quelque inflammation de la verge. comme pour » auoir attouché femmes ordes, dont s'est fait des ulcères entre le Prépuce et ba» lanus, auec tumeur et inflammation, de sorte que l'on ne le peut renuerser; au » moyen de quoy on ne sçaurait traitter lesdits ulcères dont s'ensuit le plus souuent » gangrène et mortification de toute la verge, à cause de quoy est nécessaire faire » amputation d'icelle pour éuiter la mort.» (Ambroise Paré, chap. XXXI, XVIIe livre.)

Voici comment il convient de procéder à cette opération. On saisit la peau située en arrière du bourrelet entre le premier et le second doigt de la main gauche (fig. 19), puis avec les doigts correspondants de la main droite on repousse le gland en arrière. On aura soin de ne pas exercer les pressions directement d'avant en arrière, ce qui aurait pour effet d'évaser le gland au niveau de la couronne, et rendrait ainsi la réduction à peu près impossible; la pression devra se faire dans tous les sens, de la circonférence vers le centre de l'organe.

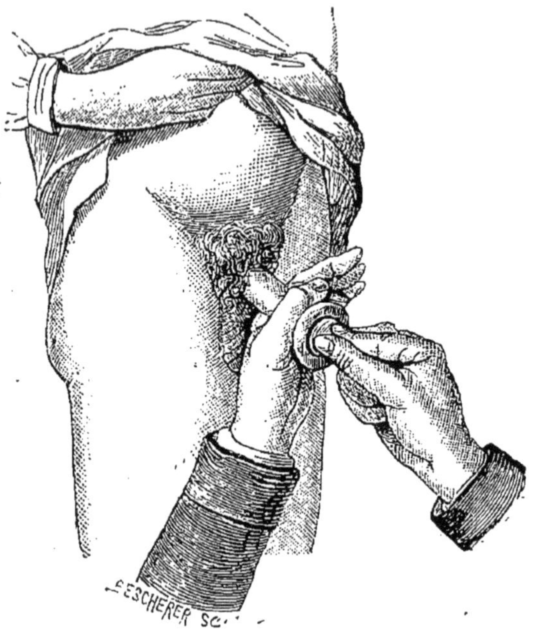

FIG. 19. — Manière de pratiquer le taxis du paraphimosis.

Cette manœuvre suffira souvent; mais, pour peu que le mal ne soit plus à sa première période, l'impossibilité d'arriver au résultat désiré se reconnaîtra bien vite. Le taxis simple ne saurait suffire, on doit alors avoir recours à différents moyens adjuvants.

Mouchetures. — On fait, soit avec un bistouri, soit avec une lancette, de petites piqûres aux endroits les plus saillants des bourrelets muqueux et cutanés; il suffit ensuite de comprimer et de malaxer pendant quelques minutes les tissus tuméfiés, pour exprimer une partie de la sérosité infiltrée dans les mailles cellulaires. La présence d'un chancre, compliquant le paraphimosis, rendra, bien entendu, cette opération impraticable.

Compression. — Précédée ou non de mouchetures, employée avant ou pendant le taxis, la compression extemporanée favorise singulièrement la réduction. Elle s'exerce de bien des façons, soit simplement entre le pouce et l'index, ou mieux les trois premiers doigts de chaque main placés circulairement contre la couronne du gland, soit au moyen de bandes de toile ou de caoutchouc disposées de façon à chasser d'avant en arrière les liquides infiltrés. Le gland blanchit, diminue de volume, s'allonge, et la réduction s'obtient ensuite sous l'influence d'efforts modérés.

Le professeur Garcia Térésa conseille d'associer la compression au taxis de la façon suivante : On prend un lien étroit, on en place le centre sur la couronne du gland, et on la contourne en faisant en sorte que les extrémités viennent se rencontrer et s'entre-croiser au niveau du frein. On les fixe en les enroulant autour du petit doigt de chaque main; alors en repliant dans la paume de la main le petit doigt et l'annulaire correspondant, on tire en sens contraire les extrémités, et par conséquent on comprime le gland, pendant que les autres doigts essayent de repousser le prépuce en avant.

M. Mauriac conseille de passer l'indicateur de la main droite entre l'anneau de l'étranglement et le corps caverneux. Pour y parvenir, on refoule en arrière et sous cet anneau le bourrelet muqueux antérieur du prépuce situé entre la couronne du gland et la rainure de la constriction. Si on arrive par cette manœuvre à sentir sur l'ongle de l'indicateur la pression de l'anneau, c'est que le doigt s'est engagé entre cet anneau et les corps caverneux. Dès lors on peut avoir la certitude que la réduction sera possible, quel que soit l'âge du paraphimosis, quel que soit l'état des parties déchirées ou ulcérées; car on acquiert ainsi la preuve qu'il n'existe pas d'adhérence, ou que, s'il en existe, elles sont lâches, molles, incapables de résister longtemps. Cette manière de procéder fait passer en arrière de l'anneau le bourrelet muqueux antérieur, déprime la crête de la couronne dans sa partie la plus saillante, enfin permet de faire glisser sur le doigt maintenu dans l'anneau, comme sur un plan incliné, l'anneau préputial refoulé en avant par la main gauche. L'opération peut alors être considérée comme presque terminée; mais il faut bien se garder de l'interrompre ; le sang afflue avec une telle rapidité, que, si on ne malaxait pas incessamment l'organe jusqu'à réduction complète, sa partie antérieure se tuméfierait et repousserait en arrière de la couronne l'anneau qui l'avait déjà franchie. Il faut au contraire comprimer toujours avec persévérance, et tout d'un coup on sent la masse entière du gland se rejeter en arrière du limbe, comme par un soubresaut. Dans ce mode de réduction il faut se préoccuper de la partie supérieure et non de la moitié inférieure du prépuce.

L'idée première de ce procédé, qui n'est lui-même qu'un heureux perfectionnement de celui de Brégeault, a inspiré à M. Bardinet une très-ingénieuse modification. Voici comment cet auteur la décrit : « Je fléchis le gland sur sa face antérieure, et attirai doucement le fourreau en arrière. Je présentai une épingle à cheveux, je la fis glisser entre l'anneau préputial et le corps du pénis. Je pus la pousser à une assez grande distance. Après avoir engagé ainsi deux leviers, je leur imprimai un mouvement de bascule ayant le triple but d'abaisser la saillie de la couronne du gland, de soulever l'anneau préputial et d'établir devant lui un plan incliné, sorte de rail sur lequel on peut le faire glisser doucement. »

Procédé de Le Fort. — Après avoir appliqué les deux pouces sur le gland, M. Le Fort recourbe les phalanges des deux premiers doigts de chaque main et tâche d'accrocher avec ses ongles l'anneau constricteur. Alors, par un double et énergique mouvement de renfoncement sur le gland et de traction sur le prépuce, il rétablit les rapports normaux de ces deux organes. Ce procédé, bien qu'il nous semble devoir être fort douloureux, présente l'avantage d'être rapide, et a produit, appliqué par son auteur, d'excellents résultats.

Incisions sous-cutanées de Malgaigne. — Les brides cellulo-fibreuses qui s'établissent entre le prépuce déplacé et les tissus sous-jacents constituent, ainsi que nous l'avons dit, un des plus sérieux obstacles à la réduction. Malgaigne a très-rationnellement déduit de ce fait l'indication de sectionner ces adhérences. Cette petite opération se pratique au moyen d'un bistouri étroit glissé à plat entre les téguments et les corps caverneux. Quand on a divisé les tissus dans l'étendue de un à deux centimètres, la réduction se fait, paraît-il, avec une grande facilité.

Le résultat immédiat serait donc des plus satisfaisants, mais Malgaigne ne nous a pas suffisamment édifié sur les suites. Après ce double avivement de la partie muqueuse et de la partie cutanée à leur face profonde, ne doit-on pas redouter de voir la mobilité du prépuce compromise, et le paraphimosis transformé en un phimosis étroit intolérable? Au reste l'emploi de l'instrument tranchant, pour arriver à un résultat aussi contestable, ne nous semble guère de nature à faire préférer la pratique de Malgaigne aux procédés moins cruels et plus sûrs que nous avons déjà mentionnés. Ainsi en ont jugé la plupart des chirurgiens.

Débridement de l'anneau à ciel ouvert. — Cette opération correspond à la simple incision du prépuce à l'état de phimosis, avec cette différence que, les deux feuillets n'étant plus superposés, on doit donner à l'incision une longueur double. J'ajoute que l'on ne doit pas se contenter de trancher seulement peau et muqueuse; souvent après avoir pratiqué cette section, on est étonné de voir persister l'étranglement maintenu par un limbe de tissu fibro-élastique, et le bistouri doit être à nouveau porté au fond de la plaie.

L'étranglement est-il récent, et l'opération pratiquée avant l'organisation des adhérences? L'incision à peine faite change de direction, et de longitudinale devient transversale. Les tissus se dégorgent et le prépuce reprend presque spontanément sa place; l'accident est guéri, mais il reste une difformité formée par les lambeaux, semblables à deux oreilles collées de chaque côté du gland. Résultats : opération douloureuse et longue, hémorrhagie, gêne fonctionnelle ultérieure; tout cela dans un cas où, en l'absence d'adhérence, le taxis simple eût pu réussir. Aussi cette opération ne mérite-t-elle d'être conservée que dans un seul cas : lorsque le prépuce est naturellement très-court; alors en effet l'incision remédie à tout, met fin à l'étranglement, sans qu'il y ait à redouter de suite fâcheuse.

Le paraphimosis est-il arrivé déjà à la phase des adhérences? L'incision n'a plus même l'avantage de faire cesser les accidents, et de plus elle est nuisible. Non-seulement elle manque son but, mais elle entrave le travail de réparation qui se fait et, en coupant des communications vasculaires, devient une nouvelle cause d'affaiblissement pour des tissus dont la vitalité est déjà compromise.

Les *incisions multiples* de l'anneau sont passibles des mêmes reproches d'inefficacité que l'incision simple, dans les cas de paraphimosis avec adhérence. Si pourtant, grâce à ce procédé on a pu réduire, il ne faut pas oublier que les petites plaies pratiquées au niveau de l'anneau préputial vont se cicatriser, et que, la rétraction inodulaire aidant, le sujet aura au bout de quelque temps un anneau préputial beaucoup plus étroit que par le passé.

Quelques auteurs proposent de joindre à l'incision l'*excision* des lambeaux latéraux, c'est-à-dire des bourrelets muqueux et cutanés, pratiquée soit immédiatement, soit au bout de quelques jours, quand la nutrition des tissus est redevenue normale.

Les différentes manières de faire que nous venons d'énumérer et qui peuvent être désignées dans leur ensemble comme moyens violents, présentent l'inconvénient d'exposer le malade à de vives souffrances, et, lorsque l'on a fait usage de l'instrument tranchant, aux suites et aux complications inséparables de toute solution de continuité.

Outre les douleurs qu'il détermine, le *taxis* par exemple n'est pas toujours exempt de danger. M. Ricord comprimant un jour un paraphimosis, éprouva tout d'un coup la sensation d'un corps qui s'écraserait sous ses doigts. Effrayé, il détacha la compresse et vit le gland affaissé, fendu en plusieurs endroits. Bien que les suites aient été bénignes, la crainte de pareils accidents devra toujours inspirer au praticien une certaine modération. Aussi n'admettons-nous que le taxis prolongé, et non le taxis forcé, et répudions-nous franchement toute opération sanglante. S'il est resté sans effet, la thérapeutique n'est point désarmée. Les ressources dont elle dispose encore n'apporteront pas, il est vrai, comme les précédentes une guérison instantanée, mais permettront le plus souvent d'obtenir progressivement, au bout de quelques jours, la cessation de tous les accidents [1].

On commencera d'abord par exercer une compression modérée au moyen d'un bandage roulé de l'extrémité à la base de la verge, serré surtout au niveau du gland, puis on placera l'organe dans une position favorable au dégorgement des tissus, en le relevant verticalement contre l'abdomen. On aura soin d'arroser incessamment les parties avec des liquides résolutifs (eau froide, solution d'acétate basique de plomb).

Enfin, on pratiquera de fréquentes onctions avec l'*onguent belladoné*. C'est en 1834 que M. Mazade appela le premier l'attention sur les heureux effets de cette substance. Dans un cas de paraphimosis rebelle, dès la troisième onction il vit le prépuce moins engorgé, le gland moins volumineux, ridé et comme flétri. Le lendemain trois gros d'extrait ayant été employés, le paraphimosis

[1] Ce sont les seuls moyens auxquels paraissent avoir eu recours les anciens médecins. Fabri de Hilden par exemple ne parle pas du taxis, et bornait sa thérapeutique aux astringents, dont il paraît avoir eu à se louer dans tous les cas : « Ie veux icy aduertir le Lecteur que i'ay quelquefois traitté des enfans en qui ce « mal a été si ôpiniatre que i'ay été passé trois semaines à l'entour.... Or sçachant « que quelques impertinents Barbiers traittent cruellement ces enfants en faisant « des scarifications profondes, en appliquant des medicaments acres, la charité « chrétienne m'oblige de proposer icy les remèdes desquels ie me suis serui avec « succès en semblables cas...... ayant appliqué le *Cataplasme de mie de pain* « *blanc, poudre de roses*, etc., quelques iours de suitte, la douleur et l'Inflammation « s'appaiserent en même temps, la Tumeur demeurant en même état passés qua- « torze iours, mais comme ie me souuenais que le même m'était arriué en quelques « enfants, ie ne laissay pas de continuer ce Cataplasme : A la fin la nature fit vn « effort, et sur le champ chassa la matiere peccante, de sorte que dans 24 heures « la Tumeur disparut entièrement. »

Le même auteur recommande un emplâtre plus fortement astringent encore (sommités d'absinthe et fleurs de camomille cuites en fort vin rouge), pour le cas où le premier s'est montré inefficace, et ne fait mention d'aucun insuccès.

(Fabri de Hilden, *loc. cit.*, liv. I, obs. XVII, XVIII et XIX).

fut réduit sans difficulté. Plusieurs auteurs ont depuis cette époque confirmé les faits avancés par Mazade (Moulas, Langlebert).

Quel que soit l'effet intime exercé par la belladone, qu'il se localise ou non sur l'élément musculaire cutané, elle n'en constitue pas moins un puissant adjuvant que le praticien aurait grand tort de repousser.

Grâce à cette thérapeutique les accidents s'apaisent presque spontanément; sans violence, sans douleur, le prépuce finit par reprendre sa position normale, et il est bien rare que vers le huitième jour la guérison ne soit pas complète.

Traitement des suites. — Contre le *jabot scléreux* qui persiste parfois à la face inférieure de la verge, M. Mauriac a institué une petite opération des plus simples. On ne la pratiquera toutefois que lorsque la circulation redevenue normale et la rétraction inodulaire auront produit tout le dégorgement que l'on en peut attendre. On circonscrit (voy. fig. 18, page 179), par une double incision courbe à concavité tournée vers la tumeur, les tissus exubérants; et on enlève ensuite ce lambeau mucoso-cutané par une dissection profonde; puis on rapproche les deux lèvres de la plaie que l'on réunit par des serres-fines.

Marotte, *Quelques considérations pratiques sur le paraphimosis* (*Journ. de médecine et de chirurgie pratiques*, t. IV, art. 667). — Cullerier, *Du paraphimosis considéré comme accident et symptôme syphilitique* (*Journ. de médecine et de chirurgie pratiques*, p. 315, 1834). — Mazade, *Observation d'un paraphimosis réduit sans difficultés après quelques applications d'extrait de belladone* (*Journ. de médecine et de chirurgie pratiques*, p. 445, 1834). — Prévost, *Phimosis, paraphimosis et leurs différents procédés opératoires* (thèse de Paris, 1835). — Vénot, *Paraphimosis non vénérien* (*Journ. de médecine et de chirurgie pratiques*, p. 347, 1836). — Lagneau (L.-V.), *Dictionnaire de médecine en* XXX vol. Paris, 1841, t. XXIII, art. Paraphimosis. — Fondetout, *Du phimosis et du paraphimosis* (thèse de Paris, 1843). — Guersant, *Paraphimosis chez les enfants* in *revue clinique* (*Journ. de médecine et de chirurgie pratiques*, 1849). — Mercier, *Nouveau procédé pour la réduction du paraphimosis* (*Journ. de médecine et de chirurgie pratiques*, art. 4,225. Paris, 1851). — Malgaigne, *Nouveau procédé pour la réduction du paraphimosis* (Comptes rendus de l'*Académie des sciences*, séance du 21 avril 1856). — Chassaignac, *Paraphimosis par étroitesse de l'orifice préputial. Réduction suivie sans désemparer de la circoncision par la méthode de l'écrasement linéaire* (*Journ. de médecine et de chirurgie pratiques*, art, 394, 1857). — Nélaton, *Traité de pathologie chirurgicale*, t. V, p. 664. Paris, 1859. — Massart, *Du traitement du paraphimosis par la belladone* (*Revue de thérapeutique médico-chirur-

gicale. Paris, 1860). — VIDAL (de Cassis), *Traité de pathologie externe*, t. V, p. 256, 5e édition. Paris, 1861. — THOMPSON, *On Paraphimosis* (*British med. Journal*, p. 363, 1864). — BRÉGEAUT, *Paraphimosis réduit par un procédé bien simple* (*Journ. de médecine et de chirurgie pratiques*, art. 6,897. Paris, 1865). — COSTE, *Usage de la belladone contre le paraphimosis* (*Journ. de médecine et de chirurgie pratiques*, art. 6,924. Paris, 1865). — LANGSTON PARKER, *On some diseases and accidents to the sexual organs not of a syphilitic character* (*British medical Journal, May* 1868). — GAILLETON, *Notes cliniques sur les maladies vénériennes* (*Annales de dermatologie et de syphilographie*, t. II, p. 188, 1869). — AUGÉ, *Paraphimosis. Gangrène limitée et profonde de la verge suivie de fistule uréthrale. Guérison rapide de la fistule* (*Union médicale*, p. 91, 1872). — CHARLES MAURIAC, *Mémoire sur le paraphimosis*. Paris, 1872. — BARDINET (de Limoges), *Nouveau procédé de réduction du paraphimosis* (*Union médicale*, t. XVI, p. 900, 1873).

CHAPITRE XII

LYMPHANGITE, PHLÉBITE, GANGRÈNE.

§ 1. — SYMPTOMATOLOGIE.

Lymphangite. — Nous avons insisté précédemment sur la part qu'il convient d'attribuer aux lymphatiques dans les manifestations de la blennorrhagie. C'est des dernières ramifications des réseaux ultimes sous-épithéliaux que nous nous occupions alors. Nous avons montré l'inflammation se propageant, dans certains cas, jusqu'aux réseaux sous-muqueux. A travers les radicules qui leur font suite, nous la suivrons maintenant jusqu'aux troncs et aux réseaux sous-cutanés, et même jusqu'aux glandes inguinales.

La lymphangite se présente sous deux formes bien différentes, suivant que l'inflammation se localise dans les troncs ou qu'elle envahit les réseaux.

Dans le premier cas on voit se dessiner, sur la peau, un seul ou plusieurs troncs en traînées rougeâtres un peu diffuses. A la palpation on reconnaît autant de cordons durs, parfois moniliformes, commençant vers le prépuce et sur les parties latérales du fourreau, par des radicules de plus petit volume, et convergeant presque tous vers la face dorsale. On peut les soulever avec le doigt et les isoler des parties voisines. Le prépuce est le siége d'un gonflement œdémateux qui devient souvent le point de départ d'un phimosis ou d'un paraphimosis. La réaction inflammatoire que détermine cet état est des plus variables ; très-intense dans certains cas où elle s'accompagne de rougeur et de douleur vive, elle est nulle dans d'autres. Les seuls symptômes consistent alors dans la présence des cordons durs et indolents et l'intumescence ganglionnaire.

La résolution est la terminaison à peu près constante de ces lymphangites. Exceptionnellement on voit des noyaux d'engorgement se former sur le trajet des vaisseaux et suppurer. Cette lésion, du reste, serait par elle-même insignifiante, si elle ne produisait parfois des décollements assez étendus pour exiger une surveillance attentive.

L'*angioleucite diffuse* ou *réticulaire* affecte, en général, la forme érysipélateuse. La peau du pénis se gonfle, se boursoufle; l'extrémité supérieure, au niveau du gland, devient énorme et se renfle en forme de massue ou de battant de cloche ; la sensibilité est très-grande, les douleurs vives ; la miction, souvent gênée par le rétrécissement œdémateux de l'orifice préputial, les érections, sont horriblement douloureuses ; les ganglions présentent une tuméfaction considérable et sont très-sensibles. Cette inflammation atteint son maximum d'intensité en très-peu de temps, et détermine le plus souvent des troubles généraux inquiétants (fièvre, malaise, inappétence, délire léger) ; puis bientôt sous l'influence du traitement ou même spontanément, la résolution se produit brusquement.

D'autres fois, cependant, l'angioleucite se termine par la formation d'abcès et même, exceptionnellement, par le phlegmon diffus.

Phlébite. — La phlébite des veines de la verge est un accident rare.

Quand la dorsale est isolément enflammée, elle forme une corde dure et tortueuse que l'on peut suivre jusque sous le pubis ; le prépuce est tuméfié, l'organe est parfois dans une demi-érection. La peau est rouge comme dans la lymphangite, mais on observe un empâtement de la région plus prononcé. Il n'est pas possible de saisir et de soulever la veine avec les doigts, comme on le fait pour les lymphatiques. De plus, on n'observe guère avec la phlébite de retentissement ganglionnaire.

L'inflammation des veines caverneuses a, jusqu'à présent, peu fixé l'attention des praticiens. Aussi serait-il difficile d'en tracer le tableau symptomatique. M. Richet a rapporté plusieurs faits d'une lésion qui se caractérise par la présence de caillots au sein du tissu érectile. Chez un vieillard de soixante-quinze ans il vit survenir un gonflement indolent et progressif des corps caverneux, qui finit par déterminer, après quelques jours, une sorte d'érection à laquelle la portion spongieuse restait étrangère. Le gland restait flasque et comme flétri au devant des corps caverneux, turgides, roidis et dirigés horizontalement. Une incision pratiquée sur l'un des corps caverneux ne donna d'abord issue qu'à un sang caillebotté et infect. Les jours suivants on put retirer par cette ouverture la totalité du tissu érectile mortifié. Cet homme ayant succombé à une infection purulente, on trouva à l'autopsie les veines caverneuses oblitérées par des caillots qui se prolongeaient jusque dans les plexus vésicaux et prostatiques remplis de pus.

Chez un autre malade qui présenta aussi les phénomènes de l'érection, mais complète, c'est-à-dire portant à la fois sur les corps caverneux et spongieux, on trouva les caillots oblitérant non-seulement les veines caverneuses, mais la dorsale de la verge.

Quoique de tels faits n'aient pas été consignés en tant que complication de la blennorrhagie, nous avons tenu à les rapporter. Quelquefois, en effet, le tissu spongieux du corps de la verge présente des nodosités plus ou moins étendues pendant le cours des écoulements uréthraux, et semble être le siége d'une inflammation plus ou moins vive. Or ce n'est peut-être là qu'un degré moins avancé de l'état que nous avons décrit sous le nom de *cordée*, et dans lequel ce corps spongio-vasculaire et le tissu cellulaire sous-muqueux de l'urèthre sont douloureux et inextensibles.

Phlegmon de la verge. — Il survient spontanément, par la propagation de l'inflammation uréthrale, dans quelques cas fort rares, mais plus souvent sous l'influence d'un traumatisme (rupture de la corde, excès vénérien, etc.). Dans le plus grand nombre des cas, le mal reste borné à la peau et aux couches sous-cutanées, particulièrement au prépuce, mais il envahit parfois le tissu spongieux des corps spongieux ; toutes les parties qui composent la verge entrent alors en suppuration.

Les phlegmons qui se développent au niveau du prépuce ont une grande tendance à détruire la muqueuse et à se vider du côté du gland (Ch. Hardy). Lorsque l'abcès est vidé, le prépuce revient sur lui-même, la tension disparaît, les douleurs cessent et l'on constate que la peau tendue au-dessus du foyer est très-amincie. Souvent même cet amincissement est tel, qu'après avoir présenté diverses teintes du rouge au violet, elle finit par tomber en gangrène. Il en résulte une perforation, sorte de fenêtre au fond de laquelle on peut apercevoir le gland (voyez fig. 12, page 152).

L'inflammation d'un corps caverneux se reconnaît à la tuméfaction fusiforme que présente le pénis du côté correspondant, et à la douleur profonde que les malades ressentent en cette région. Elle n'aboutit pas toujours à la suppuration, mais il est rare qu'elle ne détermine pas, au sein des aréoles cavérneuses, un épanchement de lymphe plastique, qui met dans la suite un sérieux obstacle à leur fonctionnement.

La formation de pus au sein du corps érectile est toujours une lésion d'une extrême gravité. Enfermé dans une coque inextensible, le tissu tuméfié, gorgé de pus, subit à brève échéance un étranglement qui le frappe de mort, et trop souvent l'incision par laquelle on croit mettre fin aux accidents ne donne issue qu'à des lambeaux mortifiés.

Gangrène. — La gangrène peut être la conséquence des divers états que nous venons d'énumérer. Elle survient parfois coïncidemment avec la phlébite caverneuse ou de la veine dorsale de la verge. Plus souvent on la voit compliquer le phimosis ou le paraphimosis ; elle reste alors limitée au prépuce.

Nous avons précédemment (page 36) étudié l'influence que les affections aiguës exercent sur la blennorrhagie ; c'est ici qu'il convient de mentionner une des conséquences les plus graves qui puissent naître de cette complication : la gangrène. Boyer nous en a laissé trois observations du plus haut intérêt.

La première a trait à un garçon de vingt-deux ans, qui fut porté à l'hôpital de la Charité pour une fièvre adynamique. Au bout de quelques jours on s'aperçût qu'il avait le prépuce un peu enflammé; l'inflammation fit des progrès, et à la rougeur pourprée succéda bientôt une eschare gangréneuse située à la partie supérieure du prépuce. L'usage des antiseptiques les plus puissants n'empêcha pas la gangrène de faire des progrès; elle s'étendit jusqu'au delà du milieu de la verge, où elle se borna. Les extrémités se détachèrent; une partie du gland et des corps caverneux fut détruite ; les parois de l'urèthre tombèrent aussi en partie, et il resta une plaie inégale, anfractueuse, que le passage des urines et les pansements rendaient fort douloureuse. Boyer pratiqua l'amputation. Lorsque le malade eut recouvré la connaissance qu'il avait perdue pendant le cours de la fièvre, il déclara qu'il avait contracté une blennorrhagie quelque temps avant sa maladie ; en sorte qu'il est probable que l'irritation causée par la blennorrhagie avait été la cause déterminante de l'inflammation gangréneuse qui a servi de crise à la fièvre adynamique.

Un homme âgé d'environ trente-six ans contracta une blennorrhagie, et quelque temps après fut atteint d'une fièvre ataxique pour laquelle on le transporta à la Charité. Bientôt la verge s'enflamma et devint d'un rouge livide, la gangrène ne tarda pas à s'en emparer; elle fit même des progrès rapides et ne se borna entièrement que lorsque les symptômes de la fièvre éprouvèrent une diminution sensible. D'abord elle parut n'attaquer que la peau, mais bientôt le gland et les corps caverneux présentèrent des signes non équivoques de corruption, et la verge fut entièrement détruite. Les parties gangrénées se détachèrent par lambeaux, et leur chute totale laissa une plaie conique, dont la guérison fut très-lente.

Enfin un autre malade attaqué à la fois d'une blennorrhagie et d'une fièvre adynamique eut aussi la verge atteinte de gangrène; mais ce malade fut moins maltraité que les deux autres, car il en fut quitte pour le prépuce : sa fièvre, à la vérité, fut accompagnée de symptômes moins graves que celle qu'éprouvèrent les deux premiers.

§ 2. — PRONOSTIC.

Les suites des lésions que nous venons d'énumérer sont, d'une façon générale, moins graves que l'on ne serait tenté de le croire. On est souvent étonné de voir les malades survivre aux plus épouvantables délabrements; bien plus, les tissus de cette région font preuve d'une puissance de réparation singulière.

Les anfractuosités se remplissent, grâce aux bourgeons charnus. Les fistules se comblent, les organes mis à nu se recouvrent et la santé se rétablit le plus souvent avec une grande rapidité [1].

[1] Il est peu de faits qui, sous ce rapport, présentent un ensemble de circonstances aussi remarquables que celui que relate Forestus dans son XXVI° livre. Il s'agit d'un individu auquel une affection vénérienne difficile à déterminer compromit à tel point la vitalité du pénis, que l'organe tout entier fut enlevé un jour, adhérent à un catasplasme. A tous égards on nous saura gré de reproduire ici cette intéressante observation. « Inflammatione penis laborabat sartor quidam, vir procerus nis « ger et robustus. Quam inflammationem cum ex venere cum muliere infectà con- « traxisset, primum non magni faciens, habens uxorem, matri (quæ etiam medi- « castra erat) ut secretum maneret aperuit..... Intra tres dies totum verethrum ad « esthiomenum pervenit... Verum adeo putrefactio aucta est, totum membrum vi- « rile tandem ita putrefactvm, ut cataplasmati adherens exiderit et ablatum fuerit... « Ad eum modum, licet scrotum corruptum foret, ac testes denudati cernerentur « et virga tota usque ad pubem ablata, ulcus profondum spectaretur, tamen na-

Certains auteurs, pour expliquer le volume parfois étonnant que présentent encore les organes génitaux après des mutilations considérables, ont même cru à la possibilité d'une régénération contre laquelle protestent toutes nos notions d'anatomie et de physiologie pathologique. Dans notre travail sur l'amputation du pénis, nous avons du reste essayé de réduire ces assertions à leur juste valeur.

Quand l'intégrité des organes érectiles a été compromise, leur forme, soit à l'état de flaccidité, soit surtout pendant l'érection, présente souvent de grandes irrégularités.

Au sein ou à la surface des corps caverneux, on constate des nodosités plus ou moins étendues qui les interrompent et semblent les barrer. Il en résulte que les parties lésées ne reçoivent plus la quantité de sang indispensable à la turgescence, et conservent leur volume pendant que les autres se développent. De là les plus singulières déformations.

Un malade se plaint de la distorsion de son pénis. Chez un autre le corps de la verge se dirige en bas, tandis que le gland ainsi que la partie antérieure se tournent en haut, les deux parties étant ainsi à angle obtus. Chez d'autres, l'organe présente une concavité supérieure inférieure ou latérale. Est-il besoin d'ajouter que cette infirmité qui, sans priver complétement le malade du coït, l'oblige à des efforts plus pénibles et le rend parfois ridicule, est une cause fréquente d'hypochondrie.

L'angioleucite laisse quelquefois après elle un *état variqueux des lymphatiques* qui peut avoir pour siége les troncs ou les réseaux sous-cutanés et cutanés.

La région des organes génitaux est en effet le lieu de prédilection de cette lésion. Le tégument présente un état rugueux mamelonné qui le fait ressembler à une peau d'orange ou à du maroquin; pas de douleur, mais un sentiment de gêne mécanique.

« tura istis remediis adiuta, et optimâ chirurgi diligentiâ, profunditas illa carne « tamen repleta fuit; et foramine parvo permanente, per quod deinde mingebat, « carneque putrida prius amota testes (quod dictu mirum est) denuo carne nova « accrescente vestiti sunt Hic, autem œger egregiè curatus, ex ventre per foramen « urinam emittens, cum mentula careret tentigine quâdam Veneris, ob testes, qui « et postea sanati sunt irritatus, et nescio quo furore agitatus aliam uxorem duxit, « quâ tamen uti non poterat, nec veneri sacrificare. Verum ille paulo post, una « cum aliis ut Harlemum ab obsidione liberarent, prosectus, extinctus est : atque ; « uxor, quæ etiamnum vivit, alio deinde viro copulata, multas proles peperit. (Observationum et curationum medicinalium sive medicineæ Theoricæ et practicæ, libri XXVIII, auctore PETRO FORESTO, Alcmariano, med. Delphensi, E. Paltheniana Nobilis Francofurti officinà, MDCII, t. II, 569).

Une des conséquences de cette dilatation est la formation de phlyctènes ou de vésicules.

Quand la lésion a atteint les troncs, on les voit ramper sous la peau, tortueux, transparents, pouvant atteindre jusqu'au volume d'une plume de corbeau, quelquefois cylindriques, d'autres fois moniliformes. Enfin dans quelques cas une petite dilatation ampullaire se forme sur leur trajet, fluctuante, dépressible, transparente, et éminemment vulnérable; il est bien rare que, spontanément ou sous l'influence d'une déchirure accidentelle, elle ne s'ouvre pas pour donner lieu à une fistule. La lymphorrhagie qui en est la conséquence est parfois extrêmement abondante.

§ 3. — TRAITEMENT.

Contre les accidents inflammatoires, phlébite, lymphangite, phlegmon, on usera des *antiphlogistiques* : la glace et les lotions résolutives; onctions belladonées et mercurielles au début, plus tard cataplasmes émollients. Dès que la suppuration se manifeste on débridera. Donner de bonne heure issue au pus, c'est mettre un terme aux douleurs, protéger les parties voisines, les préserver du danger de la compression, prévenir la gangrène dans certains cas, et, dans presque tous, abréger la durée de la maladie.

La mortification s'est-elle produite, on désinfectera les parties en les tenant constamment couvertes de poudre de charbon et de quinquina, sans qu'il y ait même besoin de placer un bandage contentif. Cet excellent pansement pourra être appliqué pendant tout le temps qu'emploiera la plaie pour se déterger, et même quand les bourgeons charnus auront paru. Plus tard on le remplaçera par du vin aromatique.

Les difformités qui ont leur point de départ dans les *nodus* des corps caverneux sont le plus souvent incurables. Certains auteurs prétendent cependant avoir obtenu d'heureux effets en administrant l'*iode* et les *mercuriaux* à l'intérieur et à l'extérieur.

Les varices lymphatiques ne sont pas moins rebelles. Contre la lymphorrhagie, on emploiera la compression; contre les fistules, on aura recours à la cautérisation.

BOYER, *Traité des maladies chirurgicales et des opérations qui leur conviennent*, t. X, p. 355 et seq. Paris, 1825. — RICHET, *Grangrène des corps caverneux* (*Archives générales de médecine*, t. II, p. 319). — KIRBY, *Sur une affection rare du pénis* (*Dublin medical Press*, nov. et déc.,

Gaz. méd., p. 676, 1850). — GALLIGO, *Di qualche special tumore del pene* (*Gazzetta medica Italiana Toscana*, oct., nov., déc., *anal. in Gaz. méd. de Paris*, 1851). — BINET, *Fistule lymphatique de la verge* (*Archives générales de médecine*, p. 223, 1858). — NÉLATON, *Éléments de pathologie chirurgicale*, t. V, p. 676. Paris, 1859. — VIDAL (de Cassis), *Traité de pathologie externe et de médecine opératoire*, t. V, p. 265, 3e édition. Paris, 1861. — Melchior ROBERT, *Nouveau traité des maladies vénériennes*, 2e édition. Paris, 1864. — Ch. HARDY, *Des abcès blennorrhagiques*. Paris, 1866. — FOURNIER, *Nouveau dictionnaire de médecine et de chirurgie pratiques*, art. BLENNORRHAGIE LYMPHANGITE, p. 185. Paris, 1866.— AUGÉ, *Un cas de réparation étonnante après une perte de substance de l'urèthre* (*Union médicale*, p. 91, 1872). — Louis JULLIEN, *De l'amputation du pénis*, p. 83 et seq. Paris, 1873. — VIGUIER, *Des varices et fistules lymphatiques*, thèse de Paris, 1874. — DEMARQUAY, *De la régénération des organes et des tissus*, p. 282. Paris, 1874. — Vladan GJORGEWJK, *Des varices lymphatiques* (*Archiv für klinische Chirurgie* de Langenbeck, band. XII; NEPVEU, *Arch. de médecine*, trad. de 1875).

CHAPITRE XIII

ADÉNITE.

Le commencement de la chaudepisse est parfois annoncé par une intumescence ganglionnaire avec endolorissement de la région. Ce symptôme précède tout phénomène apparent. Nous l'avons mentionné précédemment pour combattre l'idée d'une incubation blennorrhagique. Comme au début de l'érysipèle, il est la preuve, en effet, qu'un travail intime s'est établi au sein des tissus.

Plus ordinairement c'est pendant la période aiguë que se montre l'adénite soit spontanée, soit consécutive à un traumatisme local.

Le malade éprouve en marchant une certaine gêne, des tiraillements, parfois quelques douleurs lancinantes; ou bien il s'en aperçoit fortuitement. Un choc lui a révélé une sensibilité plus grande de la région; en y portant la main, il découvre une petite tumeur mobile sous la peau, de la grosseur d'une olive.

Le caractère particulier de cette complication peu grave, d'ailleurs, c'est la facilité avec laquelle elle se dissipe pour se montrer derechef, rappelée par une excitation nouvelle. Durant le cours d'une blennorrhagie il n'est pas rare d'assister à cinq ou six de ces réapparitions, qui sont pour ainsi dire à la merci du patient.

La *terminaison* par résolution est la règle, on peut même dire qu'elle est nécessaire, fatale. C'est un fait d'observation qui ne souffre guère d'exception, toutes les fois du moins que l'adénite est sous la seule dépendance de la chaudepisse.

Mais la scrofule entre-t-elle en jeu, la tumeur augmente; sans réaction, sans phénomène inflammatoire, elle apparaît peu à peu, soulevant la peau qui n'est encore ni rouge, ni adhérente. Il n'y a pas de fluctuation, mais, si l'on plonge le bistouri dans cette masse empâtée, on en fera sortir un pus épais, crémeux, collecté au sein des cloisons de la glande (adénite blenno-strumeuse).

Et pourtant, même arrivé à ce degré, le bubon peut aboutir à l'absorption du pus, à la résolution lente.

La chaudepisse semble parfois réveiller la diathèse strumeuse. On voit alors se produire des intumescences ganglionnaires dans des régions plus ou moins éloignées du siége de la suppuration (adénites cervicales, sous-maxillaires, sous-claviculaires, etc.).

Outre la *médication générale*, qui doit être non-seulement tonique et réconfortante, mais encore antistrumeuse; on devra mettre en usage: la compression, les frictions iodées, les vésicatoires coup sur coup, la ponction capillaire, etc.

CHAPITRE XIV

OPHTHALMIE BLENNORRHAGIQUE.

La blennorrhagie de la conjonctive a été signalée pour la première fois par St-Yves en 1702. Hunter n'en parla pas, mais Swediaur en a donné une description remarquable. Dès le commencement de notre siècle, un très-grand nombre de travaux furent publiés sur cette maladie, à laquelle resteront attachés les noms de Dupuytren, Mackenzie, Lawrence, Hairion, Thiry, Florent Cunier, Warlomont, Guyomar, Desmarres et De Wecker.

§ 1. — ÉTIOLOGIE.

Un malade atteint de blennorrhagie se heurte contre un obstacle qui le blesse au sourcil gauche. Sur les conseils d'un de ses amis *il se lave les yeux avec son urine*. La nuit même qui suit cette opération des douleurs très-violentes se déclarent dans l'œil, une ophthalmie purulente apparaît, et finalement ne cède qu'à une thérapeutique très-énergique, et après avoir menacé l'œil d'une destruction complète (Jarjavay).

Un jeune homme qui souffrait d'une blennorrhagie uréthrale *se lave par mégarde le visage avec de l'eau dont il s'est servi deux heures auparavant pour lotionner sa verge;* les deux conjonctives deviennent presque aussitôt le siége d'une inflammation des plus intenses, et ce n'est qu'au prix des plus grands efforts et de la thérapeutique la plus active, que l'on parvient à préserver ses yeux d'une destruction totale (Langlebert).

Un blennorrhagien avait un œil d'émail. Un soir *il ôta cet œil, et le mit dans un verre d'eau qui lui avait servi à laver sa verge.* Tout à coup il est pris d'une inflammation très-intense du moignon, et toute la membrane qui tapisse ce qui reste de globe se met à sécréter un liquide jaune verdâtre, dont l'écoulement est accompagné de douleurs affreuses, et la purulence suit son cours (Cullerier).

Un malade *s'essuie la face avec des linges qui ont servi à la toilette d'un gonorrhéique*, et sur lesquels on constate des taches de muco-pus; il est presque aussitôt atteint d'une conjonctivite des plus graves (Florent Cunier).

Ces faits donnent une idée extrêmement nette du mécanisme par lequel se produit l'ophthalmie purulente blennorrhagique. On y suit avec évidence le *transport du pus de l'urèthre à l'œil.* Directe, dans le premier cas, indirecte dans les autres, l'inoculation est indéniable.

La cause occasionnelle de la contamination variera, on le comprend, suivant nombre de circonstances, les habitudes, la profession, le genre de vie, de vêtement, le sexe, le milieu social. Tel malade, pendant que, la tête baissée il secoue le pénis, pour le débarrasser de la matière de l'écoulement, reçoit dans l'œil le pus qui va l'enflammer. Tel autre, et c'est le cas le plus ordinaire, y porte inconsciemment la main avec laquelle il vient d'exécuter la recherche de la goutte, cette opération si familière au blennorrhagien. Une mère a gagné ce mal redoutable en veillant son fils atteint de blennorrhagie oculaire. Les gardes-malades, les sœurs d'hôpital, les médecins, sont souvent les victimes des soins qu'ils donnent aux gonorrhéiques. Enfin l'enfant en naissant, par son passage, son séjour dans le conduit vulvo-vaginal, y rencontre parfois la sécrétion contagieuse, qui désorganisera ses yeux avant qu'il les ait ouverts à la lumière.

Comme on le voit, la condition essentielle reste toujours la même : *le contact du muco-pus d'une blennorrhagie soit oculaire, soit uréthrale, avec la conjonctive.* Florent Cunier a pu la découvrir 47 fois sur 84 cas ; mais alors même qu'elle n'est point démontrée, qu'on ne se hâte point de la nier ! En 1832, une femme entrait dans les services de l'Hôtel-Dieu, pour une ophthalmie qui, dès le lendemain, avait amené la fonte des deux globes. Les parties sexuelles examinées n'apprennent rien. Dupuytren fait venir le mari, recherche quel est l'état de son urèthre, et le découvre atteint de blennorrhagie. La contagion était prouvée.

On a cité des faits dans lesquels l'ophthalmie a été communiquée pour satisfaire une vengeance ; enfin elle l'a été dans un but d'expérimentation, et même de thérapeutique : « Je connais, dit Carron du Villars, cinq ou six chirurgiens, qui ont été victimes de leurs expériences, sans compter M. Ducourteney, qui a laissé un œil sur le champ de bataille. »

C'est Jæger (de Vienne), qui, en 1812, eut le premier recours aux *inoculations de pus blennorrhagique, pour guérir le pannus,* mais, nulle part, ce moyen n'a été plus souvent mis en pratique qu'en Belgique, où les faits rapportés par Van-Roosebroeck, Warlomont et Hairion, se comptent par centaines, chiffres que n'ont jamais atteints parmi nous ceux de Chassaignac, A. Richard, Desmarres, Rivau Landrau et Brière. Tous ces essais des inoculateurs nous ont appris que, lorsqu'on l'humecte, après l'avoir laissé se dessécher, le pus gonorrhéique est encore capable de déterminer l'ophthalmie, et qu'il conserve cette propriété, même étendu de cinquante fois son poids d'eau et plus, comme le démontrent aussi les faits que nous avons rapportés plus haut.

Nous avons insisté précédemment sur la large part que l'on doit faire à la matière leucorrhéique dans l'étiologie des écoulements uréthraux. Nous avons montré que si les effets de son contact avec la muqueuse de l'urèthre sont habituellement moins prononcés, moins redoutables que ceux du muco-pus blennorrhagique, ils acquéraient parfois une telle intensité que, cliniquement, il n'était plus possible de les distinguer. Ce qui était vrai pour l'urèthre, l'est-il pour la conjonctive? S'il faut en croire Jüngken, Wilde (de Dublin), Bumstead (de Philadelphie), Desmarres et Kloz, il existerait une *ophthalmie purulente leucorrhéique,* moins grave, il est vrai, dans la généralité des cas que la blennorrhagique, mais comme elle contagieuse, et susceptible de l'égaler par la violence du processus. Cette maladie se rencontrerait particulièrement chez les petites filles, bien souvent déterminée par le transport du produit leucorrhéique sur la face au moyen des éponges servant aux lavages, et chez les nouveau-nés. Contrairement à une opinion fort accréditée en France, ces auteurs ne croient donc pas que toute ophthalmie purulente gagnée au passage par un enfant, pendant l'accouchement, signifie fatalement : blennorrhagie de la mère.

L'ophthalmie blennorrhagique est *rare*. Dans son immense pratique, Beaumès n'en vit que deux cas; M. Langlebert, dans l'espace de plus de vingt années ne l'a pas observée davantage. Une statistique de six années à l'Antiquaille ne nous en a offert que quatre. Mais ce n'est pas dans les hôpitaux de vénériens et les cliniques spéciales qu'il convient de les rechercher, chez des malades, qui, bien prévenus des dangers qu'ils courent, savent prendre les soins nécessaires pour s'en garantir. D'autre part, un sujet atteint de conjonctivite gonorrhéique se rendra de préférence auprès d'un ophthalmologiste, ou dans les services de chirurgie générale. Il est certain qu'à Lyon, par exemple, tandis que l'on en observe à peine un cas à l'Antiquaille, les chirurgiens de l'Hôtel-Dieu en soignent annuellement au moins une vingtaine. Bumstead nous a donné un très-intéressant récensement des ophthalmies blennorrhagiques observées à la *New-York eye infirmary*, pendant quinze ans.

Années	Nombre total de malades	Nombre des ophth. blennorrh.
1845	1366	2
1846	1245	3
1847	1485	2
1848	1815	5
1849	1902	3
1850	2082	3
1851	2472	6
1852	2732	7
1853	2719	5
1854	2635	7
1855	2652	4
1856	2634	4
1857	3216	3
1858	3908	2
1859	4171	3
	37034	59

Il en résulte que dans les hôpitaux, relativement au nombre total des maladies oculaires, celui des ophthalmies blennorrhagiques est comme 1 est à 628. Il est généralement regardé comme beaucoup plus grand chez l'homme, sans doute à cause de la rareté de la chaudepisse chez la femme et de la moins grande facilité que lui laissent ses vêtements de souiller ses doigts au contact de ses parties sexuelles. Toutefois, sans que nous puissions nous appuyer sur des chiffres, notre observation personnelle tendrait à nous faire considérer cette différence comme notablement moins sensible qu'on ne l'a prétendu, et tel est aussi le résultat des notes cliniques que le docteur Grand (de Saint-Étienne) a bien voulu nous communiquer.

L'ophthalmie *n'est presque jamais double d'emblée.* Lorsqu'un malade souffre des deux yeux, il y a de grandes présomptions pour que l'un ait été contagionné par l'autre et non par l'urèthre. La contagion suffira-t-elle toujours à expliquer ce fait? Nous n'oserions l'affirmer, et, pour notre compte, il ne nous répugnait nullement de faire jouer, pour ce cas particulier, un certain rôle à la *sympathie* indéniable qui tient les conjonctives étroitement unies entre elles. Qu'il nous suffise de poser ici cette question, sur laquelle nous ne pourrions sans témérité nous prononcer.

Ajoutons que la maladie débute généralement par l'œil droit. C'est là un fait d'observation qui s'explique par l'habitude que l'on a de porter de préférence la main droite aux organes génitaux, et vers chaque œil, celle du côté correspondant.

Cette complication a été observée *à toutes les périodes de la gonorrhée, mais particulièrement à son déclin*, alors que voyant leur mal disparaître, les patients se départissent des précautions hygiéniques et des soins de propreté qu'ils avaient observés au début.

§ 2. — PATHOGÉNIE. — NATURE.

Saint-Yves, Scarpa, Samson, Vidal, rapportaient l'ophthalmie gonorrhéique à la *métastase* du processus, de la muqueuse urèthrale à la conjonctive. Cette théorie ne serait admissible que si, dans tous les cas, l'écoulement disparaissait ou tout au moins diminuait sensiblement en même temps que se montre la complication. Or ce fait, qui se produit quelquefois, n'a rien de constant.

D'autres ont allégué une prétendue *sympathie* qui existerait entre les tissus de l'urèthre et de l'œil, d'autres une *infection générale*, dont l'ophthalmie serait une manifestation, au même titre que l'iritis est une manifestation de la vérole. Ces opinions n'ont plus guère aujourd'hui qu'un intérêt historique.

Le muco-pus sécrété par la muqueuse d'un urèthre atteint de gonorrhée détermine (ce que ne saurait faire le pus d'un abcès ordinaire) l'inflammation de la conjonctive, muqueuse de même ordre, recouverte d'un épithélium de même nature, doublée comme elle d'un réseau lymphatique, par la simple irritation que produit son contact. Si les phénomènes se développent avec une rapidité et une intensité presque foudroyantes, c'est qu'il n'en saurait être autrement sur un terrain aussi éminemment vasculaire, et en même temps à texture aussi délicate que la conjonctive. Nul besoin donc d'invoquer l'hypothèse d'un virus, d'un poison, d'une matière spécifique quelconque. Nous ne définirons pas la blennorrhagie de l'œil autrement que nous n'avons défini celle de l'urèthre. Pour nous *c'est une inflammation de la muqueuse conjonctivale, inflammation fixée sur tous ses éléments, spécialement les lymphatiques.*

Nous devons appeler ici l'attention sur une conséquence extrêmement fréquente de l'inoculation blennorrhagique sur la conjonctive. Au dire de de Wecker, les cas foudroyants d'ophthalmie gonorrhéique sont presque toujours des cas de conjonctivite pseudo-membraneuse. La *diphthérite* peut seule, en infiltrant les tissus d'une exsudation gélatino-fibrineuse, qui étrangle les vaisseaux et coagule le sang, détruire un œil dans l'espace de douze ou de vingt-quatre heures. Quelle est la cause du développement de cette inflammation croupale? Doit-on la rapporter à une disposition individuelle, faut-il en accuser la trop vive irritation produite par des cautérisations excessives? C'est un point que des études ultérieures éclairciront peut-être.

§ 3. — SYMPTOMATOLOGIE.

C'est en général de quatre à dix heures, quelquefois plus, après la contagion, que les phénomènes d'irritation deviennent apparents : cuisson, larmoiement, rougeur de la conjonctive, léger œdème des paupières, tuméfaction des ganglions préauriculaires.

La marche est très-rapide. Un jour est à peine écoulé que la maladie a atteint sa période confirmée.

L *écoulement* présente les mêmes caractères que celui de l'urèthre et fait sur le linge des taches qu'il n'est pas possible de distinguer de celles du muco-pus uréthral. Au début : exagération de la sécrétion physiologique, larmoiement. Quand s'établit la pyogénie, l'écoulement est séro-purulent, ou plus correctement lacrymo-purulent, et presque toujours de couleur citrine à cause des globules sanguins qu'il contient en abondance. Plus tard enfin l'œil baigne dans un liquide jaune verdâtre, quelquefois épais et crémeux; son abondance est vraiment extraordinaire. On aurait peine à comprendre, sans recourir à la diapédèse comment en quelques minutes les éléments de la conjonctive pourraient pourvoir à la sécrétion des flots de pus qui s'accumulent sous les paupières. Ces dernières sont agglutinées dans toute leur étendue, sauf quelquefois vers l'angle interne ; des croûtes verdâtres surchargent les cils, la joue est excoriée au contact de ces liquides irritants.

Le *gonflement* débute vers l'angle interne où les battements incessants des paupières ramènent fatalement le *corpus contagiosum*. La caroncule et le pli semilunaire sont parfois isolément gonflés, saillants, ce qui leur donne l'apparence d'une tumeur. Bientôt cependant les paupières se tuméfient, deviennent rouges œdémateuses, rénitentes. Les veines de la peau sont gorgées, et dessinent leur trajet en lignes bleuâtres.

La paupière supérieure s'étale et ne tarde pas à occuper l'ouverture entière de l'orbite (fig. 20) en recouvrant tout ou partie de l'in-

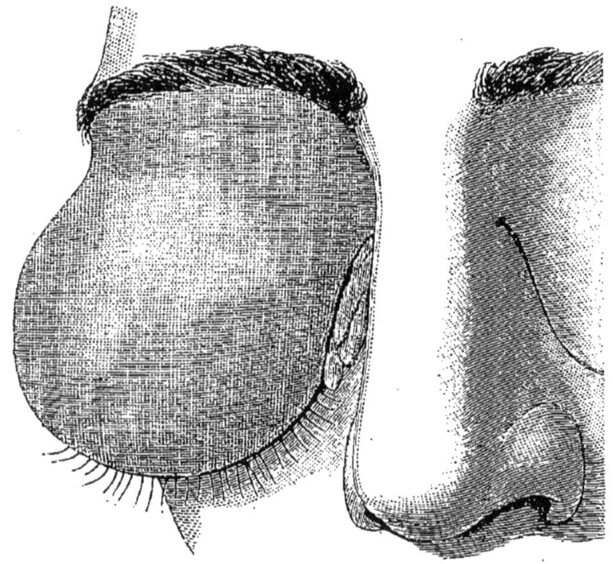

Fig. 20. — Ophthalmie blennorrhagique.

férieure. Parfois le cartilage tarse est soulevé et se renverse en prenant son point d'appui sur son bord supérieur. Le gonflement de la conjonctive est d'autant plus considérable que le tissu sous-muqueux est plus lâche. Peu marqué sur les tarses, il est énorme quelquefois au niveau des sinus, et c'est ce bourrelet des culs-de-sac qui fait basculer les cartilages en dehors, ce qui détermine un véritable ectropion accidentel. Soulève-t-on ce voile rigide on observe d'abord une grande vascularisation de la conjonctive palpébrale, puis de la bulbaire, enfin un chémosis plus ou moins considérable déborde la cornée, enserre l'œil. La muqueuse est alors rouge foncé, lisse, luisante et tendue. Quelquefois elle est comme couverte d'un vernis grisâtre. Mais, si l'on cherche à enlever cet enduit avec un pinceau, on constate qu'il a son siége dans le tissu même de la muqueuse. Ce sont là les cas les plus graves (forme diphthéritique).

Si le processus n'est pas enrayé, la *cornée devient trouble*, étranglée, privée de vaisseaux, elle se ramollit, s'ulcère, se crève. Tout cela se passe en vingt-quatre, trente-six heures. Le malade éprouve parfois à ce moment une sensation de déchirure dans les parties. Dans le cours de la conjonctivite diphthéritique on voit souvent une facette se former insidieusement,, et sans compromettre la transparence de l'organe, conduire progressivement à la perforation. D'autres fois la cornée s'abcède, s'amincit par exfoliations successives en un point limité, par lequel se fait à bref délai la hernie de sa lame profonde (kératocèle), puis de l'iris (staphylôme), mais quelquefois elle est éliminée en bloc après avoir été séparée par un cercle de sphacèle. La chambre antérieure se vide. Le cristallin tombe dans les linges du pansement, une suppuration de tout le tractus uvéal peut entraîner une phthisie complète du globe. Si cette suppuration n'a pas lieu, la cicatrisation peut se faire avec simple formation de staphylôme.

Les malades atteints d'ophthalmie purulente souffrent surtout quand surviennent les lésions de l'iris et de la cornée, et quand la complication diphthéritique se déclare. Ils se plaignent alors de *douleurs vives*, pongitives dans les paupières, à la surface et à l'intérieur de l'œil. Lorsqu'on essaye de découvrir la cornée, elles arrachent des cris aux plus courageux. L'action réflexe s'en mêlant, l'orbiculaire se contracte, et ce spasme vient encore accroître la souffrance locale en la renforçant *d'algies irradiées*, aux tempes, au front, au vertex, à l'orbite tout entier. Ajoutons à cela le sentiment fort désagréable de cuisson, de brûlure, qui se développe au niveau des excoriations cutanées.

La maladie peut suivre son cours entier, sans que la *fièvre* paraisse, si ce n'est au moment où les parties profondes du globe oculaire s'enflamment. Mais, dès les premiers jours, le patient n'en est pas moins sous l'influence d'un état général fort sérieux. En dépit des soins que l'on prend pour lui dissimuler la gravité de sa situation, le malheureux a conscience des dangers qu'il court, et tombe dans un profond abattement, que vient encore accroître l'insomnie.

Nous venons d'esquisser le tableau de la maladie, telle qu'on l'observe dans les cas les plus malins, et lorsque la thérapeutique n'intervient pas. Mais il est des formes moins graves, à marche moins rapide.

L'*ophthalmie leucorrhéique* se ferait remarquer par l'apparence catarrhale au début; ce n'est qu'au bout de quelques jours que la sécrétion changerait subitement de caractère, et que la conjonctivité deviendrait purulente. Encore l'inflammation resterait-elle longtemps exclusivement localisée à la conjonctivite palpébrale.

De même *l'ophthalmie neonatorum* se développe plus lentement, n'occasionne que rarement le chémosis, et tardivement les lésions de la cornée.

§ 4. — PRONOSTIC.

La blennorrhagie de l'œil aboutit à :

a. La *perforation*, sur laquelle nous avons déjà insisté.

b. La *guérison*, qui se fait par résolution.

c. Le passage à l'état chronique. Cette terminaison est fréquemment celle de la forme leucorrhéique. M. Galezowki a rapporté l'histoire de trois jeunes gens, qui l'avaient contractée, deux sur un œil, et le troisième sur les deux yeux, après avoir touché avec leurs doigts les parties génitales de femmes atteintes de fleurs blanches, en transportant ce pus à leurs yeux. Tous les trois gardèrent pendant plusieurs mois des conjonctivites granuleuses. J'ai donné des soins à une jeune fille qui conserva, à la suite d'une ophthalmie purulente, supprimée d'emblée par abortion, un catarrhe du sac lacrymal.

Dans neuf cas d'ophthalmie unilatérale observés par Lawrence, il y eut six fois perte de l'œil; dans cinq cas d'ophthalmie double, le même auteur compta quatre fois la destruction d'un seul œil, et une fois celle des deux yeux. Total dix-neuf yeux atteints, douze de perdus. L'ophthalmie gonorrhéique est bien véritablement *la plus redoutable de toutes les maladies d'origine vénérienne.*

§ 5. — DIAGNOSTIC.

L'ophthalmie blennorrhagique n'étant en définitive qu'une inflammation simple de la conjonctive, il n'y a pas lieu de distinguer la maladie confirmée de l'*ophthalmie purulente vulgaire*, dite égyptienne ou belge, dont elle ne diffère que par la cause. La violence du processus, la rapidité de la marche, la plus grande accentuation de l'engorgement préauriculaire, et surtout l'existence d'une gonorrhée, constitueront de sérieuses présomptions en faveur de l'origine gonorrhéique.

§ 6. — ANATOMIE PATHOLOGIQUE.

Au début, *hypérémie* de la couche muqueuse, puis du tissu cellulaire sous-muqueux; plus tard l'épithelium s'exfolie, la conjonctive paraît rugueuse et comme couverte de petites saillies rouges très-vasculaires (granulations de Thiry). La moindre pression, le moindre frottement sur ces parties, en font sortir un sang rouge qui s'étale en nappe.

Le chémosis est fluxionnaire ou œdémateux. Dans le premier cas, sa rougeur dénote un processus d'une certaine intensité, dans le second l'inflammation est arrivée à son apogée, la circulation est interrompue, la conjonctive oculaire énormément distendue prend une teinte pâle, livide, indice habituel de diphthérie. A ce moment la paupière est infiltrée de produits inflammatoires qui lui donnent une épaisseur parfois considérable.

L'examen microscopique nous apprend que *tous les éléments de la*

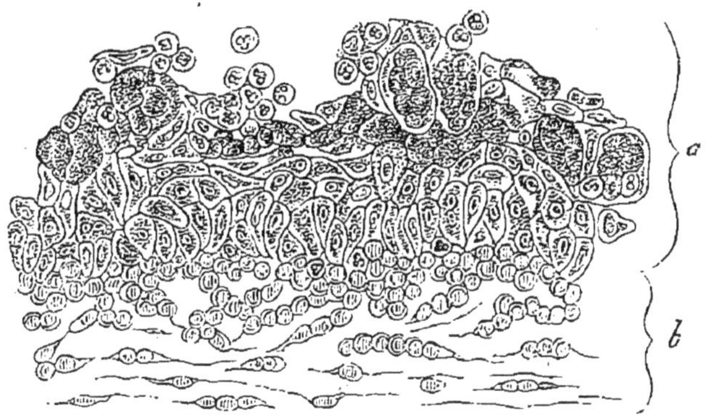

FIG 21. — Catarrhe purulent de la conjonctive[1].

conjonctive (fig. 21) *concourent à la formation du pus.* Au sein du tissu conjonctif, les noyaux se multiplient; à la surface même de l'épithélium, on voit les cellules les plus externes en proie à un travail de prolifération extrêmement actif, se crever et donner issue à des corpuscules de pus (Remak, Buhl, Rindfleisch). Enfin l'émigration des leucocytes à travers les parois vasculaires, entre pour la plus grande part dans cette abondante production de globules purulents. A une époque plus avancée, les papilles conjonctivales, que l'exfoliation de l'épithélium a laissées à nu, se gonflent, s'hypertrophient et constituent les granulations tantôt rutilantes, tantôt blafardes, qui parsèment la face postérieure des paupières.

§ 7. — TRAITEMENT.

Prophylaxie. Hygiène. — Nous avons été amené, par l'étude attentive des faits, à démontrer et à admettre, comme origine de la conjonctivite gonorrhéique, l'inoculation, c'est-à-dire le

[1] *a*, couche épithéliale. — *b*, couche conjonctive de la muqueuse. (RINDFLEISCH, *Histologie.*)

transport du pus gonorrhéique sur la muqueuse oculaire. Il est donc à peine besoin de dire quelles précautions le blennorrhagien et ceux qui l'entourent doivent prendre pour se mettre à l'abri de la contagion (se laver soigneusement les mains toutes les fois qu'elles auront pu être en contact avec le pus, mettre de côté toute pièce de linge ayant servi au malade, etc.).

Quand un œil est déjà infecté, comme inévitablement le malade en se frottant avec les mains contagionnera l'autre, il faut par l'occlusion tâcher de le préserver. Le bandage compressif connu sous le nom de monocle fait avec un tampon de charpie et une bande roulée remplit ce but, quand le malade veut le supporter et veiller lui-même à son maintien. On peut encore fixer la charpie au moyen d'un rond de toile collée au pourtour de l'orbite, et rendu imperméable par une couche de collodion; ou bien encore, et plus simplement, au moyen de bandelettes de diachylon entrecroisées et superposées. Snellen a proposé de fixer un verre de montre, au-devant de l'œil, dans un bandage approprié. Pour éviter que pendant le sommeil le malade ne porte involontairement les mains à l'œil, il n'est même pas inutile de les fixer en les attachant à son lit. Mais, nous le répétons, toutes ces mesures resteront inutiles si le malade ne se dévoue tout entier à leur application. Il faut que, bien averti et bien pénétré des périls de sa situation, il consente à renoncer, pendant tout le temps que cela sera nécessaire, à l'usage de l'œil resté sain; il faut, en un mot, que les personnes qui le soignent, puissent absolument compter sur toute sa patience et toute sa bonne volonté.

Thérapeutique. — Au début, le traitement de la blennorrhagie conjonctivale doit être *essentiellement antiphlogistique*. Un des plus puissants moyens dont nous disposions est assurément l'*application continue de compresses trempées dans de l'eau glacée.* Ces compresses doivent être changées toutes les deux ou trois minutes au moins, afin qu'elles ne se réchauffent pas sur l'œil. Dans les cas d'inflammation intense, où l'élévation de la température des parties est très-marquée, il est préférable de refroidir les compresses directement sur un bloc de glace. On obtient ainsi un refroidissement considérable de l'organe enflammé, et l'on fait assez rapidement cesser les douleurs et cette sensation d'ardeur que les malades ressentent dans les paupières. Pour éviter l'inconvénient de renouveler ou faire renouveler si souvent les compresses, le docteur Grand (de Saint-Etienne), recommande l'usage d'une poche de baudruche ou de caoutchou, un condome par exemple, qu'il remplit de glace concassée. et qu'il applique en bissac sur la racine du nez et sur les yeux; appareil excellent, quoique un peu lourd. Dans tous les cas l'usage de la glace devra être suspendu dès l'apparition d'une lésion quelconque de la cornée.

Il est très-important de *débarrasser l'œil de la sécrétion qui le baigne*, et dont l'action irritante est si funeste à la cornée. On devra donc de temps en temps, toutes les heures par exemple, entr'ouvrir doucement les paupières et enlever la sécrétion soit au moyen d'un pinceau mou et un peu gros, soit au moyen d'un jet d'eau fourni par un irrigateur ou tout autre système.

Ces irrigations seront faites avec une solution *d'acide carbolique* ou *salycilique* au 100e ou au 300e suivant que la sensibilité est plus ou moins accusée. Il est du reste avantageux, dès que la sécrétion a diminué, d'imbiber les compresses réfrigérantes dans un liquide chargé de ces acides (de Wecker).

Dans tous les cas il est très-important d'avoir, dès le début, recours aux *instillations de sulfate d'atropine* (1/00); non-seulement elles diminuent la pression intra-oculaire en face des lésions qui menacent d'envahir le globe de l'œil, mais encore elles contribuent très-efficacement à l'apaisement des douleurs.

Si l'inflammation est très-intense, et si les applications glacées ne parviennent pas à l'enrayer, les *émissions sanguines*, sont indiquées. Dans ces cas-là, et particulièrement si les paupières paraissent roides et la conjonctive pâle et grisâtre, de Græfe conseille de placer des sangsues à la fois à la tempe, à l'angle interne de l'œil et sur le dos du nez, en prescrivant de les renouveler à mesure qu'elles tombent, de manière à obtenir, pendant un certain temps, un écoulement continu. Toutefois, avec de Wecker, nous croyons qu'il ne faut pas faire aux déplétions par les sangsues ou la saignée une trop large part dans le traitement de l'ophthalmie purulente, et pour notre compte nous leur préférons de beaucoup les scarifications qui soustrayent directement du sang à la conjonctive.

C'est en effet par les émissions sanguines qu'il faut attaquer le chémosis, qui enserre la cornée, l'étouffe et va bientôt en provoquer la destruction. Au début, le premier ou le deuxième jour, tant que les mailles distendues du tissu sous-conjonctival ne renferment qu'une sérosité rougeâtre, *quelques incisions faites deci et delà, avec le scarificateur* ou le bout des ciseaux suffisent pour les dégager et faire tomber le chémosis. Mais plus tard, quand celui-ci est devenu épais, charnu, les scarifications ne suffisent plus; on doit alors employer l'*excision*. Quoique beaucoup de bons auteurs, préoccupés des conséquences que peuvent amener les pertes de substance de la conjonctive, persistent encore à proscrire l'ablation des lambeaux de muqueuse, nous ne pouvons nous ranger à leur avis. L'excision est assurément l'arme la plus puissante contre le chémosis. Par cette porte tenue ouverte, les tissus se dégorgent, les exsudats s'écoulent en quelques heures; or bien souvent il n'en faut pas davantage pour sauver la cornée. Au reste, couper à deux ou trois endroits au plus, un pli étroit et allongé de la muqueuse, dans une direction rayonnante par rapport à la cornée, ne nous semble pas une opération dont les suites soient tant à redouter. La régénération, en effet, ne tarde pas à se faire, sans laisser après elle de brides susceptibles de gêner le fonctionnement de la paupière. Samson qui, plus radical encore, ne craignait pas d'exciser la conjonctive oculaire tout entière, a pu produire une longue série de succès, et de notre côté nous avons pu constater à la clinique de M. de Wecker la rapidité des guérisons qui suivent ordinairement l'éradication de la conjonctive.

Les *caustiques* et en particulier le nitrate d'argent sont d'un très-grand secours dans l'ophthalmie gonorrhéique, mais pas à toutes les périodes. Au début, tant que les paupières sont fortement rouges et luisantes à la surface, et à plus forte raison si elles sont raides, et si la conjonctive est pâle et grisâtre, il faut s'abstenir de toute cautérisation et insister sur les moyens antiphlogistiques précédents. Et même lorsque ces symptômes se sont amendés, tant que la sécrétion reste d'apparence séreuse, à peine parsemée de quelques flocons purulents, il serait imprudent de se hasarder à employer le caustique. On a fait dans ces derniers temps d'étranges abus du nitrate; qu'on le sache donc bien, son emploi prématuré peut, en déterminant une stase de la circulation, donner en quelques heures à l'affection une extrême gravité, et favoriser le développement des affections cornéennes surtout chez le nouveau-né (Alfred Graefe). On ne peut y recourir sans danger, et avec profit, que lorsque la sécrétion est devenue franchement purulente.

Plus l'on s'éloigne du début de la maladie, moins il y a de risques à courir avec l'emploi du nitrate d'argent. Aussi, contre les ophthalmies déjà anciennes, ne doit-on jamais hésiter à s'en servir.

Le nitrate d'argent peut être employé en solution ou en crayon. Dans ce dernier cas nous préférons le crayon mitigé (2 tiers de nitrate de potasse pour 1 tiers de caustique) au crayon de nitrate d'argent pur, dont l'action est trop intense, trop profonde, et qui peut, entre autres inconvénients, laisser sur la conjonctive des cicatrices incommodes. Pour commencer, le mieux est de se servir d'une solution un peu faible (1 p. 100). Si elle est bien supportée, on la porte successivement à 2 p. 100, 3 p. 100. et même on pourra la remplacer par le crayon mitigé.

Pour appliquer le caustique, il faut d'abord renverser les paupières en faisant saillir, le plus possible, la muqueuse des culs-de-sac; puis avec un pinceau trempé dans la solution, ou avec le crayon, on touche toute la surface de la muqueuse palpébrale, et surtout celle des culs-de-sac, dont il est particulièrement important de ne négliger aucun point. Avec de l'eau salée, on neutralise ensuite l'excédant du caustique, et on limite son effet aux points touchés, car il est inutile d'agir sur la conjonctive bulbaire, dont l'affection est sous la dépendance de celle de la conjonctive palpébrale, et il serait nuisible d'atteindre la cornée dont la vitalité est, le plus souvent, déjà compromise, et sur laquelle le nitrate d'argent laisserait des taches indélébiles. Il est bon, après la cautérisation, d'appliquer sur les yeux, pendant une heure environ, des compresses froides qui calment la souffrance et préviennent une trop forte réaction. Quand on agit avec le crayon mitigé ou avec une forte solution, il faut toucher assez légèrement les parties; l'eschare blanchâtre que l'on produit ne devant intéresser que la couche épithéliale, et jamais le tissu même de la muqueuse.

On ne doit répéter cette opération que lorsque l'eschare est éliminée et la couche épithéliale à peu près reformée; vingt-quatre heures suffisent ordinairement.

Grâce à ces cautérisations successives et progressives, on doit assez promptement obtenir la diminution du jetage et du gonflement de la muqueuse. Si ce résultat se fait attendre, il convient de recourir à une solution plus forte, ou mieux de renouveler deux fois par jour l'application du caustique. Inversement quand le mieux est obtenu, les solutions à doses décroissantes sont indiquées.

Quand il survient une *complication du côté de la cornée*, rien ne doit être changé au traitement que nous avons indiqué. On ne cessera même pas les cautérisations, mais on apportera le plus grand soin à limiter à la conjonctive les atteintes du caustique. On insistera, surtout, sur les instillations de sulfate d'atropine. En les répétant toutes les deux ou trois heures; en entretenant la mydriase, on préviendra l'iritis qui vient si souvent à son tour compliquer la kératite, et l'on relâchera la cornée par la diminution de la pression intra-oculaire, condition éminemment favorable à la régénération de cette membrane.

Quand un point de la cornée est ulcéré et que la couche profonde, repoussée en avant par la pression intraoculaire, menace d'être perforée, il faut recourir à *la perforation artificielle* que l'on fait directement, soit au fond de l'ulcère, soit sur les bords de la cornée, au moyen d'une aiguille à paracentèse ou d'un couteau à cataracte. Il est bon, pendant quelque temps, d'entretenir en ce point une fistule qui détermine encore une salutaire diminution de la tension intra-oculaire. La fistule, ainsi formée, se referme du reste très-facilement, et parfois même, malgré les efforts des chirurgiens pour la maintenir béante. Aussi vaut-il mieux quelquefois, suivant le conseil de Sæmisch, fendre tranversalement l'ulcère en promenant le couteau de de Graefe à travers toute l'épaisseur de la cornée.

L'iris vient-il à faire hernie par le fait d'une perforation artificielle ou spontanée; tant que le prolapsus est peu saillant, on peut le négliger et se borner à l'usage de l'atropine pour rompre, autant que possible, une partie des adhérences, au moment où se reconstituera la chambre antérieure; mais s'il devient considérable, il ne faut pas hésiter à l'abraser avec la pince-ciseaux.

Traitement interne. — Dans les cas graves à forme diphthéritique, de Wecker donne dès le début des prises de *calomel* de 5 à 10 centigrammes toutes les deux heures, en même temps qu'il fait faire, avec de l'*onguent napolitain*, des frictions sur les bras, les cuisses, le front, jusqu'à salivation. Avec la salivation apparaît ordinairement la vascularisation de la conjonctive. On supprime alors les mercuriaux dont on devra toujours, du reste, subordonner l'emploi à l'état de la constitution. On ne manquera pas d'entretenir la régularité des fonctions digestives, au moyen de *purgatifs salins*. Il sera même bon de provoquer une légère dérivation sur le tube intestinal. Le calomel donné à doses réfractées est recommandé, par certains auteurs, comme particulièrement propre à favoriser l'établissement de la purulence dans les formes diphthéritiques de la maladie.

Enfin il est inutile d'insister sur la nécessité d'administrer et les *toniques* et les *narcotiques*; les douleurs constantes l'insomnie, et l'épuisement qui en est la conséquence, ne laissent aucun doute sur leurs indications.

RUEPP, *Traitement de l'ophthalmie des nouveau-nés* (*Verhandlungen der medicinisch-chirurgischen Gesellschaft des Kantons Zurich*, 1827, *Annales d'ocul.*, 1854, t. XXXII, p. 135). — LAUGIER, *Dictionnaire de médecine*, t. V. 1833. — KENNEDY et IRELAND, *Emploi du nitrate d'argent fondu contre l'ophthalmie des nouveau-nés* (*Annales d'ocul.*, t. I, p. 336, 1839). — BREYEN, *Emploi du nitrate d'argent à haute dose dans l'ophthalmie leucorrhéique des nouveau-nés* (*Annales d'ocul.*, t. III, p. 215, 1840). — SONNEMAYER, *Ueber die Augenkrankheit der Neugebornen nach allen ihren Beziehungen, historisch pathologisch und als Gegenstand der Staatspolizei*. Leipzig, 1840. — NOPPE, *Ophthalmie blennorrhagique traitée par le nitrate d'argent et le baume de copahu* (*Annales d'ocul.*, t. III, p. 79, 1840). — CUNIER, *Deux observations d'ophthalmie blennorhagique* (*Annales d'ocul.*, t. IV, p. 238, 1840). — CUNIER, *De l'ophthalmie catarrhale ou leucorrhéique des nouveau-nés* (*Ann. d'ocul.*, t.IV, p.235, 1841).—GOUZÉE, *Du traitement de l'ophthalmie blennorrhagique* (*Annales d'ocul.*, t. IV, p. 149, 1841). — GOUZÉE, *Observation d'ophthalmie blennorrhagique traitée par la méthode ectrotique* (*Annales d'ocul.*, t. V, p. 193, et *Gaz. méd. de Paris*, p. 216, 1841).—Von AMMON, *Traitement recommandé contre l'ophthalmie blennorrhagique* (*Annales d'ocul.*, t. VIII, p. 57, 1842).— Nicolao SHERRER, *Commentatio de ophthalmia gonorrhoica*. Phorceni, analyse *in Annales d'ocul.*, t. VII, p. 183, 1842. — DEQUEVAUVILLER, *De l'ophthalmie blennorrhagique observée sous les formes endémique et épidémique* (*Annales d'ocul.*, t. IX, p. 232, t. X, p. 76,135, 1843). — D'ARCET, *Mémoire sur l'ophthalmie des nouveau-nés* (*Annales de la chirurgie française et étrangère*. Paris, 1844). — BOCK, *Traitement de l'ophthalmie blennorrhagique sur le secours des saignées* (*Canstatt's Jahresbericht* et *Annales d'ocul.*, t. XV, p. 259, 1846). — SCHMALZ, *Considérations sur les causes de la nature et la prophylaxie de l'ophthalmie des nouveau-nés* (*Magazin für die Staatsarzneikunde* et *Ann. d'ocul.*, t. XV, p. 90, 1846). — RITTERICH, *Du baptême administré prématurément dans les églises considéré comme cause de blépharophthalmie des nouveau-nés* (*Magazin für die Staatsarzneikunde* et *Annales d'ocul.*, t. XV, p. 90, 1846). — HAIRION, *Inoculation blennorrhagique* (*Ann. d'ocul.*, t. XV, p. 156, 1846. Bruxelles, 1863). — A. FREDERICQ, *Considérations sur l'ophthalmie aiguë et son traitement* (*Annales d'ocul.*, t. XVII, p. 116, 1847). — CHASSAIGNAC, *Sur la nature et le traitement de l'ophthalmie purulente des nouveau-nés*, lettre adressée à l'*Académie des sciences* (*Annales d'ocul.*, t. XVIII, p. 138, 1847). — HAMMELRATH, *Remarque sur la découverte d'une fausse membrane dans l'ophthalmie blennorrhagique* (*Annales d'ocul.*, t. XVIII, p. 279, 1847). — KERST, *Valeur du bubon préauriculaire* (*Nederlandsch Lancet* et *Annales d'ocul.*, t. XIX, p. 80, 1848). — SNABILIÉ, *Sur un cas d'ophthalmie blennorrhagique* (*Nederlandsch Lancet* et *Annales d'ocul.* t. XX, p. 121, 1848). — R.-E. DUDGEON, *De l'ophthalmie blennorrhagi-*

que (*Annales d'ocul.*, t. XXI, p. 43, 1849). — BERG, *L'ophthalmie des nouveau-nés est-elle un symptôme de la syphilis* (*Annales d'ocul.*, t. XXII, p. 40, 1849). — BRANDES, *De ophthalmia rhumatico-gonorrhoica et de formâ arthropathiæ gonorrhoicæ chronica*. Havniæ, 1850. — LUITHLEN, *De l'ophthalmie des nouveau-nés* (*Archiv für physiologische Heilkunde*, cah. 5 et 6 et *Annales d'ocul.*, 1855, t. XXXIII, p. 233, 1850). — Jules ANSIAUX, *De l'ophthalmie blennorrhagique* (*Annales d'ocul.*, t. XXIII, p. 194, 1850). — THIRY, *Identité de l'ophthalmie des nouveau-nés et de l'ophthalmie militaire* (*Annales d'ocul.*, t. XXIII, p. 225, 1850). — BUYS (de Bruges), *Emploi de l'acétate de plomb dans l'ophthalmie militaire* (*Annales d'ocul.*, t. XXIV, p. 116, 1850). — E. HENROTAY, *Considérations sur le diagnostic de l'ophthalmie blennorrhagique et de la granuleuse* (*Annales d'ocul.*, t. XXIV, p. 179, 1850). — HALLEN, *Statistique de l'ophthalmie des nouveau-nés à l'hôpital de Vienne* (*Annales d'ocul.*, t. XXV, p. 95, 1851). — PENANGUER, *De l'ophthalmie blennorrhagique*. Thèse de Paris, 1851. — BUNTZEN, *Ophthalmi-blennorrhée* (*Bibliothek für Laeger*, juillet 1852 et *Annales d'ocul.*, t. XXXV, p. 290, 1856). — BINSWANGER, *Traitement de l'ophthalmie des nouveau-nés à l'hôpital de Munich* (*Neue medicinisch chirurgische Zeitung* et *Annales d'ocul.*, t. XXVI, p. 191, 1851). — Von AMMON, *Démonstration anatomo-pathologique que la perforation de la cornée qui survient dans l'ophthalmie des nouveau-nés peut se faire de dedans en dehors* (*Annales d'ocul.*, t. XXVII, p. 29, 1852). — BOWMAN, *Traitement de l'ophthalmie des nouveau-nés par les injections d'alun et les onctions d'axonge* (*London Journal of med.* et *Annales d'ocul.*, t. XXX, p. 225, 1852). — GOUZÉE, *Du degré d'utilité des évacuations sanguines dans l'ophthalmie gonorrhéique* (*Annales d'ocul.*, t. XXX, p. 207). — DECONDÉ, *Faits relatifs au traitement de l'ophthalmie blennorrhagique* (*Archives belges de méd. mil.*, 1853, t. XI et *Annales d'ocul.*, t. XXXII, p. 233, 1854). — CARRON DU VILLARS, *Du développement de l'ophthalmie blennorrhagique par métastase* (*Annales d'ocul.*, t. XXXII, p. 209, 1854). — POINCARÉ, *De l'ophthalmie purulente des nouveau-nés*. Thèse de Paris, 1852. — GRAEFE, *Archiv für Ophthalmologie*, Band 1, Abth. I. Berlin, 1854. — WARLOMONT, *De l'occlusion palpébrale pour préserver l'œil resté sain au début de l'ophthalmie gonorrhéique* (*Annales d'ocul.*, t. XXXII, p. 127, 1854). — Von GRAEFE, *Ueber die diphtheritische Conjunctivitis und Anwendung des Causticums bei akuten Entzündungen* (*Archiv für Ophthalmologie*, p. 168, an. 1854). — TALLON, *Du traitement de l'ophthalmie purulente des nouveau-nés par l'injection-iodo-tannique* (*Gazette médicale de Lyon*, 31 août et *Annales d'ocul.*, t. XXXIV, p. 175, 1854). — BIERBAUM, *De la blennorrhée catarrhale de l'œil chez les enfants* (*Journ. für Kinderkrankh.* t. XXIII, p. 416 et *Annales d'ocul.*, t. XXXVII, p. 272, 1854). — GUYON, *Des violentes douleurs qui existent dans l'ophthalmie purulente et d'un moyen propre à les faire cesser* (*Arch. belges de méd. mil.*, t. X, p. 396 et *Annales d'ocul.*, t. XXXIV, p. 290, 1855). — ZAMBACO, *De l'ophthalmie blennorrhagique* (*Presse médicale de Paris*, 1853, n° 18 et *Annales d'ocul.*, t. XXXIV, p. 33, 1855). — SCHLAGINTWEIT, *Die bösartige Augenentzung der neugeborneng.* München, 1856. [*Ophtalmie maligne des nouveau-nés*] et *Annales d'ocul.*, t. XXXV, p. 289. — Fréd.-Théod. BERG, *Recherche des médecins suédois sur l'ophthalmo-blennorrhée* (*Annales d'ocul.*, t. XXXV, p. 290, 1856). — BESSINGER, *Du haut degré de contagiosité de l'ophthalmo-blennorrhée* (*Baier-aerztl. Intelligenzblatt*, 1855, n° 17 *et Annales d'ocul.*, t. XXXVII, p. 273, 1857). — PRITCHARD, *British medical Journal*, November, 1857. — RIVAU-LANDRAU, *Ophthalmie purulente chez le fœtus* (*Annales d'ocul.*, t. XXXIV, p. 66, 1857). — ARLT (de Vienne), *Mémoire sur le traitement de l'ophthalmie des nouveau-nés* (*Annales d'ocul.*, t. XI, p. 49, 1858).—Désiré GUYOMAR, *Recherches sur les ophthalmies contagieuses.* Thèse de Paris, n° 262, 1858. — DECONDÉ, *Nouveau traitement de l'ophthalmie purulente* (*Archives belges de médecine militaire* et *Union méd.*, p. 495, 1858. *Annales d'ocul.*, t. XL, p. 15, 1858).).—THIRY, *Recherches sur les granulations considérées comme altération spécifique de l'ophthalmie purulente*. Bruxelles, 1858. — RITTER Carl, *Zur pathologischen Anatomie des Pannus* (*Archiv für Ophthalmologie*, p. 355-362, année 1858). — PAULI (de Landau), *De la nature de l'ophthalmie d'Égypte*. Wurzbourg, 1858. — FROEBELIUS, *Ophthalmie purulente des enfants* (*Annales d'ocul.*, t. XLIII, p. 52, 1860). — WARLOMONT, *Ophthalmie diphthéritique* (*Journ. de méd. de Bruxelles*, sept., 1860, et *Annales d'ocul.*, t. XLIV, p. 115, 1860). — GUILLOT, *Ophthalmie purulente des nouveau-nés* (*Gaz. des hôp.*, juin 1858, et *Annales d'ocul.*, t. XLIII, p. 57, 1860). — CORDIER, *Ophthalmie purulente de Syrie* (*Gaz. des hôp.*, p. 485, et *Annales d'ocul.*, t. XLIV, p. 245, 1860). — RITTER, *Ueber die Entstehung der Parapophthalmia* (*Archiv für Ophthalmologie*, p. 30, année 1861). — DE WECKER, *De la conjonctivite purulente et de la diphthérite de la conjonctive*. Thèse de Paris, 1861. —*L'ophthalmie militaire à l'Académie royale de médecine belge* (*Ann. d'oculist.*, t. XLI, p. 49, 135, 213, t. XLII.p. 32, 1863).— JACOBSON, *Ophthalmie diphthéritique épidémique et sporadique* (*Archiv für Ophthalmologie*, Band VI et *Annales d'oculistique*, t. XLIX, p. 132, 1863). — C. BADER, *Inoculation de la conjonctivite purulente contre la granuleuse*, (*Ophthalmic Hospital Reports*, t. IV, 1re partie, *Guy's Hospital Reports*, 3e série et *Annales d'ocul.*, t. LI, p. 129, 1864 et 1865, p. 219), — GRAEFE, *Ophthalmies contagieuses* (*Deutsche Klinik*, p. 79, 1864, et *Ann. d'ocul.*, t.LIV, p. 277, 1865).—H. COLLIS, *Ophthalmie blennorrhagique* (*Dublin Quarterly Journ. of med. science*, vol. XXXV, p. 5, et *Annales d'ocul.*, t. LIV, p. 216, 1865). — CZELECHOWSKI, *Ophthalmie contagieuse observée parmi les militaires de Bohême* (*Prager Vierteljahrschrift für die prakt. Heilkunde*, vol. LXXV, p. 54, et *Annales d'ocul.*, t. LIV, p. 233, 1865). — Alf. GRAEFE, *Ophthalmie purulente ou blennorrhée oculaire des nouveau-nés* (Compte-rendu des séances de la *Société ophthalmolog. de Heidelberg*, 1865,

Klinische Monatsblätter, 1865, et *Annales d'ocul.*, t. LVII, p. 173, 1867). — GACHÉ, *De l'ophthalmie purulente*. Thèse de Paris, 1866. — L. DE WECKER, *Traité théorique et pratique des maladies des yeux*, 2e édit. Paris, 1867. — CHAMPOUILLON, *Quelques remarques sur l'ophthalmie algérienne* (*Gaz. méd. de l'Algérie*, n° 6, et *Annales d'ocul.*, t. LVIII, p. 100, 1867). — KLOZ, *Des conjonctivites purulentes*, p. 66. Thèse de Paris 1868. — COCAING, *De l'ophthalmie blennorrhagique*. Thèse de Paris, 1868. — TAYLOR, *Ophthalmie gonorrhéique contractée par contagion directe* (*Ophthalmic Review*, avril 1867, n° 11, p. 271, et *Annales d'ocul.*, t. LIX, p. 85, 1868). — ROSMINI, *Observations pratiques sur le traitement de l'ophthalmie gonorrhéique* (*Giornale di oftalmologia italiano*, 1868, et *Annales d'ocul.*, t. LXII, p. 262, 1869). — ALLIN, *De la canthoplastie dans le traitement de la conjonctivite diphthéritique* (*Transactions of the American Ophthalmological Society*, 7th. *annual meeting*, 1870, et *Ann. d'ocul.*, t. LXV, p. 268, 1871). — HIRSCHBORG, *De la conjonctivite diphthérique* (*Annales d'ocul.*, p. 45, 1871). — HAYNES WALTON, *Purulent Ophthalmia in adult* (*Med. Times and Gaz.*, 1872). — M. BRIÈRE, *De l'inoculation blennorrhagique comme moyen curatif du pannus granuleux* (*Bull. gén. de thérapeutique*, 15 septembre 1873). THIRY, *Quelques considérations sur les ophthalmies purulentes* (*Annales d'ocul.*, t. LXVIII, p. 292, 1873). — CUIGNET, *Ophthalmie algérienne* (*Annales d'ocul.*, t. LXX, p. 78, 1873). — Jaliez HOGG, *Conjonctivite diphthéritique* (*The Lancet*, 13 mars 1873, p. 371, et *Annales d'ocul.*, t. LXXII, p. 287, 1874). — STREATFIELD, *Conjonctivite diphthéritique* (*The Lancet*, 1873, 5 juillet, p. 10, et *Annales d'ocul.*, t. LXXII, p. 290, 1874).

CHAPITRE XV

BLENNORRHAGIE NASALE

En 1784, Andrew Duncan publiait l'histoire d'un jeune homme qui, s'étant servi par mégarde d'un mouchoir tâché de pus blennorrhagique, avait éprouvé une véritable blennorrhagie nasale. [1]

Cette observation fut acceptée par la plupart des auteurs contemporains, Hernandez, Hecker, et il est remarquable de voir

[1] « A young man labouring under a gonorrhœa, was obliged to employ his handkerchief for a short time to save his shirt. After obtaining other cloths, he imprudently put the handkerchief in his pocket, and without being aware of the consequences, he used it in blowing his nose. The effect was a disease of the inside of the nose, and an affection of the mucous glands there, in every respect resembling the gonorrhœa. » (Andrew-Duncan, *Medical cases selected from the records of the public dispensary at Edinburgh*, page 269, Edinburgh, MDCCLXXXIV).

qu'à cette époque reculée, la seule variété d'inflammation blennorrhagique des organes éloignés qu'admettaient les auteurs était vraiment rationnelle et en rapport avec nos données actuelles sur la nécessité d'une contagion locale. Hecker[1] est fort explicite sur ce point. « La matière contagieuse de la gonorrhée, pénètre-t-elle accidentellement dans le nez ou dans les oreilles, il survient un écoulement par ces parties ; cette gonorrhée, qu'on peut appeler *nasale* ou *auriculaire*, suivant le siége qu'elle occupe, guérit bientôt par les seuls soins de propreté. »

Ce n'est qu'un peu plus tard que l'hypothèse spécieuse d'une *rhinite métastatique* trouva des défenseurs. Nous lisons, en effet, dans le tome XII des *Annales de Montpellier*[2] une singulière observation due à Forcade.

Il s'agit d'un marin à tempérament sanguin, qui contracta le 30 germinal an X une blennorrhagie, laquelle fut arrêtée au bout de trois jours par des injections d'acétate de plomb liquide. Dès lors, cessation de tous les symptômes locaux ; mais, le 10 floréal, malaise général, gêne considérable dans la respiration, efforts violents pour tousser ; la nuit, augmentation de l'oppression, crachats sanguinolents. Le lendemain, céphalalgie profonde, pommettes vivement colorées, chaleur au gosier, oppression telle, que le malade est forcé de se tenir assis, etc. — M. Forcade apprend que le malade s'est supprimé une gonorrhée par des injections, et il se propose de la rétablir. Le 12 floréal il pratique une injection d'ammoniaque liquide dans le canal de l'urèthre ; le lendemain, écoulement muqueux par ce canal, diminution des symptômes inflammatoires relatifs à la respiration, et enfin cessation complète au bout de huit jours.

Il serait inutile de faire remarquer tout ce que cette observation contient d'inadmissible. Nous ne l'avons reproduite ici qu'à titre de document historique. Il n'en est pas de même du fait de rhinite blennorrhagique qu'a rapporté M. Edwards, d'Édimbourg, en 1857.

Chez une veuve de 61 ans, cet auteur constatait l'état suivant : Toute la figure était enflée, surtout les paupières, le nez et la lèvre supérieure ; elle avait un peu de conjonctivite et un petit abcès à l'angle gauche de la bouche. Le nez était extrêmement sensible à la pression, la peau en était rouge, tendre, luisante, parsemée

[1] *Traité des différentes espèces de gonorrhée*, par Auguste-Frédéric Hecker, conseiller du roi de Prusse et professeur de médecine à Erford, 1787. Traduit de l'allemand par A. J. L. Jourdan, Paris, MDCCCXII.

[2] *Bibliothèque médicale*, t. XII, p. 117. *Annales de Montpellier*.

de petits points enflammés. La lèvre supérieure était considérablement tuméfiée, la surface entamée excoriée évidemment par le contact irritant d'un liquide purulent, qui coulait en abondance de chaque narine. Toutes ces parties étaient tellement sensibles, qu'à peine osait-elle essuyer la matière de cet écoulement, et qu'elle tenait sa tête penchée en avant pour faire tomber le pus sur le parquet. Elle avait considérablement maigri depuis le commencement de cette maladie; cet écoulement était très-fétide.

L'extrême maigreur et l'aspect général de cette femme firent d'abord supposer l'existence d'une affection de mauvaise nature; mais, poussant avec la plus grande minutie l'examen des faits antérieurs, l'auteur finit par savoir que six mois auparavant son fils était venu la voir. Il avait une blennorrhagie et soutenait ses bourses avec un mouchoir de poche; il laissa ce mouchoir dans sa chambre, sa mère le ramassa et s'en servit pour se moucher pendant deux ou trois jours. Le cinquième jour la narine gauche devint sèche, chaude, avec cuissons, et bientôt elle commença à rendre une matière jaune. Peu de temps après, la narine droite se prit de la même façon et les yeux s'enflammèrent un peu. Ces symptômes s'accompagnèrent de maux de tête, de douleurs dans les membres et de frissons. Elle crut d'abord à une grippe intense, mais l'état de son nez empirant chaque jour, elle se décida à consulter un médecin. Sous l'influence d'un traitement approprié, les symptômes s'amendèrent et disparurent en quelques jours.

Enfin, nous nous sommes demandé si le coryza des nouveau-nés ne reconnaissait pas parfois une origine semblable à celle de l'ophthalmie. Les narines paraissent dans une position singulièrement propice pour recevoir au passage le pus contagionnant sécrété par les organes maternels. Le coryza se manifeste vers le deuxième et le troisième jour après la naissance, et présente une durée indéterminée si la thérapeutique n'intervient pas. Cependant tel n'est point l'avis de M. Pajot, à l'expérience et au jugement duquel nous avons fait appel. Le coryza *neonatorum* ne présente pas, en effet, l'acuité des symptômes et surtout le flux abondant que l'on devrait s'attendre à rencontrer en pareil cas. Il cède rapidement à l'emploi de remèdes peu énergiques. Or ce ne sont point là les caractères des affections blennorrhagiques.

A ces déductions toute théoriques, à ces hypothèses plus ou moins ingénieuses nous pouvons opposer des recherches expérimentales précises.

Diday dit avoir très-souvent (8 à 10 fois pour le moins), dans un but expérimental, porté dans la narine et frotté sur la pituitaire de blennorrhagiens le bout du doigt chargé du muco-pus uréthral ; et jamais il n'en est résulté même la plus légère inflammation de la muqueuse nasale.

Plus récemment, un praticien donnait ses soins à une femme atteinte d'ophthalmie blennorrhagique et de blennorrhagie vulvo-vaginale; ayant voulu mettre à l'épreuve l'immunité de la pituitaire, il recueillit avec un pinceau le muco-pus oculaire et en barbouilla la muqueuse nasale atteinte déjà d'un léger catarrhe. Trois jours s'écoulèrent et rien d'insolite ne se passa du côté du nez; l'ophthalmie guérit par un traitement énergique, et, sans aucune médication, le catarrhe nasal s'effaça.

Tel est actuellement l'état de la question. Peut-être serait-il téméraire de la considérer comme définitivement résolue. Pour nous. nous nous bornerons à faire remarquer que ces résultats sont en parfait accord avec les données de l'histologie sur la différence de constitution des muqueuses uréthrale et nasale. Si cette dernière reste réfractaire à l'action du pus formé dans l'urèthre, nous savons en effet que, mise en contact avec la matière qui constitue le jetage du coryza, elle peut dans certains cas subir la contagion. Les expériences négatives de Friedreich ne sauraient détruire les faits très-positifs sur lesquels cette opinion est établie. Si cet auteur n'a pu faire naître le coryza de cette façon, pareille expérience a donné entre les mains de M. Clerc un résultat tout opposé. La personne qui se prêta à l'inoculation eut à souffrir pendant plusieurs jours d'une inflammation nasale des plus intenses.

Nous passerons sous silence la *blennorrhagie auriculaire* que Lentin et Reil prétendent pourtant avoir observée en Angleterre, et les *blennorrhagies buccale, axillaire et ombilicale* dont rien ne nous prouve aujourd'hui la possibilité.

HECKER (Aug.-Fréd.), *Theoretisch-practische Abhandlung über den Tripper*, (Leipzig, 1787. Traduit en français par Jourdan en 1812). — EDWARDS, *Rhinite blennorrhagique* (*The Lancet*, april 1857). — DIDAY, *Rhinite blennorrhagique* (*Annuaire de la syphilis et des maladies de la peau*, p. 333. Paris, 1858). — DESNOS, *Nouveau Dictionnaire de médecine et de chirurgie pratiques*, t. IX, art. CORYZA. Paris, 1872. — BONNIÈRE, *Précis histologique de la blennorrhagie virulente*. Paris, 1873. — HOERK, *Blennorrhée contagieuse chronique de la muqueuse nasale* (*Klinische Wochenschrift*, n° 48, p. 611. Berlin, 1874).

CHAPITRE XVI

BLENNORRHAGIE ANALE

§ 1. — ÉTIOLOGIE.

L'inflammation avec sécrétion purulente des téguments de l'anus peut se produire dans bien des circonstances. — L'*intertrigo* des fesses, si fréquent chez les enfants, détermine souvent des érosions, qui sont le siége d'un écoulement puriflueut fort abondant. Il en est de même de cette singulière affection sur laquelle Velpeau a appelé l'attention, et qui se produit par la vicieuse *implantation des poils*, ou leur section au ras de la peau. Les auteurs ont encore noté la présence d'*oxyures*, les *polypes* du rectum, les fluxions *hémorrhoïdaires*, les *lésions organiques* comme causes d'écoulement.

Nous ne nous occuperons ici que de l'inflammation produite par l'action du pus blennorhagique. Et tout d'abord établissons la réalité de cette condition étiologique que quelques auteurs ont contestée.

L'*inoculation* ne laisse aucun doute à cet égard. Un expérimentateur dont nous avons déjà plusieurs fois parlé, en donnant des soins à une malade atteinte de chaudepisse et d'ophthalmie blennorrhagique, ne craignit pas de barbouiller la muqueuse anale avec le produit de sécrétion de la muqueuse oculaire. Le troisième jour l'anus inoculé offrait des traces d'inflammation, et le sixième la blennorrhagie était évidente. L'anus est donc bien susceptible de subir l'inflammation gonnorrhéique.

Mais là ne s'arrêtent pas les ingénieuses expérimentations de l'auteur. La réceptivité de l'anus étant constatée, il s'agissait de reconnaître si l'extrémité du tube disgestif ne pourrait pas s'enflammer sous cette influence ; ce qui avait été fait pour l'anus fut fait pour la muqueuse rectale. L'auteur introduisit un tube mousse dans le rectum, et, par son conduit, fit pénétrer un pinceau de blaireau imprégné de l'humeur anale et de sécrétion muco-purulente de l'urèthre, bien au delà du sphincter ; or, il ne se développa aucune inflammation rectale. La blennorrhagie ne saurait donc dépasser les limites de l'orifice mucoso-cutané où s'arrête l'épithélium cylindrique pour laisser place aux cellules pavimenteuses.

La blennorrhagie anale est *fréquente chez la femme*, *rare chez l'homme*. La disposition respective de l'anus et des organes génitaux rend compte de cette particularité. Chez la femme, l'inoculation serait presque fatale, si la muqueuse anale présentait une grande susceptibilité; mais, de même que nous avons montré la tolérance dont fait preuve le gland en présence de la sécrétion uréthrale, de même on voit parfois chez les femmes peu soigneuses le muco-pus baigner le périnée et la région anale sans qu'il en résulte aucune contagion. C'est aussi chez les femmes que s'exercent le plus fréquemment les contacts impurs qui peuvent donner lieu d'emblée à la chaudepisse de l'anus. Cette affection survenue dans ces circonstances est tellement rare chez l'homme, que M. Tardieu prétend n'en avoir vu qu'un cas; encore, ajoute-t-il, ne serait-il pas suffisamment établi. Hecker en son temps paraît pourtant l'avoir observée plus souvent. Il en parle comme d'une affection moins exceptionnelle, sinon fréquente. M. Rollet en a vu des cas assez nombreux chez des hommes et des enfants, qui avouaient avoir été victimes de manœuvres pédérastiques. Cet auteur rapporte l'histoire d'un malade qui, pour vaincre une constipation habituelle, avait coutume d'introduire son doigt dans le fondement chaque fois qu'il allait à la selle, et transporta ainsi sur l'anus le pus d'une gonorrhée dont il était atteint.

§ 2. — SYMPTÔMES.

Dans l'expérience citée plus haut, le mal se déclara le troisième jour de l'inoculation, et atteignit la période confirmée au sixième jour. Une démangeaison, des picotements, un sentiment de chaleur incommode, en sont les premières manifestations. C'est surtout au moment où s'accomplit la défécation que les douleurs se montrent avec le plus d'intensité. Quand l'inflammation s'étend aux plis de la muqueuse et gagne l'anneau constricteur, il existe du ténesme et un sentiment de brûlure parfois très-pénible.

La muqueuse est rouge, les plis tuméfiés et accentués, séparés par des rainures plus profondes, au fond desquelles l'épithélium macéré s'exfolie. Les *érosions* se montrent rapidement, et rappellent par leur couleur, leur fond, leurs bords irrégulièrement arrondis, l'aspect de carte de géographie que nous avons déjà noté à propos de la balanite. Toutes ces parties sont d'une sensibilité qui rend l'examen très-difficile; le sphincter est resserré, et chaque tentative faite pour le distendre détermine par action réflexe une exagération de sa tension.

L'*écoulement* assez abondant est plus épais que le muco-pus uréthral et particulièrement âcre. Il irrite les parties voisines, et détermine des ulcérations sur les fesses, comme celui de l'ophthalmie purulente sur les joues.

La *réaction générale* fait le plus souvent défaut. Cependant chez certains individus facilement excitables, on voit se développer un léger mouvement fébrile.

Chez les sujets livrés à la sodomie, ces symptômes peuvent être plus ou moins modifiés par l'état des parties : le relâchement du sphincter, l'effacement des plis, la déformation infundibuliforme de l'anus, les crêtes, les caroncules marisques, enfin les ulcérations et les rhagades que ne manquent pas de produire les habitudes invétérées.

La blennorrhagie anale aboutit dans le plus grand nombre des cas à la *guérison*, que l'on obtient très-simplement. Elle passe cependant à l'*état chronique*, si le défaut d'hygiène locale et de traitement, la persistance des lésions organiques du rectum, ou des excitations physiologiques entretiennent un état d'irritation dans ces parties.

Le *diagnostic* ne présente pas, en général, de difficultés, grâce à la coïncidence fréquente de la blennorrhagie génitale. L'âge, la constitution, la profession, les antécédents des malades, suffisent à mettre en garde contre toute erreur. Au reste, l'*intertrigo* est la seule affection qui détermine un écoulement susceptible de simuler la blennorrhagie.

§ 3. — TRAITEMENT.

Le traitement de la blennorrhagie anale ne diffère pas sensiblement de celui que nous avons tracé pour la balanite. Le *nitrate d'argent* (solution légère, 40 à 60 centigr. sur 200 gr. d'eau distillée) en lotion sur toute l'étendue des surfaces amène leur dessèchement à bref délai. Cependant nous lui préférerions le *tannin* employé en poudre, ou en crayon, qui présente l'avantage d'être moins douloureux. On pourra d'abord appliquer cette substance pure. A mesure que la maladie diminuera, on la mêlera à une proportion croissante de poudre de riz et d'amidon. On fixera, pour retenir ces substances, un tampon de coton entre les cuisses et au niveau de la fente interfessière, au moyen d'un bandage en T.

Quand l'inflammation aura disparu, on ne manquera pas de faire continuer l'usage de cette dernière poudre pour prévenir plus sûrement tout contact irritant.

En même temps on prendra soin de combattre la constipation

par des lavements, des purgations, et, s'il se produit du ténesme, des suppositoires antispasmodiques appropriés.

ROLLET, *Dictionnaire des sciences médicales*, art. ANUS, t. V, p. 492. Paris, 1866. — TARDIEU (Ambroise), *Étude médico-légale sur les attentats aux mœurs*, 2e édit. Paris, 1873. — BONNIÈRE, *Précis histologique de la blennorrhagie virulente*. Paris, 1873.

CHAPITRE XVII

ARTHROPATHIE

Tous les auteurs attribuent à Swediaur la première mention des lésions articulaires blennorrhagiques. C'est là une inexactitude et une injustice que nous ne saurions consacrer. C'est à Forestus, selon nous, qu'en revient le mérite. Son XXVIe livre, où il traite *de penis ac virgœ vitiis*, contient une observation [1] qui ne saurait laisser le moindre doute à cet égard.

Cependant ce fait passa inaperçu.

Deux siècles plus tard, en 1781, dans un article intitulé : *De la tumeur du genou pendant ou à la suite de la blennorrhagie*, Swediaur devient, il est vrai, plus explicite. Bien que, manquant d'observations suffisantes, il n'ait reconnu, pour les accidents qui nous occupent, d'autre siége que le genou, d'autre localisation anatomique que les bourses muqueuses qui l'avoisinent ; quelque indécision qu'il ait cru devoir conserver sur son véritable caractère, l'attention fut éveillée sur cette coïncidence entre certains écoulements de l'urèthre et les lésions des jointures, que signalait d'autre part Théophile Selle exactement à la même époque. De

[1] OBSERVATION XVI. — *De Gonorrhœa, et testiculi inflatione, ac genu, cum suspicione luis venereœ.* — I Juvenis quidam, alioqui doctus, nuper ex Italia domum reversus, in gonorrhœam incidebat, cui et testiculus unus inflatus erat, tum genu quoque inflatum ; adeo ut hæc mihi suspicionem morbi Venerei præberent, quamuis omnia signa, quæ in lue illa apparere solent, nondum perfecte aderant. Huic autem statim exhibui cassian, mox et confectionem hamech, deinde et pilulas de fumoterræ, etiam secta vena ; aliaque medicamenta, quæ mihi apta videbantur administravi. Omni die ter quaterne secessus habebat, cum tanto successu, ut non opus fuerit accedere ad decoctum ligni gaiaci : et, quod dictu mirum est, non solum a gonorrhœa, sed et aliis symptomatis curatus fuit.

nouveaux travaux ne tardèrent pas à paraître sur cette question, à laquelle se rattachent particulièrement les noms de Hunter, Brodie, Cooper, Mercier, Bonnet, Ricord, Foucard, Brandes, Langleberd, Rollet, Fournier, Scarenzio, Peter, Lorain et Panas.

§ 1. — ÉTIOLOGIE.

De tout temps on a reconnu que l'action du froid pouvait faire naître dans l'organisme une disposition particulière, caractérisée par la fluxion et l'inflammation des membranes séreuses. On a donné à cet état le nom de *rhumatisme.* L'observation a démontré que la blennorrhagie jouissait à l'égard des tissus du même ordre d'une propriété analogue. Entre l'état rhumastismal et l'état blennorrhagique, nous aurons, on le comprend, à relever plus d'un trait de ressemblance : le terrain comme la nature sont les mêmes, mais la cause est différente, et que les symptômes ne sauraient manquer de lui emprunter une physionomie particulière ; si bien que, sans cesser d'être voisines, les deux maladies n'en sont pas moins distinctes.

C'est l'étude de cette cause, si obscure qu'elle nous semble encore, qui devra nous donner la clef de ces différences qui nous frappent.

Ainsi le *blennorrhagisme des séreuses*, si l'on veut bien me passer ce néologisme, se fait remarquer par son peu d'acuité et sa ténacité. Il a la plus grande tendance à revêtir la forme chronique. Or, ces caractères se retrouvent exactement dans la cause qui le met en jeu : affection absolument locale, apyrétique, mais fort opiniâtre. Inversement le *rhumatisme aigu*, qui peut développer une très-notable élévation de la température, et disparaître avec une grande rapidité, succède à l'action d'une cause soudaine, le froid, dont la durée peut être minime, mais dont l'effet est considérable.

On a beaucoup discuté relativement à l'influence que peut exercer sur la production de cet état la *prédisposition rhumatismale.* Tandis que, se fondant sur des observations, la plupart des spécialistes professent qu'il n'y a aucun rapport à établir entre ces deux états, croient même à une sorte d'antipathie (Rollet), certains faits rapportés par des observateurs d'un haut mérite, Gueneau de Mussy, Peter, sembleraient dicter une conclusion absolument inverse ; tous les sujets que ces praticiens ont eu à traiter pour des arthropathies blennorrhagiques présentaient en effet les attributs, quelques-uns même les antécédents de la diathèse rhumatismale. Des assertions aussi exagérées ne sauraient s'accorder avec nos connaissances actuelles en anatomie pathologique. En effet, toute prédisposition n'est autre chose que l'aptitude morbide d'un tissu, et reconnaît pour origine une affection de cause générale, rendue par sa persistance diathésique et transmissible. Que cette dégénérescence relève d'une influence nerveuse, qu'elle soit au contraire, ainsi que l'a avancé M. Charpy, dans un très-remarquable mémoire, la saturation de certains éléments par une substance nocive, peu importe ; ce tissu est né ou devenu infirme ; pour la dartre c'est le derme, pour le rhumatisme ce sont les séreuses. Cela étant, nous ne saurions admettre que, très-vulnérable en face du rhumatisme, un sujet frappé par l'hérédité ne soit pas, quoique dans une moindre mesure, prédisposé à subir l'influence du blennorrhagisme. En prenant ainsi la moyenne des opinions extrêmes, nous resterons à la fois d'accord avec les faits observés et avec le raisonnement.

Ainsi, nous venons de voir l'influence de la chaudepisse retentissant secondairement jusque sur les séreuses. Est-ce à dire que toutes les fois que l'on observe la coexistence d'une arthropathie et d'un écoulement de l'urèthre, on en doive chercher la cause directe dans l'écoulement? En raisonnant ainsi on s'exposerait à deux sortes d'erreurs. Premièrement, rien ne s'oppose à ce que pendant le cours d'une blennorrhagie, un sujet ne souffre d'accidents rhumatismaux du côté de certaines séreuses. C'est alors et l'étude des antécédents, et l'examen des symptômes qui devront diriger dans la voie d'un diagnostic, le plus souvent fort épineux. En second lieu, il n'est pas rare d'observer chez certains sujets prédisposés des catarrhes uréthraux plus ou moins faciles à distinguer par leurs caractères, et ne reconnaissant d'autre cause que la diathèse rhumatismale, l'impression du froid, etc. Quoi d'étonnant dès lors, qu'ils coudoient des lésions de même ordre du côté des séreuses? Ne font-ils pas partie du cortége du rhumatisme ! C'est M. Peter surtout qui a eu le mérite d'appeler l'attention sur cette catégorie de faits entrevus déjà par Swediaur, mais aussi le tort d'en élargir démesurément le cadre. A l'appui de la manière de voir que nous venons d'exposer, on ne saurait passer sous silence une observation des plus probantes due à M. Oulmont. Ce médecin vit survenir une blennorrhagie sur un malade confiné au lit depuis plusieurs jours par un rhumatisme aigu, et qui, d'ailleurs, niait tout coït antérieur.

La cause essentielle des arthropathies qui nous occupent est la *blennorrhagie uréthrale*. Le fait est prouvé par :

1° La *coexistence* très-fréquente de ces deux états ;

2° La *répétition* de l'affection articulaire chez certains individus donnés, lorsqu'ils contractent une blennorrhagie nouvelle. Brandes, Rollet, Fournier, ont surtout mis ce fait en relief. Certains malades ont vu 3, 4, 5, 6 et 7 fois les mêmes accidents revenir avec une simultanéité qu'ils prévoyaient sans jamais se tromper.

3° Les *oscillations parallèles* dans la marche des deux maladies. Une chaudepisse vient-elle à se ranimer sous l'influence d'une cause accidentelle? Si elle s'est accompagnée à son début de poussées du côté des jointures, il n'est pas rare de voir se ranimer en même temps la phlegmasie de la synoviale. Rollet cite le fait d'un malade qui, ayant eu trois blennorrhagies, avait souffert trois fois d'arthralgie : ce même malade avait conservé un suintement habituel, et chaque fois que ce suintement s'exaspérait les douleurs articulaires devenaient plus vives.

Cette complication est bien sous la dépendance du catarrhe uréthral. Le froid, l'humidité, causes habituelles des manifestations rhumatismales, paraissent en effet moins susceptibles de favoriser son apparition. Quelques-uns les disent même absolument incapables, mais cette opinion exagérée est en désaccord avec l'observation. M. Macario a publié, en effet, l'histoire fort intéressante d'un médecin militaire, affecté de blennorrhagie, qui, s'étant endormi sur l'herbe, y gagna une arthrite du genou gauche, et depuis vit à quatre reprises différentes des écoulements nouveaux s'accompagner d'accidents articulaires à localisation variable. Et d'autre part, un praticien lyonnais nous a dit avoir observé des arthropathies chez des individus qui, pendant le cours d'une blennorrhagie, avaient fait un usage exagéré des bains du Rhône.

Brandes était tellement pénétré de cette distinction entre le rhumatisme et le blennorrhagisme, qu'il admettait une sorte d'antagonisme entre les accidents produits par chacune de ces causes, si bien que, selon cet auteur, un sujet ayant eu une première attaque développée sous l'influence d'une blennorrhagie, ne pouvait pas ultérieurement être atteint d'accidents articulaires sans qu'ils fussent précédés d'une nouvelle blennorrhagie. Cette étrange proposition trouva cependant beaucoup de partisans. Est-il besoin de faire ressortir tout ce qu'elle contient d'irrationnel et d'anticlinique? La blennorrhagie deviendrait une sorte de préservatif du rhumatisme proprement dit! MM. Wœlker et Chevalier se sont particulièrement attachés à la battre en brèche par des faits positifs. La vérité est que l'arthropathie, qui une première fois s'est développée sous l'influence excitatrice d'une chaudepisse, ne se renouvelle pas nécessairement lors de l'apparition d'un nouvel écoulement; de même aussi tel sujet, qui à la suite d'une blennorrhagie a déjà souffert d'accidents articulaires, peut être repris d'accidents semblables sans l'intervention de cette cause spéciale.

Il est assez malaisé de déterminer quelles sont les qualités du flux uréthral qui aident au développement de l'arthralgie. M. Rollet avait été amené à considérer son intensité, son abondance comme une des plus puissantes. Mais cette assertion a été contestée par Al. Fournier qui, dans un nombre de cas considérable, a vu la complication succéder à un écoulement d'intensité moyenne.

Plus récemment M. Fourestié a appelé l'attention sur *une forme d'arthropathie propre aux vieilles blennorrhées* Les symptômes de l'affection articulaire refléteraient très-fidèlement, selon cet auteur, le degré d'acuité de l'écoulement. Avec les catarrhes aigus, on verrait coïncider l'arthrite aiguë se terminant le plus souvent par des adhérences fibreuses entre les surfaces articulaires, ou la polyarthrite se rapprochant de la forme aiguë du rhumatisme et susceptible de se compliquer de lésions cardiaques.

Avec les écoulements chroniques, plus d'arthrite aiguë, plus de fluxion polyarticulaire; le blennorrhagisme prend une forme chronique, se porte même de préférence sur les synoviales tendineuses, les bourses séreuses, en un mot, sur les tissus périarticulaires. M. Fournier avait du reste noté déjà la relation qui unit les arthralgies simples et les vieilles blennorrhées.

Voici les chiffres sur lesquels M. Fourestié appuye ses conclusions :

Sur 22 observations, 13 fois la blennorrhagie aiguë ou subaiguë a coïncidé avec l'arthrite aiguë ou la fluxion polyarticulaire.

4 fois la même forme a coïncidé avec de simples arthralgies ou avec la forme apyrétique polyarticulaire.

4 fois la blennorrhée a donné naissance à une forme d'arthropathie qui se différencie nettement des précédentes.

Une seule fois la blennorrhée a paru coïncider avec la fluxion polyarticulaire aiguë.

Quelques auteurs attachent une grande importance à la *virulence de l'écoulement ;* l'uréthrite spécifique est, disent-ils, la seule qui soit susceptible de se compliquer d'accidents articulaires. Pour nous, qui n'avons pas admis que la chaudepisse ait d'autres caractères que ceux d'une affection inflammatoire, pareille remarque ne laisserait pas de nous embarrasser, si elle s'appuyait sur des observations irréfutables. — Mais tel n'est pas le cas; on voit, en effet, l'uréthrite la plus dénuée de cette prétendue spécificité donner lieu aux mêmes accidents que la blennorrhagie née de la contagion. Nous n'en voulons pour preuve que le fait suivant observé par M. Mauriac.

Un malade ayant une affection génitale complexe, balano-posthite et phimosis, consécutifs à un chancre infectant, est atteint, quinze jours après le début de ces accidents d'une synovite au niveau des tendons de la patte d'oie gauche, et d'un foyer périostique fluxionnaire sur l'épine de l'omoplate droite. Il s'était écoulé quinze jours entre la contamination et la première apparition de cette affection génitale; on avait traité le malade avec des injections de nitrate d'argent au trentième. Quand on put démêler les différents éléments de cette affection générale, on reconnut qu'il existait: 1° des chancres infectants du filet; 2° une balano-posthite et un phimosis consécutifs; 3° une uréthrite purulente qui ne s'était manifestée qu'à partir du moment où l'on avait pratiqué les injections au nitrate d'argent. Voilà donc des accidents consécutifs à une uréthrite qui ne reconnaissaient d'autre origine que l'irritation du canal par un agent physique.

Peu importe d'ailleurs *que l'écoulement dure depuis plus ou moins longtemps*. On a vu l'arthrite survenir du cinquième au huitième jour, quoique généralement elle soit plus tardive : du dixième au quinzième jour. Mais la condition vraiment importante, c'est *l'extension de l'inflammation aux parties profondes de l'urèthre, peut-être au delà*. La coexistence presque constante de la cystite a frappé du reste plus d'un observateur, et nous verrons plus loin quel parti on peut tirer de ce fait au point de vue de l'interprétation des phénomènes que nous étudions.

Les accidents blennorrhagiques des articulations ont longtemps été considérés comme un privilége exclusif du sexe masculin. Il est certain qu'ils sont *rares chez la femme*; mais on en compte aujourd'hui plusieurs cas fort authentiques, rapportés par Ricord, Langlebert, Richet, Vidal, Cullerier, Fournier et, tout récemment, par Scarenzio. Nous avons eu nous-même l'occasion d'en observer deux autres, dans lesquels l'inflammation siégeait une fois au genou, et l'autre au poignet. Cette rareté n'a rien du reste qui doive nous étonner. La complication, en effet, survient plus particulièrement dans le cas de blennorrhagie uréthrale. Sans en être incapables, ainsi qu'on l'a prétendu, la vaginite et la métrite sont pourtant moins susceptibles d'en déterminer l'apparition. Or, non-seulement l'uréthrite est relativement moins fréquente chez la femme, mais ne sait-on pas à quels efforts se livrent les intéressées pour céler toute maladie des organes génitaux, et par là, sciemment ou non, la cause de l'arthrite. Bond, chirurgien de l'hôpital de Saint-Georges, à Westminster, trouve la raison de ce fait dans la résistance et l'épaisseur plus considérable de l'épithélium du vagin, relativement à celui de l'urèthre. Cette explication qui semble attribuer les accidents articulaires à l'absorption du pus est absolument inadmissible.

Il n'est pas d'articulation sur laquelle l'influence de la blennorrhagie ne se puisse faire sentir. En réunissant les cas publiés par Foucart, Brandes, Rollet, Sordet, Fournier, Tixier, Sucquet, Quinquaud, Chevalier, Padova, Diday et quelques-uns qui nous sont personnels, nous obtenons le tableau suivant :

Articulations du genou	135
— tibio-tarsienne	59
— du poignet	34
— des doigts et orteils	31
— de l'épaule	24
— coxo-fémorale	18
— du coude	21
— temporo-maxillaire	10
— médio-tarsienne et métatarse	6
— sacro-iliaques	4
— sterno-claviculaires	3
— chondro-costales	2
— péronéo-tibiales	1
	348

A ces 348 cas il nous en faudrait joindre encore plusieurs de Sordet, Quinquaud, Fourestié, dans lesquels la maladie fut généralisée, et 9 de Tixier, où elle fut erratique. Comme on le voit, le blennorrhagisme est souvent *polyarticulaire*, notre statistique, comprenant du reste : 18 cas de Foucart, 34 de Brandes, 28 de Rollet, 14 de Sordet, 27 de Tixier, 39 de Fournier, 6 de Quinquaud, 15 de Chevalier, 9 de Diday neveu, 3 de Padova, et 12 observés par nous, c'est-à-dire 205 malades pour 348 arthropathies, en est une preuve péremptoire. Selon Bumstead, il ne serait *mono-articulaire* que dans un tiers des cas. Mais lorsque plusieurs articulations se prennent successivement, on voit plus rarement que dans le rhumatisme le processus abandonner son siége primitif, pour se fixer en un point nouveau. Il persiste sur son premier terrain jusqu'à la fin de la maladie, et l'articulation la première frappée, est aussi la dernière à devenir à l'état mormal.

Atteint à lui seul 135 fois sur 348, *le genou est le siége de prédilection* de ces lésions. Viennent ensuite l'articulation tibio-tarsienne, celles des doigts, du poignet, la coxo-fémorale. Celles qui présentent un moindre volume, les chondro-costales, péronéo-tibiales, sterno-claviculaires, ne viennent qu'en dernière ligne; encore faut-il noter que le plus souvent leur inflammation n'est que consécutive à celle des précédentes. Enfin, on a rapporté récemment un cas dans lequel l'articulation arythéno-cricoïdienne fut manifestement le siége d'une fluxion blennorrhagique (Libermann).

§ 2. — NATURE.

Essayerons-nous de pénétrer la nature, la pathogénie des arthropathies blennorrhagiques? Au sortir de l'importante discussion dans laquelle la Société médicale des hôpitaux avait agité ce problème, M. Peter pouvait dire en résumant les débats qu'il n'y avait eu « d'unanimité que dans le désaccord. » La question a singulièrement progressé depuis cette époque. Cependant des divergences persisteront longtemps encore dans l'esprit des pathologistes. N'en est-il pas ainsi toutes les fois que nous cherchons à scruter l'intimité des causes?

Les théories émises sur cette question sont très-nombreuses. Nous allons les passer brièvement en revue. Nous exposerons en dernier lieu celle qui nous semble rendre le mieux compte des symptômes cliniques de la maladie, et s'accorder le plus logiquement avec les données actuelles de la science.

I. — Certains auteurs ne voient *aucune relation entre l'arthropathie qui nous occupe et la cause que nous lui assignons.* Un sujet gonorrhéique vient-il à présenter des fluxions articulaires, c'est au rhumatisme qu'on doit les attribuer, sans que le flux uréthral y ait la moindre part. Les deux maladies suivent leur cours séparément (Thiry, Profeta).

II. — *Les désordres articulaires qui se montrent dans le cours de la blennorrhagie en sont un produit direct.* Tel est le point de départ commun de plusieurs théories fort différentes.

a. Swediaur croyait à la métastase de l'inflammation de l'urèthre sur les jointures. Bonnet (de Lyon), et Foucart, ne reconnaissaient, à son exemple, comme réellement blennorrhagique que l'arthralgie avec suppression de l'écoulement.

b. Pour Feréol, la blennorrhagie est un catarrhe spécifique, virulent, susceptible de produire une infection générale, et consécutivement des arthrites.

c. Pour Lasègue, Bond (de Westminster) et Diday neveu, le rhumatisme uréthral est une forme lente d'*empoisonnement pyoémique*, dû, non pas à une absorption soudaine, mais à une viciation graduelle du sang par l'absorption progressive de l'écoulement uréthral. Cet état ne survit pas à la lésion locale; dès que l'écoulement est tari, sa cause est supprimée, il disparaît, sans avoir de tendance à revenir, sinon à l'occasion d'un nouveau catarrhe uréthral.

d. Selon Pidoux, l'influence de la blennorrhagie se manifeste par un état de lymphatisme, à la suite duquel on voit apparaître divers phénomènes, dénotant une affection générale, *totius substantiæ,* nommée par les Allemands *lues gonorrhœa*. Les complications sont donc avant tout de nature strumeuse.

e. Rollet, Fournier, assimilent les arthrites blennorrhagiques à celles qui peuvent survenir à la suite d'un traumatisme du canal, même d'un simple cathétérisme, et les croient par conséquent uréthrales, c'est-à-dire nées d'une action réflexe, dont le point de départ est dans l'irritation de la muqueuse du canal.

f. A cette influence de l'irritation uréthrale, Lorain préfère substituer celle d'un état particulier qu'il retrouve au cours de toute lésion des organes de la génération : l'*état génital*. Les complications articulaires de la blennorrhagie ne différeraient donc pas de celles qui accompagnent la vaginite, la métrite, et même la grossesse.

III. — *Les écoulements uréthraux causent des lésions articulaires rhumatismales*. Ils prennent place, en un mot, dans l'étiologie du rhumatisme.

a. Langlebert est tenté de croire que la chaudepisse agit d'abord en touchant le col de la vessie; cet organe, éminemment sensible à l'action du rhumatisme, et dont la pathologie est étroitement liée à celle des articulations, réagit sur ces dernières, soit en réveillant la diathèse chez ceux qui en ont souffert antérieurement, soit en déterminant d'emblée les lésions qui lui sont propres.

b. Pour Gueneau de Mussy, Peter, Charcot, Clerc, Chevalier, Panas, *il faut et il suffit que le sujet soit prédisposé*. L'écoulement stimule la diathèse, mais il lui serait aussi impossible de créer le rhumatisme, qu'aux eaux sulfureuses qui déterminent des poussées syphilitiques d'engendrer la vérole.

Beaucoup d'observateurs ont rapporté, il est vrai, des faits dans lesquels les malades ne présentaient aucun antécédent diathésique. Pour conclure qu'ils n'étaient point rhumatisants, il faudrait confondre la *puissance* avec l'*occasion* morbide. Chacun sait du reste combien il est difficile d'établir d'une façon positive les antécédents héréditaires d'un malade, surtout dans les hôpitaux.

Comment donc se produit cet état de l'économie qui provoque a manifestation de la diathèse?

En 1857, Mercier[1] écrivait : « L'uréthrite ne s'arrête pas dans sa marche, elle s'enfonce de plus en plus profondément, envahit la portion membraneuse, puis la région prostatique. Il n'est même pas rare de la voir gagner les canaux séminifères, les épididymes et les testicules, la vessie, *les uretères et les reins.* Les urines sont ordinairement peu abondantes et néanmoins elles déterminent de fréquents besoins; presque toujours elles sont chaudes au passage, et souvent elles finissent par devenir cuisantes. Les urines en se refroidissant laissent un *dépôt d'urate d'ammoniaque;* un tel état des urines coïncidant avec l'apparition d'affections inflammatoires très-diverses, et même souvent de symptômes généraux graves, annoncerait très-probablement une *altération des humeurs, et particulièrement du sang.* »

Cette altération du sang, qui sert de base à la théorie de Mercier, et se produit quand les parties profondes du canal sont intéressées, est aujourd'hui de connaissance vulgaire. Que l'on ait recours à la sympathie, que l'on invoque la continuité des lésions, ou l'action réflexe, pour expliquer le retentissement des lésions vésico-uréthrales sur le rein, c'est là un fait que les progrès de l'uropathie ont placé au-dessus de toute contestation. Son effet est de diminuer l'excrétion de l'urée et de l'acide urique. Or, n'est-il pas rationnel de supposer que l'excès de ces produits accumulé dans le sang suffira à provoquer l'inflammation des synoviales articulaires, de l'iris et de la cornée? « Ce n'est là qu'une hypothèse, écrit M. Panas, qui a formulé très-nettement cette théorie dans ses excellentes *Leçons sur les kératites*, mais elle deviendrait très-plausible, s'il était démontré, que, chez les individus atteints d'irido-kératite et de synovite blennorrhagique, l'urine contient une quantité moindre de pricipes azotés, tandis que le sang en est plus richement pourvu que normalement. »

[1] Mercier, *Union médicale*, 1857

S'il en était ainsi, un lien plus étroit serait établi entre les arthropathies blennorrhagique, rhumatismale et goutteuse, qui constitueraient trois modalités d'un même processus morbide.

§ 3. — SYMPTOMATOLOGIE.

Dans un premier degré, le malade se plaint de douleurs, plus ou moins vives, soit fixes, soit vagues et ambulantes, qui semblent ne se rattacher à aucune lésion appréciable.

Elles ne se manifestent que pendant les mouvements, et sont surtout notables le matin au sortir du lit; pendant le courant de la journée elles diminuent peu à peu, comme si les jointures avaient besoin d'être dérouillées pour fonctionner régulièrement. A l'examen et à la palpation on ne constate aucun signe pathologique. La pression ne détermine nul sentiment de souffrance. Les mouvements seuls sont douloureux.

Il peut se faire que le blennorrhagisme des jointures se borne à produire cette *arthralgie*, qui, à tout prendre, n'a rien de bien redoutable que son opiniâtreté. Mais en règle presque générale, il détermine un *épanchement intra-articulaire*, et la statistique nous a prouvé que le genou était son siége de prédilection. Le début est insidieux, l'épanchement peut atteindre des proportions notables, sans que le malade s'en soit aperçu, sans qu'il ait ressenti de douleurs. De réaction locale ou générale, nulle trace, pas de rougeur à la peau, pas de fièvre.

Après un temps variable et qui n'est pas toujours abrégé par la cessation de l'écoulement, l'épanchement aboutit à sa terminaison habituelle, *la résolution*; mais sa marche est lente, et présente une *tendance désespérante à la chronicité*. Chez les sujets scrofuleux ou débilités, il devient même parfois le point de départ d'arthrite chronique et de tumeur blanche.

Comme on le voit, c'est là une *hydarthrose*, que son indolence absolue, sa localisation au genou, le volume considérable de l'épanchement, distinguent à peine de l'hydarthrose de cause vulgaire. Mais sa coïncidence avec l'écoulement est tellement frappante, qu'elle reste encore la moins contestée des variétés de l'arthropathie blennorrhagique.

Le *liquide* qui distend la cavité synoviale pendant la période d'état de cette affection, ressemble à celui de l'arthrite ordinaire. Dans un cas où il pratiqua la ponction, Laboulbène retira un liquide d'un jaune assez foncé, constitué par de la sérosité visqueuse, alcaline, louche et purulente. Il ne renfermait pas de mucine, contenait des globules de pus et des matières fibrino-albumineuses.

Dans certains cas le siége de la maladie est multiple; mais, ainsi que nous l'avons déjà fait remarquer, la *fluxion* ne se manifeste guère en même temps sur plusieurs jointures; il en est toujours une, la plus volumineuse, dont la lésion ouvre et ferme, pour ainsi dire, la marche des accidents. De plus, la généralisation n'est presque jamais complète, comme dans le rhumatisme articulaire aigu, avec lequel on a souvent confondu cette arthropathie; ajoutons que le déplacement de la fluxion, son transport d'un article à un autre, sont beaucoup plus rares.

Une certaine réaction locale accompagne en général cette polyarthrite. Un épanchement s'est formé au sein de la synoviale, la tuméfaction des tissus, la rougeur de la peau, sont les symptômes plus ou moins accentués, quelquefois à peine apparents, qui en révèlent l'existence. Vives au début, les douleurs se calment très-rapidement par le repos, et n'occasionnent au bout de quelques jours, qu'une gêne fonctionnelle modérée. Qu'il y a loin de là aux atroces douleurs qui tourmentent les rhumatisants, s'exaspèrent à la moindre secousse, et les condamnent à une immobilité absolue!

Dans le seul fait d'*arthrite laryngienne* qu'il a observé, Libermann a noté les symptômes suivants : le malade ayant contracté la blennorrhagie le 28 avril, vit, le 15 mai, l'écoulement se supprimer, et ressentit des douleurs dans les articulations scapulo-humérales et fémoro-tibiales, sans gonflement articulaire. Au bout de trois ou quatre jours, douleurs vives dans la région laryngienne, aphonie incomplète. En même temps, les douleurs articulaires cessent. A l'examen laryngoscopique, on constate une tuméfaction notable du cartilage aryténoïde gauche surtout à sa partie articulaire, qui présente un renflement globuleux très-considérable, sur lequel, en promenant une sonde laryngienne, on perçoit une sensation assez nette de fluctuation. La muqueuse qui recouvre l'aryténoïde est rouge, mais la rougeur ne dépasse pas le cartilage, les parties voisines sont parfaitement saines, la corde vocale gauche est plus étroite que sa congénère et ne se rapproche pas de la ligne médiane; quand le malade prononce la voyelle *e*, elle reste immobile. La guérison fut complète au bout de quelques jours.

Les phénomènes de *réaction générale* ne sont ni aussi réguliers dans leur apparition, ni aussi intenses que ceux du rhumatisme. Dans l'arthrite mono-articulaire, la température s'élève au début à 38°,5, 39°, puis redescend assez vite par des oscillations diurnes à 37°,4, 37,°5. Le pouls suit la marche de la température avec des maxima de 100, des minima de 70. Ces symptômes sont moins accusés dans les cas de fluxion polyarticulaire; souvent la température ne dépasse pas 38° ; quelquefois elle dépasse à peine la normale de quelques dixièmes de degré; cette augmentation légère de la chaleur précède généralement de douze à vingt-quatre heures l'apparition des douleurs. Le pouls correspond à la température.

On observe parfois sur les articulations des déformations, qui rappellent celles du *rhumatisme noueux* ou goutteux. Les lésions dans ce cas ne sont vraisemblablement pas limitées à la synoviale, mais portent aussi sur les capsules articulaires et même sur le périoste. Elles atteignent presque exclusivement les *articulations interphalangienne, métacarpo-phalangienne, carpo-métacarpienne, et celles des gros orteils.* (Trousseau, Charcot, Brodhurst, Fournier, Lorain, Féron, Ollivier.)

Dans le premier cas le doigt prend un aspect fusiforme. La tuméfaction périarticulaire est lisse et uniforme au toucher, ce qui la distingue des concrétions goutteuse. Douloureuse au début, elle devient assez rapidement indolente, et ne disparaît que très-lentement.

Quand la fluxion se fixe sur les articulations du métacarpe et des phalanges, elle détermine en général une grosse saillie hémisphérique, constituée par la tête des métacarpiens, dont le volume est augmenté surtout à la face postérieure du gros orteil, les tissus sont empâtés. La tuméfaction est générale, on observe aussi de la rougeur de la peau, mais sans œdème et sans véritable fluxion inflammatoire. Au repos pas de souffrance, mais pendant la marche la douleur est assez vive pour déterminer de la claudication.

Dans certains cas, l'arthropathie s'accompagne d'un *érythème noueux.* C'est sur les membres inférieurs ou les régions fessières qu'il siége le plus habituellement. Tantôt il se montre avant les douleurs articulaires, tantôt en même temps, rarement après. Ce symptôme est accompagné d'un mouvement fébrile très-accentué. Il n'est pas rare de voir la température atteindre au début 39°,5, 39°,8 et rester les jours suivants assez élevée. Les oscillations vespérines sont très-accentuées. Il coexiste soit avec l'arthrite simple, soit avec la polyarthrite, et présage généralement une longue durée des accidents. Plusieurs poussées successives peuvent se produire (Quinquaud).

Enfin on a signalé quelques faits, bien rares, il est vrai, de *blennorrhagisme des séreuses* viscérales. Quelques auteurs contestent encore le caractère qu'il semble logique de leur attribuer. La question aujourd'hui est entièrement tranchée, nous ne voyons pas pourquoi on dénierait au blennorrhagisme une partie du domaine des séreuses. Déjà notées par Brandes, Lehmann, par M. Ricord en 1847, par M. Hervieux[1], en 1856, les complications cardiaques et pleurales ont été étudiées plus récemment par MM. Lorain, Empis[2], Lacassagne, G. Sée et Bourdon[3]. Dans une autopsie de ce dernier auteur, les valvules tricuspide et mitrale furent trouvées couvertes de végétations verruqueuses. En ce qui concerne les accidents cérébraux, Fontan[4] et Bourdon ont cité des faits qui nous montrent l'alternance la plus complète entre les accidents articulaires nés de la chaudepisse, et les symptômes nerveux, délire, agitations, etc.

Marche lente, résolution tardive, telle est la caractéristique de ces lésions. Après la fluxion de la polyarthrite, c'est l'hydarthrose qu'il faut redouter; après l'hydarthrose, l'arthrite chronique, la tumeur blanche et toutes leurs conséquences, en tête desquelles nous placerons l'ankylose, qui est fréquente. Nous ne pouvons donner ici de proportions numériques, mais nous ne craignons pas d'affirmer qu'une bonne part des ankyloses du genou survenues chez l'homme adulte, ne reconnaissent d'autre cause que la chaudepisse. Les petites articulations sont loin du reste, d'en être exemptes, et l'on a cité le fait d'un blennorrhagien, dont les deux articulations tibio-tarsiennes et la plupart de celles des deux pieds avaient été frappées d'ankylose.

On a longtemps nié que les articulations envahies par la fluxion blennorrhagique pussent suppurer. Les faits rapportés contrairement à cette opinion par Holsher, Moffait, Eulenburg étaient loin de présenter la précision nécessaire pour entraîner la conviction. Il n'en est pas de même de ceux que nous devons à MM. A. Fournier et Richet.

Chez le malade de Fournier, robuste garçon de trente ans, atteint d'une arthropathie blennorrhagique du coude, la formation du pus fut annoncée, au dix-huitième jour de l'écoulement par un frisson extrêmement intense. Les jours suivants, l'arthrite prit

[1] Hervieux *Gazette médicale*, 1858.

[2] Empis, in Besnier. *Rapports sur les maladies régnantes pour le mois de février* 1867.

[3] Bourdon. *Gazette des hôpitaux*, 1868, n° 1.

[4] Fontan, in Tixier. *Considération sur les accidents à forme rhumatismale de la blennorrhagie*. Paris, 1866.

une excessive violence; tuméfaction œdémateuse de la région, douleurs très-vives, etc. Moins d'un mois après, il survient une fièvre typhoïde ataxo-adynamique, à laquelle le malade succomba, cinquante-cinq jours après le début de l'uréthrite. A l'autopsie on trouva l'articulation du coude pleine de pus. Les cartilages étaient altérés et détruits sur plusieurs points, toute la partie interne de la trochlée notamment et sa partie antérieure étaient absolument dénudées.

L'observation de Richet a trait à un jeune homme de seize ans, auquel fut pratiquée une ponction articulaire, un mois et demi après le début d'une synovite coxo-fémorale liée à un écoulement. Il sortit une grande quantité de pus et le malade mourut plus tard dans un état purulent généralisé.

§ 4. — PRONOSTIC. — DIAGNOSTIC.

Comme on a pu le voir, le pronostic de l'arthropathie blennorrhagique n'est pas toujours bénin. Est-il besoin de dire que toute lésion viscérale le rend nécessairement beaucoup plus grave. La plus redoutable est celle des méninges. En déterminant un épanchement entre les feuillets de l'arachnoïde, et par suite une compression des centres nerveux, cette complication peut aboutir à l'hémiplégie et à la paraplégie, et trop souvent entraîner la mort.

Nous avons insisté déjà sur les particularités qui distinguent l'affection que Swediaur appelait *gonocèle*, du *rhumatisme articulaire*. Au dire de beaucoup d'auteurs, elles doivent permettre de diagnostiquer à coup sûr l'écoulement d'après l'arthrite. Si cette assertion n'est pas toujours justifiée par la pratique, il n'en est pas moins vrai que l'indolence de la maladie, sa localisation, sa fixité, l'atonie des symptômes locaux ou généraux, la lenteur de la résolution, suffisent souvent à mettre sur la voie du diagnostic un chirurgien attentif. Mais il est un autre signe d'une grande valeur, c'est la coexistence d'autres lésions de même nature, siégeant au niveau des gaînes synoviales tendineuses, des bourses séreuses, des nerfs et même de l'œil. Nous nous en expliquerons plus au long ultérieurement.

A tous ces éléments différentiels nous en joindrons un autre, qui nous est fourni par le raisonnement, sans que nous puissions le corroborer par la clinique. Nous avons parlé précédemment des modifications que l'état fébrile imprime aux écoulements. N'est-il pas rationnel de penser, que, jouissant à leur égard du même privilége, le rhumatisme aigu, affection essentiellement pyrétique, doit amener, dès le début des accidents inflammatoires, la disparition, ou du moins la diminution des symptômes uréthraux ? Ce qui n'aura pas toujours lieu si l'arthropathie est sous l'influence de la blennorrhagie. Encore une fois nous ne l'avons point observé, mais ce fait nous paraît intéressant à signaler comme possible, comme probable.

Quant aux *douleurs d'origine syphilitique*, leur situation préarticulaire, plutôt qu'articulaire, leur exaspération par le repos au lit, leur soulagement par la pression, le mouvement, le froid, les antécédents du malade, enfin les accidents qu'il porte dans certains cas sur la peau et les muqueuses laissent en général peu de prise à la confusion.

§ 5. — TRAITEMENT.

Soit local, soit général, le traitement ne diffère pas de celui que réclament les mêmes lésions de cause vulgaire. La compression méthodique, les badigeonnages iodés, le repos fonctionnel, aidés d'un régime reconstituant suffisent le plus souvent à triompher de l'hydarthrose.

S'il y a arthrite aiguë ou subaiguë, il faut avoir recours aux *antiphlogistiques* : sangsues, cataplasmes laudanisés, mais surtout immobilité absolue dans une gouttière ; diète modérée, administration de purgatifs salins; comme boisson, eau de goudron édulcorée avec sirop de tolu.

Enfin nous avons gardé pour le dernier, le moyen souverain, héroïque dans presque tous les cas : le *vésicatoire*. Rien n'égale l'action d'un large vésicatoire, en forme de fer à cheval, appliqué sur les culs-de-sac synoviaux d'un genou, pris d'hydarthrose, et bien peu des affections chroniques qui nous occupent résistent a une série de vésicatoires volants. Pour prévenir l'influence des cantharides sur le col de la vessie, on administrera à l'intérieur une forte dose de camphre, le jour même de l'application du vésicatoire. Nous préférons ne pas incorporer la poudre de camphre à la pâte même du topique, comme on le fait habituellement, ayant cru remarquer dans une série de faits, que les douleurs de la vésication en étaient sensiblement accrues.

Lorsqu'au sortir d'une attaque de blennorrhagisme, un malade conserve *douleurs ou roideurs articulaires*, on doit demander leur soulagement aux moyens habituellement employés contre le rhumatisme chronique : bains alcalins, de vapeur, térébenthinés, eaux sulfureuses, en tête desquelles ce n'est que justice de placer les eaux d'Aix, les plus efficaces de toutes.

MOFFAIT, *Arthrite blennorrhagique suivie de mort*, thèse, 1820. — A. ROCHE, *Note lue à l'Athénée de médecine de Paris* (*Bibl. méd.*, t. LXVII, p. 282; *anal.* par Villeneuve dans le *Dict. des sciences méd.*, XLVIII, 562). — CLOQUET, *Dictionnaire de médecine* en 21 vol., t. III, p. 422, 1821. — François RIBES, *Deux cas d'arthrite blennorrhagique traitée par le copahu à haute dose.* — RICORD, *Note sur l'arthrite blennorrhagique* (*Journal des connaissances médico-chirurgicales*, t. I, p. 88-89, déc. 1833). — DURAND-FARDEL (*Journal des conn. médico-chirurgicales*, t. XII, p. 61, août 1840). — DUPARQUE, *Observation de blennorrhagie produite par une métastase rhumatismale* (*Journ. de Malgaigne*, p. 221, 1846). — FOUCART, *Quelques considérations sur l'arthrite blennorrhagigique* (in *Journ. de méd. de Bordeaux. Abeille médicale. Bulletin de thér.*, etc. Bordeaux 1846). — *Quatre faits d'arthrite blennorrhagique* (*Journal des connaissances médico-chirurgicales*, p. 222-233, 1846). — *Un fait d'arthrite blennorrhagique de l'épaule* (*Journal des connaissances médico-chirurgicales*, t. XXV, p. 24-25, juillet 1846). — HALGRIN, *Essai sur le rhumatisme art. aigu*, thèse de doctorat, p. 7. 34, 35, Paris. — DEANE, *Traitement des écoulements chroniques de l'urèthre par l'application d'un vésicatoire sur le genou* (*Bulletin de thérap.*, t. XXXI, p. 460). — MARTIN SOLON, *Monoarthrite blennorrhagique* (*Bull. général de thérapeutique*, t. XXXII, p. 349-400, Paris). — BRANDES, *De rhumatismo gonorrhoico in universum et de forma ejus acutâ.* Hauniæ. — JÆGERSCHMITS, *Note sur deux cas de blennorrhagie rhumatismale* (*Annales de médecine et de chirurgie pratiques*, Paris, 1851, et *Bulletin de thér.*, t. XXXVIII, p. 319, Paris 1850). — HELMERSHAUSEN, *Gonorrhée survenue à la suite d'un rhumatisme et d'une répercussion de la sueur de la tête et des pieds* (*Ann. de la Société de méd. pratique de Montpellier*, t. VII, p. 2). — *Sur l'uréthrite rhumatismale* (*Abeille méd.*, VIIe année, p. 103, 1850). — VIDAL (de Cassis), *Traité des maladies vénériennes*, Paris 1853. — RAYER, *Arthropathie rebelle de la hanche et des genoux guérie par l'emploi topique de l'huile essentielle de térébenthine* (*Bulletin de thérapeutique*, t. XLIV, p. 274-76, 1853). — Prosper YVAREN, *Des métamorphoses de la syphilis. Recherches sur le diagnostic des maladies que la syphilis peut simuler et sur la syphilis à l'état latent.* Paris, 1854. — BRANDES, *Du rhumatisme blennorrhagique* (*Analyse* in *Gaz. méd. de Paris*, p. 201, 1855, et *Revue médico-chirurgicale de Paris*, t. VII, p. 296-97, mai même année). — THIRY (de Bruxelles), *De l'arthrite blennorrhagique* (*Presse médicale belge*, nos 41, 44, 47, 48, 1856). — LEGROUX, *De la myodynie des femmes en couche* (*Gaz. des hôp.*, 1857). — RAVEL, *Observations et matériaux pour servir à l'histoire de l'arthrite blennorrhagique*, in *Art méd.* 3e année, t. VI, VII, 372-449, 1857. — SORDET, *Du rhumatisme blennorrhagique*, thèse de Paris, 1859. — BARWELL, *Quinine in treatment of gonorrhœal rhumatism treatise of disease of the joint*, p. 88. — René, *De l'arthrite blennorrhagique*, thèse de Strasbourg, 1865. — Tixier, *Des accidents à forme rhumatismale de la blennorrhagie*, thèse de Paris, 1866. — Fournier (Alfred), *Rhumatisme blennorrhagique chez la femme* (*Gaz. des hôp.*, 529, 1866). — Féron, *Du rhumatisme noueux blennorrhagique*, thèse de Paris, 1868. — Bourdon (Hipp.), *Observation de rhumatisme blennorrhagique* (*Gaz. des hôp.*, 1868). — Suquet, *De la blennorrhagie dans ses rapports avec les accidents rhumatismaux*, thèse de Paris, 1868. — Fournier, *Contribution à l'étude du rhumatisme blennorrhagique* (*Annales de dermat.*, 1re année, p. 1, 120, 151, 1869).— Sirugue, *Accidents de la blennorrhagie*, thèse de Paris, 1870. — Braunberger (Jules), *Sur les manifestations rhumatoïdes de la puerpéralité*, thèse de Paris, 1870, n° 233. — Giuseppe Profeta, *Sul preteso reuma blennorragico*, in-8°, Palerma, 1871. — Laboulbène, *Du liquide renfermé dans l'articulation du genou pendant le rhumatisme blenn.* (*Bull. de l'Académie de médecine*, 1872, *Gaz. des hôp.*, p. 658). — Didouy, *Quelques considérations sur la nature du rhumatisme blennorrhagique*, thèse de Paris, 1873. — Etchaninoff, *Manifestations de la blennorrhagie sur les synovites articulaire et tendineuse*, thèse de Paris. — Libermann, *Arthrite blennorrhagique du larynx* (*Gaz. des hôp.*, p. 1082. 1873). — Lorey, *Vaginite. Arthrite blennorrhagique du genou et de la hanche gauche, infection purulente, mort* (*Progrès med.*, p. 697, 1874). — Thierry, *Du rhumatisme blennorrhagique*, thèse de Paris, n° 349, 1873. — Calvo, *Traitements des complications de la blennorrhagie* (*France médicale*, 1875). — Fourestié, *Note pour servir à l'histoire d'une forme du rhumatisme blennorrhagique* (*Gaz. médicale de Paris*, juillet 1875).

CHAPITRE XVIII

SYNOVITES TENDINEUSES

Ricord, Brandes, Cullerier, furent les premiers à mentionner l'inflammation des gaînes séreuses dans le cours de la chaude-pisse. En 1858, dans ses *Nouvelles recherches sur les maladies vénériennes*, Rollet insista longuement sur cette manifestation extra-articulaire de la gonorrhée. Dès 1864, Langlebert décrit en même temps que celles des jointures, les lésions des gaînes tendineuses et des bourses séreuses. Nous en dirons autant de Tixier. Plus tard, les travaux de Fournier, le mémoire de Mauriac, les thèses de Diday neveu (1873), Boillereault (1874), Chevallier (1875) et Maymou (1875) donnèrent les plus complets développements à l'étude de cette intéressante question.

§ 1. — ÉTIOLOGIE.

Nous n'aurions, quant aux causes déterminantes, qu'à reproduire ici ce que nous avons dit dans le chapitre précédent. Quant à sa fréquence, on peut dire sans exagération que cette synovite *se présente dans un quart des cas de blennorrhagisme.* Elle affecte de préférence les gaînes qui entourent les articulations tibio-tarsienne, radio-carpienne, celles du demi-tendineux, et demi-membraneux, du biceps fémoral. Ajoutons qu'il est très-fréquent de voir coïncider les deux complications de même origine : arthrite et synovite.

§ 2. — SYMPTOMATOLOGIE.

Son apparition coïncide habituellement avec le *commencement de la troisième semaine,* elle est précédée de *douleurs erratiques* en différents points des systèmes osseux, articulaire, tendineux. Elle s'accompagne parfois de *légers troubles généraux,* frissons, réaction fébrile, vomissements. Une fois la maladie fixée sur la gaîne tendineuse, on constate un gonflement, avec empâtement, et sensation de fausse fluctuation au niveau du point malade. La coloration de la peau est rosée, pouvant aller exceptionnellement chez certains sujets jusqu'à une rougeur d'aspect phlegmoneux. Dans une zone s'étendant plus ou moins au delà des limites de l'inflammation, on voit assez souvent se développer un œdème indolent.

La douleur paraît dès le début. Plus tard, elle se montre particulièrement la nuit; la pression sur la région tuméfiée et les mouvements communiqués la provoquent ou l'exaspèrent.

Le *pronostic* est léger ; on n'a jamais eu à déplorer à la suite de la synovite de lésions chroniques, ni d'infirmités, comme il n'en survient que trop fréquemment après l'arthrite. La durée qui est de quatre à six semaines ordinairement, peut présenter de grandes variations. Comme l'arthrite, la synovite est du reste susceptible de récidiver, en même temps que récidivent les écoulements.

§ 3. — DIAGNOSTIC. — TRAITEMENT.

Il est toujours facile, en analysant avec attention le siége de la douleur, la forme du gonflement, l'influence de la contraction musculaire, de différencier une inflammation des gaînes d'une *arthrite.*

Reste à reconnaître son origine, sa nature, à la distinguer en un mot des synovites *rhumatismale, syphilitique, goutteuse, professionnelle.* On le fera en s'aidant du tableau suivant :

Synovite rhumatismale. — Début brusque, sans douleurs erratiques. Fièvre plus intense. Douleur très-vive. Déplacement de la maladie, qui est très-mobile. Pas d'œdème périphérique.

Synovite syphilitique. — Pas de réaction générale. Douleur insignifiante. Épanchement très-peu abondant. Pas de changement de couleur de la peau. Pas d'œdème.

Synovite goutteuse. — Invasion à la suite d'un accès de goutte. Douleur moindre. Épanchement assez considérable.

Synovite professionnelle. — Siége unique en un point irrité professionnellement. Début soit rapide (rare), soit chronique, lent. Crépitation, aï. Opiniâtreté de la maladie passée à l'état chronique.

Le traitement est le même que celui de l'arthrite.

FOURNIER, *Contribution à l'étude du rhumatisme blennorrhagique* (*Ann. de dermatologie*, t. I, 1869). — DIDAY, *Quelques considérations sur le rhumatisme blennorrhagique*, thèse de Paris. — BOILLEREAULT, *Essai sur le rhumatisme non blennorrhagique des synoviales tendineuses et des bourses séreuses*, thèse de Paris, n° 10, 1874. — MAURIAC, *Observation de synovite tendineuse blennorrhagique*, 1878. — MAYMOU, *Étude sur la synovite tendineuse blennorrhagique*, thèse de Paris.

CHAPITRE XIX

HYGROMA.

Il est assez rare que les bourses séreuses participent aux lésions du blennorrhagisme. On observe pourtant quelquefois des hygromas aigus ou subaigus derrière le calcanéum, en avant du tendon d'Achille ; sous la tubérosité inférieure du même os ; en avant de la rotule, à la face postérieure de l'olécrâne. Les bourses ischiatiques, trochantériennes, tarso-métatarsiennes sont exceptionnellement atteintes.

La symptomatologie nous présente deux caractères particuliers à noter : *La violence de l'inflammation*, qui, dans certains cas, acquiert assez d'intensité pour faire croire à l'existence d'un phlegmon ; et *la vivacité en même temps que l'opiniâtreté des souffrances.* La douleur au talon, qui n'avait point échappé à Swediaur et qui tourmente parfois durement et longtemps les blennorrhagiens, peut reconnaître cette cause.

Ces hygromas se présentent souvent en même temps que des arthrites ou des synovites, et chacune de ces affections aide au *diagnostic* de leur origine commune. On peut même observer une certaine alternance entre elles ; ainsi il n'est pas rare de voir un hygroma aigu disparaître subitement par résorption, en même temps qu'une arthrite des plus intenses se déclare dans une jointure.

Nous n'ajouterons rien sur cette complication. Les détails dans lesquels nous sommes entrés à propos des précédentes, lui sont presque tous applicables, et compléteront son histoire.

CHAPITRE XX

PÉRIOSTITE ET PÉRIOSTOSE.

§ 1. — ÉTIOLOGIE.

Le tissu fibreux qui entoure les os, peut, aussi bien que celui qui forme les capsules articulaires, subir l'influence de la blennorrhagie. Tantôt ses lésions sont le résultat d'une *poussée fluxionnaire*, tantôt elles sont constituées par une *infiltration plastique* entre l'os et la membrane. De là leur division en *périostites* et *périostoses*.

C'est M. Fournier, qui, dans son excellent travail sur les arthropathies blennorrhagiques, a le premier, en 1869, signalé et décrit cette autre conséquence des écoulements.

Ces accidents périostiques sont relativement *rares*. Malgré sa grande pratique, Fournier n'en avait observé qu'une douzaine de cas en 1869. Toutefois, comme ils coïncident généralement avec d'autres affections des articulations ou des gaines tendineuses liées à la blennorrhagie, il se pourrait que souvent ils aient été confondus avec quelques lésions des tissus superficiels.

Les points sur lesquels ils se localisent sont des plus variables. Je trouve, en effets notés : Le grand trochanter, le tibia, au niveau de ses tubérosités antérieures et latérales ; l'extrémité supérieure du péroné ; le calcanéum, les métatarsiens, particulièrement l'apophyse du cinquième de ces os ; l'omoplate (bord spinal) ; l'épitrochlée ; le cubitus (extrémité inférieure, face sous-cutanée), la face postérieure des grands os ; le troisième métacarpien; les apophises épineuses du rachis. Comme on le voit c'est presque toujours au niveau d'un point proéminent, d'une saillie du squelette que l'on devra chercher ces lésions.

§ 2. — SYMPTOMATOLOGIE

C'est par *la douleur* que se révèle la périostite; elle est toujours nettement circonscrite en un point. La pression l'exaspère singulièrement. En même temps l'exploration permet d'y reconnaître dans une étendue qui ne dépasse pas celle d'une amande, ou d'une pièce d'un franc, une tuméfaction formant légère saillie avec empâtement des tissus. Quelquefois même la fluxion s'est propagée jusqu'aux téguments, qui présentent un faible degré de suffusion rosée inflammatoire.

Toutefois, nous ne saurions trop insister sur ce point, pour reconnaître de pareilles lésions, il faut les chercher, et, lorsque les malades font part d'une algie plus ou moins limitée, douleurs de jambe, de pied, d'épaule, etc., savoir dégager la localisation du mal, en dépit de la complexité anatomique des régions, sans se contenter d'un diagnostic approximatif.

Un malade affecté déjà de plusieurs accidents blennorrhagiques se plaint d'une douleur dans le dos, qui ne lui laisse pas un instant de repos. M. Fournier passe la main sur la colonne vertébrale, et détermine tout à coup un cri de souffrance. Une exploration minutieuse démontre que cette douleur avait pour siége, et pour siége exclusif, une des apophyses épineuses de la région dorsale; le plus léger attouchement en ce point provoquait une souffrance intolérable, mais autour, au delà de cet espace de la grandeur d'une pièce de vingt centimes, la région était absolument indolente.

Un autre accuse une vive souffrance derrière l'épaule; à un examen superficiel, on eût pu croire la jointure affectée; la palpation attentive fait reconnaître que la lésion réside uniquement sur une portion des plus limitées du bord postérieur de l'omoplate. Selon toute vraisemblance, la douleur sous le talon notée par les auteurs est liée à une périostite, et peut être en est-il de même de celles qui sont si fréquemment ressenties sur les phalanges, sous le tarse, sous le métatarse, mais dans ces derniers cas le siége profond des lésions ne permet pas de les localiser aussi exactement.

Après une durée de quelques jours, ces symptômes disparaissent; la résolution est complète. Ce sont les cas les plus heureux, mais il peut arriver, plus rarement il est vrai, que la tuméfaction persiste et s'accroisse, et, que la périostite, par suite de l'organisation des produits infiltrés, fasse place à la périostose.

La périostose donne lieu à la production de tumeurs qui paraissent avoir leur origine dans la trame même du périoste. Aplaties, étalées, immobiles, elles sont en général douloureuses à leur début, mais deviennent peu à peu de moins en moins sensibles. Elles sont dures au toucher. Leur volume peut dans certains cas devenir considérable. Un malade vu par Fournier et Legroux portait : 1° à la région thoracique, au niveau de la première et de la deuxième côte, près du sternum et de la clavicule, une tumeur arrondie, du volume et de la forme d'une moitié d'abricot ; 2° à la région sacrée, près du bord externe du sacrum, et à deux ou trois centimètres au dessous de la dernière lombaire, une seconde tumeur semblable à la première, mais plus considérable.

Ces périostoses se rencontrent souvent, coïncidant avec les lésions articulaires, et donnent lieu alors à la forme noueuse, qui, suivant toute probabilité, ne serait qu'une lésion mixte résultant à la fois et d'une arthropathie et d'une périostite exsudative de voisinage.

Leur *durée* est longue ; elles mettent parfois plusieurs mois à disparaître, mais la résolution est leur terminaison habituelle.

3. — DIAGNOSTIC. — TRAITEMENT.

Ces lésions présentent une telle ressemblance avec celles que nous verrons se produire sous l'influence de la *syphilis*, que, s'il ne s'appuyait sur l'examen général et la connaissance approfondie des antécédents, le diagnostic serait à peu près impossible. Nous ne voyons guère à noter que leur *indolence*, en même temps que la coexistence d'arthrites, de synovites et, bien entendu, d'un écoulement uréthral, pour éclairer le praticien dans le cas où le malade serait syphilitique.

Le *traitement* consistera dans l'emploi des résolutifs ordinaires : ventouses scarifiées, badigeonnages iodés, vésicatoire.

A l'intérieur, on administrera : l'*iodure de potassium* ; l'*iodure de fer*, les *sulfites alcalins*. Gamberini (de Bologne) a particulièrement vanté le *chlorure de baryum* (10 centigrammes sur 80 grammes d'eau distillée, et 8 grammes de sucre, à prendre en quatre ou six fois en vingt-quatre heures). Comme cette substance est en général très-bien tolérée, il conseille d'élever la dose de 5 centigrammes par jour, et prétend lui devoir un bon nombre de succès, que l'iodure de potassium avait été impuissant à obtenir.

GAMBERINI, *Rapporti patologoci fra gli accidenti secondari della blennoragia et i terziari della sifilide*, *Trattato delle malattie veneree*, p. 386. — FOURNIER, *Contribution à l'étude du rhumatisme blennorrhagique* (*Annales de dermatologie*, t. I, 1869).

CHAPITRE XXI

IRITIS SÉREUSE

§ 1. — HISTORIQUE.

En même temps que les arthropathies, on voit parfois se manifester, sous l'influence de la blennorrhagie, une ophthalmie spéciale, bien différente de la conjonctivite par contagion, décrite plus haut.

C'est Abernethy, qui paraît avoir le premier distingué ces deux affections. Il a donné à celle dont nous allons nous occuper, le nom d'*ophthalmie irritative*, mais il méconnut sa localisation, qui plus tard fut nettement formulée par Vetch, Brodie, Graves et surtout Mackensie. Ce dernier auteur créa la dénomination d'*iritis blennorrhagique*; mais il eut le tort de considérer cette affection comme le résultat d'une sorte d'infection par un virus. En 1861, Rollet, dans son mémoire si souvent cité *Sur les complications des maladies vénériennes*, et plus tard Fournier, Galezowski, consacrèrent d'importants articles à la démonstration clinique et théorique de cette ophthalmie, dont l'étiologie resta liée à celle des arthropathies gonorrhéiques. Notons enfin une étude intéressante, surtout au point de vue de la pathogénie, publiée par M. Panas dans ses *Leçons sur les kératites* en 1876.

§ 2. — ÉTIOLOGIE.

Un malade, vu par Brandes, entre à l'hôpital le 5 septembre 1843. Il avait, depuis huit jours, une blennorrhagie; et, depuis sept, une ophthalmie des deux yeux et une douleur dans l'épaule gauche. L'ophthalmie est d'abord guérie par les antiphlogistiques pendant que les douleurs se propagent à plusieurs articulations, puis l'ophthalmie reparaît beaucoup plus grave, l'iris est atteint, et il se forme un hypopyon dans chaque œil. Enfin tous ces symptômes disparaissent, et le malade quitte l'hôpital. Trois ans plus tard, nouvelle blennorrhagie. Après cinq jours, l'ophthalmie apparaît, et après huit les arthropathies, puis ces deux complications suivent exactement les mêmes oscillations que la première fois, et le malade guérit à nouveau (Brandes). Tel est le type des observations à l'aide desquelles on a pu établir la connexité, qui existe entre les arthropathies gonorrhéiques et l'ophthalmie. C'est tantôt par le globe oculaire, tantôt par les jointures, que débute la maladie. Il n'est pas rare de voir la fluxion, en se déplaçant, se porter à l'iris, puis l'abandonner, pour se jeter sur une synoviale, puis y revenir. Il y a plus, on observe parfois une sorte d'alternance, à longue échéance, entre ces divers accidents. Tel individu par exemple contracte une première fois la chaudepisse, et souffre dans les articulations; quelque temps après, un nouvel écoulement est suivi, non de synovite articulaire, mais d'iritis; une troisième uréthrite s'accompagne d'arthropathie, avec ou sans ophthalmie, et ainsi de suite, à propos de chaque nouvelle suppuration du canal. L'œil se comporte ainsi en face de la blennorrhagie comme une articulation.

Si, dans le plus grand nombre des cas, l'ophthalmie coïncide avec d'autres affections des séreuses, dans quelques cas extrêmement rares, il est vrai, elle peut se présenter seule. Ces cas ne sont-ils pas assimilables à ceux dans lesquels la fluxion reste mono-articulaire?

Un point capital, et qu'il importe de bien établir, c'est *la répétition de l'ophthalmie à chaque gonorrhée.* Or, en ce sens, l'observation des malades semble avoir devancé celle des médecins. A. Cooper raconte en effet, qu'il tenta vainement de rassurer un malade, atteint une première fois d'écoulement, d'ophthalmie et d'arthrite, et que l'apparition d'une nouvelle blennorrhagie plongeait dans les plus vives inquiétudes. Au grand étonnement du chirurgien, l'événement justifia les appréhensions du patient, et la trilogie symptomatique, qu'il redoutait, le tourmenta comme la première fois.

De telles observations sont si nombreuses, on a vu si souvent l'ophthalmie se reproduire trois, quatre, cinq et même un plus grand nombre de fois, en même temps que les récidives de l'uréthrite, que le fait peut être aujourd'hui considéré comme absolument certain. Aussi, lorsque la maladie s'est montrée une première fois, est-il facile d'être prophète, en annonçant qu'elle sera ramenée par toute chaudepisse ultérieure.

Nous n'avons pas à faire ici l'étiologie de l'iritis séreuse. Quant aux prédispositions individuelles qui favorisent sa production, quant à sa pathogénie, nous n'aurions qu'à reproduire ce que nous avons exposé dans le chapitre de l'arthropathie. Qu'il nous suffise de dire que cette ophthalmie semble atteindre de préférence les sujets lymphatiques blonds, dartreux, et que, de l'aveu de Ricord, elle est favorisée dans son développement par des antécédents rhumatismaux ou goutteux; comme l'arthrite du reste, elle se montre rarement chez la femme.

L'iritis blennorrhagique est une maladie assez rare. En un an, dans les salles du Midi, Fournier n'en constata que dix cas. Au dire du même auteur, elle se montrerait pourtant, relativement à l'ophthalmie de contagion, dans le rapport de quatorze à un. Sur trente-neuf cas d'arthropathies, le même auteur a observé quinze fois l'ophthalmie. La proportion donnée par Rollet est sensiblement moins considérable, puisque, selon cet auteur, sur dix cas de manifestations articulaires, il n'y en aurait qu'un avec iritis.

Recherchant si l'ophthalmie se produit plus habituellement avec telle ou telle forme d'arthropathie, M. Fournier est arrivé à ce résultat curieux : qu'elle est rare avec la fluxion mono-articulaire, et fréquente au contraire avec les blennorrhagies qui s'accompagnent de manifestations multiples sur les jointures, les bourses séreuses, les muscles et les nerfs. Dans vingt-sept cas, en effet, on la rencontre signalée coïncidemment avec :

La mono-arthrite....................	3 fois.
La polyarthrite......................	23
La sciatique.........	1

L'iritis blennorrhagique est souvent double, et quelquefois d'emblée, cependant l'envahissement successif de chacun des yeux, à quelques jours de distance, est le cas le plus habituel.

§ 3. — SYMPTOMATOLOGIE.

L'ophthalmie qui nous occupe est anatomiquement constituée par une inflammation de l'iris avec précipitation des produits inflammatoires sur la face postérieure de la cornée, qui, de son côté, devient secondairement malade. En un mot, les lésions portent sur les parois de la chambre antérieure et modifient le liquide qu'elle contient; d'où les noms divers de *Descemétite*, *Aquocapsulite*.

Les lésions de la cornée, examinées à l'éclairage oblique, donnent à cette membrane un aspect nuageux et comme enfumé ; mais, si l'on se sert d'une loupe oculaire, on voit que la nébulosité est formée par la réunion d'une foule de petites taches d'un aspect louche, lactescent, qui forment un pointillé parfois extrêmement serré, d'où le nom de *Kératite ponctuée*. C'est sur la moitié inférieure de la cornée, sous forme d'un triangle à sommet supérieur, que se concentrent les lésions.

Bientôt la prolifération cellulaire endothéliale s'accentuant, les éléments qui constituent le *néphélion* deviennent plus apparents et semblent proéminer davantage sur la face postérieure de la cornée. En même temps, ils prennent une teinte jaunâtre ou gris foncé, attribuée par Coccius à un processus nécrobiotique.

Les lésions de l'iris ne sont pas toujours très-apparentes. Les signes qui les traduisent sont les mêmes que ceux de l'iritis séreuse simple : pupille un peu dilatée, parfois irrégulière ; synéchies postérieures rares; lenteur ou abolition complète des mouvements, sous l'influence de la lumière ; modifications dans la couleur, qui semble trouble et moins pigmentée ; refoulement en masse de la membrane irienne en arrière ; photophobie peu accentuée, larmoiement.

Le contenu de la chambre antérieure est plus abondant, et parfois formé par des dépôts membraneux qui obscurcissent la vision, mais ne deviennent jamais purulents. Exceptionnellement on voit se dessiner à l'éclairage oblique des productions vésiculeuses formées par les exsudats, dans lesquels l'humeur aqueuse s'est comme enkystée. D'après Mackensie, les dépôts plastiques seraient plus considérables dans l'iritis blennorrhagique que dans toute autre forme.

En même temps, on constate presque toujours une injection périkératique et conjonctivale assez accentuée, mais elle ne s'accompagne presque jamais d'ecchymose, ni d'œdème palpébral.

M. Fournier décrit une forme particulière d'ophthalmie, dans laquelle les lésions sont exclusivement bornées à la conjonctive : sécrétion peu abondante d'un mucus, qui se dépose dans le grand angle de l'œil ou dans le cul-de-sac de la paupière inférieure ; peu ou pas de larmoiement ; léger prurit oculaire, et parfois même, dans les cas les plus simples, indolence absolue ; pas de photophobie ; aucune altération de la vision ; absence de cercle radié péricornéal : intégrité de la cornée et de l'iris ; tel serait le signalement de cette affection, qui ne paraît pas aller au delà d'un léger catarrhe du sac conjonctival.

La marche de l'irido-kératite blennorrhagique est des plus variables. En quelques jours, l'inflammation atteint en général sa plus haute intensité, puis elle reste stationnaire. Bien traitée, elle décroît progressivement et guérit sans laisser de traces. Abandonnée à elle-même, elle présente parfois une durée de plusieurs septenaires et peut déterminer des synéchies plus ou moins résistantes; d'autres fois, au contraire, elle disparaît brusquement, comme par délitescence; la fluxion oculaire est souvent alors remplacée par une fluxion articulaire. Il est vrai que, sous l'influence d'une cause analogue, le malade est exposé, pendant le cours de la même blennorrhagie, à voir reparaître l'ophthalmie, avec une intensité qui parfois ne le cède en rien à celle de la première attaque.

§ 4. — DIAGNOSTIC.

Il est clair que nul ne sera tenté de confondre l'aquo-capsulite avec l'*ophthalmie purulente blennorrhagique* confirmée. Inutile donc de répéter ici les symptômes caractéristiques de ces deux affections arrivées à la période d'état. C'est à la période initiale que le diagnostic peut seulement être discuté. On se rappellera que le gonflement des paupières, surtout au niveau de la caroncule, l'intumescence des ganglions préauriculaires, l'abondance du jetage, le chémosis, l'injection brusque de la conjonctive, la précocité de la douleur, enfin la foudroyante rapidité des accidents, sont des signes inséparables de l'*inoculation*, que la descemetite n'occasionnera jamais. La coïncidence d'accidents articulaires, la bilatéralité des lésions pèseront, dans les cas douteux, en faveur de l'iritis séreuse.

Les signes que nous avons énumérés suffisent-ils à faire reconnaître, par le seul examen local, la nature de l'ophthalmie? Il est permis d'en douter. Tel est du moins l'avis de la plupart des ophthalmologistes. L'*iritis rhumatismale*, l'*iritis syphilitique*, ne présentent en effet aucun caractère spécial, si ce n'est, dans la dernière, l'existence possible des saillies arrondies que l'on a décrites sous le nom de *condylomes* et de *gommes*.

§ 5. — TRAITEMENT.

La bénignité de l'aquo-capsulite est telle que, dans la majorité des cas, il serait inutile de tenir le malade dans l'obscurité et de lui imposer un repos fonctionnel absolu.

Localement on ne manquera pas d'instiller quotidiennement quelques gouttes d'une *solution atropinée* (5 centigrammes d'atropine sur 30 grammes d'eau distillée) ; on s'abstiendra surtout de collyres trop actifs, d'astringents et de caustiques. Dans les cas rares où la tension intraoculaire augmente, où la douleur est vive, quelques auteurs, Sperino entre autres, ont conseillé de pratiquer la *paracentèse de la chambre antérieure.* Pour exécuter cette opération, il suffit de ponctionner avec une aiguille à paracentèse le limbe de la cornée. Une fois l'instrument porté dans l'œil, on en abaisse le manche et l'on s'efforce de faire écouler très-lentement l'humeur aqueuse. Pour favoriser l'écoulement, il est bon de retirer l'aiguille, et d'entrebâiller ensuite, à divers intervalles, la petite plaie avec un stylet.

Au voisinage de l'organe malade, on fera de larges onctions *d'onguent mercuriel belladoné* ; dans les cas rebelles on pourra faire usage de *révulsifs* ou vésicatoires volants, et on combattra la douleur par des injections morphinées dans le tissu cellulaire.

On ne devra jamais négliger les médicaments internes. *L'iodure de potassium* et le *sulfate de quinine*, les *purgatifs* (eaux de Pullna, Kissengen, huile de ricin), le *calomel* à doses réfractées (deux à trois prises de 5 centigrammes dans une journée), sont avec les *diurétiques*, l'acétate de potasse, les tisanes *diaphorétiques*, gayac, salsepareille et particulièrement le jaborandi (4 grammes pour une infusion de 150 gr.), les médicaments qui paraissent le plus convenables pour abréger la durée de cette affection.

MACKENSIE, *Traité des maladies des yeux*, traduit par Warlomont et Testelin, Paris, 1857. — ROLLET, *De quelques complications des maladies vénériennes*, Paris, 1861. — FOURNIER (Alfred), article BLENNORRHAGIE du *Nouveau Dictionnaire de médecine et de chirurgie pratiques*, t. V, Paris, 1866. — GALEZOWSKI, *Iritis rhumatismal blennorrhagique* (*Gazette des hôpitaux*, 1867, et *Traité des maladies des yeux*, 1875). — DE WECKER, *Traité des maladies des yeux*, 2e édition, Paris, 1867. — PANAS, *Leçons sur les kératites*, Paris, 1876.

CHAPITRE XXII

NÉVROPATHIES

Urèthralgie. — Les douleurs urèthrales liées à la gonorrhée survivent parfois à tous les autres symptômes, et constituent une véritable névralgie du canal. Ce fait n'avait point échappé à Hunter, qui en a rapporté plusieurs exemples; mais c'est aux travaux de Lagneau, de Castelnau, Vidal, Spengler, Costes, que nous en devons la connaissance approfondie.

Il est assez difficile de déterminer les causes qui favorisent la production de cet état. Faut-il accuser l'intensité de la maladie, la durée des complications (Hunter), ou les influences individuelles, le tempérament, la constitution? Nous n'avons sur ce point que des données fort problématiques. Les conditions qui paraissent exercer la plus réelle influence sont : les écarts de régime, l'abandon de l'hygiène, l'irrégularité du traitement, sans que l'on puisse pourtant les invoquer dans tous les cas. C'est ainsi que de Castelnau cite l'observation d'un homme de vingt-cinq ans, robuste, point nerveux, d'une excellente santé habituelle, fort désireux de guérir, scrupuleux observateur de toutes les prescriptions hygiéniques ou thérapeutiques, chez lequel les douleurs de la gonorrhée persistèrent pendant cinq mois.

Quand elles n'existent pas d'une manière permanente, il n'est pas rare de les voir provoquées momentanément par des excès de coït, de travail ou de table. Notons enfin ce fait précieux à consigner, que l'influence des injections astringentes ne paraît pas moins contestable que celle de tel autre mode de traitement.

Ces douleurs, qui peuvent être étendues à tous les organes qui ont souffert de la gonorrhée, sont généralement limitées à certaines parties de l'urèthre. Le méat et la fosse naviculaire en sont le siége plus habituel, vient ensuite la portion post-scrotale de l'urèthre; comme on le voit, ce sont les deux extrémités du canal qui sont le plus exposées. Enfin, plus rarement les douleurs l'occupent dans son entier.

Les douleurs présentent, dans leur intensité, leur manière d'être, de grandes variations. Insignifiantes pour quelques-uns, elles sont, pour le plus grand nombre, l'objet de plaintes incessantes. Celui-ci éprouve des élancements qui se reproduisent jusqu'à douze fois par jour; continuels pendant l'érection, ils disparaissent quand il urine et s'exaspèrent quand il se livre à quelques excès de femme ou de table. Chez un autre, la névralgie est particulièrement réveillée par la miction; le liquide en passant détermine en un point donné, au niveau du gland par exemple, un sentiment de brûlure. Un malade, atteint d'un vice de conformation qui laissait ouverte une assez grande étendue du canal, et que nous avons eu l'occasion de voir à Lyon, dans les salles de M. Ollier, localisait en un point presque mathématique les sensations dont il se plaignait. Le moindre attouchement de cette partie de la muqueuse excitait une souffrance tellement vive que, malgré tout son courage, ce robuste ouvrier, peu fait aux délicatesses de la vie, poussait des cris, affirmant qu'il préférait l'amputation de l'organe à la persistance de son état.

Quelquefois enfin les douleurs sont continues. Lagneau a insisté sur une variété d'accidents qui se rapprochent beaucoup de ceux dont nous venons de parler, bien que le caractère névralgique en soit moins nettement accusé.

Certains malades conservent plus ou moins longtemps après la guérison de la chaudepisse une sensation continue de titillation, un fourmillement du canal, des vésicules séminales, du col et même du corps de la vessie, ainsi qu'une sorte de roulement ondulatoire dans le scrotum, qui deviennent extrêmement incommodes, et conduisent souvent à l'hypocondrie.

Cet état doit être attribué aux modifications qu'imprime le processus inflammatoire à la sensibilité normale des tissus. Ce sentiment de tension, de fourmillement peut s'étendre à toute la zône génitale; il envahit souvent le rectum. Le malade éprouve alors, dans la région périnéale, des pesanteurs, une sorte de malaise, qui parfois se propage, avec plus ou moins d'intensité, au reste des intestins, et donne lieu à différents troubles digestifs.

Les moyens proposés par les auteurs contre ces névralgies (applications de sangsues sur le trajet du canal, cataplasmes laudanisés, pommade de belladone, injections narcotiques, etc.) ont tous été plus ou moins suivis de succès. Mais avant tout il importe que le malade observe une hygiène sévère, et maintienne l'organe au repos.

Hunter conseille les *injections légèrement irritantes* (un grain de sublimé corrosif dans un verre d'eau) et vante aussi l'usage de la ciguë; Ricord préconise les quarts de lavements froids laudanisés; Lallemand, la cautérisation des parties profondes du canal, les vésicatoires saupoudrés de morphine; Langlebert les injections au sulfate d'atropine (10 centigr. pour 125 gr. d'eau distillée).

Nous insisterons particulièrement sur deux moyens, le *cathétérisme* et la compression. Hunter avait vu que l'introduction d'une bougie répétée un petit nombre de fois peut faire disparaître entièrement ces sensations douloureuses. Bien que la physiologie pathologique ne nous ait pas donné complétement l'explication de ce fait, qu'il semble rationnel de rattacher à une contracture localisée, ce moyen ne devra jamais être négligé; nous avons pu nous-même plusieurs fois juger de son efficacité, même après un seul cathétérisme.

Enfin Vidal prétend avoir obtenu de nombreux succès avec la simple compression du pénis. Il fut amené à cette pratique par la remarque de ce fait, que certains malades faisaient cesser leurs douleurs en serrant plus ou moins violemment leur verge. Pour établir cette compression, on prend une longue bande élastique d'un centimètre de diamètre et on l'enroule autour de la verge à la manière d'une bande ordinaire, en commençant par le gland. On l'applique plus exactement encore, en prenant un certain nombre de petites bandelettes, dont chacune n'entoure qu'une fois l'organe, et dont les deux extrémités s'entrecroisent sur l'urèthre. La compression sera continuée aussi longtemps que possible après la cessation des douleurs pour éviter les récidives.

Akinésie et anesthésie génitales. — Les lésions anatomiques sur lesquelles nous avons précédemment insisté, qui pervertissent les conditions normales de l'afflux sanguin et déforment les différentes parties de l'appareil génital, ne sont point les seules causes qui soient susceptibles de compromettre la régularité de son fonctionnement. Après la blennorrhagie, qui, nous l'avons vu, peut retentir sur le moral des malades au point de les frapper d'hypochondrie, l'*impuissance par cause psychique* devait fatalement se rencontrer quelquefois.

Qu'il nous suffise de signaler cette *névrose*, cette *syncope génitale*, dont il ne nous appartient pas de présenter ici l'histoire si bien faite d'ailleurs par MM. Langlebert, Diday et Roubaud.

Moins étudiée par ces auteurs, *l'anaphrodisie*[1] nous occupera davantage. Nous voulons appeler l'attention sur cette forme singulière d'anesthésie qui consiste dans l'abolition de la sensation voluptueuse éprouvée pendant le coït, sans diminution des désirs vénériens, et que l'on observe, bien que rarement, à la suite de la blennorrhagie. Les auteurs anciens n'en font nulle mention. Une note de de Castelnau fixa pour la première fois l'attention sur ce sujet en 1844.

Les détails très-circonstanciés rapportés par de Castelnau dans

[1] « L'*Anaphrodisie* (de α privatif et de 'Αφροδίτη, Vénus) est l'absence de l'éréthisme génital nécessaire à l'accomplissement régulier des fonctions sexuelles. Or cet éréthisme normal se manifeste de trois manières différentes : 1° par l'appétit vénérien; 2° par l'orgasme qui met l'appareil dans ses conditions physiologiques de fonctionnement; 3° par la sensation qui satisfait le désir. L'*anaphrodisie* existe aussitôt que l'une de ces conditions de l'acte sexuel normal vient à manquer. » (FONSSAGRIVES, article ANAPHRODISIE, *Dictionnaire encycl. des sciences médicales*, t. IV, p. 103. Paris, 1870).

son travail nous permettent de tracer les caractères de ce singulier état. Il y est question d'un étudiant en médecine fort intelligent qui souffrit assez longtemps d'une gonorrhée. Depuis le commencement de la maladie jusqu'à l'époque où cessa l'écoulement d'une manière définitive, à la goutte militaire près, les désirs vénériens furent un peu moins vifs que dans l'état de santé, excepté pendant une quinzaine de jours, où ils furent au contraire plus prononcés. Pendant ce temps les érections étaient fréquentes, presque continuelles certains jours et très-douloureuses. La nuit, une ou deux pollutions avaient lieu et augmentaient les douleurs au lieu de produire la sensation due habituellement au passage du sperme. Au bout de quelques jours, ces divers symptômes disparurent et les désirs vénériens ainsi que les érections furent normaux. Mais quand le malade eut, pour la première fois depuis sa maladie, des rapports avec une femme, il s'aperçut que le passage du sperme était presque insensible, et que précisément au moment où il attendait la plus vive sensation, il n'éprouvait plus rien. Bientôt il lui devint impossible de juger le moment où l'éjaculation se faisait. Pas de trouble dans l'accomplissement des fonctions urinaires.

L'examen des organes permettait de constater, dans toute la longueur du canal de l'urèthre, une tuméfaction uniforme, qui paraissait doubler à peu près son diamètre.

Dans d'autres cas plus fréquents, l'anesthésie génitale s'accompagne de quelque trouble dans les autres parties de l'acte (diminution, abolition des désirs, impuissance plus ou moins prononcée) [1].

Il n'est pas facile de se rendre compte de la cause directe de cette affection. Dans le cas que nous venons de citer on ne pouvait la rapporter à un affaiblissement général, car le malade présentait une vigueur et une énergie absolument normales; l'hypothèse qui semble la plus rationnelle invoquerait une lésion des nerfs du verumontanum abolissant l'excitation locale produite par le passage du sperme sur cette région.

Le *traitement* de l'akinésie génitale exige d'abord un diagnostic précis de ses causes. On doit surtout rechercher si elle n'est pas le fait de quelque lésion organique ou même de la thérapeutique.

[1] Vir quidam qui alioqui pulcherrimam uxorem habebat, consultandi causa me accessit; et conquestus est, quod virgam erigere non posset, et quod statim in principio, primoque actu coitus, salivalis humiditas sine delectatione abiret (FORESTUS *Observationum et curationum medicinalium*, liber XXVI, cap. XIX, p. 589).

L'usage longtemps continué des préparations iodiques, l'iodure de potassium par exemple, que l'on administre habituellement contre les engorgements chroniques de l'épididyme, provoque parfois la frigidité et l'impuissance. Il en est de même de la teinture d'iode, de l'iodure de fer. Cullerier et Rollet ont publié à ce sujet plusieurs faits d'atrophie partielle ou complète des testicules bien propres à rendre le chirurgien circonspect relativement aux indications de ces produits.

Une fois la cause *morale* reconnue, il convient de mettre en œuvre un traitement approprié, souvent long et difficile, variable avec chaque individu, et dont tous les détails sont exposés avec le plus grand soin par les auteurs que nous avons cités plus haut. Sur ce sujet si souvent et si bien traité par les modernes, qu'il me soit permis de renvoyer aussi au sage Forestus, dont les paternels conseils ont, entre autres mérites, celui d'être donnés dans une langue à laquelle on n'a jamais contesté certaines immunités [1].

Névralgies sciatique, crurale. — Nous avons insisté précédemment sur les phénomènes de névralgie réflexe, auxquels donne si souvent lieu l'épididymite blennorrhagique. En dehors même de toute complication du côté du testicule ou de ses annexes, certains malades présentent, pendant le cours de la chaudepisse, des névralgies qui paraissent liées à l'influence de l'écoulement. C'est sur le nerf sciatique (Alfred Fournier) et le crural (Coutagne) que ces symptômes ont été observés; comme la périostite, comme l'ophthalmie, la névralgie, qui coïncide habituellement avec les arthropathies, reparaît, quand un écoulement nouveau se produit, ou semble alterner avec des manifestations de siége différent.

Après M. Alfred Fournier qui, le premier, a signalé les faits et donné l'interprétation de ceux qu'avait relatés antérieurement

[1] « Juvat optatus contuitus : suave olens anhelitus et unguentis spiritus revocatus veneri favet : elanguescentem eam in primis excitant amplexus, quibus subindè grata et formosa blandaque conjux proniorem maritum excipiat : nam cum et talis tibi contigerit ubi dictis aliquandiu usus fueris, aliis quoque adminiculis Venus irritanda erit. Ita jocosæ fabulæ venereique cantus et pro tempore voluptuarii cetcri actus (alioqui damnandi) maritos segniores ad venerem stimulant; omne denique hilaritatis genus inter serta coronasque abunde invitat. Hæc non porcis, adulterisque nec scortatoribus, sed maritis duntaxat dicta sint, quibus virilitas infirma sit, ut ita prolem suscipiant. Interea (quod imprimis est faciendum cum uxore probâ et honestâ) deum precaberis, tibi prolem ad ejus gloriam concedat, cujus præcipuè graciâ conjugium initur, voluptate nihilominus non exiguâ intercedente. (Forestus, *Observationum* liber XXVI, obs. XIX, p. 590).

E. Home, il convient de citer MM. Demarquay, Peter, Scarenzio, Henri Coutagne, qui les ont corroborés par leurs observations. Nous même avons eu l'occasion d'en consigner un exemple des plus concluants.

Il ne sera pas inutile de résumer ici les plus saillants de ces faits, pour donner une juste idée de la succession des accidents.

Chez un malade d'Alfred Fournier, une première blennorrhagie s'accompagne d'arthropathies multiples, de synovites tendineuses et d'une double ophthalmie métastatique. — Une récidive de l'écoulement ramène l'ophthalmie et donne lieu à une douleur sciatique type. Enfin, avec une troisième atteinte, on voit reparaître les douleurs articulaires, les synovites, l'ophthalmie et la névralgie.

Un malade de vingt-sept ans, qui avait souffert pendant plusieurs années d'une chaudepisse chronique, fut pris d'une uréthrite aiguë qui se compliqua de divers accidents articulaires de courte durée. Deux mois après, récidive de la gonorrhée compliquée d'une ischialgie du côté droit, qui subit à différentes reprises des oscillations parallèles à celles de l'écoulement. Le traitement fut d'abord exclusivement dirigé contre la lésion nerveuse. Quatre-vingt ventouses, vingt vésicatoires, trente injections sous-cutanées de morphine restèrent sans effet. Les accidents disparurent au contraire dès que l'écoulement fut traité par les injections balsamiques (Scarenzio).

Enfin, parmi les observations d'E. Home, il en est une qui peut se résumer ainsi : première blennorrhagie suivie d'une première sciatique, — six ans plus tard, autre blennorrhagie, seconde sciatique, qui dure deux ans ; — enfin troisième blennorrhagie et troisième sciatique qui résistent à tous les traitements, et guérissent comme par enchantement du moment où l'on traite le canal affecté de rétrécissement.

Il serait inutile d'insister ici sur les caractères bien connus de la sciatique. On s'attachera particulièrement à la distinguer des arthrites sacro-coxale et coxo-fémorale, en se basant pour l'appréciation des symptômes sur les signes suivants :

Arthrites coxo-fémorale, sacro-coxale. — Début progressif, acuité moindre. — Moins d'exagération de la sensibilité spontanément et par la pression. — Douleur du genou (dans la coxalgie), mais absence d'autres algies à localisation éloignée. Percussion sur le genou suivant l'axe du fémur et sur le trochanter déterminant une vive douleur dans l'articulation ilio-fémorale. — Accentuation des symptômes par la marche. — Pendant la station debout, attitude redressée pour économiser les mouvements de la jointure.

Sciatique. Début rapide, — explosion brusque des symptômes. — Points douloureux multiples faciles à trouver par la pression. — Pas de douleur par la propulsion de la tête fémorale contre la cavité cotyloïde, — attitude courbée et pour ainsi dire en saluant.

Les douleurs liées à la névralgie du crural occupent la face antérieure de la cuisse et du scrotum, et quelquefois se prolongent par le nerf saphène interne jusqu'au pied.

Le mode d'évolution de ces névralgies n'est pas de tous points identique à celui des névralgies vulgaires. Il en différerait surtout par l'explosion soudaine des symptômes, qui atteignent d'emblée leur maximum d'intensité, l'atténuation plus rapide des douleurs et la durée relativement courte de la maladie. Comme on le voit, c'est par sa bénignité qu'elle se caractérise. Cependant deux des faits que nous avons relatés prouvent qu'il n'en est pas toujours ainsi.

Une complication assez fréquente de l'ischialgie blennorrhagique est l'*hygroma de la bourse séreuse ischiatique*, lequel s'accompagne des plus vives douleurs.

La *thérapeutique*, comme on a pu le voir par les faits précités, doit avant tout être dirigée contre la lésion de l'urèthre. Quant au traitement de la complication, c'est sur l'usage des antinévralgiques habituels qu'il doit être basé. On emploiera donc les onctions calmantes, les ventouses scarifiées, les vésicatoires, les injections au chlorhydrate de morphine, etc.

Myélite. — Les troubles dont les fonctions de la moelle peuvent être frappées, à la suite de la blennorrhagie, sont de deux ordres : les premiers sont liés à une altération du tissu médullaire (myélite), les autres ne s'accompagnent d'aucune lésion (paraplégie réflexe).

Étiologie. — La myélite ne s'observe que rarement pendant les premières périodes des maladies urinaires. Son époque d'apparition varie entre deux et dix ans, bien que, dans un cas cité par Leyden, elle se soit montrée quatre semaines après une rétention d'urine. Les maladies prolongées de l'urèthre et de la vessie, gonorrhées rebelles, rétrécissements, cystite chronique, prostatite, sont ses causes les plus ordinaires. Elles nous expliquent suffisamment sa plus grande fréquence chez l'homme que chez la femme.

Les *lésions* siégent au niveau du renflement lombaire, au point où Budge et Gianuzzi ont placé le centre génito-spinal. Elles sont anatomiquement caractérisées, soit par des ramollissements apparents à l'œil nu, soit par des altérations visibles seulement à l'examen histologique. Reprenant des idées émises il y a près d'un siècle par Troja, Charcot admet que c'est par les nerfs que se propage le processus, de la vessie et de l'urèthre jusqu'à l'axe spinal. En dépit du silence des autopsies sur ce point, cette opinion serait confirmée par les expériences de Tiesler, qui, sur les animaux, a pu, en irritant le sciatique, déterminer une inflammation de la moelle et de ses enveloppes et consécutivement une paraplégie. De son côté Gull a montré la part qui peut revenir au système veineux en citant le fait d'un individu atteint de blennorrhagie, chez lequel une méningo-myélite aiguë s'était développée, sous l'influence d'une phlébite, elle-même consécutive à une inflammation des reins et de la vessie.

Comme *symptômes* on constate : une paralysie portant sur les membres inférieurs et susceptible de gagner les supérieurs, paralysie complète accompagnée de fourmillements, d'exaltation de l'excitabilité réflexe, enfin divers troubles trophiques, amaigrissement, escharres, etc.

Le début est rapide, mais l'état chronique survient bientôt, et la marche de la maladie peut être très-longue. Citons comme une exception le fait rapporté par Gull, dans lequel la myélite prit une marche rapide, se généralisa et amena la mort au bout de quinze jours.

La myélite urinaire pourrait être confondue avec la double dégénérescence du nerf sciatique (Kussmaul, Remak), l'artérite déformante et la phlegmasie des muscles abdominaux, que Friedberg et Kussmaul ont décrite sous le nom de *myositis propagata*, enfin la paraplégie réflexe, dont nous allons nous occuper.

La thérapeutique est essentiellement basée sur l'emploi des *antiphlogistiques :* émissions sanguines, ventouses scarifiées le long de la colonne ; des *altérants :* calomel, purgatifs légers ; des *révulsifs :* vésicatoires, moxas, cautères, etc., et le traitement des principaux *symptômes* intercurrents.

Paraplégie réflexe. — Nous ne pouvons nous dispenser de signaler ici cette conséquence possible des écoulements uréthraux indiquée pour la première fois par Stanley en 1833, et plus récemment étudiée par MM. Macario, Raoul Leroy (d'Étiolles), Brown-Séquard et Chéron.

Uréthrite chronique, vaginite, métrite, rétrécissements, inflammation vésicale, engorgement prostatique, néphrite : telles sont les causes très-nettement constatées de cette paraplégie. Le fait capital de son histoire, c'est l'intégrité absolue dans laquelle a toujours été trouvé l'axe médullaire, dans les assez nombreuses nécropsies que l'on a eu l'occasion de faire. Aussi n'est-il pas facile de s'expliquer le mode d'action des causes précitées, sans refuser une certaine influence aux troubles trophiques réflexes. Brown-Séquard accuse particulièrement les troubles vaso-moteurs déterminant la contraction des vaisseaux sanguins, et par suite l'anémie du cordon spinal.

Cliniquement, c'est par sa bénignité et la mobilité de ses symptômes que se caractérise la paraplégie réflexe. La paralysie des membres inférieurs n'est, pour ainsi dire, qu'ébauchée, dans la généralité des cas, tout au moins. C'est un engourdissement, une faiblesse, qui ralentissent et alourdissent plutôt qu'ils n'entravent les mouvements; enfin les muscles ne subissent que rarement l'atrophie.

La marche est essentiellement subordonnée à celle de la lésion locale, qui en est l'origine. Graves rapporte le fait d'un matelot atteint, consécutivement à une gonorrhée, d'un rétrécissement de l'urèthre et d'une paraplégie; un soulagement très-remarquable et pour ainsi dire soudain eut lieu dans la région dorsale et les membres inférieurs, quelques jours après la première introduction de la sonde; peu de temps après, la paraplégie disparaissait en même temps que le canal revenait à l'état normal. Cette amélioration rapide n'est point là un fait isolé, on a pu la constater dans tous les cas où les symptômes ont été amendés.

On doit particulièrement s'attacher à distinguer la paraplégie réflexe de la paraplégie liée à la *myélite*. Le peu d'intensité des symptômes, qui n'atteignent jamais les membres supérieurs, et rarement le rectum et la vessie ; l'absence de spasmes, de sensations anormales d'anesthésie ; l'insensibilité du rachis aux explorations par l'eau bouillante ou la glace ; l'intégrité des mouvements réflexes; la fréquente coïncidence des troubles gastriques, caractérisent assez nettement la paraplégie réflexe, pour suffire aux besoins du diagnostic.

Le traitement comprend trois indications auxquelles correspondent trois ordres de moyens :

1° Diminuer l'irritation externe, cause de la paraplégie : *narcotiques*, *antipasmodiques*, etc.

2° Augmenter la nutrition de la moelle : *strychine* (0gr,0060 par jour en deux fois); *soufre* (sulfure de potasse à la dose de 125 à

150 grammes dans un bain ordinaire), décubitus dorsal, les jambes étant relevées ; friction sur le rachis ; *galvanisme.*

3° Prévenir les fâcheux effets du repos sur les nerfs et les muscles, frictions, massages, galvanisme. Ce dernier moyen a donné les plus heureux *résultats* dans les trois cas que M. Chéron a bien voulu nous communiquer.

Ev. Home, *Practical Observations on the strictures in the Urethra and the Œsophagus*, 3e édition, London, 1805. — Stanley, *Mémoire sur la paraplégie urinaire* (*Medico-chirurgical Transactions*, vol. XVIII, p. 260). — De Castelnau, *Note sur les douleurs uréthrales, suite de la blennorrhagie, et sur leur traitement par la compression de la verge* (*Annales des maladies de la peau*, t. 1, p. 135, Paris, 1844). — De Castelnau, *Abolition de la sensation agréable éprouvée pendant le coït* (*Annales des maladies de la peau*, t. I, p. 148). — Graves, *Leçons de clinique médicale*, 1848 ; trad. par Jaccoud, 3e édit., t. I, 1870. — Axenfeld, *Traité des névroses*, p. 351, Paris 1863. — Notta, *Lésions fonctionnelles liées aux névralgies* (*Archives de médecine*, p. 556, novembre 1854). — Leroy d'Étiolles (Raoul), *Des paralysies des membres inférieurs*, p. 57-59, Paris, 1856. — Spencer Wells, *Incomplet paralysies of the lower extremities connected with disease of the urinary organs* (*Medic. Times and Gazette*, 1857). — Costes, *Uuréthralgie* (*Journal de médecine de Bordeaux*, 1860). — Gull, *On Paralysies of the lower extremities consequent upon disease of the Bladder and Kidneys* (*Guys Hospital Reports*, 1861). — Magario, *Union médicale*, p. 276, 1859. — Hunter, *Traité de la maladie vénérienne*, 2e partie, chap. viii. *De la continuation de la douleur causée par la gonorrhée*, p. 177, Paris, 1859. — Spengler, *Neuralgia after Gonorrhœa. Notizen aus dem Gebiete d. nat. und med. Chir. Runds*, 1862 if, 110, *in Year book of Sydenham society*, p. 223, 1862. — Kussmaul, *Zur lehre von der Paraplegia urinaria* (*Wurzburger med. Zeitschrift* VI, 1863). — Jaccoud, *Des paraplégies et de l'ataxie du mouvement*, p. 378, thèse d'agrégation, Paris, 1864. — Mannkopff, *Paraplegie bei einem Complicirten Rückenmarksleiden*, Berlin, 1864. — Brown-Séquard, *Leçons sur le diagnostic et le traitement des principales formes de paralysies des membres inférieurs*, traduit de l'anglais, Paris, 1864. — Leyden, *Versammlung deutscher Naturforscher und Aerzte zu Hannover*, 1865. — Demarquay, *Deux cas d'ischialgie par blennorrhagie uréthrale*, Paris, 1868. — Fournier (Alfred), *Blennorrhagie sciatique* (*Annales de dermat.*, 1869). — Tiesler, *Neder Reiwiter Kœnigsberg*, p. 25, 1869.—Charcot, *Leçons inédites* (*citées par Dujardin-Beaumetz*, 1870). — Fonssagrives, article Anaphrodisie du *Dictionnaire des Sciences médicales*, t. V, p. 105, Paris, 1870. — Laboulbène, article Anesthésie du *Dictionnaire des sciences médicales*, t. V, p. 433, Paris, 1870. — Henry Coutagne, *Note sur deux cas de névralgie crurale coïncidant avec une blennorrhagie* (*Annales de dermatologie et de syphiliographie*, t. II, p. 303, 1870). — SCARENZIO, *Neuralgia spermatica diretta e lombo-sacro-ischiatica riflessa del lato destro, curata e guarita coll injezione sottocutanea di cloridrato di morphina* (*Giornale italiano delle malattie veneree*, 1871). — DUJARDIN-BEAUMETZ, *De la myélite aiguë*, thèse de concours d'agrégation, Paris, 1872.

BLENNORRHAGIE CHEZ LA FEMME

Chez l'homme, la blennorrhagie est essentiellement uréthrale. Chez la femme au contraire, en vertu des dispositions anatomiques de ses organes, elle n'affecte pas seulement l'urèthre, mais encore la vulve, le vagin et l'utérus. Nous aurons donc à distinguer, suivant ses localisations, la blennorrhagie en *vulvaire*, *vaginale*, *uréthrale*, *utérine*. Cette dernière est fort rare, la vaginale est la plus fréquente. Ces variétés peuvent rester isolées ou s'associer entre elles, suivant leurs rapports de voisinage.

La blennorrhagie est moins commune chez la femme que chez l'homme. Les raisons de ce fait sont les suivantes :

1° Chez la femme, muqueuse de l'urèthre très-délicate mais protégée par sa situation.

2° Vulve et vagin plus exposés, mais protégés par un revêtement plus résistant, sans cesse lubrifié, et chez certaines prostituées rendu absolument insensible par un exercice continuel.

3° Absence chez l'homme bien portant des écoulements chroniques qui, si communs dans l'autre sexe, entrent pour une très-grande part dans l'étiologie de la chaudepisse masculine. Impossibilité pour l'homme atteint d'une uréthrite aiguë de se livrer à la copulation à cause de la douleur qu'elle provoque.

4° Participation moins entière, moins nécessaire, des organes de la femme au travail physiologique du coït, d'où congestion moindre, et partant diminution des chances d'inflammation.

Si l'on tient compte de ces particularités, l'étiologie de la gonorrhée sera pour la femme à peu près identique à celle que nous avons exposée pour l'homme : elle comprend *toute cause irritante susceptible de faire naître une inflammation catarrhale sur les muqueuses du conduit vulvo-utérin.*

CHAPITRE XXIII

VULVITE

§ 1. — ÉTIOLOGIE.

En première ligne, nous signalerons la contagion. Elle peut se produire directement pendant les rapprochements vénériens, ou secondairement par le contact d'un écoulement vaginal, dans les cas où l'inoculation ne s'est faite tout d'abord qne sur les parties profondes des organes.

Viennent ensuite les *causes dites vulgaires :* échauffement, irritation, traumatisme, sur lesquelles il serait superflu d'insister, après les développements que nous leur avons donnés, dans notre premier chapitre ; la présence d'oxyures, le travail de la dentition, certaines conditions épidémiques inexpliquées mais incontestables [1], la malpropreté, l'accumulation des produits sébacés, le contact de liquides âcres (sécrétion autour de plaques muqueuses, végétations), les applications réitérées de corps gras, particulièrement l'onguent mercuriel.

Chez l'enfant, jusqu'à dix ans, les organes sexuels étant en général trop peu développés pour qu'il y ait intromission de la part des adultes normalement conformés, les violences criminelles se bornent soit à des attouchements manuels, soit à des frottements exercés avec le membre viril. Les observations de Tardieu et Toulmouche ont démontré que, en dehors même de toute contagion, on peut voir se développer, à la suite de ces manœuvres, dans les parties extérieures de la génération, une inflammation aiguë plus ou moins violente ne se distinguant nullement des inflammations d'origine blennorrhagique [2].

[1] Dupuytren fut consulté au sujet d'une jeune fille qui présentait depuis quelques jours un écoulement purulent, d'un jaune verdâtre, tachant fortement le linge, et d'une nature fort âcre; la menstruation était douloureuse. Dupuytren diagnostiqua un cas d'inflammation catarrhale des organes génitaux, et prédit que très-probablement, dans la semaine, de nouveaux cas de même nature se présenteraient à lui. La prédiction se réalisa. Tous ces enfants furent traités par les grands bains émollients tièdes et des lotions calmantes.

[2] « Je n'hésite pas à dire que des attouchements, que des pressions ou des frottements exercés sur les parties sexuelles d'une petite fille par l'homme le plus parfaitement sain, le plus complétement exempt de toute affection communicable, peuvent produire une inflammation tout aussi aiguë et tout aussi violente, un écoulement tout aussi abondant et tout aussi épais, que l'approche d'un individu atteint d'un écoulement blennorrhagique ou de toute autre maladie contagieuse. » (Tardieu, *Etude médico-légale sur les attentats aux mœurs*, 6e édit., p. 42, 1873.)

§ 2. — SYMPTOMATOLOGIE.

Prurit, cuisson, sensations de chaleur et de brûlure, tels sont les premiers signes qui marquent le début de la vulvite.

La muqueuse est d'une coloration rouge irrégulière, marbrée par la teinte différente des points desquamés, quelquefois même entamée par des excoriations superficielles. Presque toujours elle est le siége d'une tuméfaction assez considérable, qui trahit le retentissement inflammatoire au sein des éléments sous-muqueux et empêche absolument de découvrir l'orifice du vagin. Quelquefois même, chez les femmes qui ont les nymphes très-développées, on voit se produire un œdème aigu de ces replis muqueux. Ils deviennent tendus, luisants, et repoussent en arrière les grandes lèvres, contre lesquelles ils s'étranglent. Cet état était décrit par les anciens auteurs sous le nom de *paraphimosis.*

La sécrétion qui baigne la muqueuse est d'abord muco-purulente; puis, à mesure que le processus s'accentue, elle devient franchement purulente et très-abondante. Se mêlant au flux des glandes sébacées toujours plus ou moins irritées, elle forme un produit crémeux, jaune verdâtre, d'une odeur aigre, extrêmement pénétrante. Pendant les mouvements, la marche, ce liquide se répand sur les parties environnantes, agglutine les poils qui les recouvrent, irrite les téguments sur lesquels il détermine de larges taches érythémateuses bientôt remplacées par des surfaces ulcérées. Toutes ces parties sont extrêmement sensibles : aussi le moindre attouchement est-il redouté des malades, et le passage des urines détermine-t-il un sentiment de brûlure vraisemblablement comparable à celui qui caractérise la chaudepisse chez l'homme.

Il est rare que les ganglions inguinaux ne présentent pas une tuméfaction et une sensibilité assez prononcée.

Enfin on peut observer des symptômes généraux, de la fièvre, de l'agitation, compliqués, chez les femmes douées d'une grande susceptibilité nerveuse, d'un éréthisme qui peut aller jusqu'à la nymphomanie.

Tous ces symptômes sont en général de courte durée. La vulvite tend naturellement à la guérison, et, si elle est aidée par les soins de propreté, y aboutit après deux ou trois septénaires. L'hygiène fait-elle défaut, la blennorrhagie vulvaire a la plus grande tendance à revêtir la forme chronique; les phénomènes inflammatoires disparaissent, la muqueuse prend une coloration violacée et se recouvre incessamment d'un écoulement blanchâtre, sans chaleur et sans autre douleur qu'un sentiment de démangeaison parfois très-pénible.

Variétés. — Le processus blennorrhagique *n'est pas invariablement généralisé* à tous les éléments de la vulve. Souvent borné aux nymphes, à leur face interne comme cela a lieu habituellement pour la blennorrhagie chronique, ou à leur face externe, d'autres fois ne dépassant pas les bords épais des grandes lèvres, il peut arriver aussi qu'il se cantonne aux environs du clitoris, dans les profonds replis qui l'entourent, auprès de la fourchette. La maladie emprunte, on le comprendra sans qu'il soit besoin d'insister, une physionomie particulière suivant chacune de ces localisations.

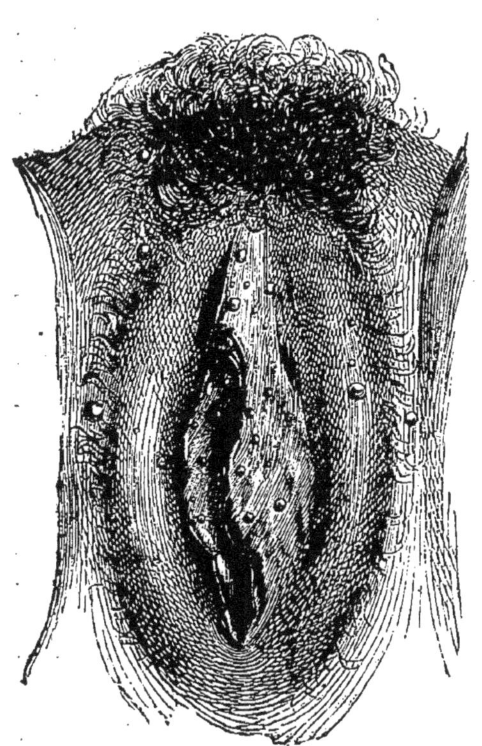

Fig. 22. — Vulvite sébacée (Huguier).

Chez les petites filles, en raison de la délicatesse des téguments, les excoriations se produisent vite, et font place à de véritables ulcérations. Les symptômes se déclarent et atteignent leur maximum d'acuité avec une rapidité étonnante; quelques heures suffisent dans bon nombre de cas, et il est rare de les voir tarder de quarante-huit heures. Tardieu a insisté sur un phénomène particulier aux écoulements d'origine blennorrhagique chez les enfants : c'est la turgescence extraordinaire des vaisseaux répandus à l'entrée de la vulve et du vagin. Ils offrent, dit cet auteur, l'apparence que présentent si fréquemment les veines de la verge, gonflées, et le prépuce turgescent chez les individus atteints d'une chaudepisse très-aiguë. Enfin, on a voulu faire jouer un certain rôle à la présence d'ecchymoses sur les grandes lèvres; Briand et Chaudé sont tentés de les attribuer au fait de l'inflammation dans un tissu extrêmement vasculaire, mais cette explication est erronée; ces extravasats sont uniquement dus aux violences qui accompagnent fatalement l'attentat.

La *vulvite sébacée* est celle qui s'accompagne de l'inflammation des glandules sébacés si nombreux en cette région (fig. 22). On constate sur les parties une foule de petits points saillants, à sommet blanc, ulcéré, qui versent à la surface de la muqueuse un produit épais d'abord et bientôt purifluent, jamais visqueux, quelquefois fétide. Les phénomènes inflammatoires sont très-accentués, la souffrance toujours assez vive, les glandules proéminents saignent facilement. Souvent la maladie semble s'étendre aux plis les plus voisins du vagin et s'accompagne de douleurs lancinantes ou d'un prurit insupportable. Cette forme est plus tenace, exige des soins locaux plus constants et plus minutieux, enfin offre plus de chances de chronicité que la vulvite blennorrhagique simple; néanmoins elle peut disparaître aussi spontanément.

La *vulvite mucipare* (Guérin) est particulièrement localisée à la muqueuse qui entoure l'orifice des glandes à mucus (follicules mucipares d'Huguier). On sait que ces glandes, au nombre de douze à quinze, sont situées à la face interne des petits lèvres sur les parties latérales et autour du méat, où elles s'ouvrent par de larges orifices ou lacunes. On trouve en outre, annexées au vestibule, deux glandes plus volumineuses, glandes de Bartholin ou de Duverney, glandes vulvo-vaginales d'Huguier, analogues des glandes de Cooper chez l'homme. La rougeur et le gonflement de la muqueuse sont au début accompagnés de l'hypersécrétion d'un mucus normal, c'est-à-dire incolore; ce n'est que quand l'inflammation devient plus intense que s'établit une véritable blennorrhagie des canaux excréteurs, et que le jetage se trouble et devient purulent. Cette forme d'inflammation, essentiellement due à la contagion, s'accompagne ordinairement de la précédente, laquelle au contraire n'entraîne pas forcément celle dont nous nous occupons actuellement. Cette dernière est, en outre, bien plus fréquemment liée à l'uréthrite, persiste longtemps en dépit des soins et des remèdes locaux, qui ne peuvent pas atteindre le fond des cryptes malades, et constitue essentiellement la vulvite chronique rebelle.

Le docteur Salmon a appelé l'attention sur une forme particulière de gonorrhée dans laquelle le catarrhe est primitivement et exclusivement borné à la glande vulvo-vaginale et à son conduit. S'il faut en croire l'auteur, c'est à cette affection, très-fréquente chez les jeunes prostituées et qui ne se manifeste par aucun phénomène bien apparent, qu'il faudrait rapporter la plupart des chaudepisses contractées auprès de femmes prétendues saines.

Complications. — Quand l'inflammation se propage aux tissus sous-muqueux on voit souvent se développer un *phlegmon des grandes lèvres* (fig. 23).

Bien que la phlegmasie puisse se développer particulièrement dans le tissu cellulaire, les recherches d'Huguier nous ont appris que, dans la majorité des cas, la glande vulvo-vaginale ou son conduit sont le point de départ de cet accident, soit que l'obstruction de l'orifice excréteur y détermine une accumulation des produits, soit que l'inflammation s'étende de proche en proche le long du canal glandulaire. L'affection est presque toujours unilatérale.

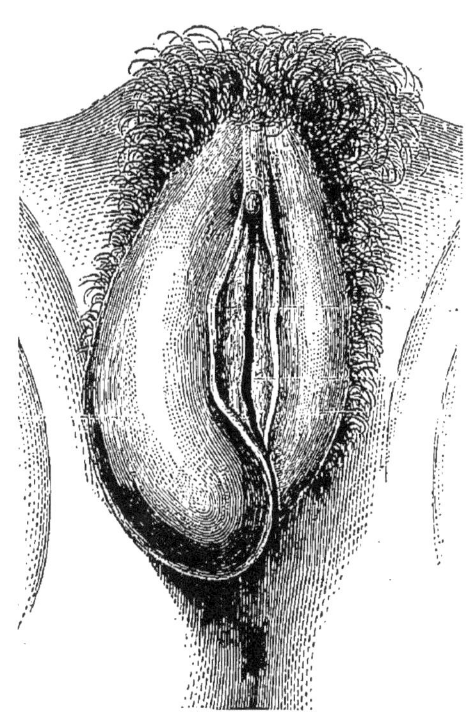

Fig. 23. — Phlegmon des grandes lèvres (Boivin et Dugès).

Dès le début on sent, au point occupé par cette glande, un noyau dur, autour duquel les lésions se développent progressivement. Aussi la peau peut-elle rester intacte pendant les premières périodes de l'affection. Chez quelques malades, les douleurs sont extrêmement vives, reviennent par crises et retentissent violemment sur l'état général, rappelant celles de l'orchite parenchymateuse. L'abcès se forme vite, puis la muqueuse s'amincit et le pus se fait jour spontanément en un point de la surface interne de la lèvre, quelquefois par le canal excréteur. Il est crémeux, souvent mêlé de sang et parfois très-fétide. Cependant, même après que l'on a constaté la présence de ce produit, il n'est pas rare de voir la résolution survenir. Au reste, grâce à la position de la glande entre le vagin, dont une aponévrose la sépare, et la branche de l'ischion, grâce aux fascia superficiel et moyen, les liquides n'ont aucune tendance à fuser du côté des parois rectales ou vaginales.

La participation de la glande de Bartholin à la blennorrhagie est généralement le présage d'une série d'accidents liés à son irritation chronique. Que la résolution ait été obtenue, que le pus ait fait issue à l'extérieur, soit par le canal excréteur, soit par une ouverture spontanée ou artificielle restée fistuleuse, on doit redouter de voir se produire un écoulement qui constituera une *vulvorrhée* des plus persistantes. La place de la glande reste marquée par un noyau de forme irrégulière, d'une dureté chondroïde, toujours prêt à se réenflammer sous l'influence d'une congestion physiologique ou accidentelle. Aussi les récidives ne sont-elles point rares. Une femme soignée par notre ami le docteur Cellard a vu douze fois se reproduire à courte échéance l'inflammation aiguë de cette région. Une autre, dont l'histoire nous est également transmise par le même observateur, en a souffert à neuf reprises, six fois d'un côté et trois de l'autre.

Suites. — Nous ne pouvons que mentionner ici les conséquences ultérieures de la vulvite :

a. Les adhérences entre les parties opposées, symphise de la vulve (très-rare).

b. L'hypertrophie papillaire, végétations;

c. La formation de kystes au sein des grandes lèvres.

d. L'hyperesthésie de la vulve (voy. chap. XXIV, *vaginisme*).

§ 3. — DIAGNOSTIC.

La vulvite ulcérée doit être distinguée des affections suivantes :

Chancre syphilitique. — Surface parcheminée, secrétion peu abondante, ganglions plus volumineux et indolores.

Chancre simple. — Fond grisâtre, bords inégaux, plusieurs ulcérations non reliées entre elles — un seul ganglion tuméfié douloureux.

Herpès. — Ulcérations rondes succédant à des vésicules réunies par groupes — coïncidence fréquente du même accident au niveau du pli génito-crural.

Eczéma. — Affecte également et dans sa continuité toute la vulve et parfois les parties voisines — vésicules, — suintement, — croûtes squameuses, — démangeaisons très-violentes.

Quant à séparer cliniquement la vulvite d'origine blennorrhagique de celle qui succède à des causes diverses, l'intensité des symptômes, le début brusque des accidents, le développement des vaisseaux, la coïncidence de l'uréthrite et, dans les cas de viol, la dépression que présente presque toujours la vulve sont les seuls symptômes à l'aide desquels on puisse tenter un tel diagnostic. Encore ne doit-on pas leur accorder une trop grande valeur. On se rappellera en effet que les leucorrhées infantile, constitutionnelle, épidémique [1], ont souvent induit en erreur les praticiens les plus défiants. En face des tribunaux, la justice autant que la prudence doit donc inspirer à cet égard la plus grande circonspection.

Les abcès de la glande de Bartholin, à leur période de formation, pourraient être confondus avec les *abcès stercoraux*, si l'on ne savait que ces derniers qui s'accompagnent de symptômes généraux graves, de vomissements fécaloïdes, sont plus profonds, moins bien limités du côté du rectum, et fournissent un pus toujours très-fétide. M. Alfred Fournier (*Thèse* de Mareschal) a signalé une autre cause d'erreur. Lorsque l'abcès s'est ouvert spontanément, il laisse parfois une perte de substance à bords taillés à pic et décollés, mesurant l'étendue d'une pièce de 1 à 2 francs et qui simule à s'y méprendre le *chancre simple*. L'étude des symptômes qui ont précédé cet état mettra le plus souvent sur la voie du diagnostic. Si l'incertitude persistait après un examen attentif, il faudrait, comme l'a fait M. Fournier dans trois cas, recourir à l'inoculation qui, bien entendu, serait négative dans le cas de bartholinite.

§ 4. — TRAITEMENT.

La vulvite est très-vite modifiée par les *soins de propreté :* lavages fréquents, à l'aide de liquides légèrement alcalins (solution très-étendue d'ammoniaque) pour dissoudre le sébum, isolement des replis muqueux au moyen de coton recouvert de poudre de lycopode, de bismuth, de riz, d'amidon, etc. Dans les cas d'inflammation très-aiguë, on est dans l'habitude d'y joindre l'usage des *émollients :* cataplasmes d'amidon, de fécule de pomme de terre, bains de siége, grands bains additionnés d'une décoction

[1] Percival rapporte le fait d'un garçon qui fut sur le point de subir la peine capitale pour un prétendu attentat, cause de vulvite, et qui fut sauvé par ce seul fait qu'il existait d'autres cas analogues où l'on ne pouvait invoquer une pareille origine (Thomas Percival, *Medical Ethics*, London 1807).

plus ou moins concentrée de pavot si la douleur est très-vive. Mais nous ne saurions trop recommander d'employer de bonne heure les *astringents* : en première ligne acide picrique (50 centigr. pour 1000 gr. d'eau), tannin (pur ou en glycérolé), sulfate de zinc (5 gr. pour 1000 gr. d'eau) et enfin dans les cas d'inflammation rebelle, le nitrate d'argent (3 gr. pour 1000 gr. d'eau). Ces liquides seront employés en lotions fréquentes sur les parties, et maintenus au moyen de tampons de coton.

Quand la vulvite se complique d'abcès de la grande lèvre, entretenir des cataplasmes, ne jamais pratiquer l'ouverture artificielle des abcès (dont un très-grand nombre se résolvent), à moins que les douleurs ne soient excessives. Vient-on à donner issue au pus, on devra s'opposer à la trop rapide cicatrisation de l'ouverture, de crainte qu'elle ne se ferme avant que la cavité ait eu le temps de s'oblitérer et de se combler. Si l'abcès est un peu volumineux, on fera bien, suivant le conseil de Gosselin, de passer de haut en bas dans le foyer un drain qu'on laisse à demeure pendant quinze à vingt jours, et par lequel on fait quotidiennement une injection aqueuse. Si la collection purulente est trop peu considérable pour que ce mode de traitement lui soit applicable, on se bornera à faire une grande incision suivie de pansements journaliers avec la charpie, afin de maintenir les bords écartés et d'exciter le fond. S'il persiste une fistule, le mieux est de n'y rien faire. Dans les cas seuls où ces fistules entraînent une suppuration constante, on a conseillé de les ouvrir largement et d'en cautériser le fond. C'est là une opération douloureuse, à laquelle on ne devra recourir que très-exceptionnellement.

HUGUIER (L. P.), *Mémoire sur les maladies des appareils sécréteurs des organes génitaux de la femme*, 1850. — SALMON, *De la blennorrhagie du conduit excréteur de la glande vulvo-vaginale* (*Rev. méd. chir.*, t. XVI, p. 361, 1854). — GUÉRIN (Alphonse), *Vulvite* (*Gaz. des hôp.*, p. 421, 1861). — MARTIN et LÉGER, *Recherches sur l'anatomie et la pathologie des appareils sécréteurs des organes génitaux de la femme* (*Arch. de méd.*, t. XIX, p. 174, 1862). — WEST (Ch.), *Leçon sur les maladies des femmes*, traduites de l'anglais par Charles Mauriac, Paris, 1870. — RICORDI, *Folliculite vulvaire* (*An. de dermatologie*, p. 208, 1870. — MARESCHAL, *Des abcès des glandes vulvo-vaginales*, thèse de Paris. 1873. — GOSSELIN, *Clinique chirurgicale de l'hôpital de la Charité ; abcès de la grande lèvre* (t. II, p. 463, Paris, 1873, 2e édit., 1876.

CHAPITRE XXIV

URÉTHRITE

§ 1. — ÉTIOLOGIE.

L'histoire de l'uréthrite chez les femmes comprend un certain nombre de problèmes sur lesquels les auteurs sont loin d'être d'accord. Tandis que les uns croient cette affection extrêmement fréquente, d'autres la donnent comme exceptionnelle. Un grand nombre de praticiens croient trouver dans la suppuration de l'urèthre le signe caractéristique d'une contagion, ce que contestent plusieurs auteurs Examinons ces différentes questions :

1° *L'uréthrite est-elle fréquente?* Blegny, Swediaur, Martin et Belhomme, Weibert, Cullerier, Langlebert, Turati la considèrent comme extrêmement rare. Situé hors de la sphère d'activité de la matière contagieuse, l'urèthre n'a chez la femme, disent ces auteurs, aucune relation avec le coït, et si parfois il souffre pendant la gonorrhée, c'est que l'orifice s'enflamme en même temps que la membrane muqueuse voisine du vagin et de la vulve.

Sur un nombre total de 1607 malades entrées dans le service des vénériennes de Saint-Lazare, pendant 1859, MM. Martin et Belhomme en ont trouvé 112 seulement qui fussent atteintes d'uréthrite, soit le quatorzième.

De même, sur 175 cas de blennorrhagie chez la femme, à Vienne, Weibert a noté seulement 29 cas de blennorrhagies uréthrales. Enfin, dans la seconde édition de leur *Traité*, Martin et Belhomme déclarent que plusieurs années d'observations à Saint-Lazare, Lourcine, et dans la clientèle n'ont fait que les confirmer dans leur première opinion sur la rareté de l'uréthrite.

Contre ces affirmations très-nettes, un certain nombre d'auteurs, à la tête desquels se trouvent Bell et Ricord, protestent au nom de leur pratique. La disposition anatomique des organes génitaux de la femme ne s'oppose pas, disent-ils, à ce que la matière contagieuse vienne au contact du méat urinaire; faites appel à l'observation, et si vous examinez attentivement l'urèthre dans tous les cas de blennorrhagie que les femmes vous soumettront, vous ne le trouverez que bien rarement indemne, même dans les cas où la vaginite aura disparu. Tel est l'avis de Gibert Guérin, Rollet, Berkeley-Hill, Bumstead, Chéron, tel est aussi celui que me dictent les observations que j'ai pu faire dans les salles des Chazeaux, à l'Antiquaille. Cependant comme les services en sont particulièrement consacrés aux filles inscrites, envoyées par le bureau des mœurs, il y avait à craindre que le nombre des uréthrites observées dans ce milieu ne fut particulièrement élevé, car toute goutte uréthrale est un motif d'internement, sans qu'il en soit de même pour les écoulements du vagin. Aussi ai-je tenu à m'éclairer de statistiques précises recueillies au milieu de vénériennes libres. M. Fournier, à l'obligeance duquel j'ai si souvent l'occasion de rendre hommage, a bien voulu mettre à ma disposition ses registres de l'hôpital de Lourcine; voici les chiffres que j'y ai relevés :

Vaginite	176
Uréthrite	150
Vulvite	22
Uréthro-vaginite	81
Vulvo-uréthrite	5
	434

Comme on le voit, les affections de l'urèthre sont loin d'être aussi rares que certains auteurs l'ont prétendu. Toutefois il importe d'établir une distinction importante entre les suppurations aiguës et les irritations chroniques du canal : uréthrite chronique, uréthrorrhée. Les premières sont de beaucoup les moins fréquentes. D'après les renseignements qu'a bien voulu nous communiquer M. Chéron, elles seraient aux lésions chroniques comme 1 est à 5; dans notre statitisque elles devraient donc figurer approximativement pour le chiffre de 30. Cette interprétation essentiellement basée sur la clinique concilie ainsi les deux opinions que nous venons d'exposer. Il est évident en effet que les auteurs qui proclament la rareté de l'uréthrite n'ont en vue que la chaudepisse aiguë.

Au reste nous ne faisons nulle difficulté d'avouer que, dans la majorité des cas, l'uréthrite nous paraisse dépendre d'une vaginite ou d'une vulvite préexistante, fait sur lequel la statistique ne nous éclaire pas suffisamment, attendu que l'inflammation de l'urèthre survit le plus souvent à celle du vagin. La disposition même des organes génitaux de la femme, si propice à la diffusion des liquides sur ces parties lubrifiées et appliquées les unes contre les autres, suffit à faire comprendre le transport du pus le long des petites lèvres jusqu'au méat urinaire.

Mais à côté de cette uréthrite d'origine secondaire, nous admettons une uréthrite primitive, c'est-à-dire succédant immédiatement au contact du pus pendant le coït. Dans ce dernier cas, il n'est pas rare de voir la blennorrhagie exclusivement limitée au canal, comme Cullerier[1], Boyer[2], Ricord[3], Gibert[4] en ont cité des exemples.

2° *L'uréthrite ne peut-elle se produire en dehors de la contagion blennorrhagique?* Sur ce dernier point nous renvoyons aux arguments que nous avons fait valoir en traitant de l'uréthrite chez l'homme. Une cause irritante quelconque, apte à provoquer l'inflammation de la muqueuse, pourra donner naissance à un écoulement aussi aigu, aussi persistant, aussi contagieux que s'il devait son origine à la contagion blennorrhagique la plus avérée. Les violences qui accompagnent la défloration, l'introduction répétée de corps étrangers, la congestion et l'échauffement produits par les excès de coït, surtout chez les sujets prédisposés par un vice héréditaire, les affections des reins, la grossesse peuvent, en dehors même de toute excitation vénérienne, amener ce résultat. Les faits de Ashwell, M. Clintock, Hunter, ne laissent aucun doute à ce sujet. D'autre part, il n'est guère admissible qu'une vaginite, née sans l'intervention du principe contagieux, lorsqu'elle a atteint un certain degré d'acuité, soit impuissante à provoquer la suppuration de l'urèthre. Nous concluons donc, car la théorie l'exige, à la possibilité de l'uréthrite simple; mais ce serait aller contre toutes les données de l'expérience que de croire à sa fréquence. Les causes mêmes auxquelles nous la rattachons n'ont que d'assez rares occasions de se produire. Aussi Guérin, qui pour rester fidèle à la logique admet comme nous l'inflammation non blennorrhagique de la muqueuse du canal, déclare-t-il cependant n'en avoir jamais constaté nettement l'existence.

Il en résulte que, dans la pratique, la présence de pus dans l'urèthre est un signe, qui, sans être incontestable, est d'une grande valeur. Au dire des auteurs les plus compétents, Tardieu, Ricord, Langlebert, Guérin, c'est l'indice le plus certain d'une origine spécifique.

§ 2. — SYMPTOMATOLOGIE.

Uréthrite. — Les symptômes de l'uréthrite sont en général de fort peu d'importance. Le peu d'étendue du canal restreint les

[1] Cullerier. *Dict. de med. et de chir, prat.*, t. IV, p. 253.

[2] Boyer, cité par Gibert, t. II, p. 247.

[3] Ricord. *Mémoires de l'Académie de médecine*, t. II, p. 150, Paris 1833.

[4] Gibert. *Traité pratique des maladies de la peau et de la syphilis*, t. II, p. 245 3e édition.

surfaces enflammées, ce qui diminue nécessairement l'écoulement et les douleurs. Au dire de Guérin, la plupart des femmes n'éprouvent aucune sensation de douleur, et même, lorsque l'inflammation, ce qui arrive fréquemment, se propage jusqu'à la vessie, le ténesme est moins redoutable. L'élément musculaire du col étant en effet peu abondant, les phénomènes réflexes qui chez l'homme sont la source de si vives souffrances, sont ici beaucoup moins prononcés. Notons encore comme une condition favorable l'absence d'organe faisant office de réservoir sanguin tel que la protaste (Chéron).

Cependant au début des blennorrhagies très-aiguës, les femmes, particulièrement celles qui sont douées d'un tempérament sanguin, accusent du prurit au méat et dans le canal; puis, à mesure que le mal s'accentue, une sensation de chaleur, de cuisson qui s'exaspère à chaque miction et peut devenir fort pénible.

L'écoulement est peu abondant; il est bien rare qu'il se manifeste spontanément par l'issue d'une goutte purulente. Dans ce cas on a remarqué qu'il produit sur les linges une tache limitée, de forme ronde, différente de celle que déterminent les liquides quand ils s'écoulent hors du vagin.

La présence du pus dans l'urèthre étant le symptôme caractéristique de la maladie, on devra toujours examiner directement les parties. Le plus souvent on trouvera la muqueuse du méat gonflée, d'un rouge plus foncé qu'à l'état normal, quelquefois pointillée. Pour reconnaître l'état de l'urèthre, il convient d'abord d'absterger soigneusement les mucosités qui peuvent occuper son orifice vulvaire, puis, à l'aide de l'indicateur introduit dans le vagin jusqu'au niveau présumé du col vésical, on presse d'arrière en avant la cloison uréthro-vaginale de manière à exprimer les parois du canal et à pousser jusqu'au méat les fluides pathologiques qu'il contient. Cette manœuvre n'est nullement douloureuse. Il faut avoir soin de ne pas la pratiquer trop peu de temps après la miction. Les femmes qui ont intérêt à cacher leur mal, et auxquelles l'importance de cette précaution n'échappe pas, ne manquent jamais d'uriner immédiatement avant de se présenter à la visite; d'autres exécutent elles-mêmes la pression d'arrière en avant sur le canal. S'il n'a pas ce fait présent à l'esprit, le chirurgien sera donc exposé à porter un jugement erroné. Aussi dans les cas douteux devra-t-il toujours répéter l'examen à plusieurs reprises.

Dans l'état aigu il constate ainsi la présence d'un pus crémeux, verdâtre; s'il y a cystite il y découvrira souvent du sang.

Comme on le voit ce n'est pas toujours chose facile que de mettre en évidence une uréthrite quand l'inflammation s'est réfugiée dans la partie la plus reculée de l'urèthre. Les mêmes motifs font comprendre comment une femme, bien que malade, peut dans quelques circonstances se livrer au coït sans communiquer la blennorrhagie. Ce fait il est vrai se présente rarement ; car sous l'influence de l'éréthisme prolongé la muqueuse uréthrale sécrète assez pour qu'une goutte apparaisse au méat.

Après une durée de 20 à 30 jours l'uréthrite s'apaise. Le pus fait place au mucus qui, pendant quelque temps, est sécrété en plus grande abondance. Puis tout phénomène anormal disparaît.

Mais il s'en faut que les choses se passent toujours avec cette simplicité. Dans le plus grand nombre des cas, à l'écoulement aigu inflammatoire succède un écoulement chronique extrêmement rebelle (uréthrite chronique),

Uréthrorrhée. — Cet état chronique peut se montrer primitivement, mais en général ne s'observe que sur des femmes ayant antérieurement souffert d'uréthrite. Ce n'est à proprement parler qu'une simple irritation du canal, survenant le plus ordinairement à la suite d'excès de boissons, et se reproduisant avec une déplorable facilité.

Le seul symptôme qui trahisse cet état consiste dans l'écoulement d'une goutte blanche semblable à du lait. La muqueuse est absolument normale. En ce qui concerne la contagiosité de cette sécrétion nous renvoyons à ce que nous avons dit plus haut en traitant de la blennorrhée chez l'homme.

Uréthrite folliculaire. — Le tissu conjonctif, qui constitue la charpente de l'urèthre, forme des colonnes dirigées dans le sens du canal et reliées les unes aux autres par l'entrecroisement des fibres. La membrane muqueuse, qui tapisse exactement le tissu conjonctif, pénètre entre ces colonnes fibreuses et donne lieu ainsi à un certain nombre de cryptes bien décrites par Richet, Martin et Léger, et qui ont la plus grande analogie avec les lacunes signalées par Morgagni dans l'urèthre de l'homme. Ces cryptes, en forme de valvule, ont un bord libre semi-lunaire dirigé en avant, leur cul-de-sac atteint quelquefois 5 ou 6 millimètres de longueur. Les auteurs ne sont pas d'accord sur la terminaison de ces petits organes qui, au dire de quelques-uns, aboutiraient à des glandes en grappe.

D'autre part, autour du méat urinaire, les replis de la muqueuse forment de la même façon des lacunes profondes, constituant même parfois de petits canaux obliquement dirigés, à ouverture circulaire fort étroite, au nombre de seize à dix-huit, plus ou moins symétriquement distribués de chaque côté de l'orifice.

Pendant la période aiguë de l'uréthrite, les parois de toutes ces cavités entrent en suppuration, et leur produit se confond avec le pus sécrété à la surface du canal. La pression des lèvres du méat permet de constater cette généralisation du catarrhe aux lacunes folliculeuses, en en faisant sourdre un liquide blanc jaunâtre.

Mais lorsque l'uréthrite proprement dite touche à son déclin, quand sous l'action des astringents, des balsamiques ou des caustiques, la muqueuse revient à son état normal, les cryptes qui ont échappé à l'action des remèdes locaux restent malades et continuent à suppurer. C'est là, ainsi que nous l'avons dit, la forme la plus fréquente de l'uréthrite chronique.

Plus de brûlure, plus de cuisson ni de prurit pendant ni après la miction, plus d'écoulement apparent. En explorant attentivement le canal par la pression digitale, on voit sortir des gouttelettes demi-liquides, de couleur blanchâtre, quelquefois opalines; mais les malades n'en ont pas conscience et il est bien rare qu'elles se plaignent d'un léger suintement.

Cet état des follicules du méat persiste parfois seul, indépendamment même de la folliculite intra-uréthrale. M. Guérin qui, un des premiers, l'a bien décrit, lui a donné le nom d'*uréthrite externe*.

Cette sécrétion n'est pas *ordinairement* contagieuse. Mais à quel moment a-t-elle cessé de l'être, sous quelles influences peut-elle le redevenir? Ce sont là de difficiles problèmes sur lesquels nous sommes, il faut l'avouer, bien insuffisamment éclairés. Toutefois il semble rationnel d'incriminer l'approche de l'époque menstruelle, les excès vénériens, et en un mot toute congestion locale d'une certaine intensité. Voici à ce propos une observation fort instructive citée par M. Alphonse Guérin.

Une femme contracte avec son mari une blennorrhagie, se soigne et se croit guérie. Elle devient veuve, et sauf quelques tâches blanchâtres sur son linge, aux environs de la période cataméniale, ne s'aperçoit d'aucun écoulement. A trois ans de là, le lendemain de la cessation des règles, elle exerce le coït avec un homme marié, et lui donne une blennorrhagie caractéristique. Examinée dès le surlendemain par M. Guérin, elle lui semble tellement exempte de lésions, que ce praticien si expérimenté l'eût déclarée saine s'il n'eût été instruit de la cause pour laquelle elle venait réclamer son avis. Ce ne fut qu'après avoir renouvelé l'examen à plusieurs reprises, qu'en pressant sur le canal de l'urèthre, à l'aide d'un doigt introduit dans le vagin, il vit une toute petite gouttelette de mucus blanc à l'entrée d'une des glandules placées au-dessous du méat. C'était là évidemment le reste de l'ancienne blennorrhagie ; il y en avait assez pour que la maladie se transmît.

§ 3. — DIAGNOSTIC.

C'est surtout dans ses rapports avec la médecine légale [1] que le diagnostic de l'uréthrite présente une grande importance. Nous avons vu en effet que, pour la plupart des auteurs, la participation de l'urèthre au processus catarrhal constituait une présomption puissante en faveur de l'origine contagieuse. On ne saurait donc prendre trop de précautions pour éviter dans l'examen de la malade et dans l'interprétation de ses lésions les nombreuses causes d'erreur qui peuvent se présenter et sur lesquelles nous avons déjà insisté. Si l'on n'a pas soin d'absterger le pus qui, pendant le cours d'une vaginite ou d'une vulvite, vient affleurer le méat, on peut à tort croire à une uréthrite, de même que l'on peut méconnaître celle qui existe si l'on omet d'interroger les parties profondes du canal.

Or de quelle importance n'est pas le verdict que l'on attend de l'expert, non-seulement en ce qui concerne l'aggravation des charges, mais encore pour confirmer ou détourner les soupçons qui pèsent sur l'inculpé ! La coïncidence d'une même maladie vénérienne chez la victime et le coupable présumé devient en effet contre lui un sérieux argument. La défense bénéficiera au contraire si une seule de ces personnes parties est atteinte d'uréthrite.

Cette constatation de la blennorrhagie chez un enfant impose parfois aux médecins des problèmes singulièrement épineux. C'est ainsi que le docteur Fabrége rapporte qu'il fut consulté pour un écoulement de l'urèthre et du vagin dont une petite fille de quatre ans paraissait avoir été atteinte spontanément. Ce ne fut qu'après une enquête des plus minutieuses qu'il arriva à reconnaître que l'enfant avait contracté accidentellement son mal dans le lit de son père.

[1] Art. 332. — Quiconque aura commis le crime de viol sera puni des travaux forcés à temps.— Si le crime a été commis sur la personne d'un enfant au-dessous de l'âge de 15 ans accomplis, le coupable subira le maximum de la peine des travaux forcés à temps.

L'uréthrite pourrait être confondue avec différentes affections de l'urèthre et de la vessie. On l'en distinguera grâce aux signes suivants :

Névralgie vésicale. — Besoins pressants d'uriner. — Ténesme vésical, chaque goutte d'urine provoque les cuissons les plus pénibles. —Vives souffrances pendant le cathétérisme. — Pas d'écoulement. — Urines limpides. — S'accompagne généralement de névralgie anale. — Se produit souvent à l'époque menstruelle.

Calculs vésicaux. — Relativement rares chez la femme, et surtout chez la jeune fille. — Antécédents de gravelle, goutte. — Absence d'écoulement. — Ténesme vésical. — Urines altérées, troubles, sédimenteuses, sanguinolentes. — Quelquefois intermittences dans les symptômes. — Douleurs réflexes dans l'appareil génital, les lombes, les cuisses. — Possibilité de constater la présence du calcul par le vagin.

Chancre uréthral. — Facile à voir s'il siége au méat. — A la palpation de l'urèthre on perçoit une induration de la paroi uréthro-vaginale. — Écoulement peu prononcé ou nul.

Excroissance vasculaire, polype de l'urèthre. — Affection moins commune chez les jeunes filles non mariées que chez les femmes. — Tumeur pédiculée facile à voir lorsqu'elle siége au méat. — Absence d'écoulement purulent, hypersécrétion de mucus clair. — Quelquefois hémorrhagie. — Quand son volume est notable, sensibilité extrêmement vive. — Dans la vulve, douleur intense augmentant à la pression et par la marche. — Sensation de poids. — Névralgies réflexes lombaires, fémorales. — Brûlure au moment de l'émission des urines. — Coït douloureux. — Retentissement sur la santé générale.

4. — PRONOSTIC.

La position du canal, sa configuration permettent l'accès des médicaments sur la muqueuse malade. De plus, comme il est à peu près isolé, les lésions dont il est frappé ne risquent pas comme chez l'homme de s'étendre à d'importants organes voisins. Par l'absence de complications, le pronostic immédiat est donc bénin.

Les conséquences ultérieures de l'uréthrite ne sont guère plus redoutables. Nous avons déjà mentionné la persistance et la recrudescence possibles de l'écoulement. L'état d'inflammation chronique qui se fixe alors sur la muqueuse amène presque infailliblement une déformation spéciale de l'organe. Au lieu de représenter une fente dont les bords sont accolés, l'orifice reste béant, ses parois s'indurent et deviennent rigides, la crête longitudinale du plancher de l'urèthre forme une saillie en dos d'âne, de plus en plus considérable.

Enfin divers néoplasmes peuvent prendre naissance sur ces tissus sans cesse irrités. Nous signalerons particulièrement les *caroncules*, *excroissances fongueuses* ou *végétations du tissu cellulaire du méat*, qui peuvent former des tumeurs de la grosseur d'un grain de chènevis à celle d'un œuf d'oie. Pédiculées ou sessiles, elles sont revêtues d'une stratification plus ou moins épaisse d'épithélium pavimenteux, et sont constituées par un tissu cellulaire embryonnaire et des vaisseaux qui, s'il faut en croire Wedel, seraient groupées d'une façon régulière et présenteraient des ramifications analogues à celles des tourbillons de la choroïde (*Vasa vorticosa*); c'est à l'hyperplasie des papilles muqueuses que ces néoplasmes doivent leur origine. Par eux-mêmes ils n'occasionnent pas d'écoulement. Le muco-pus qui baigne presque toujours la muqueuse sur laquelle ils se sont développés est leur cause bien plutôt que leur effet. Telle est du moins l'opinion de Scanzoni, qui considère le catarrhe chronique comme l'une de leurs causes les plus fréquentes.

§ 5. — TRAITEMENT.

Le traitement de l'uréthrite chez la femme diffère sensiblement de celui que l'on doit mettre en pratique chez l'homme. En raison de la disposition anatomique des organes, les *injections* ne peuvent être renouvelées aussi fréquemment, et de plus le *cubèbe* et le *copahu* ne jouissent dans ce cas que d'une efficacité très-contestable. En revanche, *les grands bains amènent parfois une guérison très-rapide.* De plus, on obtiendra les meilleurs résultats de l'*acide picrique* en solution au demi-millième. Chéron conseille d'injecter directement dans la vessie un demi-litre de ce liquide, en recommandant à la femme de le rejeter lentement. Ajoutons que l'on peut recourir avec avantage aux différents *astringents* cités dans notre premier chapitre, en ayant soin toutefois d'augmenter les doses.

L'*abortion* peut aussi se pratiquer avec de grandes chances de succès; aux solutions plus ou moins concentrée de nitrate d'argent que l'on emploie chez l'homme, on peut ici substituer le contact du crayon passé rapidement dans le canal. L'opération est douloureuse, mais sans dangers, en tous cas très-efficace.

Si l'on a reconnu que la chronicité de la chaudepisse soit liée à l'inflammation des follicules mucipares, il est bon de pratiquer une injection à l'aide d'une seringue à canule très-fine, dans la cavité même de ces organes.

MERCIER, *Quelques remarques sur la marche de la blennorrhagie chez les femmes* (*Rev. méd.*, 1843). — CULLERIER, *Du traitement abortif de l'uréthrite chez la femme* (*Journal de chirurgie de Malgaigne*, Paris, 1845). — FABRÈGE, *Observation de blennorrhagie uréthro-vaginale chez une petite fille de quatre ans* (*Jour. de chirur. de Malgaigne*, p. 190, Paris, 1846). — SCANZONI, *Traité pratique des maladies des organes sexuels de la femme*, traduit de l'allemand par Dor et Socin, in-8, Paris, 1858. — GUÉRIN (Alphonse), *Maladies des organes génitaux de la femme*, Paris, 1864. — CLÉMENT OLLIVIER, *Cystite chez une femme* (*Gaz. des hôp.*, p. 135, 1868).

CHAPITRE XXV

VAGINITE

On ne saurait commencer ce chapitre sans rendre un hommage particulier à Ricord. Reconnaissant l'insuffisance des modes d'exploration vulgairement usités, c'est lui qui le premier établit la nécessité de se servir du spéculum, « instrument propre à rendre visibles les parties les plus profondes du vagin, ainsi que le col de l'utérus. Le moyen n'était pas neuf sans doute, mais son application générale l'était incontestablement ». Aussi ne peut-on nier sans injustice que de ce maître datent les premières observations rigoureuses sur la maladie qui va nous occuper. Après celui de Ricord, il convient de citer les noms de MM. Deville, Boys de Loury et Costilhes, Becquerel et Rodier, Durand-Fardel, Mercier, Foucher, Hardy, Alph. Guérin et Bernutz.

§ 1. — ÉTIOLOGIE.

Si l'homme tient souvent la blennorrhagie d'une irritation, c'est surtout, ainsi que nous l'avons expliqué, par contagion qu'il la transmet. Notons donc tout d'abord, comme l'agent étiologique le plus fréquemment en jeu, le *muco-pus gonorrhéique*. Viennent ensuite les causes dites vulgaires : échauffements, irritations, traumatismes :

a. Chez la femme comme chez l'homme, sous l'influence d'un stimulus physiologique, la blennorrhagie chronique est susceptible de repasser à l'état aigu.

b. Par le seul fait de l'échauffement du coït, chez une femme atteinte de leucorrhée, une chaudepisse peut se développer.

c. En dehors, non-seulement de toute affection vénérienne, mais même de toute perte blanche préexistante, la répétition exagérée du coït, la masturbation poussée à un degré extrême, l'usage de la machine à coudre (Guibout, Vernois) suffisent à déterminer quelquefois des écoulements blennorrhagiques.

Certains états anormaux des organes voisins : la grossesse par l'obstacle qu'elle oppose à la circulation veineuse, la congestion chronique du rectum sous l'influence des lavements, cause si fréquente au siècle dernier [1], les ascarides, les oxyures, en excitant de violentes démangeaisons suivies de grattages; certaines conditions de l'état général, les fièvres éruptives [3], les troubles particuliers accompagnant l'évolution dentaire (Langlebert, Mulreany), les affections diathésiques, l'arthritisme, la scrofule doivent être aussi comptés comme des causes possibles d'écoulements.

Assurément ces écoulements ne sont pas d'emblée gonorrhéiques. Il en est pourtant dont il ne serait pas aisé d'établir sûrement le diagnostic; dans tous les cas ils doivent être notés comme de graves prédispositions.

La vaginite s'observe particulièrement dans l'enfance, consécutivement à des violences criminelles, et dans les plus jeunes années de l'âge adulte, lors des premiers rapprochements que subit la jeune fille. Les parties sont étroites, le conduit vulvo-utérin subit des violences plus considérables, l'orgasme est plus complet, les muqueuses plus sensibles. Plus tard, leur revêtement a été pour ainsi dire tanné par l'usage. C'est alors qu'auprès de la prostituée l'homme est exposé à ces contagions médiates dont l'agent

[1] « Je ne dois point oublier ici l'abus des lavements : la chaleur qu'ils portent dans le rectum, l'atonie des parties voisines qu'ils déterminent, et l'afflux des humeurs qu'ils provoquent sont des causes suffisantes d'écoulement gonorrhéïque. surtout chez les femmes. C'est pourquoi le flux blanc, dont tant de causes débilitantes favorisent l'apparition, s'observe chez presque toutes celles qui, d'après les conseils de Kempf, font un usage abusif des lavements et en prennent chaque jour plusieurs sans la moindre nécessité. Heureusement on a en grande partie renoncé à cette manie qui avait infecté la moitié de l'Europe, il y a 20 ans. » (A. Hecker, *Traité de la gonorrhée*, 1787. Traduit de l'allemand par Jourdan en 1812.)

[2] Cazeaux, *Traité de l'art des accouchements*, 4e édition, p. 317.

[3] Cormack, *London journal of medicine*, sept. 1850, p. 872. — Barnes, *Medical Times and Gazette*, july 12, 1850, p. 65.

déposé par un prédécesseur est resté sans action contre les parties féminines, au sein desquelles il a séjourné.

La vaginite peut succéder à une infection produite d'emblée pendant le coït, ou survenir consécutivement par suite de la suppuration de l'urèthre ou de la vulve. Le contraire est cependant plus fréquent.

§ 2. — SYMPTOMATOLOGIE.

C'est d'abord par des phénomènes subjectifs que se manifeste la vaginite : douleur sourde, profonde, que l'on a comparée à un sentiment de plénitude, de turgescence. Dans les cas très-aigus, ces symptômes font place à de la chaleur et à des cuissons, accrues par la marche, par la miction et surtout par la défécation. On comprend en effet combien les contractions du rectum doivent retentir sur la muqueuse vaginale avec laquelle il a de si intimes rapports.

Ces algies ne sauraient manquer de déterminer des irradiations réflexes chez la femme, terrain si favorable au développement des phénomènes nerveux. C'est en effet ce qui arrive ; l'aine, le bassin, la vessie, les cuisses sont le siége le plus fréquent de ces réflexes douloureux.

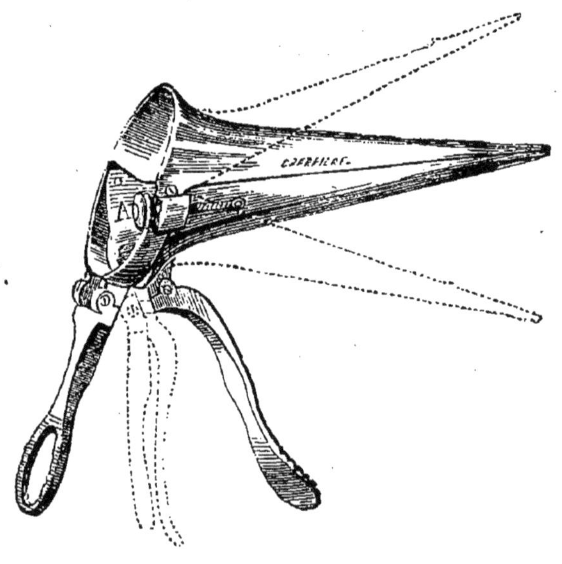

FIG. 24. — Spéculum de Cusco [1].

Vient-on à faire l'examen de la muqueuse vaginale? Cette opération n'est pas facile, en raison de la vive sensibilité des parties ; mais on arrivera presque toujours à la pratiquer si l'on sait y apporter la délicatesse nécessaire. C'est au spéculum de Cusco (fig. 24) et au spéculum *grillagé* (fig. 25) que quelques auteurs ont, à tort selon nous, voulu faire tomber en discrédit, que nous conseillons d'avoir recours de préférence. Grâce au second de ces instruments

[1] A pas de vis latérale pour fixer la position réciproque des deux valves.

on peut reconnaître l'état des parois vaginales dans toute leur étendue ; et constater qu'elles sont le siége d'un *gonflement* plus ou moins considérable, diminuant de beaucoup la cavité du vagin. Au reste, les parties génitales externes paraissent parfois comme rejetées, renversées en dehors, quand cette tuméfaction est très-prononcée, ce qui est pour les malades la cause d'une grande gêne et de vives douleurs dans la station debout ou assise. La coloration de la muqueuse varie entre le rouge ardent (cas très-aigus), le violet foncé bronzé (grossesse), et le rose (catarrhe subaigu). Elle peut être uniforme, mais le plus souvent elle est irrégulière et comme tachetée par des érosions. Dans les cas où l'écoulement est établi, on voit d'abord le pus qui séjourne entre les replis, de sorte que la muqueuse, au moment où l'on introduit le spéculum, offre deux couleurs bien tranchées, les sillons étant d'un jaune puriforme ou verdâtre, et la partie saillante des plis d'un rouge plus ou moins accentué. Souvent cet écoulement est très-abondant, et se ramasse dans le cul-de-sac postérieur, véritable cloaque où tombent aussi les produits de la sécrétion utérine. Quand le spéculum atteint cette région il est envahi par un flot de pus, qu'il faut absterger pour continuer l'examen.

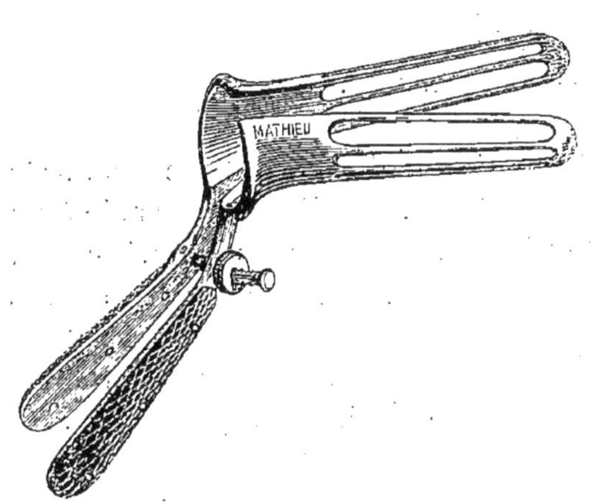

FIG. 25. — Spéculum grillagé.

Dans quelques cas on voit proéminer au-dessus de la surface du pus un pointillé assez régulier, occupant particulièrement dans la partie postérieure et supérieure du vagin le sommet des plis transversaux. Les éléments sont de la grosseur d'un grain de millet, plus ou moins distants les uns des autres, et tranchent par leur couleur brunâtre sur celle des parois. Cette affection (*psorélytrie* de Ricord; *vaginite granuleuse* de Deville, Blatin; *vaginite papillaire* de Boys de Loury) est déterminée par l'excès de développement des papilles muqueuses, et se montre particulièrement dans les cas d'hypernutrition, suite de congestion sanguine. Aussi accompagne-t-elle fréquemment la grossesse. Quelques auteurs l'ont considérée comme liée nécessairement à cet état; c'est là une erreur, car on peut l'observer chez des nullipares. Ces granulations n'ont aucune tendance à s'ulcérer et disparaissent spontanément quand la cause qui les entretient est supprimée, après l'accouchement par exemple.

L'*écoulement* est des plus variables : clair et limpide au début, il ne tarde pas à devenir jaune, épais, crémeux, quelquefois sanguinolent, d'une odeur *sui generis* fort désagréable ; quand la vaginite cesse, il reprend le caractère muqueux du début; quand elle passe à l'état chonique, sa coloration devient laiteuse, et sa consistance diminue. Sa réaction est acide. Au microscope il paraît composé de globules muqueux et purulents mélangés à des détritus épithéliaux. Enfin on y a décrit des microzoaires et des parasites végétaux.

C'est en 1836 que M. Donné découvrit le premier protozoaire appartenant en propre aux organes génitaux de la femme : le *trichomonas vaginalis*[1]. Cet infusoire monadien, dont la longueur varie entre huit et dix-huit millièmes de millimètre, (fig. 26) présente un tégument grisâtre contractile, une forme ovale ou puriforme ; une extrémité antérieure pourvue d'un filament double ou bifurqué, une postérieure arrondie ou terminée par un filament rigide de longueur variable, en moyenne de cinq millièmes de millimètre. Il porte une ouverture buccale pourvue de cils vibratils. Sa substance fondamentale, au sein de laquelle on voit quelques noyaux, est absolument dénuée de vésicule contractile. A côté de ce parasite il n'est pas rare d'en rencontrer un autre, de forme très-voisine, recouvert de cils vibratils se dirigeant tous vers l'extrémité caudale; Salisbury lui a donné le nom de *ciliaris bicaudalis.*

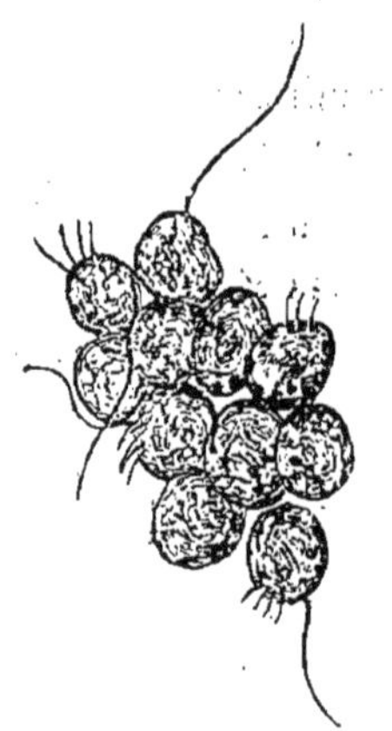

FIG. 26. — Trichomonas vaginalis (Donné).

Le trichomonas nage au sein du liquide vaginal. Ses mouvements ne sont influencés ni par un abaissement sensible de la température (jusqu'à 20°) ni par le changement de réaction du milieu. Mais au contact de l'eau salée, des solutions d'acide chromique, de tannin, de sublimé, ils s'arrêtent et le parasite devient rigide.

On le voit disparaître pendant les premiers jours qui suivent l'accouchement.

Enfin on a encore signalé dans le pus des vaginites la présence

[1] Donné, *Comptes rendus de l'Académie des sciences*, 1827, *Cours de microscopie*, Paris, 1844.

de *vibrions*, de *bactéries*, plus rarement une forme particulière du leptotrix, le *leptotrix vaginalis* (Donné, Kölliker, Scanzoni, Franckenhauser, Winckel, Haussmann) et du *mycosis vaginalis* (Haussmann, Hallier), qui n'est autre chose que l'*oïdium albicans* de Charles Robin.

Les micrographes qui décrivirent ces parasites furent d'abord tentés de leur faire jouer un grand rôle, mais l'observation ne tarda pas à démentir ces séduisantes théories. Le trichomonas, par exemple, s'observe parfois chez les femmes bien portantes, dont les sécrétions paraissent le plus normales. Cependant on le rencontre plus particulièrement dans les catarrhes aigus, accompagnés d'un écoulement muco-purulent à réaction fortement acide, et dont il formerait la dixième partie. Il est aussi très-abondant dans les leucorrhées de la grossesse. Sur 200 femmes enceintes, Haussmann a trouvé le trichomonas 75 fois, soit 37 fois sur 100. Sur 100 femmes malades, mais non gravides, la proportion s'est élevée jusqu'à 40 [1].

Les autres parasites ne sont pas plus caractéristiques.

Le catarrhe vaginal peut déterminer l'engorgement des ganglions inguinaux quand la muqueuse est atteinte dans son tiers inférieur. La suppuration de la glande survient même parfois, lorsque le lymphatisme vient compliquer l'état inflammatoire. L'adénite peut alors comme chez l'homme prendre le nom d'adénite *blenno-strumeuse*. Si le processus est borné à la partie supérieure du vagin, c'est sur les glandes pelviennes que retentit l'inflammation lymphatique (Lucas-Championnière).

Il est rare que la fièvre ne se montre pas au début de la vaginite.

Signalons enfin les troubles généraux qui sont le cortége habituel des affections génitales chez la femme : malaise, dyspepsie, tympanite, dysménorrhée, céphalalgie, pâleur et chloro-anémie consécutive.

Les désordres que nous avons signalés comme inséparables de la vaginite ne font pas irruption d'emblée dans le vagin tout entier: comme chez l'homme, mais plus rapidement cependant, ils cheminent de bas en haut jusqu'aux parties les plus profondes.

Le col utérin participe souvent à l'inflammation. Nous ne dirons rien ici des lésions de cet organe, qui nous occuperont dans le chapitre suivant. Ce qu'il importe de faire ressortir pour le moment, c'est la facilité avec laquelle le mal se concentre

[1] Haussmann, *Parasites des organes sexuels femelles de l'homme et de quelques animaux* traduit par le Dr P. E. Walther, Paris 1875, p. 64.

dans le cul-de-sac postérieur. Or cette partie du vagin étant celle où les liquides séjournent le plus aisément, et en même temps la moins accessible aux topiques, l'inflammation a la plus grande tendance à y persister, à s'y perpétuer. C'est le siége presque exclusif de la *blennorrhagie chronique*, c'est là que se forment les gouttes muco-purulentes, fort peu appréciables en temps ordinaire, mais qui, sous l'influence de la congestion menstruelle et de l'échauffement dû aux excès vénériens, ramènent l'état aigu qui de haut en bas peut se propager au reste de la muqueuse ; véritables gouttes militaires qui sont à la fois un danger incessant pour la malade et surtout pour autrui.

La marche de la vaginite varie à tel point suivant l'hygiène et le traitement, qu'il est bien difficile d'en préciser la durée. Boys de Loury et Costilhes l'ont évaluée à trente-trois jours quand l'inflammation est bornée au vagin, à six semaines quand elle est compliquée d'uréthrite et de vulvite, et enfin ont assigné à la vaginite chronique une durée de trente à quarante jours. Nous rapportons ici ces chiffres, sans qu'ils nous paraissent pourtant avoir une bien grande valeur pour éclairer une question très-complexe d'ailleurs.

Complications. — Uréthrite, vulvite, métrite, ovarite, telles sont les complications ordinaires de l'inflammation du vagin. L'étude de ces affections étant développée dans d'autres chapitres, nous nous bornons à y renvoyer.

Localement, nous avons à signaler deux accidents, fort peu connus encore, mais dont il est logique de rattacher l'étiologie à la maladie qui nous occupe. Le premier, *vaginite exfoliante*, signalé par Farre, est essentiellement constitué par la chute de larges plaques épithéliales présentant parfois la forme d'un sac. Le second, *vaginite disséquante*, dont nous devons la connaissance à Marconet (de Saint-Pétersbourg) et à Bizzozero, n'est autre chose qu'un phlegmon péri-vaginal qui détruit les attaches vasculaires du vagin et détermine sa gangrène et son élimination. Encore une fois la relation de ces lésions avec la vaginite blennorrhagique ne nous est pas encore suffisamment démontrée; c'est de l'observation ultérieure qu'il faut attendre l'éclaircissement de cette question.

Enfin, et quoi qu'on en ait dit, la vaginite peut se compliquer d'*arthropathies*. C'est Lorain qui a le premier établi ce fait. Que l'interprétation qu'il en a donnée soit vraie ou fausse, en décrivant le rhumatisme génital il n'en a pas moins eu le mérite d'attirer l'attention sur une réalité clinique incontestable, comme ses observations en font foi.

§ 3. — PRONOSTIC.

Par elle-même la vaginite est absolument dénuée de gravité; mais, par les complications profondes dont elle est parfois l'origine, elle peut devenir une cause de mort. Hâtons-nous de dire que si nous signalons cette éventualité, pour être complet, elle n'en doit pas moins être considérée comme extrêmement rare.

Les suites ordinaires sont au contraire bénignes. Parmi ces dernières il convient de citer : l'*hypertrophie des rides et des plis vaginaux*, et le développement des *végétations*; enfin une affection singulière, dont l'étiologie et la nature ont donné lieu à de longues discussions, le *vaginisme*. Quelques auteurs, d'accord en cela avec Lisfranc et Gosselin, la rapportent à une simple hyperesthésie ; d'autres avec Michon, Debout, Sims, Churchill, l'expliquent par un spasme des éléments musculaires sous-muqueux de la vulve et du vagin, se basant sur la loi de Boyer que « toutes les fois qu'un plan musculaire est recouvert par une muqueuse, si celle-ci vient à s'enflammer, les fibres musculaires sous-jacentes peuvent devenir le siége d'une contraction musculaire spasmodique.» Quoi qu'il en soit de ces deux opinions, la vulvite et la vaginite occupent une place importante parmi les phénomènes liés au vaginisme. Ces affections sont-elles consécutives ou primitives, effet ou cause, on ne saurait poser de conclusion générale à cet égard. Le seul fait que nous tenions à consigner ici, c'est que dans quelques observations elles ont manifestement joué le rôle de cause.

§ 4. — DIAGNOSTIC.

De l'aveu de tous les spécialistes, la vaginite blennorrhagique chronique ne se distingue par aucun signe matériellement appréciable de certains catarrhes leucorrhéiques *nés spontanément*. De même la *vaginite granuleuse*, qui reconnaît si souvent son origine dans des troubles circulatoires, pourra céler une contagion aux yeux du médecin le plus attentif. Cependant l'intensité des phénomènes inflammatoires, la coïncidence de l'uréthrite, les violences exercées sur l'hymen et sur la vulve, constituent presque toujours des signes suffisants pour asseoir l'opinion personnelle du chirurgien, *mais, sans jamais lui permettre, en cas d'accusation pour viol, de conclure à l'existence du crime*. Rien de plus ardu, nous le répétons, que les questions médico-légales ayant trait à la communication de la blennorrhagie. L'identité des symptômes entre des lésions d'origine si différente, et ajoutons-le les embûches que certains malades même parmi les plus jeunes et les plus naïves en apparence tendent à sa bonne foi, tout ici doit inviter l'expert à la plus extrême réserve[1].

§ 5. — TRAITEMENT.

Nous divisons les traitements divers employés contre la vaginite en deux catégories. La première comprend les moyens passagers par lesquels on cherche à obtenir la guérison de la muqueuse : bains, injections. Dans la seconde sont rangés ceux auxquels nous demandons une modification plus puissante des tissus, grâce à une action longtemps continuée et presque permanente, isolément au moyen de poudres, tampons, pessaires, sachets, etc. Nous allons passer en revue chacun de ces modes de traitement en indiquant les conditions variées de leur emploi.

Mais avant d'aborder cet exposé, disons immédiatement que l'*abortion*, si puissante contre l'uréthrite, est absolument vaine quand il s'agit de la gonorrhée vaginale. Des expériences très-précises tentées par Cullerier, il résulte que la médication argentique, quand elle est praticable, a pour conséquence presque certaine l'augmentation des douleurs et de l'écoulement, Aussi, bien que Becquerel semble en avoir obtenu de meilleurs résultats, la grande majorité des praticiens s'abstiennent-ils de la cautérisation, si ce n'est vers la fin de la maladie en touchant isolément avec le crayon certains points ulcérés ou atones.

Modificateurs passagers de la muqueuse. — En première ligne, il convient de mentionner les *bains*, simples ou médicamenteux. Que leur efficacité soit basée sur leur action émolliente ou qu'elle dérive uniquement de l'hygiène locale qu'ils imposent, cette efficacité

[1] « Les médecins sont souvent appelés à examiner des petites filles atteintes de vaginite, et que l'on suppose avoir été violées. Ce sont des enfants de six à sept ans à peine, presque toujours de constitution lymphatique ou scrofuleuse, mal nourries, malproprement tenues, contractant de bonne heure de mauvaises habitudes, que révèle le cynisme de leur langage. Sur un très-grand nombre de petites filles que l'un de nous a été appelé à examiner, comme ayant été victimes d'attentats à la pudeur, il en est très-peu qui l'aient été réellement. Nous pourrions à peine supposer que la spéculation se soit emparée de ce moyen dans la basse classe, et que des mères aient appris à des enfants de moins de dix ans à jouer le rôle de victimes qu'elles soutiennent devant les magistrats, si nous n'en avions été fréquemment les témoins. » (Boys de Loury et Costilhes, *Gaz. méd.*, 1847, p. 577.)

est telle, que, dans les cas légers, ils suffisent à procurer la guérison. Dans le cas où le processus présente une intensité plus grande, le soulagement que l'on peut en attendre est toujours très marqué.

On prescrira donc des bains fréquents aux femmes atteintes de vaginite. Au début, bains simples, bains d'amidon, de son, bains de siége avec addition de décoction de mauve ou de pavot; plus tard, bains sulfureux, quand il s'agit d'obtenir la disparition des derniers symptômes de la maladie. Mais, pour que l'on puisse retirer de réels avantages de ce moyen, il est bon d'exiger que la femme use de certaines précautions propres à favoriser l'accès du liquide au contact des organes. Le vagin est une cavité virtuelle normalement close par l'accolement de ses parois. Or en plaçant sur le col utérin un morceau d'ouate imbibée d'une solution d'acétate plombique, on peut se convaincre, après un bain sulfureux, que le liquide n'a pas pénétré jusqu'au tampon, car il ne l'a pas noirci (Guéneau de Mussy). Pour que le vagin, pour que la matrice participent aux bons effets des bains, il est donc de toute nécessité que les parois vaginales soient maintenues écartées. Aucun instrument n'est plus apte à remplir ce but que la grosse canule en caoutchouc qui sert à la dilatation du rectum, munie de plusieurs larges orifices.

Injections. — Moins efficace, mais d'un usage plus commode et partant plus pratique que le bain, l'injection est surtout destinée à favoriser l'emploi de topiques plus actifs dont l'action doit être limitée aux parties malades.

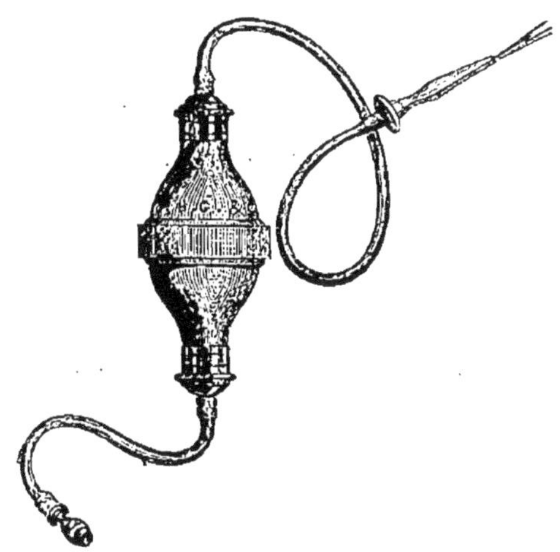

Fig. 27. — Irrigateur à boule de caoutchouc de Galante.

L'injection vaginale, d'un manuel fort simple en apparence, n'est exempte ni de difficultés ni même de dangers. Se borne-t-on à placer la canule de l'instrument à l'aide duquel on la pratique à l'entrée du vagin? Les parties profondes restent inaccessibles au liquide ; Parent-Duchatelet s'en est assuré par le procédé du tampon et des injections colorées. Introduit-on au contraire la canule aussi près que possible du museau de tanche? Il est à craindre que la solution médicamenteuse, en frappant trop vivement le col, voire même, comme quelques-uns l'ont soutenu, en pénétrant dans la cavité utérine,

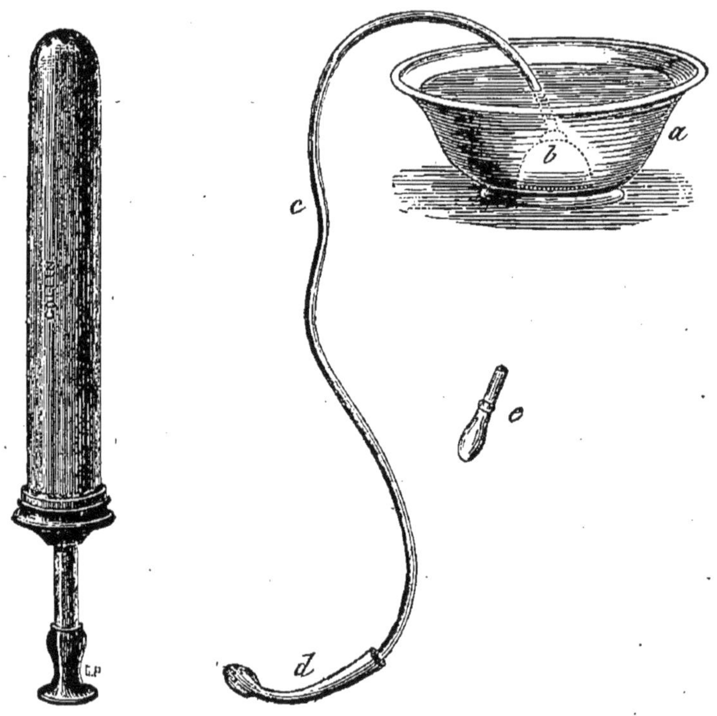

Fig. 28.
Seringue de Pajot.

Fig. 29.
Appareil à injections de Scanzoni *.

ne devienne la cause d'accidents redoutables [1]. En raison des intermittences du jet et de l'inégale pression qu'elle peut lui com-

* a, bassin contenant le liquide à injection; b, hémisphère de plomb que l'on peut remplacer par un corps pesant quelconque; c. tube élastique; d, canule utérine; e, embouchure pour l'aspiration (Scanzoni, *Malad. des org. sexuels*).

[1] Rien de plus obscur que la pathologie des ovarites, des péritonites que l'on voit brusquement se développer à la suite des injections vaginales. Nous ne saurions mieux faire que de reproduire à cet égard les conclusions du remarquable travail que M. Leteinturier a publié en 1871 sur cette question (*thèse de Paris*). *Du danger des opérat. pratiquées sur le col de l'utérus*, 1872.

« 1° Les opérations (même les plus légères) portant sur le col de l'utérus peuvent être le point de départ d'accidents graves.

« 2° Dans ces cas on trouve en général une affection plus ou moins ancienne des annexes. L'opération pratiquée sur le col semble avoir eu pour résultat de réveiller un travail inflammatoire momentanément éteint.

« 3° Trois conditions peuvent être invoquées pour expliquer ce fait : 1° Une lymphangite partie du col de l'utérus; 2° Une congestion générale des organes pelviens; 3° Une congestion localisée dans quelques points du système génital, déterminée par une action réflexe partie du col. Cette dernière cause paraît s'appliquer au plus grand nombre des cas »

muniquer, la seringue à injection vulgaire, dont le bec pointu et rigide présente en outre le désavantage de pouvoir blesser les parties, doit donc être absolument rejetée de la pratique. On la remplacera avantageusement par l'*irrigateur ordinaire* ou l'*irrigateur, à boule de caoutchouc* (fig. 27), l'appareil si simple de Scanzoni (fig. 29), ou la *seringue de Pajot* (fig. 28).

Voici comment il convient de se servir de ce dernier instrument. La malade le fait pénétrer d'abord aussi profondément que possible, le retire un peu, pousse le piston de 2 centimètres et attend quelques minutes; retire encore l'instrument et irrigue les parois vaginales situées un peu plus bas, abaisse à nouveau après un temps voulu et pousse une seconde fois le piston, et ainsi de suite. Couche par couche, étage par étage, on peut faire prendre ainsi un véritable bain au vagin tout entier.

Quant à l'extrémité de l'instrument, nous croyons qu'il y aurait avantage à exclure les canules recourbées, dont le bec va forcément buter contre la paroi antéro-supérieure du vagin, pour leur préférer la canule droite qu'a proposée Delioux de Savignac. Cette dernière est de plus terminée par une olive allongée représentant une pomme d'arrosoir, non perforée à son sommet, et l'alimentation en est mathématiquement assurée par un tuyau dont la section intérieure est égale à la section totale des orifices.

Les liquides avec lesquels l'injection doit se pratiquer sont la plupart des astringents dont nous avons déjà eu l'occasion de conseiller l'emploi : solution d'*alun*, de *tannin*, vin rouge, décoction de feuille de noyer, de roses de Provins, mais surtout *acide picrique* (Chéron) et *coaltar saponiné* [1]. M. Siredey a particulièrement insisté sur les bons effets de cette substance résolutive et antiputride employée en émulsion au cinquième contre la vaginite.

Enfin nous savons déjà (voy. page 62), que Hardy a conseillé d'injecter dans le vagin des urines chargées de copahu, qu'elles proviennent de la malade elle-même ou de toute autre personne soumise à l'absorption de cette résine. Toutefois ce mode de traitement ne semble pas avoir répondu à toutes les espérances que la théorie avait permis de concevoir.

[1] Le *coaltar* (des mots anglais : *coal*, charbon, et *tar*, goudron) est produit par la condensation des substances non gazeuses, après la distillation de la houille, dans la fabrication du gaz d'éclairage.

La *saponine* est le principe actif de la *saponaire officinale*. On la trouve en abondance dans l'écorce du *Quillaya saponaria*. La teinture alcoolique de saponine jouit de la propriété remarquable d'émulsionner dans l'eau un grand nombre de corps insolubles dans l'eau et solubles dans l'alcool (goudron, baumes, résines).

Le *coaltar saponiné* est un mélange de ces deux substances.

Modificateurs permanents. — Les plus simples des topiques permanents sont les *poudres*, tan, sous-nitrate de bismuth, craie en poudre, lycopode simple ou opiacé, magnésie, amidon, etc. Plus encore que dans la blennorhagie de l'homme, la médication pulvérulente a ses indications dans les affections catarrhales du vagin. On l'emploiera particulièrement pour tarir les écoulements subaigus, qu'ils aient d'emblée présenté cette bénignité d'allure, ou qu'ils y aient été réduits par la thérapeutique. Le spéculum de Cusco est de beaucoup l'instrument le plus commode pour l'application des poudres. Dans les cas cependant où le médecin jugerait à propos de laisser cette petite opération aux soins de la malade, il pourrait recommander l'emploi des instruments ci-dessous (voir fig. 30, 31 et fig. 32).

Les *topiques solides* occupent une très-grande place dans la thérapeutique de la vaginite; aussi leur composition, leur volume et les instruments propres à les porter dans la cavité malade ont-ils exercé dans ces derniers temps surtout l'ingéniosité des praticiens; sachets, pessaires, tampons de toutes formes et de toutes substances ont été tour à tour préconisés. Pour un isolement simple des parois on se trouvera bien de l'emploi du coton que le commerce fournit sous forme de gros

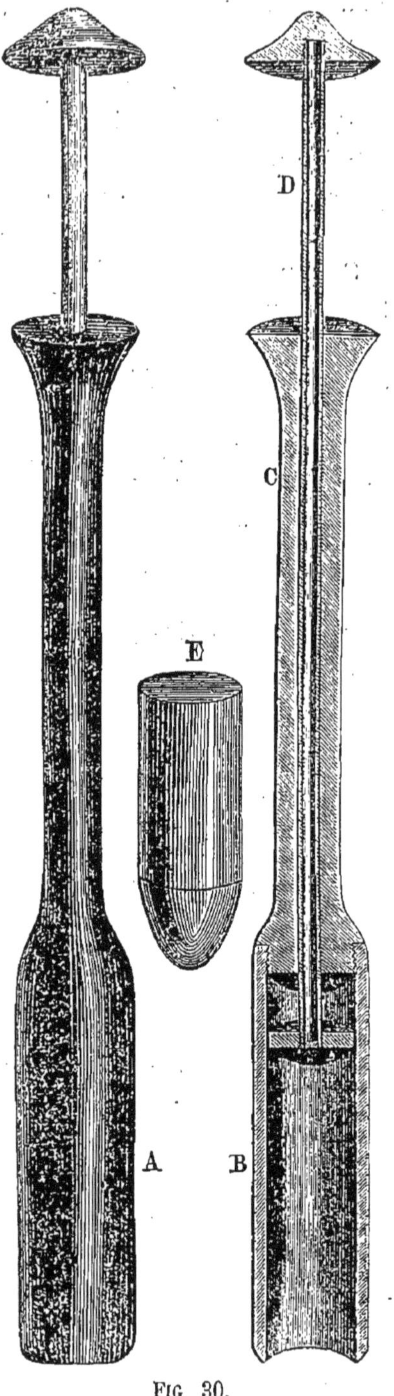

FIG 30.
Porte-tampon de Chéron *.

* Appareil destiné à porter dans le vagin les cônes glycéro-gélatineux E en forme d'obus. On enfonce d'abord un tampon de coton dans le fond du tube AB, fortement

boudins (Laillier) ou d'une feuille de *fucus crispus* (cataplasme Lelièvre) roulée sur elle-même à la façon d'une bande.

Recherche-t-on au contraire l'action d'un astringent *alun, tannin*? le mieux est de l'enfermer au milieu du tampon. Les liquides qui en imprègnent bientôt la masse dissolvent la substance active, qui est ainsi mise en contact avec toutes les parties du vagin.

On peut encore, après l'avoir fait macérer plus ou moins longtemps dans une solution voulue, *acide picrique* (Chéron), *chloral* (au deux-centièmes), *perchlorure de fer* très-étendu, *nitrute d'argent* (au deux-centièmes) *sulfate de zinc, tannin* ou *alun, bromure de potassium*, introduire directement le tampon de charpie ou de coton dans l'organe malade. Quand le processus présente une certaine acuité, dès que la sensibilité des parties est assez émoussée pour que le contact d'un instrument placé soit par le médecin soit par la malade soit toléré, on doit recourir indifféremment à l'un de ces topiques.

M. Chéron a mis à profit la puissance exosmotique de la *glycérine* pour déterger les tissus atteints d'une congestion aigue ou chroniquement enflammés. Afin de rendre son emploi plus commode, on la solidifie par l'addition à chaud de gélatine aussi pure que possible. La faculté d'incorporer à ce produit telle poudre, tel liquide que l'on juge convenable, lorsque la propriété décongestionnante de la glycérine paraît insuffisante, fait de ce moyen une très-précieuse ressource.

C'est encore au spéculum que nous accordons la préférence pour l'application de ces topiques. Toutefois nous ne saurions méconnaître les réels services que peuvent rendre les instruments qui permettent l'auto-introduction. Parmi ces derniers ceux de M. Chéron (fig. 30), Delisle (fig. 31) et Dibot (fig. 32) sont aujourd'hui les plus employés.

Grâce à toutes ces ressources, aidé aussi par l'administration des remèdes généraux appropriés, *purgatifs, ferrugineux, antispasmodiques, reconstituants*, à la condition surtout de trouver chez sa malade l'observance des *règles hygiéniques* les plus élémentaires : soins de propreté, continence, régime modéré, il est bien rare que

maintenu par un lien de cordonnet qu'on laisse retomber sur la face extérieure du tube. On fait entrer à la partie supérieure le cône qui ne doit dépasser le tube que par la calotte elliptique qui le surmonte. Il ne reste plus qu'à l'introduire et à pousser le piston D, qui glisse à travers le tube C. Le tampon se trouve ainsi placé très-facilement dans les profondeurs du vagin.

le praticien n'arrive pas à triompher de la vaginite aigüe. Si elle passe à l'état chronique, c'est par les mêmes agents employés à

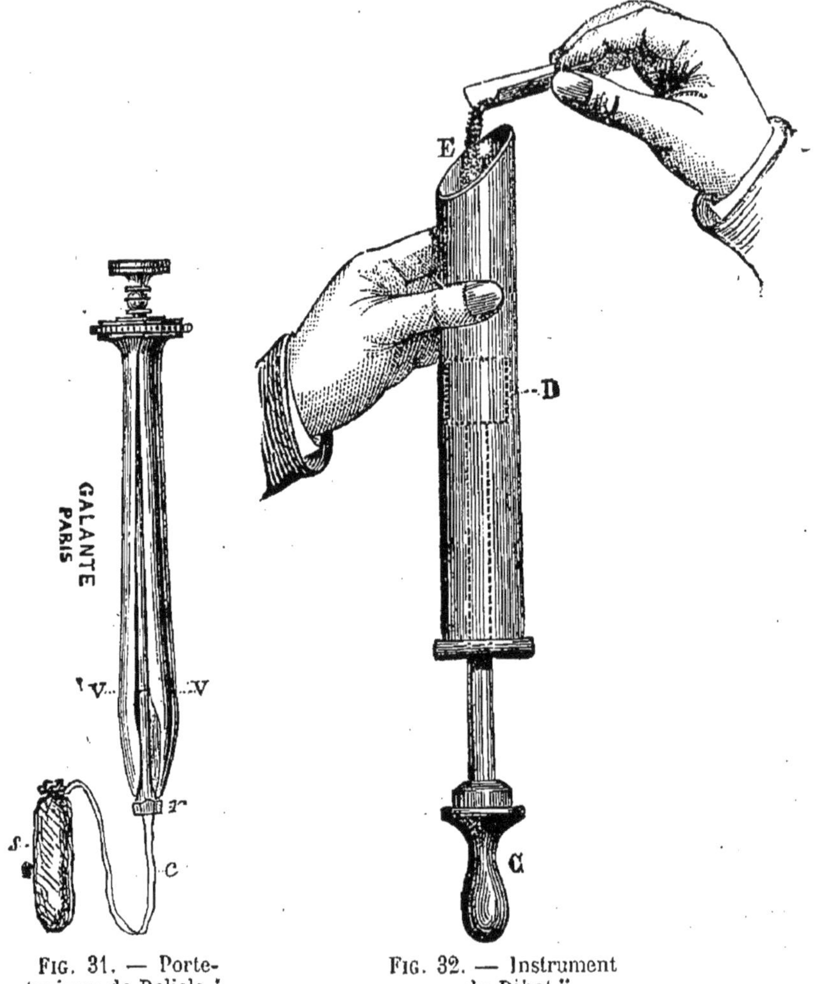

FIG. 31. — Porte-topique de Delisle *.

FIG. 32. — Instrument de Dibot **.

doses plus considérables, et variés suivant la susceptibilité ou l'acclimatement des organes, qu'il doit arriver à la tarir.

PETIGNY, *Blennorrhagie chez la femme*, thèse de Paris, 1830. — RICORD, *Mémoire sur quelques faits observés à l'Hôpital des vénériens* (*Mémoires*

* On place le tampon *s* entre les valves V très-mobiles, après l'avoir fixé au moyen d'un fil *c* à une entaille *r* du piston, on introduit l'instrument fermé entre les parties. Puis le piston, poussé lentement, va déposer le topique à la profondeur où a pénétré l'instrument. En retirant le porte-topique, on ramène à l'entrée du vagin le cordonnet auquel est fixé le tampon, que la malade peut dès lors retirer à sa volonté.

** Il est muni d'un piston disposé de manière à permettre, comme les précédents, l'introduction des substances pulvérulentes ou des tampons solides.

de l'Académie de médecine, t. II, p. 159, Paris, 1833). — DONNÉ, *Recherches microscopiques sur la nature du mucus*, 1837, et *Cours de microscopie*, in-8, Paris, 1844. — DURAND FARDEL, *Mémoires sur la blennorrhagie chez la femme et ses diverses complications* (*Journal des connaissances médico-chirurg.*, 1840). — HOURMANN, *Du tamponnement comme méthode du traitement des écoulements utéro-vaginaux* (*Journal des connaissances chirurgicales*, Mars, 1841). — DEVILLE, *De la vaginite granuleuse* (*Arch. de méd.*, t. V, Paris, 1844). — BOYS DE LOURY et COSTILHES, *Recherches pratiques sur la vaginite* (*Gaz. méd. de Paris*, p. 576, 1847). — SIMPSON, *Edinburgh monthly Journal, Juny*, 1848, *and Obstetrics Works*, p. 98; *Clinique obstétricale et gynécologique*, trad. Chantreuil, 1874. — BARNES, *Medical Gazette*, July, 1850. — CORMACK, *London journal of medicine*, p. 872, sept. 1850. — HARDY, *Remarques sur quelques essais de traitement de la blennorrhagie de la femme par les injections du zinc médicamenteux* (*Bul. de thérap.*, t. XL, p. 558, 1851). — GUILLEMIN, *Diagnostic différentiel de la leucorrhée et de la blennorrhagie*, thèse de Paris, 1852. — BECUEREL et RODIER, *Essai comparatif sur les diverses méthodes employées dans le traitement de la vaginite* (*Société méd. des hôpitaux*, 1853). — BECQUEREL, *Du traitement de la vaginite aiguë par la cautérisation de la muqueuse du vagin avec le nitrate d'argent solide* (*Revue méd. chirurg.*, t. XV, p. 108, 1854). — TYLER SMITH, *Pathology and treatment of Leucorrhœa*, Philadelphia, 1855. — VAUCHERET, *De la blennorrhagie chez la femme*, thèse de Paris, 1855. — KUCHENMEISTER (Fr.), *Ueber pflanzlichen Parasiten als Ursache entzündlicher Krankheitssymptome*, Leipzig, 1856. — SCANZONI, *Die-Secretion d. Schleimhaut, d. Vagina und des Cervix Uteri*, Würzburg, 1855. — FOUCHER, *Traitement de la vaginite par la pommade au tannin* (*Union méd.*, t. IV, 1859). — HASSING, *Gonorrhœa in Women* (*Behrend's Syphilidologie*, t. II, p. 3, Erlangen, 1860). — HUNTER, *On irritation of urethra in femels* (*Lancet*, p. 480, 1861). — HENNIG, *Der Katarrh der weiblichen sexual Organe*, 1862. — DUCLOS (de Tours), *Medication topique des affections du vagin* (*Bull. de thérap.*, t. LXIII, p. 497, 1862). — VOGEL, *Krankheiten der harnbereitenden Organe*, 1865. — RACIBORSKI, *Du traitement topique des affections de la matrice par des pansements quotidiens, à l'aide de pessaires médicamenteux préparés avec les typhas* (*Gaz. des hôp.*, p. 30, 1866). — MEYRIGNAC, *Nouvel instrument (pour porter les topiques au niveau du col) sous le nom de sphéroïde* (*Gaz. des hôp.*, p. 435, 1868. — DEMOUY, *De l'application des médicaments sous forme de trochisques dans le rectum et les voies sexuelles de la femme* (*Gaz. des hôp.*, p. 516, 1867). — HALLIER, *Parasitologische Untersuchungen*, 1868. — HILDEBRANDT, *Sur une forme spéciale de la vaginite* (*Monatsschrift für Geburtskunde*; août, 1868 et *Gaz. hebdom.*, 1868). — DANTIN, *Diagnostic de quelques écoulements uréthraux chez la femme*, thèse de Strasbourg, 1869. — WINCKEL, *Die Pathologie und Therapie des Wochenbetts*, Berlin, 1869. — HAUSSMANN (D.), *Die Parasiten der weiblichen Geschlechtsorgane*, Berlin, 1870; *Parasites des organes sexuels femelles de l'homme et de quelques animaux*, traduit par P. E. Walther, Paris, 1875. — GILLETTE, *Toucher vaginal suivi de péritonite mortelle* (*Gaz. des hôp.*, p. 450, 1872. — LETEINTURIER, *Du danger des opérations pratiquées sur le col utérin*, thèse de Paris, 1872. — DELIOUX DE SAVIGNAC, *Note sur une nouvelle canule pour injections vaginales*, présentée à l'Académie de Médecine, juillet 1873. — LORAIN, *Injection vaginale suivie de mort*, observat. recueillie par Quenu (*Gaz. des hôp.*, p. 1113, 1873). — BOISSARIE, *De la cautérisation du col de l'utérus et des accidents qui peuvent en être la suite* (*Ann. de gynécologie*, t. II, p. 309, 1874). — FOSTER (Philip), *The treatment of Gonorrhœa by local remedies only with complicated cases so treated* (*Med. Times and Gazette*, t. II, p. 461, 25 octobre 1874). — CHURCHILL (FLEETWOOD), *Traité pratique des maladies des femmes*, traduit de l'anglais par Wieland et Dubrisay, 2e éd., 1874. — EBBEL, E. MARTIN, FASBENDER, *Injections vaginales suivies d'accidents graves* (*Berliner Klin. Wochenschrift*, n° 38, p. 478, 1874). — DEMARQUAY et SAINT-VEL, *Du vaginisme* (*Gaz. hebdomadaire*, p. 700, 1875). — LEBLOND, *De l'émulsion de coaltar saponiné dans la vaginite* (*Ann. de gynécologie*, t. III, p. 81, 1875). — MOORE-MADDEN (Thomas), *On metro-peritonitis following the use of the ordinary female syringe* (*Obstetrical Journal of Dublin*, n° 25, 1875). — GASSER, *Des parasites des organes génitaux de la femme* (*Union méd.*, p. 547), thèse de Paris, 1874. — LOREY, *Vaginite. Arthrite blennorrhagique du genou et de la hanche gauche, infection purulente, mort, inversion des viscères* (*Progrès méd.*, p. 697, 1874). — LUTAUD (A.), *du Vaginisme, ses causes, sa nature, son traitement*, thèse de Paris, 1874. — Joseph MULREANY, *The constitutional Relations of second dentition* (*New-York Medical Journal*, p. 11, january 1874). — BIZZOZERO, *Di un caso di perivaginitis phlegmonosa disseccans, terminato colla guarigione* (*Giornale della R. Academia di medicina di Torino*, 20 févr. 1875). — CHÉRON, *Mémoire sur les propriétés de l'acide picrique appliqué au traitement de la blennorrhagie* (Comptes rendus du Congrès de Bruxelles, 1875).

CHAPITRE XXVI

BLENNORRHAGIE UTÉRINE

§ 1. — ÉTIOLOGIE.

Le col utérin et la moitié inférieure du canal cervical présentent un revêtement pourvu de cellules pavimenteuses avec papilles et réseau lymphatique superficiel. Ce sont les seuls points de l'utérus où la blennorrhagie que nous avons qualifiée de lymphite sous-épithéliale soit susceptible de se développer.

La blennorrhagie du col peut être liée à la vaginite, ou l'atteindre secondairement après avoir traversé de bas en haut le conduit vulvo-vaginal ; mais Rollet a montré que très-fréquemment aussi elle survenait d'emblée par inoculation directe[1]. Il est incontestable, en effet, que chez la plupart des femmes le col pendant le coït subit le contact de l'organe mâle[2] et reçoit les premières atteintes du pus contagieux.

Beaucoup d'autres causes sont encore susceptibles de déterminer, en dehors de la blennorrhagie proprement dite, le catarrhe aigu du col. Nous ne reviendrons pas à ce sujet sur ce que nous avons déjà dit, notamment en ce qui concerne l'étiologie de la vaginite granuleuse.

§ 2. — SYMPTOMATOLOGIE.

Les lésions blennorrhagiques du col utérin ont une grande analogie avec celles du vagin. Au début, congestion, rougeur, teinte cerise, violacée ou vineuse ; papilles turgescentes, aspect velvétique.

Surviennent ensuite des ulcérations, plus marquées en général sur la lèvre postérieure, et que l'on voit même pénétrer entre les lèvres dans le canal cervical. Leur contenu irrégulièrement arrondi rappelle assez bien l'aspect géographique que nous avons signalé sur la muqueuse du gland pendant la balanite. Leur fond est comme villeux. Une couche de pus plus ou moins épaisse recouvre tous ces tissus ; en l'abstergeant on s'aperçoit quelquefois

[1] « Qu'on imagine un écoulement modéré, une goutte uréthrale contagieuse, quand et où risque-t-elle le plus de s'inoculer? N'est-ce pas surtout quand l'urèthre est soumis à une sorte d'étreinte, qui en exprime les sécrétions tant pathologiques que normales? N'est-ce pas *au col de l'utérus faisant office d'une véritable cible pour les sécrétions?* C'est l'humeur pathologique qui arrive la première au col. Elle peut descendre dans le vagin et s'écouler au dehors par la vulve; mais alors elle est à l'état de dilution et de mélange inoffensif. Nous n'hésitons pas à le dire, dût-on nous accuser de paradoxe, *c'est le col de l'utérus qui est l'organe génital de la femme le plus exposé à la contagion blennorrhagique* par sa situation : s'il n'est pas plus souvent affecté, il le doit à l'état de la muqueuse cervicale, qui est naturellement résistante, et qui ne se prête à la contagion qu'à la faveur d'altérations accidentelles et préparatoires. » (J. Rollet, *Des maladies vénériennes et syphilitiques de l'utérus*, in *Annales de dermatologie et de syphiliographie*, t. I, p. 102.)

[2] Le docteur Migon (attaché au bureau des mœurs de Paris), à l'obligeance duquel nous sommes heureux de rendre hommage, nous a montré sur un bon nombre de prostituées une déformation caractéristique du col, produite par le traumatisme résultant de l'abus du coït. La lèvre postérieure est très-développée en arrière, où elle déborde la portion cervicale, comme un chapiteau le fût d'une colonne. Il est manifeste qu'elle a été refoulée ainsi par le choc du pénis.

qu'elle s'est concrétée de manière à présenter en certains points l'apparence d'une pseudo-membrane.

Quand les follicules mucipares, si nombreux en cette région, participent à l'inflammation, le col se couvre de granulations (fig. 33, 34) du volume moyen d'un grain de millet, quelquefois plus considérable, pouvant aller jusqu'à celui d'un pois (Fleetwood Churchill).

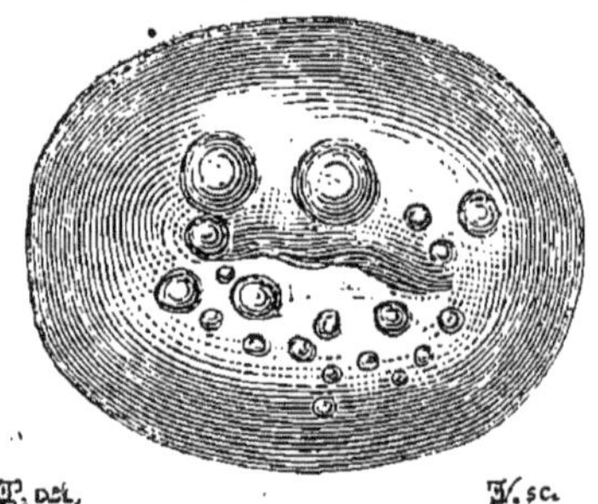

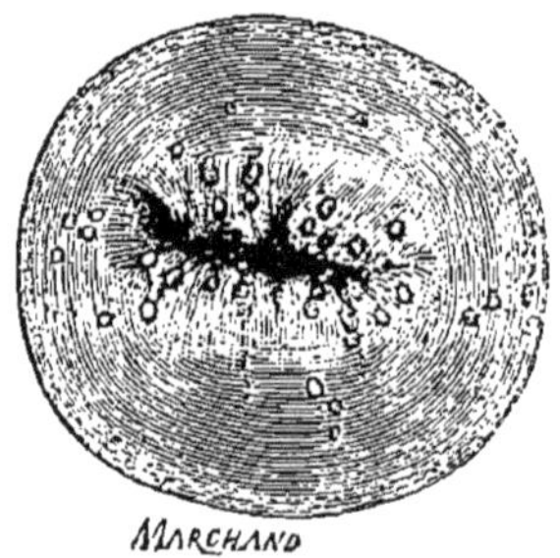

Fig. 33 et 34. — Granulations folliculaires du col (d'après Becquerel).

Après avoir parcouru les phases d'une inflammation plus ou moins aiguë, il peut arriver qu'elles s'affaissent et se résolvent, mais le plus souvent la glande distendue par les produits de sécrétion se rompt et détermine une petite perte de substance à bords arrondis. Quand plusieurs de ces glandes sont contiguës ou voisines, on voit se former une ulcération d'une étendue variable suivant le nombre des follicules qui y prennent part.

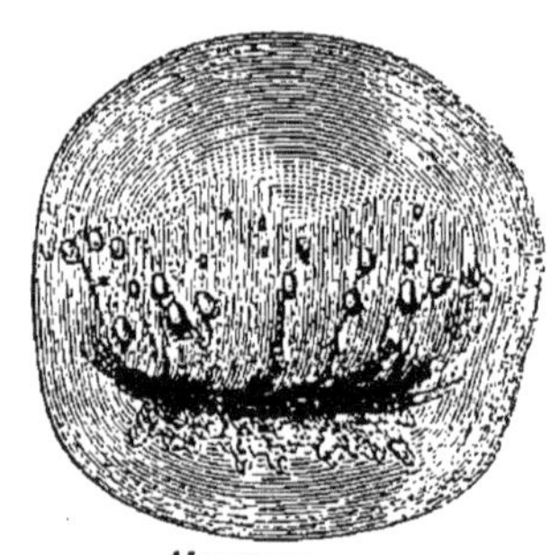

Fig. 35. — Ulcération folliculaire (d'après Becquerel).

L'*écoulement* purulent est en général très-accentué ; quand les lésions, ce qui est fréquent, envahissent le canal cervical, l'orifice du col est occupé par un bouchon muqueux dont la consistance rappelle assez bien celle du blanc d'œuf. L'abondance de ce produit visqueux, qui ne se mêle jamais que très-imparfaitement aux liquides purulents sécrétés par le vagin, suffit à faire soupçonner la propagation du processus jusque dans l'intérieur du col.

La blennorrhagie du col n'occasionne aucune douleur vive. Ce fait est en parfait accord avec ce que nous savons de l'insensibilité du col. Cependant elle peut devenir le point de départ de ces troubles qui accompagnent si fréquemment les affections utérines, douleurs de reins, disposition à la fatigue, névralgies réflexes diverses, mouvement fébrile, irrégularités dans la menstruation, etc.

La durée de la blennorrhagie utérine dépend essentiellement de la thérapeutique. Bien traitée, elle peut disparaître rapidement en moins de 20 ou 30 jours; laissée à elle-même, elle peut, il est vrai, guérir spontanément, mais elle présente la plus grande tendance à revêtir la forme chronique.

A l'état chronique on ne constate pas d'autres lésions que de la rougeur et des ulcérations avec ou sans folliculites. Très-fréquente à cause du peu d'apparence des symptômes et de la difficulté du traitement, récidivant facilement sous l'influence des excitations génésiques, si souvent accrues par la métrite, elle constituerait, suivant Rollet, la véritable goutte militaire de la femme, encore plus indolente et plus latente, plus larvée que celle de l'homme.

Complication. — Soupçonnées par Hunter et Beaumès, signalées par Ricord, Tilt, West, Acton, Langston, Parker, Tyler, Smith, les complications profondes de la blennorrhagie chez la femme ne sont réellement connues que depuis les remarquables travaux de Bernutz et Goupil, et de leur élève Chauvel; signalons aussi l'excellent mémoire de M. de Méric (de Londres), complété par les observations intéressantes de M. Taylor.

C'est par une affection complexe, la *pelvi-péritonite*, que se traduit le retentissement de la blennorrhagie sur le corps de l'utérus et ses annexes péritonéales. Telle que l'a décrite Ricord, l'ovarite isolée ne s'observe donc presque jamais. Les rares autopsies que l'on a pu faire ont en effet constamment démontré la continuité des lésions, du col de l'utérus à l'ovaire. Dans un cas, Bernutz et Goupil trouvèrent à droite de petits abcès sur les parois des trompes, et à gauche une collection purulente intra-péritonéale qui n'était peut-être elle-même que le résultat du passage dans le péritoine du pus contenu dans la trompe. Dans d'autres cas, la muqueuse qui tapisse le fond de l'utérus était arborisée et comme tomenteuse. Presque toujours le péritoine présentait les signes d'une phlegmasie très-prononcée, des adhérences soit entre la vessie et l'utérus, soit entre les ligaments larges et les intestins du voisinage.

L'*époque d'apparition* de la pelvi-péritonite blennorrhagique est variable. Suivant la plupart des auteurs, elle se montrerait comme l'orchite quand l'écoulement est déjà ancien et quasi-chronique, c'est-à-dire vers les derniers jours du premier mois. Cependant tel n'est pas le résultat auquel est arrivé M. de Méric, qui a vu l'affection se développer au plus fort des phénomènes inflammatoires déterminés par la vaginite.

Quant à sa *fréquence*, elle serait vraiment considérable. Sur 93 malades gonorrhéiques observées à Lourcine, Bernutz n'a pas compté moins de 28 pelvi-péritonites, soit une sur trois. Telle serait aussi la proportion de la pelvi-péritonite blennorrhagique relativement à la même affection d'origine vulgaire (28 sur 99).

L'inflammation localisée du péritoine constitue en fait la protopathie du tableau symptomatique que nous avons à tracer; aussi la douleur est-elle notée dans toutes les observations, tantôt limitée à l'une des fosses iliaques, tantôt étendue à toute la zone inférieure de l'abdomen; elle est d'abord sourde, sans que la malade la puisse bien définir, et persiste quelques jours dans cet état. A ce moment la malade peut encore se lever et rester debout une partie de la journée; mais la souffrance augmente de jour en jour, et devient bientôt extrêmement aiguë, s'accompagnant d'élancements fort pénibles, de douleurs de reins et s'exaspérant par les secousses ou les pressions les plus légères. Dans quelques cas, après avoir duré quelques jours, les accidents passent subitement au côté opposé, rappelant l'épididymite à bascule.

Le toucher vaginal, toujours fort douloureux, permet de constater une tuméfaction tout autour du col utérin au niveau du cul-de-sac. Le doigt perçoit en outre une sensation de chaleur élevée et des battements artériels (Nonat). Si l'on cherche à faire basculer l'utérus, on parvient à lui imprimer quelques mouvements de latéralité et d'avant en arrière, qui permettent d'établir que l'utérus est réellement indépendant de la tumeur : on trouve du reste une sorte de sillon qui la sépare de l'utérus. Jamais elle n'a été vue entourant le col de tous côtés. Habituellement un des culs-de-sac, l'antérieur, est en partie sinon complétement libre. Elle offre au toucher une sorte d'élasticité analogue à celle qu'on rencontre dans le phlegmon à son début.

Les symptômes généraux sont toujours très-marqués : frisson initial, fièvre, nausées, quelquefois vomissements.

La pelvi-péritonite aboutit le plus souvent à la *résolution* graduelle; cette heureuse terminaison est bien souvent entravée par la congestion physiologique menstruelle, la reprise trop hâtive des rapports ou d'un travail fatigant. Aussi les tissus gardent-ils longtemps des traces de l'inflammation et souffrent-ils souvent de recrudescences ou de rechutes, qui conduisent à la *chronicité*. Les adhérences réciproques des organes, altérés dans leur forme et leur situation, l'oblitération des conduits tubaires et la stérilité qui peut en être la conséquence, laquelle, au dire de Mercier, serait extrêmement fréquente chez les prostituées, sont les principaux caractères de cette affection passée à l'état chronique. Mentionnons encore deux autres modes de terminaison : *abcès ou kystes purulents* susceptibles de s'ouvrir dans l'utérus, le vagin, le rectum, ou, ce qui est plus grave, dans le péritoine.

Suites. — D'après Sigmund, Martin, Macdonal et Noggerath, la blennorrhagie de la portion vaginale de l'utérus, même dénuée des complications que nous venons de décrire, est une cause fréquente de stérilité. Dans un grand nombre de cas la tuméfaction des lèvres du col (fig. 36), et l'atrésie qui en est parfois la conséquence, son oblitération par un bouchon muqueux, ont pu être reconnues par un examen attentif, et leur traitement heureusement conduit a rendu la fécondation possible.

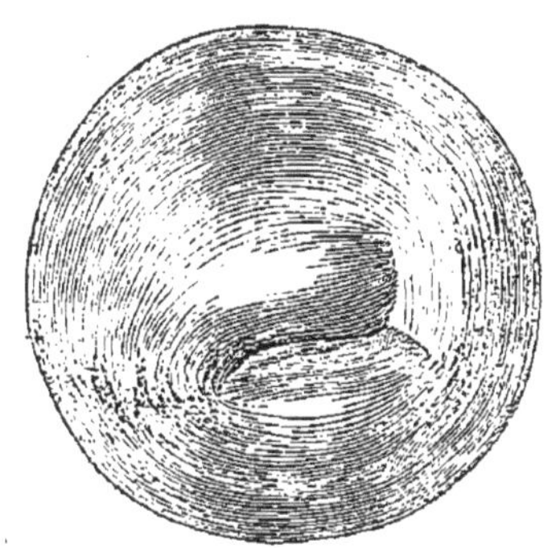

Fig. 36. — Atrésie inflammatoire du col (d'après Becquerel).

Noggerath va plus loin et considère les blennorrhées du col comme la source des plus graves accidents puerpéraux; quoique plusieurs faits appuient cette assertion, peut-être serait-il prématuré d'y accorder une entière créance.

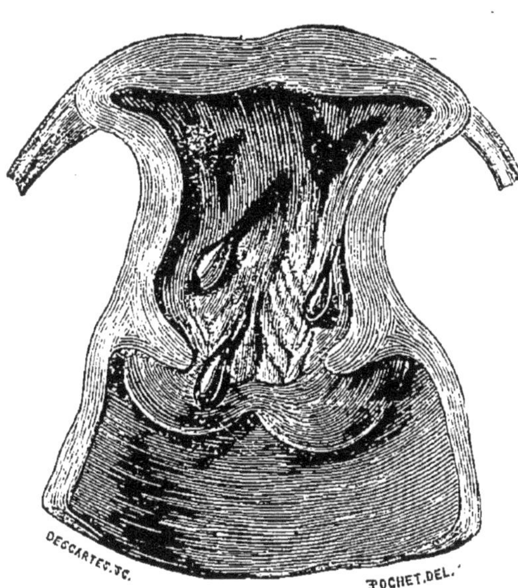

Fig. 37. — Follicules enflammés de la cavité du col utérin.

Enfin il n'est pas rare que la muqueuse enflammée devienne le siége de petites tumeurs produites par la distension des glandes qu'elle contient. On voit alors se former de petits kystes du volume d'un pois ou d'une cerise, pleins de mucus à leur intérieur, que M. Hugnier a désignés sous le nom de *kystes utéro-folliculaires.* Quelquefois ils font une saillie plus grande et finissent par se pédiculiser; ils forment alors de véritables polypes qui viennent faire saillie entre les lèvres du col à la façon d'un battant de cloche.

§ 3. — DIAGNOSTIC.

La blennorrhagie du col n'est pas toujours facile à distinguer des diverses affections susceptibles de déterminer des ulcérations sur les lèvres de cet organe : chancre simple, chancre infectant, syphilides secondaires, ulcères diphthéritiques.

Chancres. — Siége variable, rarement central ; n'ont aucune relation avec la grossesse ou les excitations physiologiques ; ne donnent lieu à aucun écoulement, à aucune douleur, ni à aucun symptôme objectif appréciable. Pas de trouble menstruel. Modification spontanée assez rapide. Dans le cas de chancre simple, inoculation positive.

Roséole syphilitique. — Taches rouges comme dans la première période du catarrhe cervical, mais cependant bien différentes; au lieu d'être arrondies, serpigineuses, elles présentent en général la forme d'un triangle dont tous les côtés sont concaves, figurant assez bien une étoile à trois branches. Pas d'écoulement, pas de douleurs. Coïncidence d'autres syphilides sur la peau ou les muqueuses.

Papule muqueuse. — Légère saillie opaline, d'un blanc nacré, ou d'une teinte gris perle, situation le plus souvent excentrique, antécédents de vérole.

Syphilides ulcéreuses. — Forme rare. Ulcération plus profonde, contour plus franchement arrondi, fond de l'ulcération irrégulier, gris jaunâtre. Antécédents de vérole.

Herpès du col. — Érosions ayant débuté par de petites vésicules à bords polyédriques ou microcycliques, fond recouvert d'une petite concrétion jaunâtre, affection très-éphémère. Coïncidence constante de vésicules sur la vulve. Renseignements sur poussées antérieures.

Diphthérie. — Affection très-rare, ne marchant qu'avec une certaine lenteur. Caractérisée par de petites plaques d'un blanc mat, plus ou moins franc, lisses, luisantes, de formes variées, mal circonscrites, très-adhérentes à la surface ulcérée sur laquelle elles sont implantées, se détachant au bout de quinze jours environ.

§ 4. — TRAITEMENT.

Tous les topiques, dont nous avons vanté l'efficacité dans le chapitre précédent, peuvent et doivent être mis en œuvre contre la blennorrhagie du col, avec les mêmes moyens que ceux que nous avons décrits. Nous n'y reviendrons pas, le traitement de la vaginite impliquant à peu près fatalement celui des affections du col.

La *pelvi-péritonite* doit être combattue énergiquement. Beaucoup de praticiens ne croiraient pas pouvoir se dispenser, en cette occurrence, d'appliquer 15 ou 20 sangsues sur l'abdomen. Les observations de De Méric ont pourtant prouvé que la guérison n'était nullement hâtée par cette pratique. Nous croyons donc que l'on fera bien de s'en abstenir; comme effet antiphlogistique on obtiendra bien davantage en maintenant des applications glacées, en pratiquant de larges onctions mercurielles *loco dolenti*.

Dès qu'on le pourra, on ne manquera pas de recourir aux *suppositoires vaginaux à la glycérine*, dont nous avons vanté l'effet décongestionnant. Le pouvoir osmotique de la glycérine, fort ingénieusement mis en évidence par Chéron[1], ne saurait manquer de produire, surtout dans les dernières périodes de l'affection, les meilleurs effets contre l'engorgement des tissus. Enfin l'état général, qui doit toujours être l'objet d'une attention particulière, bénéficiera le plus souvent de l'administration des toniques et des ferrugineux. Ajoutons que l'on devra s'opposer à la marche et aux fatigues prématurées et surtout interdire absolument toute excitation sexuelle. Ce n'est qu'au prix de ces efforts que les rechutes pourront être évitées.

LISFRANC, *Leçons cliniques sur les maladies de l'utérus*, Paris, 1836. — MERCIER, *Mémoire sur la péritonite considérée comme cause de stérilité chez les femmes* (*Gaz. médicale*, p. 577, 1838). — DUPARCQUE, *Maladie de la matrice*, Paris, 1839. — GOSSELIN, *De la valeur symptomatique des ulcérations du col utérin* (*Arch. de médecine*, 4e série, t. II, 1845). — ROBERT (Alph.), *Des affections granuleuses, ulcéreuses et carcinomateuses du col de l'utérus*, thèse de concours. — SIGMUND, *Blennorrhagie de la portion vaginale de l'utérus. Stérilité* (*Gaz. médicale de Paris*, p. 563, 1853). — ARAN, *Leçons cliniques sur les maladies de l'utérus*, Paris, 1858. — HUNTER, *Traité de la maladie vénérienne*, traduit de l'anglais, par G. Richelot. Additions de P. RICORD, 3e édit., p. 117,

[1] « Mise en contact avec les tissus, la glycérine leur emprunte une notable quantité d'eau, 1° parce qu'elle est très-avide de ce liquide; 2° parce qu'en vertu de ses propriétés osmotiques elle attire vers elle, à travers les membranes, les liquides d'une densité inférieure à la sienne.

a, mise en présence du sérum du sang, dans un vase divisé en deux parties par une membrane animale, la glycérine a démontré immédiatement et avec avidité son pouvoir osmotique.

b, un morceau de viande de bœuf, mis en contact avec ce liquide, a notablement perdu de son poids dans l'espace de quelques minutes.

c, des tampons imbibés de glycérine étant appliqués dans le vagin, en contact avec le col utérin, il a été possible de recueillir en peu de temps, sur des tampons de charpie pesés avant et après, des quantités de liquide plus de deux fois supérieures à la quantité de glycérine employée. » Fiquet, *Compte rendu du service de M. le docteur Chéron. Revue de thérapeutique médico-chirurgicale*, p. 623, 1874.

Paris, 1859. — CULLERIER, *Des affections blennorrhagiques*, leçons cliniques professées à l'hôpital du Midi, article OVARITE, page 201, Paris, 1861. — BERNUTZ et GOUPIL, *Clinique médicale sur les maladies des femmes*, Paris, 1860. — CHAUVEL, *De la pelvi-péritonite blennorrhagique chez la femme*, thèse de Paris, 1861. — DE MÉRIC, *On Gonorrhœal Ovaritis* (*the Lancet*, London, juin 1862). — MARTIN, *Gonorrhœa cause of contraction of the os uteri* (*Monatsschrift für Geburtskunde*, Berlin et Yearbook Sydenham, 1865-66) — ROLLET, *Maladies vénériennes et syphilitiques de l'utérus* (*Annales de dermatologie*, 1869. — WEST (Ch.), *Leçons sur les maladies des femmes*, traduites de l'anglais par Charles MAURIAC, avec addition du traducteur, Paris, 1870. — GALLARD, *Leçons cliniques sur les maladies des femmes*, Paris, 1873. — THOMAS (T.-Gaillard), *A practical Treatise on the diseases of Women*, fourth edition enlarged and thoroughly revised, Philadelphia, 1874. — A. COURTY, *Traité pratique des maladies de l'utérus*, 2e édit., Paris, 1872. — MACDONAL, *Latent Gonorrhœa in the female sex, with special relation to the puerperal state* (*Edimb. med. Journ.*, p. 1086, 1873). — DAWOSKY, *Treament of Erosions and Excoriations of the vaginal Portion of the uterus Blätter für Heilwiss.*, n° 4, 1873. — *Schmidt's Jahrb.*, n° 5, 1873. — *New-York medical Journal*, january 1874). — PÉAN et CHÉRON, *Traité médical et chirurgical des maladies de l'utérus et de ses annexes*, Paris. — DEMARQUAY et SAINT-VEL, *Traité clinique des maladies de l'utérus*, Paris, 1876.

CHANCRE SIMPLE ET SES COMPLICATIONS

CHAPITRE PREMIER

DU CHANCRE SIMPLE

Le *chancre simple*[1] consiste en une lésion exclusivement locale qui, débutant par une pustule, aboutit à une ulcération, et sécrète un pus contagieux indéfiniment réinoculable au porteur.

[1] Chancre, du latin cancer, du grec κανκρινος; SYNONYMIE LATINE DES MOTS CHANCRE SIMPLE, *ulcus*, *ulcus elevatum*, *ambulativum*, *sordidum*, *putridum*, *caroli*, *taroli*, *pustula in virga*, *caries virgæ*; FRANÇAISE, *chancre simple*, *chancre mou*, *à bubon suppuré*, *pustule chancreuse*, *ecthyma chancreux*, *chancroïde* (Clerc), *chancrelle* (Diday), *chancre non infectant*, *fausse syphilis*, *syphilis locale* (Langlebert); ITALIENNE, *ulcera*, *ulcero molle*, *semplice*, *non infettante*, *totalmente locale*, *autoctono* (Santirocco), *ulceroide*; ANGLAISE, *chancre*; *soft*, *simple*, *non infecting*, *non indurated*, *chancroid sore*; ALLEMANDE, *weiche Schanker*, *einfacher Schanker*, *das venerisch-contagiöse Geschwür*; ESPAGNOLE, *chancro simple*.

Au chancre simple se rattachent un certain nombre d'accidents : *phimosis inflammatoire*, *gangrène*, *phagédénisme*, et particulièrement un état morbide des ganglions, le *bubon suppuré*, qui, sans en être la marque pathognomonique, ne se rencontrent pourtant avec les mêmes caractères et la même fréquence dans aucune autre maladie. Elles permettent de distinguer nettement le *chancre simple* d'une autre ulcération, le *chancre infectant*, qui marque la première phase de l'intoxication générale syphilitique. C'est grâce à ces particularités cliniques que nous pourrons discerner, parmi les textes plus ou moins confus des auteurs, la part qui revient au chancre simple dans l'histoire des ulcérations vénériennes.

§ 1. — HISTORIQUE.

L'historique du chancre simple peut se diviser en trois périodes. Dans la plus ancienne il est observé et signalé avec autant de netteté que bon nombre d'affections considérées sans conteste comme ayant été connues des anciens. La seconde, qui commence à la fin du XVe siècle, voit se produire la confusion regrettable qui le fait ranger au nombre des accidents syphilitiques. Après avoir régné plus de trois siècles, cette erreur tombe enfin, et le chancre simple redevient de nos jours, dans la troisième période de son histoire, ce qu'il avait été dans la première : une affection spéciale, *sui generis*, absolument indépendante de la vérole.

Hippocrate parle des *bubons de l'aine* survenant à la suite d'ulcérations des organes génitaux chez l'homme et chez la femme.

Dans le dix-huitième chapitre de son sixième livre, Celse [1] prodigue les détails les plus significatifs. Il décrit les *ulcérations qu'on rencontre sous le prépuce après le débridement du phimosis*, et qu'il dit être tantôt simples, suppurant à peine, tantôt *rongeantes, capables de détruire le gland et de donner lieu à des fistules urinaires*. Il a vu le *chancre gangréneux à escharre noire*, le *chancre phagédénique*, celui que les Grecs appellent φαγέδαινα qui ronge parfois la verge jusqu'à la racine, et dont le fer rouge peut seul enrayer la marche; contre toutes ces formes il établit la plus sage thérapeutique.

Galien [2] insiste particulièrement sur les bubons, dont il donne une classification exacte, sans oublier, bien entendu, le *bubon suppuré* (*phymata purulenta*) qui accompagne les ulcérations des par-

[1] Celse, *De medica*, lib. V et lib. VI.

[2] Galien. *Opera per J. Cornarium*, 1549, finit. med. 18.

ties génitales. Oribase [1] et Paul d'Égine [2] ont fidèlement reproduit ce passage du maître.

Nous trouvons signalées par Aétius [3] les *rhagades et les ulcères sordides qui ont pour siége le prépuce et le gland, ou le pudendum* de la femme; l'ulcère sordide du pénis est pareillement étudié par Marcellus Empiricus.

Les Arabes et les Arabistes sont plus explicites encore.

Voici, par exemple, le plus ancien d'entre eux, le chaldéen Mesué [4] (commencement du IXe siècle), qui établit que « *si les ulcères extrinsèques de la verge sont corrodants et ambulants*, ils ont besoin de lavages et d'épithèmes spéciaux. »

Suivant Avicenne [5] (commencement du XIe siècle) « les *ulcères qui sont sur la tête de la verge* sont d'un dessèchement difficile. »

Avenzoar [6] (milieu du XIe siècle) a vu survenir *sur la tête de la verge des pustules rouges* qu'il dit se nommer en Arabe *alohumbra.*

Albucasem [7] (XIe siècle) s'étend sur les conséquences desdits ulcères, qui *perforent le prépuce, entament le gland* assez profondément et nécessitent l'introduction d'une sonde dans le canal.

Au moyen âge, l'idée de la nature vénérienne des lésions qui nous occupent s'accentue de plus en plus. Guillaume de Salicet [8] (XIIIe siècle) intitule le quarante-huitième chapitre de son premier livre : « *Des pustules blanches ou rouges, des vésicules miliaires, des crevasses et des corruptions ou choses semblables qui se forment sur la verge ou à l'entour du prépuce, à la suite du coït avec une femme sale, avec une courtisane ou par quelque autre cause.* » Puis il abonde en développements sur les bubons de l'aine : « Ce mal est appelé *bubon ou dragonneau de l'aine,* et il arrive quelquefois, *lorsqu'il se forme chez l'homme une corruption à la verge, pour avoir copulé avec une femme sale...* à cause de la disposition des régions inguinales à recevoir toutes les superfluités, et à raison de la sympathie qui existe entre les aines et la verge. »

Nous lisons également dans Lanfranc [9], qui fut contemporain de saint Louis : « Souvent il arrive *dans l'aine un apostème causé par les ulcères de la verge* et des pieds, » et plus loin : « Les ulcères

[1] Oribase.
[2] Paul d'Égine, *De re medica*, lib. III.
[3] Aétius, lib. XIV, cap. XIV.
[4] Mesué, summ. III, part. IV.
[5] Avicenne, lib. III, seu XX et seq.
[6] Avenzoar, lib. III et seq.
[7] Albucasem, *Theor. necnon pract.*, tract., XXI.
[8] Salicet, *Chirurgie*, cap. XLVIII, lib. I.
[9] Lanfranc de Milan, *Parva cyrurgia*, tract. III, doct.

de la verge viennent de *pustules chaudes* qui s'ouvrent ensuite ; ou bien d'humeurs âcres qui ulcèrent cette partie ; ou bien du *commerce avec une femme sale*, qui a récemment coïté avec un homme atteint d'une semblable maladie. »

Pierre d'Argelata[1] écrit aussi dans le milieu du xve siècle : « Les *pustules de la verge* sont causées par une matière vénéneuse retenue entre le prépuce et le gland, elles se forment parce que cette matière qui y séjourne, à la suite des *rapports de l'homme avec une femme sale*, ne se dissipe pas et se putréfie. Alors l'endroit noircit, et la substance de la verge tombe en mortification. Je dois surtout vous avertir qu'il faut purger ces malades, autrement il leur surviendrait *un bubon dans l'aine*, car la matière qui afflue vers le lieu malade est repoussée et, rencontrant le creux de l'aine, y séjourne ; c'est pourquoi il se forme *un bubon qui arrivera souvent jusqu'à la suppuration.* »

Nous arrivons à la fin du xve siècle, à l'époque où la syphilis fond sur les armées rassemblées en Italie. Interrogeons les premiers témoins de cette redoutable épidémie, il sera facile de nous convaincre que la confusion ne s'établit point dès le commencement entre le mal français et les pustules à bubons.

Les écrits de Marcello de Como[2] (Marcellus Comanus) suffiraient à établir ce point. Il décrit les ravages de la vérole, qu'il attribue du reste à quelque influence sidérale, mais n'oublie point pour cela « *les ulcères de la verge qui reconnaissent pour causes ordinaires les menstrues, ou bien l'échauffement qui résulte du frottement des parties sexuelles de l'homme sur celles de la femme.* Moi, Marcellus, ajoute-t-il à ce propos, j'ai guéri *une infinité de bubons causés par des pustules de la verge*, par le travail ou par des excès de coït. Si l'apostème n'était pas en voie de maturation, c'est-à-dire dans la période d'augment, je donnais les résolutifs. »

Il en est de même de Vigo[3]. Cet auteur a consacré des pages célèbres à la vérole. Il n'en a pas moins fait à part l'histoire des « *ulcérations de la verge* qui débutent par une pustule charbonneuse, laquelle arrive le plus souvent aux hommes *pour avoir eu commerce avec une femme sale, atteinte elle-même à la vulve d'un ulcère putride ou malin*, ou ayant eu nouvellement ses règles. » Il a noté, en outre, la forme *phagédénique et serpigineuse* du chancre simple.

Enfin, nous citerons encore Alexandre Benedictus (1497) et Fracastor[4] (1546). Ce dernier, notamment, dit très-catégorique-

[1] Argelata, *Chirurgie*, lib. II, tract. XXX, cap. III.

[2] Comanus Marcellus, *Observationes medicæ*.

[3] *Opera domini Joannis de Vigo in chirurgia*, 1521.

[4] Fracastor, *De morbis contagiosis*, lib. II, cap. II.

ment que « *les ulcères par lesquels débute le mal français, semblables n apparence aux ulcérations des organes génitaux connues vulgairement sous le nom de chancres, et qui résultent des excès de coït, en diffèrent essentiellement par leur nature;* qu'ils ont la propriété spéciale de guérir avec une grande difficulté et de se reproduire sur différents points du corps avec une opiniâtreté irrésistible. »

Que conclure de tous ces témoignages, sinon qu'il existait, antérieurement à l'épidémie du XVe siècle, des affections locales et contagieuses ayant pour siége les organes génitaux, et que les contemporains ne furent nullement tentés de rattacher au mal français?

En 1508, Georges Vella [1], se basant sur la ressemblance du mode de transmission et l'analogie des symptômes, croit devoir conclure *à l'identité des deux maladies, ou tout au moins de leurs causes.* Qu'on ne lui dise pas qu'un effet nouveau suppose une cause nouvelle et que le mal français n'ayant jamais été observé antérieurement, il a fallu pour le produire une cause particulière, différente de celle qui depuis les temps les plus reculés avait donné lieu aux ulcérations vulgairement décrites. Il répond, en effet, que *les causes des maladies sont susceptibles de prendre par moment une plus grande activité,* et que l'on voit les fièvres pestilentielles exercer à certaines époques de plus grands ravages, sans que pour cela leur cause soit nouvelle. Lui objecte-t-on la nécessité des remèdes nouveaux? il l'attribue, très-rationnellement en apparence, *à la gravité plus considérable du mal.*

Du jour où Georges Vella publia son *Opusculum,* cette doctrine fut généralement adoptée. Quelques praticiens remarquèrent bien que les accidents généraux ne survenaient pas invariablement à la suite de tous les chancres, que les bubons ne coïncidaient que rarement avec l'apparition des éruptions. « Quelquefois, dit Paré [2], ce virus vérolique se communique au foie, et *si la vertu expultrice est la plus forte, le rejette aux aines, qui sont les émonctoires d'où s'ensuivent des apostèmes, appelés poulains.* » Antoine Lecoq [3] écrit pareillement en 1540 : « Le virus se jette sous les aines et en tuméfie les glandes; *si la tumeur suppure, c'est souvent un bien.* Cette maladie s'appelle bubon ou poulain, par un trait de raillerie contre ceux qui en sont attaqués, d'autant qu'ils marchent en écartant les jambes comme s'ils étaient à cheval. » « La carie française, criait de son côté Fallope [4] aux *confusionistes,* n'est pas cette

[1] *Aphrodisiacus, ab Aloysio Luisino.* Lugd. Bat., 1728.

[2] Paré, XIXe livre. *De la grosse vérole.*

[3] Lecocq, *De ligno sancto non permiscendo,* cap. VII, 1540.

[4] Fallope, *Aphrodisiacus,* t. II, p. 762.

putréfaction dont parle Hippocrate et que nombre d'auteurs ont vue et décrite avant l'apparition du *mal gaulois*. Il y a une forme de *carie* qui de tous temps a attaqué les femmes et les jeunes gens. Elle se traduit sur la verge par des lésions que les anciens appelaient ulcères, nous *caroli* ou *taroli*, et sur les aines par des *bubons*. Il faut la distinguer du *mal gaulois qui détermine dans les aines des tumeurs que l'antiquité n'a pas connues.* » Enfin, et dès le début même du XVIe siècle, beacoup d'auteurs avaient spécifié la plupart des caractères du chancre infectant, particulièrement *la dureté de sa base*. Qu'il nous suffise de citer Gaspard Torella (1477), Jean de Vigo (1514), Pierre Maynard (1520), Alphonse Ferri (1527), Luis Lobera (1544), Thierry de Héry (1552), Ambroise Paré (1561), Fallope (1555), Botal (1563), Borgaruccius (1566), Pétronius (1567), et même le confus Brassavole, que Scaliger a si justement apprécié en disant qu'il n'avait été que le porte-voix de la tourbe ignorante, *cymbalum ineptæ medicorum plebis*. Malgré ces judicieuses remarques, en dépit de ces protestations pleines de justesse, l'erreur n'en persista pas moins : l'*unicisme* était fondé.

Pendant les XVIIe et XVIIIe siècles, il nous serait facile de prouver, par des passages empruntés à Bazin (1628), Nicolas de Bligny (1674), Jean-Louis Petit (1709), Astruc (1750), Hunter (1786), Babington, Benjamin Bell (1793), Swediaur (1784), que le bon sens clinique sut encore pressentir au milieu du chaos général les profondes dissemblances qui séparent les différentes ulcérations vénériennes. Mais ce n'est que dans notre siècle, et presque de nos jours, que ces observations devaient porter leurs fruits. Examinons par quelles étapes la question est enfin arrivée à sa solution.

En 1814, Carmichael établit catégoriquement la nécessité d'une division. « Il est étonnant, écrit-il, que dans notre époque de progrès chirurgicaux, il soit si généralement reçu de traiter comme syphilitiques tous les ulcères des parties génitales, quels que puissent être leurs apparences, leurs caractères et leurs signes distinctifs. Je sais combien l'état général de la constitution peut modifier les maladies locales, et je suis porté à attribuer à cette cause le plus grand nombre des variétés que nous offrent les symptômes de la maladie vénérienne. Mais nous ferons observer que *quelques-uns de ces ulcères primitifs offrent dès leur apparition des caractères différents, de sorte qu'il serait absurde de dire en thèse générale que le virus est toujours le même* et que la variété des formes qu'il revêt dépend toujours de la constitution des individus. Rien de plus juste que ces raisonnements, et l'on ne peut disconvenir que la classification qu'ils étaient destinés à appuyer ne marquât une grande puissance d'observation. Malheureusement Carmichael n'exigeait pas moins de *quatre virus* correspondant à *quatre espèces de chancres* et à *quatre variétés d'éruptions* et d'accidents généraux. La doctrine fut généralement repoussée.

En 1831, nouvelle tentative contre l'unicisme : Simon, de Hambourg, dans un ouvrage historique considérable, démontre que certaines ulcérations des organes génitaux ont été connues bien antérieurement à la syphilis et que ces lésions ont été englobées dans les symptômes vénériens primitifs.

En 1838, Ricord publia son *Traité de l'inoculation.* Que la nouvelle et très-féconde méthode qu'il inaugurait par la *pratique exclusive de l'inoculation au porteur* ne l'ait point conduit à la vérité, c'est là un fait dont il n'est pas facile de se rendre compte, surtout après les milliers d'expériences univoques que ce maître rapportait. Qui pourrait croire, en effet, que la confusion des virus en devait être la conséquence? C'est pourtant ce qui arriva. M. Ricord se prononça pour l'*unité chancreuse* et l'infection constitutionnelle fut attribuée par lui, non pas à la nature du virus, comme l'avait proclamé Carmichael, mais à l'influence de la constitution des malades.

Ce que n'avait pas fait Ricord, un de ses élèves, Bassereau, le fit, et avec une telle supériorité, que son livre restera comme une des plus belles conceptions de l'esprit humain. Cette œuvre considérable, où l'histoire vient appuyer avec tant de bonheur les arguments de la clinique, complétés encore par les imposants résultats des confrontations, eut un immense retentissement et plaça d'emblée *la dualité* sur des bases inébranlables. De toutes parts, les spécialistes se mirent à l'œuvre, d'ardentes contestations s'élevèrent; à Paris, Gibert Cazenave, Vidal, Cullerier, Bazin, Langlebert et Ricord lui-même, Beaumès à Lyon, Sperino à Turin, défendirent pied à pied l'ancienne opinion, pendant que l'école de Lyon, guidée par Diday et Rollet, apportait en faveur des dogmes nouveaux ses plus solides arguments; époque féconde où l'on vit paraître presque en même temps la très-remarquable thèse de Dron, *Sur le double virus syphilitique*, les *Leçons sur le chancre* recueillies par Alfred Fournier et le mémoire de Clerc *Sur le chancroïde!*

Bien qu'admettant tous les résultats cliniques de la dualité, Clerc poursuivait dans l'étude approfondie des causes une tentative de conciliation entre les deux doctrines. Il existe, disait-il, deux variétés distinctes de chancres syphilitiques, dont l'une est le chancre induré ou infectant et l'autre le chancre non induré, non infectant, ou chancre simple. Chacune de ces variétés de l'ulcère syphilitique primitif se transmet comme espèce pathologique. *Le chancre simple ou non infectant est le résultat de l'inoculation du chancre infectant sur un sujet qui a ou qui a eu la syphilis constitutionnelle.* Il est l'analogue de la varioloïde, de la fausse vaccine, d'où la dénomination de *chancroïde* qu'il convient de lui imposer.

Vers la même époque, Sperino produisait en Italie une théorie singulière qui portait en germe toutes les erreurs de la syphilisation. Selon cet auteur, les *deux chancres sont le résultat d'un même virus, agissant sous des quantités variables.* La syphilis succède aux ulcérations qui suppurent peu, si bien que la sécrétion, pénétrant petit à petit les voies lymphatiques, détermine lentement l'induration ganglionnaire, premier acte de l'infection. Que la suppuration soit au contraire très-abondante, le produit virulent en gagnant les aines, y détermine une véritable apoplexie ganglionnaire et le bubon ouvre une porte de sortie au poison.

En France, la discussion ne se ralentissait pas. Pendant quinze ans, on peut dire que l'histoire du chancre absorba la plupart des travaux que produisit la syphilographie. Avec Langlebert, Melchior Robert, Auzias-Turenne, s'était levée une rude phalange de polémistes, ardents champions des vieux errements, et qui les eussent sauvés, si l'unicisme avait pu être sauvé. Pour Langlebert, *le chancre simple était le résultat de l'action isolée des globules de pus syphilitique sur un individu sain ou diathésé, et le chancre infectant, le produit soit de l'action isolée de la sérosité syphilitique, soit de l'action combinée des globules purulents et de la sérosité sur un individu non diathésé.* Melchior Robert faisait dépendre le chancre simple : 1° de *l'action du virus infectant sur un individu diathésé;* 2° de l'inoculation, à un individu sain, du virus provenant d'un *chancre induré à la période de déclin;* 3° de la *contamination par le virus infectant sur un sujet doué d'une immunité naturelle.*

Auzias-Turenne avait accepté la doctrine de Sperino, il eut le courage d'en subir les conséquences logiques, et Paris ne le vit pas sans étonnement proposer *la syphilisation*, c'est-à-dire l'inoculation d'un nombre considérable de chancres, comme méthode préventive et curative de la vérole. La vaccination syphilitique était-elle trouvée? L'expérience démontra bien cruellement le contraire. Quelques années ne s'étaient point écoulées que Langlebert avait stigmatisé cette folle pratique par ce verdict juste de tous points : « La syphilisation est l'art de donner la vérole à ceux qui ne l'ont pas, de la rappeler chez ceux qui l'ont eue, sans en guérir ceux qui sont atteints. »

La théorie d'Auzias-Turenne, qu'avaient défendue Sperino en Italie et Bœck en Norvége, s'abima foudroyée par le bon sens public, et tout ce qui resta de son désastre fut *le dogme de la réinoculabilité presque indéfinie du chancre simple.* N'avait-on pas vu le courageux Lindmann se greffer plus de deux mille chancres, sans que son organisme arrivât enfin à la saturation promise par les syphilisateurs, et surtout sans avoir pu se protéger contre l'absorption accidentelle d'un pus syphilitique?

Le dualisme triomphait de toutes parts. Ricord, son adversaire d'autrefois, par des phrases habilement extraites de ses premiers écrits, s'ingéniait à prouver qu'il était au moins le parrain de la nouvelle doctrine. Auzias-Turenne et Melchior Robert étaient morts, Langlebert restait seul sur la brèche. Rollet et Laroyenne avaient produit la théorie du chancre mixte; peu à peu la lutte cessa, en France du moins; les grandes questions de la syphilis secondaire et de la syphilis viscérale s'emparèrent du champ de bataille resté libre.

A l'étranger, la discussion continua longtemps encore, alimentée par les beaux travaux des Gamba, Albertetti, Olivetti, Amilcare Ricordi, Santirocco, Tanturri, Gamberini, Ferrari, Giuseppe Profeta, en Italie; Thiry, en Belgique; Dittrich en Allemagne; Henry Lee, De Méric et Berkeley-Hill en Angleterre.

Tout récemment les questions doctrinales, sur lesquelles la dialectique puissante de Diday, et les faits si nombreux accumulés par Rollet et Fournier semblaient avoir prononcé sans appel, se sont ranimées sur quelques points de détails. Les mémoires de Daniel Mollière et de Diday sur le *bubon d'emblée*, de Giuseppe Profeta sur le *chancre céphalique* ont été le signal des plus intéressantes discussions, tant en France qu'en Italie. Citons en terminant un travail des plus remarquables et par l'originalité des aperçus et par l'abondance et la précision des documents, dû à M. Charles Mauriac, médecin du Midi. Dans cette œuvre toute d'observation, l'auteur, abandonnant les voies battues de la clinique, étudie particulièrement le chancre mou au point de vue social et nosographique. D'ingénieux rapprochements montrent la variation extrême qu'il peut éprouver dans ses facultés de reproduction et de propagation, suivant un certain nombre de circonstances, aussi bien définies par l'auteur qu'ignorées avant lui. Aussi ne craignons-nous pas de dire que personne avant M. Mauriac n'avait analysé avec autant d'exactitude et défini avec plus de sagacité les caractères généraux du mal qui va nous occuper.

§ 2. — ÉTIOLOGIE.

De la contagion. — Dans un chapitre précédent, nous avons montré toutes les variétés que peuvent revêtir les causes de la blennorrhagie, affection simple, essentiellement inflammatoire; le chancre dont nous nous occupons actuellement, présente le caractère particulier aux affections virulentes, de ne reconnaître en aucun cas d'autre genèse que la *contagion*. En vain le zèle des inoculateurs, comme le hasard des rapprochements accidentels, ont-ils varié à l'infini les circonstances des infections, multiplié les conditions de l'échange du virus; toutes les fois que l'on a pu, grâce à la confrontation, remonter à la source d'un chancre simple, ou le suivre dans ses générations successives, c'est toujours à un accident de même nature, au chancre simple, et rien qu'au chancre simple que cette recherche a conduit.

Si donc il arrivait par impossible, qu'à un jour donné, tous les sujets affectés de chancres simples s'abstînssent de rapports jusqu'à guérison, la maladie s'éteindrait d'elle-même faute d'aliments.

La contagion du chancre simple se produit quand le pus sécrété par un accident de même nature est mis en contact avec une solution de continuité des tissus tégumentaires.

Ces solutions de continuité reconnaissent habituellement pour cause : les *déchirures accidentelles* produites pendant le coït; les *ulcérations chroniques*, que portent si fréquemment sur l'extrémité de la verge les individus arthritiques, dont le gland est habituellement couvert, les diabétiques et les sujets atteints de balanite (*Voyez* BALANITE.); les *excoriations*, que déterminent sur les organes génitaux ou leur voisinage l'écoulement des liquides normaux ou pathologiques (incontinence d'urine, blennorrhagie, etc.); la présence de *lésions ulcéreuses* et *d'éruptions* sur ces mêmes parties, qu'elles aient pour siége les bulbes pileux (sycosis, acné), les glandes folliculaires (folliculite, blennorrhagie des follicules), ou la surface mucoso-cutanée, dans une partie plus ou moins considérable de son étendue (eczéma, impetigo, ecthyma, lupus, herpès, ulcérations syphilitiques).

Cependant, s'il faut en croire Ricord, ces conditions ne sont point absolument indispensables; le pus du chancre pourrait lui-même se préparer ses voies; déposé à la surface des téguments, grâce à son âcreté, il pourrait par son contact déterminer, comme toute substance irritante, un érythème, à la suite duquel se produirait une ulcération érodant la couche superficielle de la peau et dénudant le derme. Dès lors la porte étant ouverte, le pus pénétrerait dans l'organisme, le chancre suivrait bientôt. Ce mode de contagion, comme on le voit, exige une application longtemps continuée de l'agent nocif; aussi lui a-t-on donné le nom de *contagion retardée*, en la comparant à celle qui se fait d'emblée, instantanément lorsque la solution de continuité est préparée d'avance. Il est assez difficile de se rendre compte de la proportion dans laquelle la contamination retardée se produirait; puisque le médecin, qui habituellement ne voit le malade qu'après le début, du chancre, ne pourrait guère établir que des présomptions à son sujet, grâce à des anamnestiques toujours plus ou moins sujets à caution.

Il y a quelques années, nous avons institué un certain nombre d'expériences, pour essayer d'éclaircir ce point d'étiologie. Du pus chancreux était déposé sur la face antérieure de la cuisse; avec la pulpe du doigt nous frottions pendant un certain temps, de façon à mettre le pus en rapport aussi intime que possible avec les éléments de la peau, et parfois même il nous est arrivé d'user la couche superficielle de l'épiderme. Nous recouvrions ensuite la partie ainsi préparée avec du diachylon. Or dans les très-nombreux essais que nous avons ainsi tentés, il ne nous est pas arrivé une seule fois de voir se produire la pustule chancreuse. Bien plus, nous avons été dans un certain nombre de cas, jusqu'à épiler la surface sur laquelle nous expérimentions, pensant ainsi offrir au virus une porte d'entrée, un *foramen contagiosum*, sûr que nous étions de pouvoir, en cas d'inoculation positive, réprimer la poussée de tous ces chancres profonds. Eh bien, ce pus si âcre, si irritant, a témoigné dans cette nouvelle série d'expériences de l'innocuité la plus complète. Aussi serions-nous disposé, non à rejeter d'une façon absolue la possibilité d'une contagion retardée, surtout quand elle s'exerce sur des tissus moins résistants que la peau de la cuisse, mais à lui faire jouer un rôle des plus restreints. Les cas dans lesquels l'insouciance des sujets permet au pus de séjourner plusieurs jours, même plusieurs heures sur la peau, ne ne sont pas à tout prendre, hormis les cas de phimosis, assez nombreux, assez bien constatés, pour qu'il ne nous soit pas permis de ne les accepter que sous bénéfice d'inventaire.

Nous avons indiqué, en exposant précédemment les conditions qui président à la transmission de la blennorrhagie, ce qu'était la *contagion médiate*. En ce qui regarde le chancre simple, les expériences de Cullerier l'ont mise pleinement en lumière[1].

Voici par quelles expériences Cullerier a établi le mécanisme de la contagion médiate. Dans un premier cas il s'agissait d'une jeune fille entrée à Lourcine pour des bubons chancreux et une vaginite. Au bout de six semaines la vaginite avait presque complétement disparu. Aucune ulcération n'ayant été constatée dans toute l'étendue des parois vaginales, et après avoir reconnu que la sécrétion de ces parties n'était pas inoculable, Cullerier recueillit le pus inoculable d'un des ulcères virulents de l'aine, et le porta dans le vagin. La malade dut ensuite se promener pendant trente-cinq minutes, exactement surveillée afin qu'elle ne portât point la main à la vulve. Au bout de ce temps, l'humeur qui baignait le vagin est recueillie et inoculée sur une cuisse ; puis toutes les parties sont lavées avec des liquides astringents, et essuyées avec précaution. Quarante-huit heures après, la piqûre d'inoculation avait donné lieu à la pustule caractéristique. Rien, absolument rien ne parut au vagin. Il en fut de même dans un second cas.

Bien que de pareilles expériences n'aient point été pratiquées sur l'homme, il est évident que les résultats lui en sont applicables. La clinique d'ailleurs nous offre des exemples incontestables de contagion médiate. J'emprunte les deux suivants à Ricord et à Puche. Le premier a trait à un jeune homme qui eut le même jour des rapports avec une femme affectée de chancres et avec sa maîtresse habituelle; cette dernière fut atteinte de la même maladie, sans que lui-même en ait présenté aucune trace. Il est à remarquer que ce jeune homme ne s'était pas lavé après le premier coït, et que chez lui le prépuce était fort long. Le second cas, dû à Puche, ressemble fort au précédent. Une jeune fille épouse par amour un jeune homme qu'elle enrichit. Ce dernier, le jour même de son mariage, rencontre une ancienne maîtresse, et pratique le coït avec elle. Puis immédiatement après, il rentre chez lui et

[1] La contagion médiate n'était point ignorée des anciens. « Novi mulieres sanas, écrit Georges Vella, quæ coiverunt cum infectis, in quas tale genus ægritudinis non transivit, et tamen transivit in viros alios coeuntes cum illis. » Nicolas de Blegny est plus explicite encore : « Quelques femmes qui ont esté trouvées saines, n'ont pas laissé de gaster les hommes qui ont eu leur compagnie... Une femme peut recevoir la semence d'un homme impur, et se joindre peu après à un autre, sur la verge duquel cette matière corrompue pourra s'attacher et y faire une impression pernicieuse, quoy qu'ensuite de cela cette mesme femme puisse rejeter tout ce qu'elle aura reçu de l'un et de l'autre sans en être endommagée. » (BLEGNY. *L'Art de guérir les maladies vénériennes*, cap. VI.)

accomplit ses devoirs conjugaux. A quelques jours d'intervalle, un chancre se déclare chez sa femme. Le mari reste indemne; il avait le prépuce très-long, et n'avait pris aucun soin de propreté après le premier rapport. Quant à sa femme, aucun soupçon d'infidélité ne pouvait être élevé contre elle.

Ces expériences et ces faits prouvent surabondamment que la muqueuse des organes génitaux peut, sans en souffrir, recéler pendant un temps variable un principe virulent. Ils expliquent ces contaminations produites par l'intermédiaire de sujets restés sains, enfin ils permettent d'affirmer, de la façon la plus catégorique, l'absolue nécessité d'un contagium pour la transmission du chancre.

La contagion peut, on le comprend, trouver des intermédiaires de bien des sortes; les linges à pansements, les instruments, les doigts du chirurgien, les vêtements que les malades se prêtent mutuellement, peuvent servir de véhicule au pus. Fabri de Hilden nous a laissé un exemple saisissant de ce dernier mode de contagion [1]. Il n'est pas rare de voir des malades qui, en se grattant avec leurs doigts souillés de pus, ou en les portant au contact d'une écorchure, ont déterminé l'apparition de chancres sur un point quelconque de leur corps. Un malade, dont nous avons publié l'observation dans les *Annales de dermatologie* [2], souffrit d'un bu-

[1] « Ce n'est pas une chose rare que la maladie vénérienne se communique par le moyen des habits, comme ie l'ay quelquefois remarqué, en voici un exemple. Une Damoiselle de Dusseldorp, s'étant trouvée dans une assemblée où plusieurs gentils-hommes célébroyent la feste des Roys, quelques ieunes hommes prirent des habits de filles, et au contraire les filles revétirent les chausses et habits de ces ieunes hommes : il arriva un peu après que celle-ci sentit une douleur aux parties honteuses avec démangement, et incontinent il s'y éleva des pustules et ulcères malins sans oser le faire entendre à sa mère, iusqu'à-ce que ces ulcères venants à augmenter avec la douleur, à péne pouuait-elle marcher; ayant été finalement demandé, ie trouuay que les parties honteuses, une partie du col de la vessie, et de la matrice étoyent rongées d'un ulcère très-puant iusqu'au gros boyau, les deux sphincters étoyent aussi rongés, à cause dequoy elle ne pouvoit retenir ni son urine ni ses excréments : c'était une chose horrible à voir, car, outre l'ulcère, il y avoit des douleurs extrêmes, fièvre continue et ardente, veilles, nausée et dégoust : elle mourut en cette misère en peu de iours; or comme avant sa mort, ses parents étoyent en pène pour découvrir la cause de ce mal, et voulurent pressentir si quelqu'un l'avait approché de trop près, elle assura avec mille serments que iamais homme ne l'avait touché, mais, après une recerche, on sçeut que le ieune homme duquel elle avait pris le haut de chausse, était vilainement entaché du mal vénérien. » (GUILLAUME FABRI DE HILDEN, Obs. 100, Cent. 1. *Observations chirurgiques tirées de ses centuries, épitres et traités*. Chez Pierre Chouët, à Genève, MDCLXIX, page 525).

[2] L. Jullien, Bubon virulent de l'aisselle, *Annales de dermatolologie et de syphiliographie*, tome V, page 373.

bon axillaire consécutif à un chancre assez étendu de la main droite. L'ulcération primitive qui l'avait contagionné au niveau d'une petite plaie de l'hypothénar, siégeait sur le prépuce et avait été de si courte durée qu'au moment de son entrée à l'hospice on pouvait à peine en retrouver les traces. Il serait long de citer tous les chirurgiens qui ont contracté le même mal en donnant des soins à des chancreux. Labarthe dit tenir de Després le fait d'une jeune femme qui communiqua des chancres mous à une autre malade du service en l'égratignant à la joue, après avoir volontairement imprégné ses ongles de pus. Le même auteur a donné des soins, pendant le siége de Paris, à un jeune mobile atteint d'un chancre simple à la face antérieure de la jambe droite, où il portait une écorchure résultant d'une chute. Son camarade de lit, examiné, présentait plusieurs chancres du prépuce suppurant abondamment. La jambe du premier malade s'était évidemment souillée pendant son sommeil, soit au contact de l'ulcère, soit au contact des draps ou de la chemise de son compagnon.

Du pus chancreux. — L'agent de transmission du chancre simple est le pus chancreux. Rien du reste dans cette humeur qui, soit à l'œil nu, soit sous le champ du microscope, permette de la distinguer du produit vulgaire de la suppuration. Couleur jaune, consistance variable, parfois presque complétement séreuse, rarement crêmeux et épais. Son caractère essentiel est de faire naître, au point où il est inoculé, une ulcération identique avec celle qui lui a donné naissance.

Desséché, ce pus ne perdrait que momentanément ses propriétés; il suffirait de le délayer pour les faire reparaître. On n'est pas bien fixé sur la résistance, la vitalité de ce virus. Ricord a pu le garder intact dans des tubes bien fermés pendant huit, dix, quinze et même dix-sept jours, sans lui rien enlever de ses propriétés virulentes. D'autre part, Sperino a cité le curieux fait suivant : Une lancette ayant servi à une inoculation, n'avait pas été bien essuyée, et se trouvait encore couverte vers la pointe d'une couche légère de pus concret ; *sept* mois après elle fut humectée avec de l'eau, et M. Sperino s'en servit pour faire trois piqûres qui donnèrent lieu à trois ulcérations caractéristiques. Notons cependant que, dans un certain nombre d'expériences entreprises par Bumstead à l'instigation de Boeck, les propriétés virulentes du pus ont paru complétement détruites par une dessiccation lente sur plaque de verre, au bout de vingt-quatre heures.

Mélangé à une certaine quantité d'eau, le pus du chancre simple conserve sa puissance de reproduction, car, ainsi que l'a fait remarquer Ricord, ce n'est pas dans la quantité, mais dans la qualité du pus virulent que réside la propriété contagieuse. M. Puche a pu produire des chancres avec une goutte de pus mélangé à un demi-verre d'eau. M. Fournier a observé un malade, sur la véracité duquel il se croit en droit de n'élever aucun doute, qui contracta un chancre en se lavant dans la même eau, où un de ses amis, affecté de chancres, s'était lavé quelques instants auparavant. Toutefois il est évident qu'une quantité trop considérable de liquide ne manquerait pas de nuire à la virulence du mélange. Nous manquons pourtant de documents nous permettant d'apprécier la limite à laquelle la dilution deviendrait inoffensive. Il est vrai que, si le pouvoir contagionnant, ainsi que certains auteurs l'ont prétendu, est lié à la puissance d'éléments figurés insolubles dans l'eau, l'addition d'une proportion croissante de véhicule les écartera sans les détruire, et l'on comprend sans peine que dans de telles circonstances il ne soit pas impossible à la lancette de rencontrer quelques-uns de ces éléments.

L'expérience nous a appris que les liquides fournis par quelques sécrétions physiologiques ou pathologiques, l'urine, le mucus vaginal, la salive, la sueur, le sperme, le muco-pus blennorrhagique, le poison syphilitique, etc., n'exercent pas, sur l'humeur chancreuse, d'action plus marquée que celle de l'eau. Ce fait jette sur les contagions mixtes une grande lumière, il montre de plus comment certaines maladies coexistant accidentellement avec le chancre simple (chancre induré, blennorrhagie) ont pu passer pour réinoculables (Ricord). Au contraire, les liquides dont la réaction, soit acide, soit basique, est énergiquement accentuée, annihilent sa virulence. Tels sont les acides sulfurique, nitrique, hydrochlorique, acétique, les chlorures purs, la potasse, la soude, l'alcali volatil. Le vin, l'alcool, les décoctions concentrées de tan produisent le même résultat (Ricord). C'est sur cette propriété que se sont basés les auteurs pour la préparation de divers liquides prophylactiques (Rodet, Langlebert). Notons encore un certain nombre de circonstances qui enlèvent au pus sa spécificité, la chaleur, la putréfaction, la gangrène. Sur ce dernier point, nous nous expliquerons plus au long ultérieurement; constatons seulement ici ce fait, absolument inexpliqué encore, que le pus provenant d'un chancre compliqué de gangrène ne donne jamais lieu qu'à des inoculations négatives.

Nous avons dit que rien dans ses propriétés objectives ne rendait compte de la qualité particulière du pus chancreux. Jusqu'ici en effet, les tentatives faites dans le but de séparer du sein des humeurs virulentes l'élément propre de la spécificité, sont restées à peu près infructueuses. S'il faut en croire Robin [1], les causes de la virulence ne sont pas la présence de tel ou tel corps solide en en suspension visible ou pondérable; elles sont dues à des modifications isomériques particulières des substances coagulables qui prennent part à la constitution du sérum du pus. Le liquide est virulent en tant que fluide, en tant qu'humeur, ayant pour principe immédiat, constitutif, fondamental, des substances coagulables.

Mais cette manière de voir est absolument infirmée par les nombreuses et très-précises expériences de Chauveau (de Lyon) [2]. A cette question, quel est l'état physique des agents virulents? Chauveau répond que l'activité spécifique appartient aux éléments figurés, et que le sérum des humeurs ne participe en rien à cette activité. Voici les faits sur lesquels il se base :

1° En essayant des humeurs virulentes, graduellement et progressivement diluées dans un véhicule inerte, l'activité de ces humeurs se manifestera, non pas comme si elle était uniformément répandue dans le sein de la masse et attachée à toutes les molécules, mais comme si elle était l'attribut exclusif de quelques-unes de ces molécules dispersées çà et là, et d'autant plus éloignées les unes des autres que la dilution est plus étendue.

2° Les substances dissoutes dans le sérum, retirées isolément des humeurs, se montrent dénuées de toute activité virulente.

3° La même opération étant pratiquée sur les éléments figurés suspendus dans le sérum, l'inoculation de ces éléments, isolés d'une manière absolue, produira les mêmes effets que celle de l'humeur complète.

Cette opinon est assurément celle qui s'allie le plus étroitement aux exigences de la clinique. Déjà, on se le rappelle, Langlebert avait cru devoir attribuer le chancre simple à l'action isolée des globules du pus. De son côté, Rollet était arrivé expérimentalement à nier tout pouvoir contagieux au sérum pour l'attribuer exclusivement au globule. Ayant mis du pus chancreux sur une double feuille de papier joseph et humecté la pointe de la lancette avec l'humidité recuillie sur le côté opposé du papier, il pratiqua des inoculations qui restèrent négatives. Sans doute on

[1] Charles Robin, *Leçons sur les humeurs normales et morbides du corps de l'homme*, Paris, 2e édition 1874.

[2] Chauveau, *Physiologie générale des virus et des maladies virulentes* (*Lyon médical* 1871, tome VIII, page 490).

pourrait reprocher à l'auteur de n'avoir point cherché à séparer les globules d'avec les autres éléments solides (granulations, globulins, cristaux, vibrions); tout au moins si la puissance nocive du globule en lui-même reste encore imparfaitement démontrée, a-t-il rigoureusement établi l'innocuité du sérum. Ce résultat était facile à prévoir. Pour que le chancre simple, affection spécifique, reste local, il faut que les éléments générateurs du virus soient réfractaires à l'absorption; il faut, en un mot, que ce soient des corpuscules solides, qui ne puissent pas pénétrer dans les veines par endosmose, ou que la trame serrée du ganglion arrête au seuil des voies lymphatiques. M. Rollet a trop magistralement exposé les singuliers effets qui seraient l'inévitable conséquence de l'entrée de ce virus pour que je ne lui emprunte pas le passage suivant : « Si le pus passait dans le sang, il irait se déposer un peu partout et plus particulièrement peut-être vers certains organes, ainsi que le font tous les virus généralisables. Comme eux aussi il conserverait son identité en traversant l'organisme. On le retrouverait donc dans le sang, et partout où le sang le porterait, comme on le retrouve dans la lymphite et dans le bubon chancreux, avec son caractère fondamental de pus réinoculable.

» Puis, comme conséquence nécessaire de cette généralisation, arriverait une chose impossible, ou du moins qui ne s'est jamais vue; on ne pourrait pas piquer le malade sur un point, sans donner lieu sur ce point à une inoculation, à un chancre; on ne lui appliquerait pas des sangsues, sans qu'un chancre ne se greffât sur la plaie de la saignée; on ne lui ferait pas d'opération grande ou petite, sans que la solution de continuité ne sécrétât du pus contagieux, réinoculable. Le résultat que nous obtenons fatalement en ouvrant un abcès chancreux, une lymphite chancreuse ou un bubon chancreux, c'est-à-dire l'inoculation de la plaie et sa transformation en plaie chancreuse, on l'obtiendrait donc fatalement aussi sur tous les points du corps, car le sang porterait partout avec lui le pus réinoculable. »

Quoi qu'il en soit de ces ingénieuses considérations, il demeure acquis que le sérum du pus chancreux est dénué de toute spécificité; et, jusqu'à nouvel ordre, en attendant des travaux plus précis, c'est dans la partie solide du pus, probablement le globule, que nous localiserons l'élément actif de la virulence.

Fréquence du chancre simple. — Le chancre simple n'ayant été distingué et reconnu que depuis quelques années, il est assez difficile de se rendre compte des phases qu'il a traversées dans son évolution depuis des temps reculés. Les recherches de Bassereau en 1837-1838 constituent le plus ancien document sur lequel nous puissions nous appuyer. Or à cette époque, d'après cet auteur[1], les chancres simples étaient aux chancres infectants comme 30 est à 1.

Quelques années plus tard les statistiques abondent; la plus importante, celle de M. Puche, repose sur le chiffre énorme de *dix mille chancres* observés, de 1840 à 1852, tant à l'hôpital que dans la clientèle. Or ces dix mille chancres étaient ainsi répartis :

Chancres syphilitiques	1 955
Chancres simples	8 045
TOTAL	10 000

ce qui donnait en chiffres ronds 2000 chancres syphilitiques contre 8000 simples, soit 1 sur 4.

La proportion du chancre simple diminuait manifestement; cette décroissance se continua pendant les années suivantes. De 1856 à 1860 les travaux de Fournier, de Rollet et de ses élèves nous apprennent que, tant à Lyon qu'à Paris, la relation de fréquence entre les deux chancres était environ de 3 à 2 simples contre 1 infectant. Suivons à partir de cette époque les comptes-rendus annuels de l'hôpital du Midi, et nous verrons cette proportion, après être restée stationnaire, non sans quelques oscillations, pendant une dizaine d'années, après un soudain écart sous l'influence des événements qui agitèrent la France en 1870, attester finalement une décroissance marquée du mal qui nous occupe.

DATE.	CHANCRE SYPHILITIQUE.	CHANCRE SIMPLE.	PROPORTION.
1861	570	445	Comme 1 est à 1,27
1862	346	572	— 1,36
1863	503	528	— 1
1864	393	733	— 1,7
1865	347	1173	— 2,3
1866	240	1041	— 4,7
1867	190	981	— 5
1868	346	985	— 2,7
1869	290	740	— 1,5
1870 (2e semestre)	241	475	— 2
1871	247	794	— 3
1872	561	914	— 1,19
1873	548	625	— 1,15
1874 Serv. Mauriac.	372	58	Comme 6, 4 est à 1
1875 — —	352	55	— 6, 3 est à 1

[1] Charles Mauriac (clinique de l'hôpital du Midi), *Rareté actuelle du chancre simple*, p. 17. Paris, 1876.

De pareils chiffres témoignent d'une grande mobilité dans les causes qui président au développement du chancre, et laissent supposer que, le jour où l'hygiène aura su les reconnaître toutes, son intervention sera d'une grande efficacité dans la prophylaxie. Personne n'a mis ce fait en relief avec plus de rigueur scientifique, une plus grande richesse d'arguments, que Charles Mauriac, dans le mémoire auquel nous avons emprunté les chiffres précédents.

Essayons-nous d'approfondir les circonstances qui dominent l'étiologie du chancre simple, l'examen des statistiques recueillies à ce sujet nous ramène invariablement à l'idée de la nécessité d'une contagion. Examinons brièvement, en effet, grâce au tableau suivant, que nous devons à l'obligeance de M. Le Fort, auprès de quelles femmes se contractent le plus souvent les diverses maladies vénériennes. La blennorrhagie, qui, nous l'avons vu, peut se produire sous l'influence de nombreuses causes vulgaires, et la syphilis, dont les accidents éclatent parfois après une longue période de guérison apparente, sont fréquemment transmises par les femmes dont la moralité offre le plus de garanties; il n'en est pas de même du chancre simple, qui, dans une énorme proportion, se contracte auprès de prostituées isolées ou clandestines, c'est-à-dire auprès des femmes, qui, s'exposant journellement à la contagion, en sont les agents le plus ordinaires.

Tel est aussi, à quelques différences près, le résultat auquel est arrivé Mauriac dans l'intéressante étude qu'il a consacrée au chancre mou. 579 chancres de cette espèce, observés pendant les années 1869 et 1870 (1er semestre), furent notés comme ayant été communiqués, 432 par des filles *insoumises* et 117 par des filles *soumises*. Sur les 432 *insoumises*, il y avait 303 *coureuses* et 129 *varia*. Sur les 117 *soumises* il y avait 59 femmes *en cartes* et 58 femmes *en maisons*. Ces deux dernières catégories de femmes sont sur la même ligne. Il est facile de voir combien elles offrent plus de garanties que les précédentes. On peut donc rationnellement considérer la *prostitution clandestine* comme une des causes qui agissent le plus puissamment pour la propagation du chancre simple.

Quant aux hommes, nous n'avons pas pour les catégoriser de contrôle semblable. Les statistiques hospitalières constituant nécessairement sur ce point tous les renseignements sur lesquels nous puissions nous appuyer, ne nous éclairent que sur les aptitudes morbides d'une seule partie de la population; mais, pour le cas qui nous occupe, nous ne saurions douter que ce ne soit celle qui est le plus communément et le plus sérieusement frappée.

Tableau résumant par catégories le nombre des femmes accusées par les vénériens d'être la source de leur maladie.

Hôpital du Midi (du 1er février 1866 au 30 juin 1867). Service de M. Léon Le Fort.

	BLENNORRHAGIES.		CHANCRES MOUS.		SYPHILIS.		TOTAL.	
	Nombre.	Rapport des catégories entre elles.	Nombre.	Rapport des catégories entre elles.	Nombre.	Rapport des catégories entre elles.	Nombre.	Rapport des catégories entre elles.
Femme légitime du malade	63		3		9		75	
Concubine	57	696 30,7 °/o	4	89 11 °/o	23	203 20,1 °/o	84	988 21,2 °/o
Maîtresse ou simple connaissance	576		82		171		829	
Femmes rencontrées dans les bals	268	1090 48,1 °/o	116	579 72,3 °/o	157	633 62,9 °/o	541	2302 56,2 °/o
Prostituées isolées ou clandestines	822		463		476		1761	
Maisons de tolérance	479	479 21,1 °/o	132	132 16,5 °/o	169	169 16,8 °/o	780	780 19,1 °/o
	2265		800		1005		4070	

Voici relativement à l'influence des *professions* quelques chiffres, que nous devons encore à M. Le Fort. Nous avons relevé sur un tableau, qui ne comprend pas moins de 967 observations, la liste des professions qui nous paraissent avoir été le plus éprouvées.

Journaliers	55	Serruriers	19
Cordonniers	47	Mécaniciens	18
Maçons	44	Boulangers	16
Terrassiers	34	Garçons de café	15
Ébénistes	33	Peintres en bâtiment	14
Menuisiers	27	Ajusteurs	14
Employés de commerce	26	Cochers	14
Tailleurs	25	Sculpteurs	13
Bijoutiers	20	Bouchers	12
Garçons marchands de vin	20	Garçons de magasin	12
Garçons de restaurant	20	Coiffeurs	10
Charretiers	19	Selliers	10

Comme on le voit, le chancre mou sévit avec d'autant plus d'intensité sur les ouvriers (qui composent exclusivement la clientèle des hôpitaux), qu'ils sont moins élevés dans l'échelle sociale. Ces derniers en effet peu soucieux pour la plupart des soins corporels, sont les hôtes ordinaires des repaires clandestins où se perpétuent les restes de cette affection.

Quant à la question de savoir si tous les hommes sont également susceptibles de subir l'action du virus chancreux? Hübbenet (de Kiew) dit avoir rencontré deux individus chez lesquels l'inoculation, tentée à plusieurs reprises, resta constamment négative. Ce sont les seuls fait d'immunité naturelle que nous connaissions.

Mais du moins le chancre simple, qui, comme le vaccin, se manifeste par des éléments éruptifs localisés aux points mêmes de l'insertion du virus, crée-t-il une immunité contre les inoculations ultérieures? Nul problème n'a donné lieu à des discussions plus passionnées que ce dernier; non pas que l'on mît en doute la réinoculabilité chancreuse immédiate, fait à ce point évident, que nul ne le pouvait nier; mais quelques auteurs, se flattant de trouver dans le pus du chancre simple le vaccin de la syphilis, annoncèrent, qu'après un certain nombre de reproductions sur le même individu, le virus n'y rencontrait plus un terrain favorable à son développement. Or, comme à les en croire, les deux chancres, le simple et l'infectant, dérivaient d'un même principe, par cela même qu'un sujet devenait réfractaire à l'inoculation du premier, ils en concluaient que la vérole n'avait plus de prise sur son organisme (Auzias Turenne, Boeck, Sperino). C'était là une double erreur. A la vérité, chez quelques sujets, les ulcères, en se succédant, semblaient diminuer d'étendue, et le pus qui en résultait y perdre quelque chose de sa virulence; quelquefois il se produisait, au point de vue de l'aptitude à l'ulcération, une sorte d'épuisement d'une région donnée, qui finissait par ne plus se prêter à la fructification du virus; encore ce résultat exceptionnel n'était-il guère durable. En tout cas, cette saturation locale ne pouvait-elle, et c'est là surtout que gisait l'aveuglement des syphilisateurs, s'opposer qu'à une infection locale, celle du chancre simple; la réceptivité pour la syphilis n'en était pas atteinte. Plusieurs observations prouvèrent en effet qu'après avoir supporté l'inoculation d'un plus ou moins grand nombre de chancres simples, les patients n'étaient nullement défendus contre le pus syphilitique. Tel fut en particulier le cas du célèbre docteur Lindmann. Cet homme généreux se prêta à l'expérimentation la plus étendue; plus de 2700 chancres simples se développèrent sur son corps; il n'en contracta pas moins par inoculation un chancre infectant, qui fut suivi de toutes les conséquences de la vérole.

Si le chancre simple ne préserve pas de la vérole, il n'est pas plus vrai de dire que la vérole préserve du chancre simple; la pratique nous en rend témoins tous les jours, et ce n'est pas un faible argument en faveur de la dualité des virus, que de voir chacun d'eux se comporter sur les sujets déjà contaminés par l'autre comme si leur organisme en était indemne. Voici à ce propos une statistique, communiquée par M. Le Fort, qui résume les antécédents vénériens de 967 malades atteints de chancres mous.

MALADIES VÉNÉRIENNES CONTRACTÉES ANTÉRIEUREMENT PAR DES SUJETS ATTEINTS DE CHANCRES MOUS (967 CAS).

Uréthrites simples	210	
— avec orchite	13	
— multiples	27	
Uréthrites et chancres mous	24	
Uréthrites et syphilis	14	
Uréthrite, chancres mous et syphilis	1	
	289	soit 29,8 %.
Chancres mous	74	
Chancres mous et uréthrite	24	
Chancre mou et chancre syphilitique	1	
Chancre mou, uréthrite et syphilis	1	
	100	soit 10,2 %.
Chancre syphilitique	53	
Syphilis et uréthrite	20	
Syphilis et chancres mous	1	
Syphilis, chancre mou et uréthrite	1	
	75	soit 7,7 %.

Nous avons dit qu'il n'existait *aucun préservatif absolu, naturel ou acquis*, contre l'inoculation du chancre simple. Tout médecin a pourtant observé des sujets qui se font un jeu de braver la contagion, et l'on a depuis longtemps noté l'immunité presque absolue, que beaucoup de prostituées acquièrent avec l'exercice de leur fonction. C'est à dessein que je rapproche ces faits, car ils dérivent d'une même cause, la *résistance des épithéliums*. Chez la femme publique, les muqueuses insensibilisées, tannées par l'usage des astringents et les frottements, acquièrent souvent une telle épaisseur qu'on a pu les comparer à des fibro-cartilages [1] ; il en est de même pour certains débauchés ; de même aussi pour quelques individus, qui ont naturellement le gland à découvert. Inversement les sujets dont les muqueuses sont délicates, et qui portent un prépuce développé, sous lequel les liquides nocifs peuvent pénétrer et séjourner en dépit d'ablutions, présentent une redoutable réceptivité. Parmi ces derniers il importe de compter les arthritiques et les herpétiques. S'il faut en croire M. Nystrôm, de Copenhague, ces vices diathésiques entretiennent chez ces sujets une balano-posthite incessante, et créent ainsi, en supprimant ou tout au moins en amoindrissant la barrière que lui offre l'épithélium, de nombreuses bouches d'absorption pour le virus. (Voir le chapitre de la *balano-posthite*, page 156). C'est dans ce cas seulement, c'est-à-dire agissant sur ces tissus délicats, macérés au contact des sécrétions balano-préputiales, que nous admettons la pénétration possible du virus, sans déchirure préalable.

Du siége du chancre simple. — Le siége habituel du chancre simple est la région génito-anale. Les statistiques suivantes en font foi.

I. — *Statistique de Debauge (de Lyon), 206 cas, femmes.*

Fourchette, fosse naviculaire	78
Grandes lèvres	19
Petites lèvres	16
Méat urinaire (de ces 21 chancres, 19 se prolongeaient dans l'urèthre)	21
Voisinage du méat	2
Vestibule	4
A reporter	140

[1] Adrien Charpy, *Des organes génitaux externes chez les prostituées* (*Annales de dermatologie et de syphiliographie de Doyon* t. III, p. 269).

Report..........	140
Clitoris..........	1
Entrée du vagin (immédiatement en dehors des caroncules myrtiformes, entre ces caroncules et les petites lèvres)..	17
Vagin en arrière des caroncules..........	7
Col utérin..........	1
Marge de l'anus..........	25
Sillon interfessier..........	5
Périnée..........	5
Face interne des cuisses..........	5
Hypogastre..........	2
	206

II. — *Statistiques réunies de Ricord et A. Fournier.* 788 *cas, hommes.*

Gland ou prépuce..........	643
Fourreau de la verge..........	36
Chancres multiples de la verge, occupant à la fois le prépuce et le fourreau, le fourreau et le gland, etc..........	41
Verge (sans désignation plus précise)..........	25
Méat urinaire..........	20
Chancre intra-uréthral..........	8
Scrotum..........	3
Pubis..........	3
Doigts..........	3
Face interne et supérieure de la cuisse..........	2
Anus..........	3
Région thoracique antérieure..........	1
	773

III. — *Statistiques communiquées par M. L. Le Fort* 736 *cas, hommes.*

	Un seul chancre.	Plusieurs chancres.	Total.
Prépuce. Sans autre désignation..........	17	9	26
Prépuce. Face cutanée..........	35	17	52
Prépuce. Face muqueuse..........	93	28	121
Prépuce. Bord libre..........	55	23	78
Gland..........	24	5	29
Rainure glando-préputiale..........	87	38	125
Méat..........	7	2	9
Frein..........	65	9	74
Fourreau de la verge..........	37	15	52
Scrotum..........	2	1	3
Anus..........	3	1	4
Sans spécification de siége..........	31	11	42
	456	159	615

CHANCRES MULTIPLES OCCUPANT DES SIÉGES DIFFÉRENTS. 121.

Face muqueuse du prépuce et :		Face cutanée du prépuce et :		Bord libre du prépuce et :	
Bord libre	5	Bord libre	4	Gland	3
Gland	13	Gland	8		
Frein	10	Frein	3	Frein	4
Rainure	14	Rainure	2		
Méat	1	Méat	»	Rainure	1
Fourreau	4	Fourreau	4		
Scrotum	3	Scrotum	1	Méat	1
	50		22		9

Face muqueuse de prépuce, gland et méat	2
— — — frein	5
	9
Face cutanée de prépuce, rainure et frein	2
Gland, rainure et frein	2
Frein et méat	2
— rainure	7
— fourreau	3
	12
Rainure et gland	7
— fourreau	2
	9
Paroi abdomidale et frein	2
— — prépuce	2
	4
Doigt et rainure	1
Face dorsale de la main et prépuce	1
	2
Inoculations multiples sur les cuisses, l'abdomen, le thorax..	2

En additionnant ensemble tous ces résultats, en y joignant ceux de Clerc, Millet et Labarthe, nous obtenons le total suivant :

	Chancres génitaux.	Chancres extragénitaux.
Ricord et Fournier	751	37
Debauge	166	40
L. Le Fort	736	»
Clerc	2000	20
Millet	240	»
Labarthe	102	2
	3956	99

Ainsi les chancres extra-génitaux sont aux chancres génitaux comme 1 est à 40.

Chez la femme, c'est à la fourchette, ce lieu des frottements et des déchirures, ce point qui, de par la position des parties, est mis fatalement en contact avec les liquides nocifs à leur sortie du vagin, que se localise le plus fréquemment l'ulcération; vient ensuite la marge de l'anus, fait qui ne doit en rien nous étonner, si l'on se rappelle que les femmes qui offrent particulièrement des exemples de chancre simple appartiennent aux plus infimes catégories de la prostitution. Nous ferons remarquer la rareté des chancres du vagin, dont M. Debauge n'a vu que 7 exemples. C'est qu'en effet cet organe est très-efficacement protégé par sa position d'abord, mais surtout par la résistance qu'offre son épithélium. Le plus souvent les chancres de la partie supérieure du vagin coïncident avec une ulcération utérine de même nature. M. Debauge n'a noté qu'un seul cas de chancre utérin sur 206; cette proportion ne nous semble pas donner une juste idée de la réalité; au reste, il n'est pas impossible que, peu remarquée à l'époque où fut publié ce travail, cette variété d'ulcération, dont le diagnostic nécessite plus que tout autre une étude approfondie, ait passé fréquemment inaperçue. C'est le col qui en est le siége habituel, par suite d'inoculation directe ; mais il n'est nullement prouvé que le corps n'en puisse être atteint. Dans sa remarquable thèse inaugurale, le docteur P. Aubert[1], chirurgien de l'Antiquaille, a présenté avec talent les raisons qui militent en faveur du chancre intra-utérin. Pour nous, cette hypothèse ne nous semble guère moins rationnelle que celle du chancre intra-uréthral profond. Mais, si nous en admettons le principe, nous sommes bien forcé de reconnaître que la clinique ne nous en a pas jusqu'à présent offert des exemples confirmatifs suffisamment nombreux[2].

[1] P. Aubert, *Du chancre utra-utérin*. Thèse de Montpellier, 1868.

[2] Nous ne connaissons qu'un fait bien constaté de chancre intra-utérin. Il est dû à M. Combal. Les circonstances qui l'accompagnent, contagion, inoculation positive, en rendent l'existence et la nature incontestables :

« Vers la fin de 1840, la nommée J. B..., âgée de vingt-deux ans, fut visitée par le professeur Lallemand, et cela par tous les moyens d'investigation connus. Rien ne décela chez elle aucun symptôme syphilitique. Cependant cette visite avait été faite sur l'invitation d'un officier qui se plaignait d'avoir été infecté par cette femme. Plusieurs plaintes analogues ayant été portées, cette personne fut dirigée sur le dépôt de police, et, en présence d'un grand nombre d'élèves, M. Delmas la soumit à un examen très-exact.... Le col parut sain ; mais, en le pressant avec le speculum, il en sortit un liquide muco-purulent avec lequel on pratiqua *quatre inoculations* sur la cuisse droite de la malade, inoculations qui revêtirent la forme de *quatre chancres* bien caractérisés. » (*Journ. de la soc. de méd. pratique de Montpellier*, 1845.)

Chez l'homme, la rainure balano-préputiale est le siége d'élection des chancres génitaux. La face interne du prépuce, son bord libre et le frein, dont le revêtement muqueux tendu et tiraillé est si exposé aux érosions, doivent être considérés ensuite comme particulièrement vulnérables. La fréquence des chancres du frein doit être rapprochée de celle des chancres de la fourchette chez la femme; ces deux faits s'expliquent l'un par l'autre, si l'on songe aux rapports qu'affectent entre elles ces deux régions pendant le coït normal. Nous noterons enfin la face cutanée du prépuce, le fourreau de la verge, le gland et le méat. Les chancres du méat ne sont pas rares. Quant à ceux qui siégeraient dans l'intérieur de l'urèthre, la lumière n'est pas complétement faite à leur égard. Si la plus grande partie des auteurs admettent le *chancre de la fosse naviculaire*, il n'en est pas de même pour l'*intra-uréthral profond* (chancre endo-uréthral de Sperino). Clerc[1], Langlebert Rollet, Fournier ne l'ont jamais observé. Toute son histoire repose donc sur les observations et les autopsies, fort probantes d'ailleurs, de Ricord.

Dans le cas le plus remarquable, l'autopsie fit reconnaître, outre des chancres sur le gland, une ulcération de la partie spongieuse de l'urèthre, située à un pouce de profondeur, de huit lignes d'étendue, de forme allongée et n'entamant pas toute l'épaisseur de la muqueuse; de plus la partie située en arrière du bulbe, toutes les régions membraneuse et prostatique, le col de la vessie, la cavité même de ce viscère, jusque dans l'épaisseur de la prostate, présentaient les traces d'un vaste chancre phagédénique. Nous rapprocherons ce fait de celui qu'a rapporté Vidal dans son traité[2] (page 212) et dont il a donné une planche remarquable. Il s'agit d'un malade atteint de chancre du méat, qui dut être sondé pour une rétention accidentelle des urines. L'instrument qui s'était chargé de pus à l'entrée de l'urèthre transporta le virus et l'inocula sur la paroi postéro-supérieure de la vessie, un chancre s'ensuivit et détermina une perforation de cet organe, dont l'autopsie seule révéla la cause.

Chancre céphalique. — S'il est un point bien établi, c'est la *constance presque absolue des accidents syphilitiques à la suite des chancres qui siégent à la tête.* A Rodet, chirurgien de l'Antiquaille,

[1] Ricord, *Différence entre la blennorragie et le chancre, le chancre uréthral constituant seul la blennorrhagie virulente* (*Mémoires de l'Académie de médecine*, Paris, 1833, t. II). — Cullerier et Lagneau, Rapport à l'Academie de médecine sur le mémoire précédent, 15 février 1847 (*Gazette des hôpitaux*, 1847; — et Ricord, *Clinique iconographique de l'hôpital des Vénériens*. Paris, 1851, p. 4).

[2] Vidal (de Cassis), *Traité des maladies vénériennes*, 2e édition, Paris, 1855.

revient le mérite d'avoir le premier signalé ce fait en 1854. Ce fut d'abord un rude coup porté à la dualité. En effet, si, par le fait de son développement sur la face, un chancre donnait fatalement lieu à l'infection, la nature de l'ulcération dépendait non de la graine, mais du terrain, et que servait-il alors d'invoquer la distinction des virus, puisqu'il ne s'agissait que de l'évolution autochtone différente d'un même principe. L'interprétation de ce fait passionna pendant quelque temps les écoles syphiliographiques. Cependant chacun rappela ses souvenirs, les inoculations vinrent en aide au raisonnement. Avec un zèle, que l'amour de la vérité ne suffit pas à justifier, plusieurs praticiens ne craignirent pas de porter le pus virulent sur différentes régions de la face. Tous obtinrent un résultat positif. Peu à peu les exemples se présentèrent plus nombreux. Le chancre simple de la tête recevait ainsi une double conformation et de l'expérimentation et de la pratique. Il peut exister, il existe, on pourra s'en convaincre par le tableau que nous donnons plus loin (page 326), et dans lequel nous avons réuni tous les cas accidentels ou expérimentaux publiés jusqu'ici. Un seul point reste à élucider, c'est son extrême rareté.

Or cette explication, il n'est pas difficile de la trouver. Si l'on recherche en effet par comparaison quelles sont les causes les plus communes des chancres infectants *céphaliques*, on constate qu'un très-grand nombre, je dirai même le plus grand nombre, sont dus à la contagion d'accidents syphilitiques développés *sur la face* survenus pendant la période de généralisation. Le chancre simple étant une affection exclusivement locale et n'étant pas suivi par conséquent d'accidents céphaliques, voilà donc supprimées d'un coup, en ce qui le concerne, deux causes qui agissent puissamment pour la propagation du chancre infectant : et ces accidents faciaux, et les chancres qui auraient pu naître de leur contact.

Ce motif ne saurait pourtant suffire. Une certaine quantité de chancres infectants reconnaissent pour origine les rapports anormaux de la bouche avec les organes génitaux, pourquoi de pareilles manœuvres ne serviraient-elles pas à la propagation du chancre mou ? La raison en est simple. La symptomatologie nous apprend que si le chancre syphilitique parcourt parfois ses périodes sans être aperçu ni même soupçonné soit par la personne qui en est atteinte soit par autrui, il n'en est pas de même du chancre simple. Ce dernier s'accompagne toujours, sinon d'une ulcération à grands fracas, du moins d'une solution de continuité visible, tangible, suppurant abondamment, excitant une certaine souffrance, et surtout *inspirant assez de répulsion pour interdire ces rapports ab ore.*

A ces raisons, quelques auteurs en ajoutent une troisième tirée d'une prétendue *immunité de la région;* la face serait un terrain peu propre à la germination du chancre simple, où l'ulcération s'étiole fatalement et disparaît d'elle-même en quelques jours. Nous reconnaissons volontiers que le fait est en parfait accord avec ce que nous savons des variations que présente la réceptivité, suivant les régions. Au temps où il traitait la syphilis par la syphilisation, Boeck a constaté en effet que, sur les joues, la poitrine et le ventre, on obtient les plus petits ulcères, soit en profondeur soit en étendue. Ils sont plus grands sur les bras, plus grands encore sur les cuisses. Si on inocule en même temps et avec la même matière sur les cuisses et sur l'une des parties susdites du corps, l'inoculation réussit dans le plus grand nombre des générations sur les cuisses, et la matière y garde le plus longtemps son intensité; en sorte que lorsqu'elle ne produit plus d'effets en certains points, on peut encore produire quelques générations d'ulcères en inoculant celle des cuisses. Plus récemment M. Le Fort a mis très-clairement ces différences en lumière, en insistant sur l'innocuité du chancre simple de la partie supérieure de l'abdomen [1]. Sans accorder, dans la question qui nous occupe, une trop grande valeur aux faits que nous venons de signaler, nous ne saurions donc refuser d'admettre l'influence, bien obscure encore, mais incontestable de la localisation.

[1] « La plupart des syphiliographes ont pratiqué l'inoculation à la cuisse ou à la partie inférieure de l'abdomen. Au début de mes recherches j'ai suivi leur exemple, mais il arrive quelquefois, trop souvent même, que le chancre s'agrandit et se creuse, que la peau se décolle sur la périphérie de l'ulcération, et l'on a alors affaire à une sorte de chancre phagédénique difficile à guérir.

» Plusieurs fois cet accident m'était arrivé, je cherchai un autre siége pour les piqûres, et je fis les inoculations à l'abdomen. Je crus remarquer que les chancres sous-ombilicaux me donnaient parfois les mêmes résultats fâcheux que ceux de la cuisse, tandis que ceux inoculés au-dessus de l'ombilic n'étaient pas suivis des mêmes accidents. Je fis donc les inoculations un peu au-dessus et à droite de l'ombilic, et laissai le chancre d'inoculation suivre quelques jours son évolution normale. Or, et c'est là le point qu'il importe de signaler, je remarquai que le chancre avait peu de tendance à s'agrandir et à se creuser, qu'il en avait si peu même que dans les six derniers mois de séjour à l'hôpital je m'abstins de toute cautérisation et je laissai le chancre suivre sa marche naturelle. L'étendue de l'ulcération ne dépassa presque jamais la dimension d'une pièce de 50 centimes, et après huit à quinze jours ces chancres se guérissaient d'eux-mêmes sans aucun traitement local. » (Le Fort, *Recherches sur quelques points de l'histoire clinique des maladies vénériennes.* (*Gaz. heddomadaire*, 11 juin 1869.)

Tableau des cas de chancre simple

NUMÉROS.	NOMS des AUTEURS	INDICATIONS BIBLIOGRAPHIQUES Dates.	ÉTIOLOGIE
1 à 7	Ricord.	*Traité pratique des maladies vénériennes.* Paris, 1838, p. 525.	
8 à 10	»	»	
11	Boys de Doury et Costilhes.	*Mémoires sur le chancre chez les femmes* (*Gaz. méd. de Paris*, 1845).	Transport du pus des organes génitaux à l'œil qui était atteint de conjonctive chez une femme.
12	»	»	Transport du pus des organes génitaux à l'oreille atteinte d'otorrhée avec ulcérations légères, femmes.
13	Ricord.	*Clinique iconographique de l'hôpital des vénériens*, pl. XXI. Paris, 1851.	Application de la bouche sur les organes génitaux d'une femme affectée de chancre.
14	Diday.	*Gazette médicale de Lyon*, 1857.	Inoculations à la lancette faites par M. Rollet sur un vieillard cancéreux exempt de syphilis.
15	Diday.	*Étude sur le chancre céphalique* (lettre à A. Fournier, Paris, 1858).	Jeune fille de dix-neuf ans.
16 17	Bassereau.	Juillet 1855. Thèse de Buzenet, 21 août 1858.	Inoculation à la lancette chez l'un, sur une gerçure chez l'autre, avec pus recueilli sur les organes génitaux de chacun d'eux.
18 19	»	»	Chez un jeune homme et une jeune fille inoculation du pus recueilli chez le premier (chancre préputial).
20 21	»	»	Homme et femme; inoculation avec pus pris sur les organes génitaux de chacun d'eux.
22	Hübbenet.	*Union médicale*, 20 mai 1858.	Chez un soldat, inoculation à la lancette avec pus d'une virulence constatée.
23 24	Puche.	Thèse de Nadau des Islets. Paris, août 1858.	Inoculation à la lancette sur des sujets non syphilitiques.
25 à 30	»	»	»

céphalique expérimentaux ou accidentels.

SIÉGE	PRINCIPAUX SYMPTOMES
...èvres. ...orge.	Ces faits, brièvement signalés dans une statistique, manquent d'une authenticité suffisante.
...angle interne de l'œil droit.	Érosion qui se transforme en un chancre, lequel s'indure et guérit au moyen d'un traitement simple.
...reille.	Chancre caractéristique.
...encive au niveau de la canine supérieure du côté droit.	Ulcération peu étendue qui suivit la marche ordinaire du chancre non induré, guérit sous l'influence de cautérisations répétées sans être suivie d'infection constitutionnelle.
...n peu au-dessus de l'apophyse mastoïde.	Il se développe en deux jours un chancre qui offre tous les caractères du chancre simple.
...vre inférieure.	Vaste ulcération de la lèvre inférieure, non indurée; aucune adénite. Pas d'accidents constitutionnels.
...vre inférieure.	Chancre caractéristique, absolument semblable à ceux auxquels a été emprunté le pus. Réinoculation positive.
...mmissure droite des ...vres.	Pustule chancreuse caractéristique non suivie d'accidents constitutionnels.
...ce interne de la lèvre ...férieure.	» »
...s l'arcade zygomatique.	Dès le lendemain papule, puis pustule; enfin ulcération à fonds lardacé, sans induration. Adénite phlegmoneuse parotidienne. Chancre ganglionnaire.
...ion mentonnière.	Pustule caractéristique, chancre. Pas d'infection constitutionnelle.
»	Avec engorgement sous-maxillaire.

NUMÉROS.	NOMS des AUTEURS	INDICATIONS BIBLIOGRAPHIQUES Dates.	ÉTIOLOGIE
31 32 33	Puche.	Thèse de Nadau des Islets. 1858.	Inoculations sur des sujets déjà syphilitiques.
34	»	»	»
35 36 37 38 39	»	»	Inoculations à la lancette sur des sujets vierges de syphilis.
40	»	»	Inoculation sur un sujet déjà syphilitique.
41	»	»	Inoculation sur un sujet vierge de syphilis.
42	»	1861. *in Dict. de médecine et chirurgie pratique*, art. CHANCRE SIMPLE, par A. Fournier.	Jeune homme de vingt-huit ans. Probablement rapports *ab ore*.
43	Melchior Robert.	*Traité des maladies vénériennes*. Paris, 1861, p. 380, 381.	Inoculation sur un syphilitique atteint d'iritis syphilitique double, sous le prétexte de produire une dérivation.
44	»	»	Pansement d'un cancroïde fongueux avec de la charpie qui avait séjourné toute une nuit sur un chancre simple à la période de progrès.
45	»	»	Pansement d'un ulcère cancéreux du nez, de la dimension d'une pièce de 1 franc, avec la charpie recueillie sur un chancre d'inoculation.
46	Millet.	*Étude statistique sur les maladies vénériennes*. Thèse de Paris, 1865.	Probablement contagion par des rapports *ab ore*.
47	Clerc.	*Traité des maladies vénériennes*, p. 202. Paris, 1866.	Pas de renseignement.
48	Boeck.	*Recherches sur la syphilis*, Christiania, 1862.	Inoculation faite pendant la syphilisation.

SIÉGE	PRINCIPAUX SYMPTOMES
Région mentonnière.	Pustules caractéristiques, chancres.
»	Avec engorgement sous-maxillaire.
Région mastoïdienne.	Pustules caractéristiques, chancres.
»	» »
Région sincipitale.	» »
Lèvre inférieure sur la ligne médiane.	Ulcération chancreuse circulaire, de la longueur d'une pièce de 50 centimes, offrant tous les caractères d'un chancre simple. Guérison, cicatrice simple dépourvue de toute induration. Pas d'accident constitutionnel. Double réinoculation sur l'abdomen et sur un doigt.
Les deux tempes non loin des angles orbitaires externes.	Papule, pustule enflammée, ulcération engorgée de la base, chancre en emporte-pièce; périodes de progrès de *statu quo* et de réparation, cicatrice brune.
Lèvre inférieure.	Le cancroïde se transforme en une plaie chancreuse. Elle devient alors grisâtre et suppure abondamment. La surface se creuse en certains endroits et quelques-uns de ses bourgeons exubérants disparaissent. Inoculation positive du pus recueilli. Puis la plaie perd de ses caractères chancreux, ses bords présentent un liséré cendré, et l'ulcère cancéreux reprend le dessus.
Nez.	Ulcération contaminée, suppure abondamment et présente de la rougeur à son pourtour. L'inflammation périphérique augmente, l'ulcère s'élargit, se creuse, les bords sont déchiquetés, décollés. Un mois après, affaissement des bords, diminution de l'inflammation, tendance au bourgeonnement. Quinze jours après, guérison complète de l'ulcère inoculé avec cicatrisation cendrée.
Lèvre inférieure, sillon gingivo-labial, partie médiane.	Lèvre tuméfiée, molle, pâteuse, muqueuse rouge, foncée, bleuâtre, luisante; dans le sillon gingivo-labial, ulcération arrondie de 1 centimètre de diamètre, profonde, anfractueuse, bords décollés, saillants et frangés, d'un rouge foncé; un lambeau de muqueuse est en partie détaché; il n'adhère plus qu'en bas, au niveau du sillon. Sur la face cutanée, deux petites ulcérations croûteuses. Adénite. Inoculation positive sur l'abdomen.
Bord libre de la lèvre inférieure, ligne médiane.	Remarquant une cicatrice sur la lèvre inférieure chez une jeune femme du demi-monde, M. Clerc apprit qu'elle résultait d'une ulcération qui n'avait été suivie d'aucune infection générale. M. Demarquay avait diagnostiqué un chancre.
Joue.	Ulcération caractéristique, petite et de courte durée.

NUMÉROS.	NOMS des AUTEURS	INDICATIONS BIBLIOGRAPHIQUES Dates.	ÉTIOLOGIE
49	Diday.	*Annales de Dermatologie*, t. IV, p. 92, 1872-73.	Jeune fille de quinze ans et demi. Chancres à la vulve et à la face, du côté gauche. Hymen intact. Rapports *ab ore* probablement. Contagion inavouée.
50	Labarthe.	*Le chancre simple chez l'homme et chez la femme.* Labarthe, 1873.	Contact accidentel d'une épingle souillée par le pus d'un bubon avec une gerçure des lèvres.
51	»	*Le chancre simple chez l'homme et chez la femme.* (Obs. attribuée à Desprès.)	Égratignure avec des doigts volontairement imprégnés de pus chancreux.
52	W. Taylor (de New-York).	Brown-Sequard's *Archives of scientific and practical medicine*, n° 5. 1873.	Chancreux porteur de 5 ulcérations en voie de guérison sur le limbe du prépuce ; transport accidentel sur une plaie contuse.
53	Giuseppe Profeta.	*Annales de Dermatologie*, t. V, p. 197.	Pas de renseignements sur l'étiologie.
54	»	»	Un coiffeur se blesse le doigt avec son rasoir en ouvrant un bubon, et le porte à ses lèvres pour le sucer.
55	»	»	Chancreux atteint d'une éruption prurigineuse du nez, transport accidentel par le grattage.
56	Venot.	*Bordeaux médical*, n° 4. 4 avril 1875.	Prostituée de 19 ans, probablement rapports *ab ore*.
57	»	»	Jeune homme, rapports *ab ore*.

SIÉGE	PRINCIPAUX SYMPTOMES
1° Milieu de la face interne de la lèvre inférieure; 2° pilier gauche du voile du palais	Aspect caractéristique de tous ces ulcères. Surface creuse pultacée. Amélioration rapide par nitrate d'argent. Cependant réinoculation restée négative.
Lèvre inférieure, côté gauche.	Ulcération longitudinale. Forme d'une gerçure profonde. Bords taillés à pic décollés. Fonds grisâtre. Réinoculation positive sur l'abdomen.
Joue.	Ulcérations chancreuses (manque de détails).
Région sourcilière gauche.	Ulcération très-rapide; croûtes verdâtres. La surface chancreuse mesure 1/2 pouce de largeur et 1 pouce 1/2 de longueur, et présente l'aspect caractéristique; aréole rouge enflammée, œdème considérable de la paupière, inflammation intense de la conjonctive palpébrale. — Inoculation positive sur l'abdomen. Cautérisation à l'acide nitrique.
Joue et front.	Chancre phagédénique serpigineux, qui durait depuis deux ans et demi. Très-vaste, divisé par une cicatrice en deux moitiés égales, l'une au front, l'autre à la joue, s'étendant en arrière jusqu'à l'oreille, en avant jusqu'au nez. Fonds irrégulier. Bords décollés. Trajets fistuleux. Malade alcoolique, affaibli par les mercuriaux. Portait sur la main un chancre inoculé accidentellement. Guéri très-rapidement par Profeta, qui s'inocula positivement le chancre sur son bras.
Partie moyenne des deux lèvres, avec extension du côté de la peau et de la muqueuse.	Ulcère de la face identique à un chancre du doigt de même origine. Très-douloureux. Sécrétion abondante. Fonds grisâtre, bords décollés, aréole inflammatoire. Refus de traitement. Durée quatre mois au moins.
[illegible]le droite du nez.	Destruction complète de toute la peau de la verge. Chancres sur le scrotum, sur le nez; chancre, bords taillés à pic, auréole livide. Amélioration tardive par solution de pepsine et acide lactique. Quand le sujet est perdu de vue, plusieurs petits chancres reparaissent tout autour du nez et forment un vaste ulcère phagédénique.
[illegible]d de la lèvre inférieure.	Ulcération chancreuse ronde, mesurant un diamètre de 15 millimètres; fonds sanieux, suppuration abondante, bords irréguliers, aréole enflammée. — Pas d'induration. Un ganglion sous-maxillaire gonflé et douloureux. Guérison sans accidents constitutionnels par traitement purement local.
[illegible]missure labiale [illegible]auche.	Ulcération chancreuse 7 jours après le contact; forme sinueuse; bords enflammés, fonds gris. Ganglion parotidien développé et douloureux. Inoculation positive sur la cuisse. Guérison complète sans suppuration du bubon parotidien au bout d'une vingtaine de jours.

En terminant ces considérations sur le siége du chancre mou nous ferons remarquer que *son action s'exerce également sur les tissus néoplasiques ou cicatriciels.* Aux deux faits de Melchior Robert, qui nous ont fait voir l'inoculation pratiquée dans un but thérapeutique, déterminant la destruction, et dans un cas, la guérison complète d'un cancroïde, nous en ajouterons un dû au professeur Breslau (de Zurich), qui a relaté une observation de chancre simple développé sur un cancer épithélial du col utérin. En ce qui concerne le tissu cicatriciel, Sperino nous apprend dans son *Traité de la syphilisation*, qu'il inocula quelquefois sur le centre même de la cicatrice des premiers chancres, afin de laisser un moins grand nombre de traces, et que l'effet fut toujours le même.

Nombre de chancres simples. — Il est rare que le chancre mou soit solitaire. Consultons à ce sujet les statistiques des différents auteurs.

	RICORD		DEBAUGE		FOURNIER		TOTAL	
Un chancre	48		50		63		161	
Deux	32		22		50		104	
De trois à six	116		22		152		290	
De six à dix	41		17		45		103	
De dix à quinze	8	206	6	68	8	266	22	540
De quinze à vingt	4				5		9	
Vingt et plus	5		1		6		12	
	254		118		329		701	

Ainsi, sur 701 malades, 161 seulement portaient un chancre unique, 540 en présentaient plusieurs, de deux à six pour la plupart. Chez quelques-uns le nombre peut être beaucoup plus considérable; il n'est pas très-rare d'en observer plus de vingt. Horand (de Lyon) a relaté un cas où il n'y en avait pas moins de 28. Labarthe en a compté 75 sur une malade de Lourcine, et M. Le Fort nous a dit en avoir vu plusieurs centaines sur un malade de l'hôpital du Midi. Le fait de la pluralité des chancres sur le même malade est donc on ne peut mieux établi.

Toutefois, à l'exemple de Clerc, il importe que nous distinguions, parmi ces divers chancres, ceux qui sont *contemporains* de ceux qui sont *successifs*. Puisqu'en effet le pus sécrété par l'ulcération chancreuse est susceptible, quand il est inoculé au porteur, de déterminer une ulcération de même nature, il est évident que les parties voisines, incessamment au contact de ce pus, sont fort exposées à se contaminer secondairement. Les chancres ainsi formés méritent bien, relativement à ceux qui préexistaient, le nom de secondaires ou successifs ; à leur tour ils peuvent donner lieu à d'autres générations de chancres. Or ces chancres ne sont pas toujours faciles à distinguer de ceux qui ont pris naissance d'emblée, à la suite du coït infectant, et dont le nombre peut être aussi considérable que l'était celui des érosions qui ont servi de porte d'entrée au virus. Nous insistons sur ce point parce que l'on a voulu faire jouer un fort grand rôle à cette multiplicité du chancre simple, en l'opposant à la prétendue unicité du chancre infectant, et que l'on a eu le tort de ne pas tenir compte de la distinction que nous venons d'établir. Rien ne nous autorise à considérer les conditions de la contagion comme différant suivant l'espèce du chancre, qu'il s'agisse du virus chancreux simple ou infectant; l'organe contagionné présentera donc, suivant toute vraisemblance, un égal nombre d'ulcérations primitives contemporaines, mais dans le premier cas le pus qui va se produire est inoculable au porteur; le nombre des générations de chancres auxquelles il peut donner naissance est indéfini. Il n'en est pas de même pour le virus syphilitique ; celui-ci a été absorbé, l'organisme entier en est imprégné; or il ne saurait se reproduire sur un terrain déjà syphilisé ; le nombre des ulcérations restera donc forcément égal à celui des chancres contractés de par l'acte contagionnant. De là vient, sans nul doute, toute la différence que l'on observe généralement entre le nombre habituel des deux chancres. Ce fait a été surtout mis en lumière par les travaux de Clerc et de L. Le Fort.

§ 2 *bis*. — NATURE.

De tout ce que nous venons de dire, il ressort que la chancrelle est une affection *vénérienne*, parce qu'elle survient particulièrement à la suite du coït; *contagieuse*, puisque dans tous les cas où elle se développe, on peut démontrer qu'elle a été communiquée, et que sa transmission est à notre merci; est-elle *spécifique*, c'est-à-dire dérivant d'un principe *sui generis?* Il y a quelques années on n'hésitait point à répondre affirmativement; aujourd'hui nous croyons qu'il est sage de rester dans le doute (Voyez pages 393 et 394). Dans tous les cas, le chancre simple est une affection locale [1]; ce fait est démontré par l'aptitude à la récidive,

[1] Nous avons bien souvent, dans le cours de ce travail, donné à la matière contagieuse de la chancrelle le nom de *virus*, bien que régulièrement il ne doive s'appliquer qu'à un principe infectieux, *totius substantiæ*. Nous tenons à prévenir que

que conservent presque indéfiniment les sujets qui en ont été atteints ; par la possibilité pour nous de l'anéantir sur place, à quelque période que ce soit de son évolution, en le détruisant ou en l'enlevant ; enfin par la clinique et l'expérimentation, qui nous montrent avec la dernière évidence l'inoculation d'un seul ou de plusieurs centaines de chancres comme impuissante à déterminer des accidents constitutionnels.

Mais là se bornent toutes nos données certaines sur l'essence de la maladie. Essayer de pénétrer sa nature intime nous est chose interdite, tant que le microscope ne nous aura pas révélé quel est l'élément auquel nous devons attribuer la virulence. Tout ce que nous pouvons affirmer aujourd'hui, d'après les expériences de Rollet et de Chauveau, c'est que cet élément, corpuscule ou granulation, est un élément figuré. Que révèlera l'avenir à son sujet, sera-ce un ferment, un parasite animal ou végétal ? Toutes les hypothèses que nous pourrions établir sur ce point seraient absolument vaines.

Nous gardons moins d'incertitude quant aux *rapports du chancre simple avec la vérole*. Après les beaux travaux de Bassereau, Diday, Rollet et Fournier, il nous paraît impossible de ne pas croire à l'indépendance complète de ces deux maladies. L'inanité de la syphilisation nous semble en outre, en faveur de notre manière de voir, un argument du plus grand poids. Au reste, la nécessité clinique d'admettre une relation entre le virus chancreux et le virus syphilitique ne nous est nullement démontrée, ainsi que nous le ferons voir ultérieurement. Nous ne saurions donc nous joindre aux auteurs qui pensent que le premier n'est qu'une modification, une sorte d'épuisement du second.

Nous allons passer en revue et exposer brièvement les opinions qui ont cours dans la science sur les deux points que nous venons d'examiner.

Théories parasitaires. — Ce n'est pas seulement de nos jours que l'on a cherché à rattacher le virus chancreux au développement d'un parasite. Donnant libre carrière à leur imagination, Hartsoecker, qui florissait vers le milieu du XVIIe siècle, et plus tard, Abercrombius (1685), Calmet (Ant.) et Didier[1] avaient

si, à l'exemple de la plupart des auteurs, nous nous sommes permis cette légère inexactitude, c'est dans le seul but de simplifier le langage

[1] « Je crois, écrivait Didier en 1710, que le virus vénérien n'est autre chose que de petits vers vivants qui produisent des œufs en s'accouplant, et qui peuvent aisément se multiplier comme font tous les insectes ; ces vers vénériens étant supposés, on explique les maladies vénériennes beaucoup plus facilement qu'en sui-

déjà exposé à ce sujet différentes théories, basées sur le seul raisonnement ; la découverte du parasite de la gale encouragea singulièrement ces tendances. Un auteur du siècle passé écrivant sur le sibbens, cette singulière maladie écossaise, ne craignait pas de l'attribuer à un parasite hybride né de l'insecte mâle de la syphilis et du parasite femelle de la gale [1]. Cependant en 1835, après de patientes recherches, Donné [2] proclama qu'il avait trouvé les microphytes des diverses affections vénériennes. Il avait examiné le pus de la blennorrhagie, le virus des chancres, la sécrétion des ulcères; pour chacune de ces lésions il disait avoir trouvé « des constitutions organiques, des propriétés chimiques, une faculté créatrice d'animalcules, résultats qui, pour lui, toujours constants dans leur diversité, offraient un mode certain de diagnostic différentiel ». Pour le cas qui nous occupe, c'est le *vibrio lineola* qui était chargé de donner au chancre sa spécificité. Mais, chose singulière, et qui montrait bien à quel point ce parasite en était peu capable, Donné déclarait, non sans une grande sincérité, que le contenu des bubons en était toujours dépourvu. Or, nous verrons que le bubon virulent symptomatique du chancre mou n'est qu'un chancre ganglionnaire, et que la virulence du pus qu'il sécrète est plus accentuée encore que celle du chancre. Au reste, et comme par une juste compensation, Donné

vant toute autre hypothèse, et l'on sait d'ailleurs que toute sorte de vers avec leurs œufs est totalement exterminée par le mercure, le seul remède par lequel le virus vénérien peut être radicalement détruit, supposé qu'on l'emploie de manière que, le réduisant en de très-petites molécules capables de pénétrer le propre tissu de ces vers et de ces œufs, il puisse par sa masse pesante, en roulant avec leurs liqueurs, diviser leurs vaisseaux, à peu près par la même raison qu'il divise les parties de l'or avec lequel il se mêle aisément.

» Par le système des vers vénériens il est facile d'expliquer pourquoi le virus vénérien s'est déjà rendu traitable et fait beaucoup moins de progrès en Europe qu'il n'en faisait au siége de Naples, parce que cette engeance vermineuse a, en quelque façon, changé de nature; elle est devenue languissante, exténuée, ou par le changement de climats, ou par de nouveaux accouplements de différentes sortes de vers, ou par le secours des remèdes. Les vers de l'ancienne lèpre, qui étaient d'abord fournis de grosses dents, pour ronger les chairs et les pierres, n'ont-ils pas dans la suite des temps changé de forme, et, se trouvant d'un tissu plus simple et plus délicat, nagé comme des poissons dans le torrent des humeurs? Que l'on donne quelque attention aux différentes métamorphoses de tous les insectes, et l'on concevra aisément la première production des vers de la lèpre et celle de ceux qui forment à présent le virus vénérien. (Didier, *Dissertation médicinale sur les maladies vénériennes*, 7e édit., Paris, 1710, p.13.)

[1] (Jos. Adams M. D.), *Observations on morbid poisons Phagedena and cancer*, London, 1795, in-8°.

[2] Donné, *Mémoire sur le mucus et le pus*, Paris, 1837; *Cours de microscopie*. Paris, 1844, p. 201.

taxait de virulence le pus des innocentes balanites. Aujourd'hui la lumière est faite sur les vibrions ; les nombreux travaux de l'école moderne, française et allemande, nous les ont montrés dans trop de liquides divers d'origine et de propriétés, pour qu'il soit possible de conserver la moindre illusion à l'égard de leur puissance spécifique.

Plus récemment le professeur américain Salisbury, dont les travaux sur la nosologie cryptogamique sont bien connus, annonça la découverte de la *crypta syphilitica*, mais, il faut bien l'avouer, sans trouver, soit auprès des cliniciens, soit même auprès des naturalistes, plus de confiance que ses devanciers. Dans un mémoire fort intéressant publié en 1868 [1], le professeur Horatio Wood fit justice avec beaucoup de verve des théories de cet auteur. De nombreux examens histologiques furent institués par lui avec la collaboration des docteurs William Pepper, Bumstead et Willard. Or, même au moyen des plus forts grossissements, soit dans le pus des chancres, soit dans les croûtes, ou les eschares provenant de leur destruction caustique, jamais il ne leur fut possible de surprendre les parasites signalés. Il est vrai qu'ils y rencontrèrent différentes masses de mucus coagulé, des détritus de tissus fibreux et des amas de matières granuleuses ayant la plus grande ressemblance avec les organismes incriminés par le professeur Salisbury. La question semble donc, une fois encore, résolue dans le sens de la négation.

Toutefois nous ne croyons pas qu'il faille considérer cet arrêt comme définitif. A ne juger que l'habitus, la manière de se transmettre et d'évoluer du chancre simple, il semble qu'on ne saurait l'assimiler qu'à un parasite. C'est au sein des catégories les plus immondes de la débauche et du libertinage qu'il semble avoir élu domicile, semblable à la phthiriase et aux crasses parasitaires qui attaquent le tégument. Il se communique par le contact, reste à fleur de peau et produit parfois, mais toujours localement, des ravages considérables. Comme le parasite nous avons la faculté de le détruire, en le tuant sur place, de l'anéantir sans crainte de retour, à moins de contagion nouvelle, car, pas plus que les animaux, pas plus que les végétaux, il ne saurait s'engendrer spontanément, naître sans ancêtres. Sans en avoir une démonstration catégorique, nous nous trouverions donc ramenés à cette hypo-

[1] Horatio C. Wood, professor of botany in the university of Pensylvania, *An examination into the truth of the asserted production of the general diseases by organized Entities* (*American journal of medical sciences*, octobre 1868, p. 333.

thèse logique de la nature parasitaire du chancre simple, sujet on ne peut plus intéressant et bien digne de nouvelles études.

Identisme, unicisme. — J'ai déjà succinctement énoncé (pages 303, 304) les bases fondamentales des principales doctrines qui se partagent les adversaires de la dualité. Je ne ferai que mentionner ici les *identistes* (voy. p. 8), ces observateurs d'un autre âge, qui confondent encore en un seul faisceau la blennorrhagie, le chancre simple et la vérole. Après Hernandez, Ricord et Diday, on a quelque droit de s'étonner de voir encore cette étrange doctrine soutenue par quelques éminents représentants de l'École de Saint-Louis. Sa réfutation est écrite sur chaque page de notre histoire syphiliographique pendant ce siècle. Je ne la referai pas ici; qu'il me suffise de répéter que le fait de la distinction entre les chancres et la blennorrhagie est un de nos dogmes scientifiques les plus solidement établis.

Pour tous les *unicistes*, le point de départ est le même; le chancre simple et le chancre infectant, quelles que soient les différences que la clinique leur reconnaisse, dérivent d'un même principe. Pour les uns (Vidal, Cazenave, Ricord non converti) il n'y a qu'une seule espèce chancreuse, dont l'aspect et la forme, indépendants de la nature, ne sont subordonnés qu'au *terrain* sur lequel la séve syphilitique se développe. Il est vrai que ces qualités du terrain, qui peuvent donner à l'évolution de la graine une si redoutable impulsion, nul ne les a pénétrées; à toutes les mises en demeure, à toutes les provocations de leurs adversaires, ces auteurs sont restés sourds. Sourds aussi à la voix de la clinique, qui montre si souvent, à quelques jours d'intervalle et sur le même terrain, des ulcérations, les unes innocentes, les autres suivies d'infection. Quel singulier bouleversement avait pu modifier en si peu de temps les qualités d'un sol primitivement infécond et le rendre propice au développement de la diathèse ? C'est ce que les unicistes ne nous ont jamais appris.

Théories de Sperino et de Le Fort. — Mais d'autres ont cru trouver dans la nature du travail local consécutif à la contagion et la diversité des éléments anatomiques mis en jeu la cause déterminante de la localisation ou de la généralisation du virus. J'ai déjà reproduit les points principaux de la doctrine italienne (voy. page 304). M. Le Fort soutient une opinion qui n'est pas sans analogie avec celle de M. Sperino. Voici, d'après une note que ce professeur a bien voulu me remettre, le résumé de cette doctrine. « Si, par une érosion de l'épiderme, le virus est absorbé par les lymphatiques, il pénètre jusqu'au ganglion, s'y *arrête*, et, si le ganglion suppure, il donnera du pus inoculable. Grâce à cette barrière du ganglion, le pus ne pénètre pas plus loin, il n'y a pas infection.

» Si l'absorption se fait par les veines, il y a alors empoisonnement, et l'induration du chancre n'est que la phlébite des capillaires veineux autour de l'ulcération du tissu, avec induration du tissu cellulaire interposé.

» Mais pourquoi n'y a-t-il pas auto-inoculation dans ce cas? Le chancre est toujours virulent; aussi le malade peut-il en contaminer un autre, mais *lui est indemne à son propre virus.* Que si vous lui inoculez du virus pris sur un *autre* malade, il y aura inoculation positive; de là la possibilité de la syphilisation, c'est-à-dire de la reproduction des chancres au moyen du pus pris sur un autre malade ou sur le malade lui-même, tant qu'il n'a pas été victime de l'empoisonnement syphilitique. C'est parce que l'absorption se fait le plus souvent par les veines, quand le point inoculé est au-dessus de l'ombilic, et surtout à la face, que les chancres infectants sont si fréquents dans cette dernière région.»

Telle est la théorie de M. Le Fort. Son auteur regrette que son départ de l'hôpital du Midi ne lui ait pas permis de poursuivre la démonstration de ces hypothèses. Il nous sera permis de nous associer à ce regret, convaincu que la clinique n'eût pas tardé à ramener ce consciencieux observateur dans les voies du dualisme. Nous ne croyons pas du reste que la manière de voir de M. Le Fort jette quelque lumière sur certains faits qui sont l'écueil de la plupart des doctrines. Pourquoi par exemple les veines absorberaient-elles le virus sur la face, qui pourtant abonde en lymphatiques? Quant à l'interprétation de l'induration, laquelle serait sous la dépendance d'une phlébite capillaire, nous verrons ultérieurement que l'anatomie pathologique est loin de la confirmer. Cette théorie physiologique, si rationnelle qu'elle paraisse, ne saurait donc être pour nous qu'une vue de l'esprit.

Théorie de Langlebert. — Nous arrivons à la théorie uniciste de Langlebert; c'est assurément le plus redoutable argument qui ait été opposé au dualisme. On en connaît le point de départ : *Le chancre simple succède à l'action isolée des globules, le chancre infectant à l'absorption du sérum d'un même pus chancreux.* Supposons, dit l'auteur, que la matière d'un chancre n'agisse sur un sujet sain que par les globules du pus qu'elle renferme, que se produira-t-il ? Evidemment ces globules de pus virulent, qui ne sont pas absorbables, ne pourront déterminer qu'un travail local. Il y aura donc germination immédiate et sur place du pus inoculé, d'où résulteront, au bout de deux ou trois jours, d'abord une vésicule, puis une pustule, et finalement un ulcère local ou chancre simple, Le même effet se produira, quelle que soit la constitution, le tempérament, l'idiosyncrasie du sujet, car le pus n'agit ici que comme agirait une épine, un parasite déposé dans les tissus. Il peut, il est vrai, s'engager dans un vaisseau lymphatique, mais arrivé au premier ganglion, il trouve dans la trame de cet organe une barrière infranchissable. Le plus souvent alors ce pus détermine une inflammation violente du ganglion, d'où résulte la fonte purulente de ce dernier, et la formation d'un bubon virulent. C'est ainsi qu'un chancre simple peut naître d'un chance infectant.

Supposons maintenant qu'au lieu des globules de pus, on inocule sur un sujet quelconque la sérosité exhalée par la surface d'un chancre infectant? C'est dans ce cas surtout que M. Langlebert fait jouer aux idiosyncrasies un rôle décisif. Si, par une disposition innée ou acquise, le sujet inoculé est réfractaire à l'infection syphilitique, aucun effet ne se produira, mais s'il est au contraire dans des conditions convenables de réceptivité, ce qui est le cas le plus commun, l'infection générale aura lieu fatalement, car la matière inoculée, c'est-à-dire la sérosité, étant éminemment absorbable, il n'y a alors aucune raison pour que l'individu échappe à l'infection. Le travail local sera plus lent; au lieu d'un chancre pustuleux, on verra, après plusieurs jours ou plusieurs semaines, apparaître une rougeur circonscrite suivie d'un gonflement papuleux, qui deviendra peu à peu le siége d'une érosion superficielle plus ou moins indurée; on aura le chancre infectant.

La contagion s'exerce-t-elle à la fois par les globules et la sérosité? Si le sujet est réfractaire à l'infection générale, le pus seul, agissant sur lui, ne produira qu'un chancre simple; mais s'il est dans des conditions favorables de réceptivité syphilitique, il subira à la fois l'action de la sérosité et du pus. La sérosité l'infectera, et le pus fera naître au point contaminé une ulcération chancreuse, qui d'abord aura tous les caractères du chancre simple, et qui plus tard, sous l'influence de la diathèse, pourra s'indurer et prendre alors les caractères du véritable chancre huntérien. Il pourrait arriver aussi que l'un des éléments annihilât l'autre, soit par exemple lorsque la matière inoculée, contenant un grand excès de pus, excite localement une réaction inflammatoire qui met obstacle à l'absorption, soit lorsque la sérosité se trouve en trop petite proportion pour infecter l'organisme. En résumé, les deux chancres dériveraient d'un même principe virulent, dont les effets variés dépendraient non-seulement de conditions idiosyncrasiques, mais encore et surtout de propriétés inhérentes au virus lui-même et subordonnées à la constitution physique des produits qui le renferment.

Nous répondrons à M. Langlebert que les lois de la physiologie pathologique s'accommodent bien difficilement d'une séparation aussi complète entre la partie séreuse et la partie globulaire du pus, et que, si nous pouvons à la rigueur comprendre l'action isolée du sérum, celle des globules, sans leur véhicule naturel, nous semble on ne peut plus problématique. Nous ferons remarquer en outre que le pus riche en éléments figurés est loin d'entraver l'infection, puisque dans la plupart des expériences entreprises pour établir la contagiosité des accidents secondaires, on a pris la matière inoculable sur des accidents fournissant du pus en abondance (ecthyma, acné, pustules). Nous ne pouvons pas davantage admettre cette assertion, que la sérosité peut se trouver en trop petite quantité pour infecter l'organisme; l'action des virus n'est-elle pas indépendante de leur masse? Enfin l'auteur parle de certaines conditions d'immunité naturelle, sur lesquelles il ne nous éclaire pas plus que ses devanciers. En fait d'immunité nous n'en connaissons qu'une sorte, celle que détermine chez un sujet, quel qu'il soit, quels que soient son tempérament, sa constitution, ses aptitudes morbides, une infection antérieure héréditaire ou accidentelle.

Pour ces raisons et pour d'autres encore que nous exposerons par la suite, la théorie physiologique de Langlebert, si solidement charpentée en apparence, nous semble donc absolument inadmissible.

Théorie de Clerc (*chancroïde*). — Pour cet auteur, le chancre simple est le résultat de l'inoculation d'un chancre infectant à un sujet qui a, ou qui a eu la syphilis constitutionnelle; il est l'analogue de la varioloïde et de la fausse vaccine, d'où la dénomination de chancroïde qu'il propose de lui appliquer. Pour établir cette doctrine, son auteur s'est efforcé de démontrer : 1° que l'inoculation itérative du virus syphilitique pratiquée sur les individus atteints de la syphilis est suivie parfois d'un résultat positif; 2° que la lésion résultant de cette inoculation itérative positive a tous les caractères du chancre simple; 3° qu'elle peut être inoculée aux individus sains, en conservant son caractère local et sa propriété de réinoculation; 4° que dans quelques cas elle peut reproduire le chancre infectant et la syphilis constitutionnelle. Puis reprenant avec une grande puissance d'érudition les arguments, pour nous si décisifs, de l'antiquité du chancre simple, Clerc cherchait à établir l'inanité des textes accumulés par Bassereau et Rollet. Le silence gardé par Guy de Chauliac et plusieurs auteurs anciens sur l'ulcère chancreux et son bubon était au contraire mis en avant comme une preuve négative considérable. Fille de la syphilis, l'affection chancreuse ne pouvait en effet s'être présentée pour la première fois à l'observation que postérieurement à l'apparition de la vérole. Défendue avec une singulière habileté par ce dialecticien de premier ordre, cette théorie eût assurément rallié les suffrages de tous, unicistes et dualistes, si son auteur eût été à même d'en présenter l'entière confirmation. Or elle ne pouvait l'attendre que de l'expérience. Ce qui lui manquait, ce qui lui manque encore, ce sont des inoculations pratiquées sur des sujets sains avec la sécrétion des pustules obtenues par l'inoculation itérative du virus syphilitique chez les syphilisés, et démontrant que cette lésion, analogue à la vaccinoïde et à la varioloïde, se transmet, tantôt en conservant son caractère hybride et local, tantôt en produisant dans toute sa plénitude la maladie d'où elle tire elle-même son origine, c'est-à-dire la syphilis constitutionnelle. Or ce critérium lui fait défaut; de l'aveu même de son auteur, la doctrine de l'hybridité était donc condamnée à rester à l'état d'hypothèse étiologique.

Dualisme, chancre mixte. — Le fondateur du dualisme est Bassereau; les principes sur lesquels il établit cette doctrine, il y a vingt-cinq ans, sont aujourd'hui encore la meilleure démonstration que l'on en puisse donner. Nous allons les résumer brièvement.

Il est incontestable qu'on peut contracter des chancres, les traiter par des moyens simples, et néanmoins rester exempt des symptômes de la syphilis constitutionnelle. Il n'est pas rare non plus de rencontrer des individus qui, après avoir échappé aux accidents de la syphilis généralisée, malgré plusieurs atteintes successives de chancres traités par des pansements simples, présentent enfin des syphilides, peu de temps après avoir contracté un dernier chancre. Quelle cause peut donner aux chancres une puissance si différente, là une action toute locale, ici une action générale si délétère pour l'économie? L'âge, le sexe paraissent sans influence. Il n'existe pas non plus de disposition relative soit au tempérament, soit à la constitution concernant la dispersion du virus; la preuve nous en est fournie par les nombreux exemples d'individus qui, après avoir été atteints de chancres à plusieurs reprises, en contractent enfin un dernier qui s'indure et ne tarde pas à être suivi de symptômes constitutionnels. L'analyse détaillée des observations ne permet pas d'attribuer plus d'influence à différentes circonstances, telles que l'alimentation insuffisante, les excès de vin, de liqueurs, de coït ou de travail. Certaines conditions qui président au développement du chancre, le siége, le nombre, l'étendue et la durée des ulcérations, ont été trouvées également impuissantes. L'induration, au contraire, se montre si fréquemment dans les chancres qui sont suivis d'infection constitutionnelle, qu'il est impossible de ne pas admettre une étroite liaison entre cette induration et l'éruption qui l'a suivie. Mais l'induration n'est point la cause de l'infection, elle en est la conséquence. Le problème n'est donc que déplacé, car il reste à en rechercher la cause ; c'est la confrontation qui se charge de la produire. Il y a lieu en effet d'examiner s'il existe des rapports de forme entre les symptômes présentés, soit par les sujets malades, soit par ceux qui les ont contagionnés. Or si l'on confronte tous les sujets qui ont été atteints de chancres suivis d'accidents constitutionnels avec ceux qui leur ont communiqué la contagion, ou avec ceux auxquels ils l'ont transmise, on trouve que tous ces sujets, sans exception, ont été atteints de chancres et ensuite d'accidents constitutionnels; jamais chez eux le chancre ne s'est borné à une action purement locale.

D'autre part, si l'on confronte les sujets atteints de chancres qui n'ont déterminé aucun symptôme de syphilis générale avec les sujets qui les ont infectés, on voit ceux-ci, sans exception, être également atteints de chancres qui bornent leur action au point primitivement contaminé.

Par la régularité avec laquelle ils se reproduisent, ces faits d'observation constituent une loi à laquelle on ne rencontre que des exceptions apparentes. Ils démontrent péremptoirement que les qualités du terrain, dont les auteurs faisaient jadis si grand état, n'exercent absolument aucune influence. Tout se réduit ici à une question de graine, et en vérité il n'est pas de faits, dans l'ensemble de nos connaissances nosologiques, dont l'enchaînement présente une simplicité plus grande. Cela revient à dire en effet que la syphilis, affection contagieuse, de nature spéciale, ne reconnaît comme accident étiologique ni la scrofule, ni la morve, ni la variole, ni le chancre simple, mais la syphilis même ; que le chancre simple, affection non moins contagieuse, non moins spécifique, devra toujours et fatalement son origine au seul chancre simple.

Le chancre simple, avons-nous dit, est réinoculable au porteur ;

nous verrons plus loin que par lui-même le chancre infectant ne l'est jamais. Mais il peut arriver que ces deux chancres se développent sur un même point, et donnent ainsi naissance à un chancre qui sera à la fois infectant et inoculable, et méritera véritablement le nom de *chancre mixte*. C'est à Rollet que revient l'honneur d'avoir donné cette interprétation si simple, si logique, du seul fait qui eût pu faire échec à la doctrine de Bassereau. Par cette belle découverte, on peut donc dire, sans exagération, qu'il a placé la dualité sur des bases inébranlables.

A tous ces faits, à tous ces arguments cent fois confirmés par les travaux des Diday, des Fournier, des Sigmund, des Profeta, et dont les polémiques affermirent davantage l'invincible conclusion, l'anatomie pathologique devait joindre encore des preuves de la plus haute valeur. N'était-il pas rationnel de présumer que deux lésions aussi essentiellement distinctes que le chancre simple et le chancre syphilitique se caractériseraient par un processus physiologique différent ? Qu'il nous suffise de dire ici, pour ne pas anticiper sur les développements qui prendront place ultérieurement, que l'histologie n'a point démenti d'aussi légitimes inductions.

Du chancre simple chez les animaux. — La question de l'inoculation chancreuse aux animaux a vivement préoccupé les syphiliographes depuis Hunter. La grandeur du résultat obtenu par Jenner était bien faite pour encourager les chercheurs dans cette voie. Mais où l'on se flattait de trouver le vaccin de la syphilis, on ne rencontra, après bien des incertitudes et des équivoques, qu'une arme nouvelle en faveur de la dualité. Le chancre simple est inoculable à quelques animaux, le chancre syphilitique ne l'est jamais. Or pas plus sur ce terrain que sur l'homme, le chancre simple n'est susceptible de donner naissance à des accidents généraux. Vainement Auzias Turenne prétendit-il avoir déterminé chez un singe une éruption constitutionnelle ; les loyales dénégations de Langlebert surent faire justice de ces rêveries. Pas plus donc que la prétendue syphilisation avec laquelle elle avait pris naissance, l'inoculation du chancre simple aux animaux ne pouvait avoir le moindre rapport avec la prophylaxie de la vérole. Cette question, comme on le voit, a singulièrement perdu de son importance, aussi ne lui consacrerons-nous que quelques lignes ; tout se borne en effet aujourd'hui à la simple constatation de quelques faits dépourvus de tout intérêt pratique.

Le chancre simple est inoculable au *singe* ; c'est, au dire d'Auzias

Turenne, l'animal sur lequel il se développe le mieux : forme circulaire, bords taillés à pic, parfois découpés et comme frangés, fond irrégulier, pointillé, grisâtre, tous les signes pathognomoniques du chancre se retrouvent dans les descriptions que nous ont laissées Auzias Turenne et Langlebert. Enfin ces chancres expérimentaux fournissent eux-mêmes une sécrétion virulente, pouvant devenir le point de départ de plusieurs générations d'ulcères caractéristiques. Robert de Welz a établi ce fait en s'inoculant à trois reprises avec plein succès le pus recueilli sur les pustules d'un macaque.

La réceptivité du *chat* fut particulièrement constatée en 1851, par M. Diday. Ce courageux observateur, après avoir réussi à faire développer une pustule sur l'oreille d'un chat, en transporta le produit sur la face dorsale de son pénis. L'ulcère qui fut la conséquence de cette inoculation ne tarda pas à se compliquer de phagédénisme, puis d'un bubon inguinal phlegmoneux, et, en dépit des caustiques les plus énergiques, ce ne fut qu'au bout de plusieurs mois que M. Diday fut enfin délivré de ces complications. Nous avons nous-même, avec succès, tenté d'assez nombreuses expériences sur de jeunes chats. Une particularité que nous tenons à faire remarquer, c'est que nos inoculations, comme beaucoup d'autres du reste, ont été pratiquées sur la région céphalique, sur les points mêmes dont on a contesté, chez l'homme, l'aptitude à la chancrellisation : la commissure des lèvres, le nez, les oreilles, les paupières. Or nous avons obtenu de véritables ulcères, extensifs, profonds, à bords irréguliers. L'un d'eux fut accompagné d'une adénite non suppurée considérable. Tous guérirent spontanément, après une durée de quinze jours à trois semaines. Telle n'est pourtant pas la conclusion des essais auxquels se sont livrés MM. Horand et Peuch en 1871. Les ulcérations obtenues par ces observateurs ne leur ont nullement semblé spécifiques, mais simplement de nature traumatique. Aussi, sans nier catégoriquement l'existence du chancre simple chez le chat, ou mieux l'inoculabilité de cette lésion à cet animal, sont-ils amenés à conclure qu'elle ne s'y développe pas aussi sûrement qu'on le croit généralement.

Les mêmes auteurs ont étudié très-complétement les phénomènes qui suivent le transport du pus chancreux sur le *chien*. Dans quatorze cas ils ont vu les solutions de continuité nécessitées par l'inoculation se comporter comme des plaies simples. Deux fois seulement les ganglions ont été le siége d'une tuméfaction diffuse, qui a disparu d'elle-même en deux jours. D'ailleurs, une deuxième série d'expériences ayant été faite avec du pus de séton recueilli sur des animaux bien portants, les résultats n'ont pas différé de ceux qui avaient suivi la première : aspect des plaies, tuméfaction ganglionnaire, cicatrisation, tout a été semblable. Forts de ces documents, nous pouvons donc affirmer, contrairement aux assertions de certains auteurs, que le chancre simple n'est pas inoculable au chien.

Les inoculations pratiquées sur le *lapin* ont au contraire donné un résultat nettement positif. Ricordi, de Milan, a rapporté récemment une série d'expériences qui ne sauraient laisser aucun doute. Un fait remarquable, unique jusqu'ici, croyons-nous, leur donne une valeur considérable; dans un cas, un bubon se produisit et le pus de ce bubon, transporté sur un autre lapin, y donna lieu à une pustule caractéristique.

Nous ne nous étendrons pas plus longuement sur cette question, à laquelle se rattachent encore les noms de Turnbull, Davasse, De Castelnau, Melchior Robert, Basset, Hélot, Bartoli, Cullerier. Disons cependant que ce dernier auteur conteste formellement l'interprétation que nous avons donnée à ces faits. Pour M. Cullerier, le pus déposé dans la peau par la lancette n'y produit aucun effet spécifique, et si les inoculations tentées ultérieurement avec le liquide recueilli sur les petites plaies qui en résultent donnent un résultat positif, c'est grâce à ces mêmes parcelles du pus qui s'y sont conservées sans s'y reproduire. Nous sommes loin de contester la justesse de cette manière de voir en ce qui concerne les chancres disparus en cinq ou six jours; mais elle ne nous paraît pas soutenable en présence des ulcérations avec périodes de début et de progrès, telles que M. Diday et moi en avons observé. En tout cas, le fait de bubon virulent, produit par M. Ricordi, est absolument à l'abri d'une pareille objection. Nous nous croyons donc autorisé à conclure que le chancre simple est inoculable à quelques animaux; ajoutons cependant qu'il s'y développe moins aisément que chez l'homme, qu'il ne présente que peu de tendance à s'étendre et à se compliquer. Le tégument humain, la région ano-génitale surtout, reste donc par excellence le terrain naturel, le lieu de prédilection du chancre simple.

§ 3. — SYMPTOMATOLOGIE.

Du chancre simple consécutif a l'inoculation. — Ainsi que nous l'avons vu, le chancre simple a été bien souvent le résultat d'une inoculation expérimentale. C'est à Ricord, l'ingénieux rénovateur de cette pratique, que nous devons la connaissance exacte, des phénomènes dus au développement du chancre. Nous nous occuperons donc tout d'abord du chancre d'inoculation, parce qu'il représente, dans des conditions bien définies, la marche typique du mal qui nous occupe.

Et d'abord, comment doit-on pratiquer l'inoculation, et à l'aide de quel *instrument?* Beaucoup de praticiens usent de la lancette. Il faut dans ce cas avoir soin de piquer la peau avec la pointe de l'instrument, à la profondeur de 1 à 2 millimètres tout au plus. La piqûre doit être faite à plat, parallèlement au derme, entre ce dernier, qu'il faut autant que possible respecter, et l'épiderme. Il n'est pas besoin de dire que l'insertion du pus virulent dans la couche conjonctive de la peau, et surtout dans le tissu cellulaire sous-cutané, ferait courir au malade de sérieuses chances de suppuration profonde; on ne saurait prendre trop de précautions contre ce danger. L'inoculation pour être inoffensive doit rester absolument superficielle. Aussi préférons-nous, avec la plupart des syphiliographes anglais, la pratiquer au moyen d'une épingle et substituer la déchirure à la ponction. Après avoir fait saillir entre le pouce et l'index un pli de la peau, nous entamons légèrement le tégument avec la pointe de l'épingle dans l'étendue de 2 à 3 millimètres. Il est indispensable qu'une rosée sanguine paraisse sur la solution de continuité. Cela fait, avec l'épingle ou un autre instrument, nous recueillons le liquide qui recouvre la surface du chancre, et nous le déposons à plat sur la surface de l'érosion que nous venons de faire. Ce procédé, dont nous avons été à même d'apprécier les effets dans les différents services de l'Antiquaille, présente à notre avis des avantages notables sur le précédent. L'instrument est vulgaire et se trouve aisément partout. Il ne sert qu'une seule fois, on peut donc toujours compter sur la pureté du produit inoculé; le dépôt du liquide s'effectuant à ciel ouvert, on n'a pas à redouter le gonflement inflammatoire ni les fausses pustules dues au soulèvement qui se produit parfois autour du corps irritant; enfin la lésion reste toujours et fatalement très-limitée. Peut-être demandera-t-on pourquoi nous divisons la peau avec l'aiguille avant de l'avoir préalablement chargée de virus; nous répondrons que c'est uniquement pour éviter les conséquences d'une piqûre aux doigts, toujours possible pendant l'opération.

Quant à la *région* où se doit faire l'inoculation, bien que le chancre puisse *prendre*, ainsi que nous l'avons démontré, sur tous les points du corps, il n'en est pas moins important de la bien choisir. Pour des raisons que nous ignorons, il est avéré qu'il a plus de tendance (voy. page 332) à l'ulcération dans la région fémorale que sur l'abdomen, sur la partie inférieure de l'abdomen que sur la zone ombilicale. Choisissons donc cette dernière, où nous obtiendrons à moins de frais le résultat que nous cherchons. Au reste, contre l'inoculation sur la cuisse, on a fait justement valoir les inconvénients dus à la locomotion. L'inflammation est augmentée; les progrès de la cicatrisation ralentis par ces tiraillements incessants, qui parfois même ont favorisé le développement de fongosités (Sperino). Enfin, les travaux de M. Le Fort nous l'ont appris, avec les chancres ombilicaux, la cautérisation n'est même pas nécessaire pour en réprimer le développement. Tous ces avantages ne méritent-ils pas d'être pris en considération?

Une fois l'inoculation pratiquée, il faut la protéger contre les violences extérieures, les frottements des linges. On emploie généralement dans ce but un verre de montre dont la concavité est tournée du côté de la peau et que l'on fixe dans cette position entre deux morceaux de diachylon. Cet ingénieux pansement, grâce auquel la lésion se développe sans la moindre altération de sa forme primitive, est assurément préférable au sparadrap directement appliqué sur la peau.

L'inoculation nous apprend qu'il n'existe pas de période d'incubation pour le virus du chancre simple. Dès le premier jour, le point piqué est le siége d'un léger prurit; le lendemain on voit se dessiner une petite auréole rougeâtre inflammatoire qui, même pour des yeux exercés, ne saurait avoir de signification bien positive, car on la voit parfois survenir sous l'influence de l'irritation traumatique.

Nous décrivons ici les phénomènes consécutifs à l'inoculation par la lancette, parce qu'ils sont, au début, plus caractéristiques, le dépôt du pus sur une surface à découvert entravant le plus souvent le développement de la pustule initiale. Le troisième jour, l'auréole s'est élargie; à son centre l'épiderme est soulevé par un liquide séro-albumineux louche et transparent, plus tard blanchâtre. Quelquefois on aperçoit au sommet un point d'un rouge obscur produit par un peu de sang coagulé entre les bords de la petite plaie.

Dès la fin du troisième jour, le quatrième jour au plus tard, la lésion a accompli sa première phase de développement. La sérosité est transformée en un liquide franchement purulent. Après avoir passé successivement par les états de vésicule et de vésico-pustule, elle est devenue une pustule complète. Bientôt la pustule est ouverte, soit spontanément soit par l'opérateur; le pus qu'elle contient est évacué, et on aperçoit alors à découvert une perte de substance de la peau, c'est-à-dire le signe caractéristique du chancre. Toutes les fois que le fond de la pustule présente cette entamure franchement découpée en forme de godet, on peut éliminer avec certitude toute idée d'une affection autre que le chancre; la fausse pustule soulève l'épiderme, elle ne creuse pas le tégument à sa base.

Le chancre est formé; il va s'accroître en largeur et en profondeur, pendant qu'à son pourtour l'inflammation s'accuse de plus en plus. Le fond en est irrégulier et d'aspect vermoulu, d'une teinte jaunâtre, paraissant comme recouvert d'une pseudo-membrane grisâtre, sorte de matière lardacée que l'on ne peut détacher par le lavage; ses bords décollés et taillés à pic comme à l'emporte-pièce paraissent à la loupe légèrement dentelés. Le pus sécrété est d'abord très-liquide et presque sanieux, particulièrement lorsque le chancre est couvert de croûtes empêchant la volatilisation de la partie aqueuse du pus; mais le fond reste-t-il exposé à l'air, il devient aussitôt plus dense, gluant et ne tarde pas à se concréter pour donner lieu à une croûte. Ce pus en général mal lié, séreux, roussâtre, plus ou moins chargé de détritus organiques, parfois au contraire d'apparence phlegmoneuse, ne présente à l'œil nu, ainsi que nous l'avons indiqué plus haut, d'autre caractère que le pus des plaies ordinaires; physiologiquement il en est bien différent, en ce sens qu'inoculé il reproduit un ulcère *sui generis*, c'est-à-dire un liquide spécifique virulent.

Après avoir parcouru cette deuxième phase, *période de progrès*, le chancre peut rester un certain temps sans grande modification apparente (*état stationnaire*), enfin l'amélioration se produit. Les douleurs assez vives d'abord diminuent; du fond du chancre s'élèvent des bourgeons charnus, qui laissent voir à la surface des points rouges de jour en jour plus nombreux; en même temps ce fond s'exhausse, les bords s'affaissent; la zone inflammatoire, l'engorgement du derme et du tissu cellulaire disparaissent peu à peu. En même temps le pus devient épais et crémeux, la cicatrisation commence alors à la périphérie, pour se compléter au centre, après un temps généralement assez court.

En résumé pas d'incubation, début par une pustule, ulcère consécutif à tendance envahissante, sécrétion d'un pus virulent, état stationnaire et enfin transformation et réparation spontanée, tels sont les traits distinctifs du chancre simple. Si nous essayons de le caractériser en tant qu'affection cutanée, la forme primitive de sa lésion nous le fera classer parmi les ecthymas, mais pour tenir compte des phénomènes ultérieurs, nous serons forcé de le définir avec Ricord : *un ecthyma à tendance destructive et à pus contagieux spécifique.*

Du chancre simple consécutif a la contagion. — I. **Période de préparation.** — Rien n'est plus difficile que de déterminer exactement le temps qui s'est écoulé entre l'apparition d'un chancre et l'acte contagionnant. Les renseignements donnés par les malades, seuls points de repaire dans cette recherche, ne sont la plupart du temps ni assez sincères ni assez éclairés pour créer une certitude. Chacun est tenté d'invoquer une cause vulgaire pour le mal dont il se plaint; soit amour-propre, soit bonté, il n'est presque pas d'individu qui ne s'efforce d'innocenter l'auteur de ses maux, et n'invente à cet effet les théories les plus bizarres. Tel malade, dont le gland est couvert d'ulcérations, arrive parfois à se persuader qu'il en est redevable à un échauffement causé par l'excès même de sa vigueur, à la résistance des *propugnacula*, à l'enlacement d'un poil pubien. Enfin, supposé que le malade soit sincère, il faudrait qu'il sût discerner, au milieu des rapprochements le plus souvent multiples, celui qu'il doit accuser. Malgré toutes ces difficultés nous trouvons sur ce sujet d'intéressantes statistiques dues à Fournier et à Le Fort (voyez p. 350).

Sur 700 malades atteints de chancres mous, plus de 550 auraient vu l'ulcère apparaître dans les huit premiers jours. Encore est-il bon de noter que la plus importante de ces statistiques étant recueillie sur des malades de l'hôpital, on ne saurait faire grand fond sur l'exactitude de leurs assertions, qui ne nous indiquent à tout prendre que le moment où le mal a été constaté par eux et non pas celui où il a réellement commencé. Cette apparente incubation ne serait donc, suivant le mot de Ricord, qu'une période d'inobservation. Cette manière de voir nous paraît surtout applicable aux cas extrêmes cités par Le Fort, à moins qu'on ne préfère y voir des exemples de la prétendue contagion retardée (voir page 333). Le long délai qui précède l'apparition du mal s'expliquerait dès lors par le travail préparatoire nécessaire à la lente formation du *foramen contagiosum*, et ne serait en réalité qu'un stade d'élaboration insensible et de silence actif de la maladie.

Temps écoulé depuis le coït infectant jusqu'à l'apparition des accidents.

Jour.	L. Le Fort.	A. Fournier.	Total.
1	»	6	551
2	51	2	
3	80	9	
4	78	7	
5	56	1	
6	40	3	
7	18	13	
8	187		
9	19	1	140
10	42	2	
11	4	1	
12	15	»	
13	1	2	
14	2	3	
15	47		
16	1	»	
17	1	2	22
18	1		
19	1		
20	10		
21	1	»	
22	2	»	
23	»	»	
24	»	»	
25	3	»	
26 à 30	1	»	
	661	52	713

II. **Période de début** — Le chancre simple inoculé à la lancette débute par une pustule; mais quand le pus a été déposé sur une plaie à découvert, c'est une ulcération d'emblée qui se produit. Tels sont les cas le plus communément offerts par la pratique. Cette ulcération présente en petit tous les caractères que nous décrirons comme appartenant au chancre simple complétement formé. La forme varie comme celle de l'érosion sur laquelle elle s'est greffée: tantôt limitée, arrondie et presque miliaire, tantôt allongée, semblable à une fissure, parfois diffuse lorsqu'une balanoposthite ou une éruption syphilitique préexistante a livré un vaste champ au virus. Cependant Rollet a remarqué que dans ce cas la contagion ne s'opérait pas immédiatement sur toute la surface de la solution de continuité. Celle-ci ne se chancrellise que par places, et c'est par l'incessante extension de petits foyers plus ou moins nombreux que se forme l'ulcération définitive qui les comprend tous. Ce fait a été particulièrement mis en lumière pendant les expériences du syphiliographe lyonnais, relatives à la greffe du chancre simple sur le chancre induré.

Quelquefois le chancre simple, particulièrement sur les muqueuses, se borne à une simple exulcération effleurant à peine le derme (*forme exulcéreuse*), restant de niveau avec les parties voisines, et en général de peu d'étendue.

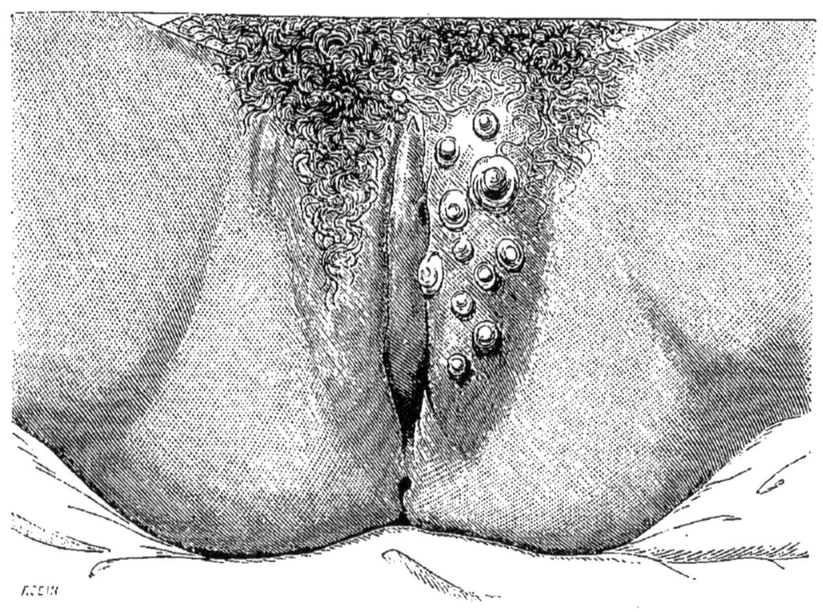

FIG. 37.

Chancres simples à forme bulleuse (d'après un moule de la collection A. Fournier).

Au contraire, le chancre cutané se manifeste habituellement par une *pustule ecthymateuse*, très-douloureuse, à développement tardif, à base engorgée, entourée d'une zone congestive. A l'aine, quand le chancre se greffe sur des piqûres de sangsues, il présente les plus grands rapports avec le furoncle.

Le début *boutonneux*, *acnéique*, *folliculaire* s'observe également sur la peau, et, s'il faut en croire certains auteurs, lorsque le pus a pénétré dans l'intérieur d'un follicule pileux. Nous ne saurions dire si cette interprétation doit aussi s'appliquer à la *forme bulleuse*, dont nous ne connaissons qu'un cas observé par Fournier à Lourcine? Toujours est-il que dans cet unique exemple, les chancres siégeaient sur la face externe de la grande lèvre où les follicules ne manquent pas, et, n'eût été leur contenu franchement purulent, ressemblaient singulièrement à un élément pemphigoïde, (fig. 37).

Quant à la forme *phlegmoneuse* enkystée, dans laquelle le chancre débute d'emblée par un abcès, elle est véritablement fort rare; elle doit être considérée comme l'indice d'une lésion profondément située dans l'épaisseur du derme, et même au sein des tissus sous-cutanés, (Sperino, Ricord.) On voit parfois se produire autour d'un chancre des lymphites qui donnent lieu à des abcès virulents plus ou moins éloignés; nous croyons que la plupart des prétendus chancres enkystés, quand ils naissent au voisinage d'un chancre préexistant, ne reconnaissent pas d'autre origine; ce ne sont donc pas des chancres à proprement parler.

Quoi qu'il en soit et si variées que puissent être à leur début les formes diverses de la chancrelle, ces différences s'effacent bientôt, et le terme commun auquel elles aboutissent est l'ulcération, dont nous allons maintenant passer en revue les caractères.

III. **Période d'état.** — C'est à partir du cinquième jour que l'on peut considérer le chancre simple comme parvenu à sa période d'état.

Pendant un temps variable il présentera donc tous les caractères d'un ulcère à suppuration très-abondante, très-contagieuse, et tendra incessamment à s'agrandir.

Sa *forme* est en général circulaire, à moins qu'elle n'ait été subordonnée à celle de quelque lésion préexistante : ulcération, fissure, etc., ou bien que, en raison de la situation des parties, son extension ait plus de tendance à se faire dans un sens déterminé que concentriquement; les chancres du fourreau par exemple présentent régulièrement la forme d'un ovale allongé de haut en bas, parce que, dans la position ordinaire de la verge, le pus qu'ils sécrètent se ramasse à la partie inférieure de l'ulcère, et que c'est par là qu'il gagne de proche en proche. La réunion de deux chancres voisins n'altère pas moins leur forme primitivement arrondie; c'est ce qui arrive pour les chancres occupant à la fois la rainure et la partie voisine du prépuce, et qui franchissent le collet du gland pour se reproduire symétriquement sur cet organe.

Les bords du chancre mou sont sinueux et présentent à la loupe une série de petites dentelures. Loin de descendre par une pente douce de la surface de la peau au fond du chancre, l'ulcération entame franchement toute leur épaisseur. Bien plus, comme les tissus cellulaires sous-cutanés ou sous-muqueux offrent moins de résistance au processus destructeur que la solide charpente du derme, le progrès se fait surtout dans le tissu sous-dermique, en sorte que les bords ne sont pas seulement entamés à l'emporte-pièce, mais taillés à pic et même décollés.

Quand les bords d'un chancre sont saillants et entourés d'un liséré rouge violacé, en forme d'auréole, c'est l'indice de leur décollement, la marque de leur destruction prochaine. Les fusées du chancre mou s'étendent quelquefois fort loin ; deux ulcères peuvent se rencontrer par leur fond, avant que leurs bords soient arrivés en contact.

Le *fond* du chancre mou présente un aspect irrégulier et comme vermoulu, il est recouvert par une fausse membrane grisâtre, pultacée, d'aspect couenneux, sorte de détritus ou de bouillie organique, qui persiste pendant toute la durée de la période d'état. On y trouve, quand on l'examine au microscope, des fibres élastiques du derme et du chorion, de nombreux amas amorphes, débris plus ou moins altérés de la membrane tégumentaire, enfin des globules de pus (Cusco).

Quant à la *base* du chancre, elle présente un caractère négatif d'une très-haute valeur ; elle ne diffère pas de celle d'une plaie vulgaire. Aussi ne saurait-on dire qu'elle est molle; cette qualification ne lui est applicable que lorsqu'on la compare à celle du chancre infectant. Comme dans une plaie ordinaire, elle est quelquefois dure, quand l'inflammation a déterminé un engorgement à sa périphérie, ou lorsque les tissus présentent eux-mêmes une certaine densité; mais *la dureté n'est pas l'induration;* entre la consistance chondroïde du syphilome et l'empâtement résistant qu'offre parfois le chancre simple, un doigt exercé saura toujours constater une différence. C'est là un des premiers signes que le praticien doive interroger; mais, disons-le, l'exercice seul rendra son jugement, non pas sans appel, car dans certains cas il est peu de problèmes pathologiques qui imposent une plus grande réserve, mais du moins suffisamment probable. Outre les obstacles naturels que nous avons mentionnés, il faut encore compter avec les déformations artificielles, *pathogénétiques*, que tant de malades font subir à leur ulcère. Il est bien peu de chancres en effet qui aient échappé aux spécifiques les plus en vogue de cette pharmacopée populaire dont le nitrate d'argent, le jus de citron, l'alun, le tannin, l'extrait de saturne, voire même la cendre de pipe, font habituellement les frais. Or l'irritation causée par ces topiques transforme la surface du chancre, comme elle le ferait du reste de toute autre plaie, au point de la rendre méconnaissable, et surtout la double d'une couche résistante plus ou moins épaisse. Tels sont également les effets de la plupart des caustiques. Le chlorure de zinc, la potasse, les acides nitrique, sulfurique, mais surtout le chromate de potasse et le sublimé, déterminent de réelles indurations qui bien souvent en ont imposé aux praticiens les plus exercés.

Un des traits caractéristiques du chancre simple est de fournir une *abondante suppuration*. Au dire de Lee, ce fait seul suffirait à le distinguer du chancre infectant, sur la surface duquel, à moins d'irritation anormale, aucun globule purulent ne serait jamais rencontré. Quoi qu'il en soit, le pus, qui quelquefois est mal lié, sanieux, mêlé de sang, ne présente objectivement aucune particularité propre à le faire reconnaître; l'inoculation seule peut en révéler l'origine, la nature, les propriétés; à cette période de la maladie, il constitue en effet le *pus fort* des syphilisateurs. Desséché, il se concrète en une croûte verdâtre; adhérente au début, cette croûte ne tarde pas à être soulevée, puis détachée par les liquides incessamment sécrétés à la surface du chancre.

Le chancre simple n'occasionne pas en général de vives *douleurs*, mais il est sensible aux attouchements, aux pressions, aux tiraillements, qui déterminent facilement des hémorrhagies à sa surface. M. Diday, qui plus que personne a autorité sur ce point, a noté la sensation plus ou moins forte, mais toujours perceptible pour le malade un peu attentif, d'un rongement qui revient par intermittences.

La durée de la période d'état, quand le chancre est abandonné à lui-même, est des plus variables. Il est rare qu'elle soit moindre de quatre semaines; elle peut se prolonger plusieurs mois et même plusieurs années. Mais la marche extensive ne persiste pas invariablement pendant toute cette durée; après un temps difficile à préciser, elle subit un arrêt, et les dimensions du chancre restent stationnaires soit en surface soit en profondeur. L'état dans lequel se trouve le chancre, qui n'éprouve d'ailleurs dans ses autres symptômes aucune modification, a été considéré comme un état intermédiaire précédant la période de réparation, dont nous allons maintenant nous occuper.

IV. **Période de déclin. Réparation.** — Quand l'ulcération cesse de s'étendre; quand ses bords devenus plus réguliers se recollent et s'affaissent; quand, perdant l'aspect pseudo-membraneux, le fond se recouvre de bourgeons, s'exhausse et se comble, on peut être sûr que le chancre simple est entré dans une phase de réparation, et que, à moins de complication, il aura bien vite atteint sa guérison.

De tous ces heureux symptômes, il n'en est pas de plus significatif que *l'état des bords*. Plus de tuméfaction, plus d'irrégularités, plus de ces dentelures, indices certains d'une marche envahissante, plus de rougeur inflammatoire, plus de teinte violacée livide, présages de désorganisation. Le travail proliférateur a raison du processus destructif; la force plastique, qui d'abord n'avait pu lutter contre la dissolution moléculaire, l'emporte maintenant; la réparation se fait donc et se fait vite.

Toutefois il ne serait pas exact de dire que le chancre s'est transformé spontanément en une plaie simple. Les expériences suivantes de Fournier nous ont en effet appris que, tant qu'il y a du pus à la surface de la plaie, celle-ci reste à l'état d'ulcère spécifique, inoculable.

INOCULATIONS FAITES AVEC DU PUS DE CHANCRE SIMPLE.		RÉSULTATS POSITIFS.	RÉSULTATS NÉGATIFS.
A la période de réparation :	bien établie..........	9	3
	déjà avancée	3	0
	extrêmement avancée..	2	5

Tel ne serait pas assurément le cas d'une plaie simple.

Ne serait-il pas bien difficile du reste de comprendre ce passage, cette transition entre l'ulcère virulent et la plaie, quand on voit le chancre, à la veille de la cicatrisation complète, se raviver parfois et fournir une nouvelle période d'ulcération? Un tel fait amènerait à conclure que le virus peut s'engendrer spontanément, ce qui n'est pas, ce qui ne peut pas être. Pour nous, le chancre reste donc chancre jusqu'à sa fin; seulement nous admettons que ce chancre, après une certaine durée, présente une tendance naturelle à la guérison. Cette interprétation ne nous choque nullement, par ce qu'elle établit une parfaite analogie avec ce qui se passe dans le cours de la variole, de la vaccine et de la plupart des affections virulentes.

Nous serions disposé à voir dans ce décours rapide une sorte de saturation des tissus qui les rendrait réfractaires à l'action du virus chancreux. Cette explication nous est naturellement fournie par les résultats les plus nets de la syphilisation (voy. page 318). Que si l'on nous objecte la facilité avec laquelle, en cas de recrudescence, peut se rétablir la virulence, nous ferons remarquer que l'immunité locale obtenue par Auzias-Turenne était toujours d'une assez courte durée. Or pourquoi en serait-il autrement dans le cas qui nous occupe? Après un seul chancre, en effet, l'immunité ne saurait être qu'éphémère. Si donc, au moment où elle s'épuise, le fond du chancre est encore en contact avec du pus spécifique, la réinfection aura lieu.

Cependant le liséré cicatriciel s'est progressivement avancé vers le centre, le fond s'est nivelé, la réparation est complète. Une importante question reste à élucider, celle de la cicatrisation. Comme partout elle se fait au moyen d'un tissu inodulaire qui relie mécaniquement les points séparés par la solution de continuité. Or comme ce tissu est éminemment rétractile, ses extrémités se rapprochent de plus en plus. Notons ici que cette cicatrice diffère essentiellement de celle du chancre infectant, en ce que livrée à elle-même, elle ne s'indure jamais, ni temporairement, ni surtout pour un temps plus ou moins long après la disparition de l'ulcère. Enfin, elle présente un autre caractère d'une grande valeur. Quand nous étudierons l'accident primitif de la vérole, nous verrons que son ulcération se produit surtout aux dépens d'un tissu de nouvelle formation, le syphilome; aussi après sa destruction plus ou moins complète, mais n'empiétant pas en général sur les tissus propres de la peau, la réparation peut-elle se faire assez complétement, sans perte de substance. Il n'en est pas de même pour le chancre simple dont la trace indique toujours qu'il y a eu entamure cutanée; tantôt elle est marquée par un enfoncement stellaire, tantôt elle est circulaire, semblable à celle que produirait l'enlèvement d'un petit disque de peau. Ces dernières cicatrices sont très-fréquentes, surtout sur les muqueuses; le fond de la dépression tranche habituellement par sa teinte claire sur le reste des tissus. Mais tous les chancres mous laissent-ils infailliblement une cicatrice visible, indélébile? Si j'en crois les auteurs classiques, parmi lesquels Rollet se montre un des plus affirmatifs, le tissu, membrane muqueuse ou tégument externe, ayant été généralement détruit dans toute son épaisseur, les cicatrices sont profondes et restent très-apparentes, surtout à la peau, où elles ne s'effacent jamais. Tous les individus soumis par les syphilisateurs aux inoculations chancreuses ont en effet conservé des cicatrices même de leurs plus petits chancres. Telle n'est pourtant pas notre opinion; d'accord en cela avec Achille Dron [1], nous croyons

[1] « En m'appuyant sur les faits que j'ai observés, j'affirme que dans un mois le chancre simple peut se cicatriser sans pansement, et sans laisser une cicatrice qui permette d'en constater l'existence au bout de ce temps. » (ACHILLE DRON, *Discussion de la Société des sciences médicales*, in *Lyon médical*, 1873 ; tome XII, page 330).

que dans certaines circonstances, plus communes peut-être qu'on ne le croit, et qui peuvent tenir soit de sa forme, soit de son siége, le chancre simple peut se réparer et disparaître sans laisser de trace appréciable. Rien de plus fréquent à la suite des chancrelles herpétiformes, exulcéreuses du sillon balano-préputial, ou des replis de la vulve. L'absence de cicatrices sur les organes ne saurait donc avoir de valeur au point de vue de la non-existence d'un chancre. C'est en raison de son importance doctrinale bien plus que pratique que nous insistons sur ce point ; nous en tirerons parti ultérieurement.

Quoi qu'il en soit, une fois la chancrelle cicatrisée, la lésion locale est anéantie. A moins de contamination nouvelle, aucune recrudescence, aucune réapparition de l'ulcère n'est à craindre ; car la spécificité est morte, et nulle altération spontanée des tissus ne saurait ressusciter un virus. Enfin, nous le répétons encore ici, en dépit des complications qui peuvent lui survivre, et qui prolongent parfois singulièrement la durée de la maladie, le chancre simple ne donne jamais lieu à aucun accident général. On peut-être sûr, et, si la prophétie n'est pas toujours facile à faire, nous pouvons affirmer que le diagnostic rétrospectif ne trompe jamais, qu'un ulcère suivi d'accidents constitutionnels est toujours et ne saurait être autre chose qu'un syphilome isolé ou associé à un chancre simple (chancre mixte). Le fait de la généralisation des symptômes en est la preuve irrécusable.

§ 4. — VARIÉTÉS.

I. — VARIÉTÉS SUIVANT LA FORME. — Nous venons de décrire sous son aspect le plus ordinaire l'élément éruptif, typique du chancre simple; mais, pour aboutir à l'ulcération en débutant par la pustule, que de formes diverses le processus ne peut-il pas revêtir !

Nous avons déjà parlé successivement des différences qui peuvent marquer le début du chancre; nous avons montré comment le pus, suivant qu'il s'est inoculé sur une plaie à découvert, ou qu'il a pénétré plus profondément dans l'intérieur de la peau ou des muqueuses, en raison du plus ou moins de résistance à vaincre dans son cheminement sous la surface, peut déterminer soit l'ulcère d'emblée, soit un simple soulèvement de l'épiderme, tantôt une élevure boutonneuse se rapprochant de l'acné, du furoncle ou de la folliculite, tantôt même, bien que plus rarement, un véritable abcès du tissu cellulaire sous-tégumentaire.

Nous avons montré toutes les réserves qu'il nous était imposé de garder relativement à l'interprétation du siége précis de la lésion en ce qui concerne les glandes sébacées ou pileuses. A l'appui de cette dernière proposition je rappellerai mes expériences, dans lesquelles le pus virulent ayant été mis en contact avec des régions épilées, nulle contagion n'en fut la conséquence. Enfin, le chancre peut se présenter sous forme de bulles. Je ne connais qu'un seul cas de cette variété. Il s'est rencontré sur une malade de l'hôpital de Lourcine. Nous en devons l'observation à M. Fournier (fig. 37) [1].

A la période d'état, nous ne trouvons plus que deux variétés principales, l'une à forme *ulcéreuse*, celle que nous avons décrite et sur laquelle nous ne reviendrons pas; l'autre à forme *exulcéreuse*, infiniment moins fréquente. Ainsi que son nom l'indique, cette dernière se fait remarquer par le peu de profondeur de l'ulcération. Le fond n'est que très-légèrement déprimé, les bords ne sont pas taillés à pic, il est manifeste que le derme est à peine effleuré. La surface de l'ulcération est petite, circulaire,

[1] La nommée M... K..., entre le 29 octobre 1872, à l'hôpital de Lourcine, salle Saint-Alexis, 15, service de M. Fournier.

29 octobre. — Cette malade porte sur la grande lèvre droite une série d'élevures hémisphériques, saillantes de 3 à 6 millimètres et disposées irrégulièrement dans toute la hauteur de l'organe. Celles qui sont situées à la partie supérieure sont un peu plus volumineuses. L'aspect est variable, mais représente manifestement dans ses divers éléments la même lésion à différents degrés de développement. Les plus jeunes sont constitués par de simples saillies sans changement de couleur à la peau. L'une d'elles dès son apparition a été excoriée et son sommet est recouvert d'une croûte semblable à du miel. A un degré plus avancé l'élevure est d'une couleur rose plus pâle, son volume est plus considérable, sa surface luisante dénote que le tégument est tendu par un exsudat; enfin les plus considérables de ces éléments sont franchement bulleux, ils sont situés sur le milieu de la lèvre, et remarquables par leur teinte rose jaunâtre et pour l'un d'eux légèrement mêlé de violet, signe probable d'une légère hémorrhagie. La grande lèvre est tout entière considérablement tuméfiée, sans rougeur bien prononcée.

3 novembre. — A la place des éléments ci-dessus décrits se voit de petits ulcères à bords nettement limités. Le fond en est constitué pour les uns par un produit d'exsudation d'aspect croûteux jaune verdâtre, pour les autres par le derme du tégument mis à nu et suppurant. Une nouvelle bulle a paru à la partie inférieure de la lèvre qui est considérablement rouge et tuméfiée. A droite au niveau du pli inguino-crural, ulcération évidemment de même nature représentant la forme type du chancre simple.

Pendant les jours suivants la lésion continua à se développer et à suppurer, et se répara absolument comme un chancre mou.

plate et recouverte d'une couche grisâtre, sorte de produit fibrineux qu'il n'est pas rare de voir fendillé, crevassé. Un autre genre d'altération assez fréquente de ces chancres exulcéreux, consiste dans la production de bourgeons grisâtres exubérants qui donnent à l'ulcération un aspect végétant (chancre végétant), en même temps qu'ils élèvent son fond au-dessus des parties environnantes.

II. — VARIÉTÉS SUIVANT LA MARCHE. — **Exagération de la période d'état.** — Le chancre simple présente une évolution assez régulière. Bien traité, quinze ou vingt jours suffisent à sa guérison; s'il persiste plus longtemps lorsqu'il est abandonné à lui-même, il est rare que, en dehors des complications que nous étudierons plus loin, sa durée dépasse sept à huit semaines. Cependant quelques auteurs ont écrit que le chancre simple peut passer à l'état chronique et se perpétuer indéfiniment sur les organes génitaux de la femme. Au dire de Boys de Loury et Costilhes, qui les premiers ont signalé ce fait, on ne constate dans l'aspect du chancre parvenu à cet état aucune particularité propre à le faire reconnaître; seulement on apprend en interrogeant la malade qu'il persiste depuis un temps plus ou moins long et qu'il est indolent. Il se développe de préférence à la commissure postérieure de la vulve et dans les replis souvent assez profonds qui avoisinent le méat urinaire.

Chose singulière, les chancres chroniques ne seraient réinoculables que dans une proportion difficile à préciser; aussi la maladie passe-t-elle pour être rarement contagieuse. Sperino nous apprend qu'on ne retient pas dans les hôpitaux de Milan les prostituées atteintes de chancres chroniques dépourvus de virulence. Ajoutons que de pareilles ulcérations pourraient devenir l'origine de dégâts considérables, perforation de l'urèthre, trajet fistuleux dans le tissu cellulaire des grandes lèvres, au périnée, au pourtour de l'anus, et même jusque dans le rectum.

Tels sont les principaux caractères assignés par Boys de Loury, Costilhes, Sperino et Rollet à ces prétendus chancres chroniques. Examinons quelle créance il convient d'accorder à ces données. Nous ferons remarquer tout d'abord que les observations n'ont porté que sur des femmes; pourquoi la chancrelle pénienne chronique n'a-t-elle point été rencontrée? Le plus ordinairement, dit-on, cette maladie se voit chez les malades de trente à quarante ans, d'une constitution faible, débile, décolorées, épuisées par les excès auxquels elles se livrent. Or ces conditions ne sont point rares chez l'homme; pourquoi ne donneraient-elles pas lieu au même accident?

Mais que dire de la non-virulence de ces chancres?... « Il y aurait, écrit Rollet, des chancres chroniques réinoculables, comme il y a des blennorrhagies chroniques contagieuses, et des chancres chroniques non réinoculables, analogues à la blennorrhée, c'est-à-dire ayant perdu comme cette dernière affection la propriété contagieuse, mais non sans conserver leurs autres caractères. » D'autre part le même auteur dit catégoriquement, « que la durée du chancre dépend essentiellement de la durée de la période spécifique ou ulcérative de la maladie; en un mot de la période de progrès, et que le chancre est tout entier dans le pus virulent qu'il sécrète. » Cette singulière contradiction ne semble-t-elle pas indiquer que l'interprétation a fait fausse voie? Certes nous ne contestons point les faits relatés par d'aussi consciencieux praticiens; mais est-ce bien à des chancres qu'il convient de les rapporter tous? Sur ce point nous ne saurions nous mettre d'accord avec eux. Fort des expériences de Fournier, nous croyons avec Rollet que le chancre, tant qu'il est chancre, reste spécifique. Si donc il est rationnel d'admettre la nature chancrelleuse d'une ulcération chronique à pus inoculable, bien que Chéron nous ait affirmé n'en avoir pas observé un seul cas à Saint-Lazare, nous ne croyons pas qu'il soit légitime de faire entrer dans le cadre des affections spécifiques une lésion qui n'en offre point le caractère essentiel. Deux sortes d'affections mal connues à l'époque où Sperino et Boys de Loury publièrent leurs travaux, bien définies aujourd'hui, doivent selon nous être considérées comme ayant donné le change à ces observateurs : l'esthiomène (Huguier, Bernutz, Fiquet), et les gommes génitales (Fournier).

Comme le chancre simple, l'esthiomène se développe chez des femmes appartenant aux dernières couches sociales; le manque absolu de tout soin de propreté, les traumatismes divers dont la région vulvo-anale est le siége, l'irritation continuelle due à des excès de toutes sortes et à la présence d'écoulements vaginaux de nature diverse, sont incontestablement, sinon ses causes originelles, puisque nous considérons cette affection comme étant de nature essentiellement scrofuleuse, du moins les circonstances les plus aptes à provoquer cette manifestation. Ajoutons que l'esthiomène se montre de douze à quarante-cinq ans, tant que dure le fonctionnement de l'ovaire, que les anfractuosités périuréthrales en sont le siége le plus fréquent, enfin que l'aspect de la lésion ne diffère pas sensiblement de celui du chancre mou.

Plus facile encore est l'erreur en face des gommes superficielles de la vulve. Qu'il nous suffise de rappeler qu'avant Fournier elles étaient invariablement prises pour des chancres simples ou syphilitiques, et l'on comprendra pour quelle grande part ces lésions précoces et susceptibles de se phagédéniser entraient autrefois dans le nombre des chancrelles chroniques.

Enfin, dans un mémoire fort remarquable publié en 1866, le professeur Pietro Gamberini (de Bologne) a insisté sur une variété d'épithélioma exulcéreux, survenant à peu près dans les mêmes circonstances que l'esthiomène, particulièrement chez les jeunes prostituées, et se montrant sous la forme d'une ulcération granuleuse de durée indéterminée. Nul doute que cette affection, que pour notre compte nous ne connaissons que par ce travail du syphiliographe italien, n'en ait souvent imposé aux auteurs dont nous combattons les opinions.

Pour nous résumer, nous dirons en terminant que si l'on voit parfois des chancrelles n'arriver à la cicatrisation qu'après une durée exagérée de la période d'état, il n'est pas admissible que la virulence du pus qu'elles sécrètent s'épuise et disparaisse, l'ulcère restant stationnaire. Que les bourgeons charnus, qui ont pris la place de l'ulcère, subissent ultérieurement une dégénérescence hypertrophique, fongueuse, se transforment en plaie végétante, faits que l'on n'observe guère qu'au col utérin, nous n'y contredisons point ; mais alors la lésion n'est plus un chancre. L'expression de chancre chronique repose donc suivant nous sur une interprétation erronée de certains faits cliniques qui n'ont rien de commun avec la chancrelle.

Inoculations successives, recrudescences. — Pendant toute la durée du chancre on peut voir se produire dans son voisinage des ulcérations nées au contact du pus qu'il sécrète. Bien qu'elles soient en général de plus petite dimension que l'ulcération mère et souvent même de plus courte durée, elles n'en constituent pas moins un obstacle à la guérison rapide de l'affection, et dans certains cas deviennent l'origine des plus redoutables complications. Nous avons déjà donné, en ce qui concerne les chancres de l'homme, une statistique propre à faire ressortir leur multiplicité, en même temps que leur siége ; nous n'y reviendrons pas ici. Pour la femme, ainsi que l'a très-bien fait ressortir M. Barié, le nombre que peuvent atteindre les chancres simples est infiniment plus considérable ; on en jugera par le tableau de la page suivante qui porte sur 170 malades de Lourcine :

Nombre des chancres.	Nombre des malades affectées.
1	36
2	25
3	5
4	5
5	1
6	1
7	2
8	1
11	1
15	2
21	1
22	1
25	1
26	1
32	1
33	2
34	1
35	2
44	1
45	1
72	1
75	1
Multiples, nombre indéterminé	77

L'incurie et la malpropreté sont les causes les plus ordinaires de ces inoculations secondaires ; outre la disposition particulière des organes, il faut encore tenir compte chez la femme des poussées d'herpès qui surviennent si fréquemment au moment des règles, ouvrant de nombreuses portes à la contagion.

Notons encore les manœuvres imprudentes des médicastres. Un malade vu par Langlebert portait un chancre étendu compliqué d'un paraphimosis œdémateux ; un ignorant auquel il se confia ayant pratiqué de nombreuses mouchetures pour amener le dégonflement du prépuce, chacune de ces petites plaies devint l'origine d'un nouveau chancre. Plus tard toutes ces ulcérations se réunirent, et, malgré les soins auxquels il fut soumis par notre maître, ce malade perdit une partie considérable du prépuce.

Les recrudescences se produisent quand cesse la saturation virulente d'une surface chancreuse sur le point de se réparer. Le pus reprend alors toute son action sur les tissus et le processus destructif recommence de nouveau. Souvent aussi des bourgeons charnus de bon aspect ont comblé la perte de substance, et le tissu de la cicatrice superficielle est plus ou moins complétement formé quand survient une goutte de pus chancreux conservé soit dans un autre point de la plaie, soit dans une anfractuosité du voisinage, telle par exemple que les follicules du col utérin. Il est rare que la réinfection n'en soit pas la conséquence. Tel est aussi le fait que l'on observe à la suite des cautérisations les plus complètes en apparence; quand l'eschare se détache, la minime quantité de pus virulent épargné par l'agent destructeur contagionne la vaste surface granuleuse laissée à nu, et le seul effet de la cautérisation a été de doubler la superficie de l'ulcère.

III. — Variétés suivant les complications. — Le chancre simple, lésion suppurante, est susceptible de subir dans sa marche un certain nombre de modifications inhérentes aux formes mêmes de tout processus irritatif.

Nous verrons donc, suivant les circonstances, le chancre simple aux prises soit avec l'*inflammation franche,* soit avec les suites variées que peut entraîner cet état : l'*inflammation gangréneuse* et l'*inflammation pseudo-membraneuse.* Ajoutons que la gangrène se présentera sous ses deux formes essentielles : la gangrène proprement dite, dans laquelle les parties mortifiées sont volumineuses et s'éliminent en bloc sous forme d'eschare, et la gangrène moléculaire, dont les effets ne sont point sans analogie avec ceux de la pourriture d'hôpital.

Ce sont là de redoutables complications, graves par elles-mêmes, en raison des symptômes immédiats dont elles s'accompagnent, graves surtout par leurs suites, pertes de substance, délabrements et troubles fonctionnels consécutifs. Aussi ne pouvaient-elles guère échapper à l'observation des anciens auteurs. Celse[1] a parlé de ces ulcères rongeants auxquels, dit-il, les Grecs donnent le nom de *phagédéniques* (de φαγέδαινα, *faim vorace*) et a signalé leurs principales conséquences. Avicenne, Gordon, Forestus, Della Croce, Paré, Fabri de Hilden (voy. la note de la p. 309) en ont également fait mention dans leurs écrits, ainsi que nous aurons l'occasion de le faire remarquer dans le cours de cette description. Mais c'est à Bell et surtout à Richard Carmichael que nous devons sur ce point les plus importants travaux. Dans ses recherches sur les caractères distinctifs des différentes ulcérations vénériennes, Carmichael fut amené à considérer le chancre phagédénique comme dérivant d'un virus spécial. Cette théorie erronée ne devait point

[1] « Nonnumquàm etiam id genus ibi cancri, quod φαγέδαινα a Græcis nominatur, oriri solet... Quædam etiam nigrities est, quæ non sentitur, sed serpit, ac, si sustinuimus, usque ad vesicam tendit; neque succurri postea potest. Si id in summa glande circa fistulam urinæ est, prius in eam tenue specillum demittendum est, ne claudatur...» (Celse, *Traité de la médecine,* liv. VI. § xviii, 4.)

survivre à son auteur, mais les observations destinées à l'appuyer méritent de rester comme une étude clinique des plus remarquables. Aussi a-t-on lieu d'être surpris que les auteurs des grands dictionnaires publiés quelques années après l'apparition du célèbre *Essay on venereal diseases*, aient omis d'y faire figurer le mot *phagédénisme* dès lors passé dans la pratique.

Plus près de nous, il n'est pas de traité spécial où l'on ne trouve des descriptions plus ou moins complètes du phagédénisme. Nous mentionnerons particulièrement le chapitre que lui a consacré Melchior Robert, non sans regretter le point de vue exclusif et par trop spécial auquel il s'est placé, en renonçant à rattacher ces complications aux grands processus qui dominent l'histoire générale de l'inflammation. Enfin on trouvera sur ce point de remarquables travaux dus à MM. Jacquemet et Benoit, dans le compte rendu du congrès de Montpellier (1868).

Inflammation franche. — Tous les chancres présentent une auréole rouge, indice d'un certain degré d'inflammation ; la complication dont nous nous occupons n'est que l'exagération de cet état habituel. Les *causes locales* entrent pour une grande part dans l'étiologie de cette complication. Que les tissus soient délicats et faciles à la congestion, la malpropreté, le contact des sécrétions irritantes, le séjour du pus, et par-dessus tout l'usage inopportun et fréquent des caustiques suffiront à susciter les symptômes de l'inflammation. Cependant l'*état général* peut créer de sérieuses prédispositions ; je veux parler ici des causes de type sthénique : tempérament sanguin, pléthore, excès vénériens. Aussi voit-on certains sujets particulièrement prédisposés présenter à chaque récidive de chancre, et sans cause locale appréciable, des symptômes de cette complication.

La rougeur périphérique s'accroît en étendue et en intensité ; les lymphatiques se dessinent, la tuméfaction sur laquelle repose parfois le chancre se prononce davantage, et détermine à sa base un engorgement de consistance pâteuse, souvent perceptible à la vue, toujours appréciable au toucher. En même temps le pus devient sanieux ; le fond de la plaie, ecchymotique et comme briqueté, donne lieu à un suintement sanguin sous l'influence de la moindre malaxation. Ajoutons que l'ulcération s'accroît avec une bien plus grande rapidité. En outre la sensibilité du point malade devient plus vive. Dans quelques cas, rares d'ailleurs, elle est telle, que les explorations, le moindre contact arrachent des cris au malade. Le frôlement des linges ou des vêtements excite une douleur intolérable. De même que certaines plaies qui se couvrent de bourgeons charnus extrêmement sensibles, le chancre mériterait dans ce cas le nom de *chancre éréthique*. Selon toute probabilité c'est à la brusque compression des terminaisons nerveuses, peut-être aussi à un léger degré de névrite ou de périnévrite qu'est dû ce phénomène. Quoi qu'il en soit sa durée est en général assez courte.

M. Gailleton (de Lyon) auquel nous devons une excellente description de cet état inflammatoire a vu sur cinquante cas, six fois des hémorrhagies graves se produire [1].

Rien de plus irrégulier que la marche et la durée de l'inflammation. Il n'est pas rare qu'une partie seulement du chancre soit envahie, et les phénomènes inflammatoires peuvent se montrer et disparaître à plusieurs reprises sur le même ulcère. Quand ils cessent, le chancre entre parfois en pleine réparation, d'autre fois il reste à la période d'état.

L'engorgement simple de la base du chancre peut offrir les plus grands rapports avec l'induration de cause spécifique ; sa mobilité, sa brusque disparition, lorsque cesse l'inflammation, l'en feront souvent distinguer. Cependant il peut arriver que cet engorgement se produise presque spontanément. Melchior Robert a rapporté plusieurs faits dans lesquels il s'est montré à plusieurs reprises chez certains individus, qui auraient pu ainsi, aux yeux d'un praticien inattentif, passer pour avoir souffert plusieurs récidives de chancre infectant. De son côté, Ricord a fait observer que les

[1] On nous saura gré de reproduire ici deux observations remarquables de ce travail.

« Un malade porteur depuis quinze jours d'un chancre se livre à des excès de boisson et va passer la nuit dans une maison publique ; le lendemain la verge se tuméfie énormément et un écoulement sanguin assez notable apparaît. Un médecin consulté fait pratiquer des injections de perchlorure de fer qui exaspérèrent encore l'état inflammatoire. L'hémorrhagie augmente et on introduit quelques bourrelets de charpie. Le gonflement prit alors des proportions considérables, et le malade entra à l'Antiquaille avec une verge dont l'extrémité avait le volume d'un verre à boire. La peau énormément distendue paraissait sur le point de se rompre. Je pratiquai immédiatement une large incision et il sortit de la poche une quantité considérable de caillots sanguins. La plaie fut lavée, nettoyée complétement, et le point hémorrhagique siégeant vers la rainure du gland est cautérisé avec une pointe de feu. Tout rentra dans l'ordre, mais le gland avait été détruit dans une moitié de son épaisseur. »

« J'ai vu un autre malade qu'une hémorrhagie persistante depuis huit jours avait anémié profondément. Le sixième jour, il eut dans la nuit une hémorrhagie des plus abondantes qui peut être évaluée à deux litres. Le malade présentait tous les symptômes habituels aux femmes qui ont eu de grandes pertes de sang ; il avait des vertiges, des éblouissements, tombait en syncope au moindre mouvement. » (GAILLETON, *Notes cliniques sur les maladies vénériennes. Annales de dermatologie et de syphiliographie*, t. II, p. 189).

chancres simples développés sur d'anciennes cicatrices de chancre syphilitique s'accompagnaient assez souvent d'une suffusion plastique qui devient une autre cause d'erreur en portant à suspecter la qualité de la graine chancreuse alors que l'influence du terrain est prédominante.

Inflammation gangréneuse, gangrène proprement dite. — Nous étudierons tout d'abord cette forme de la gangrène qui détermine l'élimination en bloc d'une partie plus ou moins considérable de l'organe malade.

Les causes de la gangrène sont toujours très-complexes; soit locales, soit générales, ce n'est jamais chose facile que de les discerner exactement. Le cas dont nous nous occupons n'est pas fait pour simplifier cette recherche. Comme pour l'inflammation simple nous réclamerons d'abord une très-large place pour les *causes locales*. A la suite d'un léger degré d'inflammation, est survenue une tuméfaction du gland, sur lequel siége un chancre simple; si le prépuce met obstacle à son développement, un phimosis se produit, phimosis le plus souvent très-inflammatoire. La tuméfaction continuant, le gland s'appliquera contre le prépuce, puis soulèvera et tendra ce dernier, dont les vaisseaux seront aplatis par cette pression de dedans en dehors. La mortification suivra bientôt. Ce processus, comme on le voit, trouve localement son entière explication.

Indépendamment de toute compression, la gangrène se montre encore lorsqu'il y a stase dans la partie enflammée, puis coagulation du sang dans les vaisseaux; lorsque l'inflammation se poursuivant dans les tuniques vasculaires détermine la formation de caillots; enfin et surtout quand les globules de pus et l'exsudat s'accumulant autour des vaisseaux, les compriment et mettent ainsi obstacle à la circulation. La cause intime de ces phénomènes réside dans l'état général; elle peut être asthénique ou sthénique. L'âge, la dépression physique et morale, les diathèses, les cachexies débilitantes, quelques altérations particulières du sang, favorisent la stase vasculaire par une sorte d'inflammation avortée; la pléthore, le tempérament sanguin, les congestions locales (érections prolongées, pansements ou frottements irritants) exaspèrent à tel point le processus, que la gangrène se produit par l'excès même de l'inflammation [1].

[1] « Le cas ordinaire est celui-ci : chez des *jeunes gens sanguins qui font la noce*, qui ont *beaucoup marché*, une chancrelle de la verge (organe particulièrement exposé aux frottements) et surtout du *dos* de la verge, devient le point de départ d'une gangrène qui envahit plus ou moins en largeur et en profondeur. »

Comptons encore parmi les circonstances prédisposantes, l'alcoolisme qui prendra place parmi les causes excitantes ou asthéniques, suivant qu'il agira accidentellement pendant un accès passager ou en vertu d'une habitude invétérée de l'organisme. Localement du reste ne sait-on pas qu'il produit en s'éliminant par la peau une congestion plus ou moins prononcée, qui, si faible qu'elle soit, doit également entrer en ligne de compte?

La gangrène se montre habituellement dès le début de la chancrelle, ou tout au moins pendant la période de progrès. Cliniquement elle nous offre plusieurs formes bien tranchées. Tantôt en effet lorsqu'elle succède au phimosis inflammatoire, une simple rondelle du prépuce est éliminée, au niveau de la couronne balanique, juste assez pour que le gland *mette le nez à la fenêtre*, ainsi que l'a dit M. Diday dans le langage pittoresque qui lui est familier, et s'y introduise progressivement (fig. 38). Tantôt le prépuce subit tout entier la mortification; le malade en est quitte alors pour une circoncision spontanée souvent fort régulière. Dans d'autres cas, heureusement fort rares, la nécrose envahit une partie plus ou moins considérable des téguments et des tissus sous-jacents. Il est très-exceptionnel de voir les corps caverneux atteints, alors même que l'extrémité de la verge semble devoir tomber en masse; le gland seul est souvent frappé, en totalité ou en partie, l'extrémité saillante des corps caverneux, qui lui sert de soutient, restant absolument intacte.

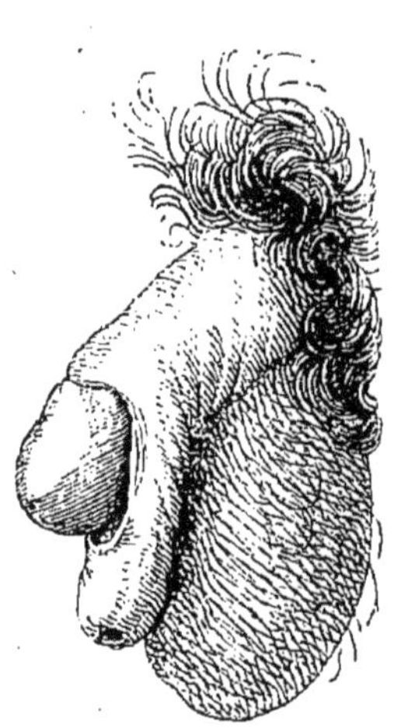

Fig. 38. — Gangrène limitée du prépuce.

Le pénis peut cependant être frappé dans toute son épaisseur, ainsi qu'Achille Dron l'a bien montré. Les corps caverneux sont alors le siége d'un engorgement qui se traduit par une dureté considérable, sorte de virole très-résistante, prolongée parfois jusqu'au pubis. Enfin on a cité des cas dans lesquels la verge entière a été séparée. De pareils faits très-rares aujourd'hui se présentaient sans doute avec une certaine fréquence autrefois. Les exemples en sont nombreux dans les auteurs anciens. A ce propos je rappellerai encore une fois l'observation de Fabri de Hilden (relatée page 309)

Impossible de photographier ces conditions étiologiques avec une exactitude plus scrupuleuse que ne fait M. Diday en ces quelques mots (*Thérapeutique des maladies vénériennes*, pages 186).

et qui nous montre des désordres non moins graves produits sur les organes génitaux d'une jeune fille.

Un des traits qui caractérisent le plus nettement la gangrène, c'est la soudaineté de ses effets; en quelques heures des parties qui semblaient saines sont frappées sans rémission. Un malade, que nous eûmes l'occasion d'observer dans le service de P. Horteloup, se présenta à notre observation avec une chancrelle compliquée d'un phimosis inflammatoire; le gland pouvait encore être découvert librement. Le lendemain matin le prépuce fut trouvé entièrement mortifié. Quand on peut suivre l'invasion de cet accident, on voit son début annoncé par une auréole violet pâle qui s'établit autour de l'ulcère dans une étendue correspondante à celle des parties qui vont être privées de vie; mais bientôt lui succède une teinte sombre, puis noire, dont les limites sont plus ou moins nettement tracées. En même temps que les parties atteintes s'affaissent, une réaction vitale semble se produire à leur voisinage, la tuméfaction augmente, la rougeur s'accentue, la sécrétion du pus devient plus abondante, le sillon de séparation se forme, et les lambeaux sphacélés s'éliminent, laissant une plaie couverte de bourgeons, le plus souvent du meilleur aspect.

C'est en effet chose digne de remarque, que cette *rapide réparation* qui succède à l'inflammation gangréneuse, et par-dessus tout que l'absence, je dirai plus, l'impossibilité de toute récidive. La raison en est simple, la spécificité du pus ne survit pas à la mort physiologique des tissus. On l'a dit avec justesse, la gangrène est le plus efficace de tous les modificateurs du chancre; nul caustique n'offre une pareille certitude dans ses effets. Le chlorure de zinc, le fer rouge peuvent laisser intacts des foyers cachés où se conserve le pus chancreux. Après la gangrène au contraire, l'expérimentation l'a cent fois démontré, jamais la virulence ne reparaît. Qu'on la pratique le jour même où la complication s'est montrée, ou longtemps après la chute des eschares, l'inoculation des produits qui baignent la surface de la plaie est négative, toujours et invariablement négative.

Les suites immédiates de la gangrène sont donc bénignes; toutefois par les vastes destructions de tissus qu'elle entraîne, elle est parfois l'origine *d'infirmités irrémédiables :* perte du gland, fistules uréthrales, déformations diverses de la verge (voy. chap. XII, page 188).

Gangrène moléculaire. — La gangrène moléculaire consiste essentiellement dans l'ischémie et la mortification lente, successive, des tissus qui tapissent la cavité du chancre. Il est permis de croire que la lésion consiste en une infiltration périphérique par de la fibrine et des cellulesnéoplasiques suffisamment abondantes pour comprimer les vaisseaux et modifier les conditions locales de la nutrition (état diphthéritique). On pourrait comparer cet état à celui qui résulterait de l'action légère et répétée des caustiques chimiques. Le processus se limite en effet à la couche la plus superficielle du chancre. Aussi ne faut-il pas s'attendre à voir se détacher de larges lambeaux mortifiés, comme pendant le cours de la gangrène vraie ; l'eschare est simplement formée par la chute de la matière pultacée qui occupe habituellement le fond de l'ulcère mou. Notons immédiatement ici une conséquence de cette lenteur dans la marche de la complication. Le processus nécrobiotique n'étant jamais assez intense pour se généraliser à toute l'étendue et à toute la profondeur de la solution de continuité, la spécificité reste intacte ; car il suffit qu'elle se conserve en un point pour que la surface malade soit incessamment réinoculée et rendue à la virulence.

On a beaucoup discuté pour savoir si le phagédénisme des chancres était dû à un virus spécial. *A priori* l'anatomie pathologique nous permet de nous prononcer catégoriquement contre cette hypothèse. Pas plus que l'inflammation, pas plus que la gangrène la nécrobiose moléculaire ne saurait être rapportée à quelque influence de graine ; seule la qualité du terrain doit être mise en cause. Aux arguments de Bassereau, fondés sur la célèbre histoire des trois Auvergnats qui, fatigués d'un long voyage, contractèrent chacun, le même soir, auprès de la même femme un chancre phagédénique, l'expérimentation a répondu par des observations précises : si l'on inocule à un sujet sain le pus d'une chancrelle phagédénique, on n'obtient qu'une chancrelle simple, non phagédénique (Rollet) ; d'autre part si sur un sujet déjà porteur d'une chancrelle phagédénique on inocule le pus d'une chancrelle simple, il y a de grandes probabilités pour que la pustule d'inoculation se complique de phagédénisme (Sperino). Éclairés par ces faits, cherchons donc, soit dans l'état local, soit dans l'état général du sujet, quelles sont les conditions qui peuvent nous rendre compte de cette singulière aptitude morbide.

a. *Conditions locales.* — La clinique nous apprend qu'il faut considérer comme une cause fréquente du phagédénisme l'usage de certains agents locaux, tels que les topiques gras, particulièrement l'onguent mercuriel et même les astringents, les caustiques, lorsqu'ils sont employés de façon à exaspérer incessamment le processus d'exsudation. La malpropreté des parties, le défaut de soins locaux, la rétention du pus agissent de même. Ce fait n'a rien qui doive nous étonner ; nous savons en effet, grâce aux travaux de Virchow, qu'il suffit d'une irritation répétée pour donner naissance au genre de travail morbide dont nous nous occupons. Un vésicatoire appliqué sur la peau y fait naître une phlyctène à contenu séreux ; mais, après avoir enlevé la couche cornée distendue, si nous replaçons l'emplâtre, il suffira de quelques heures pour que la surface se couvre d'une couche d'apparence fibrineuse englobant une quantité considérable de jeunes cellules de nouvelle formation. Tel est aussi le mode d'influence des circonstances que nous venons de signaler. L'état général peut rester et reste quelquefois absolument étranger à ces phénomènes. Le produit morbide provient bien du plasma sanguin, mais c'est au sein des parties enflammées que ce plasma transsudé subit l'élaboration qui le transforme et lui imprime son caractère spécial.

Certains tissus sont-ils plus aptes que d'autres à favoriser le développement de ces accidents ? Le fait a été avancé par Melchior Robert. Sans chercher à se l'expliquer, cet auteur a noté la prédisposition dont le tissu ganglionnaire et les régions délicates de la peau lui semblent doués. Nous ne croyons pas, quant à nous, que la finesse du tégument doive entrer en ligne de compte ; nous savons en effet que les chancres d'inoculation siégeant à la cuisse, où la peau présente une grande épaisseur, sont plus souvent compliqués de phagédénisme que les chancres de l'abdomen, surtout ceux qui sont situés au-dessus de l'ombilic. Quant aux ganglions, il est bien vrai qu'on voit des bubons phagédéniques à côté des chancrelles les plus simples. La remarque de M. Robert est donc sur ce point d'une rigoureuse exactitude ; elle trouverait, selon nous, son explication dans la grande abondance des corpuscules lymphatiques qui se montrent habituellement au sein d'une glande enflammée et peuvent contribuer dans une large mesure à la formation de l'exsudat, qui va déterminer l'ischémie.

b. *Conditions générales.* — La gangrène moléculaire peut aussi dépendre, dans certains cas, d'une altération spéciale des humeurs qui prédispose au processus diphthéritique, ou mieux d'une dyscrasie, en vertu de laquelle une inflammation produite par une cause quelconque revêt le caractère diphthéritique. Pour bon nombre d'auteurs ces causes tirées de l'état général seraient de beaucoup les plus fréquentes; mais il serait difficile de justifier, une assertion aussi absolue [1].

Les circonstances que nous allons passer en revue exercent incontestablement une réelle influence ; cependant il n'est pas rare de les voir réunies chez des malades dont les chancrelles suivent le cours le plus régulier ; inversement on en cherche vainement la trace dans un grand nombre de cas de phagédénisme avéré.

La plupart des états pathologiques qui altèrent la constitution du sang doivent prendre place dans cette étiologie. Un des plus fréquents est l'alcoolisme, non pas seulement celui qu'amène un long usage des spiritueux, mais cet alcoolisme passager qui succède à un excès accidentel. Son influence est telle, que Ricord donnait à certain chancre le nom d'œno-phagédéniques. Les vieillards, les chloro-anémiques, les scrofuleux, les syphilitiques, les scorbutiques, les paludéens, en un mot tous les individus affaiblis, tous les cachectiques, auxquels il faut encore ajouter ceux que dépriment l'hypochondrie, la tristesse, le séjour en pays étranger, la mauvaise hygiène, sont aussi exposés à souffrir de phagédénisme. Parmi ces *causes de type asthénique*, nous mentionnerons particulièrement l'usage interne du mercure; il n'en est pas dont l'influence ait été plus souvent et mieux constatée [2]. Avant que l'école du Midi ait enseigné la distinction des ulcères vénériens, au temps où tous les chancreux étaient abreuvés d'hydrargyre, le nombre et la gravité des ulcères phagédéniques étaient en effet

[1] Les anciens auteurs admettaient une corrélation intime entre la qualité des humeurs et les caractères du chancre. On peut en juger par le passage suivant que nous empruntons à la célèbre *Chirurgie* de Della Croce (chapitre du MAL FRANÇAIS): « Sogliono apparire ulcere galliche de varie maniere, le quali per lo più sono maligne *cacoethe* et *phagedeniche* et con progresso di tempo, corrompono con la loro velenositade, et acutezza l'ossa istesse et fannosi putrefacienti et concrose, il che per la natura dell' humore avenir suole, conciosiache dal sangue colerico si fanno l'ulcere superficiali, corrosive, dolorose et non senza qualche infiammatione, dal sangue melancolico si fanno l'ulcere aduste, ineguali, icorose et dure; et dal sangue pituitoso si fanno l'ulcere crude, biancheggianti, sordide, et con poco dolore, avertendo di più che quando la materia e salsujinosa si offende la sostanza del periostio. » (GIO. ANDREA DELLA CROCE. *Cirurgià universale e perfetta* in Venetia presso Giordano Ziletti, MDLXXXIII. Libro quinto, trattato duodecimo, cap. XII. Delle ulcere Galliche, page 48.)

[2] Aucun auteur n'a insisté avec plus de netteté sur ce point que Carmichael dans son admirable chapitre sur le phagédénisme; il y dit en propres termes : « But unlike a chancre, instead of being schecked by mercury, it is almost always rendered more inveterate and rapid in its progress by that mineral. » (R. CARMICHAEL, *An essay on venereal disease and the uses and abuses of mercury*, 2e ed. London, 1825, page 165.)

incomparablement plus considérables qu'aujourd'hui. D'autre part, les *causes de type sthénique* peuvent conduire aux mêmes effets. Il faut comprendre, dans cette classe, la pléthore, le tempérament sanguin, les maladies inflammatoires et, ajoute M. Diday, le déplacement de certaines fluxions herpétiques ou hémorrhoïdales, l'enfièvrement de l'amour ou de l'ambition, enfin la passion du jeu.

Comme on le voit, les causes les plus diverses, les plus opposées, un excès ou une diminution dans la force plastique du sang, peuvent conduire aux mêmes effets. Ajoutons que, toutes ces causes étant supprimées, on voit quelquefois le phagédénisme suivre son cours comme une individualité morbide radicalement indépendante. Force est bien d'accepter ces brutales données de la clinique si contraires aux lois ordinaires de la physiologie pathologique, et il faut bien avouer, quoi que l'on en ait dit, que les caractères objectifs des chancres rongeurs ne sont guère de nature à nous éclairer beaucoup plus sur leur origine. Pour nous donc, cette importante question est encore loin d'être résolue ; plusieurs états différents sont sans doute encore confondus sous cette appellation vague de *phagédénisme*, et c'est à les bien distinguer que devront s'appliquer les travaux ultérieurs.

Bien que le phagédénisme puisse se montrer sur des chancres du fourreau ou de tel autre point entièrement à découvert, il complique de préférence les ulcérations qui ont leur siége dans les régions peu accessibles aux soins locaux, au fond des cavités naturelles (vagin, prépuce), au milieu des replis anfractueux des nymphes, dans l'intérieur du canal de l'urèthre, etc.

Ce n'est jamais ou presque jamais d'emblée qu'un chancre devient phagédénique, mais bien plutôt pendant sa période d'état, quelquefois au début de cette période, mais souvent après une assez longue durée, et alors que la marche a été des plus régulières jusque-là. C'est en général par des symptômes d'inflammation que débute la complication : inflammation souvent très-aiguë, avec rougeur et tuméfaction des bords, mais parfois aussi ne se manifestant que par un engorgement œdémateux de la base et de la périphérie.

Dans le premier cas (inflammation intense, *chancre phagédénique pultacé aigu*), les bords déchiquetés, dentelés sont décollés dans une étendue plus ou moins considérable. Tantôt ils sont tuméfiés par les produits inflammatoires qui les infiltrent ; tantôt, surtout sur les muqueuses délicates, corrodés par l'ulcération ils retombent flasques dans la plaie. Le fond inégal, parsemé de crêtes et d'enfoncements, offre, à divers degrés d'organisation, le produit pathologique qui caractérise la gangrène moléculaire. Le plus souvent ce produit se présente sous la forme d'une couche, de couleur blanc grisâtre, quelquefois altérée par une teinte rougeâtre ou verte provenant de l'action des matières colorantes du sang, continue dans toute l'étendue de l'ulcération, ou ne l'occupant que partiellement. Cette membrane, d'aspect feutré, résistante, épaisse de un millimètre environ, profondément adhérente par sa base, n'est autre chose que la couche superficielle de l'ulcère transformée par l'exsudat cellulo-fibrineux. D'autres fois on voit à la surface du chancre une matière pultacée, baignant dans une sanie purulente, du sein de laquelle émergent quelques bourgeons charnus de mauvais aspect. Ce liquide est éminemment virulent; au dire de Rodet, il posséderait même un plus haut degré d'inoculabilité que celui de tout autre chancre. De plus il est produit en telle abondance que toute solution de continuité du voisinage, qu'elle soit le fait du grattage ou de quelque éruption cutanée, subit immédiatement l'inoculation. C'est sans doute à ce mode de propagation que l'on doit attribuer le fait, signalé par quelques malades, de l'agrandissement rapide de la plaie à chaque période menstruelle. Chez beaucoup de femmes en effet l'apparition des règles s'accompagne d'une éruption plus ou moins considérable de vésicules herpétiques qui constituent autant de portes ouvertes à la contamination (Chéron).

La progression peut se faire avec une grande rapidité. Dès que la peau a été détruite dans toute son épaisseur, grâce à la fonte du tissu cellulaire, le pus fuse au loin, attaquant par leur face profonde peau et muqueuses, dissèque et décolle les tissus, si bien que l'étendue vraie du chance peut dépasser de beaucoup son étendue apparente. Il est bien plus rare que l'ulcération de proche en proche se fasse suivant la profondeur (forme térébrante); les tissus hétérogènes, qu'ils soient aponévrotiques, musculaires ou caverneux, opposent en effet au chancre comme à toute lésion envahissante une barrière qu'il franchit difficilement.

Les symptômes subjectifs sont toujours assez accentués; certains malades éprouvent de vives douleurs (voy. *Chancre éréthique*), surtout au début, quand l'inflammation est très-intense. D'autres se plaignent d'une sorte de brûlure, comme si une substance corrosive avait été déposée sur la plaie. Tout autour de la lésion ils accusent un sentiment de démangeaison, de cuisson, indices de a propagation périphérique du mal; avec cela fièvre, céphalalgie, malaise.

Quand le processus inflammatoire est moins prononcé, on observe encore une seconde forme de phagédénisme, qui n'est, à proprement parler, qu'une atténuation et bien souvent qu'un mode de terminaison de la précédente : c'est particulièrement chez les sujets affaiblis qu'elle prend naissance, chez les tuberculeux, chez les individus atteints de cachexie herpétique. Son point de départ est très-fréquemment dans un bubon inguinal; on voit alors le mal s'étendre soit du côté de l'abdomen, soit sur la cuisse. Il n'est pas rare, dans ce cas, que deux chancres, nés

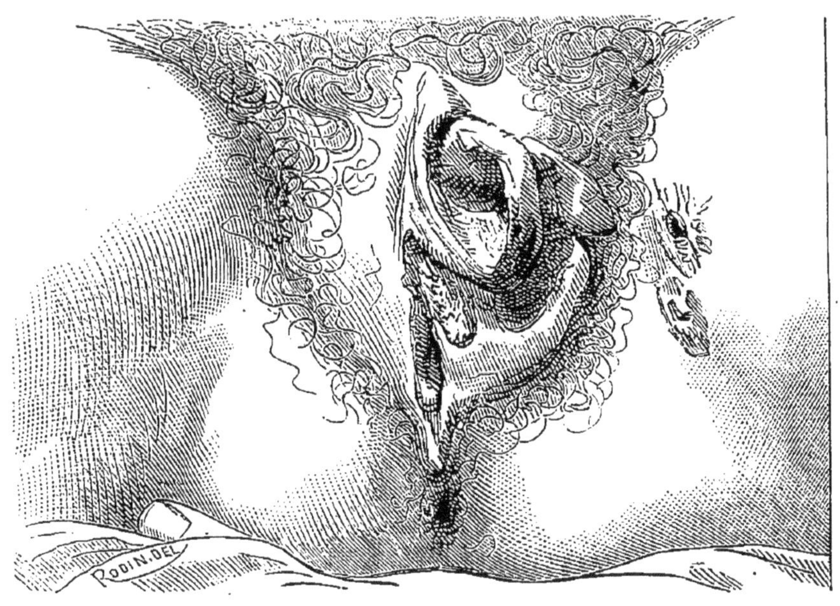

Fig. 39. — Chancre simple phagédénique de la vulve (d'après un moule de la collection A. Fournier).

séparément, l'un dans l'aine, l'autre sur un point des organes génitaux, se réunissent pour former une vaste ulcération occupant à la fois le fourreau, le scrotum, la partie inférieure de l'abdomen, le haut de la cuisse et le périnée. Chez la femme, en raison de leur faible épaisseur, les lèvres envahies sont parfois découpées (fig. 39), séparées de leurs points d'attache, le clitoris est perforé, l'urèthre est entouré et disséqué dans une plus ou moins grande étendue; enfin les ravages sont tels qu'il est souvent difficile de reconnaître au milieu des lambeaux informes ce qui appartenait aux diverses parties de la vulve. L'aspect de la lésion s'est assombri, son fond violacé, rouge foncé, marbré d'ecchymoses, quand il n'est pas tout entier recouvert d'une fausse membrane grisâtre, la lividité de ses festons marginaux différencient bien nettement cette forme de la précédente. Le pus est séreux, quelquefois épais, chargé de détritus organiques.

Chez un grand nombre de malades, le professeur Benoît (de Montpellier) a constaté que les progrès du phagédénisme et les douleurs qu'il provoque coïncidaient avec un abaissement notable de la température des parties atteintes : c'est là un fait du plus grand intérêt, et dont il a su faire profiter la thérapeutique.

Le processus destructif ne persiste pas toujours dans toute l'étendue des parties atteintes. A mesure qu'il s'étend d'un côté, on voit parfois, dans un point opposé, naître des bourgeons d'assez bonne nature et la cicatrisation se faire plus ou moins complétement. Ce fait s'explique par la saturation partielle et passagère des points primitivement frappés, phénomène en vertu duquel le virus chancreux perd toute aptitude à s'y développer. Il s'accomplit parfois avec une telle régularité que, s'avançant et rétrogradant dans une égale proportion, il semble que l'ulcération se déplace en masse à la manière d'un curseur. Cette variété de chancre, qui n'avait point échappé à quelques anciens auteurs, Celse [1], Avicenne, Forestus [2], a reçu la dénomination de *chancre serpigineux*. Sa durée est indéterminée, d'autant plus que les parties guéries peuvent faire retour à l'ulcération, fait qu'avait bien noté Carmichael. Aussi a-t-on rapporté différents cas (Belhomme, Diday, Fournier) où la ténacité du mal fut vraiment étonnante (2 ans, 3 ans, et même 8 ans). Un des exemples les plus remarquables de phagédénisme serpigineux qui ait été signalé appartient au professeur Giuseppe Profeta (de Palerme). Il s'agit d'un chancre facial qui présentait les phénomènes suivants : De la commissure droite des lèvres, où il avait pris naissance il s'était étendu peu à peu à toute la joue du même côté et à presque tout le front, se cicatrisant d'un côté pour s'élargir sur un autre, suivant toujours une marche chronique et progressivement envahissante. Sa vaste surface était divisée en deux moitiés égales, l'une au front, l'autre à la partie supérieure de la joue, s'étendant en arrière au pavillon de l'oreille, en avant jusqu'à l'aile du nez. Chacune de ces deux

[1] Voir la citation que nous avons donnée précédemment, page 363.

[2] Avicenna, de ulceribus quæ in testiculis, virgâ, aut ano fiunt, prognosticum fecit, ea esse mala et *ambulativa* (ut medicè loquar) ex quibus facilis contingit putrefactio, cum sint in loco abscondito, declinante ad caliditatem et humiditatem, per quem excrementa defluant ; ut hic urinæ mordicantes, curationemque impedientes. » (FORESTUS, t. II, p. 565).

moitiés avait une forme irrégulière, le fond parsemé de crêtes et de renflements disparaissait sous une couche de matière jaunâtre, mêlée de détritus organiques ; tout autour les bords étaient livides, décollés, et le tissu cellulaire disséqué dans une grande étendue par des fusées chancreuses. Or tous ces phénomènes, qu'on ne l'oublie pas, étaient constatés deux ans après le début du chancre!

Il est plus facile de concevoir que de décrire les désordres qui peuvent être la conséquence du phagédénisme. La perte de substance peut s'être limitée au prépuce, qui, dans les cas les plus heureux, est complétement détruit. Il est plus ordinaire de le voir rongé en certains points, latéralement et sur la face dorsale de l'organe, tandis que la partie sous-jacente infiltrée forme un jabot plus ou moins considérable ; ou bien le fourreau seul a été atteint, et le pénis est dépouillé de son tégument dans une étendue variable (*chancre décorticant* de Ricord, *chancrelle écorçante* de Diday). Dans d'autres cas moins heureux, le gland plus ou moins profondément entamé peut se présenter sous les formes les plus bizarres ; si la destruction est surtout prononcée du côté du filet, il y a perforation de l'urèthre. L'orifice de la fistule quelquefois à peine perceptible est souvent de forme allongée et reconnaissable à la teinte rouge vineux de ses bords. Enfin le gland peut être réduit à un infime tubercule, ou bien avoir complétement disparu. Il en est de même des autres tissus érectiles.

Une remarque générale que nous ferons ici, c'est que l'on est souvent étonné de voir persister, en dépit des plus affreux ravages, la possibilité des rapprochements. La turgescence rend parfois méconnaissables les lambeaux informes qu'a épargnés le phagédénisme. Nous ne voulons pas dire que le coït s'accomplisse toujours alors dans les conditions normales; nous avons insisté déjà (page 188) d'ailleurs, sur quelques-unes des conséquences qui peuvent suivre la lésion des corps érectiles; tout ce que nous tenons à faire ressortir c'est le peu de concordance que l'on observe souvent entre les lésions anatomiques et les troubles fonctionnels.

Enfin, outre les troubles locaux, le malade peut subir dans son état général de terribles secousses, la fièvre hectique, la débilitation progressive et le désespoir, tour à tour cause et conséquence du phagédénisme, le conduisent souvent à la cachexie et quelquefois à la mort.

VARIÉTÉS SUIVANT LE SIÉGE. — **Chancre simple du prépuce et du fourreau.** — Ainsi que nous l'avons dit précédemment, c'est sur le prépuce que se rencontre le plus fréquemment le chancre simple (615 fois sur 277 cas, dans la statistique de M. Le Fort); mais sur cet organe même sa localisation est variable : il peut occuper en effet la rainure balano-préputiale, la face muqueuse, le bord libre ou la face cutanée.

Sur la *face interne du prépuce*, le chancre simple est primitif, ou secondaire lorsqu'il se développe consécutivement au contact d'un ulcère du gland. Inversement une conséquence ordinaire de la chancrelle primitive du prépuce est son inoculation sur le gland (Voir page 321). A moins de phimosis, ces lésions n'offrent rien de spécial; dans le cas contraire, presque toujours multiples elles présentent une grande tendance aux complications, ulcération rapide, inflammation, gangrène. Il en est de même des chancres de la *rainure*. Les produits virulents qu'ils sécrètent, retenus dans ce point grâce à la dépression circulaire, déterminent parfois des ulcérations en couronne très-étendues. On observe souvent dans la rainure, la variété à fond végétant que nous avons précédemment décrite.

Enfin nous avons eu l'occasion de suivre dans leur développement (serv. de M. E. Besnier) une variété de chancres préputiaux de forme très-anormale. Ils étaient comme juchés sur un noyau, ne mesurant pas moins de 6 à 8 millimètres de hauteur au-dessus des parties voisines. L'induration de cette base élevée, que l'on pourrait presque comparer à un piédestal, était complète, la lésion avait un aspect cupuliforme. Le diamètre ne dépassait pas celui d'une pièce de vingt centimes. Peu à peu le processus destructif s'accentua, et, trois semaines environ après le début, l'ulcération à fleur de peau présentait tous les signes caractéristiques du chancre simple.

Les chancres du *bord libre* préputial sont généralement consécutifs à d'autres chancres situés en arrière sur le prépuce ou sur le gland. Le pus en s'écoulant par le limbe l'a contagionné au niveau des petites éraillures, que l'on y rencontre si fréquemment. Ces ulcérations sont habituellement multiples comme chez le malade qui nous a fourni le dessin ci-contre (fig. 40), et présentent la forme fissuraire. Le passage des urines, avec lesquelles elles se trouvent forcément en contact, les irrite. Aussi n'est-il point rare que leur base venant à s'indurer ils en imposent pour des chancres syphilitiques.

Ces chancres ont souvent une durée assez longue; situés en effet sur l'anneau élastique qui forme le limbe, chaque fois que le malade porte le prépuce en arrière, leur fond se déchire et l'inoculation se fait sur de nouveaux tissus. Or malgré la douleur qui devrait les avertir, certains malades croient indispensable de se livrer fréquemment aux plus complètes ablutions. Il en est qui, suivant l'expression de M. Diday, font ainsi éclater leur chancrelle plusieurs fois par jour. De là des récidives, des décollements, et finalement une cicatrice bridée, volumineuse, difforme, et par suite un resserrement permanent de l'orifice préputial.

Les chancres simples du *fourreau* sont rares; c'est une particularité digne de remarque que la plupart des ulcérations des téguments de la verge présentent le caractère syphilitique, certains chirurgiens prétendent même que l'on n'observe jamais de

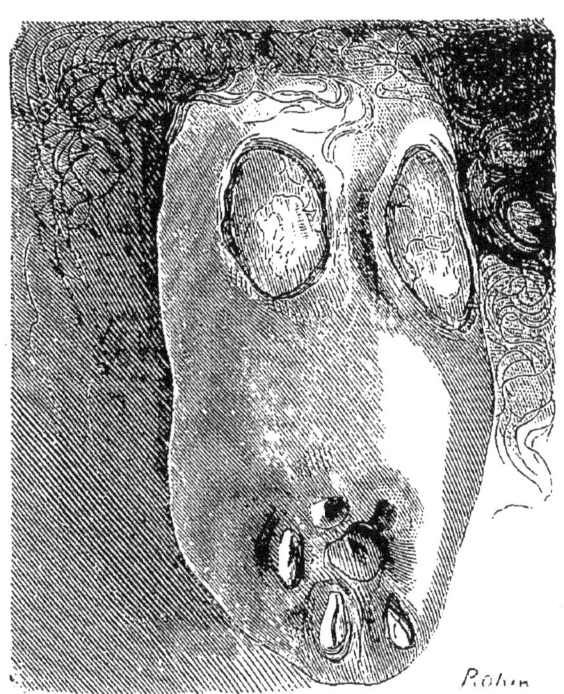

FIG. 40. — Chancres simples du fourreau, du méat et du limbe (d'après un moule de la collection Paul Horteloup).

chancrelle de cette région ; le dessin ci-dessus (fig. 40) répond suffisamment à cette manière de voir. Leur forme est généralement ovalaire, de plus, en raison de la mobilité des téguments, ils ont une grande tendance à s'étendre, dès que le tissu cellulaire est intéressé (*chancrelle écorçante* de Diday). Le fourreau peut encore être atteint à la racine de la verge, aux angles péni-scrotal et péni-pubien; il y a lieu de croire que dans ce cas les tiraillements et les déchirures produites pendant le rapprochement ont rendu ces tissus aptes à se contaminer sur des chancres de la fourchette ou du clitoris. Le chancre *pubien* n'est pas aperçu en général dès son début, ou peut être pris pour un furoncle, car le pus s'agglutine avec les poils et forme des croûtes assez considérables, sous lesquelles l'ulcère peut progresser sans attirer l'attention.

Grâce à sa tension incessante, et aux déchirures qui en sont la conséquence, le *filet*, ainsi que l'a dit M. Diday, semble attirer les chancres. Le plus fréquemment ils sont secondaires; des ulcérations du voisinage se sont rapprochées progressivement et enfin l'envahissent par les parties latérales. Elles peuvent cependant naître d'emblée quand une gerçure s'est produite pendant le coït, et siéger directement sur la partie moyenne et saillante de l'organe.

La chancrelle du frein s'accompagne toujours d'une ulcération profonde et d'assez longue durée; elle persiste régulièrement jusqu'à ce qu'elle ait complétement détruit le frein. La raison de ce fait est facile à comprendre. L'érection, la miction, la marche même sont pour le filet des occasions de tiraillement et de secousses; une ulcération s'y développe-t-elle, chacun de ces nombreux traumatismes détermine une petite déchirure, qui, se trouvant en contact avec du pus spécifique, ne tarde pas à se chancrelliser et étend ainsi très-rapidement la surface de l'ulcération.

M. Diday a insisté sur l'existence d'un faisceau fibreux sous-jacent à la muqueuse (*filet profond*) et qui est invariablement détruit par le travail ulcératif. Il en résulte à la face inférieure du gland un sillon longitudinal, une sorte de fossé de deux millimètres de profondeur, le processus chancrelleux progresse, jusqu'à ce qu'il ait atteint ces limites déterminées, puis s'arrête. La guérison se fait alors spontanément. Tous ces phénomènes ne se produisent pas sans marquer l'affection de quelques caractères spéciaux; les douleurs vives pendant la marche, les érections et les hémorrhagies fréquentes, enfin la longue durée de la période d'état sont ceux qu'il importe de noter.

Si la chancrelle s'est développée sur les côtés du frein, il peut arriver que la partie superficielle reste intacte, tandis que l'ulcération s'étend en profondeur; après la cicatrisation il reste entre le gland et le prépuce un pont formé par une petite bride, fort exposée aux ruptures.

Une conséquence assez fréquente de ces chancres est la *perforation de l'urèthre*, dans le point où sa paroi inférieure est en rapport avec le frein. Cette perforation peut se réunir au méat et donner à cet orifice des proportions assez considérables pour que la miction et l'éjaculation en soient troublées; lorsque la perforation est distante du méat il peut en résulter une fistule, presque toujours de peu d'étendue et facilement curable par la cautérisation.

Chancre simple de l'urèthre. — Les chancres du *méat urinaire* sont assez fréquents. En général ils siégent latéralement sur une des lèvres et n'envahissent l'autre que par inoculation successive. Il est rare qu'ils soient exclusivement bornés à l'une des commissures. Enfin la lésion s'étend toujours de quelques millimètres dans la profondeur de la fosse naviculaire.

On reconnaît ces chancres : à l'aspect irrégulier et tomenteux des bords de l'orifice ; à la tuméfaction, si légère qu'elle soit, qui empêche leur renversement, ordinairement si facile; à l'écoulement de muco-pus qui, toujours assez copieux, s'échappe du méat et simulerait une blennorrhagie, si la douleur produite par la miction était étendue à une portion moins limitée du canal; enfin à la dureté que présente leur base. Sous l'influence de l'irritation causée par l'urine, tous les chancres du méat offrent en effet un certain degré d'induration.

Tous les auteurs insistent sur les rétrécissements du méat qui peuvent être la conséquence des chancres de cette région [1], c'est là cependant une circonstance relativement fort rare; la règle est au contraire que cet orifice soit élargi en forme d'entonnoir; car il y a une perte de substance, et le tissu cicatriciel ne la comble jamais que bien imparfaitement.

Ainsi que je l'ai dit précédemment, le chancre *endo-uréthral*, appelé aussi chancre larvé, est extrêmement rare. L'ulcération le plus profondément située que nous ayons observée ne dépassait que d'un centimètre environ la limite de la fosse naviculaire. Loin de la rechercher à l'aide de l'endoscope, moyen difficile, compliqué et même dangereux à cause de la propagation du pus et de son inoculation possible sur d'autres points, on devra, ainsi que nous l'avons vu faire par P. Horteloup, mettre la lésion en évidence au moyen d'un petit spéculum. Si l'on n'y parvient pas, on s'abstiendra de toute exploration ultérieure ; et c'est à l'inoculation qu'il faudra recourir pour asseoir le diagnostic.

[1] Ce phénomène était bien connu des anciens auteurs qui en exagéraient même et la fréquence et l'importance. Celse recommande de placer une canule dans le méat et de cautériser au fer rouge : « Si id summâ glande circa fistulam urinæ est, priùs in eam tenue specillum demittendum est, ne claudatur ; deinde id ferro adurendum... » (Livre VI, XVIII, 4). D'autre part, nous lisons dans Carmichael : « The orifice of the urethra becomes so contracted in the new formed cicatrix, that the urine passes with the greatest difficulty, unless the utmost care is taken to preserve the passage open during the healing of the ulcer. (CARMICHAEL, *An essay on venereal disease*, London, 1825, page 168).

Pour la pratiquer, on recueillera le pus qui s'est accumulé dans l'urèthre pendant la nuit et que l'on peut en faire sortir au réveil par des pressions d'arrière en avant. Outre la douleur continue, exaspérée par les pressions et le passage des urines, l'écoulement blennorrhoïde, la tuméfaction noueuse que l'on peut sentir à la palpation, et les symptômes de retrécissement qui se produisent parfois, nous signalerons comme une complication assez fréquente des chancres larvés la production d'abcès chancreux péri-uréthraux (Hélot, Ricord). La cicatrisation est lente et difficile. Un retrécissement inodulaire en est souvent la conséquence.

Chancre simple de l'anus. — Le chancre simple de l'anus a été particulièrement étudié depuis quelques années. MM. Gosselin, Després, Tardieu ont appelé l'attention sur son importance soit en clinique soit en médecine légale; mais parmi les plus remarquables travaux, il convient de citer le chapitre que MM. Péan et Malassez lui ont consacré dans leur *Étude sur les ulcérations anales*, et les intéressantes considérations contenues dans le *Traité des maladies du rectum* de D. Mollière.

C'est chez les femmes, d'abord parce qu'elles payent un plus lourd tribut à la sodomie, puis parce qu'elles sont plus exposées aux érosions, aux fissures sur lesquelles le pus chancreux peut s'inoculer, enfin en raison des rapports de voisinage qu'il affecte avec la vulve, que l'anus est le plus souvent atteint de chancres simples.

Les proportions que nous donnent les statistiques publiées plus haut (page 320) sont sur ce point on ne peut plus significatives. Nous trouvons en effet chez la femme 25 chancres de l'anus sur 206, et chez l'homme 7 sur 1388, soit 1 sur 8 pour le premier cas et 1 sur 200 dans le second.

Ces chancres siégent plus ou moins loin de l'orifice anal, beaucoup se développent entre les plis radiés et s'étendent jusqu'au niveau du bord supérieur du sphincter interne, que du reste ils ne dépassent jamais. Ils sont ordinairement au nombre de deux, l'un en avant, l'autre en arrière de l'orifice, rarement latéraux.

Cette question du siége précis de l'ulcère peut acquérir une très-grande importance en médecine légale. La confrontation fait parfois ressortir une telle évidence de superposition entre deux chancres donnés, que la relation de cause à effet ne saurait être tenue pour douteuse. C'est en général du même côté qu'ils se trouvent situés sur l'organe passif et sur l'organe actif. La position dans laquelle s'accomplissent habituellement les rapports contre nature donne la raison de ce fait.

La forme est variable mais le plus souvent allongée parallèlement aux plis, et terminée à leur extrémité la plus externe par un renflement où s'accumule ce pus. Quelquefois aussi ils ont l'apparence d'un bissac, la partie interne étant également plus élargie.

Les dimensions ne dépassent guère 2 à 3 centimètres en longueur; la largeur, bien plus variable et presque indéfinie, peut atteindre 5, 6, 7 centimètres et même le pourtour entier de l'anus.

Péan et Malassez ont spécialement insisté sur la production constante de *condylômes*[1] sous l'influence de l'irritation causée par le chancre mou. Ces condylômes sont essentiellement constitués par une hypertrophie du derme, souvent liée à l'existence d'accidents syphilitiques, mais susceptibles de se développer sous l'influence d'ulcérations simples. Les condylômes font habituellement saillie au niveau de l'extrémité extérieure de l'ulcération sur la même ligne longitudinale, quelquefois aussi dans la région ampullaire du rectum. Leur forme est celle d'un ovoïde à grand axe parallèle aux replis de l'anus, leur volume peut aller de celui d'un pois à celui d'une noisette, leur couleur varie du rose au violet, leur consistance est presque fibreuse. Ils se développent parallèlement au chancre. L'ulcération chancreuse les envahit par leur partie médiane, en progressant toujours de l'intérieur à l'extérieur, et peut les détruire complétement.

Il est rare que la chancrelle de l'anus se termine sans avoir donné lieu à plusieurs chancrelles de voisinage. L'intertrigo, que ne manque pas de faire naître l'abondance des liquides irritants qui séjournent dans cette région, aide puissamment à ces inoculations. Aussi peuvent-elles se faire en grand nombre; le plus souvent il en résulte une couronne de chancres folliculaires, de petit volume, comme le sont presque toujours les chancres secondaires.

Les chancres de l'anus peuvent être l'occasion de douleurs assez vives provoquées par la défécation, la marche, la position assise. Les symptômes les plus pénibles de la contracture (ténesme, épreintes) en sont souvent la conséquence. Ils atteignent un tel degré, dans certains cas, que certains chirurgiens,

[1] « Condylômes sont éminences ridées et comme excroissances de chair, qui sont même les rugosités du col de la matrice, ou les muscles du siége, auxquels il y a plusieurs replis serrés les uns contre les autres, principalement lorsqu'elles sont enflammées et endurcies. On les cognoit à la veuë et au toucher du doigt.» (A. Paré, lib. XXIV, cap. LXXXVII).

croyant se trouver en face d'une fissure, n'ont pas hésité à pratiquer la dilatation. Bien que l'inoculation de la fissure et la production d'une chancrelle phagédénique en aient été quelquefois la conséquence, Péan a cru pourtant pouvoir recourir à cette pratique dans un grand nombre de cas, et dit n'avoir pas eu à s'en repentir.

Après une durée qui, dans les cas ordinaires, varie de trois à quatre semaines, mais peut être de beaucoup augmentée par l'état variqueux des veines du rectum, le chancre se modifie rapidement et marche à la guérison; ses bords s'affaissent, le fond se recouvre de bourgeons charnus, les condylômes se flétrissent et disparaissent. Enfin une cicatrice se produit, commençant ordinairement par la partie externe, opaline au début, plus tard reconnaissable à une légère dépression et à une coloration plus foncée, et restant toujours souple et non rétractile.

Il n'est pas rare que le chancre simple de l'anus détermine sur la muqueuse rectale voisine un certain degré d'inflammation se manifestant par un écoulement jaune verdâtre abondant. Ce symptôme est surtout apparent lorsqu'on pratique le toucher ; vient-on à retirer le doigt, il est comme suivi par une grosse larme purulente, épaisse (Malassez). Or, s'il faut en croire Gosselin, cet épiphénomène, qui n'est à tout prendre qu'un degré plus ou moins prononcé de *rectite*, serait fréquemment l'origine d'un rétrécissement rectal [1].

D'autre part A. Desprès croit pouvoir attribuer le rétrécissement aux ulcérations, puis aux cicatrices consécutives des chancres phagédéniques du rectum. Ces deux assertions ont été de la part de D. Mollière l'objet d'une réfutation complète, peut-être un peu trop absolue. Cet auteur refuse à la chancrelle le pouvoir de se compliquer d'une inflammation hypertrophiante, bien qu'il semble difficile de rapporter le condylôme à un autre processus; et, pour ce qui regarde les chancres phagédéniques prolongés dans le rectum, il déclare n'en connaître aucun exemple. Enfin Mollière fait observer avec raison que les rétrécissements rectaux ne surviennent presque jamais immédiatement après le chancre. Tel

« Le rétrécissement dit syphilitique du rectum n'est point un accident constitutionnel, mais une lésion de voisinage développée au-dessus du chancre de l'anus; c'est-à-dire qu'une inflammation s'est développée autour du chancre et s'est propagée au-dessus de lui à une certaine hauteur, et que cette inflammation, suppurative dans la portion sphinctérienne, est devenue hypertrophiante à la jonction des portions sphinctériennes et ampullaires, et exulcéreuse dans celles-ci.» (GOSSELIN, *Recherches sur les rétrécissements syphilitiques du rectum. Arch. gén. de méd.*, 1854.)

est aussi l'avis émis par le docteur Godebert dans une très-remarquable thèse où il reproduit les idées de son maître Demarquay. Comme on le voit, ce difficile problème est loin d'être résolu. En présence d'un tel désaccord entre les auteurs si compétents que nous venons de citer, il est donc sage d'attendre de nouveaux faits avant de se prononcer.

Chancres simples de la vulve. — Folliculaire sur les grandes lèvres, exulcéreux sur les nymphes, les caroncules, la fourchette, telles sont les formes que présentent habituellement les chancres simples de la vulve. La période de début passée, tous revêtent plus ou moins les caractères de l'ulcère. Sur les grandes lèvres ils représentent particulièrement le chancre rond, la perte de substance prenant la forme d'un godet et s'étendant surtout en profondeur. Plus près du pli inguino-crural cependant on observe des chancres fort allongés dans le sens du grand diamètre de la lèvre; on doit attribuer ce fait, lorsqu'il n'est pas dû à la réunion de plusieurs éléments situés les uns au-dessus des autres, à la pression exercée latéralement sur cet organe par la cuisse et qui force le pus à se porter soit en haut soit en bas.

L'œdème n'est point rare sur les lèvres et coïncide habituellement avec une rougeur péri-chancreuse qui dénote un degré plus ou moins considérable d'inflammation. La grande lèvre se tuméfie en masse, prend la forme d'un fuseau et peut aller jusqu'à recouvrir celle du côté opposé; sa teinte est d'un rouge violacé; elle présente en outre une grande sensibilité.

Tout autres sont les signes par lesquels se traduit l'engorgement de la petite lèvre. La consistance, la densité du tissu conjonctif qui relie ses deux faces muqueuses ne lui permettent qu'un faible degré de gonflement suivant son épaisseur; mais disposée à la manière d'un lambeau flottant, c'est de haut en bas qu'elle se développe, entre ses deux points d'attache, au clitoris et à la fourchette. Moins facile à l'hypérémie que les tissus voisins, d'un rose pâle, luisante sous l'influence de l'œdème, on la voit se déjeter en dehors, puis en dedans, si bien que l'aspect de son bord n'est pas sans analogie avec celui d'une circonvolution cérébrale.

Ainsi que nous l'avons dit déjà, le phagédénisme s'empare fréquemment des chancres simples de la vulve; l'accolement mutuel des tissus, la rétention du pus et les inoculations multiples qui peuvent en être la conséquence, le contact inévitable de l'urine et des sécrétions utérines, tout contribue au développement des diverses complications que nous avons étudiées. Nous ferons cependant une exception pour la gangrène, la disposition même des parties rendant l'étranglement à peu près impossible.

Chancres simples du col utérin. — Contrairement à l'opinion professée autrefois par nombre de syphilographes, Cullerier, Ricord, Gibert, Boys-de-Loury, Costilhes, Gosselin, Robert, Bennet, nous savons aujourd'hui, surtout depuis la remarquable thèse de Schwartz, que les chancres du col sont fréquents. Tandis que les anciens praticiens en observaient à peine un ou deux exemples pendant une longue pratique, Fournier en a rencontré plus de 25 en six ans à l'hôpital de Lourcine. Nous noterons particulièrement ici, parmi les causes prédisposantes, la grossesse (Putégnat) qui ramollit le col et le dispose à l'ulcération, les ulcères simples ou cancéreux (Breslau), et l'abaissement de la matrice (Rollet). Bien qu'on ait cité quelques cas de contagion successive, du vagin au col, comme les chancres du vagin sont fort rares, c'est, dans l'immense majorité des cas, par contact direct que se produit l'inoculation ; c'est là une des raisons de la rareté relative de ces chancres ; le pénis en effet est essuyé par les propugnacula, et toute trace de virus en a souvent disparu lorsqu'il atteint l'utérus ; ajoutons que le col est très-efficacement protégé par le mucus visqueux qui le recouvre.

On a dit et répété que le chancre simple affectait un siége bien déterminé : autour de l'orifice, suivant les uns (Grivot-Grandcourt, Chéron), à la périphérie, suivant d'autres (Marjolin). Les statistiques de Schwartz et de Rossignol n'autorisent pas de pareilles distinctions. Sur 37 chancres simples ces auteurs en ont trouvé 20 centraux et 17 excentriques; encore faut-il remarquer que Schwartz a compté comme centraux tous ceux qui atteignent l'orifice par un de leurs points. Quant à la prétendue immunité de la lèvre inférieure, en raison, disaient les auteurs, de la grande abondance des sécrétions visqueuses qui s'écoulent sur cette lèvre, elle est également controuvée. Dans toutes ses observations, sauf quatre, Schwartz a trouvé les deux lèvres atteintes, une fois c'était la lèvre supérieure, les trois autres fois c'était la lèvre inférieure seule qui était le siége de l'ulcération.

Enfin, s'il faut en croire Courty, il ne serait pas rare que le chancre simple se cachât tout entier dans la cavité du col. Ce n'est que dans les dernières périodes du mal que quelques-uns d'entre eux arriveraient progressivement jusqu'à l'orifice inférieur et manifesteraient alors leur présence par des signes non équivoques. Ce seraient là les vrais chancres larvés de la femme, analogues à ceux de l'urèthre chez l'homme. Aucun phénomène en effet, tant qu'ils sont intra-cervicaux, ne les décèle, ne peut même les faire soupçonner, car ils ne causent aucune douleur, et la leucorrhée à laquelle ils donnent lieu est trop peu abondante pour appeler l'attention.

Comme sur toutes les autres régions, contemporains ou successifs, les chancres simples du col sont souvent multiples. Sur les vingt-trois malades de Schwartz, dix avaient un seul chancre; les treize autres en présentaient deux ou trois; quatre fois ce nombre a été dépassé, et, dans un seul cas, le museau de tanche en portait six. Toutefois un fait à noter, c'est qu'il est relativement rare de voir deux chancres se réunir. La rapidité qui préside à leur évolution donne la raison de ce fait.

Le chancre simple du col utérin débute par une élévation pustuleuse et s'ulcère rapidement. Ne dépassant pas en général la grandeur d'une pièce de cinquante centimes, il se fait remarquer par sa teinte franchement jaune, son fond inégal mais peu déprimé, quelquefois même saillant, d'aspect papuleux, ses bords, d'un rouge vif, nettement circonscrits (fig. 41), un écoulement fort peu abondant, enfin une indolence absolue.

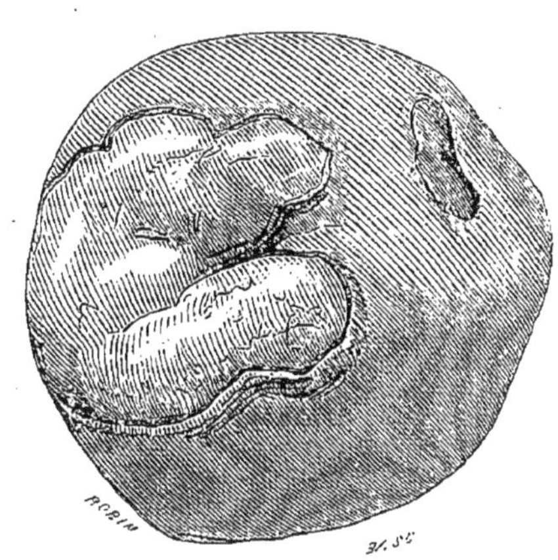

Fig. 41. — Chancre simple du col utérin (d'après un moule de la collection Alfred Fournier).

La rapidité de la cicatrisation est remarquable; du jour au lendemain on peut constater de telles modifications, que Schwartz ne craint pas d'écrire que l'on assiste à un véritable changement à vue. L'ulcère pultacé se transforme en une papule; les bords s'affaissent, et, bien qu'elle puisse être retardée par une recrudescence partie du fond d'une glandule restée chancreuse, la réparation dans les cas simples se fait en général assez vite.

Plus que tout autre, le chancre simple utérin a de la tendance à se compliquer d'une inflammation plus ou moins accentuée. Si parfois elle se borne à produire un simple *engorgement* du museau de tanche, avec disposition à l'hémorrhagie (Suchaneck, Scanzoni), il n'est pas rare qu'elle aboutisse à la pseudo-membrane et au phagédénisme. Sous le nom de *chancres diphthéritiques*, Bernutz a signalé une variété de chancrelles, qui, débutant par une agglomération d'éléments herpétiformes, se caractérise à sa période d'état par une sorte de production couenneuse d'un blanc jaunâtre ocreux, dont la surface, loin de paraître déprimée, se projette en saillies mamelonnées entre des bords rouges, élevés eux-mêmes au-dessus des parties voisines. La durée en est parfois considérable; quand la réparation va se produire la production couenneuse se partage en divers segments irréguliers assez semblables à des chancres ordinaires et qui disparaissent en peu de jours.

Dans certains cas, fort rares il est vrai, l'extension du chancre est indéfinie; le col est envahi dans une grande étendue et les tissus sont détruits avec rapidité soit en surface, soit en profondeur. On voit parfois l'ulcération pénétrer dans la cavité cervicale, ou bien se propager et pour ainsi dire se répandre en nappe sur les parties voisines du vagin (Chéron). L'évidement du col, en forme d'entonnoir, peut être la conséquence de cette complication, peu tenace au demeurant, et qui cède souvent sous la seule influence des soins de propreté (Després).

Outre celles que nous venons de signaler, diverses complications locales peuvent mettre obstacle à la cicatrisation, si rapide habituellement, de la chancrelle utérine. En première ligne il convient de mentionner la *métrite* interne qui est assurément la plus sérieuse. M. Després, qui l'a observée quatre fois sur quarante-trois chancres du col, la considère comme bien moins fréquente que la métrite blennorrhagique; toujours est-il que, dans le cas qui nous occupe, l'inflammation reste strictement bornée à la matrice sans envahir ses annexes. La métrite interne chronique aboutit généralement au bout de quelques mois à l'hypertrophie générale ou partielle de l'organe; douleurs localisées à l'utérus, métrorrhagie, absence de fièvre, tels sont les signes qui la feront reconnaître.

Parmi les autres complications, une des plus fréquentes, surtout quand il y a coexistence de grossesse, consiste dans la production *de fongosités*. Cet état n'est autre chose qu'un gonflement œdémateux, une sorte de boursouflement des tissus superficiels; sa persistance le rend seul redoutable, car les phénomènes qu'il provoque (pertes blanches, dysménorrhée, troubles divers dans l'accomplissement des fonctions génésiques) sont en général de fort peu d'intensité.

L'état granuleux, c'est-à-dire le développement exagéré des papilles en l'absence de toute réparation épithéliale (Deville), qui seconde si puissamment la contagion, intervient-il pour en prolonger les effets? Il est permis d'en douter, à moins que, ayant persisté au voisinage du chancre, il n'envahisse sa surface, quand vient l'heure de la réparation.

Il n'en est pas de même des *végétations*, petites saillies liées à l'hypertrophie des papilles et de la couche superficielle. Toutefois, suscitées par l'irritation locale après l'achèvement de la cicatrisation, elles constituent bien plutôt une suite qu'une complication du chancre simple. Au reste, cette petite tumeur est d'une si extrême bénignité, que la plupart du temps les malades chez lesquels elle se développe ne se doutent même pas qu'elles sont atteintes de quelque lésion utérine. Nous y reviendrons ultérieurement (voy. chap. des VÉGÉTATIONS).

Signalons en terminant une conséquence possible éloignée du chancre, *l'atrésie du col*. L'abus du nitrate d'argent n'est pas toujours étranger à la production de ce rétrécissement cicatriciel.

§ 5. — ANATOMIE PATHOLOGIQUE.

Nous connaissons déjà les phénomènes objectifs du chancre simple; l'examen microscopique de cette lésion va nous faire connaître les actes morbides qui président à son évolution. Cette question n'a point suscité jusqu'à présent de bien nombreux travaux; aussi nous serait-il difficile de la traiter ici d'une manière complète. Toutefois nous ne saurions passer sous silence les importants développements que lui a consacrés Kaposi (de Vienne).

Dans un chapitre précédent, nous avons été amené à conclure que le chancre simple peut être assimilé à un ecthyma, ecthyma spécial, à physionomie assez tranchée pour défier la confusion. La présente étude est bien faite pour montrer combien la diversité des formes cliniques contraste avec l'uniformité et la simplicité des phénomènes histologiques. Au début du moins, nous ne trouvons, en effet, dans le chancre simple que les modifications intimes qui caractérisent toute pustule ecchymateuse. Le virus a été déposé au sein du tégument; le trouble local qui en est la conséquence détermine immédiatement une irritation, qui aboutit à une exsudation sous-épithéliale et à un développement considérable de jeunes éléments au sein du derme. Les cellules nées de cette prolifération irritative se portent vers la surface, et sont excrétées à l'état de cellules embryonnaires ou purulentes, avant d'être transformées en cellules épithéliales. Le sommet de la papille étant le lieu de leur accumulation se perfore, et le corps papillaire ne tarde pas à subir la dissolution de sa substance propre, pendant que, décollé par les produits qui s'entassent à sa face profonde, l'épiderme se soulève, se tend et forme extérieurement la pustule.

A une période plus avancée, voici ce que nous révèle l'examen d'une coupe pratiquée perpendiculairement à la surface du chancre (fig. 42). A la place des papilles se voit un tissu

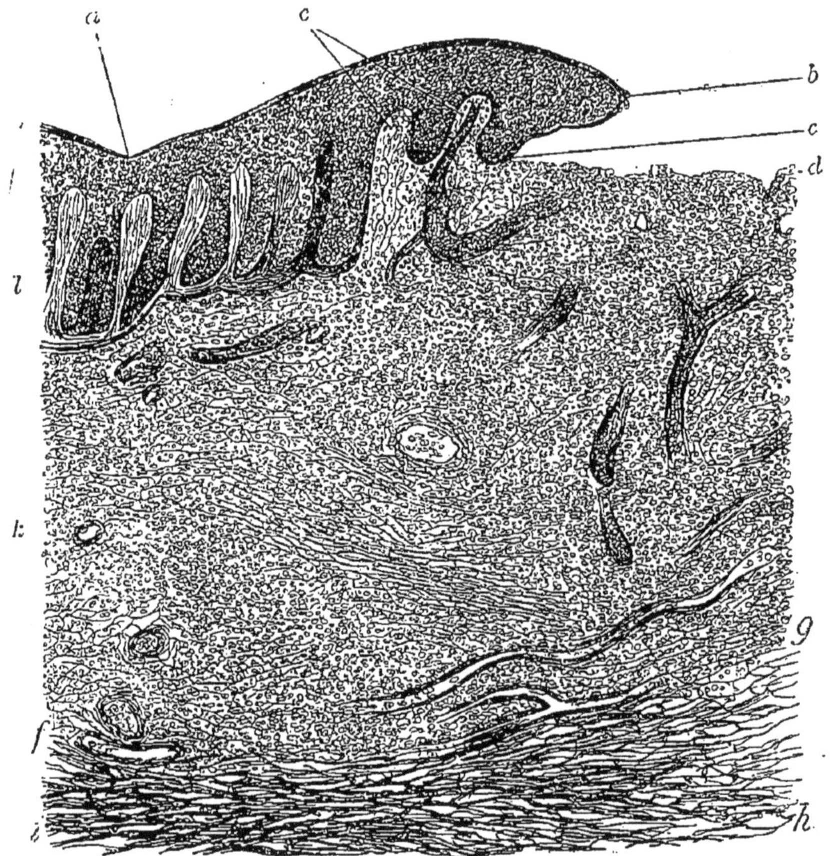

Fig. 42. — Coupe d'un chancre simple. Hartnack, *oc.* 3; *obj.* 4[1].

presque entièrement formé par de jeunes cellules égales dans tous les points, très-serrées les unes contre les autres. Cette infiltration s'arrête nettement à la partie inférieure dans le chorion (*fg*), et se poursuit à la périphérie sous les papilles encore intactes du bord,

[1] *ab*, pourtour du chancre tuméfié; — *cd*, base du chancre; — *bc*, épiderme; — *c*, bord décollé; — *cd*, *fg*, zône infiltrée de cellules, traversée par de nombreux vaisseaux sanguins dilatés; — *fg*, *hi*, tissu sous-jacent à la base du chancre, larges mailles œdémateuses exemptes d'infiltration cellulaire; — *e*, papilles élargies infiltrées de cellules; — *k*, continuation du tissu infiltré de cellules au-dessous des papilles intactes du bord du chancre (d'après Kaposi).

beaucoup en dehors des limites de l'ulcération. Le tissu sous-jacent à la base du chancre formé de mailles conjonctives assez larges, pourvues çà et là de quelques cellules à gros noyaux très-colorés par le carmin, présente tous les caractères d'un tissu d'inflammation.

Les bords du chancre sont gonflés (*abc*). Nous y trouvons un groupe de papilles très-augmentées de volume et infiltrées d'une très-grande quantité de jeunes cellules. La couche malpighienne qui les surmonte présente une augmentation de volume correspondante; cette couche est découpée en forme de biseau sur les bords, de façon à surplomber la surface de l'ulcération.

Enfin le chorion et les papilles sont parcourus par de nombreux vaisseaux très-dilatés; la plupart sont pleins de globules rouges; mais un bon nombre pourraient bien être des lymphatiques. L'épaississement de leurs parois est remarquable. Il est surtout formé par l'hypertrophie de l'adventice dont les fibrilles se dissocient sous l'influence de l'infiltration cellulaire.

Si l'on scrute ces tissus à l'aide d'un plus fort grossissement, on voit que la partie infiltrée de cellules consiste en un réseau à mailles plus ou moins serrées, formé par des cloisons larges à contour pâle et délicat. Ce réseau renferme des cellules, les unes volumineuses, semblables à des corpuscules lymphatiques, les autres de plus petit volume. Elles sont pourvues d'un noyau, et se trouvent uniformément distribuées dans toute l'étendue des tissus malades. Celles qui occupent la surface libre de l'ulcération sont notablement dégénérées; petites, irrégulières, elles sont envahies par de nombreuses granulations qui cachent plus ou moins complétement le noyau; on trouve aussi dans le substratum qui les entoure de nombreux noyaux libres ainsi que des granulations.

Comme on le voit, ainsi que la clinique nous l'avait appris, la destruction se passe à la surface et se prépare au sein des parties sous-jacentes dans une étendue fort restreinte, si on la compare à celle des tissus infiltrés. Toutefois, il importe de le faire remarquer, l'anatomie pathologique ne nous révèle aucun élément qui nous rende compte de la spécificité du mal; elle nous fait assister à l'évolution du processus, mais sa pathogénie ne reste pas moins obscure sous le microscope qu'en présence du malade.

Sur ce qui se passe dans les cas d'inflammation, de gangrène, de phagédénisme, je ne m'étendrai point ici, après les détails que j'ai dû donner précédemment comme complément indispensable de toute description clinique. La rapidité de l'infiltration, son abondance qui, dans certains cas, peut aller jusqu'à déterminer l'ischémie des tissus en étouffant les vaisseaux, sont, ainsi que nous l'avons déjà dit, les seuls phénomènes anatomiques qui régissent la marche de la lésion.

Pour nous résumer, nous dirons donc que le chancre simple est anatomiquement lié à l'irritation, à la prolifération et à l'infiltration de la peau par des éléments cellulaires, que la rapidité du processus arrête dans leur développement. A peine formés, ils subissent en effet la régression granulo-graisseuse et constituent ces détritus pultacés incessamment renouvelés qui recouvrent la surface du chancre.

La destruction, la dissolution des tissus est la conséquence de ce processus. C'est aux dépens de tous les éléments qui contribuent à former la peau, aux dépens aussi du tissu cellulo-adipeux qui la double que se propage l'ulcération. C'est là un point capital, et que nous tenons à bien établir, car il nous aidera surtout à distinguer le chancre simple du chancre syphilitique; il nous explique aussi pourquoi toute chancrelle étendue est fatalement suivie d'une perte de substance cicatricielle.

§ 6. — DIAGNOSTIC.

L'étude clinique que nous venons de faire du chancre simple serait incomplète, si nous n'insistions pas sur certains caractères propres à le faire distinguer des lésions qui le simulent. Nombreuses sont ces dernières, ce qui ne surprendra pas, si l'on songe à son étonnante diversité d'allure. Nous allons les passer successivement en revue.

Plaie simple, ecthyma simplex. — On s'étonnera sans doute de nous voir comprendre ces lésions dans cette énumération, la possibilité d'une confusion paraissant au premier abord assez peu démontrée. Tel n'est point notre avis; théoriquement, tout au moins, il importe que cette question soit traitée ici. Après avoir déduit de son étiologie le fait si important de la spécificité de la chancrelle, il est nécessaire que nous en poursuivions cliniquement la démonstration. Étant donnée une solution de continuité cutanée ou muqueuse, examinons donc quels sont ceux de ses caractères qui nous permettront d'asseoir notre diagnostic.

Au dire des auteurs les plus autorisés, il n'est qu'un signe qui puisse être considéré comme absolument démonstratif, ce signe est fourni par l'inoculation. *Toute ulcération qui, inoculée au malade même, reproduit une ulcération semblable à celle dont elle dérive, est un chancre simple.* C'est sur cette loi pathologique

que, depuis les travaux de Ricord, depuis surtout les judicieuses remarques de Clerc, sont basés les plus solides arguments en faveur de l'autonomie chancreuse. Ces arguments sont-ils sans réplique? Tel est le point de vue qu'il nous faut envisager ici; mais, dans ce but, il est bon que nous reprenions d'une façon générale la question des inoculations expérimentales, déjà traitée au début de la symptomatologie.

Nous ne nous arrêterons pas à justifier la pratique de l'inoculation contre les attaques des moralistes. Il est hors de doute qu'elle constitue fatalement une aggravation, si légère qu'elle soit, du mal dont souffre le sujet inoculé, et que, dans quelques cas extrêmement rares, elle a pu être suivie d'accidents graves. Il n'est pas moins certain que, en cas de doute, le malade y trouve son compte, car on peut administrer le traitement plus tôt et à coup sûr. Telles sont les données du problème, que chacun résoudra suivant sa conscience. Peut-être serait-il juste de se montrer peu sévère contre l'inoculation de recherche, et de s'interdire plus rigoureusement les inoculations de démonstration. Dans tous les cas, nous le répétons encore ici, on devra se faire une règle absolue de choisir la région sus-ombilicale de l'abdomen, où, sans être moins démonstratifs, les phénomènes qui dénotent la spécificité présentent infiniment moins d'importance que dans toute autre région. Il peut arriver que le point où a été pratiquée cette petite opération soit, dès le lendemain même, le siége d'une rougeur avec soulèvement de la peau et production purulente à son sommet; cependant au troisième ou quatrième jour de son développement, on voit s'affaisser la pustule et disparaître tous les symptômes auxquels elle avait donné lieu. Vient-on à scruter avec attention l'état de sa base et de ses bords, il est facile de s'apercevoir que la perte de substance, le décollement périphérique, ces deux caractères inséparables de la chancrelle, font ici complétement défaut; enfin pas d'ulcération progressive, pas d'extension, tels sont les signes négatifs qui permettront toujours de discerner le véritable sens de l'inoculation. On a donné à cette explosion inflammatoire éphémère qui trahit la grande susceptibilité de la peau, et qui se produit particulièrement chez les sujets lymphatiques à tégument délicat, le nom de *fausse pustule*. Cette distinction entre la fausse pustule et la véritable chancrelle d'inoculation n'a pas toujours été faite par les auteurs; de là des divergences d'interprétation, et, disons-le, des erreurs nombreuses qui enlèvent à des travaux, d'ailleurs considérables, une grande partie de leur valeur.

Beaucoup d'objections ont été formulées contre l'assertion rapportée plus haut, que toute ulcération auto-inoculable est un chancre simple. Si séduisante que soit, à beaucoup d'égards, cette opinion brutale et exclusive, tout pathologiste, plus jaloux de connaître la vérité que de servir les intérêts d'une théorie, est forcé de reconnaître qu'elle ne saurait tenir contre l'évidence de certains faits qu'il nous faut exposer. C'est surtout aux travaux qu'ont produits dans ces derniers temps les syphiliographes italiens que nous allons les emprunter.

Dès 1853, le docteur E. Vidal, aujourd'hui médecin de l'hôpital Saint-Louis, avait reconnu l'inoculabilité de l'ecthyma simple [1].

En 1868, le docteur Amilcare Ricordi, chirurgien de l'Hôpital majeur de Milan, publiait des résultats identiques. Le même auteur a prouvé que le pus provenant de l'éruption stibiée ou d'une plaie quelconque, irritée avec la poudre de cantharides, jouissait de propriétés analogues. Je n'insiste pas sur ces deux derniers faits, dont l'importance me semble singulièrement diminuée par l'intervention de l'agent thérapeutique irritant. Mais il a été plus loin encore, et ici je vais citer textuellement son observation.

« Un malade était atteint d'uréthrite et de phlegmon périuréthral. On fit une application de sangsues et une médication émolliente. Le phlegmon vint à suppuration et fut ouvert, l'abcès ne communiquait pas avec l'urèthre; les plaies des sangsues suppurèrent.

[1] Voici les conclusions du travail de M. Vidal :

1° Les pustules de l'ecthyma de la fièvre typhoïde, et celles de l'ecthyma simplex, sont auto-inoculables.

2° La pustule d'inoculation suit, dans les phases de son développement, une marche identique à celle de la pustule spontanée.

Le premier jour, quelques heures après l'inoculation, on voit à la place de la piqûre un point rouge, déjà un peu induré, et qui est ordinairement le siége d'un prurit assez vif.

Le second jour, la rougeur s'étend sur un diamètre d'environ 1 centimètre; un noyau dur se forme et fait saillie au-dessus du niveau de la peau.

Le troisième jour, la rougeur est plus étendue, le noyau d'induration inflammatoire s'acumine et forme la base d'une petite vésicule contenant un peu de sérosité trouble.

Le quatrième jour, la pustule d'ecthyma est parfaitement caractérisée, adulte, et fournit un pus inoculable.

Elle se dessèche du neuvième au dixième jour, et les croûtes tombent du seizième au vingtième.

3° Le liquide pris sur ces pustules de seconde génération est aussi auto-inoculable.

4° Son activité va diminuant dans les inoculations successives : son pouvoir reproducteur cesse à la troisième ou quatrième génération (*Annales de dermatologie et de syphiliographie*, t. IV, p. 350, 1872).

Le 6 novembre 1867, on inocula sur la cuisse droite en deux points le pus recueilli sur ces piqûres; le 8, deux papules rougeâtres se montrèrent, avec une base infiltrée et douloureuse, et surmontées d'une vésico-pustule. Le 9, les pustules étaient notablement augmentées. Du pus fut recueilli sur ces éléments et porté en deux points sur le bras droit. Le 11, la cuisse portait deux ulcérations à bords taillés à pic, irrégulières et décollées, à fonds grisâtre et très-douloureuses. Les pustules du bras présentaient les mêmes phénomènes, toutefois elles étaient un peu plus petites. Toutes arrivèrent à l'ulcération, à une ulcération stationnaire, et ne guérirent que sous l'influence des cautérisations, celles de la cuisse au bout de trente-cinq jours, celles du bras au bout de vingt-cinq. » Pareille expérience a été plusieurs fois renouvelée, et toujours avec le même succès. Aussi ne croyons-nous pas qu'on en puisse contester la valeur, surtout venant d'un syphiliographe aussi justement renommé que M. Ricordi. Au reste, ce ne sont point là des faits exceptionnels. A l'étranger, où ils ont été étudiés avec passion, le zèle des Tanturri, Turati, Rocche, les a multipliés et variés presque à l'infini; l'ulcère chronique vulgaire, l'herpès (Dreyfus), le lupus, n'ont pas donné de résultats moins positifs que l'ecthyma. Quelle conclusion en tirer sinon qu'un grand nombre d'ulcérations, de causes diverses, indépendantes de toute sécrétion chancrelleuse, peuvent se développer et fournir un pus inoculable, c'est-à-dire susceptible de reproduire, quand il est porté au contact du derme, une perte de substance semblable à celle qui lui a donné naissance. Ces déductions, nous le craignons, ne seront acceptées qu'avec défiance; on ne manquera pas de nous opposer les milliers d'inoculations restées sans succès en de semblables cas. Que l'on veuille bien considérer cependant la réserve avec laquelle nous les formulons; nous rapportons des résultats positifs, mais nous nous gardons bien de les généraliser, moins encore de contester les faits qui leur sont contraires. Des études ultérieures dégageront sans doute l'inconnue qui les obscurcit encore. Ce que nous avons tenu à établir, c'est que si, dans l'immense majorité des cas, la loi qui confère à la chancrelle le privilége de l'auto-inoculabilité peut être tenue pour vraie, elle est absolument controuvée lorsqu'il s'agit de la prendre pour fondement d'une théorie.

Trouverons-nous dans les autres symptômes de la chancrelle le critérium de son origine spécifique? Malheureusement non; la tendance destructive appartient à bon nombre d'autres ulcérations, et le chancre simple, aux périodes d'état et de déclin, en est absolument dépourvu. Il en est de même de la contagiosité et de tous les autres signes physiques de la chancrelle. Pris individuellement, chacun d'eux peut se rencontrer plus ou moins dans le cours d'autres affections. On ne saurait pourtant nier que l'ensemble ne constitue une syndrôme pathognomonique : origine contagieuse, dont témoignent les petites ulcérations de voisinage, perte de substance progressive, inoculabilité du pus, possibilité d'enrayer tous ces phénomènes en détruisant leur spécificité par les agents chimiques, et, ajoutons-le en anticipant sur des développements ultérieurs, monoadénite aiguë, abcès ganglionnaire à pus inoculable, etc... les traits généraux de ce tableau symptomatique, suffisent pour les besoins de la clinique. Nous insistons particulièrement sur les modifications dont est suivie une cautérisation radicale ; certes, un tel moyen se montre toujours d'une grande efficacité dans le traitement des plaies languissantes; il s'en faut cependant que nous assistions alors à un changement à vue aussi complet que celui qui se produit dans le cas qui nous occupe ; il est impossible que l'on ne soit pas frappé par l'aspect que revêt alors cette plaie simple, à tendance réparatrice, prenant la place d'un ulcère indéfiniment extensif et susceptible de phagédénisme.

Herpès génital, Chancre syphilitique, Syphilides ulcéreuses, Gommes ulcérées. (Voyez les chapitres où il sera question de ces lésions.)

Esthiomène, lupus génital. — Nous avons eu déjà l'occasion d'insister sur la localisation génitale de la scrofule chez la femme ; certaines ulcérations de longue durée, considérées jusqu'ici par quelques auteurs comme des chancrelles passées à l'état chronique, ont été rattachées par nous à cette variété de scrofulide qui a reçu le nom d'esthiomène (de ἐσθίειν, *manger*). Ici nous nous trouvons en présence d'une lésion essentiellement chronique ; la lenteur et l'indolence sont les caractères habituels de cette affection. Semblable au chancre serpigineux, le lupus émiette les tissus et les use molécule à molécule ; de là des décollements, des perforations, des pertes d'organes ; siégeant de préférence au voisinage du méat, il détruit le tubercule antérieur du vagin, gagne l'urèthre, s'étend même jusqu'au ligament sous-pubien. La vessie et le rectum sont parfois isolés au milieu d'un vaste cloaque. Or, tels ne sont point en général les ravages du chancre mou. Au reste, un signe capital sera tiré de l'inoculation. Si le lupus, ainsi que l'ont prouvé les expériences de Tanturri, fournit quelquefois, rarement, un pus auto-inoculable, ce caractère devra se rencontrer fatalement dans le chancre simple. Toute inoculation négative éliminera donc d'emblée la chancrelle ; en cas d'inoculation positive, dans l'immense majorité des cas, c'est au contraire à cette dernière que nous aurons affaire.

Ce serait une erreur de ne songer au lupus génital qu'en face des ulcérations ano-vulvaires ; l'homme peut en effet en être atteint. Rien de plus rare, à la vérité, que cette occurrence, mais rien de mieux constaté. Nous tenons de M. A. Fournier un cas des plus intéressants, dont le diagnostic paraît devoir se rapporter à cette affection [1].

Blennorrhagie. — Quand il siége dans le canal de l'urèthre, et en outre chez la femme sur le col ou tel autre point de l'utérus, le chancre simple, grâce à l'écoulement purulent qu'il détermine, peut en imposer pour une blennorrhagie. On évitera cette erreur en recherchant le long du canal la tuméfaction noueuse qui dénote la présence d'un ulcère. Si l'on croyait devoir recourir à l'inoculation, seul critérium possible, afin de rendre l'expérience plus concluante, on aurait soin de recueillir le pus aussi peu dilué que possible, le matin par exemple avant la première miction.

On diagnostiquera de même les chancres du col utérin par l'inoculation. On se rappellera que ces derniers présentent le plus souvent l'aspect papulo-œdémateux ; enfin, on recherchera sur les organes génitaux externes la trace des inoculations accidentelles, qui feront rarement défaut. C'est là un signe presque pathognomonique, un des premiers dont il faille s'enquérir ; car nous

[1] Le 17 octobre 1873, M. X... se présente dans le cabinet de M. A. Fournier. Depuis cinq semaines, il porte à la partie inférieure du méat une ulcération profonde, excavée, avec base dure et lymphangite périphérique ; deux ganglions engorgés dans l'aine. Cette lésion présentait tous les caractères objectifs d'un chancre syphilitique phagédénique. Aucun traitement général n'est institué, et presque spontanément l'ulcération se répare.

Le 10 novembre, la cicatrisation est achevée. On peut alors constater que le bout de la verge est dur comme du bois : aucun accident syphilitique n'a paru. Peu après survient un écoulement de l'urèthre. Le 6 janvier 1874, X... revient portant sur le gland trois petites ulcérations chancriformes, creusées à l'évidoir, susceptibles d'en imposer pour de l'herpès très-ulcéreux ou des pustules d'inoculation chancreuse à leur début. Le progrès de ces ulcérations fut rapide : l'une d'elles, très-rapprochée du méat à gauche, prit l'aspect phagédénique et s'étendit très-rapidement, tandis qu'à la périphérie surgissaient trois ou quatre petits points blancs, véritables pustulettes microscopiques. Traitement par l'iodoforme.

Avec des alternatives d'amélioration et de progrès, ces ulcérations prolongèrent leur durée pendant plusieurs mois. Ce ne fut que le 28 juillet que la guérison fut complète, à l'épreuve du coït. Le gland était alors le siége de plusieurs cicatrices à fond dur et déprimé.

n'attachons pas grande valeur à la qualité de l'écoulement, qui généralement se montre plutôt sanieux que purulent.

En ce qui concerne le col utérin, il est encore un certain nombre de lésions qu'il faut avoir présentes à l'esprit lorsqu'on se trouve en présence d'une ulcération qui peut être un chancre mou ; je ne ferai que citer le *pemphigus* (Joulin) constitué par une vésicule large, unique, toujours transparente, qui s'affaisse et disparaît au bout de quatre ou cinq jours sans laisser de traces ; l'*eczéma* (Courty), érosion très-superficielle à bords diffus ; l'*acné* ou *folliculite*, qui débute par des élevures rouges, et, dans une période plus avancée, peut, bien que rarement, déterminer des ulcérations très-limitées ; enfin, les *ulcérations tuberculeuses*, affection extrêmement rare, peu connue encore, dépourvue de tout symptôme d'inflammation.

La gangrène accroît toujours la difficulté du diagnostic. Le chancre syphilitique, en subissant cette complication, ce qui n'arrive du reste que très-exceptionnellement, perd son caractère particulier, l'induration, de même que la chancrelle perd sa virulence ; on pourrait donc, à la rigueur, hésiter entre ces deux variétés d'ulcères, sans compter l'ulcération gangréneuse simple, qui, surtout dans le cas de phimosis, n'est point très-rare (Mauriac). Les anamnestiques, en renseignant sur la possibilité d'une infection, la durée de l'incubation, et, dans certains cas, l'existence d'une syphilis antérieure ; l'état des ganglions et le degré plus ou moins considérable d'inflammation qui a précédé la gangrène, ne suffiront pas toujours à dissiper les incertitudes. Mais, si la suite de la maladie permet toujours de reconnaître *a posteriori* la nature syphilitique d'une ulcération, nous ne voyons guère d'autre signe que l'adénite pour distinguer la chancrelle gangréneuse de la gangrène spontanée ; la grande fréquence de la première, comparée à la rareté relative de la seconde, devra pourtant, en cas de doute, diriger le jugement du praticien du côté de l'affection spécifique.

En ce qui concerne la médecine légale, la présence d'une chancrelle implique incontestablement, dans l'immense majorité des cas, qu'il y a eu contagion. Il est donc inutile d'insister sur la gravité que peut ajouter aux charges de l'accusation la coïncidence d'un chancre chez l'inculpé et sa victime présumée, surtout quand la situation respective des ulcères vient éclairer le mécanisme de leur filiation. Mais plus décisifs sont ces arguments, plus il faut apporter de soin et de réserve à les formuler. L'expert n'oubliera pas en effet que bon nombre de lésions non vénériennes peuvent lui en imposer. La logique veut qu'il ne se laisse point même convaincre à la légère en face d'une inoculation positive, car ce criterium, hier encore considéré comme inébranlable, ne doit plus être compté aujourd'hui, du moins croyons-nous l'avoir démontré, que comme un signe de probabilité.

§ 7. — PRONOSTIC.

Je serai bref sur la question du pronostic, en grande partie contenue déjà dans les lignes précédentes, et qui trouvera d'ailleurs son complément dans le chapitre où nous nous occuperons de l'herpès. On sait, en effet, que les poussées d'herpès, regardées par M. Diday comme le produit de graines chancrelleuses déposées dans les tissus lors du coït, et momentanément étouffées par la végétation de quelques-unes d'entre elles, doivent être comptées comme une des suites les plus fréquentes du chancre simple. (Voyez le chapitre de l'HERPÈS.)

Le chancre simple, a dit Rollet, est la moins grave des maladies vénériennes. La durée est en général bien moindre que celle de la blennorrhagie. Cesse-t-il, l'économie n'a pas, comme après l'ulcère infectant, d'accidents généraux à redouter; les poussées herpétiques sont le seul retentissement, éphémère du reste et absolument local, de la maladie. En tant qu'affection spécifique, il est donc juste de dire que la cicatrisation du chancre en marque le terme définitif. Les complications que nous avons étudiées, celles qu'il nous reste à faire connaître, assombrissent, il est vrai, le pronostic, mais surtout au point de vue de la durée. En somme, si les victimes de la syphilis sont nombreuses, si les morts causées par la blennorrhagie sont relativement fréquentes, il faudrait remonter assez loin dans l'histoire du chancre mou non compliqué pour y trouver consignés des faits aussi malheureux[1].

Le chancre simple, avons-nous dit, ne donne jamais lieu à aucune infection constitutionnelle; c'est là un dogme absolument au-dessus de toute discussion. Mais son diagnostic n'est pas tellement sûr qu'il ne puisse donner prise à quelques incertitudes : telle ulcération de petit volume, de courte durée, à base molle, à sécrétion abondante, présentant, en un mot, tous les signes que l'on

[1] La réserve que nous faisons ici en ce qui concerne les complications a particulièrement trait au bubon, qui, depuis les travaux de Clerc (bubon compliqué de péritonite) et du docteur Erasmo De Paoli (bubon hémorrhagique), doit être considéré comme pouvant offrir dans certaines conditions, rares d'ailleurs, une réelle gravité.

reconnaît habituellement à la chancrelle, se transforme, après une durée variable, s'indure, et finalement est suivie d'éruptions syphilitiques (chancre mixte à contagions contemporaines). Dans d'autres cas, le chancre infectant, reconnaissable au début, a perdu ses caractères, se creuse, suppure, s'étend, et si le médecin l'examine alors pour la première fois, en impose invariablement pour une chancrelle (chancre mixte à contagions successives). Entre la chancrelle et le syphilôme, il ne serait donc pas toujours prudent de se prononcer. Le problème dont la solution ne doit être attendue que des suites acquiert une importance considérable lorsque la personne malade est sur le point de se marier. Quelle doit être dans ce cas la conduite du praticien? Evidemment, lorsqu'il y a doute (et nous croyons qu'à moins d'une expérience consommée, il faut douter souvent), le médecin ne doit autoriser le mariage que lorsqu'il s'est écoulé un temps suffisant pour que la première poussée syphilitique ait pu se produire. Pour M. Langlebert, qui a très-complétement étudié cette question dans son livre sur *la Syphilis dans ses rapports avec le mariage*, six mois sont nécessaires; encore conseille-t-il, pour plus de sûreté, de ne les compter qu'à partir du moment où le chancre est complétement cicatrisé. Cette évaluation devrait, ce nous semble, varier suivant certaines circonstances faciles à déterminer. Interrogé au début ou pendant la durée de l'ulcération, le médecin, qui doit mettre son verdict à couvert contre l'éventualité des complications (bubons, phagédénisme), n'est point trop sévère en fixant approximativement le délai de six mois; mais une fois l'accident local terminé, quand la temporisation n'a d'autre but que d'attendre une poussée dont l'incubation dépasse bien rarement 45 jours, ne serait-ce pas faire preuve d'une prudence exagérée que de s'en tenir à la même évaluation?

§ 8. — TRAITEMENT.

La prophylaxie de la chancrelle est basée sur l'emploi de certaines pratiques d'une réelle efficacité. Nous ne pouvons que répéter ici, en l'accentuant, ce que nous avons dit ailleurs du condom. En mettant à couvert les parties qui sont habituellement le siége d'ulcérations, cette enveloppe ferme les portes qui pourraient donner accès au pus et rend toute contagion impossible; c'est là un résultat incontestable. On peut donc le dire avec raison, le condom est par excellence le préservatif anti-chancreux. Ce n'est point à dire que les autres moyens signalés précédemment (pages 49 et 50) soient à négliger; tous peuvent être employés avec avantage. Parmi ces derniers, nous recommanderons surtout les lotions exactement faites avec l'eau vinaigrée. L'acide pénètre dans les érosions et dénonce leur présence par le sentiment de cuisson qu'il y détermine ; on pourrait encore recourir à un lavage savonneux pour emporter ou neutraliser sur place le corpus contagiosum.

Nous dirons peu de choses de l'*hygiène*. Localement, les soins qu'elle exige font partie du traitement que nous allons exposer. Chez l'homme, on recourra avec avantage pour fixer les pansements au caleçon de bain. Chez la femme, un tampon de coton maintenu entre les cuisses par un bandage en forme de T rendra le même service. Pour s'opposer dans la mesure du possible aux inoculations secondaires, on examinera soigneusement les parties environnantes, et, s'il s'y rencontre quelque érosion, on l'isolera au moyen du collodion.

L'hygiène générale a trop de rapports avec l'évolution des processus locaux, pour qu'on ne lui attribue pas une grande importance. Tout excès doit être proscrit. Le malade sera surtout prévenu des dangers de l'alcoolisme et du coït. Dans la plupart des cas, s'il se trouve habituellement dans de bonnes conditions, il pourra ne rien modifier dans son genre de vie. Toutefois on n'oubliera pas que le changement d'air, le séjour à la campagne, ont souvent suffi pour amener la guérison de chancres rebelles.

De la médication caustique. — Tout malade atteint de chancres simples se trouve, pendant l'entière durée de cet accident, exposé à un certain nombre de complications (lymphite, bubon, inoculations successives, phagédénisme, gangrène), dont la seule prophylaxie consiste dans la suppression de la lésion chancreuse. Or il n'est pas de moyen plus rapide d'arriver à ce résultat que la cautérisation, grâce à laquelle l'ulcère spécifique est transformé en plaie simple. Telle est l'origine, telle est la raison d'être de la *méthode abortive ou ectrotique* (de ἐκ, et τρώειν, attaquer).

Tous les caustiques peuvent être employés dans ce but avec plus ou moins d'avantages. A Lyon, où cette manière de faire a pris naissance, employée pour la première fois par Diday, vers 1850, le caustique de Canquoin (pâte au *chlorure de zinc*) est préféré par beaucoup de praticiens. Une petite rondelle de cette pâte est découpée de façon à être introduite à frottement dans la perte de substance déterminée par l'ulcère. Au bout de 3 ou 4 heures, la surface suppurante a été transformée en une eschare sèche, qui laisse après sa séparation une plaie prompte à se cicatriser.

Au canquoin j'ai substitué avec avantage le *nitrate de zinc* pétri avec de la farine (Latour), de façon à constituer une pâte semblable à de la mie de pain. La consistance de cette préparation, les facilités qu'elle offre pour sa conservation, enfin l'avantage qu'elle présente de ne pas fuser nous semblent devoir la faire préférer au chlorure de zinc dont elle reproduit exactement l'action. N'oublions pas d'ajouter que ces deux caustiques ont la précieuse propriété de respecter l'épiderme.

Ricord a beaucoup vanté le caustique *sulfo-carbonique*, mélange de charbon de bois pulvérisé et d'acide sulfurique jusqu'à consistance de pâte molle. Cette substance est d'une application fort douloureuse. Elle se dessèche et donne lieu à une croûte noirâtre, adhérente qui ne se détache qu'au bout de huit à dix jours.

La *pâte de Vienne* (mélange de potasse caustique et de chaux vive) est certainement inférieure aux agents précédents; son eschare est diffluente, molle, et ne se détache que fort lentement. Enfin son action n'est point limitée par la présence de l'épithélium et peut déterminer des pertes de substances assez étendues.

Pour Jaquemet (de Montpellier), rien ne vaut l'*acide nitrique mono-hydraté*. Son action excite une douleur vive mais très-fugitive; au bout de quelques secondes elle a disparu. La puissance de destruction de cet acide est toujours suffisante pour dépasser le rayonnement du mal, sans produire d'inutiles désordres au milieu des tissus. Ce moyen est surtout d'une grande commodité pratique. Il suffit en effet d'un pinceau de charpie imprégné de ce liquide et maintenu cinq ou six secondes sur chacun des points de l'ulcère, en insistant plus particulièrement sur les bords et les sinus anfractueux, pour tuer toute spécificité. La mortification bornée à la couche superficielle se traduit par une eschare jaune, sèche, fort mince.

Enfin le *cautère actuel* a donné également d'excellents résultats. Rollet en a préconisé particulièrement l'emploi dans les cas de chancre phagédénique. Promener le fer rouge sur la surface entière de l'ulcération, rechercher et détruire le pus virulent jusque dans les diverticules où il stagne, suivre avec soin les bords sinueux, prendre à revers la peau décollée, et, suivant la profondeur des lésions, maintenir plus ou moins longtemps le puissant modificateur au contact des tissus; telle est la pratique que nous avons vu suivre à l'Antiquaille, et, c'est justice de l'avouer, avec le plus grand succès. Malheureusement un tel moyen est généralement fort mal reçu des malades. Les douleurs extrêmement vives qu'il détermine au moment de son application exigent l'anesthésie pour peu que l'ulcère soit étendu; enfin, quoique nous sachions combien la simplicité du résultat définitif est parfois peu en rapport avec les ravages apparents du cautère, l'eschare est incontestablement plus épaisse qu'après l'emploi de l'acide nitrique, par exemple. Que la guérison soit assurée, nous ne le contestons pas; mais ne pourrait-on l'obtenir à moins de frais?

Nous connaissons les principaux procédés que la méthode abortive peut mettre en œuvre; examinons maintenant dans quelles conditions il y aura avantage à y recourir.

L'étude clinique que nous avons faite du chancre mou nous a montré qu'après une période de progrès plus ou moins longue, à moins de complications, il tend spontanément à la guérison. La cautérisation n'est donc indiquée que lorsque la lésion est récente. En effet, dans les cas les plus heureux le détachement de l'eschare n'exigeant pas moins d'un septénaire, et la cicatrisation se faisant attendre autant et souvent plus, on risquerait, en cautérisant des chancrelles adultes, de prolonger singulièrement la durée de la maladie. Concluons donc en premier lieu que la médication ectrotique n'est rationnellement applicable qu'au début de la chancrelle, ou bien lorsque, stationnaire à l'une de ses périodes, elle ne manifeste aucune tendance à la réparation. Les chancres d'inoculation expérimentale, dont le développement s'accomplit sous nos yeux, sont éminemment justiciables de cette thérapeutique.

Quand plusieurs chancrelles existent sur les organes génitaux, il faut n'en détruire aucune ou les détruire toutes. La réinoculation des plaies laissées à nu par l'eschare serait en effet l'inévitable et très-fâcheuse conséquence de leur voisinage avec des ulcères spécifiques. Que si l'on croyait devoir tenter l'opération dans ce cas pour l'un des chancres, on ne manquerait pas de recourir au collodion ou au diachylon pour se mettre autant que possible à l'abri d'un tel accident. Notre deuxième précepte sera donc basé sur la contre-indication de la méthode abortive dans les cas de chancrelle multiple. Doivent être assimilées aux chancrelles multiples : celles qui siégent dans le voisinage d'une cavité dont les parois sont toujours plus ou moins suspectes : chancrelles du limbe préputial avec phimosis, de l'anus, du col utérin, etc.

De plus, il est bien évident que si le sujet était déjà atteint des complications, telles que lymphite, bubon, que la cautérisation a pour but de prévenir, il ne resterait qu'à s'abstenir. Il en serait de même si la lésion avait pour siége un organe sur lequel il y aurait danger à provoquer une perte de substance, l'urèthre par exemple.

Enfin il ne faut pas oublier les rapports qui unissent l'herpès au chancre simple. Les observations de Diday ont prouvé que la cautérisation hâtive de l'ulcère chancrelleux expose au développement de cette éruption. Chez les sujets dartreux, naturellement prédisposés, la méthode ectrotique ne saurait donc être mise en question.

Si nous passons aux indications, nous avouons que, hors le cas de phagédénisme, cas dans lequel la cautérisation n'est plus une méthode de choix, mais de nécessité, nous n'en voyons de bien nette que dans l'examen des conditions de la transmissibilité chancreuse. Nous cautériserons en effet toutes les fois que la position sociale de la personne atteinte, ses habitudes connues et la liberté dont elle jouit constitueront un danger pour la santé publique. En transformant dans ce cas un ulcère spécifique en une plaie simple, nous agrandissons peut-être l'étendue de la lésion, il se peut que nous en prolongions la durée; mais nous supprimons une cause de contagion, l'hygiène publique trouve son compte à cet assainissement.

En résumé, comme on le voit, la cautérisation peut être employée à toutes les périodes de la chancrelle; mais tout n'est pas fini quand l'eschare s'est détachée, quand la surface bourgeonnante de la plaie simple a remplacé le fond pultacé de l'ulcère vénérien, car c'est alors qu'il faut redouter le plus une contamination nouvelle. Il faut la redouter dès les premiers jours, époque à laquelle on la verra se produire si la destruction n'a pas été générale et qu'un foyer mal éteint vienne rallumer l'incendie; il faut la redouter encore dans le cours de la cicatrisation, et cela jusqu'à complète disparition de tout point saignant, si quelque chancre siége dans le voisinage. Ajoutons cependant que, même dans le cas de recrudescence, le malade n'aura pas été sans bénéficier quelque peu du traitement. Rollet nous apprend en effet que la rechute ne va pas jusqu'à la reproduction du chancre avec des symptômes plus graves qu'avant la cautérisation. Tout se borne à une réinoculation progressive de la plaie, et d'ailleurs cette réinoculation qui se fait peu à peu, ne s'opère pas sur un point sans donner aux autres le temps de bénéficier d'un certain degré de réparation, de retrait et même de cicatrisation.

Le résultat définitif de la cure caustique est, en outre, de produire une cicatrice très-apparente. Langlebert a particulièrement insisté sur les inconvénients qui peuvent résulter de ces larges et indélébiles stigmates, témoins irrécusables d'un mal qu'on a toujours intérêt à cacher. Cette considération doit toujours être présente à l'esprit du chirurgien. Jointe à celles que nous avons exposées plus haut, elle contribue singulièrement à faire restreindre l'emploi d'une méthode dont les indications exagérées, il y a vingt ans, se restreignent de jour en jour.

De la médication astringente. — Placer l'ulcère dans les meilleures conditions locales, le soumettre à des modifications d'une intensité modérée, surveiller, diriger sa marche, de façon à parer aux complications intercurrentes, tel est le principe de la médication palliative astringente, qui n'est, à tout prendre, que le traitement symptomatique de la lésion.

Quel que soit l'agent thérapeutique auquel on ait recours, il faut avant tout se bien pénétrer de l'importance des deux préceptes suivants : 1° empêcher la stase du pus virulent à la surface de la plaie ; 2° éviter les déchirures qui, créant de nouvelles portes pour l'inoculation, favorisent les progrès de la chancrelle. On aura donc soin d'absterger la plaie deux fois par jour au moins. On ne négligera pas les bains locaux tièdes. Les décoctions de pavot, de guimauve, d'écorce de chêne ou de quinquina, de ratanhia, voire même quelques solutions légèrement laudanisées ou alcoolisées serviront soit à calmer, soit à tonifier les parties malades. Dans l'intervalle des pansements, on laissera sur la surface suppurante de la charpie imprégnée d'un liquide approprié, et destinée à agir à la fois physiquement par l'absorption du pus, et chimiquement en le neutralisant.

Il serait long d'exposer en détail les nombreux procédés vantés par les auteurs, et de décrire les agents divers qu'ils ont préconisés. A chacun d'eux leurs inventeurs sont à coup sûr redevables de nombreuses guérisons ; il est donc facile de signaler les bons ; tous le sont plus ou moins. Vient-on à rechercher les meilleurs, et surtout le meilleur, la chose est plus malaisée. L'énumération rapide que nous en allons faire permettra au lecteur de s'éclairer sur leurs avantages.

Nous rencontrons tout d'abord les observations de Hémard, destinées à appuyer une pratique on ne peut plus inoffensive. Bien qu'à proprement parler elle ne fasse point partie de la médication astringente, nous lui donnons place dans ce chapitre pour plus de simplicité. Ce médecin depuis plus de vingt ans se borne à soumettre les chancres *sept ou huit fois par jour* à une *irrigation d'eau froide* d'environ une minute. Au bout de très-peu de temps les ulcères se détergent, perdent leur aspect caractéristique et guérissent comme des plaies simples. Si le travail de réparation s'arrête, il suffit de remplacer l'eau pure par une solution de chlorate de potasse au vingtième, ou d'acide phénique au trentième. De son côté le professeur Hutchinson, exagérant cette méthode, a employé avec succès les *irrigations continues* dans le traitement du chancre phagédénique. Le malade est placé dans un bain de siége tiède et doit y passer la plus grande partie du jour. Hutchinson attache une grande importance à la précaution de changer fréquemment l'eau qui est en contact avec l'ulcère; dans un cas il a conseillé à un malade d'entretenir un courant continu sur la surface ulcérée, à l'aide d'un irrigateur, pendant son bain. Dans certains cas il conseille d'ajouter une petite quantité d'acide nitrique fumant à l'eau du bain. Tout récemment enfin, le docteur Simmons a fait connaître les heureux résultats qu'il a retirés dans le traitement des ulcères phagédéniques de l'immersion prolongée dans un bain d'eau *chaude*.

Le professeur L. Le Fort conseille d'établir une sorte de *balnéation continue* en recouvrant le chancre d'une compresse humide entourée elle-même d'un morceau de taffetas ciré, de manière à éviter l'évaporation. Le liquide auquel il a recours est un mélange d'eau et d'un dixième environ d'*alcool camphré*. Suivant les caractères et la marche de la lésion, l'auteur ajoute une certaine quantité de *sulfate de zinc*, lorsque, par exemple, il veut exciter la surface suppurante. Ce mode de pansement est très-avantageux; le liquide alcoolisé dilue et neutralise les produits virulents; de plus l'humidité constante empêche la formation de croûtes et prévient les adhérences entre les linges et la plaie. On est ainsi plus assuré de ne point faire saigner le chancre en lui donnant des soins. Mais ne peut-on pas craindre que les téguments voisins ne soient ramollis par une macération continue, et rendus ainsi plus aptes à l'inoculation?

C'est à Francesco Accettella, Gamberini, Erasmo de Paoli et Dujardin-Beaumetz que nous devons l'heureuse application de l'*hydrate de chloral* à la thérapeutique des ulcères vénériens. Leurs essais nombreux nous ont appris que lorsqu'une plaie suppurant abondamment, à granulations pâles et flasques, sans tendance à la cicatrisation, est pansée régulièrement avec une solution, à 5 gr. de chloral pour 20 gr. d'eau, elle change très-rapidement d'aspect; des bourgeons rouges se développent; au lieu d'être séreuse, sanieuse la sécrétion devient louable, enfin l'époque de la cicatrisation est de beaucoup hâtée. Le contact du chloral avec l'ulcère excite, il est vrai, une certaine douleur, ou mieux une sensation de picotement, mais elle dure peu, et, en tout cas, n'est point comparable à celle que détermine l'action du nitrate d'argent. Le docteur Accettella (de Capoue) a vu les chancres ordinaires céder en moins de quinze jours ; et, ayant eu l'occasion de traiter par ce moyen 8 chancres compliqués de diphthérie ou de phagédénisme, parmi lesquels deux avaient, depuis plus de quinze mois, résisté à toutes les médications, tant internes qu'externes, il eut le plaisir de voir la guérison survenir en moins d'un mois.

Pour le docteur Marc Sée le meilleur topique consiste dans une solution à 3 pour 100 environ de *silicate de soude*. La puissance antiseptique de ce corps a été mise en relief pour la première fois par Rabuteau et Papillon ; il modifie très-rapidement, paraît-il, les surfaces suppurantes, sans jamais dépasser le but que l'on se propose c'est-à-dire sans déterminer sur les tissus une astriction qui, dans certains cas, accroît l'engorgement.

Parmi les antiseptiques nous signalerons également le *camphre*, qui, dans la cure de l'ulcère mou a donné d'excellents résultats entre les mains des docteurs Champollion, Baudoin, Diday, Gafé, Renault et Netter. Employé en une poudre directement appliquée sur le chancre, on le voit presque immédiatement faire tomber l'inflammation, exciter la production de bourgeons charnus du meilleur aspect. C'est surtout contre le phagédénisme qu'il paraît efficace. Diday a donné l'observation d'un officier qui portait depuis cinq mois une chancrelle phagédénique. Après avoir inutilement essayé de tous les moyens locaux ou généraux, et comme il n'entrevoyait plus d'espoir que dans la cautérisation au fer rouge, il fut assez heureux pour guérir ce malade dans l'espace d'un mois, au moyen de l'application, réitérée trois fois par jour, de poudre de camphre.

Mais toutes ces substances paraissent le céder de beaucoup à la *poudre d'iodoforme*, employée pour la première fois par Ernest Besnier en 1866, et depuis vantée par de nombreux observateurs : Giuseppe Profeta, Carlo d'Amico, Cesare Bozzi, C. Mauriac, Izard et Petiteau. Un avantage considérable présenté par ce médicament, c'est qu'il jouit d'une puissante action anesthésique. Aussi est-il particulièrement indiqué, comme l'a bien montré Parona, dans les ulcérations si douloureuses de l'anus. Dans le traitement du mal qui nous occupe, il agit en quelque sorte comme un spécifique, tant est grande la promptitude avec laquelle il opère la cicatrisation, même dans le cas de phagédénisme. On doit l'employer, non en cristaux, mais en poudre aussi finement porphyrisée que possible ; il suffit de recouvrir la plaie d'une couche épaisse de cette substance. La simplicité de ce pansement qui n'irrite pas les parties malades, l'absorption des sécrétions par la poudre, les propriétés antiseptiques dont elle jouit, enfin la présence de l'iode, qui agit favorablement sur toutes les ulcérations vénériennes, sont vraisemblablement les raisons de son efficacité. Malheureusement il est une de ses propriétés qui s'oppose en maintes circonstances à son emploi. C'est son odeur, odeur agréable, au demeurant, mais tellement pénétrante que, hors des services hospitaliers, les sujets qui ont intérêt à cacher leur mal se refusent catégoriquement à en faire usage. Le docteur Chéron emploie l'iodoforme dissous jusqu'à saturation dans le sulfure de carbone (*sulfure de carbone iodoformé*). Ce dernier corps perd son odeur repoussante, grâce à la petite quantité d'iode mis en liberté qui se dissout dans le liquide. Le sulfure de carbone agit en desséchant les plaies par une évaporation extrêmement rapide ; l'adjonction de l'iodoforme a pour effet de calmer la douleur qui en résulterait, et, grâce à son état de fine pulvérulence, de continuer l'action siccative du sulfure en adhérant intimement aux tissus.

En Italie le docteur Giuseppe di Bella, réunissant les faits qu'il avait pu observer dans les services de ses maîtres, les professeurs Monteforte et Santi-Sirena, a préconisé l'*acide salicylique* que l'on peut employer soit en poudre, soit en pommade. Les succès obtenus grâce à cet agent ont été, paraît-il, aussi nombreux que rapides.

Enfin, nous bornant à signaler l'*azotate mercureux* (E. Weisflog), le *vin d'aloès*, le *vin aromatique*, le *tartrate ferrico-potassique*, le *perchlorure de fer* (Morel), le *chlorate de potasse*, et passant sous silence bon nombre d'autres médicaments, qui tous se sont montrés plus ou moins efficaces dans un certain nombre de cas, et tous ont eu leur moment de vogue, nous arrivons au *nitrate d'argent*, qui est encore très-généralement employé. Nous sommes loin de contester son heureuse influence ; il nous semble toutefois que quelques auteurs l'ont singulièrement exagérée en la déclarant la plus sûre et la plus rapide. Cette assertion était sans doute exacte il y a quelques années, mais son exclusivisme nous semble bien absolu, aujourd'hui que le silicate de soude, le chloral, l'acide salicylique et surtout l'iodoforme ont fait leurs preuves. Au reste le nitrate d'argent présente à nos yeux un désavantage notable en tachant fort désagréablement les linges et les doigts des malades; beaucoup se plaignent, et avec raison, de cet inconvénient. Dans un hôpital où nous l'avons vu mettre en usage sur une assez grande échelle, les patients se livrent à de véritables ablutions argentiques; on pourrait reconnaître les chancreux à la coloration noire générale de leurs organes génitaux, de leurs mains et... de leurs draps. Il faudrait donc, pour notre compte, que l'infériorité des agents précédemment signalés nous fût parfaitement démontrée, pour nous décider à recommander l'usage de ce prétendu spécifique. Or tel n'est pas le cas; les applications de nitrate d'argent sont en effet très-douloureuses; il n'est pas rare qu'elles déterminent au voisinage de l'ulcère sur la peau saine des excoriations susceptibles de se chancrelliser; de plus elles produisent souvent, pour peu qu'on soit forcé de les continuer longtemps, ce qui est le cas ordinaire, une constriction des tissus et une sorte d'induration fibreuse, qui, lorsqu'elles ont pour siége un prépuce en phimosis, rendent cet accident permanent et forcent ensuite le malade à subir une opération (Sée).

En résumé, chacun de ces agents peut rendre des services à un moment donné, et ce n'est pas chose rare que de voir un ulcère rebelle à l'un d'eux, céder comme par enchantement quand il est mis aux prises avec un autre doué souvent d'une moindre puissance d'action. Toutes les fois qu'on le pourra, on prescrira la poudre d'iodoforme ou le sulfure de carbone iodoformé. Dans le cas contraire, c'est au chloral, à l'acide salicylique, au silicate de soude, au camphre, au tartrate ferrico-potassique, à la teinture d'opium, au chlorate de potasse, au sulfate de cuivre, ou à tel autre moyen exposé plus haut qu'il faudra s'adresser pour obtenir la fin de l'ulcération.

De quelques indications spéciales dans le traitement du chancre simple. — Ces indications concernent soit l'état local soit l'état général. Nous allons les passer brièvement en revue.

État local. — Voici quelques conseils indispensables sur la conduite à tenir en face des chancrelles de siéges divers.

Pour la chancrelle du *pénil*, fréquemment recouverte d'une carapace formée par les poils agglutinés, on pourra les couper si le malade garde le lit; dans le cas contraire et si la surface est exposée à subir des frottements, de crainte d'excoriations, on se bornera à les écarter.

La chancrelle du *limbe* exige l'immobilité complète du prépuce, pour peu que l'anneau préputial soit étroit. On interdira donc au malade toute tentative faite pour découvrir le gland. On pourra fixer le pansement au moyen d'une petite calotte en caoutchouc.

Quand elle siége sur le *filet*, il n'est pas rare que la chancrelle perfore latéralement cet organe et laisse un pont que le processus destructif envahit plus ou moins lentement par sa face profonde. La règle est alors d'enlever cet aliment à l'ulcération. On pourrait se servir de l'instrument tranchant, mais une hémorrhagie incommode peut se produire. Diday recommande l'emploi d'un instrument consistant en une paire de ciseaux dont les branches ont été émoussées, arrondies à leur extrémité dans l'étendue d'un centimètre et demi, de sorte que dans cette partie terminale elles se touchent mais ne se croisent plus. Ces ciseaux étant largement ouverts, on introduit le bout de l'une des branches dans l'ouverture du frein, puis l'on présente l'autre branche à la flamme d'une bougie; et quand on la juge suffisamment chauffée, on la rapproche vivement de la première. En quelques instants le filet est divisé, sans aucune perte de sang. Langlebert donne avec raison la préférence à la ligature, qui produit le même résultat, en agissant par écrasement linéaire.

La chancrelle de *l'urèthre* sera pansée au moyen d'une petite mèche de charpie destinée à empêcher le côté sain du canal de se contagionner. Ce pansement doit être fait après la miction, lorsque le jet d'urine a balayé le pus virulent. Il y a avantage à incorporer la substance active dans une pommade dont on enduit les mèches, qui pénètrent ainsi plus facilement dans le canal.

Nous avons déjà dit que les douleurs de la *chancrelle anale*, toujours assez vives en raison de sa situation, étaient particulièrement justiciables de l'iodoforme. La meilleure manière de l'employer est de l'appliquer sur des mèches en pommade ou en glycérolé. La défécation sera rendue aussi inoffensive que possible par l'administration de purgatifs (12 à 15 grammes de sulfate de magnésie, tous les deux jours, ou 5 centigrammes de résine de podophilin par jour).

Quant aux chancres simples du *col utérin*, la rapidité de leur évolution est telle, qu'à la rigueur ils ne nécessitent aucun pansement. Cependant, afin d'éviter les inoculations secondaires, il est bon de les isoler au moyen d'un tampon recouvert de poudre de tan ou d'oxyde de zinc. Si la cicatrisation semble tarder on aura recours à l'iodoforme.

Le *phagédénisme* impose une thérapeutique spéciale. On comprend que nous ne puissions signaler de préférence tel ou tel agent; car la guérison est souvent le fruit de longs tâtonnements. La balnéation continue, le camphre, l'iodoforme, le tartrate ferricopotassique seront essayés tour à tour. On ne manquera pas de rechercher si, comme l'a fait remarquer le professeur Benoît, les tissus présentent un abaissement de température à la périphérie du chancre, se rappelant que ce professeur a obtenu la guérison dans un assez bon nombre de cas au moyen de sachets pleins de sable chaud. A l'exemple de Simmons, on pourrait aussi recourir au bain chaud.

Pour le docteur E. Weisflog, le meilleur mode de traitement du chancre phagédénique, surtout dans la forme éréthique, est l'immersion dans un *bain faradique*. Quelle que soit la douleur causée par un ulcère, elle s'apaise aussitôt que les parties malades sont plongées dans le liquide; elle reparaît, il est vrai, après l'immersion, mais moins intense, et, au bout de quelques séances elle cesse complétement. Pour préparer le bain, il suffit de mettre un des électrodes au fond d'un vase plein d'eau tiède; l'autre est présenté au malade, qui règle lui-même la quantité d'électricité en portant successivement un ou plusieurs de ses doigts au contact de l'éponge mouillée. Une fois la douleur calmée, c'est à l'*azotate mercureux* incorporé dans une pommade (1 gramme sur 60), que Weisflog donne la préférence.

Enfin il n'est bruit, depuis quelques années surtout, dans les recueils étrangers, que des merveilleux succès procurés par la poudre et la décoction du docteur Pollini (de Milan). Tout récemment encore le professeur Giné (de Barcelone) y recourait avec succès dans un cas des plus graves, après avoir constaté l'inefficacité absolue de la plupart des autres moyens, y compris le cautère actuel. L'ulcère phagédénique allait croissant en étendue et en profondeur, la cachexie était fort avancée et la mort paraissait imminente; vingt jours suffirent pour que le malade soumis à l'administration du remède de Pollini fût en pleine voie de cicatrisation. De pareils cas sont assez nombreux aujourd'hui pour nous autoriser à considérer le remède Pollini comme dernière ressource de la thérapeutique.

Selon le docteur Després, l'interminable durée des chancres phagédéniques reconnaîtrait surtout pour cause la puissance de rétractilité dont jouit le tissu cicatriciel. A mesure que l'épithélium paraît sur un point, en raison de cette propriété il se produirait une déchirure et par suite une réinoculation, avec apport de nouveaux matériaux de sécrétion par les lymphatiques. Dans un cas, cet auteur serait arrivé à neutraliser ces éléments d'insuccès en plaçant le malade dans des conditions susceptibles de faire naître un érysipèle; l'action du froid, l'absence de pansements suffirent à faire développer cette complication. L'état fébrile mit un terme à la rétractilité du tissu cicatriciel, la douleur força le patient à l'immobilité et empêcha les déchirures traumatiques, enfin l'oblitération momentanée des lymphatiques, conséquence de l'érysipèle, tarit la suppuration. En dépit de ce résultat et bien que les heureux effets de l'érysipèle aient été plus d'une fois constatés (Ricord en 1856, et Charpentier en 1876), un tel exemple n'a guère trouvé d'imitateurs; aussi bien l'érysipèle s'est-il montré peut-être moins docile entre d'autres mains qu'entre celles de M. Després. De ces curieuses observations nous ne retiendrons qu'un point: c'est l'heureuse influence de l'immobilité, que l'on pourra toujours faire intervenir sans s'exposer aux regrets que pourrait un jour inspirer la téméraire pratique à laquelle nous faisons allusion.

État général. — Jusqu'à la cicatrisation complète de son ulcère, le chancreux reste sous la menace du phagédénisme; c'est surtout en surveillant l'état général que le praticien écartera ce danger. Avant tout il faut combattre l'anémie et la scrofule, qui sont les causes les plus fréquentes de complication. Les préparations ferrugineuses seront administrées d'abord; c'est au protochlorure qu'il convient, croyons-nous, d'accorder la préférence; on ne manquera pas de corroborer son action par celle des bains sulfureux, du vin de quinquina, et surtout de l'huile de foie de morue, etc... Dans le cas de pléthore, c'est surtout au régime qu'il faudra s'adresser, les évacuations sanguines étant réservées pour quelques cas très-exceptionnels de congestion manifeste et lorsque le danger paraît imminent. Enfin on s'enquerra des habitudes pathologiques du sujet, et, si l'on surprend quelques signes de diathèse, on aura recours aux spécifiques.

Il est un certain nombre de médicaments dont l'empirisme a consacré l'efficacité, sans qu'il nous soit encore possible d'expliquer leur action. Ce sont les préparations mercurielles (Gailleton), l'iodure de potassium (Gailleton), et l'opium (Rodet). — Deux malades de M. Gailleton ne guérirent que lorsqu'ils eurent été soumis à l'usage du calomel (10 centigrammes pour 10 prises d'heure en heure) et après avoir salivé pendant plusieurs jours. Un autre ne prit pas moins de 128 grammes d'iodure de potassium en seize jours et vit la cicatrisation survenir. De leur côté, MM. Rodet et Diday ont obtenu de très-beaux résultats avec l'extrait d'opium donné à la dose initiale de 8 centigrammes en deux fois dans les vingt-quatre heures. En augmentant la quantité de 5 centigrammes d'abord et plus tard de 10 tous les cinq ou six jours, on peut aller jusqu'à 7 et même 8 et 9 décigrammes par jour. Toutefois, nous le répétons, il n'est aucun de ces agents dont on puisse dire qu'il guérit toujours et sûrement; peut-être même, sans forcer beaucoup l'interprétation, arriverait-on à croire que dans tous les cas de guérison tardive, la cessation de l'ulcère ne reconnaît d'autre cause qu'une évolution spontanée dans la marche de la chancrelle.

Clutterbuck (Henry), *Remarks on some of the opinions of the late M. Hunter respecting the venereal disease;* in a Letter to J. Adams, London, 1799. — Jos. Adams, *Observations on morbid poisons, chronic and acute; the first comprehending syphilis, yaws, sivens, elephantiasis, and anormala confounded with them; the second the acute contagions, particularly the variolous and vaccine*, 2e éd., 410, 1807. — Ricord, *Considérations pratiques sur le chancre* (*Bulletin général de thérapeutique*, juillet et septembre, 1836). — Lichtenstein, *Inoculation des pustules produites par le tartre stibié* (*Hufeland's Journal et Annales des maladies de la peau*, p. 221, 1843). — Roux, *Du bubon suppuré et de son traitement local par les injections iodées* (*Archiv. gén. de méd.*, sept. 1846). — Ricord, *Traité des inoculations appliquées à l'étude des maladies vénériennes*, Paris, 1838. — Miklositza (Laur.), *Historia et natura virus syphilitici et emolumenta ex insitione ejusdem*, Dissert. inaug., Buda, 1844. — Chénier, *Du chancre vénérien*, thèse de Paris, 1847. — Robert de Welz, *De l'inoculation de la syphilis aux animaux* (*Gaz. méd. de Paris*, p. 544, 1850). — J.-P. Teissier, *Remarque sur le traitement du chancre phagédénique par l'arsenic* (*Bull. de thér.*, t. XXXVIII, p. 181, 1850). — Waller, *Prager Vierteljahrschr. f. prakt. Heilk*, 1851. — Auzias Turenne, *De la syphilisation ou vaccination syphilitique* (*Archives de médecine*, n° de juin 1851 et seq., et *Bull. de l'Acad. de méd.*, t. XVII). — Bassereau (Léon), *Traité des affections de la peau symptomatiques de la syphilis*, Paris, 1852. — Malgaigne, *La syphilisation à l'Académie de médecine* (*Revue médico-chirurgicale de Paris*, t. XII, p. 119, 1852, et *Bull. de l'Acad. de méd.*, t. XVII). — Rodet, *Observation d'un cas de syphilisation* (*Gaz. méd. de Paris*, 1852). — Ricord, *Discours prononcés à l'Académie de médecine à l'occasion de la discussion sur la syphilisation* (*Bull. de l'Acad. de méd.*, t. XVII, 1852, et tirage à part, reproduits in *Lettres sur la syphilis*, 3e éd., p. 447, 1863. — Cullerier, *Rapport sur l'ouvrage du docteur Sperino, de Turin, lu à la Société de chirurgie dans la séance du 14 déc.* 1853 (*Bull. de la Société de chirurgie*, 1853). — L. Maratray, *De la syphilis primitive ou locale, et de l'unicité du virus syphilitique*, thèse de Paris, 1854. — Rodet, *Six ans de pratique chirurgicale* (Compte rendu du service chirurgical de l'Antiquaille, Lyon, 1855). — Sigmund, *Du traitement du chancre* (*Wiener med. Woch*, et *Revue médico-chirurg. de Malg.*, t. XVIII, p. 45, 1855). — C. H. Leroux, *Une année à l'hôpital de Lourcine*, thèse de Paris, 1855. — Blacheyre, *Diagnostic différentiel du chancre infectant et du chancre non infectant, ou du chancre et du chancroïde*, thèse de Paris, 1855. — Victor de Méric, *The pathology and treatment of syphilis, with drawings* (Jaksonian prize, 1856). — W. Bœck (de Christiania), *De la syphilisation appliquée aux enfants*, traduit de l'allemand par J. A. Hagen (de Maxey-sur-Vaise),

Paris, 1857. — MELCHIOR ROBERT, *Étude sur deux points de syphiliographie*, Marseille, 1857. — DANIELSSEN, *Syphilisationen anvendt mod syphilis og spedalskhed*, Bergen, 1858.— FOURNIER (Alfred), *De l'inoculation comparative des deux espèces de chancres*, in *Leçons sur le chancre*, de Ricord, Paris, 1858. — DEBAUGE, *Traitement du chancre simple et des bubons chancreux par la cautérisation au chlorure de zinc*, thèse de Paris, 1858. — FOURNIER, *Étude sur le chancre céphalique* (*Union médicale*, 1858). —REY, *Cas de chancre induré et de chancre simple transmis l'un et l'autre par un chancre induré* (*Gazette médicale de Lyon*, p. 327, 1858).— HUBBENET (de Kiew), *Die Beobachtung Experiment in der Syphilis*, Leip., 1858.— BUZENET, *Du chancre de la bouche, son diagnostic différentiel*, th. de Paris, 1858.—NADAU-DES ILETS, *De l'inoculation du chancre mou à la région céphalique au point de vue de la distinction à établir entre les deux virus chancreux, et de la thérapeutique qui leur est propre*, thèse de Paris, 1858. — LEE, *On syphilitic inoculation* (in *The british and foreign medico-chirurgical Review*, 1859).—BRAUMULLER, *Compendium der Lehre von der Syphilis*, Wien, 1859. — ROLLET, *Inoculation, contagion et confusion en matière de syphilis* (*Gaz. méd. de Lyon*, 1859). — LAROYENNE, *Étude expérimentale sur le chancre*, in *Annuaire de la syphilis*, par Diday et Rollet, p. 248, 1859. — BASSET, *De la simultanéité des maladies vénériennes*, thèse de Paris, 1860. — AUZIAS TURENNE, *Correspondance syphiliographique, suivie du rapport fait par M. Gibert à l'Académie impériale de médecine*, Paris, 1860.— CHABALIER, *Preuves historiques de la pluralité des affections dites vénériennes*, thèse de Paris, 1860. — FRIEDRICH, *Ueber die Lehren von Schanker*, Erlangen, 1861.— BRESLAU (de Zurich), *Chancre mou développé sur un cancer épithélial* (*Arch. der Heilkunde*, 1861). — J. ROLLET, *Recherches cliniques et expérimentales sur le chancre simple et la blennorrhagie*, Paris, 1861.— LEE, *On suppurating sores* (*Brit. med. Journ.*, t. I, p. 351, 1862). — MELCHIOR ROBERT, *Quelques considérations sur l'auto-inoculation du chancre infectant*, 1862. — KOBNER, *Experiments with diluted virus* (*Deuts. Klin.*, 1861, nº 47). — FRIEDRICH, *On the doctrines held as to chancre*, Erlangen, Enke, p. 4 et 93, 1862. — SIGMUND, *Inoculation as a means of Diagnosis* (*Wien. med. Wochens*, p. 353, 385, 1862). — MARSTON, *Épidémie de chancre simple* (*Royal medical and surgical Surgery*, 1862). — BELHOMME, *Du chancre phagédénique et de son traitement*, thèse de Paris, 1862. — SPERINO, *Prolusione al corso clinico delle malattie veneree*, Torino, 1863. — C. SPERINO, *Studi clinici sul virus sifilitico*, Torino, 1863. — SAVIOTTI, *Dell' unita e dualita del virus sifilitico primitivo*, Torino, 1863. — STEFFENS-EGEBERT VOSS, *Syphilisation* (*Brit. med. Journ.* t. II, p. 217, 1863). — KOBNER, *On auto-inoculability of the syphilitic virus* (*Deutsche Klinik*, p. 483, 1863). — BIDENKAP, *Aperçu des différentes méthodes de traitement employées à l'hôpital de Christiania contre la syphilis constitutionnelle*, Christiana, 1863. — GONNARD, *Essai critique sur l'institution de la dualité chancreuse*, Paris, 1863. — DI-

DAY, *Syphilis et chancrelle* (Lettre), (*Gaz. des hôpitaux*, p. 426, 1863). — NAUDET, *Etudes cliniques et expérimentales sur les diverses espèces de chancres et particulièrement sur le chancre mixte*, thèse de Montpellier, 1863. — MOREL, *On the local use of perchloride of iron in phagedenic ulcers* (Prag., Viertelj., 1863, *iii*). — KOBNER, *Klinische und experimentelle Mittheilungen aus dem Gebrete der Dermatologie und Syphilis*, Erlangen, 1864. — SIGMUND, *Ueber Eintheilung und Benennung venerischer und syphilitischer Krankheitsformen vom pathologisch-therapeutischen Standpunkte* (*Wiener med. Wochenschrift*, n° 6, 1864). — LANGLEBERT, *Unicité du virus syphilitique* (*Gaz. des hôpit.*, p. 546-596, 1864). — WALLER, *On the duality of syphilis* (*Prag. med. Wochensch.* p. 34, 42, 1864). — FRANÇAIS, *Chancre simple mou, réinoculé, à longue incubation. Syphilis consécutive* (*Gaz. médicale de Lyon*, 1865). — CARTEN, *Unicité du virus chancreux; une première attaque n'empêche pas une seconde. Le mercure n'a pas d'action préventive* (*Presse médicale*, 1865). — SIGMUND, *Sur l'inoculation comme moyen de diagnostic différentiel des diverses formes de syphilis* (*Wiener medizinische Presse*, 1865). — BIDENKAP, *Remarks on the unity of the syphilitic virus* (*British med. Journ.*, p. 411, 1865). — Jules DAVASSE, *La syphilis, ses formes, son unité*, Paris, 1865. — BEITH, *Evidence before the committee on venereal disease in the Army and Navy*, 1865. — AUSPITZ, *Die Lehren vom syphilitischen Contagium und ihre thatsächliche Begrundung*, Wien, 1866. — MILLET, *Étude statistique sur la maladie syphilitique, le chancre simple et la blennorrhagie*, thèse de Paris, 1866. — GAMBA, *Considerazioni theorico pratiche circa le varie teorie relative alla sifilide*, lette alla R. Academia di medicina di Torino, Torino, 1866. — GAMBA, ALBERTETTI, OLIVETTI. *Discussione circa la questione sifiligrafica dell' unicismo e del dualismo, in sceno dell' Academia medico-chirurgica di Torino*, in data del 6 Luglio, 1866. — Pietro GAMBERINI, *Epitelioma dei genitali delle prostitute* (in *Giornale italiano delle malattie veneree*, anno 1, vol. II, p. 154, 1866). — RICORDI (di Milano), *Dell' irreinoculabilita delle forme della sifilide*, Milano, 1866. — Emile TILLOT, *Du traitement du phagédénisme par le chlorate de potasse* (*Bull. de thér.*, mars 1866). — FOUCHER, *Traitement du bubon phagédénique avec la solution de sulfate de cuivre* (*Gaz. des Hôp.*, 1866). — WERTHEIM, *Traitement des chancres de l'orifice externe de l'utérus* (*Wiener medizinische Wochenschrift*, n° 10 et 11, 1866). — PROFETA, *Sur le chancre non infectant céphalique*, Florence, 1867. — LAGNEAU, *Recherches comparatives sur les maladies vénériennes dans les différents pays* (*Bulletin de l'Académie de médecine*, décembre 1866). — BERGERET, *De la prostitution et des maladies vénériennes dans les petites localités* (in *Gazette médicale* et *Giornale delle malattie veneree*, vol. III, p. 51, 1867). — Oscar MAX-VAN-MONS, *De l'unité du virus chancreux*, Bruxelles, 1867. — Antonio SANTIROCCO, *Sulla patologia elcologica*, Napoli, 1867. — RICORDI E DELL'ACQUA, *Sulla trasmissibilita della sifilide dall' uomo ai bruti* (in *Giornale delle malattie veneree*, vol.III, p.458, 1867.)—DANIELI, *Delle injezioni di rame nei bubboni venerei* (*Giornale italiano delle malattie veneree*, t. II, p. 348, 1867). — DESPRÉS, *De la solution saturée de chlorure de zinc dans le traitement des chancres* (*Bulletin général de thérapeutique*, juin, 1867). — RICORDI, *Sul valore avvenire delle inoculazioni in sifilografia*, lettera al dott. Tanturri (*Giorn. ital. dell mal. veneree*, t. I, p. 205, 1868). — BELHOMME, *Traitement du phagédénisme chancreux par le calomel à l'intérieur* (*Bulletin général de thérapeutique*, 1868). — VERGELY, *Abcès simulant un chancre uréthral* (*Union médicale* et *Giornale italiano delle malattie veneree*, t. II, p. 107, 1868). — DIDIOT, *Étude statistique sur la syphilis dans la garnison de Marseille* (*Gazette médicale de Paris*, 1868). — DITTRICH, *Sur la dualité et l'unité du virus syphilitique* (*Aertzlich. Intelligenzbl.*, 8-10, 1868). — LANE, *Venereal statistic of London female Lock hospital* (*Brit. med. Journ.* 1868). — REDER, *Pathologie und Therapie der venerischen Krankheiten*, Wien, 1868. — Horatio C. WOOD, professor of botany in the university of Pensylvania. *An examination into the truth of the asserted production of general diseases by organized entities* (*American journal of medical sciences, Philadelphia*, vol. LVI, p. 333, année 1868).— P. H. WATSON, *The modern pathology and treatment of venereal diseases*, London 1868. — A. BRUCE, *An epitome of the venereal diseases*, London, 1868. — *Lozioni contra l'ulcero serpiginoso* (*Giornale italiano delle malattie veneree*, t. I, p. 327, 1868).— Carlo GALZA, *Documenti inediti sulla prostituzione in Veneta* (in *Giornale italiano delle malattie veneree*, t.I, p. 305, 1869).— Léon LE FORT, *De la prostitution dans la ville de Paris, dans ses rapports avec la propagation des maladies vénériennes* (*Gaz. méd. de Paris*, 1869). — GALLIGO, *Alcuni documenti inediti risguardanti la prostituzione* (in *Giornale italiano delle malattie veneree*, t. I, p. 123, an. 1869). — GAILLETON, *Du pseudo-chancre* (*Lyon médical*, novembre 1869). — CHAMPOLLION, *Pansement du chancre primitif par la poudre de camphre* (*Ann. de dermat. et de syphilig.*, t. I, p. 344, 1869). — ROLLET, *Maladies vénériennes et syphilitiques de l'utérus* (*Annales de dermatologie et de syphiligraphie*, t. I, p. 33, 1869). — Léon LE FORT, *Recherches sur quelques points de l'histoire clinique des maladies vénériennes* (*Gaz. hebd.*, p. 355-370, 11 juin 1869).—SCRIBE, *Diagnostic différentiel du chancre simple et du chancre induré*, thèse de Paris 1869. — THIRY, *De l'unité du virus syphilitique ;* observations par F.-B. COPPIE (in *Giorn. ital. delle mal. veneree*, 1869). — PORAY-KOSCHITZ, *Recherches expérimentales sur les chancres, faites à la clinique des maladies vénériennes de l'université de Kharkoff*, 1869. — DITTRICH, *Sur la dualité et l'unité du virus syphilitique* (*Arch. für Dermatologie und Syphil.* 1869). — P. GAMBERINI, *Dottrina teorico-clinica che io professo sull' ulcero* (in *Giornale italiano delle malattie veneree*, t. II, p. 5, anno 1869). — Carlo D'AMICO, *Cura dell' ulcero venereo cronico col jodoformio* (in *Giorn. ital. delle mal. veneree*, t. I, p. 333, 1870). — BURMSTEAD, *Traitement de la syphilis avec les inoculations répétées du produit de sécrétion des plaies vénériennes* (*Giorn. ital. delle malattie veneree*, t. II, p. 222, an. 1870). — LE FORT, *Traitement des chancres par la balnéation continue* (*Giorn. ital. delle malattie veneree*, 172, 1870). — Giacomo DI LORENZO, *Mali venerei ed uterini curati nel dispensario di Napoli* (in *Giorn. ital. delle malattie veneree*, t. II, p. 96, 1870). — BOECK, *Sur la syphilisation* (*Giorn. ital. delle mal. ven.*, t. II, p. 39, 1870). — Feder NATHAN, *Sur l'usage du vin d'aloès dans les ulcères* (*Medical times and gazette*, 1870). — PITHA-BILLROTH, *Syphilis und venerische Geschwürsformen* (in *Handb. der allg. und spec. Chirurgie*, p. 205 et seq., Erlangen, 1870). — SALEM, *Étude comparative des chancres*, thèse de Paris, 1870. — HÉMARD, *Traitement des ulcères vénériens par des irrigations d'eau fraîche* (*Recueil de médecine et de chirurgie militaire*, 1870). — FERRARI, *Il dualismo e l'unicismo*, Pisa, 1870. — Armand DESPRÉS, *Traité iconographique de l'ulcération et des ulcères du col de l'utérus*, Paris, 1870. — DESPRÉS, *Malade atteinte d'un vaste chancre phagédénique serpigineux guéri par un érysipèle provoqué* (*Bull. de l'Acad. de méd.*, 31 juillet 1870). — Giuseppe PROFETA, *Il dualismo e l'unicismo in sifilografia* (*Lo Sperimentale*, Firenze, 1870). — ROLLET, *Des maladies vénériennes et syphilitiques de l'utérus. Du chancre simple* (*Ann. de dermat.*, t. II, p. 50). — GAILLETON, *Notes cliniques sur les maladies vénériennes. Des complications du chancre simple* (*Ann. de dermat.*, t. II, p. 189, 1870) — KEYES, *Sur le chancre uréthral observé avec l'endoscope de Desormeaux* (*American journal of syphilography and dermatology*, 1870). — PICK (de Praga), *Prophylaxie internationale des maladies vénériennes* (*Archiv für Dermatologie und Syphilis*, fascicule II, 1870). — CURTIS, *Observation d'esthiomène de la région vulvo anale* (*Annales de dermatologie et de syphiligraphie*, t. II, p. 434, 1870). — S.-L. JEPSON, *Duality of the chancrous virus*, read before the medical society of the city of Wheeling and country of Ohio, West-Virginia (*New-York medic. Journal*, page 248, 1871). — Francesco ACCETTELLA, *Cloralio nella cura degli ulceri venerei* (*Giorn. ital. delle mal. ven.*, t. I, p. 372, 1871). — BORCHETTA, *Ulcero fagedenico ribelle sifilitiche guarito colle acque del Pollini* (*Giorn. it. d. mal. ven.* t. I, p. 227, 1871). — Giacomo DI LORENZO, *Sunto patologico clinico delle malattie veneree e sifiliticho* (*Giorn. ital. delle mal. ven.* t. II, p. 353, 1871). — Cesare BOZZI, *Due casi di ulcero venereo cronico guariti coll' applicazione della polvere di iodoformio* (*Giorn. ital. delle mal. ven.*, t. I, p. 50, 1871). — BAUDOIN, *Traitement du phagédénisme des chancres par le camphre en poudre* (*Ann. de dermat. et de syphilig.*, t. III, p. 72, 1871). — SANGIORGIO, *Formule de la décoction de Pollini telle qu'elle est employée à la clinique syphilitique du Tessin* (*Ann. de dermatol. et de syphil.*, t. III, p. 67, 1871). — MASSENGER BRADLEY, *Inoculation du pus chancreux syphilitique à des animaux* (*Gazette hebdomadaire*, p. 777, décembre 1871). — Giuseppe PROFETA, *Cenno dell' insegnamento pratico delle malattie veneree e cutanee*, Palermo, 1870. — GUYON, *Cas curieux de phimosis congénital guéri par des chancres* (*Journ. de méd. et de chir. prat.*, févr. 1870 et *Ann. de derm. et de syphilig.*, t. III, p. 318, 1871). — PELLIZZARI, *Relazione intorno al progetto di legge* (*Giorn. ital. delle mal. ven.*, t. II, p. 78, 1871). — GAMBERINI, *Terapeutici dei mali venerei* (*Giorn. ital. delle mal. ven.*, p. 34, 1872). — DIDAY, *Observations de chancrelle de la bouche* (*Ann. de derm.*, t. IV, p. 92, 1872). — LABARTHE, *Le chancre mou, chez l'homme et chez la femme*, Paris, 1872. — Carl MAJER, *Propagation des affections vénériennes et prostitution en Bavière* (*Viertel-jahrs. f. Gericht. med.*, n° 1, *Revue*, Hayem, I, 816, 1872).—HORAND ET PEUCH, *Recherches expérimentales pour servir à l'histoire des maladies vénériennes sur les animaux* (*Ann. de derm.*, t. IV, p. 381, 1872). — SÉE, *Note sur l'emploi du silicate de soude dans quelques affections vénériennes* (*Ann. de derm. et de syphilig.*, t. IV, p. 241, 1872). — RENAULT, *Chancres compliqués de phagédénisme, bons effets du camphre* (*Montpellier médical*, p. 573, 1872). — HUTCHINSON, *Traitement des chancres phagédéniques par les irrigations continues* (*Brit. med. Journ.*, t. II, p. 497, 2 nov. 1872). — BŒCK ET SCHEEL, *Die Eigenschaften des syphilitischen Virus* (*Arch. f. Dermat.*, 1872). — TIRARD, *Chancre du doigt. Bubon chancreux sus-épitrochléen* (*Gaz. des Hôp.*, 554, 1872).— VIDAL, *Contribution à l'étude de la syphilis ayant pour accident initial le chancre mou compliqué d'adénite suppurée* (*Ann. de derm. et de syphil.*, t. IV, p. 180, 1872). — VIDAL, *Inoculabilité des pustules d'ecthyma* (*Ann. de dermat. et de syphilig.*, t. IV, p. 350, 1872). — PÉAN ET MALASSEZ, *Études cliniques sur les ulcérations anales*, Paris, 1872. — LANDE, *Les affections vénériennes et leur prophylaxie générale à Bordeaux*, Paris, 1872. — GAFÉ, *De l'emploi du camphre dans le phagédénisme des chancres* (*Lyon médical*, t. II, p. 196, 1872). — Erasmo DE PAOLI, *Applicazione del cloralio idrato nella cura delle ulceri molli* (*Giornale italiano delle malattie veneree*, p. 82, an. 1873). — SIGMUND, *Observations pratiques sur l'emploi de l'acide phénique dans les maladies vénériennes* (*Aerzlichen Litteraturblatt*, 1873). — ESKINF MASON, *Rétrécissements du rectum d'origine vénérienne* (*American journal of the med. sci.* 22-37. *Revue*, Hayem, I, p. 803, 1873).—PROFETA *Sur le chancre non infectant céphalique* (*Ann. de dermat.*, t. V, p. 197, 1873). — SCHWARTZ, *Étude sur les chancres du col utérin*, thèse n° 388, 1873. — Moriz KAPOSI, *Die Syphilis der Haut und der Angrenzenden Scheimhaüte, mit Tafeln in Chromolithographie Ausgefuhrt von carl Heitzmann*, 1er vol., Wien, 1873. — PARONA, *Note sur l'emploi de l'iodoforme dans les rhagades anales.* (*Ann. de dermat. et de syphil.*, t. V, p. 453, 1873.) — DIDAY, *Nouveau système d'assainissement de la prostitution* (*Ann. de dermat. et de syphil.*, t. V, p. 81, 1873). — DUJARDIN-BEAUMETZ, *Des applications externes de l'hydrate de chloral et du métachloral* (*Annales de dermat. et de syphil.* t. V, p. 73, 1873). — IZARD, *Traitement par l'iodoforme de la maladie vénérienne et de quelques accidents secondaires et tertiaires de la syphilis* (*Ann. de dermat. et de syphilig.*, t. V, p. 61, 1873 et thèse de Paris, 1871). — BESNIER, *Emploi de l'iodoforme* (*Ann. de dermat. et de syphil.*, t. V, p. 228, 1873). — PETITEAU, *De l'iodoforme, son emploi comme topique cicatrisant et anesthésique*, Paris, 1873.— BOECK ET SCHEEL, *De la puissance d'inoculabilité du virus syphilitique* (*Gazette hebdomadaire*, 21 nov. 1873). — GAMBERINI, *Undecimo rapporto della prostituzione in Bologna* (*Giornale italiano delle malattie veneree*, p. 34, anno 1873). — MAURIAC, *Étude clinique sur l'influence curative de l'érysipèle dans la syphilis* (*Ann. de derm. et de syphil.*, t. V, p. 218, 1873). — VINCENZO TANTURRI, *Sull' Eterogenia dell' ulcera non sifilitica* (*Giornale italiano delle malattie veneree*, p. 257, 1874). — PROFETA, *De l'emploi de l'iodoforme dans le traitement des ulcères vénériens* (*Ann. de derm.*, t. V, p. 401, 1874). — TAYLOR, *Observation clinique d'un ulcère céphalique mou, produit par auto-inoculation accidentelle* (*American journal of syphilography*, 1874).— GAMBA, *Quadro statistico delle malattie curate nel sifilicomio feminile di Torino nell' anno 1873* (*Giorn. ital. delle malattie veneree*, p. 155, an. 1874). — TARNOWSKY, *Vortrage über venerische Krankheiten*, Berlin 1874. — BARIÉ, *Multiplicité du chancre simple* (*Ann. de dermat.*, t. V, p. 356, 1874). — GAMBERINI, *L'innesto del virus sifilitico nei bovi, considerazioni critiche* (*Giornale italiano delle malattie veneree*, p. 129, 1874). — FOURNIER (Alfred), *Article* INOCULATION (in *Dictionnaire de médecine et de chirurgie pratiques de Jaccoud*, 1874). — LANGLEBERT, *Pansement du chancre gangréneux* (*Union méd.*, 195, 1874). — GOSSELIN, *Des chancres de l'anus et du rétrécissement rectal consécutif aux chancres* (*Progrès médical*, t. II, p. 167, 1874).— E. WEISFLOG, *Zur Behandlung phagedänischer Geschwüre* (*Archiv für path. Anat. und Physiol.*, t. LXVI, p. 314). —GINÉ (di Barcelona), *Ulcero molle del glande susseguito da bubbone virulento fagedenico guarito colle pulveri di Pollini* (*Independencia medica di Barcelona* et *Giornale italiano delle malattie veneree*, p. 65, an. 1875). — GAMBERINI, *Ulceri molli, adenite, ulcero sifilitico, misto e sifilide* (*Giornale italiano delle malattie veneree*, p. 225, 1875).— GEMMA, *Malattie veneree e sifilitiche* (*Giornale italiano delle malattie veneree*, p. 167, an. 1875). — HUTCHINSON, *Du chancre mou dans ses rapports avec la syphilis* (*The Lancet*, 409, 441, 18 et 25 sept. 1875).— DONAND, *Expériences sur l'inoculabilité de quelques dermatoses* (*Bordeaux médical*, juin 1875). — Carlo AMBROSOLI, *Del decotto e delle polveri Pollini* (*Giornale italiano delle malattie veneree*, p. 175, 1875). Antonino FIENGA, *Experimenti sull' azione dell' acido salicilico*, *Revue*, Hayem, p. 238, t. VII, 1875. — VENOT, *Deax cas de chancre mou céphalique* (*Bordeaux médical*, p. 105, n° 14, 4 avril 1875). — CHARPENTIER, *De l'influence salutaire de l'érysipèle sur certaines maladies*, thèse de Paris, 1876. — Giuseppe DI BELLA, *Sull'acido salicilico nella cura delle ulcere molli; osservazioni raccolte nel sifilicomio di Palermo* (*Gazzetta clinica dello spedale civico di Palermo*, 1876). — MAURIAC, *Diminution des maladies vénériennes dans la ville de Paris depuis la guerre de 1870-1871*, Paris 1875. — MAURIAC, *Rareté actuelle du chancre simple*, Paris, 1876. —

Albert FIQUET, *Essai sur l'esthiomène de la région vulvo-anale*, Paris, 1876.

COMPLICATIONS DU CHANCRE SIMPLE

Les complications du chancre simple peuvent dépendre :

1° De la marche de l'ulcère, au point où il s'est développé (*inflammation, gangrène, phagédénisme*) ;

2° De sa propagation à travers les voies lymphatiques ou dans le tissu cellulaire (*lymphite, adénite chancreuse*) ;

3° Enfin du retentissement inflammatoire qu'il détermine dans son voisinage (*lymphite, adénite inflammatoire, phimosis, paraphimosis*).

La première catégorie de ces complications a été l'objet d'une étude antérieure, nous n'y reviendrons pas. Nous allons passer en revue chacun des accidents qui composent les deux suivantes.

CHAPITRE II

LYMPHITE CHANCREUSE, ADÉNITE CHANCREUSE

§ 1. — HISTORIQUE.

L'adénite inguinale, beaucoup plus souvent étudiée sous le nom de bubon [1], a été observée dès les temps les plus anciens. Hippocrate, Celse, Galien, non moins que les poëtes satyriques, y font à plusieurs reprises allusion dans leurs écrits. Mais, bien que Guillaume de Salicet les ait signalés : « Cum homo infirma- » tur, » écrit-il, « propter fœdam meretricem vel aliam causam » redit materia ad locum inguinum, propter affinitatem quam » habent ista loca cum virgâ corruptâ, » les rapports du bubon avec les maladies de la verge furent longtemps méconnus. L'absence d'accidents généraux après les chancres suivis d'adénite suppurée, fit supposer, non sans quelque apparence de raison, que les abcès inguinaux servaient d'émonctoires au virus syphi-

[1] Bubon, du grec βουβων, aine; SYNONYMIE LATINE : *bubo, agostema inguinis, phymota, ulcera inguinum, panus, panicula, phygethlon, dragunzelus, tumores gallici; angi, codoscellæ, tincones, panocchiæ;* FRANÇAISE : *bubon, poulains, dragonneau, adénite, virulente, chancreuse, vénérienne, ganglionnite, adénopathie, bubon d'emblée;* ITALIENNE : *bubbone, adenite, virulenta, specifica, bubbone di assalto;* ANGLAISE : *bubo, virulent bubo, adenitis, bubo d'emblée, non consecutive bubo;* ALLEMANDE : *Bubo, specifishen Lymphangioitis, Adenitis, Bubonulus, Bubo der Leistengegend, eiternden Bubo, Bubo suppurans, Drüsenschanker, Schanker-Bubo, virulenter Bubo, sympathischen Bubo, Bubo d'emblée;* ESPAGNOLE : *bubbo.*

litiques. « Quelquefois, dit Ambroise Paré, le virus vérolique se communique au foie, et, si la vertu expultrice est la plus forte, le rejette aux aines qui sont les émonctoires, d'où s'ensuivent des apostèmes appelés poulains... Pour la curation, il ne faut user de résolutifs, craignant qu'une partie seulement se résolve, et l'autre reste en dedans, donc on appliquera médicaments attractifs et suppuratifs. » Telle fut la doctrine de Varandœus, Gervais Ucay, Fallope, Thierry de Hery, Nicolas de Blegny, etc. Pour tous ces auteurs le bubon constituait donc une crise heureuse et salutaire.

C'est à Musitanus qu'il faut arriver pour voir enfin tomber cette erreur. Cet homme de génie regarde l'adénite comme une manière d'être de l'infection syphilitique. Il la considère comme un indice de l'absorption du principe virulent. Quelle autre interprétation pouvait être donnée avant les découvertes de Pecquet et d'Aselli !

Ce fut Hunter qui recueillit tous les fruits de ces nouvelles connaissances; avec lui se précisa la pathogénie de cette affection; mais Hunter, qui resta toujours l'esclave de ses convictions unicistes, ne pouvait faire complétement la lumière sur ce problème compliqué. Ce fut l'œuvre de Ricord et de son école.

§ 2. — ÉTIOLOGIE.

La première variété d'adéno-lymphite que nous ayons à examiner est essentiellement liée au processus chancrelleux. Qu'il siége sur le trajet d'un lymphatique, ou dans un ganglion, le bubon dans ce cas, n'est autre chose qu'un chancre simple. La solution de continuité à laquelle il aboutit revêt tous les caractères de l'ulcère mou, le pus qui y prend naissance étant inoculé donne lieu à la pustule caractéristique; il s'agit donc bien véritablement d'une chancrelle des voies lymphatiques.

De ces premières notions de la clinique ressort clairement la pathogénie de cette affection. Elle repose tout entière sur la contagion de proche en proche. Il faut de toute nécessité que le principe virulent engendré par le chancre vienne au contact des tissus, au sein desquels nous le retrouvons; et par principe virulent nous entendons le pus dans son intégrité, avec son sérum et surtout avec ses globules. Cette question a donné lieu à de nombreuses discussions. Beaucoup d'auteurs refusent en effet d'admettre la pénétration des éléments figurés dans l'intérieur des vaisseaux blancs. Pour nous, sans rechercher si la découverte de la diapédèse globulaire ne suffirait pas à infirmer une telle manière de voir, nous ferons remarquer que le transport des corpuscules solides par les voies lymphatiques est aujourd'hui péremptoirement démontré. Est-il besoin de citer le fait bien connu des poussières colorées introduites sous la peau pendant l'opération du tatouage, et qui se retrouvent au bout de quelque temps dans l'intérieur des glandes lymphatiques. Et ne sait-on pas que, selon bon nombre d'anatomo-pathologistes, les vaisseaux lymphatiques sont une

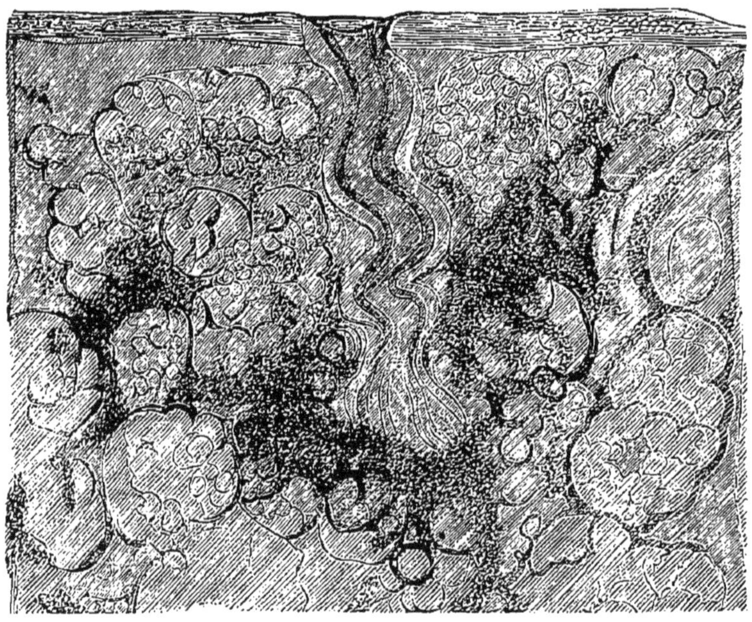

Fig. 43. — Coupe à travers un ganglion axillaire, le bras étant tatoué. On voit un gros vaisseau venant de la couche corticale, qui se replie légèrement sur lui-même et se divise en fins ramuscules. Tout autour se trouvent des follicules remplis pour la plupart de tissu conjonctif. La masse sombre finement granulée est constituée par le cinabre. — Grossissement : 80 diamètres (Virchow, Pathologie cellulaire).

des voies par lesquelles se propagent les néoplasmes? Pourquoi en serait-il autrement dans le cas qui nous occupe? Par le fait de son extension, l'ulcère érode les vaisseaux, le globule subira le sort des poussières métalliques; entraîné dans le sens du courant il ne s'arrêtera qu'aux ganglions. La figure 43 empruntée à Virchow, et qui met en évidence le transport des poussières de cinabre, peut dans une certaine mesure, être considérée comme donnant une idée assez exacte de ce phénomène.

Nous regrettons de ne pouvoir ici confirmer ces données par le résultat de l'expérimentation. Il y a quelques années nous y avons eu recours pour mettre ce fait en évidence. Nous placions sur la surface des chancres des poudres inertes ou des liquides faciles à décéler par leurs réactions chimiques. Les solutions ferrugineuses, dont l'astringence ne pouvait du reste qu'agir efficacement sur l'ulcération, nous avaient paru très-aptes à ce genre de recherches; on sait en effet qu'en présence du sulfo-cyanure de potassium elles donnent un précipité bleu de Prusse caractéristique. Nous recherchions ensuite les traces de ces solutions dans la sécrétion des bubons chancreux. Dans aucun cas nous n'avons pu obtenir de résultat positif, mais, nous devons l'avouer, nos expériences n'ont pas été assez nombreuses pour autoriser une conclusion quelconque. Au reste elles fussent probablement restées moins infructueuses, si, libre d'appliquer le pansement sur une plus grande échelle, nous y eussions soumis les chancreux avant l'apparition du chancre dans les voies ganglionnaires. Il n'est point illogique en effet de supposer que le processus ulcératif dont elles sont le siége met obstacle aux phénomènes ordinaires de l'absorption. Quoi qu'il en soit, ce mode d'investigation nous paraît de nature à jeter quelque lumière sur ce problème, ainsi que nous l'apprendront probablement des recherches ultérieures.

Le virus chancreux circule dans les vaisseaux lymphatiques et gagne le ganglion. Or la clinique nous apprend que, si la glande devient alors le siége d'une chancrelle, il est rare que le vaisseau s'enflamme, plus rare encore qu'il s'y développe une ulcération spécifique. Zeissl a très-ingénieusement rapproché cette singulière intégrité du conduit lymphatique de celle que présente le cordon spermatique dans la blennorrhagie. Ce dernier ne participe en effet que très-exceptionnellement à l'inflammation qui, venue de l'urèthre, le traverse pour se rendre à l'épididyme. Il est assez difficile de se rendre compte de ce fait. Faut-il avec Ricord en voir la cause dans la rapidité avec laquelle le pus virulent circule à travers les canaux d'absorption, tandis qu'il stagne dans les glandes dont la fonction est de ralentir le cours de la lymphe qu'elles doivent élaborer? Ne pourrait-on pas supposer que l'érosion nécessaire à l'inoculation se produit dans la glande par l'accumulation même des produits qu'y versent incessamment les vaisseaux et la distension de son enveloppe. Un fait favorable à chacune de ces opinions peut être tiré de la localisation du processus lorsqu'il y a lymphite; c'est toujours en aval des replis membraneux, qui constituent les valvules, que l'inflammation se produit avec le plus d'intensité; c'est que dans ces points en effet le pus virulent séjourne plus longtemps et en plus grande abondance.

Nous venons de voir l'adénite chancreuse produite à distance par la sécrétion d'une chancrelle tégumentaire. Le même accident peut-il résulter de l'absorption directe du pus à la surface de l'épiderme resté sain? En d'autres termes, après coït avec une femme affectée de chancrelles, un homme peut-il avoir un bubon chancrelleux sans avoir eu de lésion cutanée? Quelques observations tendraient à le démontrer. Admis autrefois par Reynaud (de Toulon), Baumès, Gibert, Vidal, nié par Ricord, Diday, Rollet et Langlebert, le *bubon d'emblée chancrelleux* n'était défendu que par quelques rares syphilographes, au nombre desquels il faut compter Schutzenberger, Bertherand et le professeur Gamberini (de Bologne), quand parut en 1873 un très-remarquable fait de Daniel Mollière [1]. Les détails dont il était entouré, le soin avec lequel avait été pratiquée la recherche de la virulence, la présence du malade dans une grande clinique où chacun put contrôler les résultats de l'inoculation, enfin le nom de son auteur, valurent à cette observation le plus grand retentissement. Avec une loyauté dont ce maître a donné plus d'une fois la preuve, Diday n'hésita pas à reconnaître l'exactitude de l'interprétation donnée par Mollière, et, quelque temps après, fut assez heureux pour l'appuyer d'un nouveau fait. Un troisième cas s'offrit enfin au professeur Profeta (de Palerme).

Tels sont, en y comprenant ceux de Baumès, les faits cliniques sur lesquels s'appuie la doctrine du bubon d'emblée chancrelleux. Examinons quelle valeur il convient de lui attribuer. Au point de

[1] Voici résumée en quelques lignes cette intéressante observation :

« B..., âgé de vingt-quatre ans, tourneur sur cuivre, n'ayant jamais eu de symptômes de scrofule, entre à l'Hôtel-Dieu de Lyon le 6 novembre 1872. Il porte une tumeur inguinale fluctuante dont il rapporte l'origine à un coup de tenaille... On examine avec le plus grand soin les organes génitaux sans y trouver la moindre érosion, la moindre cicatrice.

On ouvre le bubon, sur lequel on applique des cataplasmes; mais loin de s'affaiser, l'ulcération grandit petit à petit, ses bords sont durs et taillés à pic, la suppuration est assez abondante, l'induration inflammatoire peu marquée. Les bords prenant de plus en plus l'aspect chancreux, deux inoculations sont pratiquées à la cuisse. Toutes deux furent manifestement positives.

Le malade a été soigneusement interrogé, et n'a pas épargné les détails. C'est pendant les premiers jours du mois d'octobre que la contamination a pu avoir lieu; c'est à cette époque que remonte le dernier coït. L'agent contaminateur est une femme, qui montrait quarante-cinq ans environ. Le malade l'a rencontrée sur les bords du Rhône, dans lequel il a fait immédiatement après des ablutions prolongées. Il a examiné avec soin ses organes pendant les jours qui ont suivi et n'a rien vu de suspect, rien absolument, et cet examen a été fait par lui avec d'autant plus de soin qu'il doit prochainement se marier. » (D. Mollière, *Observation de bubon d'emblée chancrelleux* in *Lyon médical*, 1873, t. I, p. 226).

vue physiologique, nous sommes d'abord forcé de reconnaître qu'elle ne présente rien d'inadmissible, et qui soit en désaccord avec les lois qui président à l'absorption.

Les auteurs supposent, en effet, qu'il y a eu effraction sur un point de la peau, qui a directement ouvert la porte du système lymphatique à l'absorption du principe nocif. La seule circonstance qu'il soit difficile d'expliquer c'est l'intégrité du tégument. Pour notre compte, nous ne saurions l'admettre qu'à une seule condition, c'est que le pus vienne au contact d'une bouche lymphatique et y soit entraîné sans qu'il y ait plaie saignante. Une telle condition ne nous semble accidentellement réalisable qu'au niveau des régions où peau et muqueuses présentent une grande délicatesse. Cela étant, nous ne ferions nulle difficulté d'admettre que le pus chancrelleux, que nous voyons, sans les contagionner, traverser les lymphatiques, puisse au même titre, ayant été déposé dans le vaisseau, cheminer jusqu'au ganglion, sans laisser de trace de son passage sur le tégument. Seulement tant que des observations et des expériences précises n'auront pas établi catégoriquement la réalité de ce fait, la discussion pourra bien multiplier les preuves rationnelles, faire naître les comparaisons les plus judicieuses, le doute restera toujours scientifiquement autorisé. Je sais bien que Diday allie ingénieusement sa théorie à celle qu'il présenta jadis pour expliquer la formation des bubons d'emblée inflammatoires simples. Si le pus a été déposé à la surface du tégument sain, son absorption à travers l'épiderme le dépouille de ses globules, éléments actifs de la virulence; le sérum seul est entraîné vers la glande, où il détermine une phlogose dénuée de spécificité. Au contraire, qu'il y ait un *foramen* cutané, que le principe contagieux pénètre directement, par une perte de substance de leurs parois, dans les vaisseaux vecteurs de la lymphe, c'est en nature avec tous ses éléments qu'il abordera le ganglion; l'adénite chancreuse sera inévitable. Toutes ces considérations, nous le répétons, nous conduisent au possible, au probable, mais non au réel, au fait matériellement constaté. C'est pour réaliser ce désidératum, que nous avions entrepris, à l'époque de la communication de Daniel Mollière, des expériences, déjà citées, et qui toutes sont restées négatives (voy. page 307).

On sera peut-être étonné du peu d'importance que nous accordons aux observations; c'est qu'en effet il n'en est pas une qui soit absolument à l'abri de toute chance d'erreur. Un malade se présente pour se faire traiter d'un bubon; s'il affirme qu'il n'a pas eu de chancre, quelque intelligent qu'on le suppose ne court-on pas le risque d'être induit en erreur en se fiant à ses assertions? n'est-on pas en droit de supposer qu'une ulcération de peu d'étendue, comme l'est parfois la chancrelle, a pu se cacher soit dans les replis du prépuce, soit au pourtour de l'anus? Et qu'on ne vienne pas alléguer que l'absence ou la présence d'une cicatrice suffira toujours à faire reconnaître la vérité. Fort du témoignage de Dron et de Langlebert, nous savons que la chancrelle tégumentaire peut évoluer et disparaître sans laisser trace de son passage. Ajoutons que, pour qu'une observation soit concluante, le diagnostic doit s'étayer sur l'inoculation, et l'on comprendra combien peu, parmi les faits publiés jusqu'ici, répondent aux exigences d'une démonstration sévère. Aussi croyons-nous prudent d'ajourner encore une conclusion définitive; que le bubon d'emblée chancrelleux soit une réalité morbide ou une hypothèse, l'attention publique ne manquera pas de surprendre de nouveaux faits, et c'est de leur interprétation sévèrement contrôlée que nous devons attendre la solution que nous cherchons.

Quelles sont les circonstances qui déterminent la production de l'adénite chancreuse? A cette question nous répondrons *a priori*, nous appuyant sur les considérations que nous venons d'exposer, que tout traumatisme susceptible de produire une solution de continuité sur une paroi lymphatique en rapport avec un foyer chancreux peut devenir une cause de bubon virulent. Parmi les chancrelles, et nul n'a mieux insisté sur ce point que Diday, quelques-unes seulement se propagent jusqu'aux lymphatiques; ce sont celles qui saignent, ou mieux que l'on fait saigner; non que l'érosion d'où coule le sang soit celle par laquelle l'élément virulent s'introduit, mais parce que toute porte veineuse est l'indice d'une porte lymphatique voisine. Cette prévision théorique est pleinement confirmée par la clinique. L'observation nous apprend, en effet, que les chancrelles qui siégent sur le frein ou son pourtour sont les plus sujettes à se compliquer de bubon chancrelleux; or, il n'est pas de région où l'ulcère soit plus exposé aux tiraillements qui provoquent les hémorrhagies. Autre fait non moins caractéristique, le bubon chancrelleux est bien plus fréquent chez l'homme que chez la femme; c'est que, chez cette dernière, le chancre simple siége le plus souvent sur les muqueuses internes, et qu'il échappe ainsi à beaucoup de causes de frottement, et surtout parce qu'il est efficacement protégé contre ces frottements par les liquides normaux ou pathologiques qui coulent du vagin. Enfin c'est un fait notoire que cette variété d'adénite a beaucoup diminué de fréquence depuis quelques années, c'est-à-dire depuis que la thérapeutique a remplacé par des solutions ou des poussières le dur crayon de nitrate d'argent. Telle est la cause intime de la lymphite et de l'adénite chancreuses. Des circonstances variées peuvent agir à titre de causes occasionnelles ; je me borne à mentionner ici les chocs, les secousses, les chutes, les fatigues de toute sorte. Leur influence étiologique s'explique aisément par les considérations dans lesquelles nous venons d'entrer.

Enfin nous savons par la clinique que les bubons sont relativement rares dans le cours des chancres compliqués d'inflammation ou de phagédénisme. Il n'y a rien en cela que de très-physiologique. Ne savons-nous pas en effet que, à la périphérie des plaies enflammées, et à plus forte raison dans le cas de gangrène miliaire par infiltration périchancreuse, les vaisseaux lymphatiques sont oblitérés.

Siége. — Bien que la leucite chancrelleuse soit théoriquement possible sur tous les points des lymphatiques en rapport avec l'ulcération tégumentaire, l'expérience a prouvé qu'elle ne se produit jamais que sur le dos du pénis. On sait, du reste, que les lymphatiques de l'urèthre, du gland et des téguments de la verge aboutissent tous aux troncs qui rampent sur le dos de cet organe.

Le siége de l'adénite offre plus de variétés. Il n'est presque pas de ganglions superficiels où le bubon n'ait été observé. Je rappellerai d'abord les nombreux cas d'adénite pré-maxillaire dont nous avons réuni les observations dans un chapitre précédent. L'aisselle et le coude peuvent devenir le siége de bubons à la suite de chancres sur le membre thoracique. La chancrellisation du ganglion sus-épitrochléen est généralement liée à la présence d'ulcération sur les trois derniers doigts. C'est à l'aine qu'il faut chercher le bubon consécutif aux chancrelles des organes génitaux et de l'anus. Il est assez ordinaire que le ganglion impressionné par les lésions du pénis soit situé à la partie supérieure et interne du paquet ganglionnaire inguinal; cependant, ainsi que l'a bien démontré Heinrich Auspitz, la répartition des vaisseaux aux dix-huit ou vingt glandes de l'aine souffre assez d'irrégularités, pour qu'il n'en soit pas toujours ainsi. On peut voir par exemple une lésion du gland retentir à l'angle externe de la masse ganglionnaire, au point où se montrent généralement les bubons satellites des chancres anaux. Le seul point que l'on puisse tenir pour très-généralement confirmé c'est que le bubon génital occupe la base du plexus triangulaire parallèlement aux ligaments de Poupart. Habituellement ce bubon est unilatéral et situé du même côté que la chancrelle; le contraire se voit cependant assez souvent, et même on peut observer, plus rarement il est vrai, deux bubons pour une seule chancrelle. L'entre-croisement des lymphatiques et leur très-grande abondance dans cette région donnent la raison de ces faits.

Un problème fort obscur encore a trait au bubon symptomatique des chancres utérins. L'anatomie nous révèle que les lymphatiques cervicaux, ainsi que ceux du tiers supérieur du vagin, se rendent dans les ganglions hypogastriques, non cependant sans avoir quelque communication avec les branches tributaires des glandes inguinales. Grâce aux travaux de Just Lucas-Championnière et de Gerhard Leopold (de Leipsick), nous savons que ces lymphatiques sont extrêmement abondants. Nés du parenchyme, du tissu sous-séreux et de la muqueuse, remarquables par leur nombre et leur dimension, surtout dans le tissu cellulaire lâche qui environne le col, on les voit ramper vers les côtés de l'utérus et gagner les ligaments larges. Les ganglions sont nombreux dans ces ligaments; plus nombreux encore au niveau du détroit supérieur. Enfin Lucas-Championnière a décrit un ganglion placé sur le côté et en arrière du col, au-dessus du cul-de-sac vaginal latéral.

Aidés de ces notions indispensables, essayons donc de nous rendre compte *a priori* de ce que doivent être les lésions des lymphatiques déterminées par les chancrelles? nous concluons rationnellement d'abord à l'existence d'une *lymphite pré-cervicale sous-péritonéale* susceptible de déterminer par son voisinage une inflammation de la séreuse, de l'abdomen; en second lieu au développement possible et même probable de *bubons* pouvant avoir leur siége, soit dans la cavité pelvienne, soit à l'aine. Si d'autre part, nous rappelant que la situation de la chancrelle interne la met à l'abri des frottements, que la bénignité des symptômes lui permet souvent de passer inaperçue et la préserve des traitements inopportuns, causes d'hémorrhagies, enfin surtout qu'elle présente une durée éphémère, nous essayons d'établir dans quelle proportion se produisent ces accidents, dont le siége nous est connu, nous sommes frappé par le nombre et la valeur des causes qui tendent à en diminuer la fréquence. Telle est aussi la réponse de la clinique. On compte dans la science quelques observations de lymphite compliquée de péritonite; Schwartz a signalé plusieurs faits incontestables de bubons inguinaux liés à des chancres simples du col; mais nous ne possédons pas un seul fait indiscutable de bubon chancreux pelvien; et croire avec quelques auteurs que, se dérobant à notre observation, cette adénite existe mais passe inaperçue, c'est méconnaître toutes les propriétés de la chancrelle ganglionnaire. Où le raisonnement nous avait fait conclure à la rareté, l'observation nous révèle l'absence, la non-existence de ces accidents; toutes les raisons de ce fait ne nous sont sans doute pas encore complétement connues aujourd'hui.

Une particularité bien établie, c'est la limitation du processus à une seule glande, et en général à une glande superficielle. C'est à Hunter d'abord, à Ricord ensuite que nous en devons l'observation. Ce dernier auteur a même écrit que le rayonnement morbide se bornait au premier groupe de ganglions le plus voisin de la surface ulcérée; cette proposition n'est pas absolument exacte, car les vaisseaux ne se rendent pas nécessairement dans les ganglions les plus voisins; cette restriction faite, la proposition est inattaquable. Il est bien vrai que le *corpus contagiosum* une fois parvenu dans un ganglion ne le dépasse pas. Ce fait n'a rien qui doive nous étonner. Nous avons démontré en effet que le pouvoir contagieux réside dans les globules du pus, or ces globules du pus chancrelleux ne traversent pas la glande, et cela pour plusieurs raisons. Et d'abord, contrairement à ce qu'avait annoncé Virchow, nous savons aujourd'hui, depuis les expériences de Teichmann, que les particules solides peuvent se frayer un chemin à travers les sinus des glandes lymphatiques [1]. Après avoir injecté par un vaisseau un liquide tenant en suspension une poudre colorée très-fine, ce dernier auteur a pu le retrouver dans plusieurs ganglions se suivant à la file. Il a pu de même faire pénétrer des globules de sang et des globules de pus; mais, pour arriver à ce résultat de nombreuses précautions sont nécessaires. Les globules ne doivent pas être en trop grande quantité dans le liquide, il faut étendre celui-ci d'une solution d'albumine et de gomme, il faut employer certaines pressions, enfin le phénomène ne se produit en général que sur de très-petites glandes. Or ce ne sont point là les conditions au sein desquelles s'accomplit l'introduction du pus chancrelleux dans le ganglion; la proposition de Virchow reste donc pratiquement vraie. Au reste le pouvoir irritant du pus spécifique suffirait à mettre obstacle à son cheminement intra-ganglionnaire; une production cellulaire fort abondante déterminant l'occlusion des sinus en est en effet la première conséquence.

Fréquence. — On peut poser comme une règle générale que, dans les hôpitaux, plus de la moitié des chancres simples

[1] Virchow, *Pathologie cellulaire*, chap. IX. 4e édit. franç., par le docteur Strauss. Paris, 1874. — Teichmann, *Das saugadersystem*, page 57. — Beaunis (Ch.) *Anatomie et physiologie du système lymphatique*, 1863, page 51.

s'accompagnent de bubon. Cependant comme beaucoup de ceux qui sont exempts d'adénite nous échappent, peut-être serait-il permis de conclure à la prédominance de la chancrelle non compliquée. Voici quelques-unes des plus importantes statistiques, nous les devons à MM. Alf. Fournier, Belhomme, Michaud et Turati. Enfin nous avons relevé quelques chiffres sur les comptes rendus annuels des chirurgiens de l'Antiquaille.

	Nombre des chancrelles.	Avec bubon.	Sans bubon.
Fournier............	207	65	142
Belhomme...........	78	29	49
Michaud.............	626	341	285
Turati..............	1029	691	338
Relevé fait par l'Auteur sur les compte rendus de l'Antiquaille......	758	421	337
	2698	1547	1151

D'après ces documents, la chancrelle à bubon serait à la chancrelle simple comme 5 est à 9. De son côté, le docteur Beith [1], dans ses comptes rendus sur l'état sanitaire de l'armée anglaise a indiqué une proportion notablement inférieure, puisque les bubons n'y figurent que dans la moitié des cas.

Malheureusement toutes ces statistiques ne nous éclairent que bien imparfaitement sur la nature de ces bubons. Au reste dans les rares travaux où la distinction entre les adénites chancrelleuses et les adénites simples a été faite, nous trouvons des résultats singulièrement divergents. C'est ainsi qu'à l'Antiquaille on signalait, en 1867, 4 bubons inflammatoires et 20 chancrelleux et que, quelques années plus tard, nous ne trouvons plus, contre 57 bubons simples, que 39 chancrelleux. D'un autre côté, Turati s'étonne de la rareté de ces derniers qui, relativement aux premiers, se présenteraient, dit-il, dans la proportion de 1 à 12. Additionnons encore les différentes statistiques que nous avons pu réunir et nous obtiendrons les résultats suivants :

	Nombre des bubons.	Chancrelleux.	Inflammatoires.
Debauge..............	83	60	23
Belhomme............	29	10	19
Relevé fait par l'auteur sur les compte rendus de l'Antiquaille.......	175	68	107
	287	138	149

[1] Beith, *Evidence before the Committee on venereal diseases in the army and navy*. 1865, page 152.

Il en résulte que bubons simples et bubons chancrelleux seraient à peu près en égal nombre. En est-il de même parmi les malades de la ville? M. Diday nous apprend que dans sa clientèle, sur 100 cas de chancres mous, il n'observa que 17 bubons chancrelleux, proportion sans doute inférieure à celle que nous ont fournie les statistiques hospitalières. Enfin on peut observer à la fois les deux variétés de bubon ; c'est ainsi que, dans un cas d'adénite bilatérale, d'un seul côté seulement le pus était inoculable.

Époque d'apparition. — C'est en général dans les premières semaines qui suivent l'apparition du chancre que se développent les accidents du côté des voies lymphatiques, mais ils sont à redouter tant que dure la lésion ulcéreuse. Puche a vu survenir un bubon chancreux consécutivement à un chancre phagédénique qui durait depuis trois ans. Dans certains cas de cicatrisation très-rapide de la chancrelle, l'adénite peut apparaître alors qu'il ne reste plus trace de l'ulcère tégumentaire. Si ce dernier a été de forme assez bénigne pour échapper à l'observation, on est exposé à croire à l'existence d'une adénite survenue spontanément. Cette cause d'erreur n'a pas toujours été évitée par les partisans du bubon d'emblée.

§ 3. — SYMPTOMATOLOGIE.

Lymphite. — La lymphite s'annonce par un gonflement périchanreux, une sorte d'infiltration œdémateuse, qui parfois s'étend à tous les téguments du pénis. Au milieu de ces tissus tuméfiés, on voit et l'on sent au toucher un cordon dur, noueux, très-sensible, qui peut s'étendre du chancre aux ganglions inguinaux ou pubiens. Cependant la douleur, vive depuis le début du mal, s'accroît de jour en jour, le cordon moniliforme se dessine de plus en plus; un ou plusieurs de ses renflements subissent alors un développement considérable et prennent l'aspect phlegmoneux. Dès lors, l'inflammation du tissu cellulaire marche de pair avec le processus intra-lymphatique. La suppuration se produit avec une rapidité singulière. En deux ou trois jours, la peau délicate du pénis est soulevée, tendue, amincie en forme d'ampoule et comme soufflée. La fluctuation est manifeste dans ces poches dont le volume ne dépasse guère celui d'une noix, elle présente même cette particularité que le sommet en est aussi ramolli que la périphérie.

Si l'intervention se fait attendre, l'ouverture spontanée a lieu par un, deux ou plusieurs petits pertuis ; le pus qui s'en écoule est sale, mélangé de sang et de sanie grisâtre. La solution de continuité n'est plus dès lors qu'un chancre simple; on voit les bords se chancrelliser et l'ouverture s'agrandir par les progrès incessants de l'ulcération. Au bout de très-peu de temps, la plus grande partie de la peau qui constituait la poche a été détruite, et le fond de l'ulcère paraît à ciel ouvert.

Aux décollements inséparables de toute ulcération chancreuse il faut ajouter les fistules qui, dans le cas d'abcès multiples, mettent en rapport les différents foyers. Le trajet en est-il formé, comme tendent à le croire différents auteurs, par les vaisseaux lymphatiques mêmes? Sans être en mesure de nous prononcer catégoriquement sur ce point, nous tenons cette interprétation pour contestable, étant donnée la prolifération cellulaire considérable qui envahit les parois des vaisseaux phlogosés. Quoi qu'il en soit, on peut s'assurer par le stylet que tous les foyers communiquent entre eux.

Arrivée à cette période de son développement, la chancrelle lymphatique ne diffère point des ulcérations chancrelleuses ordinaires : même marche progressive, même auto-inoculabilité des produits purulents, même période de déclin, et enfin mêmes complications. On comprendra que nous ne revenions pas ici sur un sujet longuement traité plus haut.

Adénite. — Une douleur intense dans l'aine est le premier signe de la chancrellisation ganglionnaire. Ce symptôme s'accentue de jour en jour, et l'on pourrait presque dire d'heure en heure ; les pressions, les moindres chocs provoquent de vives souffrances qui quelquefois s'irradient tout autour de la région malade. Les mouvements de la cuisse sont gênés et dans certains cas impossibles, enfin un mouvement fébrile se déclare.

La glande se développe d'abord isolément; à la palpation on sent une petite tumeur qui roule sous le doigt; mais elle perd bien vite sa mobilité, quand l'atmosphère celluleuse qui l'entoure venant à s'enflammer l'englobe dans une seule masse de consistance parfois dure, souvent pâteuse. Cependant la peau restée saine d'abord devient le siége d'une rougeur diffuse, en même temps que par son soulèvement plus ou moins limité, suivant l'épaisseur du pannicule graisseux qui la double, elle dessine la tuméfaction sous-jacente. La forme est en général cèlle d'une ellipse dont le grand axe est parallèle au pli de l'aine. Le plus souvent elle est placée à cheval sur le ligament de Poupart.

Suppuration spécifique à l'intérieur de la glande, suppuration simple à l'extérieur; les deux processus évoluent avec une grande rapidité. Dès que le pus chancreux a pénétré jusqu'au ganglion, la collection purulente est devenue fatale, inévitable; toute résolution est impossible, car il ne s'agit pas seulement d'une inflammation, mais bien d'un chancre de la glande; pourquoi en effet, quelque hâte que l'on mette à pratiquer l'incision dans un cas semblable, voit-on s'écouler un liquide purulent? C'est que la lésion essentielle de la mono-adénite chancrelleuse n'est à proprement parler qu'une fonte purulente du ganglion.

Bien autre est le processus extra-ganglionnaire, phlegmon simple périadénitique, qui aboutit à la formation d'une certaine quantité de liquide purulent non spécifique autour du petit kyste chancreux limité par la coque de la glande. Cette interprétation, dont tout l'honneur revient à Ricord, a été placée par l'expérience suivante au-dessus de toute contestation. Lorsque les deux foyers sont encore distincts, si vous divisez les tissus couche par couche, vous rencontrez une première nappe purulente; inoculez-en le liquide, vous n'obtiendrez qu'un résultat négatif; la pustule caractéristique se produira au contraire si vous pratiquez la même opération avec le pus sortant du ganglion.

Cependant la capsule du ganglion, distendue et usée par l'ulcération, finit par disparaître. Les deux pus se mélangent, et les deux foyers ne forment plus qu'une seule poche à contenu virulent. Dès lors le développement s'opère avec une rapidité plus grande encore. Saillie ampullaire, rougeur violacée et amincissement de la peau, fluctuation manifeste et enfin perforation spontanée; tels sont les symptômes caractéristiques de l'ulcère chancreux à cette phase ultime.

Il s'en écoule un pus de mauvais aspect, diffluent, sanieux, jaune grisâtre, ou jaune roux, jaspé de stries sanguines d'une couleur brun chocolat.

Les phénomènes qui suivent consistent essentiellement dans la destruction de tout ou partie de la peau décollée, et la production à l'extérieur du chancre ganglionnaire. Tantôt la perte de substance est minime, les tissus se détergent et le chancre manifeste immédiatement de la tendance à la réparation. D'autres fois la peau criblée d'orifices s'est affaissée flasque, molle, à la manière d'une baudruche; redoutez alors la propagation sous-cutanée. Au bout de quelque temps de vastes décollements se seront produits, de nouvelles ouvertures se formeront dans le voisinage, la peau amincie, découpée en étroites languettes, s'étendra parfois comme un pont au-dessus de la caverne chancreuse. Tout autour, le stylet permettra de constater de lointaines fusées, et la rétention du pus, favorisée par un tel état des parties, agrandira sans cesse le champ de l'ulcération. On voit certains bubons chancreux persister en dépit de tout traitement, sans aucun changement soit dans le sens de la guérison, soit dans celui de l'aggravation; d'autres s'étendent sur la surface des téguments; d'autres enfin, plus rares heureusement, attaquent les tissus suivant la profondeur.

Aussi, rien de plus variable que la durée du chancre ganglion-

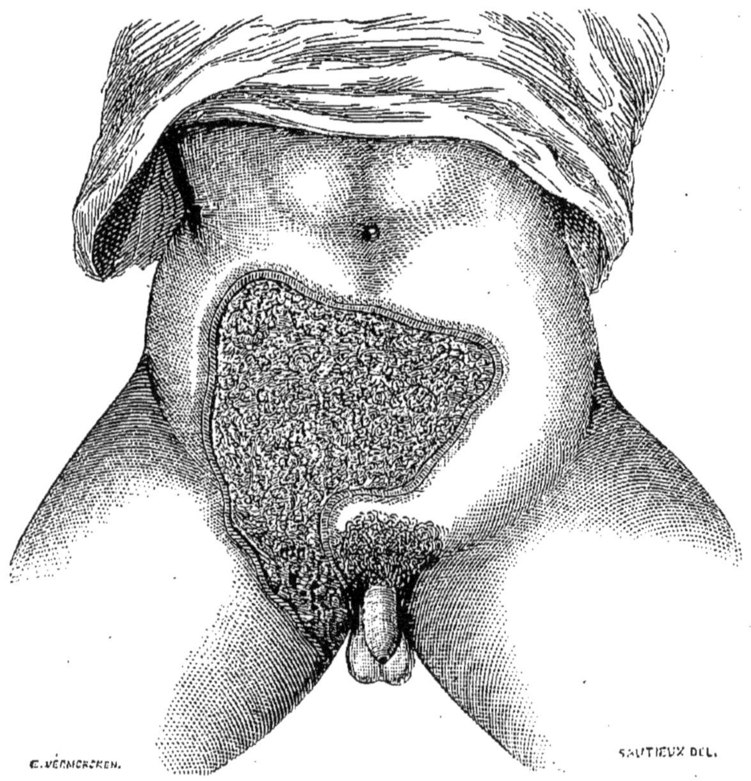

Fig. 44. — Bubon phagédénique (d'après un dessin de la collection du professeur Juan Giné, de Barcelone).

naire. En moins d'un septenaire, en deux au plus, le bubon est arrivé à maturité, mais c'est souvent par mois qu'il faut, même en dehors de toute complication, mesurer le temps nécessaire à la cicatrisation.

Le bubon qui nous occupe est exposé à subir les mêmes complications que la chancrelle tégumentaire. L'inflammation est rare; elle affecte en général la forme d'un érysipèle phlegmoneux. Il n'est pas besoin de dire que l'affection peut revêtir dans ce cas un caractère d'extrême gravité; d'effroyables ravages en sont parfois la conséquence, car il est bien rare que cette sorte d'inflammation ne s'accompagne pas d'une gangrène plus ou moins étendue. Un des exemples les plus frappants de cette terrible complication a été observé par Grünfeld, de Vienne, et se trouve décrit et dessiné dans l'atlas de Moriz Kaposi. La plaie que laissa la gangrène occupait le pli de l'aine tout entier et s'étendait à 10 ou 15 centimètres au-dessous et au-dessus sur la cuisse et l'abdomen. La mortification n'avait point seulement emporté la peau, mais le tissu cellulaire et les aponévroses, en sorte que les muscles dépouillés constituaient le fond de cette énorme solution de continuité : muscles droits et pyramidaux, obliques et crémastér, tenseur du fascia lata, couturier et même psoas ! Le professeur Mac Cready a vu un bubon gangréneux se frayer un chemin jusqu'à la vessie, et laisser une fistule urinaire. Enfin, et comme conséquence directe du processus inflammatoire qui suit parfois l'ouverture de ces foyers purulents, le Dr Hammond a cité un cas de mort par pyohémie.

Le bubon *phagédénique* (fig. 44) est relativement fréquent. Je ne reviendrai pas ici sur la description du phagédénisme et de ses variétés. La science fourmille d'observations intéressantes sur ce point. Il suffit de les compulser pour voir combien est variable la marche de l'ulcération ; tantôt elle s'étend en surface et gagne les lombes, la cuisse, l'abdomen; d'autres fois c'est en profondeur que se fait son extension, vaisseaux et nerfs sont mis à nu [1]. Quelques chancres ganglionnaires progressent d'une allure rapide, toujours la même, mais beaucoup éprouvent des arrêts, de longues périodes

[1] Un exemple remarquable de bubon inguinal phagédénique, de forme térébrante, a été publié par le docteur Aron. Voici cette observation :

Le 30 janvier 1872, R..., soldat du train, voit pour la première fois une femme, il contracte des accidents locaux à forme et marche anormales. Il entre, le 10 février, à l'hôpital du dey d'Alger, avec des chancres de la couronne et une adénite inguinale droite monoganglionnaire et très-dure. Le 20 février paraît de la fluctuation, on incise une première fois; puis, les bords de la plaie s'étant renversés, on incise une seconde fois crucialement et l'on badigeonne à la teinture d'iode.

Le 8 mars, le phagédénisme apparaît, accompagné de symptômes généraux graves, diarrhée persistante, dépression considérable. Malgré l'emploi de divers topiques et de la pâte de Vienne, le mal fait des progrès, la plaie grandit, et la fièvre s'allume.

Le 11 avril, la plaie mesure $0^m,12$ de hauteur sur $0^m,08$ de largeur, ses bords sont décollés, sa surface est anfractueuse, on y voit des ganglions dénudés et séparés par des clapiers profonds. De nombreux topiques astringents et caustiques sont employés, mais en vain ; car le 17 avril la plaie a grandi de $0^m,04$ en tous sens, et, le 24 avril, elle est envahie par la diphthérite.

d'amélioration, suivies de recrudescences. C'est ainsi que de tels ulcères atteignent parfois une durée considérable. A. Fournier a suivi longtemps un bubon phagédénique, passé à l'état d'infirmité incurable, et qui durait depuis quatorze ans.

Parmi les accidents du bubon, l'*hémorrhagie* tient une place importante. Elle peut se produire au moment de l'ouverture de la poche par le bistouri. Elle est généralement peu abondante dans ce cas, et ne crée, immédiatement du moins, aucun danger. Cependant il peut arriver que l'écoulement de sang reparaisse, alors qu'on le croyait complétement terminé. Dans un cas dont nous devons la connaissance à Langlebert, les bords de l'incision s'étant recollés, le sang s'accumula dans la poche reconstituée; soulevée par les battements de la fémorale, cette tumeur en eût pu imposer à un praticien moins experimenté pour un anévrysme de la fémorale.

On observe encore l'hémorrhagie à la surface même du bubon. Ce phénomène est lié à certaines conditions mécaniques si puissantes et en même temps si facilement réalisables, que l'on s'étonne à bon droit de ne pas le voir survenir plus fréquemment (Erasmo de Paoli). Tout effort peut y donner lieu; aussi la toux et la constipation en sont-elles les causes déterminantes les plus ordinaires. L'effort exerce une influence si directe sur les tissus de l'aine, que pendant sa production, on voit parfois le fond du bubon se projeter brusquement en avant. Pendant l'effort, le sang est en effet refoulé de la veine iliaque dans la veine crurale, et de cette dernière dans les ramuscules qui se distribuent à la région inguinale. D'autre part, ces vaisseaux reçoivent encore dans le même point le sang des veines profondes des parois abdominales chassé par la contraction des fibres musculaires. Toute cette masse sanguine trouve un facile accès à la partie supérieure de la cuisse où les

Le 1er mai, le fer rouge est appliqué, et la poudre de camphre est employée comme topique; une grande amélioration locale et générale survient, et, à la chute des escharres, bien que la plaie mesure 0m,20 sur 0m,16, tout portait à espérer la guérison du malade, n'était une ulcération siégeant au niveau de la veine crurale, immédiatement au-dessus de l'embouchure de la saphène.

Le 14 mai, en effet, la veine s'ouvre, le chirurgien arrive lentement et très-difficilement à lier le vaisseau, et le malade, épuisé par l'hémorrhagie, meurt une heure après l'opération.

L'ouverture de la veine mesurait 25 millimètres en long et occupait en large les deux tiers de la circonférence du vaisseau. Plusieurs veines ou veinules collatérales s'ouvraient au niveau de la perte de substance, notamment la saphène interne. L'artère elle-même, ainsi que les branches voisines de l'ulcération veineuse étaient rouges et épaissies (*Gazette des hôpitaux*, 1873, p. 282).

téguments sont plus résistants et le tissu cellulaire sous-cutané lâche et facile aux infiltrations. De là, rupture de ces vaisseaux dans les points où ils sont le moins protégés, soit par les tissus ambiants, soit par leurs parois altérées, c'est-à-dire à la surface même du bubon. Les mêmes raisons nous expliquent pourquoi le sang extravasé est toujours veineux.

L'hémorrhagie périganglionnaire reconnaît un mécanisme analogue; comme la précédente, elle a été de la part d'Erasmo de Paoli l'objet d'une étude fort approfondie. Dans une première forme, la collection sanguine, plus ou moins distante du foyer de la suppuration, laisse filtrer son sérum jusqu'à lui. Il suffit alors de légères pressions pour faire couler et parfois même jaillir une quantité plus ou moins considérable de liquide citrin. La partie solide de l'extravasat reste au sein des tissus où elle se résorbe lentement. D'autres fois, l'hémorrhagie s'annonce presque immédiatement par une ecchymose et des phénomènes inflammatoires, gonflement, rougeur de la peau, sensibilité à la pression; au bout de quelques jours, le foyer sanguin et celui de l'ulcère ganglionnaire sont réunis, ils communiquent par un trajet souterrain plus ou moins étendu, lequel donne issue à du sang mêlé de pus. Il va sans dire que, tant que le bistouri ou les progrès de l'ulcération n'auront pas ouvert cette poche, où le pus séjourne, et dont les parois altérées par le processus chancreux n'ont nulle tendance à se rapprocher, on verra persister et s'accroître le décollement.

Enfin, on peut observer des cas où l'hémorrhagie joue un tel rôle dans la formation du bubon, que l'affection a mérité le nom de *bubon hémorrhagique*. Dès l'apparition de la tuméfaction inflammatoire dans les aines, les tissus sont baignés de sang au point que des décollements considérables peuvent se produire. Plus tard, quand l'ulcère a été ouvert, l'écoulement de sang se renouvelle avec une redoutable intensité à la surface de l'ulcération; aussi peut-on dire que, tant qu'il reste une surface chancreuse au pli de l'aine, le patient est exposé à tous les dangers des hémorrhagies, même les plus graves. Bien que les chocs, les efforts agissent très-puissamment pour l'incessante reproduction de ces extravasats, ils ne jouent vraisemblablement que le rôle de cause occasionnelle, et c'est dans un vice constitutionnel, soit congénital, soit acquis, qu'il convient d'en rechercher la cause essentielle. La scrofule, les cachexies de toute sorte, l'inopexie, mais par-dessus tout l'intoxication saturnine, le scorbut et l'hémophilie, sont les conditions qui, jusqu'ici, ont paru dominer le processus.

Deux autres complications, peu connues encore, vont nous occuper actuellement. Toutes deux dépendent de la propagation du processus inflammatoire aux organes voisins, aussi ne présentent-elles aucun caractère de spécificité, et peut-on dire que, dans une certaine mesure, elles sont plutôt une conséquence du phegmon périganglionnaire que de l'adénite. Je veux parler de l'orchite et de la péritonite.

L'*inflammation du testicule* à la suite du bubon n'est point un accident rare, chez les cryptorchides. Comme elle ne revêt aucun caractère spécial, je ne répéterai pas les symptômes de cette affection. Il est aisé de comprendre quel surcroît de douleur elle impose au patient et à quelles graves conséquences elle peut aboutir.

Observée par Ernest Besnier, Bourdon et Clerc, la *péritonite à bubone* a été particulièrement décrite par ce dernier auteur, qui l'a vue survenir quatre fois à la suite de diverses espèces d'adénites, et entraîner la mort dans trois cas. L'autopsie prouva que la lésion de la séreuse péritonéale était due à l'inflammation d'un ganglion pelvien. Bien que les faits qu'il a relatés paraissent liés pour la plupart à la présence de bubons chroniques, il est hors de doute que la périadénite peut y donner lieu dans le cas de bubons chancreux. Mais alors, conformément à ce que nous avons démontré précédemment, l'adénite pelvienne serait, quant à sa nature, complétement différente de l'adénite inguinale, la première étant simple, et cette dernière spécifique. S'il faut en croire M. Clerc, plus souvent encore que la péritonite générale, surviendraient des péritonites partielles, affections bénignes, exclusivement locales et qui passeraient le plus souvent inaperçues, (ballonnement du ventre avec douleur à la pression, vomissements fréquents, état général grave, etc.)

Les glandes lymphatiques peuvent être encore le siége de plusieurs lésions, en rapport avec des vices locaux ou généraux coïncidant avec la chancrelle ganglionnaire. C'est ainsi que la monoadénite chancrelleuse peut s'unir à la pléiade syphilitique pour former un *bubon mixte*, en parfaite analogie avec l'ulcère chancrello-syphilitique auquel Rollet a donné le nom de chancre mixte. (*Voy.* CHANCRE MIXTE, BUBON MIXTE.)

On peut aussi considérer comme une variété de bubons mixtes les adénites chancrelleuses dont la scrofule ou le cancer viennent entraver la marche régulière. Dans le premier cas, la lésion spécifique revêt les caractères du bubon fongueux ordinaire que nous étudierons plus loin. (*Voy.* ADÉNITE SYMPATHIQUE, INFLAMMATOIRE). Exubérance des bourgeons, teinte livide des bords, sécrétion d'un pus de mauvaise nature, empâtement et induration périganglionnaire, et enfin marche chronique de la plaie chancreuse; tels sont les principaux signes auxquels on reconnaîtra la complication strumeuse.

Il est beaucoup plus rare d'assister à la transformation d'un bubon en un ulcère cancéreux. Rollet en cite pourtant un exemple, qui se produisit chez un vieillard. Bien que nous n'ayons jamais observé de cas analogue, la possibilité d'une telle dégénérescence ne nous paraît pas contestable ; en dépit des auteurs qui croient encore aux éléments spécifiques des néoplasmes, la clinique l'a surabondamment établie. Nul n'a plus contribué par son enseignement à la démonstration de ce fait que le professeur Desgranges (de Lyon).

§ 4. — DIAGNOSTIC.

Si la *lymphite* coexistait avec un écoulement de l'urèthre, l'abcès chancreux pourrait éveiller l'idée d'un abcès périuréthral, ou d'une folliculite. On évitera cette erreur en cherchant par la palpation la corde lymphatique qui part de la base du chancre pour se rendre à l'aine ; on se rappellera, que l'évolution de l'abcès chancreux, plus souvent multiple, est singulièrement plus rapide; que la peau prend une plus grande part à la lésion chancreuse, au-dessus de laquelle on la voit en très-peu de temps rougir, s'amincir et s'ulcérer. Au reste, des inoculations cutanées survenant dans le voisinage manquent rarement, en cas de lymphite chancreuse, d'apporter leur indiscutable argument.

L'*adénite chancreuse* doit être distinguée d'abord de diverses tumeurs chirurgicales qui peuvent naître au niveau du pli de l'aine. Il n'est pas de région où elles soient plus nombreuses et l'on n'attend pas que nous insistions sur chacune d'elles. Nous ne ferons que signaler l'abcès par congestion, l'anévrysme, la luxation fémorale, que les anamnestiques, et, tout au moins, un premier examen suffiront toujours à faire exclure, pour nous arrêter particulièrement à l'épididymite, à la hernie et à la varice de la saphène. L'*épididymite* est admissible dans tous les cas d'anomalie testiculaire ; on doit donc avant tout explorer le scrotum. Si l'examen autorisait cette hypothèse, la forme de la tumeur, sa mobilité, sa consistance spéciale, et surtout la sensation caractéristique dont elle devient le siége, quand on la comprime, ne laisseraient guère de place au doute. — En cas de *hernie*, on se trouve en présence d'une tumeur le plus souvent molle, dont le volume varie suivant les pressions, la position, les efforts. L'entérocèle se révèle par un gargouillement et une sonorité tympanique. Enfin, quand la hernie est étranglée, les phénomènes généraux sont presque toujours assez caractéristiques pour imposer le diagnostic. Je dis presque, parce que, ainsi que nous l'avons dit, le bubon provoque quelquefois des symptômes de péritonite. Je puis affirmer que le diagnostic n'est point alors chose facile. Pour mon compte, je ne connais pas de signe local qui permette de distinguer dans ce cas l'adénite de la tumeur formée par ces petites hernies dures, auxquelles on a si justement donné le nom de *hernies marronnées*. Ne point se hâter de porter son jugement, temporiser tant que les phénomènes caractéristiques de l'étranglement ne se sont pas produits, et, si l'intervention chirurgicale paraît nécessaire, n'y recourir qu'avec une extrême prudence, en la faisant précéder au besoin d'une ponction exploratrice, telle doit être la règle de conduite du praticien en présence de ce difficile problème.

Pour ce qui est des *varices* de la saphène, leur mollesse, la sensation de masse pelotonnée à laquelle elles donnent lieu, et quelquefois la présence de phlébolithes, l'influence que les mouvements respiratoires leur font éprouver, enfin leur diminution notable par la compression de la saphène au-dessous de la tumeur, tout contribue à rendre les erreurs aussi rares qu'inexplicables.

Après avoir constaté le siége anatomique de la tumeur, il importe de reconnaître sa nature. Ce diagnostic trouvera place ultérieurement (*Voy.* ADÉNITE INFLAMMATOIRE). Qu'il nous suffise de dire ici que la distinction entre l'adénite simple et l'adénite chancreuse offre parfois les plus grandes difficultés, même pour qui peut suivre l'affection pendant son cours entier. L'inoculation seule constitue un criterium d'une certitude suffisante.

§ 5. — PRONOSTIC.

En présence d'une adénite chancreuse, à son début, il n'est pas de praticien qui puisse porter avec assurance le pronostic de l'affection. Toujours grave en lui-même, parce qu'il est spécifique, le processus local peut faire craindre de graves désordres (phagédénisme, gangrène); l'influence de l'état général, qui est susceptible de prolonger indéfiniment la lésion chancreuse, n'est pas moins à redouter. En somme, le bubon spécifique est le plus grave de tous les bubons. Les moindres conséquences sont les cicatrices plus ou moins nacrées, plus ou moins pigmentées, les pertes de substances livides irrégulières et même les fistules qui en marquent la trace.

Nous devons cependant ajouter que, dans certains cas, son évolution est rapide et les désordres locaux qu'il entraîne de peu d'importance ; si bien qu'il peut alors être considéré comme plus bénin que le bubon simple. Mais ces cas sont loin d'être les plus nombreux.

Quoi qu'il en soit, nous le répéterons ici encore, aucune infection générale n'est à craindre à la suite du chancre ganglionnaire ; ce fait est si vrai, si bien constaté, qu'à l'Antiquaille nous avons vu des chancreux, tourmentés par la crainte de la vérole, demander instamment qu'on fît suppurer les masses ganglionnaires qu'ils portaient dans les aines. Il est vrai que quelques auteurs soutiennent encore une opinion contraire (Gamberini, Bourguet), et professent que la syphilis peut reconnaître pour origine un bubon d'emblée, suppuré ou non. Sur cette erreur, nous nous expliquerons plus tard quand nous parlerons de la syphilis, mais nous ne pouvions clore cette question du pronostic du bubon chancreux sans nous élever contre cette étrange hypothèse, qui n'a pas même le mérite d'être vraisemblable.

§ 6. — TRAITEMENT.

Un bubon paraît ; s'il est chancreux, c'est en vain qu'on s'opposera à son développement. Cependant, comme au début le diagnostic ne saurait être précisé, il y a presque toujours indication de recourir aux résolutifs.

Dans une première catégorie, nous comprenons la révulsion cutanée. Rien n'égale l'action du vésicatoire, conseillé par Diday ; on applique d'abord un *vésicatoire volant ;* au bout de trois jours, la vésicule est affaissée, et comme on ne pourrait pas en obtenir de nouvelle au moyen du même agent, on y supplée par une légère friction sur le point malade avec le crayon de *nitrate d'argent*. Suivant le même auteur, cette double action révulsive produite dans un intervalle aussi court manquerait rarement son effet ; dans tous les cas où elle est possible, on verrait la résolution s'opérer. Les badigeonnages *iodés*, les frictions avec la pommade *iodurée*, ou l'*onguent hydrargyrique* ont également procuré de nombreux succès. Tout autre est le mode d'action de *la compression* dont les effets n'ont pas été moins vantés. Il est certain qu'un grand nombre de bubons inflammatoires cèdent à ce moyen très-simple. La meilleure manière d'appliquer la compression consiste à placer un bandage herniaire, ou à maintenir un tampon d'ouate au moyen d'une bande de caoutchouc. Toutefois, si l'efficacité n'est pas immédiate, il est bon de ne pas trop insister sur ce moyen qui, s'il s'agissait d'un bubon chancreux, pourrait bien en comprimant le foyer, chasser le liquide virulent à sa périphérie et le forcer à une diffusion qui ne serait pas sans danger.

En dépit de cette thérapeutique active, le bubon a suivi son cours, du pus s'est formé à l'intérieur du ganglion. Faut-il intervenir? et si l'on intervient, que faut-il faire? Il faut intervenir, répondrons-nous, contrairement à Swediaur et à Langlebert, d'abord, parce que la présence du pus virulent dans les tissus est un danger, dont on peut être sûr, par un traitement approprié, de diminuer la durée; en second lieu, parce que la péritonite est une des conséquences possibles du phlegmon périganglionnaire laissé à lui-même; enfin, parce que l'étendue des tissus lésés par le pus chancreux sera d'autant moindre que la cure sera plus hâtive.

En abordant la seconde question, que faut-il faire? je rappellerai que rien encore n'est venu révéler la véritable nature de la lésion. Avant d'arriver aux mesures radicales, plus spécialement propres au bubon chancreux, il y a donc indication de recourir aux moyens moins violents par lesquels on attaque habituellement l'adénite simple, à condition toutefois qu'ils ne puissent nuire en cas d'abcès virulent. L'*aspiration* et les *injections médicamenteuses intra-ganglionnaires* doivent être ici mentionnées en première ligne.

C'est dans les hôpitaux de Vienne que fut pratiquée pour la première fois l'aspiration en 1869; les résultats en furent très-heureux. J'ignorais ces essais, quand, en 1873, je soumis quelques bubons à l'aspiration, suivie ou non d'injections phéniquées, sans en tirer grand avantage; jusque-là, c'est la seringue de Pravaz qui avait été employée, soit à Vienne, soit à Lyon. Le D[r] Le Pileur eut l'ingénieuse idée de se servir des appareils de Potain et Castiaux, et, dans une thèse inaugurale fort bien faite, prôna les avantages de ces modes de traitement. C'est surtout dans le cas où le bubon, virulent ou non, constitue un phlegmon périganglionnaire qu'il en recommande l'emploi. La ponction doit être pratiquée obliquement et de préférence dans la partie la plus déclive, en évitant toutefois les points où la peau est trop amincie. Le trocart ayant traversé la peau et pénétré dans la poche, on met celle-ci en communication avec le récipient dans lequel on a fait le vide auparavant, et l'on aspire l'abcès aussi complétement que possible. Si l'adénite est simple, il se peut que la guérison survienne après cette première opération; ce serait même, s'il faut en croire M. Le

Pileur, le cas le plus ordinaire; mais, à moins de neutralisation complète du produit inoculable, la marche du bubon virulent ne sera certainement pas enrayée. De là l'indication des injections parenchymateuses. Le Dr Wertheim (de Vienne), qui les a surtout préconisées, a tour à tour employé des solutions de camphre, de sulfate de cuivre et de chlorhydrate de morphine. Bien que ce chirurgien se prononce pour les dernières, auxquelles on ne saurait refuser tout au moins le mérite de calmer la douleur, nous croyons que le liquide cuprique, d'ailleurs vanté par Foucher et Danielli ou les solutions d'acide phénique ou salycilique, ou de chloral, ou de chlorate de potasse, méritent la préférence. Au demeurant, le pis qui puisse arriver pendant qu'on se livre à ces tentatives, est d'aboutir à la formation d'un abcès chancreux et cette éventualité, prévue dès le début du mal, n'aggrave nullement l'état du patient.

Quand on ne croit pas devoir recourir aux moyens précédents, il ne reste d'autre ressource que d'ouvrir le bubon, de l'ouvrir le plus tôt possible, soit par le feu, soit par les caustiques.

La *ponction* hâtive (Broca) peut être pratiquée dès que la tumeur a acquis le volume d'une noisette. On la saisit entre les deux doigts de la main gauche, de manière à fixer à la fois la peau et le ganglion, et l'on plonge directement un bistouri aigu jusqu'au centre du ganglion; sans lâcher prise, on retire le bistouri qu'on remplace par une sonde cannelée, puis on exerce une très-forte pression latérale sur la petite tumeur, et l'on voit bientôt glisser dans la cannelure de la sonde une matière demi-liquide, jaunâtre, visqueuse, qui n'est encore, au dire de Broca, que du pus mal élaboré. Dès le lendemain de l'opération, la tumeur s'est légèrement accrue, il s'est formé une légère quantité de pus, qu'il faut évacuer à travers la petite ouverture qui s'est déjà refermée; on pousse de nouveau la sonde jusqu'au centre du ganglion et l'on comprime de nouveau. Cette opération doit être faite jusqu'à ce que la suppuration soit tarie ou que la petite ouverture soit devenue fistuleuse. A côté du grand avantage qu'il présente, en restreignant de beaucoup l'étendue des désordres locaux et en diminuant notablement la durée de la maladie, ce procédé est tellement douloureux, que ses indications restent fatalement très-limitées. Il faut recourir alors à l'*incision simple* et avoir soin de maintenir la plaie béante au moyen d'une mèche. Dès lors on se trouve en présence d'une chancrelle ganglionnaire que l'on soumettra au traitement ordinaire de la chancrelle. La simplicité de cette manière de faire doit la faire préférer à la *cautérisation*, soit actuelle, soit potentielle (Rollet), que Diday a fort justement qualifiée de procédé d'hôpital, et qui consiste à ouvrir la poche par des pointes de feu, ou une traînée de pâte de Vienne.

Nous ne reviendrons pas ici sur le traitement du phagédénisme. Quant aux complications provenant des fusées purulentes, des décollements, des sinus plus ou moins profonds sous-cutanés ou sous-ganglionnaires, il est difficile de formuler à leur égard un traitement uniforme ; leur guérison n'est le plus souvent obtenue qu'à la suite de tâtonnements que peut seule abréger la sagacité d'un praticien expérimenté (Voir l'excellent chapitre de Diday sur le *traitement de la chancrelle ganglionnaire*). Les injections iodées, caustiques, les flèches de Canquoin et au besoin le fer rouge sont les principaux moyens dont nous disposons.

Entre temps on satisfera aux indications qui pourraient se produire. Contre la douleur, nous recommandons surtout l'emploi de la glace (bien plus efficace que les cataplasmes) les bains, les applications de chloroforme ou d'une solution aqueuse très-concentrée d'extrait de belladone ou de jusquiame. — On ne manquera pas d'administrer des toniques pour prévenir l'anémie qui survient fréquemment dans ces circonstances et les antistrumeux. Enfin, on s'appliquera particulièrement à entretenir la régularité des fonctions digestives.

CASTELNAU, *De la nature des bubons d'emblée* (*Annales des maladies de la peau de Cazenave*, t. II, p. 38, 1845). — GAMBERINI, *Bubon d'emblée* (*Annales des maladies de la peau de Cazenave*, t. III, p. 305, 1850). — CHAUSIT, *Bubon d'emblée* (*Annales des maladies de la peau de Cazenave*, t. III, p. 214, 1850). — VIDAL DE CASSIS, *Traitement local des bubons suppurés, avantages des ponctions multiples* (*Annales des maladies de la peau de Cazenave*, t. IV, p. 25, 1851). — HANSE, *Quelques considérations sur le bubon vénérien et son traitement, notamment sur le traitement du bubon suppuré par les injections iodées*, thèse de Paris, 1858. — REBOUL, *Des adénites vénériennes*, thèse de Paris, 1857. — LEY, *Quelques considérations sur les bubons*, thèse de Paris, 1859. — LEGRAND, *Du bubon d'emblée* (*Gazette des hôpitaux*, p. 103, 1862). — NAYRAND, *Adénites inguinales dans les maladies vénériennes*, thèse de Paris, 1862. — FOUCHER, *Traitement par le sulfate de cuivre du bubon phagédénique* (*Gaz. des hôpitaux*, p. 598, 1865). — DELAUNAY, *Adénite inguinale aiguë vénérienne*, thèse de Paris, 1865. — GIOVANNI SAVIOTTI, *Adénite inguinale* (*Osservatore di Torino*, n° 21, 22 e 23, 1866). — MAZZIOTTI GIUSEPPE, *Poche riflessioni intorno alla storia di una ulcera ganglionare, fagedenica, gangrenosa*, Napoli, 1866. — DANIELLI, *Delle injezioni di solfato di rame nei bubboni venerei* (*Giorn. di med. farmac. e veterinaria*, aprile, 1867). — BOURGUET (d'Aix), *Bubon d'emblée* (*Acad.*

de méd., 22 octobre 1867, *Gaz. des hôpit.*, p. 496). — GAMBERINI, *Cenni clinici risguardanti alcune forme di bubboni in relazione coll' ulcero ed altre malattie veneree* (*Giornale Italiano delle malattie veneree e della pelle*, t. I, p. 5, anno 1868). — BUREAUX, *Du bubon*, thèse de Paris, 1868. — CLERC, *Du bubon et de ses complications* (*Ann. de dermatologie*, t. I, p. 439, 1869). — ANGELO SCARENZIO, *formola del decocto antisifilitico detto del Pollini usata nella clinica sifiliatrica Ticinense* (*Giornale Italiano delle mallatie veneree*, t. II, p. 290; ann. 1869). — *Traitement des bubons par l'aspiration du pus au moyen d'une seringue* (*Wiener Medicinische Jahrbücher*, 1869). — DIDAY, *Moyen de faire avorter les bubons* (*An. de derm.*, etc., t. I, p. 64, 1869). — HÉMARD, *Traitement des ulcères vénériens avec les irrigations d'eau fraîche* (*Recueil de médecine et de chirurgie militaires* 1870). — ZEISSL, *Pathologie et thérapeutique des bubons vénériens* (*Allgemeine Wiener med. Zeitung*, 1870). — WERTHEIM, *Traitement du bubon avec les injections hypodermiques* (*Wien. med. Wochenschrift*, 1870). — KOHN, *Traitement des bubons par la ponction* (*Archiv fur Dermat.*, etc., 1871, n° 2). — DIDAY, *Du bubon mixte* (*Ann. de dermatologie et de syphiligraphie*, t. III, p. 81, 1871). — JUAN GINÉ, *Bubbone virulento fagedenico guarito colle polveri del Pollini* (avec planches) (*Independencia medica Barcellona*, 1872). — TIRARD, *Chancres du doigt, bubons chancreux sus-épithrocléens* (*Gaz. des hôpitaux*, n° 70, 1872). — DIDAY, *Observation de bubon d'emblée chancrelleux* (*Ann. de dermat.*, t. IV, p. 423, 1872). — HEINRICH AUSPITZ, *Die bubonen der Leistengegend, Zwei Vorlesungen* (*Archiv. für Dermat. und Syphilis*, 1873, 3, 4). — DEMARQUAY, *Adénite inguinale chronique* (*Bulletin de thérapeutique*, 1873). — MARCANO, *Note sur l'étiologie et le traitement de l'adénite inguinale chronique* (*Bulletin général de thérapeutique*. mai 1873). — ARON, *Bubon phagédénique, cautérisation, hémorrhagie mortelle* (*Gaz. des hôp.*, p. 282, 1873). — D. MOLLIÈRE, *Observation de bubon d'emblée chancrelleux* (*Lyon médical*, t. I, p. 226, 241, 329, 1873). — BOURGUET, *Du bubon d'emblée considéré comme accident primitif de la syphilis* (*Gaz. hebdom.*, n°s 9, 14 et 17, 1873). — JULLIEN (Louis), *Bubon virulent de l'aisselle* (*Ann. de dermatologie*, t. V, p. 373, 1874). — ERASMO DE PAOLI, *Delle emorragie nel corso dei bubboni e del bubbone emorragico* (*Giornale Italiano delle malattie veneree*, p. 78, anno 1874). — ROBERTO CAMPANA, *Étude sur les ganglions inguinaux* (*Giornale Italiano delle malattie veneree*, p. 238, 1874). — RICORD, *Des adénopathies* (*Union médicale*, p. 949, 1874). — LE PILEUR, *Étude sur le traitement de certaines adénites inguinales par la méthode de l'aspiration*, Paris, 1875. — TOMMASO OLIVIERI, *Del bubone venereo*, Salerno, 1875. — A. GUÉRIN, *Adéno-lymphite péri-utérine* (*Paris médical*, n° 32 et suiv., 1876). — SIMMONS, *Du traitement des chancres simples phagédéniques par l'immersion dans de l'eau chaude* (*Medical Record*, London, 1875).

CHAPITRE III

LYMPHITE SIMPLE, ADÉNITE SIMPLE

§ 1. — ÉTIOLOGIE.

Quand, à la suite d'un chancre simple, survient un bubon qui n'arrive pas à suppuration, ou dont le pus ne présente pas le caractère d'auto-inoculabilité propre au virus chancrelleux, on donne à cette affection le nom d'*adénite simple* ou *sympathique*. Le chancre, qui est à la fois une lésion inflammatoire et spécifique, n'agit ici qu'en vertu de son caractère de plaie suppurante sans que la virulence des produits entre en jeu. Nous avons vu précédemment que le pus chancrelleux était composé d'une partie vraiment active, vraiment spécifique, les globules, et d'un véhicule, apanage de toute sécrétion inflammatoire, le sérum. Que les globules prennent une part directe à la formation du bubon chancreux, le fait n'est pas contestable; nous avons démontré qu'ils s'introduisaient dans les lymphatiques après effraction de leurs parois. Cela étant, ils ne sauraient entrer pour aucune part dans l'étiologie de l'adénite simple. Cette dernière dépendra donc exclusivement de l'action du sérum ; ajoutons que le sérum étant liquide, pénètre directement dans les lymphatiques par absorption, sans érosion préalable et concluons que si le bubon chancreux est habituellement imputable au traumatisme qui ouvre au virus la voie des vaisseaux absorbants, cette condition n'est nullement indispensable à la production de l'adénite inflammatoire. De là une première déduction dont l'importance prophylaxique est manifeste, je veux parler de la possibilité de rendre plus rare et même d'anhihiler les causes déterminantes du bubon virulent, tandis que nous restons, aujourd'hui tout au moins, désarmés en face de la lympho-adénite sympathique.

Je ne répéterai pas ici ce que j'ai dit dans le chapitre précédent (*Voy.* page 429 et 430) sur la fréquence absolue et relative de l'adénite par absorption. Quant à la réalité du bubon d'emblée sympathique, appuyée sur les données indiscutables de la physiologie, nous l'admettons sans restriction. Un liquide phlogistique étant placé sur les téguments délicats des organes génitaux, il est hors de doute que l'endosmose peut le jeter dans les capillaires lymphatiques sous-épithéliaux et qu'une lympho-adénite en peut être la conséquence. C'est là une hypothèse sans doute, mais est-il possible d'arriver à la certitude sur un point de clinique aussi délicat? Beaucoup d'auteurs préfèrent croire que l'adénite simple, quand elle n'est pas liée à la présence de chancres, ne reconnaît d'autre cause que le traumatisme, et s'efforcent de découvrir dans les anamnestiques des violences ou des fatigues. La chose est facile, quand on s'adresse à une catégorie de malades, pour lesquels le coït est le plus obligatoire des antécédents, mais sans vouloir nier la production possible d'intumescences ganglionnaires à la suite d'efforts exagérés, il nous sera bien permis de repousser la généralisation d'une telle étiologie. Peut-être d'ailleurs serait-il plus conforme à la vérité d'accorder à ces deux ordres de causes une égale part des adénites prétendues spontanées. Il serait à souhaiter que des recherches précises nous éclairassent sur ce point.

§ 2. — SYMPTOMATOLOGIE.

L'inflammation simple des vaisseaux lymphatiques ne diffère pas de l'affection que nous avons décrite précédemment, à propos de la blennorrhagie ; nous nous contenterons de renvoyer à cette partie de notre ouvrage (*Voy.* page 183).

Quant à l'adénite, il nous restera peu de chose à ajouter, lorsque nous aurons montré en quoi elle s'éloigne de celle qui a fait l'objet du chapitre précédent.

Or, ces divergences peuvent se résumer d'un mot : l'adénite simple représente au point de vue clinique une forme atténuée de l'adénite virulente. Début mal caractérisé, par un sentiment de gêne ou de pesanteur dans le pli de l'aine; apparition d'une petite tumeur, mobile d'abord, adhérente par la suite; marche lente, souvent de très-longue durée, au point qu'il est parfois difficile d'apprécier s'il y a progrès ou limitation du mal ; presque pas de douleurs. Plusieurs ganglions peuvent être pris, la tumeur indolente de l'aine peut alors devenir considérable. La peau est rarement altérée, sinon dans la dernière période. Bien que le bubon soit exempt des signes extérieurs de l'inflammation, il n'est pas toujours apyrétique; le malade éprouve alors de petits frissons et souffre quelquefois d'accès fébriles franchement intermittents. Mais ce qui frappe particulièrement dans ce cas, c'est l'influence que semble ressentir l'état général. Il est très-fréquent d'observer de la débilitation avec embarras gastrique, pâleur, rachialgie et fréquence du pouls. Notons ici en passant que cet état de malaise général, dépendant sans doute d'une atteinte plus ou moins profonde portée aux phénomènes intimes de la nutrition, n'est point chose rare dans le cours des lésions du système lymphatique.

Il existe une forme particulière de bubon qui consiste surtout dans une périadénite. De son début je ne dirai rien, sinon qu'il est parfaitement assimilable à celui de l'adénite vraie. Le processus inflammatoire, tantôt lent, tantôt doué d'une certaine acuité, propage la suppuration interstitielle au sein du tissu connectif périglandulaire. Secondairement les ganglions sont atteints ; à ce moment il peut se faire que la saillie formée par la collection purulente semble diminuée et cela pour deux raisons, d'abord parce que le foyer s'est agrandi en s'étendant dans les couches profondes, puis parce que l'absorption et la dégénérescence graisseuse ont réellement fait disparaître une partie de son contenu.

Vient-on à pratiquer une incision, les glandes tantôt ramollies, tantôt très-dures, toujours en proie à une hyperplasie considérable, paraissent parfois isolées au milieu de la cavité purulente, ou reliées seulement par quelques tractus, reste de vaisseaux émergents et afférents. Quoi qu'on en ait dit, une telle masse purulente peut fort bien par son cheminement menacer les régions profondes. Langenbeck et Gamberini l'ont vue plusieurs fois gagner l'articulation coxo-fémorale et déterminer une arthrite dont la mort a été la conséquence. Par l'orifice de l'incision on voit proéminer des bourgeons de mauvaise nature, décolorés et comme œdémateux ; on dit généralement alors que le bubon présente la complication strumeuse ; c'est là une expression inexacte, car il n'est pas vrai que les scrofuleux seuls soient susceptibles de présenter de tels phénomènes, et tout au moins sans signification précise. Aussi lui préférons-nous de beaucoup la dénomination d'*hyperplasie amorphe ganglionnaire* appliquée par Gamberini à cet état, que le premier il a bien décrit. Sauf le phagédénisme, le bubon sympathique est exposé aux mêmes complications que le bubon chancreux (*Voy*. le chapitre précédent).

§ 3. — DIAGNOSTIC.

Ainsi que nous l'avons dit, il est souvent difficile de distinguer l'adénite simple du chancre ganglionnaire. Essayons cependant d'en présenter le diagnostic.

S'il faut en croire Hairion, le bubon sympathique surviendrait presque toujours avant le treizième jour. Or, l'on sait que l'adénite chancreuse se montre à quelque époque que ce soit de la chancrelle.

Les phénomènes inflammatoires sont aussi bien plus accusés dans ce dernier cas, douleurs vives, gênes des mouvements, purulence hâtive; de bonne heure la peau est altérée et rougit, s'amincit, puis s'ulcère. Dans le cas de bubon sympathique, les premiers symptômes sont mal déterminés, la douleur est sourde et profonde, la suppuration vient tard, la tumeur se ramollit lentement du sommet à la base, encore ce dernier point reste-t-il en général engorgé et résistant.

Le bubon chancreux crève brusquement, car son enveloppe extérieure est usée par l'ulcération et cède sur une large étendue; l'évacuation est suivie d'un affaissement immédiat; l'adénite simple s'ouvre par le point le plus saillant de la tumeur, et se vide progressivement.

Le pus qui s'écoule du bubon spécifique est sanieux, toujours mélangé de sang; l'adénite sympathique ne donne généralement issue qu'à du pus phlegmoneux de bonne nature.

Les phénomènes consécutifs sont plus tranchés encore; le processus ulcératif, inséparable de l'adénite virulente, marque de son empreinte et son fond et ses bords, quelquefois même envahit la peau, pousse des fusées chancreuses à la périphérie. La plaie d'ouverture prend en un mot l'aspect et tous les caractères du chancre simple. Il en est bien autrement des phénomènes qui marquent le décours du bubon inflammatoire. Il est bien rare en effet que l'ouverture s'agrandisse, et les décollements sont exceptionnels; le fond bourgeonne, les parois s'adossent et la cavité se comble en peu de temps s'il n'y a pas de complication.

Enfin, dans les cas où l'inflammation ganglionnaire se termine par la résolution, il n'y a même pas lieu de poser la question de diagnostic, puisque dans le bubon virulent la suppuration est fatale, inévitable.

Il est beaucoup plus difficile de distinguer les deux variétés d'adénite, lorsque la complication strumeuse a transformé leurs caractères propres. Cependant on pourra souvent saisir quelque indice dans la forme des bords, leur couleur rouge sombre si l'adénite est chancreuse, violacée si elle est simple, ainsi que dans l'extension de l'ulcère à la face cutanée, ou la présence de chancres d'inoculation accidentelle.

§ 4. — PRONOSTIC.

L'adénite inflammatoire, quand elle est simple, est une lésion essentiellement bénigne; quinze ou vingt jours suffisent à sa guérison, et la cicatrice qui en résulte est régulière. Mais il n'en est pas de même quand la périadénite est considérable, et surtout lorsque le processus hyperplasique vient mettre obstacle aux progrès de la réparation. Que de malades ne voit-on pas séjourner de longs mois dans les services spéciaux, épuiser en vain toute la série des spécifiques locaux ou généraux, sans arriver à obtenir le soulagement de ce mal passé à l'état chronique? Dans l'aine se voit une masse mal limitée, dure au palper, profondément enchâssée dans les tissus. La peau qui la recouvre, découpée par les fistules, a pris une teinte violet foncé; sa surface est lisse, luisante, et paraît comme distendue par l'infiltrat hyperplasique. C'est là une véritable scrofule locale; je dis locale, parce que cette adénite fongueuse est souvent la première et la seule manifestation de ce vice supposé. Cette lésion, comme on le voit, est loin d'être bénigne, mais elle le paraîtra bien moins encore si l'on songe que la péritonite en peut être la conséquence. État chronique de longue durée, tel est donc, en ce qui concerne l'adénite simple, le plus fâcheux élément du pronostic, que ne vient assombrir ni la crainte du phagédénisme, ni, dans la majorité des cas, celle de la gangrène.

§ 5. — TRAITEMENT.

Les considérations dans lesquelles je suis entré à propos du traitement de l'adénite chancreuse me permettront d'être bref. J'insisterai particulièrement ici sur les procédés que l'hypothèse d'une chancrelle ganglionnaire devrait faire rejeter : les *ponctions multiples* (Vidal, de Cassis), la *cautérisation ponctuée* (Raynaud, de Toulon) et l'*exérèse* (Demarquay).

Le procédé de Vidal consiste à plonger profondément le bistouri dans l'intérieur du ganglion au niveau du point le plus fluctuant. Si le foyer purulent est plus vaste et plus superficiel, si la peau est plus ou moins décollée, on doit pratiquer plusieurs ponctions; mais au lieu de les faire sur le point le plus fluctuant, il est avantageux de les éloigner du centre de la tumeur et des endroits où la peau est amincie. Au lieu d'être directes, les ponctions seront obliques, sous-cutanées, et ne devront arriver au pus que par un chemin détourné. En résumé, c'est près de la circonférence de la tumeur que l'on enfonce le bistouri en le dirigeant vers son centre. Si l'on a soin de ne pas comprimer la tumeur, elle se vide peu à peu, et l'espace laissé par le pus qui sort est comblé à mesure par le retrait des parois du foyer. S'il faut en croire Vidal, cette méthode présenterait les avantages suivants : d'une application facile et rapide, elle serait moins douloureuse que les autres, et produirait des guérisons plus promptes sans laisser aucune difformité.

Le Dr Raynaud a proposé de substituer au bistouri un petit cautère en forme de roseau rougi à blanc, moyen fort efficace sans doute, mais beaucoup trop doulouleux pour être susceptible d'application dans les cas simples. Au reste, nous redouterions, en nous en servant, qu'il laissât des traces trop apparentes.

Quant à l'extirpation, c'est là une ressource ultime, et nous comprenons fort bien qu'on n'y ait recours qu'en présence de ces adénites fongueuses interminables. Les faits tirés de la pratique de Demarquay, publiés par Marcano, sont d'ailleurs on ne peut plus encourageants. On commence par pratiquer au milieu de la tumeur une incision de la peau parallèle à la direction du pli inguinal. Deux jours après, on introduit des flèches de Canquoin au-dessous de chaque ganglion et dans son intérieur. Après une ou deux applications, les nodosités ganglionnaires se détachent, il ne reste plus qu'une plaie très-apte à la cicatrisation. Il est à remarquer que la peau n'est point touchée par le caustique, la cicatrice n'est donc nullement difforme.

Enfin, nous signalerons comme pouvant être très-avantageusement appliqués à la cure de l'adénite fongueuse deux procédés sur lesquels il serait prématuré de se prononcer encore aujourd'hui, le raclage et l'évidement sous-cutané.

Le *raclage*, vanté aujourd'hui par Wolkmann, Hébra, Aubert, mais pratiqué de longue date par Diday, consiste à curer les tissus morbides au moyen d'une petite cuiller d'acier à bords tranchants.

L'évidement (Delore) comprend deux temps. Dans le premier, une piqûre est faite au centre de la tumeur, que l'on fragmente aussi finement que possible avec un ténotome. On la presse ensuite fortement entre les doigts, et on l'exprime par l'ouverture. Si la fragmentation n'a pas été complète, on introduit une curette coupante qui divise le tissu morbide comme le ténotome, et qui permet en outre l'extraction des fragments trop volumineux pour être éliminés par l'expression. Si la petitesse de l'orifice est un obstacle évident au succès de l'extraction, l'on l'agrandit et on emploie une curette plus grosse.

(Pour la bibliographie, voiyez celle du chapitre précédent.)

CHAPITRE IV

DU PHIMOSIS

§ 1. — ÉTIOLOGIE.

Chez les sujets à prépuce étroit, les chancrelles qui se développent sur le feuillet muqueux de cet organe ou sur la surface du gland sont soumises à des conditions spéciales susceptibles d'entraver leur marche régulière. L'impossibilité de découvrir le point malade, pour le soumettre aux soins locaux ordinaires, les obstacles qui s'opposent à l'écoulement des liquides virulents, ont pour conséquence ordinaire une aggravation locale de tous les symptômes. Le contact du pus manque rarement de déterminer une inflammation de la muqueuse du gland, à la faveur de laquelle de nombreuses inoculations peuvent se produire dans le voisinage. A côté de tous ces inconvénients, signalons cependant un avantage: si, dûment averti, le malade s'abstient de manœuvres imprudentes pour découvrir le gland, le chancre sera protégé par l'enveloppe mucoso-cutanée contre les violences capables d'ouvrir la voie des lymphatiques aux globules virulents; d'où la rareté des bubons chancreux pendant le cours des chancrelles sous-préputiales. Quoi qu'il en soit, si l'afflux sanguin déterminé par le processus ulcératif n'est pas considérable, si l'hygiène et la thérapeutique savent, au prix de mille précautions, prévenir le développement des phénomènes congestifs, la guérison s'effectuera dans le délai ordinaire, et le plus souvent sans complication. Tel est le *phimosis simple.*

Si, en dépit des soins les plus éclairés, et quelquefois sous l'influence d'un écart de l'hygiène, les tissus viennent à s'hypérémier, l'infiltration séreuse se propage rapidement au sein de la couche sous-cutanée, stratum cellulaire dont on connaît la laxité. Il arrive même souvent que le phimosis est engendré de toutes pièces, alors que, quelques heures auparavant, le retrait du prépuce s'effectuait sans difficulté. Le gonflement peut persister à un degré stationnaire pendant toute la durée des chancres, prépuce et gland restant alors immobiles l'un sur l'autre. En pareil cas, il faut se contenter de constater la présence des chancres par le toucher, et se résigner à les traiter sans les voir. Certes, le gonflement du prépuce et du gland expose le patient à de graves accidents, mais ce n'est encore qu'une menace; une thérapeutique entendue saura toujours les éloigner. On peut donc tenir pour bénin le pronostic de ce *phimosis œdémateux* bien traité.

Cependant, si la tuméfaction n'a pu être modérée, si aux causes xistantes locales vient s'adjoindre l'influence d'une perturbation générale, la congestion fera place à l'inflammation franche, aiguë; nous nous trouverons en présence du *phimosis phlegmoneux*. Les excès de boissons, le coït, les fatigues de toute sorte, et cet état d'éréthisme qui est à la fois la cause et la conséquence de ce que l'on pourrait appeler la *débauche aiguë*, se retrouvent le plus souvent parmi les anamnestiques des malades qui souffrent de cette complication. L'inflammation du prépuce s'établit, en général, dans toute son étendue; il devient rouge, érysipélateux, turgide, donnant à la verge terminée par ce renflement globuleux la forme d'un battant de cloche. Il est facile de sentir au toucher que les lymphatiques participent au processus inflammatoire; mais il arrive fréquemment que les phénomènes sont limités à la partie moyenne de l'organe, qui prend circulairement un volume considérable, tandis que, en avant du gland, flasque et comme tordue en vrille, la partie qui avoisine le limbe forme un étroit canal pour les liquides s'écoulant, soit du méat, soit de la surface des ulcères.

Si l'inflammation dépasse la couronne du gland, le pénis augmente uniformément de volume; les douleurs sont alors extrêmement vives et la fièvre considérable. Vient-on à presser sur l'organe, on voit du pus sanieux s'échapper à flot par l'orifice préputial; ce pus est fort irritant, c'est à son contact qu'il faut attribuer l'érythème que l'on observe si souvent sur le scrotum et sur la partie supérieure des cuisess. Enfin nous appellerons particulièrement l'attention sur l'odeur qui s'exhale des parties malades. A la fois aigre et piquante, rappelant celle du smegma, elle est assez caractéristique pour permettre aux chirurgiens tant soit peu expérimentés de porter, ou tout au moins de soupçonner le diagnostic avant tout autre examen. Toutefois, même arrivé à cette période où l'infiltration purulente est le plus étendue, où l'étranglement paraît le plus inévitable, le phimosis est encore justiciable de la thérapeutique résolutive; il n'est pas rare de voir le malade échapper à l'abcès et à la gangrène.

Mais bien souvent, lorsque les malades se présentent dans les hôpitaux, il est trop tard pour que l'on puisse conjurer les graves conséquences de l'inflammation. Au niveau de la couronne du gland paraît une tache brune, premier indice de la gangrène. La mortification peut présenter de nombreuses variétés, sur lesquelles nous avons déjà insisté bien des fois. Il est assez commun qu'elle n'emporte qu'une rondelle de l'organe, laissant sur la face supérieure du prépuce une ouverture suffisante pour laisser passer le gland; ou bien le prépuce tout entier subit le sphacèle. Dans certains cas cette circoncision spontanée s'opère avec une simplicité et une régularité surprenantes. Plus rarement, la partie supérieure étant seule séparée, le gland reste flanqué de deux appendices latéraux, lambeaux incommodes, dont la rétraction cicatricielle ne suffit pas toujours à réprimer l'exubérance. Du côté du chancre deux particularités à signaler : son extension en surface, plus rarement en profondeur, et sa transformation en plaie simple; le pus qu'il sécrète a perdu toute sa virulence. La gangrène agit ici à la façon d'un puissant modificateur et tue d'emblée la spécificité. Enfin, nous rappellerons que le tissu vasculaire du gland est rarement entamé par la mortification. Plus rare encore est la lésion des corps caverneux à la suite du *phimosis gangréneux*.

§ 2. — TRAITEMENT.

Tout vénérien, qu'il puisse ou non décalotter, doit être prévenu que, fût-ce aux dépens des soins de propreté, il doit conserver le gland couvert. Cet axiome, formulé plus haut (page 175) à propos de la blennorrhagie, n'a pas moins d'importance lorsqu'il s'agit de tracer la conduite à tenir en présence des chancrelles sous-préputiales. L'observance de ce précepte nous place en présence d'un phimosis simple; examinons de quels moyens le chirurgien dispose pour obvier aux complications.

Réduire le nombre des pansements (de 3 le porter à 2 ou 1 par jour), prescrire d'abréger leur durée, enfin maintenir l'organe au repos le plus absolu dans la position verticale contre l'abdomen, telles sont les premières conditions à réaliser. Mieux vaut encore substituer aux pansements directs les injections astringentes, que l'on peut dès lors faire renouveler plus fréquemment. Les solutions de silicate de soude, de chloral et d'acide salycilique (voy. page 407) sont celles auxquelles nous donnons la préférence. Elles doivent se pratiquer au moyen d'une petite seringue à injections ou d'un irrigateur, la verge étant tenue verticale. La pointe de l'instrument est dirigée avec les plus grands ménagements sur a surface du gland, jusqu'au voisinage du point reconnu pour le siége des chancrelles, puis le piston est poussé d'un coup sec, et la seringue retirée, la verge restant toujours verticale pour que la surface malade subisse plus longtemps le bain médicamenteux. Une excellente précaution consiste à placer dans l'orifice du prépuce une mèche de charpie d'un volume suffisant pour le maintenir dilaté. Certains praticiens conseillent même d'obtenir cette dilatation au moyen de l'éponge préparée ; le professeur Gamberini, les Drs W. Gillette et Gregorelly ont particulièrement insisté sur les bons effets de cette pratique.

Mêmes soins à recommander dans les cas de phimosis œdémateux. Cependant, si la tuméfaction paraît augmenter, on aura recours en outre à la réfrigération continue, à l'aide de compresses trempées dans de l'eau fraîche ou une solution d'acétate de plomb, et fréquemment renouvelées. Ce sont encore ces mêmes moyens que l'on opposera à l'inflammation commençante; la glace pourra même être employée avec avantage dans cette circonstance. Le processus local vient-il à s'accentuer ; voit-on poindre la menace de l'étranglement, deux partis se présentent. Confiants dans l'emploi des manœuvres précédentes, W. Gillette, Gamberini, Diday [1], Napoleone Vecchi, proscrivent toute intervention sanglante ; avec Gailleton, Taylor et Rollet, beaucoup de praticiens conseillent au contraire de mettre fin aux accidents par un débridement hâtif. Il est évident qu'on ne saurait émettre à cet égard de proposition générale. Sans doute, si dès son début l'ulcération a été soumise à un traitement régulier, on peut espérer en la tem-

[1] « Pour peu que le mal persiste, et surtout s'il s'aggrave d'abord, ce qui peut arriver, on est visiblement tenté et parfois sollicité de débrider le prépuce pour examiner ce qui se passe dessous... Qu'on se rassure et surtout qu'on résiste à la tentation d'user de l'instrument tranchant. Depuis plus de trente ans, à l'exemple de Baumès, j'ai traité, soit à l'Antiquaille, soit en ville, par les seules injections (solution de nitrate d'argent au 40e) tous les cas de chancrelle préputiale soumis à mon observation ; souvent l'inflammation du fourreau a été vive, la peau du fourreau rouge œdémateuse, la suppuration en apparence intarissable. Eh bien ! en continuant avec persévérance les trois injections par jour, en prenant soin de m'assurer qu'elles étaient bien exécutées et avec la dose prescrite, je suis toujours venu à bout d'abord de calmer la douleur et de modérer l'inflammation, et cela dès le troisième jour ; puis de guérir sans désordres graves, sans perforation du prépuce. Et au bout d'un temps variable, quelquefois deux ou trois mois, mais ordinairement beaucoup moins, le phimosis a toujours fini par céder, mes clients demeurant, en somme, fort satisfaits de conserver leur conformation normale antérieure, tout en ayant évité le coup de bistouri au moyen duquel une autre école juge indispensable de simplifier la cure, au prix de la chancrellisation, en ce cas inévitable, de toute la surface de l'incision. » (DIDAY, *Thérapeutique des maladies vénériennes*. Paris, 1876, page 172.)

porisation; mais il faut songer aux cas où le malade ne réclame nos conseils que tardivement, alors que l'imminence du péril ne permet plus le choix des moyens. Tout retard apporté à l'opération peut entraîner des pertes de substances considérables ; à plus forte raison, quand la gangrène s'annonce déjà par la tache noire qui caractérise son début, ne doit-on pas différer d'intervenir. On pratiquera donc l'incision médiane sur la face supérieure du prépuce, du limbe à la rainure balanique, conseillée par Gailleton; ou mieux encore la double incision latérale, vantée par Taylor, qui laisse des lambeaux plus réguliers. On pourra encore recourir, suivant l'opportunité, à l'excision ou à la circoncision (voy. chapitre X, page 158).

Les suites sont ordinairement fort simples. Quarante circoncisions pratiquées dans ces circonstances par M. Gailleton n'ont donné lieu à aucun accident, et le maximum de temps exigé pour la cicatrisation a été de trente-cinq jours.

Lorsque la guérison n'a été demandée qu'aux astringents et aux résolutifs, il peut arriver que le prépuce conserve une induration fibreuse avec épaississement du tissu cellulaire interposé à ses deux lames, et que son orifice offre une atrésie considérable; c'est aux iodurés d'une part, à l'éponge préparée de l'autre, qu'on devra demander la cessation de ces accidents.

Napoleone Vecchi, *Cenni clinici sul fimosi e parafimosi* (*Giornale Italiano delle malattie veneree*, t. I, p. 200, ann. 1869). — Amilcare Ricordi, *Nuovo processo di circoncisione per l'operazione del fimosi e parafimosi* (*con tavole*) (*Giornale Italiano delle malattie veneree*, t. I, p. 65, ann. 1871). — Giacomini, *Nuovo processo per l'operazione del fimosi secondo il metodo della circoncisione* (*Giornale Italiano delle malattie veneree*, p. 47, ann. 1873). — W. R. Gillette, *Nouveau moyen de dilatation par la tente-éponge dans les cas de phimosis produit par les ulcères vénériens* (*American Journal of syphilography and dermatology*, avril 1873). — Normand, *Du phimosis et de son traitement*, thèse de Paris, 1876. — Gregorelly (d'Iseo), *Cure du phimosis par l'éponge préparée* (*Revue de thérapeutique médico-chirurgicale*, p. 162, mars 1876).

Quant au Paraphimosis, nous n'aurions qu'à répéter ici ce que nous en avons dit au chapitre XI de ce livre (page 168), où son histoire a été très-complétement exposée.

DEUXIÈME PARTIE

MALADIE VÉNÉRIENNE GÉNÉRALE

CHAPITRE PREMIER

SYPHILIS

La syphilis [1] est une maladie générale spécifique. Ses symptômes se succèdent dans un ordre déterminé et présentent tous un ensemble de caractères facilement reconnaissables. C'est de la contagion ou de l'hérédité qu'elle tient son origine. La contagion s'exerce au moyen de produits exsudés à la surface des lésions ou par le sang. Après une longue incubation, survient un chancre à base dure, accompagné d'une adénite polyganglionnaire, ne suppurant jamais (*période primitive*). Au bout de six semaines environ, le tégument se couvre d'une éruption de couleur cuivrée, dont les éléments, variables depuis la macule jusqu'au tubercule et

[1] *Syphilis*, mot créé par Fracastor en 1530 (des mots grecs συς, cochon, et φιλεω, j'aime). — SYNONYMIE LATINE : *Syphilis, morbus gallicus, vairola magna, lues venerea, lues indica, mentagra, mentulagra, pudendagra, patursa* (de *passio turpis Saturnà*), *caries gallica*. — FRANÇAISE : *Mal vénérien, vairolle, vérole, grosse vérole, mal français, gaulois, des Francs, de Naples, espagnol, castillan, des Turcs, des Persans, des chrétiens, des Allemands, des Polonais, des Portugais, mal de Sainte-Reine, de Saint-Mève, de Saint-Sément, de Saint-Job, de Saint-Remi, de Saint-Évagre, de Saint-Roch, galle française, pestilentielle, gorre, grand'gorre, maladie des bourdeaux, mal de Sainte-Euphémie, pian de Nérac, maladie de Chavanne-Lure, de la baie de Saint-Paul, d'Amboine*. — ITALIENNE : *Sifilide, lue venerea, morbo gallico, celtico, lo male de le tavelle* (génois), *de le bulle* (toscan), *de le brosule* (lombard), *male di Scherlievo, di Facaldina, lustracruo, mal villano, cattivo, grosso*. — ANGLAISE : *Syphilis, pox, great pox, French pox, French disease, sibbens* ou *siwens*. — ALLEMANDE : *Syphilis, mal Mevius frantzosen, franzosische Krankheit, Lustseuche, mal de Brunn*. — ESPAGNOLE : *Sifilide, las bubas, boas, bouez, enfermedad venerea, sifilitica, viruela, galico*. — SUÉDOISE : *Syphilis, radezyge*. — ÉTHIOPIENNE : *Borazail, zail, yaws, frambœsia*. — INDIENNE : *Feu persan, feu de volupté, buas, bâô, ourâ oupadongch, médhrovôg, saodiai* (en Tiam, selon Albert Morice). — MALAISE : *Rastong-kôtchy*, ou *bubon de cotchin, tonga, tonga-tabou*.

à l'ecthyma, affectent en général une disposition polycyclique. Des lésions analogues occupent lés muqueuses des parties ano-génitales et bucco pharyngiennes. La syphilis semble prendre possession de l'organisme entier. Des symptômes variés trahissent la souffrance du squelette, des muscles, des viscères. C'est la période des douleurs osseuses, des céphalalgies, des contractures, de l'ictère. Un peu plus tard paraissent l'iritis et l'épididymite (*période secondaire*).

Jusque-là les symptômes ont été fugaces et ont disparu sans laisser de traces persistantes: Combien en diffèrent ceux qui leur succèdent (*période tertiaire*) ! Pas d'organe, pas de tissu qui soit à l'abri des désordres profonds qui marquent la phase ultérieure. Vastes ulcères de la peau et des muqueuses, caries, exostoses, tumeurs gommeuses au sein des parenchymes, et, comme conséquence, cicatrices cutanées étendues, perforation et destruction du palais et de son voile, atrésie de l'isthme du gosier, effondrement du nez, troubles graves du myélencéphale et des organes des sens, aphasie, paralysie, épilepsie, cécité, désorganisation du foie, des reins, des testicules : tels sont, en y comprenant la cachexie terminale, les traits principaux qui caractérisent le tableau symptomatique de la syphilis.

Ajoutons cependant que, si nous avons groupé dans cette énumération la plupart des maux causés par la vérole, c'est chose bien exceptionnelle que de les rencontrer réunis chez le même malade; le plus souvent même ceux de la dernière catégorie font défaut.

La durée de la syphilis est indéterminée : dans certains cas sa marche se précipite, quelques mois s'écoulent à peine entre le chancre du début et les plus graves accidents ; d'autres fois on ne voit survenir de lésion profonde qu'après une longue période de santé parfaite. La syphilis peut ainsi rester latente 20, 30, 40 et même 50 ans. Aussi est-il bien difficile de reconnaître qu'un sujet en est à jamais débarrassé ; ce qui le prouve encore, c'est que les cas dans lesquels on voit se produire une deuxième contamination sont d'une extrême rareté.

Dans la syphilis héréditaire, qui presque toujours est transmise par la mère et qui se fait remarquer par sa gravité, nous n'observons pas d'accident initial ; à une époque plus ou moins rapprochée de sa naissance, l'enfant subit d'emblée la phase de généralisation. La contagion n'est point rare entre nourrice et nouveau-né; quand c'est aux dépens de ce dernier qu'elle s'opère, le pronostic de cette vérole infantile ou acquise est particulièrement bénin.

Muni de ces données succinctes, préliminaire indispensable de toute appréciation rigoureuse, nous allons aborder l'étude des documents relatifs à l'historique de la syphilis.

§ 1. — HISTORIQUE.

Vers la fin du xve siècle, la syphilis sévit avec une cruelle intensité sur une grande partie de l'Europe. Les médecins témoins de ses ravages ne furent pas moins surpris de l'étrangeté que des terribles effets de ce mal : tous furent unanimes à proclamer qu'il s'agissait d'une maladie nouvelle, inconnue jusqu'alors, *morbus novus, morbus inauditus, insuetus*, etc., et en recherchèrent la cause dans les grands bouleversements qui agitèrent cette époque troublée. L'apparition de ce mal, coïncidant avec la découverte du nouveau monde (1492), ne pouvait manquer de frapper les observateurs; aussi l'hypothèse de l'origine américaine de la vérole rallia-t-elle de nombreux défenseurs, dont le plus célèbre fut Astruc.

Cependant quelques érudits scrutèrent les travaux des anciens et crurent y découvrir des témoignages propres à établir l'ancienneté de la syphilis en Europe. Aux documents tirés des auteurs grecs, latins et hébreux pendant le siècle dernier par Sanchez et Gruner, les voyageurs modernes devaient en ajouter d'autres fournis par les légendes des peuples de l'Asie et de l'Afrique; de là sont nées de nouvelles opinions. Malheureusement aucune d'elles ne s'appuie sur des arguments absolument décisifs. Aussi, de nos jours, loin de se ralentir, les discussions se réveillèrent-elles, sous l'influence des grandes questions qui se sont partagé le champ des maladies vénériennes ; dualistes, unicistes et même identistes ont de gré ou de force fait parler l'histoire en leur faveur. Pour nous c'est en dehors de tout intérêt théorique que nous interrogerons les faits passés, nous bornant à enregistrer leur témoignage, quel qu'il soit, bien persuadé qu'une doctrine qui s'appuie sur l'observation n'a rien à redouter du contrôle de l'histoire.

Parmi les textes sans nombre accumulés par les auteurs, il en est qui ne font allusion qu'à des ulcérations des organes génitaux. Nous avons peine à comprendre la valeur que beaucoup leur attribuent ; rien ne prouve en effet qu'elles aient rapport à la syphilis, le cancer, la scrofule, la chancrelle et les plaies simples pouvant également donner lieu à des lésions d'aspect chancreux. La logique exige, croyons-nous, que, sans rien préjuger d'après des documents de ce genre, nous ne nous arrêtions qu'à ceux qui semblent révéler nettement la syphilis par quelques-uns de ses caractères propres [1].

Dans un livre fort intéressant sur la médecine des Chinois, M. le capitaine Dabry a entassé des documents qui ne permettent guère de mettre en doute l'existence de la vérole à une époque très-reculée dans l'est de l'Asie. Depuis un temps immémorial les Chinois se servent du mercure pour expulser du sang le virus syphilitique; ils ont décrit le *chancre*, ulcère rongeur produit par un virus qui se répand dans toute la masse du sang; le *bubon*,

[1] Bon nombre de textes, détournés de leur vrai sens, sont indéfiniment reproduits dans certains traités classiques, sur la foi de traducteurs inattentifs ou complaisants. L'obligeante collaboration de M. Louis Fochier, ancien élève de l'École normale, nous a permis de constater plusieurs inexactitudes de ce genre. Un exemple suffira. Aussi bien est-il peu d'erreurs plus complètes que la suivante, relevée dans l'ouvrage, fort recommandable d'ailleurs, du regretté Galligo. Suivant cet auteur, la LXIe épigramme du IIe livre de Martial ne laisserait aucun doute sur l'existence des ulcères d'origine vénérienne dans l'antiquité Or nous y trouvons bien le mot *ulcus*, mais il nous semble comporter un sens tout différent; nos lecteurs vont en juger :

Sit Phlogis an Chione Veneri magis apta requiris?
  Pulchrior est Chione, sed Phlogis *ulcus* habet.
Ulcus habet, Priami quod tendere possit alutam,
  Quodque senem Pylium non sinat esse senem.
Ulcus habet, quod habere suam vult quisque puellam.
  Quod sanare Criton, non quod Hygea potest...
Hoc quod habet Chione corpus, faceretis haberet
  Ut Phlogis; et Chione, quod Phlogis *ulcus* habet.

« Tu demandes laquelle, de Phlogis ou de Chioné, est mieux faite pour l'amour? Chioné est plus belle, mais Phlogis a *certain ulcère... Elle a un ulcère* capable de tendre les peaux flasques de Priam, et qui ferait oublier au vieillard de Pylos (Nestor) sa vieillesse; *elle a un ulcère* que chacun voudrait voir à sa belle. Celui-là c'est l'affaire de Criton, et non d'Hygie, de le guérir. Vous devriez faire passer à Phlogis ce beau corps qui est à Chioné, et faire passer à Chioné *ce bon ulcère* qui est à Phlogis. »

Est-il besoin d'insister pour prouver que l'*ulcère*, la *perte de substance* dont s'agit, n'a rien à démêler avec la pathologie? Peut-être même ne faut-il voir dans le mot *ulcus* que l'anagramme d'un autre plus significatif, énigme que nous laissons à nos lecteurs le soin de deviner.

Encore moins nous occuperons-nous de certains documents dont l'origine apocryphe est clairement démontrée. De ce nombre sont les fameux *Statuts de la reine de Naples, Jeanne I*[re], relatifs à l'établissement d'un lieu de débauche à Avignon en l'an 1347. « *La reine*, y était-il dit, *veut que tous les samedis la baillive et un barbier, députés par les consuls, visitent toutes les filles débauchées qui sont au bordel; et s'il s'en trouve quelqu'une qui ait le mal venu de paillardise* (et non *vengeur*, comme l'avait incorrectemen traduit Cazenave), *qu'elle soit séparée des autres filles et logée à part, afin que personne ne puisse avoir commerce avec elle, et qu'on évite ainsi le mal que la jeunesse pourrait prendre.* » Or, bien qu'Yvaren ait surabondamment prouvé que ce prétendu document avait été composé de toutes pièces au siècle dernier pour mystifier Astruc, les *Statuts* de la reine Jeanne n'en continuent pas moins à figurer dans toutes les discussions. Ne serait-il pas temps de débarrasser la science de cette supercherie?

dont le nom chinois signifie *mauvais sang amoncelé;* et consécutivement le venin à l'anus, à la bouche, à la gorge déterminant crevasses et ulcères. Les éruptions cutanées sont distinguées sous des noms différents et assez multipliés : *taches blanches* ou *rouges, grosses comme une tête d'épingle; plaques de taches blanches; pustules blanches* ou *rouges, de grosseur moyenne; venin rouge* ou *feu du ciel.* Enfin, sous le nom de *chancres du nez*, les accidents tertiaires sont nettement désignés. — Le *iudham*, l'*iuzam* ou *feu persan*, dont les ravages dans les Indes sont attestés par les plus antiques traditions de ce pays, étaient aussi combattus par les Malais et les Indiens au moyen du mercure. Le docteur Klein, qui a pu compulser les annales malabaraises, n'hésite pas à attribuer à la syphilis les descriptions qu'ont données de cette maladie les médecins Sangarasiar et Alessianambi, qui vivaient vers le IXe siècle.

Beaucoup d'auteurs veulent que la syphilis ait compté parmi les fléaux dont Dieu frappa les Hébreux pour les punir d'avoir adoré Baal Paor, sorte de dieu Priape des Mohabites. C'est là un problème bien difficile à résoudre. Mais, sans aller si loin, sans croire avec Gui Patin que David et Salomon aient souffert d'accidents syphilitiques, on ne saurait nier que la maladie de Job ne présente de nombreux rapports avec le mal dont nous nous occupons, et que, d'autre part, le passage suivant du *Lévitique* (chap. XV) relatif à une maladie honteuse ne donne sérieusement à réfléchir: « Et tunc judicabitur huic vitio subjacere, cùm per singula mo« menta adhæserit carni ejus, atque concreverit fœdus humor. » Enfin, s'il faut en croire certains documents, la syphilis africaine ou yaws, qui, aujourd'hui encore, décime les nègres de la Guinée, aurait existé parmi ces populations dès la plus haute antiquité.

Des auteurs grecs nous rapporterons tout d'abord un passage remarquable emprunté à Hippocrate (quatre s. av. J. C.) : « Beaucoup eurent des aphthes et des *ulcérations de la bouche, fluxions fréquentes sur les parties génitales*, ulcérations, tumeurs au dedans et au dehors, *gonflements dans les aines,* ophthalmies profondes, longues et douloureuses... Dans l'été, on voit un grand nombre d'anthrax et d'autres affections qu'on appelle septiques, des *éruptions pustuleuses* étendues; chez beaucoup, de grandes éruptions vésiculeuses .» (*Des épidémies,* liv. III, sect. III, § 7). — Le texte suivant, emprunté à un discours de Dion Chrysostome aux habitants de Tarse (200 ans av. J. C.), n'est pas moins intéressant. « Une maladie épidémique s'est emparée *de vos nez, a frappé vos pieds et vos mains*... On dit qu'Aphrodite, pour punir les femmes de Lesbos, leur a envoyé une maladie des aisselles. Eh bien ! c'est ainsi que la *colère divine a détruit le nez du plus grand nombre d'entre vous*, et c'est de là qu'est venu ce son particulier. *C'est le signe de l'impudicité* honteuse poussée jusqu'au délire. » On ne saurait nier que de pareils méfaits ne puissent être imputés à la vérole, mais quelle certitude fonder sur des renseignements aussi succincts? — Nous en dirons autant de la cicatrice dont le bouffon Sarmentus reproche à Messus Cicirrus la honteuse origine (Horace, *Sat.* v, lib. I, 6 5 ans av. J. C.). Le mal de Campanie dont ce Cicirrus était atteint présente du reste plus d'une analogie avec la syphilis.

... At illi *fœda cicatrix*
Setosam lævi frontem turpaverat oris.
Campanum in morbum, in faciem permulta jocatus,
Pastorem saltaret uti Cyclopa, rogabat.

« Une *cicatrice hideuse* avait déformé, du côté gauche, son front aux poils hérissés; et l'autre, le plaisantant à satiété sur *son mal campanien, sur la figure* qu'il faisait, lui demandait de danser le cyclope à la manière des bergers. »

On s'est demandé si, sous le nom de *thym* et de *fic* les anciens n'ont pas décrit des accidents produits par la vérole. Pour nous le thym (θύμος), appelé ainsi à cause de son analogie avec les fleurs du thym, n'est autre chose que la tumeur désignée aujourd'hui sous les noms, moins poétiques il est vrai, de *porreaux*, de *choux-fleurs*, de *papillome*, et qui doit être rangée parmi les néoplasies accidentelles. Mais il n'en est pas de même du fic. Pour Oribase, les fics, remarquables par leur ressemblance avec le fruit du figuier, sont des boutons ulcérés, ronds, demi-durs, rouges, accompagnés de douleurs, se développant particulièrement au menton, aux organes génitaux et à l'anus. Faut-il voir là des accidents secondaires, plaques muqueuses hypertrophiques, papules, etc.? On serait tenté de le croire, surtout quand on considère qu'ils s'observaient parfois sur tous les membres d'une famille, comme Martial (1er siècle) nous l'apprend dans ces vers tant de fois cités :

Ficosa est *uxor*, ficosus et ipse *maritus* ;
Filia ficosa est, et *gener* atque nepos.
Res mira est : ficos non habet unus ager.

« La femme a des fics, le mari lui-même a des fics; la fille aussi a des fics, voire le gendre et le beau-père... Chose étonnante, pas un de leurs champs n'a de figuiers (*ficos*). »

Mais, d'autre part, nous savons que la mentagre était fréquente à Rome; rien ne prouve dès lors que les accidents mis sur le compte du fic ne soient pas simplement de même nature que notre sycosis, parasitaire ou non.

Le même auteur dans l'épigramme *de Mannlio* (lib. XI, ep. LXI), fait manifestement allusion à un chancre de la langue. Que l'on tienne ce chancre pour syphilitique ou que l'on n'y veuille reconnaître qu'une chancrelle, le fait est curieux, et nous croyons intéressant de reproduire ce passage, en le faisant suivre d'une traduction que le lecteur français nous pardonnera de ne pas avoir donnée plus littérale.

Linguâ maritus, mœchus ore Manneius
Summœnianis inquinatior buccis...
Gaudete cunni, vestra namque res acta est :
Arrigere linguam non potest fututricem ;
Nam, dum tumenti mersus hæret in vulvâ,
Et vagientes intus audit infantes,
Partem gulosam solvit *indecens morbus.*
Nec purus esse nunc potest, nec impurus.

« Mari par la langue, vil complaisant par la bouche, Manneius est plus sale que les prostituées des remparts...... Réjouissez-vous, ô femmes, vous n'avez plus rien à démêler avec lui. Il ne peut plus la lever cette langue libertine. Car, tandis qu'il reste plongé dans la vulve qui se gonfle, et qu'il écoute les enfants vagir au dedans, voilà qu'un *mal honteux dissout la partie gourmande.* Et maintenant il n'est plus pur, et ne saurait plus être impur. »

Je n'accorde pas moins de valeur aux lignes suivantes de Celse (Ier siècle), qui, parlant des ulcères que l'on découvre sous un phimosis, les déclare tantôt *nets et, secs* tantôt *humides et purulents* (livre VI, sect. XVIII). Le même auteur, qui semble avoir voulu désigner par ces mots les deux variétés de chancre, décrit ailleurs des ulcères des commissures labiales, de la bouche, du nez et des amygdales. — Mais celui qui semble avoir désigné le plus explicitement ces lésions bucco-pharyngiennes est sans contredit Arétée de Cappadoce (Ier siècle), dans le premier livre duquel nous lisons : « Chez quelques-uns, la luette est détruite, jusqu'à l'os palatin, et les fauces jusqu'à la racine de la langue et de l'épiglotte. » (*De causis et signis acutorum morborum*, liv. I, cap. VIII.)

Voilà les témoignages les plus probants que l'antiquité nous ait légués. Nous ne saurions vraiment conclure d'après des données aussi sommaires. Le seul fait indiscutable qui en ressorte, c'est que, supposé que l'on tienne pour syphilitiques quelques-unes des lésions décrites par les auteurs précités, ils ont certainement ignoré leur filiation. Or, à cette époque, la communauté de la vie, l'usage des bains publics, sans parler de la légèreté du vêtement, ne permettaient guère de tenir secrète une maladie quelconque ; il est donc permis de se demander si, à défaut de toute perspicacité de la part de leur médecin, les malades instruits par leur expérience et celle d'autrui, et toujours si enclins à chercher dans leur passé les causes de leurs tribulations, auraient pu méconnaître un enchaînement aussi régulier. Au reste, il faut convenir que, si la syphilis existait alors, elle différait de celle que nous devions observer plus tard ; nulle part nous ne trouvons mentionnées en effet les douleurs nocturnes qui caractérisèrent si nettement l'épidémie du XVe siècle, et qui, aujourd'hui encore, sont un des symptômes les plus constants de la vérole.

Quoi qu'on en ait dit, nous ne trouvons rien de démonstratif dans les écrits des Arabes en ce qui concerne les maladies vénériennes; la plus grande obscurité règne encore sur le sens précis qu'il convient d'attacher aux mots *alohumbra, aldea, alcohsi, asal, sahafati, bothor, formica,* par lesquels ils paraissent avoir désigné des affections pustuleuses. On sait d'ailleurs que ces auteurs ont toujours reculé devant la description des maladies d'origine vénérienne, « à cause de leur turpitude et de leur déshonnêteté».

Arrivons au moyen âge. Voici d'abord un passage extrait par Daremberg d'un manuscrit du IXe siècle, il y est question des rhagades, des verrues, des hémorrhoïdes et des tumeurs diverses qui se montrent au pourtour de l'anus. « *Des pustules de divers genres,* dont la grosseur égale celle d'un pois, d'une fève ou d'une noisette, sont parfois assez *confluentes* pour oblitérer l'orifice du rectum. Si les soins viennent à manquer on voit alors se tuméfier *non-seulement l'anus, mais les parties du voisinage* (*alia membra,*) et se développer *sur l'urèthre des ulcères immondes,* sordides et malins. Que le médecin ne se laisse pas arrêter par l'*odeur* qu'exhalent ces lésions, etc. » Qui ne serait tenté de reconnaître dans cette description les plaques muqueuses de la région génito-anale! Bien qu'assez vaguement indiquée, leur relation avec les ulcérations du pénis n'en paraît pas moins reconnue. — Deux siècles plus tard (XIe siècle), un médecin du Berry écrivait cette phrase non moins significative et dont l'authenticité n'a été révoquée en doute que par les besoins de la théorie dualiste. « La verge souffre par le coït avec les femmes immondes; *la verge souffre et quelquefois le corps tout entier.*» — Au XIIIe siècle, un historien florentin, Donato Velluti, dont les œuvres ont été tirées récemment de l'oubli par Corradi (de Milan), en consignant dans une touchante chronique la maladie de son propre fils, écrivait la première observation suivie qu'il soit possible de rattacher au mal français. S'il y eut syphilis, elle fut contractée après la naissance; dès l'âge d'un an, *l'enfant, confié à une nourrice sèche et défaite, se couvrit de boutons et dépérit. Une plus jeune qui prit la place de la première parut, au bout de quelque temps, atteinte de la même maladie.* En dépit des traitements prolongés par le soufre, les alcalins, etc., l'enfant guérit mais resta chétif; il était depuis fort éveillé et très-amoureux des plaisirs. A l'âge de vingt-deux ans, *une éruption de taches rondes de couleur rouge* couvrit son corps, en même temps que des *ulcères se montraient à la verge*. L'amputation du gland, puis de la plus grande partie de la verge, fut pratiquée et entraîna la mort. (*Caso di sifilide nel trecento*, *Annali universali di medicina*, 1867.) Dans une discussion fort intéressante sur le diagnostic rétrospectif de cette affection, le prof. Corradi se prononce pour une syphilis infantile avec réinfection ultérieure. Nous ne nierons certainement pas qu'après avoir éliminé successivement la gale, la lèpre, la scrofule, il n'apporte d'excellentes raisons à l'appui de son verdict, mais nous n'oserions nous montrer aussi affirmatif. Bien que très-logiquement déduite, son interprétation ne saurait s'imposer à un esprit vraiment scientifique.

Beaucoup d'auteurs se sont demandé si parmi les manifestations de la lèpre, qui fit de si cruels ravages pendant plusieurs siècles, les médecins du moyen âge n'avaient point confondu celles de la vérole. Un fait qui donne une grande apparence de raison à cette hypothèse, c'est la décroissance soudaine de la lèpre, dès la constatation de la syphilis. Nul n'a défendu cette opinion avec plus d'érudition que le docteur Edmond Guntz (de Dresde) en 1870. Dès le XIIIe siècle il nous montre Rogerius, un des pères de la médecine italienne, préconisant l'onguent mercuriel contre certains accidents de la lèpre.— Mais c'est dans le *Lilium medicinæ* de Gordon (Montpellier, 1303) que la confusion semble se déceler avec le plus de netteté. Sous le nom de *morphæa*, cet auteur décrit en effet une prétendue variété de lèpre, qui présente la plupart des caractères classiques de la syphilis, transmission par contagion : spécialement pendant le coït; éruptions polymorphes généralisées, maculeuses d'abord, puis dégénérant en pustules et en ulcères; tuméfactions glandulaires; et, comme symptômes tardifs, ozène, effondrement des os nasaux, exostoses, raucité de la voix, fissures de l'épiderme des mains et des pieds, alopécie; enfin propagation du mal par l'hérédité. Ce sont là, on en conviendra, de singuliers traits de ressemblance entre cette lèpre et le mal qui nous occupe, et nous nous demandons quel autre signalement Gordon aurait donné de la vérole. Ajoutons que l'exactitude de ces descriptions est attestée par la plupart des auteurs qui se sont occupés de la lèpre, Constantinus, Rogerius, Théodoric, Gilbertus, J. de Gaddesden. Dans l'impossibilité d'apporter les preuves textuelles de toutes ces assertions, nous ne citerons que le fait suivant emprunté à Gordon lui-même : « Une certaine comtesse qui avait la lèpre vint à Montpellier, et je fus appelé à la traiter vers la fin. Un bachelier en médecine, que j'avais mis auprès d'elle, eut le malheur de partager son lit ; elle devint enceinte et lui lépreux. » Il n'est pas inutile de rappeler à ce propos que le pouvoir contagieux de la lèpre, tel que les travaux modernes nous l'ont fait connaître, est absolument controuvé.

La fin du XIVe siècle nous offre un document important : il s'agit d'une consultation rédigée par Hugo de Sienne sur l'état d'un patricien. Douleur gravative de la tête depuis vingt mois ; fièvre quarte accompagnée de certains boutons durs, gros comme un pois chiche, autour des épaules et des vertèbres dorsales, tumeurs d'apparence squirrheuse en arrière de la jambe ; puis, quelque temps après, éruption généralisée de taches rouges, un peu rudes au toucher ; douleurs très-vives dans les membres, abcès de la jambe droite, et enfin clous dans différentes parties du corps et apparition de boutons tuberculeux sur la face, surtout entre la lèvre supérieure et le nez : tels sont les principaux symptômes dont souffrit à plusieurs reprises cet homme de qualité, qui n'était pas âgé de plus de vingt ans. Contrairement à beaucoup d'auteurs, nous croyons qu'on peut hésiter à se prononcer dans le cas présent entre la syphilis et la lèpre.

Dès le commencement du XVe siècle les documents se multiplient. Voici d'abord Valescus de Tharanta (Montpellier, 1382), qui semble avoir en vue les chancres syphilitiques dans ses fréquentes descriptions de l'ulcère *compliqué de dureté ;* puis Montagnana (1540), qui décrit les perforations du palais, du voile et de la cloison. — Enfin, malgré son caractère fantaisiste, ne me sera-t-il pas permis d'apporter ici l'avis du savant curé de Meudon ? Au chapitre XIV du Ier livre de *Pantagruel* (1533), Rabelais nous apprend la mort de maistre Thubal Holopherne, ce grand docteur sophiste, auquel Grandgousier avait confié l'instruction de son fils. « Puis lui lut le Compost, où il fut bien seze ans et deux mois, lors que dict précepteur mourut :

« Et fut l'an mil quatre cents vingt,
De la vérole qui lui vint. »

Certes, nous comprenons les droits de l'imagination, et nous nous garderions bien, par exemple, de citer ici telle tirade sur l'origine de la vérole empruntée à l'un des plus célèbres romans du XVIIIe siècle. Mais l'œuvre de Rabelais est mieux qu'un roman la science y tient à coup sûr plus de place que l'invention ; aussi je ne puis m'empêcher de faire grand cas d'une phrase qui nous apprend que Rabelais, l'un des plus grands érudits de son temps, croyait à l'existence de la vérole au commencement du xve siècle.

Mais il y a plus : au dire de Friedberg, déjà en 1472, l'expression de *mal français* avait cours. Dans le protocole de la fondation du monastère de Saint-Victor qui s'établit à cette époque à Mayence, est consignée la requête d'un chantre demandant un congé pour aller se faire traiter du *mala françós*. Le même auteur s'est efforcé de démontrer, à l'aide de documents empruntés aux archives de ces contrées, que dès 1480 l'affection existait dans l'Europe septentrionale, la Germanie, le Danemark.

Veut-on sur ce point l'avis des contemporains ? Nous noterons d'abord une phrase consacrée par Jean Salicet à l'histoire du mal français, « qui, depuis l'an du Seigneur 1457 jusqu'à la présente année 1510, fut porté de pays en pays, accompagné de graves accidents » ; — puis une assertion de Pierre Pinctor, qui fixe l'apparition de ce mal à la date de 1483. — Voici d'autre part une curieuse révélation due à Fracastor. « Un barbier, notre ami, avait un livre manuscrit fort vieux, renfermant des enseignements pratiques. Parmi des recettes éprouvées, il y en avait une ayant pour titre : *Médicament contre la gale épaisse avec douleur des jointures.* Le barbier, tout à fait au début de la nouvelle maladie, consulta quelques médecins pour savoir s'il devait se servir de ce remède ; mais les médecins, l'ayant examiné, le proscrivirent avec violence parce qu'*il se composait de vif-argent et de soufre.* Heureux s'il n'avait pas consulté ces médecins, il serait devenu riche d'un gain incroyable ! *D'où nous pouvons assurément conclure que cette maladie française fut vue dans d'autres âges.* » — Voici encore un argument du même genre dont on ne saurait contester la valeur. Pierre Martyr, lettré qui vivait à la cour d'Espagne, écrit en ces termes à son ami Arias Barbosa : « Tu m'apprends que tu es affecté d'une maladie particulière appelée *bubas* par les Espagnols, *gallico* par les Italiens, *elephantiase* par quelques médecins et de diverses manières par d'autres ; tu décris avec une incomparable élégance ton malheur, les pertes, *la gêne de tes jointures, la faiblesse de tes ligaments, les douleurs atroces des articulations, et enfin les ulcères et la fétidité de ton haleine.* » Cette lettre est datée des nones d'avril 1488. — Un an plus tard, c'est un poëte lascif, Pacificus Maximus, qui signale de la façon la moins équivoque les accidents nasaux liés aux chancres de la verge :

Tuque, *meum* si non properas sanare *Priapum*,
Decidet, heu ! non hôc nobile robur erit,

Ante meis oculis orbatus priver, et ante
Abscissus fœdo nasus ab ore cadat!...
Si cadet hic, non me tristior alter erit.
Me miserum! *Sordes quas marcidus ore remittit!*
Ulcera quæ fœdo marcidus ore gerit.

« Il faut que tu te dépêches de guérir mon Priape, autrement il va tomber : hélas! il n'aura plus cette noble rigidité. Qu'on m'arrache plutôt les yeux, ou que mon nez rongé par la base se laisse choir des plaies de mon visage!... Si mon pauvre membre tombe, nul ne sera plus triste que moi. Malheureux que je suis Quelles saletés il rejette par sa bouche flétrie! quels vilains ulcères il porte sur sa bouche flétrie!... »

La pièce suivante du même auteur ne semble-t-elle pas nous révéler l'existence des plaques muqueuses suintantes et fétides de l'aisselle?

Ne confidatis natibus, sunt omnia ficta.
Quo prædicemus? Dicimus ista : mares
Et placet nulli vos subdere more ferarum.
Sitque per amplexus ora dedisse satis.
Inde *calet culus*, digitisque evellitur, indè
Ficus habet miseras, atque marisca nates.
Indè aliquem vidi tanto *pallore* teneri
Ut faciem credas immaduisse croco :
Adde quod huic *olidas hircus celer-ibit in alas,*
Mirandosque dabit barba molesta pilos;
En sæpè in partes centum discenditur ille,
Ut sit opus *sartas ustulet igne nates.*
Non aliter vidi nimio vel sole vel imbre
Punica disrumpi cortice mala suo.

« Ne vous fiez pas aux fesses, tout en elles est perfide. Pourquoi donc ce précepte? Nous dirons ceci : Vous tous qui êtes mâles, gardez que nul de vous ne monte à la manière des bêtes; dans les embrassements. c'est assez de livrer vos bouches. A ce métier, l'anus s'échauffe, on vous l'écorche avec les doigts; à ce métier, fics et marisques prennent possession de vos fesses infortunées. A ce métier, j'ai vu quelqu'un devenir si pâle, qu'on aurait cru sa face imbibée de safran. Ajoutez que celui qui s'y livre ne tarde pas à avoir un bouc logé dans ses aisselles fétides, que la barbe lui pousse d'une façon bizarre et lui devient insupportable. Souvent le malheureux se fendille et tombe pour ainsi dire en morceaux, au point qu'il lui faut appliquer le fer rouge sur ses fesses toutes rapiécées. C'est ainsi que j'ai vu, sous l'excès du soleil ou sous la pluie, les grenades dans leur écorce éclater et s'entr'ouvrir »

Nous sommes arrivés à la fin du XVe siècle. C'est à cette époque surtout qu'il importe d'interroger l'histoire avec une scrupuleuse sincérité : expédition de Gonsalve de Cordoue contre Grenade, expulsion des Juifs espagnols, apparition de l'épidémie syphilitique; conquête du royaume de Naples, grands voyages de Colomb; en moins de trois années, tous ces événements se croisent, s'influencent, se compliquent, sans qu'il soit bien commode de faire le jour au milieu de ce chaos. Essayons pourtant d'arriver à reconstituer leur filiation.

Dès 1483, frappée de leurs progrès croissants, l'Inquisition avait dirigé ses rigueurs contre les Juifs d'Espagne ou *Maranos* (cochons). Beaucoup se convertirent, un plus grand nombre fut envoyé au bûcher : dans la seule province de Séville plus de cent mille furent immolés. En 1485, ils se révoltent dans Saragosse et tuent l'un des inquisiteurs, Pierre Arbues; mais la persécution continue avec rage et les force à s'expatrier. C'est en 1487 qu'avait commencé l'émigration; elle devint générale quand, après la prise de Grenade en 1492, l'ordre eut été donné à tous les Maranos de quitter en quatre mois les États du roi. Ils partirent au nombre de huit cent mille. L'année suivante, nous les retrouvons, sous les murs de Rome, décimés par la lèpre, le typhus, la variole, le scorbut, et la *maladie pétéchiale* ou *pestecchiale* (de *pestis*). Stephanus Infessura nous apprend qu'au mois de juin 1493 ils entrèrent furtivement dans la ville et y apportèrent une peste ou infection à laquelle on donna leur nom, et qui fit périr beaucoup de monde. Au dire de Pierre Martyr, les Maranos étaient fort débauchés et propagèrent la lèpre d'une façon incroyable dans le midi de l'Italie, jusqu'au jour où ils furent exterminés par Gonsalve de Cordoue en 1504. De pareilles accusations ont sans doute été fort exagérées par les haines nationales. Toujours est-il qu'au mois d'avril 1494, Alexandre VI avertissait le roi de France, qui se préparait à son expédition, « de ne pas se mettre en marche parce qu'il régnait à Rome une grande peste », fait confirmé encore par deux lettres de Piltro Delphini, datées, l'une du 4 janvier, et l'autre du 20 février : « La peste, quoique adoucie, n'est pas encore éteinte », écrit-il dans la première; et dans la seconde il ajoute : « Il est à craindre qu'une armée aussi considérable que celle des Français, traversant l'Italie, n'infecte plus qu'auparavant ce pays, qui n'est pas encore délivré de cette maladie pestilentielle. »

De cette première série de faits on peut conclure, croyons-nous, que les hordes maraniques, qui vinrent se réfugier en Italie, y propagèrent les épidémies inséparables des grandes agglomérations nomades; il est clair qu'elles y répandirent aussi la syphilis, puisqu'on les accuse d'avoir transmis la lèpre par le coït. Mais tout nous porte à croire qu'elles ne l'y importèrent point; car, nous l'avons dit, la syphilis paraît les avoir précédées en Italie, ainsi du reste que dans la plus grande partie de l'Europe. — Voici de ce fait une nouvelle preuve. A la date du 25 mars 1493, nous trouvons dans un ancien recueil (*Ordonnances des rois de France de la troi-*

sième race jusqu'au règne de Louis XII, par Laurière et autres, t. XX p. 436) l'édit suivant, qui ne laisse aucun doute sur l'existence de beaucoup antérieure de la *grosse vérole*. « Combien par cy devant ait été publié, crié et ordonné à son de trompe et cry public par les carrefours de Paris, à ce que aucun n'en pust prétendre cause d'ignorance, que tous malades de la grosse vérole vuidassent incontinent hors la ville, et s'en allassent, les estrangers es lieux dont ils sont natifs, et les autres vuidassent hors ladite ville sous peine de la hart; neantmoins, lesdits malades ne contempuant lesdits crys, sont retournés de toute part et conversent parmi la ville avec les personnes saines, qui est chose dangereuse pour le peuple de la seigneurerie qui est à présent à Paris. L'on enjoint, derechef, de part le roy et mondit sieur le prévost de Paris, à tous lesdits malades de ladite maladie, tant hommes que femmes, que incontinent après ce présent cry, ils vuident et se départent de ladite ville et faubourg de Paris, et s'envoisent lesdits forains faire leur résidence ez pays et lieux dont ils sont natifs, et les autres hors de ladite ville et fauxbourgs, sous peine d'être *jetés en la rivière*, s'ils y sont pris le jourd'hui passé, et enjoint-on à tous commissaires, quarteniers et sergents, prendre ou faire prendre ceulx qui y seront trouvés, pour en faire l'exécution[1]. » Ainsi, au mois de mars de l'année 1493, la syphilis faisait à Paris de tels ravages, que la santé publique paraissait compromise. Il est regrettable que nous ne possédions pas le texte et la date du premier édit mentionné dans celui que nous venons de reproduire; mais, ne l'eût-il précédé que de peu de jours, nul ne sera tenté de croire qu'une maladie qui attirait ainsi l'attention de mondit sieur le prévôt ait pu prendre un tel développement en l'espace de quelques mois, voire même d'une année. Si la syphilis florissait à Paris en 1493, la logique veut qu'elle y ait pénétré plusieurs années auparavant.

Que devient dès lors l'hypothèse qui fait coïncider l'apparition de la vérole avec le siége de Naples? Comme beaucoup de lé-

[1] Dans le n° 18 du *Mouvement médical* de 1867, M. le docteur Bonnière annonce qu'il vient de trouver une preuve irréfragable de l'origine ancienne, l'édit que nous venons de citer : » Voulez-vous, écrit-il au rédacteur, *pour prendre date*, publier le document que je viens de découvrir, et qui n'a encore été relaté dans aucun de nos traités spéciaux. « Malheureusement, *pour prendre date* il était un peu tard; et il est vraiment regrettable qu'absorbé dans l'étude des vieux textes, M. le docteur Bonnière ait négligé de feuilleter les écrits de ses contemporains combien la découverte lui eût coûté moins de peine! La pièce en question se trouve tout au long dans un de nos traités spéciaux les plus justement appréciés celui de Galligo (Florence, édition de 1864, p. 19). Si quelqu'un eût dû *prendre date*, ce n'était donc pas, comme on le voit, M. le docteur Bonnière.

gendes, elle ne repose sur aucune preuve sérieuse; et c'est bien à tort que Thierry de Héry disait un jour, en s'agenouillant sur le tombeau de Charles VIII : « Je prise le bon roi Charles un peu plus qu'un saint; il a été, sans le savoir, mon bienfaiteur, et je le remercie d'avoir rapporté la vérole d'Italie, car j'en ai tiré trente mille bonnes livres de rente. » S'il est un fait avéré aujourd'hui, c'est que le prétendu mal de Naples sévissait à Paris bien avant que l'expédition d'Italie ait été commencée; tout au plus pourrait-on soutenir que les troupes françaises l'ont introduit au delà des Alpes, si nous ne lisions dans les ouvrages de Battista Fulgoso, qui fut doge de Gênes depuis 1478 jusqu'en 1493, que : « deux ans avant l'entrée de Charles VIII en Italie, il se manifesta une nouvelle maladie pour laquelle les médecins ne trouvaient ni un nom ni un remède dans les écrits, et qu'on la nomma *mal napolitain* en France, et *mal français* en Italie. » Du reste, il est bon d'examiner maintenant ce que fut cette expédition. Les soldats français franchirent le mont Genèvre le 2 septembre 1494, et traversèrent en triomphateurs la plus grande partie de l'Italie. Le 22 février de l'année suivante, ils entraient à Naples presque sans coup férir. On ne fit donc point le siége de cette ville à cette époque. Cependant Ferdinand II, retiré en Sicile, avait su intéresser l'Espagne à sa cause, et, au mois de mai 1495, Gonsalve de Cordoue venait prendre le commandement d'une troupe de condottiere italiens, d'Allemands et d'Espagnols. Alors commencèrent la retraite et les désastres des Français. Pendant qu'une partie de l'armée s'ouvrait péniblement la route du Montferrat, pays ami, par l'onéreuse victoire de Fornoue, le duc d'Orléans se laissait enfermer dans Novare, et Gilbert de Montpensier, oublié à Naples avec une poignée d'hommes, se rendait après une héroïque résistance, pour aller mourir dans les galères de Ferdinand. Les horreurs du siége de Novare nous ont été fidèlement racontées par plusieurs historiens : aux tortures de la faim s'ajoutèrent les maladies que, pendant les chaleurs torrides de l'été, sous un ciel insalubre, ne pouvaient manquer d'engendrer l'encombrement et les privations de toute sorte. Dans le camp des assaillants, que commandait alors le duc de Milan, se déclara une grande mortalité parmi les chevaux; et, à ce propos, nous ferons remarquer avec les hippologistes, sans en tirer d'autres conséquences, que, selon toute probabilité, ce fut là une épidémie de morve, et la première dont le souvenir nous ait été transmis. Quel rôle joua la syphilis à cette triste époque? Il est assez difficile de s'en rendre compte; cependant, d'après le témoignage de Marcello de Como et de Benedetti, il paraît à peu près certain qu'elle fit de nombreuses victimes dans l'armée confédérée. Quant à dire que nos soldats avaient contracté la syphilis en Italie, et que, de retour en France, après la signature de la paix en mars 1496, ils infectèrent la France entière, c'est là une supposition inadmissible. Quelques centaines d'hommes, exténués par la fatigue et les maladies, composaient les pitoyables débris de notre armée ; il n'est guère probable qu'ils aient pu être, dès leur arrivée, des agents bien actifs de la contagion syphilitique. Au reste, que sert-il de discuter, puisque les documents s'accumulent pour nous prouver qu'ils trouvèrent la France déjà en proie à la syphilis ? Un troisième édit venait, en effet, d'en signaler les nouveaux progrès : « Aujourd'hui, sixième mars 1496, pour ce qu'en cette ville de Paris, y avait plusieurs malades de certaine maladie contagieuse nommée la *grosse vérole*, qui puis deux ans en ça a eu grant cours en ce royaume, tant de ceste ville de Paris que d'autres lieux, à l'occasion de quoi estoit à craindre que sur ce printemps elle multipliast, a esté advisé qu'il estoit expédient y pourveoir. » — Enfin, d'autres écrits établissent qu'avant même cette époque, la syphilis avait été observée dans le reste de l'Europe. Un moine de Meppis, Jean Sciphover, nous apprend combien elle y fut grave : « Cette peste misérable et lugubre écrit-il, commença en 1494 en Westphalie, dans la ville d'Osenbrage, puis à Brême, à Hambourg, et se répandit dans les provinces. Elle sévit tellement en 1495, dans les États de Lubeck, de Wismaria, de Rostock, du Sund, de Gripswald, d'Auclam, en Dacie, en Poméranie, en Prusse, en Saxe, que la plume se refuse à raconter ces ravages ; beaucoup de jeunes gens périrent et une grande quantité de citoyens. » En résumé, il n'est pas douteux que la syphilis n'ait été remarquée et connue, tant en France qu'au delà des Alpes, bien avant la campagne de Charles VIII ; mais il est vraisemblable que les nombreux aventuriers vénitiens, romains, albanais, espagnols, siciliens, suisses et allemands, que la guerre réunit dans la Péninsule, contribuèrent puissamment à la diffusion de la maladie.

Il nous reste à faire justice d'une dernière hypothèse, celle de *l'origine américaine* de la syphilis. Examinons les faits. Christophe Colomb part de Palos, avec 240 Espagnols, dans les premiers jours d'août 1492. Le 11 octobre, il découvrit les Lucayes, puis Cuba et Hispaniola. Peu après, laissant trente-huit de ses compagnons à Hispaniola, il reprend le chemin de l'Europe, où il débarque à Palos le 13 mars 1493. S'il était vrai que la vérole fût originaire de l'Amérique, c'est donc à partir du 13 mars 1493 que la poignée de matelots ramenés par Colomb aurait commencé à la répandre en Europe. Rappelons-nous l'édit du 25 mars de la même année. Est-il admissible qu'en douze jours une maladie, qui n'exige guère moins de deux mois pour que ses accidents généraux deviennent apparents, ait pu, partie d'un misérable port de la péninsule ibérique, se répandre en France et y acquérir assez d'intensité pour compromettre la santé publique? Ajouterai-je que nul parmi les contemporains ne songea à rendre les Indiens responsables du fléau. Bien plus, chacun vantait leur innocence et leurs mœurs honnêtes. Cependant, au bout de quelques années, cet enthousiasme fit place au dénigrement le plus acharné. C'est à Oviedo y Valdès que doit être imputé ce revirement de l'opinion publique. Maîtres du nouveau monde, les Espagnols n'avaient pas tardé à y faire régner l'odieuse tyrannie du vol, du meurtre et de la débauche ; en même temps la vérole importée par les Européens, et surtout par les esclaves nègres atteints du yaws, se répandit chez les indigènes, où elle causa de grands ravages. Nommé gouverneur des Indes orientales, Oviedo s'était signalé par ses exactions et ses cruautés, et c'est à son retour en Europe, en 1525 que, pour se justifier aux yeux de Charles-Quint, il peignit les Indiens comme un peuple méchant, dissolu, livré aux vices les plus horribles. A quelque temps de là, on crut trouver le spécifique de la grosse vérole dans l'écorce d'un arbre qui croissait en Amérique, le gaïac; il n'en fallait pas davantage pour accréditer l'opinion bassement émise par Oviedo : la nature, dans sa prévoyance, ne devait elle pas avoir fait croître ce remède dans les lieux mêmes où le mal avait pris naissance? A ne considérer la question que d'un point de vue général, on ne saurait nier que cette concordance entre l'apparition d'une maladie considérée par beaucoup d'auteurs comme nouvelle et la découverte d'un monde inconnu ne rende très-séduisante l'hypothèse que nous combattons. Au siècle dernier et de nos jours encore, d'éminents esprits s'en sont fait les défenseurs; mais tout le talent des Varandæus, des Fernel, des Astruc, des Girtanner et des Profeta ne saurait l'emporter sur la brutalité des dates et les faits que nous venons d'énumérer.

Nous venons d'exposer les arguments qui doivent, croyons-nous, faire admettre l'origine ancienne de la syphilis, sinon dans l'Europe, du moins dans une bonne partie de l'Asie et de l'Afrique. Resterait à rechercher sous quelles influences se produisit la soudaine et terrible explosion de ce mal au XVe siècle, mais sur ce point nous en sommes réduits à des hypothèses. Une des plus rationnelles consiste à croire que la vérole nous fut apportée par les navigateurs qui, dès cette époque, avaient de grands rapports avec les Chinois, surtout dans leurs comptoirs africains. Maintenant, quelle fut l'influence des grands événements qui se passèrent? alors quel rôle jouèrent au juste les Maranos, qui, s'il faut en croire Gamberini, furent les seuls coupables, dans leurs courses à travers la France et l'Italie? Dans quelle mesure l'expédition de Charles VIII contre le royaume de Naples servit-elle à la propagation du fléau? Nous nous heurtons en face de ces faits à tant d'interprétations différentes, que nous ne croyons devoir rien ajouter au récit impartial que nous en avons fait. Qu'il nous soit permis cependant de rappeler que, d'après les belles recherches de Corradi, il est constant aujourd'hui que l'épidémie fut constituée en grande partie par le typhus et par la peste, que sa dénomination de *peste à bubon, peste inguinale*, peut seule avoir fait regarder comme dérivant d'une origine vénérienne. Enfin nous ferons remarquer avec Thiene de quelle exagération paraissent empreints les récits des contemporains. Cette calamité publique, générale, qui, suivant l'expression de notre poëte Lemaire, n'épargnait « ne couronnes, ne crosses », trouble les esprits au point de leur faire perdre toute mesure. Les historiens lui attribuent des victimes innombrables : « Infinitos « occidit infirmitas ipsa; in quâ incidere pontifices, reges, princi- « pes, marchiones, belli duces, milites, quasi omnes nobiles, mer- « catores, clerici, sæculares. » (Muralto Francisco, 1495). L'Eglise institua pour la combattre la messe de saint Job *contra morbum gallicum*. La syphilis inspira même les poëtes, qui chantèrent, les uns, comme Lopez de Villalobos, Jean Lemaire et Fracastor, les origines et les symptômes du mal; les autres, comme le charmant Cammelli Antonio, leur propre malheur. Écoutons les tristes accents de ce dernier, plus connu sous le nom de Il Pistoja, dans son joli sonnet *All' amica*, daté de 1502 :

Madonna, ancor son vivo e non e cancia...
Con una dignità che tu non sai .
Di nuovo eletto fra i *baron di Francia*...
Ogni notte ho le doglie e dormo mai. Etc...

« Mignonne, je suis encore de ce monde pour mon malheur... et avec une dignité que tu ne me connaissais pas; je viens d'être nommé *baron français*. Mes nuits se passent sans sommeil au milieu de vives douleurs... »

Nous passerons plus rapidement sur l'histoire de la syphilis à partir de l'époque où elle eut été reconnue de tous : chaque année, et l'on pourrait même dire chaque jour a été marqué par quelque progrès nouveau; et l'on comprend que nous ne puissions entreprendre une telle énumération. Qu'il nous suffise d'esquisser à larges traits les grandes phases par lesquelles a passé la doctrine pour arriver, au prix de mille transformations, jusqu'au magnifique épanouissement de la syphiligraphie moderne.

On a peine à comprendre aujourd'hui que l'astrologie ait cru dès le principe devoir se prononcer sur l'étiologie du mal français. Avec Natalis Montagnana (1497), Pinctor et Grunbeck (1500), Benedictus (1508), et même le grand Paracelse, nous voyons en effet incriminer les conjonctions planétaires, les rapports de Saturne avec la tête d'Aries. Mais bientôt se font jour les hypothèses humoristes. Massa (1536) dénonce une disposition particulière du foie, hypothèse que devaient reprendre plus tard Fallope (1531) et Varandæus (1620); tandis que, renouvelant la vieille idée d'un poison, antérieurement émise par Schelling (1494), Paracelse (1536) cherche la cause de l'infection dans la semence corrompue au sein de la matrice. En même temps se précisent les circonstances au milieu desquelles se produit la contagion. Schelling croyait à la transmission par l'haleine [1], l'air des habitations, les milieux. Torella et Benedictus (1500) établissent la nécessité d'une contagion immédiate par les organes génitaux, le sein, la bouche, et Paracelse écrit cette phrase mémorable : « *Le mal français naît seulement de Vénus, où il se transmet par hérédité* », et crée le nom de *maladie vénérienne*. Quant aux symptômes, tous ces auteurs nous en ont laissé d'assez bonnes descriptions. Les éruptions cutanées sont décrites sous le nom de pustules. Nicolas Massa ne manque pas de signaler leur couleur et leur siége : « *Pustulæ malo colore, maximè in angulis oris.* » Sabellicus (1504) a vu les vastes ulcérations cutanées. Paracelse signale la destruction des os nasaux; tous insistent sur les douleurs nocturnes. Enfin Jacobus Cataneus (1504) a reconnu la périodicité de la maladie qui, dit-il, peut rester cachée *per menses et annos*. Enfin, si nous ajoutons qu'avec Grunbeck le mercure a fait son apparition dans la thérapeutique, nous aurons le bilan fort enviable des premiers écrivains de la syphilis. N'oublions pas surtout qu'ils étaient dualistes.

Les travaux de cette brillante pléiade le cèdent cependant beaucoup à ceux de l'illustre Fernel (1497-1557), l'un des hommes les plus éminents qui aient honoré la médecine. Esprit vraiment scientifique, Fernel s'efforce de bannir toute théorie et de ramener la doctrine à la stricte observation des faits. Parle-t-il de l'étiologie

[1] En 1529, le cardinal Wolsey, ministre de Henri VIII, fut mis en jugement devant le Chambre haute, pour avoir parlé bas à l'oreille de son maître, avec l'intention supposée de lui communiquer la syphilis dont il était atteint.

de la syphilis, il écarte également et les déclamations empoulées des astrologues, et les vaines suppositions des mystiques. Thierry de Héry, Della Croce (1583), n'avaient reconnu d'autre cause que « l'*indignation et la permission du Créateur*, lequel, pour réfréner la trop lascive, pétulante et libidineuse volupté des hommes, avait permis que telle maladie régnât entre eux, *en vengeance et punition de l'énorme péché de luxure* ». Fernel se contente de définir la syphilis « une maladie occulte contagieuse, manifestée par des tubercules, des taches, des ulcères et des douleurs ». Le premier, il donne un corps à l'agent de la contagion et l'appelle *virus*, comparant ses effets à ceux que détermine la piqûre des animaux venimeux. Trois siècles de travaux n'ont ajouté que bien peu de chose à cette notion. Qualifiée tour à tour de *levain*, de *ferment* par Gervais Ucay (1699), de *virus fermentescible* par Musitanus (1698), de *poison âcre et dévorant* par Van Swieten (1725), de *seminarium* par Varandæus (1620), de *miasme* par Bourru (1770), la substance contagieuse est redevenue, de nos jours, le virus, tel, ou à peu de chose près, tel que Fernel l'avait décrit. Fernel est aussi le premier qui ait méthodiquement relié entre eux les accidents de la syphilis et montré qu'ils constituaient les phases régulières d'un même mal. Varandæus fit connaître avec tant de précision leur enchaînement, que la clinique, aujourd'hui encore, ne saurait prendre de meilleur guide. Comme traitement, Fernel préconise le gaïac. Ainsi qu'on le voit, c'est surtout par l'appréciation philosophique de la maladie, la sobriété d'hypothèses et de dissertations, que se recommande l'œuvre de Fernel. — Fallope se fit remarquer par une minutieuse étude clinique de tous les symptômes. Il a vu le chancre induré, que désormais nous retrouverons signalé dans la plupart des auteurs, Thierry de Héry, Blegny, Ucay : il a vu les bubons qu'il considère avec des ulcères initiaux, et la blennorrhagie, hélas ! « comme des soldats armés à la légère et précédant l'armée française ». Il a reconnu et noté la couleur chair de jambon des éruptions; enfin il a proclamé un dogme impérissable, en affirmant que dans tous les cas l'infection générale précédait l'accident local. Fallope a combattu le traitement mercuriel. On lui doit des observations, restées célèbres, dans lesquelles il prétend avoir trouvé au sein des os de petites collections mercurielles.

Rien de plus étrange que les opinions des iatro-chimistes qui s'adonnèrent à l'étude de la vérole au XVIIe siècle. Au milieu de recherches et de travaux d'ailleurs fort recommandables, voici par exemple de Blegny (1673) qui définit la matière vénérienne, « *un composé d'acides* mêlés et incorporés avec assez de *corpuscules spiritueux et ignés* pour leur donner l'activité nécessaire à la pénétration de l'économie et à la production des symptômes syphilitiques. » Tous ces esprits, bien entendu, étaient fournis par la semence corrompue. « Le mercure seul, au dire de de Blegny, était capable d'émousser les pointes dangereuses de ces acides, vraies causes déterminantes de tous les symptômes syphilitiques; car il était assez volatil, liquide et pénétrant, pour se mouvoir d'une manière propre à pénétrer toutes les parties du corps, à se mêler et à s'unir avec les acides, et à sortir ensuite par les principales voies ». Notons ici, en passant, que le mercure a toujours tenté les faiseurs de théories. Ambroise Paré (1551) comparait le vif, argent poursuivant le virus vérolique « à un furet faisant sortir le connin de son terrier », et, près de deux siècles plus tard, nous pourrons lire dans Astruc (1702), que le mercure, se divisant dans les vaisseaux en globules très-petits, y acquiert, en raison de sa pesanteur, une vitesse plus grande que le sang lui-même, et que, rencontrant dans sa course les parcelles de virus, il les broie, les atomise, pour les abandonner ensuite à la puissance éliminatrice des phénomènes de sécrétion. Blegny fut encore, après Sanchez (1635), l'un des plus savants défenseurs de l'ancienneté de la syphilis. Moins bien inspiré, un de ses successeurs, Musitanus, ne craignit pas de soutenir que les maladies vénériennes avaient existé dans tous les temps, mais à l'état simple ; au XVe siècle, elles auraient revêtu la virulence fermentative. Il faut ajouter que Musitanus croyait à la spontanéité de la vérole dans l'organisme : le chancre, par exemple, était un ulcère malin de cause intérieure.

Astruc et Van Swieten, qui remplissent de leurs travaux la première moitié du XVIIIe siècle, se sont au contraire prononcés pour l'origine moderne de la syphilis. Le célèbre *Traité* d'Astruc contient une telle somme de renseignements, qu'aujourd'hui encore il peut passer pour le plus complet réquisitoire médico-légal que nous ayons contre l'Amérique. Le même auteur, dominé encore par les théories des chimistes, attribuait le développement des phénomènes syphilitiques à un agent inflammatoire corrosif, coagulant, fixe, avec qualité acide. Mais, à côté de ces erreurs, de quelles admirables conceptions ne lui sommes-nous pas redevables! Astruc a compris la marche insidieuse de la vérole ; ses longues périodes de latence, qui avaient déjà frappé Cataneus (1504), il en cherche la cause dans le plus ou moins de résistance du sujet. Pour la première fois l'influence de l'individualité, qui devait inspirer plus tard tant de travaux à Vigarous et aux auteurs du XIXe siècle, prenait place avec quelques développements dans les traités sur la matière. Enfin, devançant les belles découvertes de notre siècle, il annonce que l'infection se fait par le sang. Chose étrange! cette opinion si simple, si rationnelle, ne sut point rallier les contemporains d'Astruc, même les plus éminents! Qui croirait que, pour Boerhaave (1703) et Van Swieten (1725), c'est par le tissu adipeux que se faisait l'absorption du virus, et que, plus tard, Bourru (1770) devait soutenir la même thèse en faveur du système nerveux! Ce n'est point à dire que l'œuvre de Van Swieten le cède à celle d'Astruc ; on a dit avec raison que son livre, qu'il a modestement intitulé *Commentaires sur les Aphorismes d'Hermann Boerhaave*, était l'un des plus beaux qui aient été écrits sur la syphilis. Ce qui est certain, c'est que jamais l'analyse des symptômes de la syphilis n'avait été l'objet d'une étude aussi consciencieuse; aussi ses descriptions cliniques n'ont-elles pas été de longtemps dépassées. De cette époque datent aussi les recherches de Lieutaud (1770) sur l'anatomie pathologique et les maladies des viscères dépendantes de la syphilis, enfin de nombreux travaux sur la syphilis héréditaire. Cette dernière question, à peu près oubliée depuis Paracelse (1536), préoccupa vivement Astruc et surtout ses successeurs; mais ceux-ci s'inspirèrent des sombres descriptions qu'en avaient déjà tracées Ucay et Musitanus, et firent de la syphilis l'origine de toutes les maladies. Rachitisme, ophthalmie, teignes, écrouelles, éruptions de toute sorte, goutte, rhumatisme, difformités, manie, surdité, flueurs blanches, toutes les maladies furent mises sur le compte de la vérole par les Fabre (1756), les Sanchez (1752) les Rosen de Rosenstein (1764), les Vigarous (1780) et les Carrère (1783). Et telle était à cette époque la tendance des esprits, que Sydenham n'avait pas craint d'écrire, en terminant l'énergique tableau qu'il avait tracé de la vérole, « le malade n'est plus qu'un cadavre vivant dont la vue fait horreur, ses membres tombent pièce à pièce, et c'est ainsi qu'il termine sa misérable vie. » Si ces auteurs, qui pour la plupart ont été de grands cliniciens, ont consigné dans ces lignes le fruit de leurs observations, il faut avouer que la syphilis a de nos jours singulièrement perdu de sa gravité. La cause n'en serait-elle point dans les étranges abus que l'on fit alors des spécifiques? Boerhaave, par exemple, professait qu'une guérison n'était complète que lorsque toutes les humeurs avaient été expulsées du corps, et voulait que le mercure fût administré jusqu'à salivation, et la salivation poussée jusqu'à ses dernières limites, jusqu'à ce que le malade eût été complétement émacié et fût devenu pâle comme un mort. Le même auteur, dans d'autres cas, exigeait que le patient fût gorgé de la décoction de gaïac au point de devenir hydropique. Qui compta jamais les victimes de cette thérapeutique sans merci ! C'est l'honneur de l'École de Montpellier d'avoir ramené le traitement dans les voies prudentes de la cure *par extinction* (Chicoyneau, 1718 ; Fabre, 1765 ; Vigaue rous, 1780). Mais cette sagesse venait trop tard, l'empirisme avait beau jeu pour exploiter de telles folies, et faire abandonner à son profit la pratique des hommes de science. Le sublimé venait d'être préconisé par Sanchez (1752), Van Swieten et Gardane (1770) ; on ne manqua pas de le présenter comme le plus dangereux des poisons. Enfin, entrant le premier dans une voie qui devait être féconde, Ritter (1747) dénonça le mercure comme la cause essentielle de beaucoup d'accidents considérés comme syphilitiques. Alors s'affichèrent, se proclamèrent pompeusement les merveilleux succès de mille préparations, teinture végétale, baume solaire, eau astrale et dépuratifs de toute sorte, à cette époque déjà, garantis sans mercure !

Vers la fin du XVIIIe siècle, parurent les ouvrages de John Hunter (1786) et de Benjamin Bell (1793), dont l'influence fut décisive. Nous avons déjà montré (page 8) comment le premier fut l'inventeur et la victime de l'inoculation, et comment il dut à cette méthode, qui allait servir de fondement à la distinction des maladies vénériennes, de rester fidèle aux théories de l'unicisme et de l'identité. C'est à Bell qu'il était réservé de donner l'explication vraie de cette erreur, en décrivant le premier le chancre uréthral. Ces deux auteurs étudièrent la syphilis avec une élévation d'idée que nul avant eux n'avait soupçonnée ; ils en firent, pour ainsi dire, l'anatomie et la physiologie pathologiques. Pour Hunter, le chancre syphilitique détermine une *infection constitutionnelle*, d'où résulte la *disposition syphilitique*, qui peut rester latente ou se manifester par des accidents ; ces accidents sont divisés par lui en deux ordres, suivant qu'ils apparaissent sur les téguments ou sur les parties profondes. Hunter a proclamé l'intégrité des sécrétions ; aussi ne croit-il pas à la transmission paternelle de la syphilis et très-peu à l'influence de la mère. Moins dominé par la théorie, Bell sut éviter cette erreur et faire à l'hérédité la part qui lui convient. Quant à la symptomatologie qu'ils nous ont léguée, nous pouvons la résumer d'un mot : Hunter et Bell ont tout décrit, ou tout au moins tout soupçonné, sauf l'iritis. Cette omission devait être réparée par Beer et Schmidt quelques années plus tard (1801). Ici commence l'histoire de la syphilis au XIXe siècle. Mais je ne saurais, sans m'exposer à des répétitions, insister sur des données qui trouveront logiquement leur place dans l'historique de haque question en particulier. On peut dire qu'aucun des problèmes qui se rattachent à la syphilis n'a été, de nos jours, laissé dans l'ombre. Après l'avoir défendue contre, Jourdan (1826), Richon des Brus (1826), Desruelles (1827), ces novateurs de la doctrine physiologique qui niaient la connexité des manifestations syphilitiques pour ne voir que des symptômes de phlegmasie cutanée, Ricord (1838) dégagea définitivement la syphilis des rapports qu'on lui reconnaissait encore avec la blennorrhagie. Bassereau (1852) continua l'œuvre en séparant le chancre simple, et Rollet (1858) la paracheva par la création du chancre mixte.

La marche et le pronostic général de la maladie inspirèrent à Ricord sa célèbre division en trois périodes, primitive, secondaire et tertiaire, qui fut longtemps considérée comme une loi immuable, jusqu'au jour où Virchow (1859), Lancereaux (1866) et Mauriac (1872) lui infligèrent les démentis de l'anatomie pathologique et de l'observation. En 1863, parut l'admirable livre de Diday, *Sur la syphilis naturelle*, une des œuvres les plus originales qu'ait produites la syphiligraphie. L'auteur y établissait la distinction vraiment clinique des syphilis fortes et des syphilis faibles, et faisait valoir les avantages de l'abstention mercurielle dans le traitement de ces dernières. Bazin (1863) ajouta bientôt une troisième classe, celle de la syphilis maligne précoce.

A tous ces auteurs et à bon nombre d'autres, nous sommes redevables de descriptions fort exactes se rapportant aux divers symptômes de la syphilis. L'expression de pustules cessa d'être appliquée, comme autrefois, à toutes les éruptions, et reçut un sens restreint et bien déterminé. Trappe (an X), Biett (1828), Davasse (1845), Gamberini (1866), Profeta (1866), Taylor (1868), poussèrent à ses dernières limites l'analyse des manifestations secondaires Fournier (1868) et Lancereaux (1866) nous firent connaître les formes cutanées de la syphilis tertiaire, et Langlebert (1856) mit le sceau à sa renommée en démontrant le mode de transmission des accidents secondaires. Vinrent ensuite les recherches de Rollet (1859) sur la syphilis des verriers. Vers la même époque, les inoculations de Wallace (1851) et de Gibert (1859) jetèrent un grand jour sur la communication du mal entre nourrice et nouveau-né, question fort obscure, agitée par Ricord et Cazenave, et résolue par Rollet. En même temps les inoculations de Pellizzari (1860), en mettant hors de doute la contagiosité du sang, permirent à Viennois (1860) de donner l'interprétation exacte des cas de syphilis vaccinale, qui se montraient fort nombreux, surtout en Italie.

Les accidents profonds ne furent pas l'objet de moindres préoccupations. Après Lagneau (1860), Zambaco (1862), Gros et Lancereaux (1859), auxquels nous devons les premières monographies sur la syphilis du système nerveux, vinrent les travaux des Hughlings Jackson (1868), Staub (1872), Mauriac (1875), Heubner (1871). Oppolzer (1863), Leudet (1866), Dittrich (1850), constituèrent la syphilis du foie; Stefanoff (1875) et Messinger Bradley (1875), celle des reins et de la rate. Enfin, avec Trélat (1868), et Gosselin d'une part, Dance (1864), Ferras (1871) et Rey (1874) de l'autre, furent scrutés les accidents tardifs, rétrécissements du rectum et des voies aériennes.

La question de la syphilis héréditaire s'est enrichie des mémoires de Mireur (1867), Owre (1869), du livre de Langlebert *sur la syphilis dans ses rapports avec le mariage* (1873), où nous voyons contester l'influence directe du père, défendue encore cependant par Diday et Gamberini. Trappe (an X), Dubois (1837), Depaul (1837), s'attachèrent à faire ressortir l'importance des éruptions cutanées chez le nouveau-né souillé héréditairement; tandis que Gubler (1852), Hutchiuson (1863), Parrot (1870), Violet (1873) et Gaj (1875), appelaient l'attention sur les lésions du foie, des dents, de la cornée, des os, de l'oreille moyenne et de la rate chez les mêmes sujets.

En ce qui concerne le traitement, le mercure très-scientifiquement ébranlé par Diday (1862), a été attaqué avec passion par Hermann (1855), Drysdale (1868), Després (1873). Mais Gauthier (1845) et Wallace (1823), nous avaient donné l'iodure de potassium, le plus incontesté des spécifiques, une des plus précieuses conquêtes de la thérapeutique.

Ainsi qu'on peut le voir par ce rapide coup d'œil, aucune époque ne saurait revendiquer une plus grande part que la nôtre dans les progrès apportés à l'étude de la syphilis. Aussi, par les résultats obtenus déjà, est-il facile de prévoir ce que l'on doit attendre encore de l'esprit d'analyse qui caractérise la tendance de notre siècle !

§ 2. — DISTRIBUTION GÉOGRAPHIQUE DE LA SYPHILIS.

La syphilis a aujourd'hui droit de cité dans tous les pays du globe; aucune influence de race ni de climat ne met à l'abri de ses atteintes. Toutefois il est intéressant de rechercher dans quelle proportion elle frappe ou épargne les hommes, suivant leurs situations cosmiques, leur nationalité, leurs mœurs, leur hygiène. D'assez notables écarts ont, en effet, été signalés dans sa répartition : leur étude, et, dans la mesure de nos connaissances, la recherche de leurs causes, intéressent à un égal degré l'étiologie et la prophylaxie. Bien que nous ne possédions encore sur ce point que des documents fort insuffisants, et parmi lesquels beaucoup, émanés de plumes étrangères aux connaissances médicales, ne peuvent être acceptés qu'avec réserve, nous allons essayer de faire connaître la distribution géographique de la vérole. Les remarquables travaux de A. Hirsch (1860), Lancereaux (1866) et G. Lagneau (1867), nous faciliteront singulièrement ce travail.

Europe. — Dès le début de cette étude géographique, nous nous trouvons en présence d'une particularité bien digne d'attention. Quoique susceptibles de contracter la syphilis dans leurs rapports avec les matelots étrangers et de se la communiquer entre eux, les habitants de l'*Islande* connaissent à peine cette maladie, qui, lorsqu'elle y a été portée, ne tarde pas à s'éteindre au milieu d'eux après un certain nombre de transmissions. Ce fait, signalé par Mackenzie, confirmé depuis par Thorstensen, Schleissner, Jacotot, ne reconnaît point pour cause une raison ethnique : les Islandais ne sont, en effet, qu'une colonie de Norvégiens, de Suédois et de Danois venus vers le milieu du IXe siècle; or ces peuples ne présentent nullement une immunité de cette sorte ; pour la même raison, nous sommes forcé de rejeter l'influence de la température, dont la moyenne n'est pas sensiblement différente de celle que l'on observe en Scandinavie (+ 4° à Reikjawick, capitale de l'île).

L'explication que nous cherchons peut, à plus juste titre, nous être fournie par l'examen des conditions morales de ce petit peuple remarquable par la simplicité et la pureté de ses mœurs, enfin par son isolement et le peu de relations qui existent entre la capitale et l'intérieur de l'île.

Dans les *îles Féroé* le même fait a été observé, quoique moins accentué.

La vérole est au contraire extrêmement répandue dans la *Suède* et la *Norvége* (température moyenne + 5°,4). Les formes les plus graves des accidents tertiaires, carie des os crâniens, perte du palais, etc., n'y sont point rares et ont pu fournir de nombreuses statistiques pour les belles recherches de Boeck (de Christiania). La mort en est souvent la conséquence. L'influence du climat se borne à ralentir la marche de la maladie; les éruptions secondaires ne se montrent parfois que six mois après le chancre initial.

Dans une bonne partie de la Norvége la syphilis, répandue endémiquement depuis le commencement du XVIIIe siècle, et confondue tout d'abord avec la lèpre ou *spedalskhed*, ou considérée comme une maladie particulière (Mangor, Tychsen, Sorensen), a reçu le nom de *radesyge*, qui signifie, en norvégien, mal immonde. C'est à Egersund et à Stananger que la radesyge, inconnue avant cette époque, fit son apparition en 1710, importée, paraît-il, par un navire de guerre russe. Des femmes norvégiennes allaient quelquefois à bord rendre visite aux Russes; elles en revinrent avec des ulcérations aux parties génitales; le mal se transmit et prit un grand développement dans la population. Aujourd'hui, grâce à des enquêtes et à des travaux sans nombre (Deegen, Steffens, Munk, Nicolaï, Arbo, Hjort, Kjerrulf, Magnus Huss et Boeck), la spécialité de la radesyge a perdu la plupart de ses partisans, sans qu'il ait été besoin de grands efforts d'interprétation pour en faire rentrer les manifestations dans le cadre de la syphilis. Qu'on en juge par l'exposé suivant de ses principaux caractères, emprunté à Sorensen, partisan de la non-identité des deux maladies : « Maux de tête, douleurs dans les membres, surtout pendant la nuit; éruptions au front, à la poitrine, sur les épaules, sur les bras; inflammation légère de la gorge. L'exanthème prend plus d'étendue et se trouve entouré d'un bord foncé. Il se montre, sur le visage, des plaies d'abord superficielles, qui peu à peu se développent en profondeur; il vient des tubercules sous-cutanés qui passent à l'état d'inflammation et de suppuration. L'inflammation de la gorge augmente; il y a exulcération de la luette et des amygdales; les plaies rongent et détruisent les parties jusqu'au pharynx; des plaies analogues se développent dans la région palatine; les os du palais sont attaqués et détruits. Aux extrémités, il survient des plaies entourées de bords d'un rouge foncé, parfois recouvertes d'une croûte épaisse et sèche. Aux parties génitales, à l'anus et au périnée, il se présente des condylomes et des excroissances qui s'étendent jusqu'aux cuisses. La maladie s'attaque à la cloison du nez, qui s'ulcère et se perfore; le système osseux est atteint de carie, surtout sur les os du nez, sur les os longs et sur l'os frontal; il se présente des tophus et des exostoses qui se changent bientôt en carie. La cause première de la maladie est inconnue; on sait seulement qu'il se développe un contagium qui se communique par la salive, la sueur et l'ichor, au moyen de couteaux, de cuillers et d'habits, dont parmi le peuple on se sert en commun, ainsi que par le contact. Le mercure est le premier et le plus important de tous les remèdes. » Ajoutons que les malades sont parfois tourmentés par une soif et une boulimie intolérables; la cachexie, qui survient dans un grand nombre de cas, s'accompagne de sueurs et de diarrhée colliquatives. Comme on le voit, c'est à la fâcheuse hygiène que, pour une grande part, il convient de rapporter, soit la transmission rapide, soit la gravité particulière de la syphilis radesygienne.

Plusieurs contrées du Nord, le *Jutland*, l'*Esthonie*, la *Courlande*, la *Lithuanie*, le *Holstein*, nous offrent sous différents noms des exemples de syphilis endémiques ayant de grands rapports avec la radezyge : *syphiloïde jutlandaise* (Van Desurs), *syphilis insontium* (Lilée), *morbus venereus ditmarsiensis* (Hübener) dans le Holstein.

L'*empire russe* tout entier, s'il faut en croire de Valcourt, paye un lourd tribut à la syphilis, qui se montre particulièrement grave, ainsi que nous venons de le voir, au voisinage de la Baltique et en *Podolie*, à *Kasan*, dans la *Sibérie* et au *Kamtchatka*. La nombreuse armée qu'entretient cette puissance, la proportion considérable de femmes publiques qui s'y rencontrent, favorisent singulièrement la propagation de la maladie, car la plupart d'entre ces dernières, après s'être livrées quelques années à la débauche dans les villes, regagnent les campagnes, où elles se marient. Or le docteur Schperk nous apprend que, dès l'âge de vingt-cinq ans, sauf quelques exceptions qui ne peuvent être prises en compte, le personnel entier des prostituées en maison est syphilitique.

La syphilis est très-répandue dans les *îles Britanniques*, où chaque année, au dire de Holland, elle frappe plus de 1 652 500 individus des deux sexes. Dans le même laps de temps, le nombre des cas de syphilis primitive s'élève dans l'armée de terre à plus du dixième de l'effectif (vénériens, sur 1000 hommes : en 1860, 306; en 1862 et 1863, 318; en 1864, 290; sur 1000 vénériens, on compte 343 chancreux et 119 sujets atteints de syphilis constitutionnelle). En *Écosse*, existe depuis la fin du XVIIe siècle une maladie endémique qui a reçu le nom de *sibbens* ou *siwens*, à cause de la ressemblance que présentent certaines de ses éruptions avec le fruit du framboisier sauvage, *swinn*. Or, depuis les travaux de Gilchrist (1771) et de Benjamin Bell, nous savons que le sibbens n'est autre chose qu'une syphilis modifiée par la malpropreté, la présence d'affections cutanées (gale) et les déplorables conditions hygiéniques auxquelles se trouvent soumises les basses classes, seules victimes de ce mal. Éruptions cuivrées, pustules, tubercules, tuméfactions ganglionnaires, vastes ulcères cutanés ou muqueux emportant le voile du palais, détruisant le pharynx ou les téguments de la face; enfin caries osseuses en différents points du squelette, ce sont là des symptômes qui trahissent nettement une origine syphilitique. Ajoutons que la transmission héréditaire est fréquente et détermine nombre d'avortements, que la contagion peut se faire entre nourrice et nouveau-né, et qu'il n'est pas de remède plus efficace que l'hydrargyre. Mais ce qui caractérise surtout cette maladie, au dire de Bell, et la rapproche de la syphilis du xve siècle, ce sont des excroissances spongieuses ou fongueuses qui se montrent sur la peau, partout où se trouve la moindre tache, écorchure ou ulcération. Bien que le sibbens doive être particulièrement rapporté à la *syphilis insontium*, les malades en éprouvent une telle honte, qu'ils se cachent et fuient tout traitement; les arracher à cette pudeur déplacée, ce serait faire beaucoup pour l'extinction du fléau. Bell cite le fait d'un prêtre dont l'influence fut assez puissante pour atteindre ce but. Il prit soin de visiter lui-même chaque famille et de représenter à tous la nécessité de recourir aux médecins dès que la maladie se manifestait. Au bout de peu de temps, le sibbens avait disparu de cette paroisse.

Dans la province de Dunfries et dans le Galloway, la même maladie est connue sous le nom de *yaws*.

La *France* a moins à souffrir de la vérole que la Grande-Bretagne. Il est remarquable, en effet, que le mal a jusqu'ici, dans une certaine mesure, respecté les campagnes, et, bien qu'ils ne nous fassent pas connaître dans quelle proportion les syphilitiques doivent entrer en ligne de compte parmi les vénériens, les tableaux statistiques de l'armée, qui n'accusent qu'un nombre modéré de ces derniers, doivent être considérés comme l'indice d'une situation qui va s'améliorant. Si nous prenons la moyenne des neuf dernières années (dont il faut exclure, bien entendu, 1870 et 1871) soit 1865, 1866, 1867, 1868, 1869, 1872, 1873, nous trouvons que la proportion des maladies vénériennes déclarées est environ le dixième de l'effectif total : 102 sur 1000. En 1868, elle s'élevait à 131 sur 1000.

Cependant, au sein des grandes agglomérations, des ports de mer, des villes de garnison, la diffusion de la syphilis ne s'est point ralentie. Si d'ingénieux calculs ont permis à Mauriac de fixer entre 5000 et 8000 le nombre de véroles acquises chaque année à Paris, il est facile de supputer ce qu'un pareil tribut sans cesse renouvelé peut accumuler de syphilitiques dans la capitale. Il est vrai que, toujours d'après le même observateur, la maladie a, depuis quelques années, singulièrement perdu de son intensité.

Bien qu'elle n'ait jamais présenté une gravité comparable à celle de la radesyge et du sibbens, la syphilis a donné lieu en France à quelques endémies qui n'ont été que tardivement rattachées à leur véritable cause. Jean Bayer nous a conservé l'histoire du *mal de Sainte-Euphémie* qui parut en 1727 dans le petit village de ce nom (Drôme). Ce mal reconnaissait pour origine une pustule survenue à l'index droit d'une accoucheuse. Pendant plus de quatre mois, bien que cet accident ait persisté et se fût accompagné à bref délai d'un gonflement douloureux du bras, et d'une *dartre* universelle, cette malheureuse ne cessa d'exercer sa profession; plus de cinquante femmes, ses victimes immédiates, furent atteintes de pustules aux organes génitaux, et communiquèrent la contagion à leurs enfants, à leurs maris. La maladie revêtit différentes formes. Tout le corps se couvrait de pustules et d'ulcères, ou de tubercules durs et calleux, qui donnaient issue, quand les malades les excoriaient, à une humeur noire sanguinolente et très-âcre. Les mains et le corps se couvraient aussi d'écailles et de croûtes, semblables à celles de la lèpre. Chez plusieurs individus, il survenait sous les doigts de pieds des ulcères douloureux, sanieux et fétides; d'autres eurent des angines et perdirent leurs cheveux. Cependant le mercure fut heureusement administré et personne ne mourut. — A Nérac (Lot-et-Garonne) ce fut un nouveau-né qui reçut le virus et le transmit (1785). Contagionné par une nourrice d'aventure, cet enfant tomba malade, se couvrit de pustules, communiqua la syphilis à plusieurs autres femmes du voisinage, qui lui prêtèrent le sein, et par leur intermédiaire à une bonne partie de leur famille. Il mourut, et avec lui beaucoup d'autres qu'il avait médiatement infectés. La plupart des victimes souffrirent en effet d'une vérole grave, caractérisée par des éruptions pustulo-crustacées et des ulcères. Raulin, auquel nous devons la relation de ces faits, fut frappé des rapports que présentaient ces lésions avec celles qui caractérisent la maladie des nègres, appelée le *pian*; aussi cette petite endémie est-elle connue sous le nom de *pian de Nérac*. — La *maladie de Chavanne-Lure* fut importée en 1815 dans ce bourg de la Haute-Saône par un jeune homme qui prétendit plus tard s'être contaminé en buvant après un soldat autrichien dans un corps de garde, à Montbéliard. Les symptômes ne différèrent guère de ceux des épidémies ci-dessus rapportées : éruptions et ulcérations buccales, pustules sur toute la surface du corps, douleurs nocturnes, faiblesse générale, etc. — Plus près de nous, à Luxeuil (1840) et à Limoges (1873) sous l'influence de causes analogues, on vit les cas de syphilis se multiplier avec une grande intensité; mais les études spéciales sont trop répandues aujourd'hui pour que ces endémies limitées aient pu mettre en défaut la vigilance de l'hygiène publique.

Protégée par une sage réforme sanitaire, la *Belgique* offre relativement peu de prise à la vérole. Les documents officiels ne donnent qu'une proportion de 90 vénériens sur 1000 soldats; or sur ce nombre, s'il faut en croire Vleminckx, les blennorrhagies représentent les 65/100es, soit 58 sur 90. En considérant comme syphilitiques toutes les maladies vénériennes, on aurait donc au pis-aller une proportion de 32 syphilitiques sur 1000 hommes d'effectif. Nous sommes loin, comme on le voit, des chiffres fournis par les statistiques françaises et surtout britanniques. Notons cependant ici l'étonnante gravité que présentèrent toutes les manifestations de la syphilis pendant la terrible épidémie de famine qui désola les *Flandres* en 1846-47.

En *Hollande*, les maladies vénériennes atteignirent, en 1868, 105 hommes sur 1000 de l'effectif.

Le *Danemark* et la *Suisse* sont aussi frappés dans une proportion plus considérable que la Belgique.

En 1867, les cas de maladies vénériennes, dans l'*armée prussienne*, furent au nombre de 13 641, soit 54 pour 1000 : c'est la plus petite proportion que nous ayons encore constatée. Elle est surtout instructive, si l'on rapproche de ce chiffre 13 641 celui de 51 753 qui exprime le nombre de soldats qui, en France, pendant l'année 1868, vinrent demander un traitement dans les hôpitaux militaires pour une maladie récemment contractée ou une récidive. Les efforts du gouvernement ont également déterminé une amélioration considérable dans l'état sanitaire des provinces voisines de la Baltique, naguère encore décimées par le fléau.

Le progrès est inverse en *Bavière*. Seitz rapporte en effet qu'une modification apportée à un décret de police en 1861 a fait rapidement doubler à Munich le nombre des hommes infectés.

En 1869, l'*armée austro-hongroise* compta 16 928 vénériens. Si l'on excepte les populations juives de la Gallicie, parmi lesquelles l'infection héréditaire est fréquente, et les Hongrois du comté de Neustra, où, contrairement aux assertions formelles de Zeissl, Hirsch la considère comme endémique, les sujets de ce vaste empire ne présentent pas de réceptivité spéciale. Cependant l'histoire nous apprend que la ville de Brunn, en Moravie, fut, il y a trois cents ans, vers 1578, le théâtre d'une endémie assez grave nommée alors *mal de Brunn*. Suivant un vieil usage, bon nombre des habitants se soumettaient annuellement à une application de ventouses, suivie d'ablutions prolongées. En 1578, la plus grande partie des plaies produites par la scarification donnèrent lieu à des chancres suivis de syphilis fort graves, rappelant, tant par la profondeur et l'étendue des ulcérations que par l'acuité des douleurs nocturnes, les plus fâcheux symptômes, qui caractérisèrent l'épidémie du xve siècle. 180 personnes infectées en quelques mois durent leur salut au gaïac et au mercure.

Selon M. Mollinedo, en 1850, sur 11 527 soldats atteints de maladies vénériennes qui entrèrent dans les hôpitaux *espagnols*, 79 moururent, et un beaucoup plus grand nombre durent être réformés. Ce fait nous prouve que la syphilis est loin d'être rare et bénigne dans la péninsule ibérique, comme l'avait affirmé Rotureau. Le *Portugal* semble cependant moins maltraité. La syphilis y est fréquente, il est vrai, mais d'une intensité fort atténuée, et, s'il faut en croire des traditions un peu anciennes (Fergusson 1812), n'exige aucun traitement spécifique.

En *Italie*, nous trouvons d'assez grandes dissemblances dans les effets de la syphilis suivant les régions. Sa bénignité dans le nord, le Mantouan, les provinces de Sondrio, Brescia, nous est attestée par Fodéré, Balardini, Menis, Guislain. Il n'en serait pas de même à Rome, à Naples, à Palerme, où nombre d'auteurs ont insisté sur la fréquence des accidents tertiaires (Loder, Ziermann, Jansen, Chardon, Sigmund, Profeta). Enfin, sur les côtes de l'Adriatique, elle constitue, depuis le commencement de notre siècle, une endémie des plus rebelles, désignée sous les noms de *mal de Scherlievo*, *mal de Fiume*, du nom des localités où elle s'est particulièrement développée; dans le peuple elle est aussi appelée *Margherita*, du nom de la première femme qui en fut affectée. Sur la peau se voient des ulcères très-étendus à fond déprimé, à bords relevés, taillés à pic, occupant les membres ou la face, ou de grandes cicatrices avec perte de substance et brides difformes, donnant à la figure un aspect hideux et repoussant. Sur le système muqueux, érosions profondes à l'entrée des narines, état fongueux, fétidité des fosses nasales, larges destructions de la luette, du voile du palais, des amygdales; vastes ulcères de la gorge occupant le pharynx et pouvant mesurer de 6 à 8 centimètres d'étendue dans tous les sens, à bords saillants, épais, à surface inégale, présentant un aspect jaunâtre semi-gélatineux, quelquefois limités au larynx. Au sein des parties molles on sent des tumeurs circonscrites, marronnées, de vastes gonflements de tissus. Le système osseux est le siége de périostoses, ou d'exostoses caractérisées par des gonflements durs, circonscrits, enfin de caries et de nécroses. Ajoutez des plaques muqueuses, des éruptions de grosses pustules recouvertes de croûtes, des condylomes, des bubons, etc., et vous aurez à peine le tableau complet de cet effrayant syndrome. Les opinions ont beaucoup varié sur la nature de cette maladie : variété de lèpre pour Franck, scorbut épidémique pour d'autres, comme le sibbens, comme la radesyge, elle est généralement de nos jours rapportée à une syphilis modifiée par les mauvaises conditions hygiéniques locales. Le pays où cette maladie est endémique est constitué par un sol aride, sur lequel sont disséminés quelques rares villages composés de cabanes de bois et de terre, et habités par des campagnards pauvres, manquant d'eau l'été, privés de moyens de chauffage pendant l'hiver, et vêtus de grossiers habillements de laine qu'ils ne quittent jamais. La maladie fut introduite parmi ces malheureux vers 1790 par trois individus, dont une femme, venus du Temeswar, contrée de la Turquie où régnait un mal semblable. Les médecins du pays ne lui opposèrent pendant près de quinze ans que la diète et des décoctions végétales. Le docteur Masich envoyé par le gouvernement pour faire une enquête, vers 1800, fut le premier à discerner l'origine syphilitique et à préconiser l'hydrargyre : à cette époque, 4500 habitants, sur 16 000 étaient atteints ! Le traitement spécifique ne fut régulièrement institué que par le docteur Cambieri (de Pavie) en 1816. Ce fait suffit à infirmer l'opinion soutenue en 1866 par F. Lorinser, qui, après une visite à l'hôpital de Porto-Re, n'avait pas craint d'écrire que « le scherlievo n'était nullement une maladie spéciale à l'Istrie et au littoral autrichien, mais le plus souvent une simple hydrargyrose, et dans un petit nombre de cas une complication de l'hydrargyrose avec la syphilis, la gale et peut-être d'autres affections cutanées. Ce ne sont donc, ajoutait-il, ni les conditions du sol, ni la manière de vivre, ni la syphilis, ni la gale qui ont créé le Scherlievo ; ce sont les médecins. » Le docteur Giacich n'eut pas de peine à faire justice d'imputations aussi excessives. Tel est aussi l'avis de Barth, qui a pu étudier la maladie en 1859 dans un voyage à Porto-Re.— La *facaldina*, endémie qui régnait naguère à Facaldo, village de 800 âmes de la province de Belluno, présente de grands rapports avec le mal de Scherlievo. Il s'agissait encore de la syphilis, qui fut introduite, en 1786, dans le pays par « une mendiante infectée d'une gale vénérienne, avec ulcères, poireaux à la vulve, et douleurs ostéocopes. » Toutefois la vérole pouvait ici avoir été compliquée de blennorrhagie, de chancres simples et de bubons.

Nous ne possédons que fort peu de renseignements sur la situation de l'Europe orientale : au dire de Bertillon et de Guillard, les maladies vénériennes sont rares et bénignes dans l'*Albanie*. — Quant à la *Turquie*, nous avons de bonnes raisons de croire que, surtout dans les contrées riveraines de la mer Noire, elle est fort éprouvée par la syphilis.

A *Malte*, dans le Royal-Malta-Fencible-Artillery, corps composé d'indigènes, dont les quatre cinquièmes sont mariés, la proportion des vénériens est de 57 sur 1000. La même proportion observée à *Gibraltar*, à *Malte* et dans les *îles Ioniennes*, parmi les troupes anglaises, s'élève à 102 pour 1000, soit 33,66 syphilitiques sur 1000 hommes d'effectif, car les cas de syphilis comptent pour 330 sur 1000 d'affections vénériennes.

Afrique. — *Région du nord.* — Les statistiques militaires nous apprennent que les troupes de l'*Algérie* offrent une proportion de 84 vénériens sur 1000 hommes d'effectif pour les Français, et de 104 pour les indigènes. Les mœurs dissolues de ces derniers, le développement de la prostitution, qui pour certaines tribus est devenue une source de richesse et de notoriété, et en même temps le défaut de soins qu'impose aux malades la décence prescrite par le Coran, ont tellement favorisé la diffusion de la syphilis et accru sa gravité, qu'elle rappelle par ses ravages la grande épidémie du XVe siècle. Décrite d'abord sous le nom de *mal des Kabyles, mal du Djurdjura*, elle a été définitivement séparée de la lèpre et des nombreuses affections cutanées (furoncles, anthrax) qui sévissent sur les Arabes, par les importants travaux des Deleau, Daga, Vincent, Grellois, Lagarde, Ladureau, Bergot, Audibert, Hattute et Laveran, etc. Ces médecins n'ont pu que très-rarement constater l'accident primitif. D'après leurs observations, la maladie présente sous ce ciel brûlant une grande rapidité d'allures, et détermine des éruptions pustulo-crustacées, tuberculo-ulcéreuses, gangréneuses, phagédéniques, etc., qui doivent la faire rentrer dans le cadre des syphilis malignes précoces décrites par Bazin. Les lésions profondes des os, exostoses, caries, et les vastes destructions de la peau et des muqueuses, ulcérations de la gorge, de la langue, de la bouche, des narines, sont les seules manifestations tertiaires qui aient pu être observées. Il est à remarquer que les douleurs ostéocopes nocturnes font généralement défaut, probablement à cause du manque de lits chez les Arabes, qui se couchent sur une simple natte étendue par terre. La cachexie vient vite et s'accompagne d'une insomnie et d'une tristesse accablante. La syphilis héréditaire n'est ni moins grave, ni moins fréquente : « Je ne crois pas, écrit Deleau, qu'il existe dans aucun hôpital des exemples plus affreux que ceux que j'ai constamment sous les yeux. J'ai vu de malheureux enfants à la mamelle, souvent aveugles, couverts de pustules et de végétations, la membrane muqueuse de la bouche presque détruite. » Au dire de Richardson et d'Hoffmann, il en serait de même dans la *Régence de Tripoli* qu'ils ont explorée jusqu'à l'oasis de Ghadamès. Quoi qu'il en soit, le mercure et l'iodure de potassium, qui sont inconnus des indigènes, exercent sur ces accidents des modifications aussi rapides que profondes : cette action incontestable des spécifiques suffit à bien différencier le mal kabyle de la lèpre qui est aussi fréquente parmi ces peuplades.

Tout aussi répandue, mais moins grave que chez les Arabes, la syphilis tunisienne a été récemment l'objet d'une remarquable étude due à MM. Tirant et Rebatel : « La syphilis, écrivent-ils, règne dans ces pays en souveraine ; ceux qui ne l'ont pas sont la très-rare exception. Du reste, fort bien acceptée par tous, elle n'est plus une maladie honteuse, c'est le *grand mal ;* et nous nous étonnions au début de voir les pères de famille nous amener leurs jeunes garçons, qu'ils nous disaient très-simplement être atteints du *kébir*, sans s'inquiéter même par quel côté il avait pu venir... Du reste, la maladie nous a paru infiniment moins grave en Tunisie, ajoutent ces observateurs, qu'en France, tant par la rareté des accidents tertiaires que par la bénignité des secondaires [1]. Sans aucun doute les voûtes palatines perforées et les nez effondrés sont fréquents en Tunisie ; mais comment pourrait-il en être autrement sur un nombre aussi considérable d'individus atteints, et surtout d'individus livrés pieds et poings liés à la maladie, n'ayant ni mercure, ni iodure à lui opposer ?... » Un fait curieux et qui explique comment certains voyageurs ont pu être induits en erreur, c'est que les lésions du nez et du palais, constatables pour tous et impressionnant vivement les profanes, sont de beaucoup les manifestations les plus fréquentes de la maladie ; les autres accidents tertiaires sont très-rares. Les auteurs que nous citons n'ont pas souvenance d'une seule nécrose des os du crâne ; ils ont vu très-peu de gommes ou de périostites, peu d'éruptions et pas

[1] A l'appui de cette assertion, les docteurs Rebatel et Tirant citent le fait suivant, qu'il nous paraît intéressant de reproduire : « Un de nos chameliers est parti avec nous de Sfakes en pleine poussée secondaire : plaques muqueuses de la bouche, croûtes dans les cheveux, ganglions engorgés, etc. Eh bien ! quoique dans de très-mauvaises conditions, marchant quinze à dix-huit heures par jour, dormant et se nourrissant fort peu et fort mal, il est rentré, après vingt jours de fatigues, parfaitement guéri de toutes ces manifestations. » — (Rebatel et Tirant, *Notes médicales recueillies en Tunisie*, in *Lyon médical*, 1874, t. XVI, p. 248.)

une seule grave, se traduisant par de l'ecthyma, du rupia ou des tubercules de la peau.

La syphilis n'est pas moins fréquente en Égypte. Dans un petit hôpital de quatre-vingt-huit lits, tant pour la chirurgie que pour les maladies internes, Godard comptait, en 1862, vingt-six syphilitiques. Bien que Bilhaz, Schnepp et Godard aient rapporté quelques cas fort graves, Clot-bey, Runer et Griesinger attestent sa bénignité.

Région du centre. — En se rapprochant de l'équateur, sur la côte orientale de l'Afrique, nous voyons s'amender la syphilis. En *Nubie*, elle est fort répandue, mais dépourvue de tout caractère malin. Les indigènes la combattent à l'aide de la *téréba*, sorte de terre grisâtre, peut-être imprégnée de sels mercuriels : l'administration intérieure de ce remède pendant des périodes de trois jours interrompues par un temps égal de repos est, paraît-il, d'une souveraine efficacité.

En *Abyssinie*, la syphilis, qui, selon Aubert-Roche, y aurait été importée par les Portugais au XVe siècle, a été étudiée par le docteur Henry Blanc, médecin de l'armée anglaise. Ses observations concordent complétement avec celles de Rebatel et Tirant sur l'état sanitaire de la Tunisie. Comme ces derniers, Blanc s'étonne du peu de gravité de la maladie et de la bénignité de son évolution. Il fixe à 90 pour 100 la proportion des individus atteints. On peut en dire autant du *Kordofan*, du *Sennaar*, du *Darfour* et du *Soudan*. Notons cependant l'immunité à peu près complète constatée chez les habitants du pays *Gallas* et des contrées situées au *sud de la rivière Blanche*.

Chez les nègres de l'Afrique occidentale, ainsi du reste que dans tous les points où l'esclavage les a conduits (Antilles, sud des États-Unis, Guadeloupe, Cuba, Amérique méridionale), la syphilis est endémique, et tellement fréquente, vu les rapports de tout instant qu'établit entre ces malheureux la vie en commun, que, selon Paulet, le plus grand nombre d'entre eux sont tôt ou tard infectés. L'affection frappe surtout la peau, et donne lieu à des manifestations connues sous les noms de *pian*, *yaws*, *frambœsia*, qu'il n'est plus permis aujourd'hui, surtout depuis les travaux de Rollet, de séparer de la vérole. Qui ne reconnaîtrait des tubercules muqueux ou des plaques muqueuses de la peau dans une éruption qui, débutant par une tache semblable à une piqûre de puce, acquiert les dimensions d'une pièce de vingt-quatre sous, puis arrive à former sur la face, les aines, les aisselles, la marge de l'anus et les grandes lèvres, des éminences fongueuses, parfois petites (*petits pians*), quelquefois agglomérées (*mère pian*), tantôt rouges (*pians rouges*), tantôt blanchâtres (*pians blancs, gros pians*)? Les noms de *guignes* et de *crabes* ont été donnés au pian, quand il se développe sur la paume des mains ou la plante des pieds; enfin les *saonaonas* constituent notre psoriasis plantaire. Le pian ne naît jamais spontanément. Il se communique par l'hérédité ou la contagion. Quant à sa transmissibilité par inoculation, elle n'a été que trop souvent constatée dans les cyniques expériences que Thomson et Paulet ont multipliées comme à plaisir sur de malheureux indigènes.

Région du midi.—Au dire de Chapotin et de Lesson, la syphilis s'est depuis le commencement du siècle singulièrement propagée à l'*île de la Réunion*, et s'y montre sous les formes les plus hideuses, surtout chez les nègres. A l'hôpital militaire de Saint-Denis, on compte 210 affections vénériennes sur 1329 malades.

A *Madagascar*, la syphilis est répandue parmi les différentes races qui se partagent cette grande île. Elle est fréquente chez les Hovas, restes à peu près purs de la race malaisienne, même dans les classes élevées de la population. Plus rare à *Sainte-Marie* et à *Nossi-Bé*, à *Mayotte*, elle a fourni 44 cas en quatre ans, d'après un relevé du docteur Grenet. Mais c'est sur les Malgaches, race noire où domine l'élément autochthone, qu'elle sévit avec le plus d'intensité. On retrouve parmi ces derniers le *pian* ou *frambœsia*, connu sous le nom de *kessa* ou *changou*.

Dans la colonie anglaise du *Cap*, la syphilis n'est pas moins fréquente que dans les villes les plus corrompues de l'Europe. Elle a nécessité, de 1859 à 1866, 248,5 admissions pour 1000 hommes, et, en 1865, 438,3. A *Cape-Town*, les chiffres sont plus élevés: du 16 avril 1868 au 16 octobre de la même année, c'est-à-dire en six mois, un effectif de 1865 individus a fourni 315 admissions, ce qui donne le chiffre énorme de 728 sur 1000 par an.

Un fait bien remarquable, c'est l'immunité absolue dont jouissent, au dire de Livingstone, les nègres qui peuplent le centre de l'Afrique. « Le mal, écrit-il, ne persiste jamais sous aucune forme dans l'intérieur de l'Afrique, chez les indigènes dont la race n'a pas été croisée. Il en est autrement pour les individus de sang mêlé, où la virulence des symptômes secondaires a toujours été en proportion de la quantité de sang européen qui coulait dans les veines du malade; chez les *Coronnas*, chez les *Criquas* et les métis portugais, l'affection produit les mêmes ravages qu'en Europe. J'ai trouvé chez les Barotjès une maladie qu'ils appellent *manassah*, et qui ressemble énormément au *fœda mulier* de l'histoire. »

La conclusion de cette étude sur la syphilis africaine ne nous paraît pas douteuse, et nous la formulerons en ces termes : La fréquence de la syphilis chez les indigènes est, toutes choses égales d'ailleurs, en raison directe de leurs relations avec les Européens.

Asie. — La syphilis est aussi grave que répandue parmi les habitants de la Russie asiatique, en *Sibérie*, au *Kamtchatka*. Cependant les rapports officiels, plus administratifs peut-être que réels, ne donnent que des chiffres assez faibles pour représenter la proportion de vénériens sur 1000 hommes d'effectif (29 pour 1000 dans l'armée du *Caucase*). Il en est de même dans les *îles Aléoutes*, situées entre la Russie d'Asie et l'Amérique russe, qui présentent une température moyenne de $+5°$.

La prostitution est tellement répandue dans le *Japon*, que les maladies vénériennes y ont acquis un grand développement. Bien qu'elle soit généralement bénigne (Duteuil), la syphilis, connue sous le nom de *feu de la volupté*, s'accompagnerait fréquemment, s'il faut en croire Friedel et Potocnik, d'affections osseuses. D'autre part, Vaffier a appelé l'attention sur la grande fréquence des lésions articulaires liées à cette maladie. En 1868, le gouvernement japonais a fondé à *Yokohama*, sous la direction du docteur Newton, un hôpital avec visites régulières et séjour obligatoire pour les filles publiques malades. A cette époque, 32,8 pour 100 des femmes examinées étaient en proie à la syphilis constitutionnelle, et beaucoup aux formes graves, ulcères phagédéniques, éruptions pustuleuses, etc. L'emploi du mercure est en général de peu d'utilité. Le docteur Pompe attribuait ce fait aux conditions climatériques qui déterminent, dit-on, plus rapidement le développement de l'hydrargyrie. Le docteur Van Leuven, de *Nagasaki*, explique le même fait par cette circonstance, que tous les malades atteints de syphilis qui se présentent à lui, sont déjà sursaturés de mercure, et ont passé par tous les degrés de l'hydrargyrie. Les Japonais emploient en effet beaucoup le cinnabre, que leur apportent les Chinois, et aggravent leur syphilis par un usage intempestif de ce médicament. L'emploi des bains chauds à l'iodure de potassium, et le traitement consécutif par la décoction de salsepareille, sont alors les seules ressources sur l'efficacité desquelles on puisse vraiment compter (Potocnik).

Grâce aux travaux de Rose, Duteuil, Gauthier, Dabry, Louis

Blanc, Morache et Potocnik, nous savons aujourd'hui que la syphilis règne dans toute l'étendue du vaste *empire chinois*. « Les immenses plaines de la *terre des herbes*, dit Morache, sont, depuis les temps les plus reculés, parcourues par des peuplades nomades qui, malgré leurs vertus patriarcales, paraissent profondément saturées du virus syphilitique. Ils présentent des accidents cutanés, des formes de lèpre analogues à la lèpre biblique, qui, à un examen sérieux, après l'usage toujours heureux d'une médication spécifique, doivent être regardés comme des manifestations éloignées de la vérole. La constitution de la race ne paraît pas profondément débilitée ; le mal vit à l'état latent. Mais qu'un Européen vienne à être infecté, et l'on verra éclater chez lui les accidents les plus redoutables de la vérole maligne. » Sur 350 malades traités à l'hôpital français de *Tien-tsin*, pendant le premier semestre de 1861, on comptait 90 chancres et 21 cas d'infection constitutionnelle, pour la plupart suraiguë et fort grave.

Canton, *Hong-kong*, *Whampoa*, *Shang-haï*, sont des lieux célèbres pour la syphilis. Les relevés de l'hôpital de *Shang-haï* pour 1870 nous offrent, sur 490 malades, 62 syphilitiques sur lesquels il y eut 2 morts. Dans la même année, un vaisseau de guerre qui avait un effectif de 320 hommes, resta à l'ancre à *Shang-haï* pendant quarante jours ; pendant ce temps, il ne s'y produisit pas moins de 83 cas de maladies spécifiques, dont plus de la moitié d'une redoutable gravité.

La syphilis est commune et bénigne sur le grand plateau de l'*Iran* (*Perse*, *Beloutchistan*, *Afghanistan*, *Hérat*) dans l'*Asie Mineure*, la *Syrie*, la *Palestine*, dans les plaines et les montagnes du Turan (Khiva, Boukhara, Khokand, Kirghiz). On ne la rencontrerait guère que dans les ports de mer et sur la route des caravanes, au sein de l'Arabie. Enfin, s'il faut en croire Poyet, elle affecte un caractère particulier de gravité sur les hauts plateaux de l'*Arménie*. Les Kirghiz font usage d'un médicament diurétique et diaphorétique fort efficace, paraît-il, l'*Ephedra equisetina*. Les Arabes se traitent par le cinnabre.

De nombreux documents semblent attester que depuis une haute antiquité la syphilis a exercé ses ravages dans l'Inde, où on lui donne généralement le nom de *ateshec*, mot persan qui vient d'*atesh*, feu, et *ec*, diminutif, c'est-à-dire, petit feu, d'où le nom de *feu persan*. Les appellations de *bâo*, *qurâ*, *medhrovôg*, servent à la désigner dans la langue *hindy*, qui est celle des aborigènes de l'Inde, et en *bengaly*. Les *Malais* l'ont nommée *rastong-kôtchy*. Bien que traitée par le mercure et le cinnabre, il est fréquent de la voir aboutir à une maladie caractérisée par des ulcérations cutanées étendues (*judham*, *korah*). Il va sans dire que les troupes anglaises ne sont point épargnées. On y rencontre, sur 1000 hommes d'effectif, 284 vénériens, parmi lesquels 105 syphilitiques. En 1864, la proportion s'éleva jusqu'à 140, et l'on dut renvoyer en Angleterre près de 12 hommes sur 1000 vénériens.

La plupart de ces malades sont donc atteints gravement (docteurs Clark, Shanks, Mac Gregor, Kinnis, Lequerré).

Nous trouvons, dans les travaux de Thorel, Didiot, Leroy de Méricourt, Albert Morice, d'amples renseignements sur la diffusion de la syphilis dans l'*Indo-Chine*. En 1861, parmi nos troupes, elle figurait pour un cinquième dans les statistiques. D'après Thorel, elle occasionnerait plus d'un septième des entrées dans les hôpitaux.

A Choquan, dit Albert Morice, dans un intéressant travail, se trouve un hôpital spécialement établi pour les affections de la peau, surtout la lèpre et les affections vénériennes. On y amène les femmes annamites et chinoises des maisons publiques de Cholon et de la rue aux Fleurs (Saïgon); les plaques muqueuses et les végétations s'y observent en grande abondance. En fait, les manifestations de la vérole paraissent être d'une bénignité extrême chez les indigènes, tandis qu'elles sont généralement graves chez les Européens, anémiés toujours à un certain degré, et de plus incapables de supporter un traitement sérieux venant ajouter aux fatigues et aux spoliations, déjà trop nombreuses, de l'intestin dans cette colonie.

Amérique. — Un fait indiscutable, c'est que la syphilis est aujourd'hui encore à peu près inconnue chez les peuplades qui n'ont que peu de rapports avec les Européens, et que, dans toute l'étendue des Amériques, c'est au développement de la vérole qu'il faut, toutes choses égales d'ailleurs, mesurer les progrès de la civilisation. Bien loin d'y avoir pris naissance, il est donc aujourd'hui prouvé que la syphilis est pour l'Amérique une maladie d'importation.

Région du nord. — Chez les *Esquimaux* et au *Groenland*, les docteurs Bellebois et Guérault l'ont constatée sur quelques points de la côte, où l'ont portée les baleiniers, sans qu'elle paraisse encore avoir pénétré dans l'intérieur des terres.

Vers la fin du XVIIIe siècle, la syphilis se répandit dans le Canada, et principalement aux environs de la *baie de Saint-Paul*, d'où le terme de *mal de la baie de Saint-Paul;* on l'a aussi désignée sous les noms de *mal anglais*, *maladie des éboulements*, *lustra cruo, mal de chicot.* Il serait superflu de démontrer aujourd'hui que ce mal, qui naissait de l'hérédité ou de la contagion, qui déterminait l'apparition de pustules suintantes sur les muqueuses, et qui plus tard se caractérisait par des douleurs nocturnes ostéocopes, des éruptions cutanées et de l'alopécie, fut bien dû à une des plus grandes épidémies de syphilis dont le souvenir nous ait été conservé. De nos jours, les soldats de l'Amérique septentrionale anglaise ont présenté, en 1862 et 1863, 161 maladies vénériennes, dont plus de la moitié étaient syphilitiques, pour 1000 hommes d'effectif. Sur 100 vénériens, plus de 8 hommes étaient rapatriés en Angleterre, dont 5 définitivement rayés du service.

Aux *États-Unis*, les règlements qui régissent la prostitution dans les grandes villes ont modéré la diffusion de la syphilis et l'ont, à peu de chose près, fait rentrer dans les mêmes bornes qu'en Europe. Aussi semble-t-elle s'être réfugiée chez les races indigènes et chez les nègres que l'esclavage a importés dans ces contrées. Parmi les tribus indiennes, surtout dans la *Californie*, le *Texas*, elle a pris une telle extension, qu'il n'est pas rare d'en voir affectés tous les membres d'une même famille (Praslow).

Région du centre. — Il n'est aucun point du globe où la syphilis sévisse avec plus d'intensité qu'au Mexique. Sa fréquence et sa ténacité, sa marche précoce et maligne, non-seulement chez les Européens, qu'éprouve toujours l'acclimatement, mais encore chez les indigènes, nous sont attestées par Jourdanet, Libermann, Heinemann. Ce dernier auteur signale particulièrement les ulcérations qu'elle détermine sur la peau et les muqueuses, sans excepter celle du larynx. Tous ces faits nous sont encore confirmés par la pratique journalière en Europe. Il n'est point rare de rencontrer, soit dans les hôpitaux, soit en ville, des victimes d'une contamination mexicaine; or je puis affirmer que le plus grand nombre sont très-gravement frappées.

Aux *Antilles*, nous retrouvons chez les nègres, avec quelques modifications, le pian, le yaws, sur lequel nous a déjà renseignés l'étude de la syphilis africaine. A *Saint-Domingue*, à la *Guadeloupe*, cette affection est encore très-répandue. Chez les aborigènes, à *Haïti*, grâce à leur libertinage et à leurs incessants rapports avec les étrangers, la syphilis est fréquente. On sait qu'au XVe siècle, quand, selon toute probabilité, les Européens l'y eurent introduite, elle causa dans cette île d'épouvantables ravages. Ajoutons cependant que, grâce sans doute à l'heureuse influence du climat, la maladie n'y est point grave, tant pour les naturels que pour les étrangers. Il y a plus, et je lis dans un intéressant mémoire déjà cité, que depuis longtemps nos officiers de marine contaminés savent fort bien qu'un séjour aux Antilles vaut mieux pour eux qu'une saison thermale (Tirant et Rebatel). Tout à fait au sud des Antilles, notons l'heureuse situation sanitaire de *Curaçao*, petite île où les Hollandais ont établi un hôpital dirigé par le docteur Van Leent. Le hollandais stationnaire *le Soembing*, après un an de séjour environ à Santa-Anna, comptait, sur un équipage de 100 hommes, 1 homme atteint d'uréthrite et 1 d'adénite inguinale non suppurée!

Région du Midi. — Qu'elle y ait été introduite par les Espagnols et les nègres (Tschudi), ou, ce qui est fort improbable, qu'elle y ait existé de toute antiquité, la syphilis est très-répandue dans l'Amérique du Sud et principalement dans les contrées de la côte occidentale; la *Bolivie* (Bach), le *Pérou* (Lesson), le *Chili* (Popping), les *États de Rio de la Plata* (Brunel), où elle constitue un redoutable fléau. A *Valparaiso* les affections syphilitiques sont des plus graves et présentent fréquemment une marche suraiguë (Lantoin, Guezennec). Selon Oister, les syphilitiques sont tellement nombreux à *Cordova* (*Plata*) qu'on les voit par douzaine mendier par les rues. Plus du tiers de la population en serait atteint.

Au *Brésil*, où les prostituées sont fort nombreuses et les mesures sanitaires absolument illusoires, Bourel-Roncière nous apprend que les malades syphilitiques constituent plus du tiers des entrants dans les salles de chirurgie de l'hôpital Santa Casa da Misericordia (7082 syphilitiques sur 18 143 malades pendant la période quinquennale de 1861 à 1866). Bien que n'affectant pas en général un caractère grave, la vérole vient compliquer un grand nombre d'affections tant chirurgicales que médicales. Les affections osseuses seraient rares.

Le *Paraguay*, l'*Uruguay*, la *république Argentine* paraissent plus maltraités. Même dans les localités les plus éloignées, Tschudi prétend y avoir rencontré les lésions congénitales les plus graves. Cependant, et cette remarque est aussi confirmée par Mantegazza, les Indiens ne paraissent en général atteints que lorsqu'ils vivent auprès des blancs; aussi les tribus qui, dans le sud, peuplent les régions situées à l'ouest des Andes, en sont-elles à peu près exemptes.

Océanie. — La syphilis n'a manifestement envahi l'Océanie qu'à partir de l'époque où se sont multipliés les rapports des indigènes avec les Européens; et tels ont été les ravages qu'elle y a causés, que beaucoup d'auteurs n'hésitent pas à lui attribuer la dépopulation que l'on observe dans quelques-unes de ces contrées.

La *Nouvelle-Zélande* et les *îles Sandwich* ont, dit-on, connu pour la première fois la vérole lors des voyages de Cook, en 1769, d'où le nom de *Mal des Anglais*. La terre de *Van Diemen* en reçut le premier germe en 1821, les *pays Battas* (*Sumatra*), les *îles Marquises*, *Gambier*, en 1841. Enfin, il y aurait encore beaucoup de contrées où le virus n'aurait point pénétré.

C'est, bien entendu, dans la *Malaisie* et la *Mélanésie* que le mal a pris le plus d'extension. A *Batavia* se trouve un célèbre collége de médecins hollandais auprès duquel les Japonais viennent souvent réclamer la cure de leurs accidents syphilitiques. Le docteur Potocnik nous apprend que ces accidents remarquables par leur opiniâtreté et leur gravité sont groupés par les médecins de Batavia sous le nom de *syphilis* japonaise. En 1718 se produisit dans l'*île d'Amboine*, l'une des *grandes Moluques*, une endémie qui porte le nom de *Mal d'Amboine*. La face, les bras, les cuisses, devenaient le siége de tumeurs dures et comme squirrheuses, rendant, lorsqu'elles s'ouvraient, une humeur gommeuse, âcre et corrosive, puis faisant place à des ulcérations. Bien que les spécifiques de la vérole en fissent habituellement justice, nous croyons avec Lancereaux que l'on peut garder quelques doutes sur la nature de cette affection, que beaucoup d'auteurs s'accordent cependant à considérer comme syphilitique.

En dépit des rapports qu'il présente avec le *frambœsia* nous ferons la même réserve pour le *Tonga*, affection contagieuse, surtout fréquente chez les enfants, et que l'on observe chez les indigènes de la *Nouvelle-Calédonie*. Il s'agit d'une éruption de grosses papules suintantes, qui, par un accroissement progressif, arrivent à prendre le volume et l'aspect d'une fraise, et font parfois place à de vastes ulcérations. Le Roy de Méricourt et De Rochas ont aussi rencontré le Tonga aux *îles Fidji Wallis* et à *Tonga Tabou*.

A *Noukahiva* le mal se montre sous toutes les formes et à tous les degrés, et le docteur Delarue estime qu'il n'y a peut-être pas une seule femme qui n'en ait subi l'infection. Il est vrai que, d'un autre côté, Rufz de Lavison et Ch. Lévêque insistent sur la bénignité des lésions. Il n'en est pas toujours de même du traitement qui leur est opposé; témoin la mesure prophylactique un peu radicale prise naguère dans une des îles Loyalty; voulant s'opposer à la propagation de la syphilis, l'un des chefs indigènes fit assassiner une trentaine d'individus qui en étaient atteints, et défendit aux femmes, sous peine de mort, tout rapport avec les Européens.

De cette trop courte étude essayons-nous de tirer une conclusion générale, il est facile de s'apercevoir que toute influence de race doit être considérée comme vaine. Entre les nègres de l'Afrique australe et les habitants de l'Islande, qui paraissent également impropres au développement de la syphilis, il est bien difficile de trouver aucun trait de ressemblance, et d'autre part, des peuplades qui leur sont voisines, tant par les liens d'une origine commune que par leur rapprochement géographique, ne jouissent nullement d'une semblable immunité.

Nous ne saurions accorder plus d'influence à d'autres causes cosmiques, latitude, longitude; peut-être, cependant, serait-il juste de signaler la plus grande intensité du mal dans les régions occidentales, sur les côtes ouest de l'Afrique et des deux Amériques. Une remarque générale c'est que, sauf de rares exceptions, dans les contrées du nouveau monde, la diffusion de la syphilis paraît être en raison directe de l'abondance de l'élément européen.

La diffusion de la syphilis paraît en outre sensiblement liée à la *négligence de l'hygiène tant privée que publique.*

Au sein des populations pauvres, sales, d'une civilisation peu avancée; et, si pures que soient leurs mœurs, chez les paysans, ignorants de toute prophylaxie, le mal se propage avec rapidité. C'est alors que, s'associant aux maladies cutanées préexistantes, il donne lieu à des formes insolites telles que le *Sibbens* (syphilis et gale), et le *Radezyge* qui n'a pas toujours été bien distingué de la lèpre ou *spedalsked*, etc... A plus forte raison sont frappées les grandes agglomérations, où règnent la prostitution et la débauche, quand nulle mesure n'en réfrène les écarts. Une intervention sanitaire vient-elle à se produire, il est facile d'en mesurer les effets à la décroissance du mal.

La syphilis est manifestement plus à redouter dans *les pays à basse température.* La syphilis primitive et la syphilis constitutionnelle exigent cinquante-deux et cent vingt-quatre jours de traitement à Christiania suivant M. Boeck, tandis qu'elles n'en exigent que trente-sept et cinquante en France, et vingt-sept et trente-huit en Algérie. Aussi est-ce toujours une heureuse circonstance pour un syphilitique que de passer d'un pays froid dans un pays chaud. Il n'est pas rare de voir des hommes du nord partis pour l'Amérique méridionale avec des symptômes de syphilis, guérir pendant la traversée, sans le secours d'aucun spécifique. Inversement, les lésions palliées par un changement de climat peuvent reparaître quand le malade revient sous un ciel plus rigoureux.

La gravité de la syphilis en Arménie, dans le Djurdjura, l'Abyssynie et le Mexique, semble attester la fâcheuse influence qu'imprime à la marche des accidents le séjour dans des *lieux d'une altitude considérable*.

Enfin l'exemple de l'Océanie nous démontre une fois de plus ce fait, en parfait accord du reste avec ce que nous savons des affections virulentes, que, toutes choses égales d'ailleurs, la nocivité de la syphilis atteint son maximum dans les contrées qu'elle frappe pour la première fois.

WERNER (Gust.-A.,) *De origine atque progressu luis venereæ animadversiones quædam*, diss. inaug., in-4°. Lipsiæ, 1819. — THIENE (Dom.), *Sulla storia dei mali venerei*. Lettere. Venezia, in-8°, 1823. — SIMON (F.-Al.), *Versuch einer kritischen Geschichte der verschiedenartigen, besonders unreinen Behaftungen der Geschlechtstheile und ihrer Umgebung, oder der ortlichen Lustubel seit der altesten bis auf die neueste Zeit*. 3 vol 1830. 1831, 1846. — SCHRANK, *De luis venereæ antiquitate*. Ratisbonne, 1834. — BALIGER (P. Stephen), *D'une pugnition divinement envoyée aux hommes et aux femmes pour leurs paillardises et incontinences désordonnées (en* 1493), avec notes in-8°. Naples, Paris, 1836. — GAUTHIER, *Recherches sur l'histoire de la syphilis*. Lyon, 1842. — ROSEMBAUM, *De la syphilis dans l'antiquité*, traduit par DAREMBERG (*Annales des maladies de la peau de Cazenave*, t. II, p. 197, 353, t. IV, p. 126, 1845). — DAREMBERG, *Texte inédit relatif à l'histoire de la syphilis* (*Annales des maladies de la peau de Cazenave*, t. IV, p. 275, 1851). — *Histoire de la syphilis aux* XVIe, XVIIe, XVIIIe *et* XIXe *siècles* (*Annales des maladies de la peau de Cazenave*, t. I, II, III, 1844, 1845, 1850). — FOLKER, *Histoire de la syphilis en Hollande* (*Nederland Tijdschs*, t. V, p. 419, 1860). — HÆSER, *Historische Bedenken gegen die neuesten Anklager in der Syphilis* (*Archiv für pathol. Anat.*, Band XVIII, 1860). — HIRSCH (A.), *Historisch-geographische Patholog.* Erlangen, t. I, p. 358, 1860. — NEFTEL, *Beobacht. aus den Kirgisensteppen* (*Wurzburg med. Zeitschrift*, t. I, p. 64, 1860). — *Statistique médicale de l'armée* du 1er novembre 1858 au 1er janvier 1860. Saint-Pétersbourg, 1861 et 1863. — AUDIBERT, *Moniteur de l'Algérie*, t. LX, p. 362 (*Constitutionnel*, p. 3, 2 sept. 1861). — *Statistiques des militaires atteints de syphilis* (*Gazette des hôpitaux*, p. 248, 1862). — *Syphilis among soldiers at Aldershot* (*Brit. med. Journ.*, t. I, p. 463, 1862). — VLEMINCKX, *Du mal vénérien en Belgique* (*Gaz. méd. de Paris*, p. 445, 1862). — ROLLET, *Recherches sur la syphilis*, p. 116, Lyon, 1862. — ARMAND, *Lettres sur l'expédition de Chine et de Cochinchine* (*Gaz. méd.*, p. 677, 1862). — ROSE (J.), *Notes méd. et topogr. sur Fou-Chan* (*Chine*) (*Pacific. med. and surg. journal*, oct. 1862). — SCHNEPP, *Du climat d'Alexandrie*. Paris, 1862. — *Recherches sur la syphilis* (*Gaz. des Hôpit.*, p. 517, 1862). — RENGIFO, *Étude sur les premiers syphilographes espagnols*. Thèse de Paris, 1863. — JEITTELES, *On a syphiloid prevalent at Brünn in* 1577 (*Prag. viertelj.*, vol. LXXIX, p. 49, 1863). — FRIEDEL (C.), *Krankh. ost. Asiens*. Berlin, 1863, et *Arch. de méd. navale*, t. V, p. 266 et 277, Paris, 1866. — LADUREAU, *Lettres sur la syphilis* (*Gaz. des Hôpit.*, p. 231, 1863). — HOFFMANN, *Mission de Ghadamès* (Rapport officiel. Duclaux, p. 351, Alger, 1863). — GAUTHIER, *Deux années de prat. médicale à Canton* (*Chine*). Thèse de Paris, n° 117, 1863. — LARREY (J. D.), *Relation historique et chirurgicale de l'expédition d'Orient en Égypte et en Syrie*. p, 254, Paris, 1863. — *Syphilis in the army and navy* (*Brit. med. Journ.*, t. II, p. 165, 1864). — *The government Inquiry into syphilis* (*Brit. med. Journ.*, t. II, p. 165 et 711, 1864). — ROSE (J.), *La syphilis à Malte* (*Lancet*, 1, 311, 1864). — DUTEUIL, *Quelques notes médicales recueillies en Cochinchine, en Chine et au Japon*. Thèse de Paris, 1864. — DAGA, *Archives générales de médecine*, p. 158 et 287, Paris, 1864. — GIMELLE (*Bulletin de l'Académie de médecine*, t. XXX, p. 560, 28 mars 1865). — LORINSER (F.), *Ueber die Skerlievo-Krankheit* (*Wiener mediz. Wochenschrift*, n°s 93 et 94 de 1865). — *Einige Schlussbemerkungen üeber die Skerlievo-Krankheit* (*Idem*, n° 101, 1865). — DUTROULAU, *Dict. encycl. des Sc. médic.*, t. II, p. 83, 1865. — LAGNEAU (G.), *Recherches comparatives sur les maladies vénériennes dans les différentes contrées* (*Annales d'hygiène publique et de médecine légale*, sér. 2, t. XXVIII, p. 101 et 103). — CORRADI (Alfonso), *Annali delle epidemie occorse in Italia dalle prime memorie fino al* 1850 (*Memorie della Società medico-chirurgica di Bologna*, p. 636 et seq., 1865). — GIACICH (de Fiume), *Ueber die Skerlievo-Krankheit* (*Wiener mediz Wochenschrift*, n°s 99 et 100). — PROFETA (G.), *Studi sulla origine della sifilide* (*Lo Sperimentale*, 1865-1866). — SCHLEGEL, traduit du hollandais par SPAAK, *Prostitution en Chine* (*Journal de médecine et de chirurgie de Bruxelles*, 1867). — KIRCHHOFFER, *Ueber die venerischen Krankheiten bei Alten*. Zurich, 1867. — BACH, *Historique de la syphilis*. Thèse de Paris, 1867. — GASKOIN, *Historique de la syphilis* (*Med. Times and Gaz.*, 1867). — RENAULT, *La syphilis au* XVe *siècle*. Thèse de Paris, 1867. — SORESINA, *Brevi cenni sulla prostituzione disciplinata di Milano* (*Giornale italiano delle malattie veneree e della pelle*, t. II, p. 182, anno 1867). — PAGET-THOMPSON, *Effects of syphilis on the population* (*Brit. med. Journ.*, t. II, p. 593, 1867). — PAYNTER, *Syphilis en Algérie* (*Brit. med. Journ.*, t. II, p. 431, 1867). — CORRADI, *Caso di sifilide o malattia venerea costituzionale nel trecento* (*Annali universali di medicina*, Gennajo 1867; *Giornale delle malattie veneree*, vol. III, p. 303, 1867). — GODARD (E.), *Égypte et Palestine*. Paris, p. 112, 1867. — CHEREAU, *Viel ordre promulgué à Paris contre la syphilis* (*Union médicale*, 1868). — BONNIÈRE, *De l'ancienneté de la syphilis* (*Mouvement médical*, 1868). — *Statistic of mortality of syphilis* (*British medical Journal*, t. II, p. 116, 1868). — HUTCHINSON, *Statistic of syphilis* (*British med. Journal*, p. 595, 1868). — BALMANNO-SQUIRE, *Statistic of syphilis* (*British medical Journal*, p. 623, 1868). — LANE (James), *Syphilis in London female Lock hospital* (*British medical Journal*, p. 139, 1868). — POYET, *De la syphilis envisagée sous le rapport des mœurs en Orient.* Thèse de Paris, 1868. — THIER (G.), *Sur la syphilis en Chine* (*Edinburg med. Journ.*, t. XVII, p. 47, July, 1868). — *Rapport du comité de la Société harvéienne de Londres* (*Congrès médical international de Paris*, p. 339, 1868). — LE ROY DE MÉRICOURT, *Gaz. hebdomadaire de médecine et de chirurgie*, p. 807, 1868. — SCHLEGEL, *Centralblatt* et *Union méd.*, p. 491, 30 mars 1869. — GALLIGO, *Circa ad alcuni antichi e singolari documenti inediti riguardanti la prostituzione, tratti dall'Archivio di Firenze* (*Giorn. ital. delle mal. veneree*, t. I, p. 123, 185, 241, 1869). — CALZA (Carlo), *Documenti sulla prostituzione, tratti dagli Archivii della republica Veneta* (*Giorn. Ital. delle mal. veneree*, t. I, p. 305, 365 et t. II, p. 119, 247, 316, 1869). — *Deux endémo-épidémies de syphilis* (*Annales de dermatologie et de syphiligraphie*, t. I, p. 158, 1869). — TURENNE (Auzias), *Histoire de la syphilis* (*Montpellier médical*, p. 355, 1869). — LAVERAN (art. ALGÉRIE, in *Dictionnaire encyclopédique des sciences médicales*, p. 762, 1869). — BERTILLON, art. ALBANIE in *Diction. encyclopédique des sciences médicales*, 1869. — GÜNTZ (Edmond), *La lèpre et la syphilis d'après les écrits de B. Gordon* (*Arch. für Dermat. und Syph.*, t. I, 1870). — *The medical Works of Francisco Lopez de Villalobos* (Translated by George GASKOIN, London, 1870). — BURCKHARDT ET PALGRAVE, art. ARABIE, in *Dictionnaire encyclopédique des sciences médicales*, t. V, 1870. — ELY, *Géographie médicale de Malte* (*Dictionnaire des sciences médicales*, t. IV, p. 357, 1870). — DE VALCOURT, *De la syphilis en Russie* (*Gaz. méd. de Paris*, p. 379, 1871). — GEIGEL, *Étude sur l'histoire de la syphilis* (*Archiv für Dermat. und Syph.*, n° 3, 1871). — CORRADI (Alfonso), *Nuovi documenti per la storia delle malattie veneree in Italia dalla fine del quattrocento alla metà del cinquecento* (*Giorn. it. delle mal. veneree*, vol. II, p. 145, 1871). — *Les maladies vénériennes dans les principales armées de l'Europe* (*Le Temps*, 9 novembre 1872). — SIGMUND, *La syphilis en Italie* (*Archiv für Dermatologie und Syphilis*, 1872). — FONBERG, *Einige statistiche Daten über Syphilis der Schwangeren mit Rücksicht auf Heredität und Behandlung* (*Wiener Wochenschr.*, n° 50-52, 1872). — BASSEREAU (Edmond), *Origine de la syphilis.* Thèse de Paris, 1873. — LE ROY DE MÉRICOURT, *Pathologie de l'île de Ceylan* (*Dictionnaire des sciences médicales*, t. XIV, p. 624, 1873). — HANOTEAU ET LETOURNEUX, *La Kabylie et les coutumes kabyles*, t. I, p. 382, Paris, 1873. — A. LE ROY DE MÉRICOURT ET A. LAYET, article COCHINCHINE, in *Dictionnaire des sciences médicales*, t. XVIII, p. 198, 1874. — MORACHE, article CHINE, in *Dictionnaire des sciences médicales*, t. XVI, p. 127, 1875. — MORICE (Albert), *Sur la pathologie des indigènes de la basse Cochinchine*, in *Revue d'anthropologie*, 1875. — TIZZONI (Guido), *Sulle malattie veneree fatti nello spedale di Pisa in* 1875 (*Giornale italiano delle malattie veneree*, p. 350, 1875). — POTOCNIK (Charles), *Campagne de la corvette* la Fasana (*Archives de médecine navale*, t. XXIV, p. 241, 1875). — MAURIAC (Charles), *Diminution des maladies vénériennes dans la ville de Paris depuis la guerre de* 1870-1871. Paris, 1875. — SCHPERK, (E.), *Recherches statistiques sur la syphilis dans la population féminine de Saint-Pétersbourg*, traduit du russe par PORAY-KOSCHITZ et SCHWARTZ (*Annales d'hygiène publique et de médecine légale*, et tirage à part, Paris, 1875. — CONSTANT, *Contribution à l'étude de la géographie médicale de l'île de Curaçao* (*Archives de médecine navale*, t. XXIV, p. 325, 1875). — QUIST, *Documents les plus récents sur l'apparition de la syphilis au* XVe *siècle* (*Arch. f. path. Anat. u. Phys.*, Baud, LXIV).

CHAPITRE II

DU CHANCRE SYPHILITIQUE OU SYPHILIS PRIMITIVE

§ 1. — HISTORIQUE.

C'est Villon qui, le premier, a employé le mot Chancre [1] (XIVe siècle), dans une célèbre ballade de son *Grand Testament*. Voici les vers bien connus auxquels nous faisons allusion :

En sublimé dangereux à toucher,...
En sang qu'on met en poylettes sécher,...
En *chancre* et fix, et en ces ords cuveaulx
Où nourrices essangent leurs drappeaulx...
En petits bains de filles amoureuses,...
Soient frittes ces langues envieuses!

Toutefois les premiers syphiligraphes reconnurent et distinguèrent le chancre syphilitique, mais nulle part, dans leurs écrits, nous

[1] Chancre, du latin *cancer*, du grec καγκρινος, SYNONYMIE LATINE DES MOTS CHANCRE SYPHILITIQUE, *ulcus*, *ul. cum duritie*, *cum callositate*, *cum duritie callosâ*, *ul. elevatum*, *caries gallica*, *car. callosa*, *durities*, *callositas*, *callosa cicatrix*, *pustula indurata*, *pustula cum duritie*, *tumores præduri*, *nervus post cariem*, *venerola vulgaris* : FRANÇAISE, *chancre syphilitique*, *induré*, *infectant*, *huntérien*, *initial*, *primitif*, *constitutionnel*, *ulcère initial*, *calleux*, *avec duretés*, *avec callosités*, *à base indurée*, *à base calleuse*, *induration primitive*, *sclérose primitive*, *syphilôme primitif*, *vrai chancre*; ITALIENNE, *cancro*, *granchio*, *grancio*, *canchero*, *ulcero sifilitico gallico*, *indurato*, *calloso*, *duro*, *infettante*, *specifico*, *primitivo*, *hunteriano*, *pseudo-indurato*, *ulcera cupuliforme*, *papulosa*, *isolata*, *a plejadi multiple*, *erosione ulcerosa*, *ulceriforme*, *indurazione primitiva*, *indurimento pergamenaceo*; ANGLAISE, *ulcer*, *chancre*, *hard ch.*, *indurated*, *syphilitic*, *infecting*, *hunterian*, *non suppurating*, *callous ulcer*, *primary*, *primitive syphilis*, *superficial ulc.*, *erosion*, *indolent ulcer with hard base*, *elevated desquamating papule*; ALLEMANDE, *Schanker*, *harten Sch.*, *indurirten Sch.*, *Hunter Schen Sch.*, *specifische Induration*, *Hunter'sche Induration*, *Schanker-Sklerose*, *Sklerose*; ESPAGNOLE, *chancro sifilitico*.

ne le voyons désigné sous ce nom. *Ulcus cum duritie, pustulæ cum callositate, pustulæ induratæ, durities aliqua*, telles sont les dénominations qui lui sont appliquées à la fin du XVe siècle et au commencement du XVIe par Torella, Vigo, Meynard, Ferri, Lobera, Brassavole, Fallope, Botal, etc. Car il est remarquable que, dès cette époque, le phénomène de l'induration avait frappé tous les observateurs; plus tard, quand se fit la confusion entre les deux espèces de chancres, ce caractère resta toujours pour Paré, Blegny, Jean-Louis Petit, etc., un précieux indice de la contamination. L'interprétation seule changea; au lieu de dire comme leurs prédécesseurs, comme les dualistes d'aujourd'hui : ce chancre est induré parce qu'il est né d'une contagion syphilitique, ils dirent : ce chancre sera suivi de syphilis parce que chez ce sujet il s'est accompagné d'induration. « Le chancre, si bien qu'il soit traité, cause presque toujours la vérole, écrivait Jean-Louis Petit, *surtout s'il durcit*, » et, plus près de nous, Boyer, qui distinguait les chancres en bénins et malins, classait parmi les derniers « ceux qui sont profonds, *durs et calleux*. »

Hunter et Babington, son annotateur, fixèrent davantage encore l'attention sur la nécessité de ce phénomène, si bien que, pour l'école de Ricord, le mot de *chancre induré* devint bientôt l'équivalent de chancre syphilitique. La découverte de la dualité sembla confirmer d'abord cette notion; mais les progrès du diagnostic vinrent bientôt démontrer son inexactitude ; on reconnut que l'induration manquait dans beaucoup de chancres suivis de vérole, et force fut de renoncer à faire de ce symptôme le signe pathognomonique de l'infection. Tout au moins la dénomination de chancre infectant, qui fut proposée ensuite, devait-elle sembler inattaquable ! Nous verrons bientôt que c'était là une nouvelle erreur.

Ricord et ses élèves ne reconnaissaient au chancre qu'un caractère absolument local, tant que sa base restait souple; venait-elle à s'indurer, c'est de ce néoplasme que le venin allait se répandre dans l'économie; la détruire devenait dès lors le but logique de la thérapeutique. Ainsi que nous l'avons dit, cette opinion n'était point nouvelle; Torella nous apprend que de son temps elle avait cours dans le vulgaire. « On vit alors, dit cet auteur, des hommes vils animés par l'amour du gain, appliquer leurs lèvres sur des chancres dans quelque endroit qu'ils fussent situés, et se vanter d'emporter ainsi tout le venin par des succions réitérées. D'autres se contentaient d'appliquer, à plusieurs reprises, le croupion plumé et écorché d'un coq ou d'un pigeon vivant, ou d'une grenouille coupée par le milieu suivant sa longueur. Il s'est même trouvé des gens, qui n'ont pas rougi de chercher à sacrifier d'autres individus à leur propre sûreté, et de s'unir, dès qu'ils s'apercevaient qu'ils étaient infectés, à quelque personne saine dans l'idée qu'elle emporterait tout le virus. » L'observation ne devait pas tarder à apprendre que loin d'en être la cause, ce chancre est l'effet de l'infection; du jour où il paraît, le sujet est réfractaire à toute nouvelle inoculation, et cette *immunité* est une preuve irréfragable que la souillure est générale. C'est à Baærensprung surtout que nous devons cette précieuse notion; aussi rejetons-nous également et le nom de *chancre induré*, et celui de *chancre infectant;* l'ulcère dont nous allons nous occuper ne saurait être mieux désigné que par l'expression générique de *chancre syphilitique*.

§ 2. — ÉTIOLOGIE.

De la contagion et des circonstances qui la font naître. — L'accident connu sous le nom de *chancre syphilitique* se produit quand le principe contagieux de la syphilis a été porté au contact d'une solution de continuité tégumentaire. Il serait inutile de revenir ici sur les conditions naturelles ou accidentelles qui préparent les tissus à la contamination, ni de répéter quelles réserves doit inspirer à un esprit sévère la théorie émise par Ricord sur la prétendue *contagion retardée*. Ces considérations ont trouvé place dans un chapitre précédent (Voyez pages 306 et s.). Nous ne reviendrons pas non plus sur la *contagion médiate* dont l'expérimentation et la pratique ont mis l'existence hors de doute, en ce qui concerne la blennorrhagie et la chancrelle, et qui joue peut-être encore un rôle plus considérable dans la transmission de la vérole.

Le principe contagieux n'est point seulement sécrété par l'ulcère primitif. La généralisation, chez un syphilitique, des accidents contagieux multiplie singulièrement les chances d'infection ; et il n'est point inutile de passer en revue les différentes occasions qui peuvent y donner lieu.

C'est au pourtour des orifices naturels que se concentrent le plus ordinairement les lésions contagieuses, en deux foyers principaux : la région ano-génitale et la bouche ; mais elles peuvent siéger sur un point quelconque de l'enveloppe mucoso-cutanée. Bien plus, le sang lui-même est souillé par la présence du principe nocif. Ajoutons que la durée de ces accidents est indéterminée, que le plus souvent ils sont peu apparents, ne s'accompagnent d'aucune douleur, si bien qu'ils peuvent échapper tant au médecin qu'au malade, et l'on aura une idée du nombre et de la variété des circonstances qui peuvent servir à la propagation de la syphilis.

Dans l'immense majorité des cas, la syphilis acquise naît d'une origine vénérienne. Il convient donc de mentionner en première ligne le coït, le baiser et les attouchements. On me pardonnera de ne point m'appesantir sur l'énumération des nombreuses manières dont ces actes s'entr'aident, se compliquent, se fusionnent. Coït normal, coïts bucco-génital, génito-anal, linguo-anal, etc., la lubricité a des ressources d'une infinie variété. Mais quels que soient le siége et le mode des contacts naturels, et bien qu'on ait voulu faire jouer un certain rôle à la congestion physiologique dans les phénomènes de l'absorption, quel que soit l'état d'orgasme ou de repos des parties, la contamination s'exercera toutes les fois que se rencontreront réunies les deux conditions locales suivantes : d'une part la nocivité, c'est-à-dire la sécrétion ou le dépôt antérieur du principe spécifique ; de l'autre la réceptivité liée à la présence d'un *foramen contagiosum*, extemporané ou préexistant. L'importance de ce dernier point, qui n'a pas toujours été accepté sans conteste comme il l'est aujourd'hui, nous est bien démontrée par certains faits de contagion surprenants en apparence, mais dont il n'est point difficile de trouver l'explication. Je veux parler de ces cas assez fréquents, dans lesquels, après avoir subi de la part du même individu et pendant la même nuit des rapports normaux et des rapports anormaux, *à præposterâ venere* par exemple, une femme présente un chancre à l'anus, sans que rien de suspect paraisse aux organes génitaux. Qu'est-ce à dire, sinon que, dans les voies naturelles, les parois se sont écartées, distendues et ont cédé sans se rompre en aucun point, tandis que la muqueuse ano-rectale plus résistante s'est déchirée et a ouvert ainsi une porte à l'agent contagieux. Quant aux solutions de continuité antérieures au coït et susceptibles de livrer passage à la vérole, nous n'en pourrions citer de meilleur exemple que le cas de ce malade de Laillier qui, soumis au traitement de la gale le matin, gagna le soir dix-neuf chancres syphilitiques du pénis et des bourses, juste autant que *la frotte* lui avait, quelques heures avant, ouvert de sillons sur ces organes.

Notons ici que, pour que la transmission se produise, il n'est point nécessaire qu'il y ait accolement direct et immédiat de la partie malade avec le point lésé. Le pus trouve en effet dans les liquides physiologiques un véhicule qui l'étale et multiplie ainsi singulièrement les contacts nocifs ; et c'est le plus souvent par cet intermédiaire que la communication s'établit entre la lésion sécrétante et la surface d'absorption. Le baiser, cause la plus ordinaire des chancres du voile du palais, des amygdales, du pharynx, nous en est une preuve frappante. Dans le baiser, en effet, il y a toujours un léger degré de succion, accompagné d'inspiration et de déglutition, suffisant pour expliquer la présence du *corpus contagiosum* dans une région qui, même pendant les rapprochements les plus passionnés, est absolument à l'abri des contacts immédiats.

Les attouchements donnent en général le chancre digital par contagion directe, et par contagion indirecte peuvent l'inoculer en un point quelconque du corps ; peut-être est-ce par un mécanisme semblable qu'il faut expliquer les accidents primitifs des paupières, dont, pour beaucoup, la cause est restée inconnue, et un assez bon nombre de chancres extra-génitaux. Un fait curieux nous a été communiqué par M. Fournier : il s'agit d'un jeune homme qui fut atteint d'un chancre syphilitique sur la face antérieure de la cuisse, et désespérait d'en trouver la cause, quand il se rappela certaine danseuse de vertu suspecte, que, quelques jours avant, il avait eu l'imprudence d'asseoir sur ses genoux, dans un costume évidemment fort léger.

En dehors de toute excitation vénérienne, les contacts accidentels créent des occasions d'infection qu'il convient de rapprocher de celles que nous venons de citer. Le toucher est une des plus fréquentes; bien des médecins ont payé de leur santé et même de leur vie leur défaut de précaution ; nous en dirons autant des sages-femmes. Il est toutefois bon d'ajouter qu'en fait de syphilis ces dernières en ont au moins autant donné que reçu. Est-il besoin de rappeler le mal de *Sainte-Euphémie*, qui n'eut d'autre cause qu'une pustule survenue au doigt index d'une accoucheuse, et l'épidémie de Limoges dont le docteur Bardinet s'est fait récemment l'historiographe ? — D'autre part, combien de personnes ne contractent-elles pas la syphilis par les caresses les plus innocentes ? Musitanus rapporte que plusieurs religieuses d'un couvent, à Sorrente, prirent la vérole en baisant un enfant qui était nourri par une femme *gâtée*, et nous avons vu nous-même plus d'une grand'mère victime de sa tendresse pour son petit-enfant. — Ce n'est point non plus chose rare que de voir les enfants s'infecter auprès de leurs parents lorsque la misère rassemble dans le même lit plusieurs membres de la famille. Dans sa très-intéressante thèse sur la syphilis infantile (Paris, 1874), Violet a rapporté un cas de ce genre présentant les plus grands rapports avec celui que nous avons cité (page 270) à propos de la contagion blennorrhagique. Il a trait à une petite fille de six ans, qui fut conduite à l'Antiquaille pour une syphilis qu'elle avait contractée auprès de son père, en se blottissant contre lui pour se garantir du froid. De semblables faits étaient bien connus des auteurs anciens, ainsi que le prouvent les lignes suivantes de Sydenham : « Propagatur venerea hæc lues, si infantes nudi cum inquinatis *in eodem lecto* dormiant, quod non semel observavi infantibus a genitoribus, quibus cum dormiebant, infectis contegisse. »

On a longtemps admis et quelques auteurs admettent encore, à tort selon nous, que le fœtus peut, au passage, pendant l'*accouchement*, se souiller au contact des lésions syphilitiques dont les parties génitales de sa mère sont le siége. Cette opinion, qu'aucun fait ne confirme, semblait du moins justifiée par le raisonnement, quand Profeta et Violet vinrent lui retirer même cet appui. Ce dernier observateur rapporta deux faits, où, bien que les conditions les plus favorables se fussent trouvées réunies pour sa production, l'infection n'eut point lieu. Dans l'un d'eux même, convaincu par avance du peu de dangers que courait l'enfant, il n'avait pas craint de prolonger l'accouchement en s'abstenant d'administrer l'ergot de seigle. Abordant ensuite la théorie, il montra que l'enduit gras qui recouvre le fœtus, aussi bien que les liquides qui le baignent, sont des agents suffisants et toujours efficaces de protection, et que, pour que la mère pût transmettre ainsi son mal, il faudrait supposer chez l'enfant des traumatismes cutanés, qui n'existent jamais. Cette manière de voir est aujourd'hui très-généralement acceptée.

L'*allaitement* est trop souvent une cause de syphilis, soit pour la nourrice, soit pour le petit être qui lui est confié. Bien que ce fait ait été reconnu dès le XVe siècle (nous dirions même dès le XIIIe, si chacun acceptait l'interprétation de Corradi sur la chronique de Donato Velluti rapportée plus haut, page 463) et confirmé par la plupart des syphiligraphes, Hunter et Ricord, qui ne croyaient point à la contagion des accidents secondaires, le nièrent obstinément. En établissant la transmissibilité de la vérole au moyen de ces accidents, et par l'intermédiaire d'un chancre primitif, Langlebert (1856) et Rollet (1859) ont éclairé d'une vive lumière cette importante question, sur laquelle les monographies de Pellizzari (1861), Depaul (1865), Ricordi (1865), Diday (1854), Profeta (1865), Balducci (1866), Dron (1870) et Taylor (1875) nous ont fixés définitivement. Voici ce que l'expérience a établi à ce sujet.

1° Un nouveau-né, atteint d'une syphilis héréditaire ou acquise (vaccination, baisers), peut en inoculer la sécrétion au niveau du sein, sur une crevasse du mamelon, qui devient le siége d'un chancre. Cette contamination peut aussi s'effectuer sur les lèvres, les joues, la muqueuse buccale par les baisers ; ou sur le cou, lorsque, le portant dans ses bras, la nourrice laisse retomber en arrière la tête de l'enfant. Le même résultat se produit encore, lorsque ce dernier, atteint d'accidents du côté des fesses, contagionne la région de l'avant-bras ou la main sur laquelle il est habituellement assis (*contagion directe*). — Un enfant sain, passant en peu de temps d'une nourrice qui porte des accidents mammaires à une nourrice saine, peut transporter le principe contagieux sur le mamelon de la seconde, et lui communiquer la syphilis, sans en être lésé lui-même si son épithélium est intact (*contagion médiate*).

2° Inversement, une femme syphilitique peut infecter son nourrisson, et, l'on peut presque dire, l'infectera sûrement, si elle est atteinte d'accidents contagieux soit sur le sein soit sur la muqueuse buccale. C'est alors par un chancre de l'une des lèvres que débute la vérole acquise du nouveau-né. Il peut arriver qu'une nourrice contaminée par un sujet qu'elle a allaité temporairement se croie saine, et se charge d'un autre enfant, avant que se soit montré l'accident initial, pendant la période d'incubation chancreuse, dont elle n'a pas conscience. L'ulcération indurée paraissant chez celle-ci pendant l'allaitement du nouvel enfant (Dron), on pourrait être tenté d'en rendre ce dernier responsable, mais il est bien rare qu'il échappe lui-même à l'infection, et ne porte bientôt sur ses lèvres, comme preuve de son innocence, un chancre qui se montre de 15 à 25 jours après celui de sa nourrice, le temps d'une incubation ordinaire. Or il suffit, et disons-le en passant, c'est là une précieuse donnée pour le médecin légiste, il suffit toujours de comparer la date d'apparition de deux chancres, dont l'un reconnaît l'autre pour origine, pour établir leur filiation (*contagion directe*).— Enfin il n'est pas rare qu'une nourrice prête le sein à la fois à plus d'un enfant. L'un d'eux présente-t-il des manifestations à sécrétion contagieuse, les autres peuvent recueillir sur leurs lèvres le contagium dont les mamelons ont été imprégnés et s'infecter médiatement, sans que la nourrice devienne fatalement syphilitique (*contagion médiate*).

Tels sont les modes très-nets, suivant lesquels se transmet la syphilis entre nourrice et nouveau-né. Maintenant, quelles conséquences peuvent surgir d'un fait aussi simple en apparence, c'est ce qu'il est facile d'imaginer ; les contagions successives qui si souvent ont fait d'une syphilis contractée de la sorte le centre d'une épidémie (Nérac, Casorezzo, Uboldo, Marcallo) s'exercent aux dépens de ceux qui entourent les premières victimes, le mari de la nourrice, puis les enfants, les serviteurs que la vie en commun expose à des chances journalières d'infection, et enfin les personnes si nombreuses qui sacrifient à l'usage, fort imprudent quelquefois, d'embrasser les enfants.

Un point curieux, c'est que, alors même qu'elle ne présente et n'a présenté aucun symptôme d'infection, la mère d'un enfant héréditairement frappé de syphilis est absolument réfractaire à toute contagion de cette nature. Il est sans exemple qu'un syphilitique de naissance ait déterminé l'apparition d'un chancre sur le sein maternel. Cette remarque faite pour la première fois par Colles, en 1844, a été l'objet des plus intéressantes recherches de la part de Diday. Étudiant avec soin les observations qui semblaient constituer des exceptions à cette règle, Diday démontra l'origine acquise de la vérole chez tous les enfants ayant contagionné leur mère, et établit ainsi sur des bases inébranlables ce qu'il est permis d'appeler aujourd'hui la *loi de Colles*. Tirons-en immédiatement une conséquence, sur laquelle nous reviendrons plus tard : toutes les fois qu'elle est en état de le faire, le médecin doit s'efforcer d'imposer à la mère l'allaitement du nouveau-né syphilitique.

Récemment le docteur Profeta a émis l'opinion suivante : un enfant reconnu sain, né d'une mère syphilitique, est, du moins pendant ses premières années, absolument réfractaire à toute infection syphilitique. Les faits qui la confirment ne nous semblent pas encore absolument décisifs.

La *vaccination* tient une large place dans l'étiologie de la syphilis acquise et par conséquent du chancre syphilitique. Au commencement de ce siècle, un auteur anglais, Moseley (1807), avait observé qu'à la suite de cette opération survenaient parfois des éruptions générales, qu'il désignait sous le nom de gale vaccinale (cow-pox itch). Ce fut Monteggia (1814) qui, le premier, pénétra la relation de ces accidents avec la vérole. Un peu plus tard (1823), Omodei écrivit que le sang mêlé au vaccin recueilli sur un syphilitique était seul l'agent de la contagion. Toutefois ces travaux paraissaient à peu près oubliés quand, vers 1850, une série de faits d'une gravité exceptionnelle vint réveiller l'attention publique. A Berlin, les tribunaux condamnaient à deux mois de prison et à une amende de 50 thalers un vétérinaire convaincu d'avoir, par cette opération, transmis la syphilis à dix-neuf individus. Le virus avait été fourni par un enfant dont la bonne santé ne paraissait pas douteuse le 14 février 1852, jour de la vaccination, mais qui, le 21, présentait la roséole spécifique la plus évidente. La même année le procès Hubner, où l'on put voir le cercle des victimes agrandi par la contamination successive de plusieurs personnes appartenant à l'entourage des nouveau-nés (nourrices, domestiques), se termina par une condamnation à six semaines de prison. A Rivalta, petit village italien de 2000 âmes, deux séances de revaccination eurent lieu en juin 1861, à dix jours d'intervalle ; quelque temps après la première, trente-huit enfants montraient des symptômes manifestes de syphilis ; dans la seconde, l'un de ces trente-huit transmettait la maladie à sept personnes. Tous ces faits et bien d'autres dont l'Angleterre, la France et l'Amérique furent le théâtre, préoccupèrent vivement l'opinion publique. C'est de l'Antiquaille que devait venir la solution des difficiles problèmes qui s'y rattachaient. Les travaux de Rollet et de son élève Viennois nous l'ont donnée si complète que les interminables discussions dont retentirent depuis la presse et les tribunes académiques n'y ont à peu près rien ajouté.

Un fait remarquable, c'est que, dans la plupart de ces endémies, les manifestations ne paraissaient ni les mêmes ni à la même époque chez tous les sujets ultérieurement reconnus malades. Les uns offraient à courte échéance des éruptions caractéristiques cutanées et muqueuses, d'autres voyaient le mal débuter plus tardivement par une lésion limitée aux points mêmes de l'inoculation, les accidents généraux ne venant que quatre ou cinq semaines après. Enfin, circonstance non moins embarrassante, plusieurs sujets étant inoculés avec un liquide de même provenance, l'opération transmettait aux uns la vaccine ou la syphilis isolément, aux autres à la fois syphilis et vaccine. Ajoutons que, dans quelques circonstances, rares il est vrai, le vaccinifère fut trouvé sain.

Avec une logique merveilleuse, Viennois sut débrouiller ce chaos. Il montra que, lorsque la syphilis se transmet par la vaccination, c'est par l'intermédiaire d'un chancre, lésion exclusivement locale, en apparence du moins, qui se développe au lieu même de la piqûre, et, comme toujours, après une incubation de quinze à vingt-cinq jours ; et que, par conséquent, les accidents parus d'emblée quelques jours après l'inoculation ne pouvaient nullement être regardés comme sa conséquence directe. Il resta cependant acquis à la clinique que la modification imprimée à l'organisme par la vaccine suffisait à précipiter la venue des manifestations éruptives chez les sujets en puissance de syphilis. Restait à déterminer quel était l'agent de la contagion. Or, on ne pouvait incriminer le liquide même des vésico-pustules puisque, chez certains individus, la vaccine suivait régulièrement son cours. Viennois dénonça le sang, dont les expériences récentes de Pellizzari ne permettaient plus de mettre en doute la puissance nocive. Que se passe-t-il en effet dans bon nombre de cas de vaccination? Au début de la séance la lancette ne se charge que de sérum clair et transparent, mais le liquide est-il peu abondant, si les sujets à vacciner se présentent en grand nombre, l'opérateur s'efforce d'épuiser les pustules, ou revient à des pustules déjà épuisées, fait saigner leur fond et recueille presque fatalement d'abord du virus vaccin mêlé à une quantité plus ou moins considérable de sang, finalement du sang pur. Cette variété des liquides inoculés rend compte des résultats les plus contradictoires en apparence. Quant aux observations dans lesquelles la source du vaccin fut trouvée pure de toute souillure syphilitique, on se les expliquera suffisamment si l'on réfléchit qu'en passant de bras à bras, la lancette peut se contaminer au contact du sang d'un sujet syphilitique et multiplier les infections en transportant cet agent contagieux non-seulement dans les pustules du vaccinifère, mais dans les plaies d'inoculation des autres vaccinés. Comme on le voit, rien dans cette interprétation n'est laissé à l'hypothèse et, jusque dans leurs moindres détails, les faits viennent se ranger sous ces lois si simples, si naturellement déduites. Dans beaucoup d'observations, en effet, nous pouvons lire que du sang vint colorer le liquide inoculé. C'est ainsi que Lecoq (de Cherbourg) qui, en 1859, transmit la syphilis à deux marins, avait remarqué que, lorsqu'il s'était agi de ces deux malades, les derniers d'une assez nombreuse série, l'instrument, à bout de liquide vaccinal, avait ramené un peu de sang. De même, pour l'épidémie de Rivalta, l'enquête a formellement établi qu'une traînée rouge avait été vue sur la lancette de l'opérateur (Pachiotti).

Indépendamment des auteurs qui soutiennent encore, Giuseppe Profeta en tête, que l'humeur vaccinale est elle-même contagieuse chez les sujets syphilitiques, d'autres ont avancé récemment que le sang n'est point le seul véhicule de l'agent nocif dans la pustule vaccinale. Les lamelles épidermiques (Bakeswell, Taylor), les leucocytes (Carter), la lymphe (Simonnet), partageraient avec ce liquide la propriété de transmettre la contagion. Il serait prématuré de se prononcer encore sur une telle manière de voir, qui n'offre rien du reste que de fort rationnel.

On s'est demandé si le sang d'un individu ayant reçu la double inoculation vaccino-syphilitique était déjà nocif au moment où se développent les pustules vaccinales, c'est-à-dire vers le septième jour, par conséquent avant l'apparition du chancre syphilitique. Le fait est douteux. L'épidémie de Rivalta nous offre cependant un fait qui nous semble militer en faveur de l'affirmative. Après avoir servi le 12 juin à vacciner dix-sept enfants dont sept furent infectés, Louise Manzone vit des ulcères indurés se développer sur la place de ses pustules; le 2 août tout son tégument se couvrit d'une éruption érythémateuse. Toutefois Rollet pense que dans ce cas la contagion fut produite par le transport direct du pus syphilitique déposé dans la piqûre sept ou huit jours avant.

Résumons-nous : La syphilis par vaccination peut provenir de deux sources, le vaccinifère et le vacciné; je dirais même trois, si l'usage de délayer le vaccin avec leur propre salive, n'était pas aujourd'hui justement abandonné des médecins vaccinateurs. La contagion s'exerce par l'intermédiaire du sang, peut-être des lamelles épithéliales et des globules blancs, et peut atteindre, soit le vaccinifère, soit les vaccinés.

Il n'est pas d'exemple plus frappant des dangers de la transmission médiate que celui qui nous est offert par la *syphilis des verriers*. On sait que le verre est soufflé au moyen d'un long tube que trois personnes, un enfant le *gamin*, un jeune homme le *grand garçon*, et un troisième plus âgé l'*ouvrier*, se transmettent de bouche en bouche. L'embouchure une fois souillée par l'un d'eux, et elle l'est d'autant plus facilement que cette opération détermine sur la muqueuse bucco-labiale qu'elle irrite l'apparition d'accidents graves et rebelles, les deux autres sont presque fatalement contaminés, car il est bien rare que ce tube, qui parfois présente des rugosités et qui d'ailleurs est toujours animé d'un mouvement de rotation assez rapide, laisse intactes, sans érosions ni déchirures, les lèvres des ouvriers souffleurs. Les verreries sont donc des foyers extrêmement actifs de la contagion syphilitique. Chose étonnante, ces faits n'avaient point fixé l'attention jusqu'à l'année 1858, époque à laquelle, observant un chancre labial, Rollet sut en reconnaître l'origine professionnelle. Diday et Viennois ne tardèrent pas à faire de cette question une étude complète, et montrèrent que, sortant de l'usine, la syphilis se répandait rapidement du père contaminé à la mère, puis aux enfants, enfin de famille à famille, au point de constituer de véritables endémies locales, tandis que Chassagny (de Lyon) s'efforçait de faire adopter ses ingénieux appareils prophylactiques. Comme on le voit, c'est aux chirurgiens lyonnais, placés au voisinage des grandes verreries de la Loire, que revient l'honneur d'avoir jeté le cri d'alarme, aussi bien que présenté la solution dans cette importante question d'hygiène publique.

La communauté des *instruments de chirurgie* entre les mains de médecins peu soigneux est une cause plus rare, il est vrai, mais non bien moins constatée de contagion; dans les hôpitaux de vénériennes, les victimes du spéculum seraient innombrables si l'on n'employait les plus minutieuses précautions; encore n'oserions-nous pas affirmer que certains chancres qui surviennent pendant le séjour des malades à l'hôpital, et sans cause connue, soient tous absolument étrangers à ce mode de contamination. Mais c'est à la pratique de l'otologie que se rapportent les méfaits les plus nombreux. Un spécialiste parisien s'est rendu tristement célèbre en communiquant la syphilis à plus de soixante individus par *le cathétérisme de la trompe d'Eustache*. Un chancre syphilitique siégeant au pharynx marqua le début du mal chez ces malheureux qui, pour la plupart, furent très-gravement frappés. Édouard Fournié, Gubler, Vigla, Alfred Fournier, Lortet, Gosselin, Hillairet ont les premiers porté ces faits à la connaissance publique en 1864. Dix ans après nous pûmes nous-même retrouver plusieurs de ces malades dans les hôpitaux spéciaux de Paris, particulièrement dans les salles de Laillier, à Saint-Louis. Leurs observations ont été publiées dans nos *Recherches statistiques sur la syphilis tertiaire*. — Signalons encore les *lancettes*, les *ventouses* qui peuvent, en passant d'un syphilitique à un individu sain, transmettre la vérole par l'inoculation du sang; telle fut la cause de l'épidémie de Brunn, en Moravie. (Voy. p. 486.)— Une opération très-fréquente au siècle dernier, la *transplantation des dents*, passe aussi pour avoir servi, dans une mesure qu'il est difficile de préciser, à la propagation de la vérole.

Plusieurs faits bien constatés (Ricord, Taylor), en parfait accord du reste avec le raisonnement, établissent la possibilité de la contagion par la *circoncision*, telle que les Juifs la pratiquent. On sait en effet que, dans le but d'arrêter l'hémorrhagie, le rit hébraïque prescrit de sucer le pénis après la section du prépuce. Rien d'étonnant dès lors, si l'opérateur est atteint de lésions contagieuses sur les lèvres, qu'il les transmette à l'opéré. Il en serait de même si, après une première péritomie faite sur un sujet vérolé, le rabbin passait à une seconde, sans se laver soigneusement. Ajoutons que, dans ce dernier cas, il pourrait lui-même devenir victime de cette pratique justement décriée aujourd'hui.

Enfin, sans entrer dans des détails à l'absence desquels

chaque lecteur saura suppléer, je me borne à mentionner rapidement :

Les vêtements. — Chemises, pantalons, robes, chaussures, et plus particulièrement les vêtements qui sont en rapport direct avec la peau.

Les draps. — Leur influence avait été nettement reconnue par Nicolas Massa, Iborstius, Swediaur. Nous avons observé à l'Antiquaille un cas de chancre de la nuque, qu'il nous a semblé rationnel de rapporter à une affection de ce genre.

Les récipients, les aliments. — Gruner a signalé, en 1783, la communauté du calice chez les protestants; Rollet a soigné une jeune femme qui s'était infectée en goûtant les ragoûts de sa cuisinière avec la même cuiller que cette dernière. Le fait est fréquent pour les nourrices qui ont la coutume d'introduire dans leur bouche la cuillerée de potage destinée à l'enfant, avant de la lui présenter. Les verres font tous les jours de nouvelles victimes. Il n'est pas jusqu'aux bouteilles qui n'aient été incriminées (Ollivier), fait qui paraîtra fort admissible si l'on réfléchit que les tonneliers, qui ont l'habitude de mâcher les bouchons, peuvent fort bien les imprégner de liquide contagieux. Enfin Hardy a cité un fait de contagion par l'intermédiaire d'une dragée.

Le tabac, les pipes. — Il est peu de causes non vénériennes qui entrent plus fréquemment en ligne de compte que la pipe. Ambrosoli a récemment insisté sur les dangers auxquels s'exposent les ramasseurs de bouts de cigares. Enfin Violet pense que les petites guillotines qui servent à en exciser l'extrémité peuvent, au contact d'un bout préalablement mâché, s'imprégner de la substance contagieuse et la déposer sur un cigare suivant. Ces circonstances sont d'autant plus dangereuses que nul ne s'en défie.

Les parasites. — Diday a le premier appelé l'attention sur la transmission de la syphilis au moyen des parasites. En 1871, Profeta a publié une observation fort probante, ayant trait à un jeune homme chez lequel les recherches les plus minutieuses ne permirent pas de découvrir d'autre agent d'infection qu'un acarus. Le chancre initial siégeait sous un espace interdigital de la main droite.

Du principe contagieux et de ses sources. — Nous avons dit (page 456) que la contagion s'exerce au moyen des produits exsudés à la surface des lésions ou par le sang. C'est à l'expérimentation que nous allons emprunter la preuve de cette proposition. On a sans doute quelque droit de s'étonner que des médecins se soient crus autorisés à user d'un tel procédé pour élucider une question de doctrine. En effet, ce n'est jamais chose insignifiante que de communiquer la syphilis à un sujet qui en est indemne; et, si l'on comprend à la rigueur les raisons qui peuvent légitimer une inoculation pratiquée sur un cachectique, voué à une mort inévitable, on ne peut que blâmer ceux qui n'ont pas craint de compromettre l'avenir d'individus sains, de jeunes gens, d'enfants. Si ces hommes étaient à ce point jaloux de porter la lumière sur les problèmes de la contagion syphilitique, que ne se prenaient-ils eux-mêmes comme sujets de leurs expériences? Que leur but ait été louable, nul ne le conteste; on ne saurait pourtant s'empêcher de distinguer entre les Hunter, les Lindmann, les Galligo, les Bargioni, qui ont été les premières et les seules victimes de leurs propres inoculations, et ces amis trop zélés de la science, qui font si bon marché de la santé d'autrui.

1° *Le chancre syphilitique peut dériver du chancre syphilitique.*

Ce fait nous est prouvé d'abord par l'*inoculation*. Dans les onze cas suivants, inoculée à des sujets sains, la sécrétion de l'ulcère primitif a donné lieu, après un certain temps d'incubation, à un ulcère de même nature, suivi bientôt lui-même, après une deuxième période d'incubation, des manifestations générales caractéristiques de la vérole. Nous n'entrerons pas dans le détail de toutes ces expériences, sur lesquelles nous aurons à revenir (voy. plus loin SYMPTOMATOLOGIE). Qu'il nous suffise d'en présenter le résumé dans le tableau suivant :

NOMS DES INOCULATEURS.	Temps écoulé entre l'inoculation et l'apparition du chancre.	Temps écoulé entre l'apparition du chancre et celle des accidents consécutifs.
1 Rinecker (1852)	24 jours	54 à 60 j.
2 Rollet (1856)	18	
3 Anonyme (1856)		26 à 107
4 Gibert (1856)	25 (environ).	
5 Hébra et Rosner	22	51
6 Baerensprung (1859)	27	64
7 Belhomme (1859)	35	
8 Lindwurm (1861)	15	18
9 et 9 Lindwurm (1861), deux inoculations sur le même malade, à deux jours d'intervalle	19 et 24	45
11 et 12 Puche (1862) deux inoculations sur le même malade à 22 jours d'intervalle	39 et 17	33
Moyennes	24	48

Nous trouvons une autre preuve de ce fait dans le résultat des *confrontations*. Bassereau a montré le premier (1852) que si l'on confronte tous les sujets atteints de chancres et ensuite d'accidents constitutionnels avec ceux qui leur ont communiqué la contagion, ou avec ceux auxquels ils l'ont transmise, on trouve que tous ces sujets sans exception ont été atteints de chancres et d'accidents constitutionnels. Le même observateur a pu sept fois déterminer rigoureusement par un examen direct, non-seulement la nature, mais la forme de l'accident contagionnant dans des cas de chancres syphilitiques ; sept fois il a vu l'ulcère primitif succéder à l'ulcère primitif. Deux ans plus tard, Clerc apportait un nouveau contingent de faits on ne peut plus probants. Mais c'est à Alfred Fournier (1857) que nous devons sur ce point les documents les plus nombreux et les plus exacts. Tant par la réunion et la comparaison des couples contaminés, que par l'observation de plusieurs séries d'individus ayant contracté le même accident, à la même époque, auprès des mêmes femmes, cet auteur a pu réunir soixante-douze observations démontrant le pouvoir prolifique du chancre dur. Ces résultats sont encore confirmés par la pratique qui nous rend souvent témoin de confrontations spontanées, quand la maîtresse et l'amant viennent demander des conseils au même médecin. On ne saurait donc émettre le moindre doute sur la transmissibilité dans sa forme propre du chancre syphilitique.

2° *Le chancre syphilitique peut dériver des divers accidents cutanés ou muqueux qui constituent les poussées éruptives de la vérole.*

Rapportons d'abord sur ce point l'indiscutable verdict de l'*inoculation*. Quatorze observations établissent le pouvoir contagieux de la plaque muqueuse ; nous disons contagieux et non transmissible, parce que cet accident ne se communique pas dans sa forme, mais par l'intermédiaire du chancre primitif.

NOMS DES INOCULATEURS.	Temps écoulé entre l'inoculation et l'apparition du chancre.	Temps écoulé entre l'apparition du chancre et celle des accidents consécutifs.
1 Wallace (1835).....................	23 jours.......	47 jours
2 et 3 — — deux inoculations à deux jours d'intervalle.............	30............	35
4 — —	30............	42
5 Hébra et Rosner..................	16............	60
6 Waller (1850).....................	25............	27
7 Lindmann (1851)..................	10............	72
8 Anonyme (1856)...................	15 à 42.......	26 à 107
9 Gibert (1859)......	17............	28
10 — —	25............	12
11 Galligo (1859)......................	16	
12 Guyenot..............................	28............	54
13 Baerensprung (1859)................	30	
13 Auzias-Turenne (1859)............	18............	55
14 Lindwurm (1860)....................	21	
Moyennes..........	22	45

Dans le dernier cas, celui de Lindwurm, la sécrétion contagieuse fut empruntée à un ulcère amygdalien constitué probablement par une plaque muqueuse ulcérée.

Les syphilides pustuleuses, manifestations qui dénotent en général une période plus avancée de la maladie, ont fourni quatre inoculations, toutes positives :

NOMS DES INOCULATEURS.	Temps écoulé entre l'inoculation et l'apparition du chancre.	Temps écoulé entre l'apparition du chancre et celle des accidents consécutifs.
1 Wallace (1835).....................	29 jours	37 jours
2 — —	28............	27
3 Vidal (1849).....................	35............	135
4 Rinecker (1852).....................	28............	130
Moyennes..........	30	82

L'expérience de Rinecker fut pratiquée avec du pus emprunté à une syphilide pustuleuse congénitale.

Ainsi qu'on le voit, déjà en 1835 Wallace avait péremptoirement démontré la présence du contagium syphilitique dans le produit de sécrétion des plaques muqueuses et des pustules; il s'en faut cependant que la clinique ait dès cette époque fait son profit d'une vérité si chèrement payée ! A la suite de celle de Hunter, l'école du Midi avait nié le pouvoir contagieux de tout ce qui n'était pas le chancre primitif, parce que les accidents consécutifs de la vérole ne sont point inoculables au porteur. Un fait observé par Langlebert en 1854 fut le trait de lumière qui lui permit de s'élever contre cette erreur [1] en annonçant, non-seulement que ces accidents pouvaient transmettre la syphilis, mais encore et surtout que cette syphilis avait pour point de départ constant, invariable, un chancre induré. Le 13 février 1856, cet important résultat était communiqué à la

[1] On nous saura gré de résumer ici une observation aussi importante. « Vers le milieu de l'année 1853, une jeune femme vint me consulter pour une syphilis constitutionnelle : elle avait des plaques opalines et des ulcérations légères sur les amygdales. En juin 1854, je trouvai, sur ses grandes lèvres, trois plaques muqueuses de la dimension d'une pièce de 50 centimes. — La malade m'ayant demandé si elle pouvait communiquer sa maladie : « Non, lui répondis-je, vos boutons n'étant que des accidents secondaires ne sont pas contagieux. » — Trois semaines après cette dernière consultation, un jeune homme entrait dans mon cabinet et me montrait sur le feuillet interne du prépuce un chancre infectant caractéristique, et me rappelant les assurances données par moi à la malade précitée, m'accusait d'être la cause de son mal, car il jurait n'avoir vu d'autres femmes depuis plus de trois mois. Un tel fait n'a pas besoin de commentaires; il force la conviction. » (LANGLEBERT, *Du chancre produit par la contagion des accidents secondaires de la syphilis*, page 47, Paris, 1861.)

Société médicale du Panthéon; deux ans plus tard, en 1858, Langlebert en fit l'objet d'une publication, où sont exposés avec détail les premiers faits qui soient venus confirmer la loi qu'il avait hardiment posée. En 1859, Rollet fit paraître dans les *Archives générales de médecine* un très-remarquable mémoire où la question est traitée avec les développements les plus complets, et la même conclusion appuyée sur un inébranlable faisceau de preuves cliniques. Dirigée avec passion par Ricord, l'opposition qui accueillit ces premiers travaux rallia un grand nombre des élèves du Midi, et la tribune académique retentit des luttes les plus acharnées.

Ces adversaires durent céder cependant, vaincus par le nombre toujours croissant des faits dont la pratique les rendait témoins. Alfred Fournier, dont il faut toujours rappeler les travaux quand il s'agit de la contagion syphilitique, se déclara franchement pour la contagion des accidents consécutifs qu'il étaya d'un nouveau tribut d'observations et de *confrontations*; enfin Ricord lui-même se rendit à l'évidence (31 mai 1859). Je n'ai pas à répéter ici de quelle vive lumière cette doctrine éclaira l'étiologie du chancre syphilitique. Il suffit pour s'en rendre compte de jeter les yeux sur les premières pages de ce chapitre.

3° *Les manifestations ultimes de la syphilis ne peuvent, ni par l'inoculation, ni par la contagion, transmettre la syphilis.*

En 1865, Tanturri (de Naples) a donné la démonstration de ce fait en *inoculant* vainement à une femme saine le produit d'une énorme gomme sous-cutanée développée chez une cachectique. Même résultat a été obtenu par Profeta en 1871 avec la sécrétion d'un tubercule syphilitique. Ajoutons que nul fait clinique n'est venu déceler le pouvoir contagieux de ces accidents. Ces résultats, confirmés d'ailleurs par les expériences de Diday sur l'inoculation du sang des syphilitiques arrivés à la dernière période, ne laissent pas que d'embarrasser la théorie; aussi, en raison surtout de l'absence de faits assez nombreux et assez variés, la prudence exige-t-elle qu'on ne se hâte point de généraliser.

5° *Le sang des sujets syphilitiques est susceptible de transmettre la syphilis, mais seulement pendant la phase des poussées éruptives; il ne l'est plus pendant celle des productions gommeuses.*

Nous avons déjà fait connaître le cas d'un vaccinifère de Rivalta qui put fournir la matière propre à pratiquer une inoculation syphilitique positive, avant l'apparition de son chancre, au dixième jour de l'incubation. Nous serions fort tenté d'y voir une preuve de la viciation hâtive et de la contagiosité du sang, avant même que la manifestation spécifique spéciale ait averti le sujet qu'il est sous le coup de l'infection; mais Rollet fait remarquer que la lancette a pu rencontrer dans les pustules de cet enfant le produit nocif qui avait été déposé lors de sa vaccination et donner lieu ainsi à une contagion médiate; nous ne saurions donc conclure sur ce point. Nous ne sommes pas plus avancé sur l'état du sang pendant la durée de l'ulcère primitif, aucune expérience ne nous renseignant à cet égard; mais les faits sont précis en ce qui touche la première période des accidents consécutifs. En dépit des dénégations de Ricord qui n'avait pas craint de s'écrier un jour : « Si l'on admet que le sang des syphilitiques peut donner la vérole, nous reculons jusqu'au quinzième siècle », en dépit des inoculations négatives de Lalagade (d'Albi); les expériences suivantes ne sauraient laisser aucun doute.

NOMS DES INOCULATEURS.	Temps écoulé entre l'inoculation et l'apparition du chancre.	Temps écoulé entre l'apparition du chancre et celle des accidents consécutifs
1 Waller (1850)	34 jours	31 jours
2 Anonyme (1856)	15 à 42	26 à 107
3 Gibert (1859)	35	
4 Pellizzari (1860)	25	32
5 Lindwurm (1861)	28	
Moyennes	30	44

Dans tous ces cas, le résultat de l'inoculation fut un chancre des mieux caractérisés. Comme le produit de sécrétion du chancre induré ou de la plaque muqueuse, le sang à la seconde période de la syphilis peut donc transmettre l'infection. L'expérience rapportée par Pellizzari (de Florence) a été pratiquée le 6 février 1860 sur le docteur Gustave Bargioni qui se dévoua en même temps que deux autres médecins, MM. Henri Rosi et Henri Passigli, pour élucider l'importante question dont nous nous occupons. L'inoculation faite avec du sang fourni par la céphalique d'un syphilitique secondaire n'eut de suite que chez M. Bargioni qui reçut le fluide immédiatement après sa sortie de la veine. Chez Rosi il fut appliqué déjà refroidi, et la coagulation était à peu près complète, quand le tour de Passigli fut venu. Cette différence d'état des liquides inoculés explique suffisamment la différence des résultats.

Enfin, nous avons dit que le sang n'était plus inoculable dans la période ultime de la syphilis. Dix-sept expériences de Diday et une de Profeta sont la preuve irréfragable de cette proposition. Celles de Diday remontent à 1849, époque à laquelle ce syphilographe institua des recherches dans le but de trouver un vaccin pour la vérole. Le sang des syphilitiques, parvenus à la dernière phase de la maladie lui ayant paru réunir les conditions favorables, il choisit un malade porteur de diverses périostoses non suppurées, tourmenté de douleurs ostéocopes nocturnes, et en inocula le sang sur lui-même d'abord, puis sur seize chancreux. A cette époque l'unicisme régnait encore, et, comme Diday avait recherché de préférence pour cet essai des malades dont les chancres fussent récents et non indurés, afin d'écarter toute chance d'infection préalable, il en résulta que son choix n'avait à peu près porté que sur des chancrelleux. Quinze de ses opérés furent exempts des symptômes secondaires, non parce qu'ils avaient été vaccinés, comme le pensait Diday, mais parce que le chancre dont ils avaient souffert n'était point syphilitique.

La découverte de la dualité vint dissiper les généreuses illusions du syphiligraphe lyonnais, mais ses expériences n'en restent pas moins à l'état de faits précis bien observés, et démontrent péremptoirement l'innocuité du sang des syphilitiques quand ils ont dépassé les premières phases de la maladie.

6° *Les produits des sécrétions physiologiques d'un sujet infecté ne sont point par eux-mêmes susceptibles de transmettre la syphilis.*

Le lait d'une syphilitique peut-il transmettre la vérole? Cette question est complexe. En effet, on doit se demander : d'abord si le liquide ingéré peut déterminer l'éclosion de la maladie sans manifestation apparente, par la seule absorption d'une substance infectante; en second lieu, s'il est inoculable, c'est-à-dire susceptible de donner lieu à un chancre, chez un sujet sain, lorsqu'il est placé au contact d'une solution de continuité.

La première de ces hypothèses fut assez généralement acceptée par les anciens syphiligraphes, jusqu'à la fin du siècle dernier. Pour Cataneus (1505), par exemple, il faut parmi les causes de la syphilis compter la suivante : « Potus lactis malâ qualitate infecti, dato quod nulla cutanea infectio appareat. » Fracastor (1530) dit de même : « Visi infantes quid e suctu lactis a matre aut nutrice infectâ affecti sunt. » Car le lait, dit Massa (1582), vient du sang malade. « Lac infectum fit ex sanguine infecto a matrice ad mamillas a naturâ transmisso. » Admise aussi par Paracelse (1536) qui la mentionne, sans la discuter : « Lues venerea ad infantes transit conceptione ac lacte », cette opinion trouva dans Eustache Rudius (1610) son plus fidèle défenseur. « Qui gallicum virus sub lactis et alimenti specie devorant, écrit cet auteur, de necessitate inficiuntur, nec ullo pacto ejus imperium effugiunt, præsertim si infantes sint. » Blegny (1674) confirme cette manière de voir. « Une nourrice vérolée, dit-il, peut donner la maladie à son nourrisson par l'usage corrompu du lait de ses mamelles. » Astruc (1773) et Bell (1795) sont du même avis. Nisbett proteste le premier en 1788 contre cette croyance universelle affirmant que « le lait lui-même est entièrement exempt de virulence. » Quelques années plus tard, Fritze (1795) insiste sur la nécessité des lésions locales pour qu'il y ait transmission de la vérole pendant l'allaitement. Enfin Hunter (1786) appuie bientôt de toute son autorité l'opinion de Nisbett. Il serait long de consigner ici tous les témoignages des auteurs de notre siècle ; qu'il nous suffise de ranger ces derniers, suivant l'opinion qu'ils ont soutenue ou soutiennent encore, en trois catégories ; ceux qui admettent la nocuité du lait : Mahon (1804), Beaumès (1840), Diday (1854), Robert (1861), Langlebert (1864), Ricordi (1865), Plaite (1865), Cerasi (1866) ; ceux qui croient à son innocuité : Bertin (1810), Swediaur (1877), Barbantini (1820), Rollet (1861-66), Pellizzari (1866), Profeta (1866-70), Geigel et Padova (1867) ; et enfin ceux qui doutent : Bumstead (1864), Galligo (1864), Belhomme et Martin (1864), Davasse (1865), Lancereaux (1866) et Scarenzio (1866).

Pour notre compte, nous n'hésitons pas à nous ranger parmi les défenseurs de l'innocuité, nous basant à la fois et sur la clinique et sur l'expérimentation. La clinique nous apprend en effet que des femmes contaminées portant les lésions les plus évidentes, mais n'en ayant pas au mamelon, ont pu allaiter pendant plusieurs mois, soit leurs propres enfants, soit des nourrissons, sans qu'ils en aient ressenti d'influence fâcheuse. Sous ce rapport, les faits de Profeta et surtout ceux de Pellizzari ne laissent rien à désirer. Pellizzari examinait la nourrice ou la mère, infectée en général après l'accouchement, constatait ses lésions, l'avertissait du danger où se trouvait son enfant en lui indiquant quelles précautions pouvaient l'en préserver. Or, cinq enfants sur six restèrent indemnes ; un seul fut infecté, mais pour avoir contracté un chancre sourcilier, une nuit que sa mère l'ayant gardé auprès d'elle, le souilla avec la sécrétion de plaques muqueuses buccales. Ces observations sont tellement nettes, tellement détaillées, qu'elles nous semblent devoir entraîner la conviction.

Nous n'en saurions dire autant des faits contraires rapportés par Brunelli et Cerasi, qui tous sont passibles de sérieuses objections. Est-ce à dire, comme l'ont fait quelques auteurs, que le lait est bien syphilitique, mais que les sécrétions stomacales en neutralisent le contagium ? Les expériences de Padova touchant la nullité d'action du suc gastrique sur les plaies syphilitiques démontrent suffisamment l'inanité de cette hypothèse.

Reste à savoir si le lait est inoculable. Sur ce dernier point l'expérience a prononcé sans appel. En 1866, Padova tenta huit fois cette inoculation sans aucun résultat positif, soit qu'il ait simplement piqué la peau, soit qu'il l'ait préalablement dénudée au moyen de vésicatoires, soit même qu'il ait pratiqué l'injection sous-cutanée du liquide au moyen de la seringue de Pravaz. De son côté, Profeta est arrivé au même résultat. Appuyé sur tous ces faits, nous pouvons donc en tirer cette conclusion formelle que le lait par lui-même n'est jamais un agent de contagion syphilitique.

L'innocuité de *la salive* n'est pas moins bien constatée. Sans en souffrir aucunement, Profeta s'est inoculé à plusieurs reprises, au moyen d'incisions multiples, la salive de sujets syphilitiques en pleine période secondaire, mais dont la muqueuse buccale était indemne d'accidents. Une expérience faite par le même auteur sur un de ses amis avec la salive d'un tertiaire fut aussi négative.

Nous en dirons autant *des larmes*, que Vidal et Diday ont soumises à l'inoculation sans plus de succès.

Nous ne saurions douter qu'il n'en soit de même pour *la sueur*, bien que nous n'ayons pas à cet égard d'expériences directes.

Nous reviendrons ultérieurement (voyez SYPHILIS PAR CONCEPTION, SYPHILIS HÉRÉDITAIRE) sur l'importante question *du sperme* chez les syphilitiques. Qu'il nous suffise de dire ici qu'il ne fait point exception parmi les humeurs physiologiques et qu'aucun fait ne démontre son inoculabilité. Qu'il porte en germe la syphilis du fœtus, que par le fœtus infecté il puisse la transmettre à la mère, ce sont là questions fort obscures encore sur lesquelles la discusssion viendra plus tard ; mais alors même qu'elles seraient résolues dans un sens positif, nous ferons remarquer qu'il n'y a aucune comparaison à établir entre ce mode de transmission de la syphilis et l'inoculation.

7° *Les humeurs pathologiques, fournies par un sujet infecté, mais ne dérivant point d'une lésion spécifique, ne sont probablement point susceptibles de transmettre la syphilis.*

Nous avons déjà fait entrevoir à propos de la syphilis vaccinale (page 512), quelles divergences séparent encore les syphiligraphes sur la question dont nous allons nous occuper. D'accord avec Clerc, Rollet, Basset, Bidenkap, nous sommes tenté de croire à l'innocuité des fluides (pus, muco-pus), nés sur un terrain syphilitique. Les faits confirmatifs de cette manière de voir sont nets et précis.

a. Rollet et Basset ont impunément inoculé à plusieurs reprises, sur des individus vierges de syphilis, du muco-pus blennorrhagique, emprunté à des sujets infectés, mais en ayant soin de le recueillir pur de tout mélange.

b. Les mêmes auteurs ont, dans les mêmes conditions, pratiqué de nombreuses inoculations en se servant du pus d'une chancrelle artificiellement produite chez un syphilitique. Dans ce dernier cas ils n'ont jamais vu se développer sur le point piqué qu'une chancrelle. Cette expérience renouvelée par Bidenkap a donné un résultat identique.

J'avoue que de tels faits sont de nature à entraîner la conviction et qu'aucun doute ne serait permis, si l'opinion adverse n'était soutenue par des observateurs d'un haut mérite : Langlebert, Fournier, Melchior Robert, Profeta. Pour triompher de leurs objections, il faudrait en effet prouver que dans tous les cas rapportés par ces auteurs où le chancre huntérien, s'il faut les en croire, reconnut pour origine une chancrelle ou une blennorrhagie de syphilitique, la contamination fut produite par le sang, ou un liquide notoirement contagieux. Or, une pareille démonstration n'est pas possible, et d'autre part, les faits contraires ne sont pas assez nombreux pour que la question puisse être considérée comme définitivement jugée. Scientifiquement donc, le doute nous est encore imposé.

Rien ne serait plus intéressant que l'étude du principe contagieux en lui-même; malheureusement, en face de nos réactifs chimiques, comme sous le microscope, il est resté jusqu'ici insaisissable. Les prétendus corpuscules que Lorstorfer décrivit il y a quelques années dans le sang des syphilitiques et qui n'étaient autre chose que des particules graisseuses, pas plus que le *vibrio lineola* de Donné, la *crypta syphilitica* de Salisbury ou les organismes cellulaires de Sbadafoldi n'ont pu tenir contre une observation rigoureuse.

Aux questions concernant les attributs physiques de la substance contagieuse, nous ne pouvons donc répondre que par les données approximatives que nous fournit l'examen des différents produits que nous savons la recéler. Le plus simple de ces produits étant la sérosité chancreuse, liquide très-légèrement teinté en jaune, et dont la contagiosité n'est nullement amoindrie par l'absence de toute cellule, de tout leucocyte, nous pouvons en déduire que la substance contagieuse est à peu près incolore et n'est point composée de cellules. Mais s'agit-il de pousser plus loin l'analyse, et de discerner la part qui revient, soit à la partie liquide, soit aux granulations que Chauveau a fait connaître dans les humeurs infectieuses, la rigueur scientifique nous fait un devoir de rester dans le doute. Nous ajouterons cependant que les récents travaux de ce physiologiste militent en faveur de la contagiosité exclusive des éléments figurés (voy. *Chancre simple*, chapitre I, page 312). Toujours est-il que, soit solide, soit liquide, l'agent contagieux *est fixe*, c'est-à-dire non volatil, attendu que l'on n'a jamais constaté de contamination par l'air ou par l'haleine, bien que les anciens syphiligraphes aient cru à l'*halituosité* du mal gaulois, admise aujourd'hui encore, mais seulement pour la grande épidémie du quinzième siècle, par Anglada. Il est *un*, car, variées de mille façons, quels que soient les liquides au moyen desquels elles sont pratiquées, les inoculations ne donnent jamais que deux sortes de résultats, les uns positifs, les autres négatifs. Or, tous les résultats positifs aboutissent au développement d'un chancre toujours le même dans ses caractères essentiels et dans ses conséquences. Des accidents de la syphilis, le primitif seul est en même temps contagieux et transmissible dans sa forme ; les secondaires sont contagieux mais non directement transmissibles ; les tertiaires ne sont ni contagieux ni transmissibles ; mais il n'en est aucun qui puisse devenir l'origine d'une contamination amoindrie, d'une vérole tronquée. La goutte de liquide contagieux qui lui donne naissance, si bénins que puissent être et que soient souvent en réalité les symptômes qu'elle détermine, porte fatalement en germe toutes les conséquences des infections même les plus graves. La vérole est ou elle n'est pas.

La plupart des auteurs insistent sur le *polymorphisme* de l'agent contagieux ; si par cette expression ils prétendent désigner autre chose que la grande variété de ses véhicules, c'est tomber dans un singulier défaut de logique, puisque tous conviennent que sa forme nous a toujours échappé.

Parmi ces caractères particuliers de la substance contagieuse, il convient de noter *la vitalité*, attestée par ce fait que la contagion médiate a pu se faire, à longue échéance, au moyen d'objets qui en avaient été imprégnés ; puis la *résistance à l'action des divers fluides physiologiques ou morbides*. La salive, le lait, l'urine, le mucus, lui servent trop souvent de véhicules pour qu'il soit utile d'insister à leur égard ; rappelons que Padova a péremptoirement démontré son intégrité en présence du suc gastrique. Il en est de même du sérum, de la lymphe, du pus, ainsi que nous l'a prouvé la transmission de la maladie par le fluide vaccinal (voy. page 512), par la matière de l'écoulement blennorrhagique (cas de Hunter, page 8), par le produit de sécrétion des syphilides pustuleuses (Wallace, Vidal, Rinecker). Quelques auteurs ont cependant avancé que ses propriétés disparaissent quand on mélange cette substance avec le pus chancrelleux. C'est là une inexactitude à laquelle nous opposons les trois propositions suivantes :

a. *L'inoculation dans une même piqûre d'un mélange de contagium syphilitique et de pus chancrelleux donne à la fois le chancre simple et le chancre syphilitique*. Ce fait nous est prouvé en partie par des cas assez nombreux de Ricord, Fournier, Profeta, qui nous montrent des sujets sains contractant la vérole au contact de chancres simples développés sur des syphilitiques. Une expérience due à Melchior Robert ne laisse aucun doute sur ce point. Un malade portait deux chancres, l'un à la lèvre, l'autre au pénis et présentait les signes classiques de l'infection. Plusieurs auto-inoculations successives pratiquées avec le sécrétum du chancre pénien furent positives; le produit de l'une d'elles fut transporté sur la cuisse d'un sujet sain qui souffrit d'abord d'un chancre simple, puis, toujours au point même de la piqûre, d'un chancre huntérien, et plus tard d'éruptions syphilitiques. Dans ce cas, le premier malade portait évidemment un ulcère mixte (voy. page 343) sur le gland, c'est ce qui a permis à l'inoculation d'être positive; quand le pus de ce second ulcère fut inoculé au second malade, il fut mêlé sans doute à une certaine quantité de sang, ou au sécrétum d'une lésion spécifique; de là la double contamination qui s'ensuivit.

b. *L'application sur un chancre simple préexistant de l'agent contagieux syphilitique y détermine le développement ultérieur d'un ulcère induré suivi de syphilis*. La preuve expérimentale de ce fait a été donnée par Lindwurm, qui, en 1861, infecta une jeune fille par ce moyen. Le chancre simple dont elle était atteinte guérit d'abord, puis la cicatrice s'indura, suppura légèrement, et les accidents constitutionnels parurent.

c. *L'application du pus chancrelleux sur un chancre syphilitique préexistant y détermine l'apparition immédiate d'un chancre susceptible de transmettre les deux contages*. Nous ne faisons que signaler ici ce dernier point; la transmission du chancre mixte en nature, dans sa double entité pathologique, a excité trop de discussions pour que nous n'y revenions pas ultérieurement.

Enfin bien que nous ne possédions pas à cet égard un grand nombre d'expériences, il est hors de doute que la matière contagieuse de la vérole est annihilée par les composés chimiques énergiques, acides ou alcalis; certaines essences organiques jouissant de la même propriété ont été utilisées par différents praticiens pour la composition de liquides préservatifs. Nous passerons en revue ces préparations quand nous nous occuperons de prophylaxie.

Fréquence du chancre syphilitique. — Nous avons déjà recherché quelle est la proportion du chancre syphilitique, comparativement au chancre simple et à la blennorrhagie. (Voy. p. 314 et suiv.) Nous savons, en outre, quels écarts offre sa fréquence suivant les races, les contrées, les climats. Il convient d'examiner maintenant l'influence qu'exercent sur sa propagation certaines conditions individuelles, telles que la position sociale, la profession, les antécédents pathologiques.

Voyons d'abord quelle est la catégorie de *femmes* qui servent le plus particulièrement à la transmission de la syphilis. (Voy. le tableau de la page 316.) Contrairement à ce qui se passe pour la chancrelle, nous voyons s'accroître la nocivité des femmes, qu'un certain degré de moralité semblerait devoir garantir. Femmes mariées, maîtresses, concubines constituent en effet la cinquième partie (20 pour 100) de la population féminine infectante, alors qu'elles comptaient à peine pour un neuvième (11 pour 100) dans la propagation du chancre simple. Au contraire, les prostituées de maison transmettent, dans une égale proportion, vérole et chancre simple. Nous devons au docteur Schperk, médecin en chef de l'hôpital Kalinkinsky, une intéressante étude sur les chances proportionnelles qu'on a de prendre la syphilis avec une fille de maison, suivant son âge. Cet auteur établit qu'à partir de vingt-cinq ans tout le personnel des maisons est syphilitique, et par cela même que l'infection date d'une époque plus ancienne, comme la syphilis n'est transmissible que pendant ses périodes de début, devient à peu près inoffensif.

De 15	à	20 ans	on a	50 p. 100	de chance.
20	—	25	—	18	—
25	—	30	—	16	—
30	—	35	—	6	—
35	—	40	—	Très-faibles.	
Au-dessus de		40	—	*Nulles.*	

Il n'en est pas de même pour les prostituées clandestines, dont la plupart ne deviennent syphilitiques qu'à un âge plus avancé, et sont, par conséquent, dangereuses plus longtemps.

Si, d'un autre côté, nous examinons sur quels individus s'exerce la contagion, nous constatons que les professions les plus maltraitées par la vérole ne se présentent point absolument dans le même ordre que pour le chancre mou; au Midi, par exemple, dans le service de M. Léon Le Fort, comme il est facile de le constater par le tableau suivant, les employés de commerce, classe relativement éclairée, comptent pour un nombre de 38 parmi 838 malades atteints de chancres primitifs. Bien qu'il ne soit pas facile d'interpréter toutes les remarques qu'elle peut suggérer, la comparaison de ce tableau avec celui de la page 317 nous semble donc intéressante :

Journaliers	50	Terrassiers	19
Employés de commerce	38	Garçons de marchand de vin	19
Cordonniers	34	Garçons de restaurant	18
Maçons	29	Bijoutiers	18
Ébénistes	25	Cochers	17
Peintres en bâtiment	24	Boulangers	17
Serruriers	24	Garçons de café	16
Menuisiers	22	Cuisiniers	15
Tailleurs d'habits	20	Mécaniciens	10

Une des circonstances qui influent le plus sur la fréquence du chancre syphilitique, c'est que, à moins d'exceptions fort rares, un sujet n'en peut être atteint qu'une seule fois. Le développement des accidents généraux, la modification ressentie par l'organisme du fait de l'infection, ont pour effets de créer une immunité absolue pour l'existence entière du sujet frappé, et peut-être même pour ses descendants. Cependant, nous l'avons dit, quelques cas échappent à cette loi; l'examen des conditions dans lesquelles naît, se développe ou disparaît cette immunité, va nous permettre de les exposer.

Il n'est pas facile de déterminer à quel moment de l'infection syphilitique le tégument perd la propriété d'offrir un terrain favorable au développement du chancre; ce qui est certain, c'est que, avant même l'apparition du premier symptôme, pendant l'incubation de l'ulcère initial, cette immunité vient révéler la souillure générale de l'économie. Deux inoculations faites sur le malade de Belhomme, au septième et au neuvième jour de la première, restèrent stériles, mais d'autre part, Wallace et Puche obtinrent chacun un résultat positif: le premier, au huitième jour; le second, au vingt-deuxième. Comme on le voit, il est impossible de rien formuler de précis sur ce point. N'est-il pas naturel, du reste, que le temps nécessaire à la saturation de l'organisme soit sujet à varier, comme varie l'incubation elle-même.

Dans tous les cas, l'apparition du chancre est la marque à peu près irrécusable de cette saturation. En dépit des protestations des unicistes, s'il est un fait bien constaté, c'est l'irréinoculabilité de cet accident. Quelques auteurs, parmi lesquels Auzias-Turenne, Lee, Langlebert, Melchior Robert, Davasse, sont parvenus, après l'avoir soumis à des excitations variées, à faire sécréter au chancre huntérien un pus irritant, et dont l'inoculation suffisait parfois à faire naître une de ces fausses pustules dont il a été question (page 392). Mais aucun de ces auteurs n'est arrivé à reproduire le chancre infectant avec ses caractères essentiels. Ce n'est point à dire, cependant, qu'il n'existe de ce fait aucun exemple dans la science. Sur les centaines de mille auto-inoculations, grâce auxquelles depuis trente-cinq ans tant de problèmes ont été élucidés, quatre seulement ont donné, comme résultat inattendu, la reproduction du chancre auquel avait été emprunté le liquide mis à l'essai. Nous résumons ici ces cas, dont la véritable interprétation nous échappe peut-être, comme des exceptions trop peu nombreuses pour atteindre la grande loi de l'irréinoculabilité. Tout au plus nous semble-t-il logique d'en conclure, contrairement à la plupart des auteurs, que le fait de subir une deuxième infection syphilitique ne prouve nullement qu'un sujet soit guéri de la première.

Noms des inoculateurs.	Moment de l'inoculation.	Résultat de l'inoculation.
1. Lee (1856).	Dès l'apparition de l'ulcère, avant qu'il soit induré.	3 ou 4 jours après, irritation puis ulcère dur au point inoculé.
2. Diday (1862).	7 jours après le début de l'ulcère.	Au 9e jour, papule cuivrée ; au 31e, ulcération.
3. Bidenkap (1864).	Pendant le cours d'un chancre induré normal, ne suppurant pas.	21 jours après, papules rouges, dures.
4. Bidenkap (1864).	—	—
5. Ricordi (1867).	4 jours après le début.	Au 27e jour, papules rouges puis ulcération caractéristique.
6. Turati (1868).	Plusieurs jours après le début de 5 chancres indurés.	Malade revu seulement deux mois après, grosse papule ulcérée caractéristique.

C'est particulièrement pendant la période secondaire, dont la durée est indéterminée, que le rôle de l'immunité relativement à la fréquence du chancre syphilitique est considérable. L'expérimentation, aussi bien que la clinique, ont cependant démontré la possibilité d'une *réinfection* à cette période, comme nous venons de le voir pour la précédente, comme nous le verrons pour la dernière.

Bien que nombre d'auteurs : Bartholomeo Maggi (1550), Brassavole (1550), Antoine Lecoq (1550), Vidus Vidius (1542), Trajan Petronius (1545), Colles (1844), l'aient connu et décrit, c'est à Ricord (1845), Follin (1854), Puche (1854), Delestre (1860), mais surtout à Diday (1860), que nous devons les premières études approfondies sur le phénomène de la réinfection. Dans un Mémoire fort important (*Archives générales de médecine*), et, plus tard, dans son *Histoire naturelle de la syphilis* (1862), ce dernier auteur présenta 32 observations, qu'il semblait permis de considérer alors comme des exemples absolument probants de réinfection. Ces cas étaient répartis de la façon suivante :

1° Chancre et vérole pour effet de la première contagion; chancre seul pour effet de la seconde : 19 cas.

2° Chancre et vérole pour effet de la première contagion; chancre et vérole atténuée pour effet de la seconde : 10 cas.

3° Chancre et vérole pour effet de la première contagion; chancre et vérole plus forte pour effet de la seconde : 3 cas.

Le mémoire de Diday fut le signal d'un grand nombre de travaux, parmi lesquels il convient de citer ceux de Hugenberger (1863), Corten (1865), Scarenzio (1866), Kobner (1872), et plus récemment de Gascoyen (1875). Mais de toutes les recherches qu'il suscita, il n'en fut pas de plus fructueuses que celles de A. Fournier *sur le pseudo-chancre induré des sujets syphilitiques* (*Archives générales de médecine*, 1868).

Étudiant les lésions qui jusqu'alors avaient été prises pour des chancres indurés de récidive, Fournier montra qu'elles pouvaient se développer en dehors de toute contagion nouvelle, et ne constituer que des manifestations spontanées de l'infection ancienne.

Assurément, il serait inexact de soutenir qu'on doit rapporter à des pseudo-chancres les observations qui forment la seconde et la troisième catégorie de Diday, et dans lesquelles nous voyons la lésion dont il s'agit suivie d'accidents généraux, bien qu'à la rigueur on puisse soutenir pour quelques-unes d'entre elles que ces accidents reconnaissent leur cause dans l'évolution de la syphilis préexistante. Mais on ne saurait guère conserver de doutes à l'égard des 19 cas d'ulcération non suivie d'effets constitutionnels qui, selon toute probabilité, sont justiciables de l'interprétation donnée par Fournier. De 32, le nombre des observations de Diday descend donc approximativement à 13.

Comme on le voit, la fréquence des contagions doubles est singulièrement moins considérable qu'on ne le croyait il y a quelques années; mais leur existence est incontestable. Du reste, dût-on mettre en doute les faits cliniques, les résultats de l'expérimentation suffiraient à établir la réalité des réinfections. Wallace inocula le produit de sécrétion des plaques muqueuses à un syphilitique parvenu à la période secondaire, et obtint, après vingt-six jours d'incubation, un chancre induré caractéristique. Tel fut aussi le résultat de l'inoculation pratiquée le 20 juin 1851, par Bouley, à un tertiaire; un chancre parut le 12 juillet suivant, et trente jours après se montrèrent les manifestations générales.

Nous venons de voir l'immunité produite chez un sujet par le développement du chancre huntérien se prolonger à travers la phase des poussées éruptives jusqu'à celle des manifestations ultimes. Mais la syphilis peut éprouver dans sa marche de longues périodes d'intermittence; souvent même, bien que les pronostics bénins les plus rationnels soient parfois déjoués par l'apparition tardive d'accidents graves, la maladie semble avoir épuisé son action; car aucun acte morbide ne révèle qu'elle dure encore. Elle survit cependant, bien que latente; un seul de ses effets persiste et atteste la modification qu'elle imprime toujours à l'organisme : c'est l'immunité. Le raisonnement conduit à supposer que cette immunité même doit avoir un terme, si reculé soit-il, comme celle de la variole et de la plupart des maladies infectieuses; mais l'expérience n'a que fort exceptionnellement confirmé les données de l'analogie; aussi ne saurait-on nier que, dans l'immense majorité des cas, l'aptitude pour un sujet à contracter la syphilis ne soit à jamais éteinte dès l'apparition de l'ulcère initial.

Bien plus, pour certains auteurs, loin qu'elle soit temporaire, cette immunité se continuerait par transmission héréditaire chez les descendants des sujets frappés; de là les cas assez fréquents d'*immunité naturelle*, *congénitale*, indépendante de tout phénomène morbide préexistant, sur lesquels nous allons maintenant porter notre attention.

Examinons d'abord les faits expérimentaux. Le docteur Rattier s'inocula vainement le liquide sécrété par des accidents secondaires de forme variée; il en fut de même de Cullerier; mais nul ne s'est soumis à des essais plus nombreux et plus décisifs que le docteur Sarrhos. Ce dernier, n'ayant jamais eu la syphilis, s'inocula trente fois environ, avec résultat négatif, le liquide provenant de diverses éruptions spécifiques. Lalagade (d'Albi) n'a pas été moins heureux dans ses expériences sur la contagiosité du sang pendant la période secondaire; à plusieurs reprises il recueillit de ce liquide sur des sujets syphilitiques et le porta au contact de points dénudés, d'érosions dont son tégument était le siége; l'accident primitif ne parut point.

Bien qu'il soit moins facile, en général, de les contrôler, les exemples que nous offre la clinique ne sont pas moins significatifs.

C'est un fait reconnu, que certains individus bravent impunément la contagion. Un jeune homme d'excellente constitution, vierge de toute infection, m'affirmait récemment avoir exercé le coït avec une femme dont les parties génitales étaient le siége de tubercules muqueux, saillants et suintants, et s'être maintes fois exposé de même sciemment, sans qu'il ait jamais eu à s'en repentir.

Je tiens de Mauriac le fait d'un malade atteint d'une ulcération primitive, caractéristique, suivie dans les délais normaux d'accidents constitutionnels fort graves, et qui n'interrompit pas un seul jour ses relations avec sa maîtresse. Cette dernière se fit examiner par tous les syphiligraphes de Paris, et fut reconnue saine; bien que prévenue du danger, elle se livra avec frénésie à son amant, dont elle voulait partager la maladie. Mais ce fut en vain qu'elle recourut aux pratiques les plus étranges, buccales ou autres, pour arriver à ses fins; elle resta saine.

Henry Lee voit dans l'immunité de ces sujets la conséquence d'une infection chez leurs ascendants. S'il est vrai qu'un malade ne peut avoir qu'une seule fois la syphilis pendant sa vie, il n'est pas moins vrai que certains enfants naissent avec une souillure héréditaire, qui ne se manifeste parfois que bien tardivement (voyez SYPHILIS HÉRÉDITAIRE), et peut aussi demeurer toujours latente. Or il n'est pas douteux que ces sujets ne soient, dans une large mesure, à l'abri de la contagion. Que si, leur immunité s'étant épuisée, ils viennent cependant à contracter la syphilis, on peut du moins légitimement inférer qu'elle ne se développera qu'imparfaitement chez eux, de même que des graines s'étiolent, de génération en génération, dans un même terrain, la fécondité du sol ne tardant pas à s'épuiser pour des semences de même espèce.

A l'appui de cette opinion, nous rapporterons les remarques suivantes, faites par deux chirurgiens anglais, Fergusson et Rose. Le premier ayant observé, en Portugal (1818), l'affaiblissement croissant de la syphilis chez les habitants du pays, tandis qu'elle sévissait avec une grande intensité sur les Anglais, recourut pour expliquer ce fait à ce grand principe de pathologie générale, que toutes les maladies accidentelles, c'est-à-dire celles qui ne sont pas innées, sporadiques ou endémiques, semblent marcher naturellement vers la guérison quand elles restent confinées dans le milieu où elles ont été introduites; mais que, lorsqu'elles apparaissent dans un nouveau milieu où elles trouvent de nouvelles conditions de développement, elles recouvrent leur puissance première et donnent naissance aux maux qu'elles produisirent dès leur apparition. De même, Rose, chirurgien de l'hôpital Saint-Georges, fut conduit par une expérience très-étendue à traiter sans mercure la vérole, généralement fort bénigne, des simples soldats. Mais il n'éprouva qu'insuccès dès qu'il essaya de guérir sans spécifiques les officiers des régiments dont les soldats s'accommodaient si bien d'un traitement simple; il en fut de même pour les malades de sa pratique privée. L'explication de ces faits n'est point douteuse. La syphilis maltraite les classes élevées, parce qu'elle y est relativement plus rare, et qu'elle trouve en elles ce terrain vierge si favorable à l'épanouissement de toutes ses propriétés nocives. Si elle épargne les sujets d'origine inférieure, c'est que ceux-ci, pour la plupart, ont été vaccinés dans la personne de leurs ascendants, et n'offrent plus à son développement qu'un sol aride et stérilisé.

Indépendamment des cas dont nous venons de nous occuper, on peut observer certains individus qui, sans jouir de l'immunité en face de l'inoculation, restent réfractaires aux causes ordinaires de la contagion; c'est dans la *résistance des épithéliums* qu'il faut en chercher la cause, sur laquelle nous n'avons, du reste, rien à ajouter à ce que nous en avons dit dans un chapitre précédent (voyez page 319).

Siége du chancre. — Il n'est pas de région du tégument où ne puisse se développer le chancre syphilitique. Voici à ce sujet les renseignements que nous offrent les statistiques. En additionnant celles qu'ont publiées Martin (45 cas), Carrier (130 cas) et Bureaux (163 cas), nous obtenons, chez la femme, un total de 270 chancres qui se répartissent de la façon suivante :

I. — *Statistiques réunies de Martin, Carrier, Bureaux.*
270 *cas : Femmes.*

Siège	Cas
Grandes lèvres	81
Petites lèvres	41
Fourchette	28
Méat	18
Clitoris	3
Vestibule	16
Col utérin	1
Anus et région périnéale	21
Fesses	4
Cuisse, aine, pli génito-crural	8
Lèvres	20
Langue	2
Luette	2
Bouche (sans autre désignation)	4
Aile du nez	6
Front	3
Seins	11
Cou	1
	270

La même opération pratiquée, en ce qui concerne la localisation des chancres syphilitiques chez l'homme, sur les importantes statistiques de Bassereau (361 cas), Fournier (471) et Clerc (404), nous a donné, en y joignant les documents que nous devons à l'obligeance du professeur Léon Le Fort (464 cas), le tableau suivant :

II. — *Statistiques réunies de Bassereau, Fournier, Clerc et Léon Le Fort.* 1773 *cas : Hommes.*

Siège	Cas
Prépuce et gland	1343
Fourreau	217
Méat	89
Urèthre	17
Scrotum	20
Base du pénis	10
Anus	12
Abdomen	9
Fesse	1
Membre inférieur	3
Doigts	2
Lèvres	36
Gencive	1
Langue	8
Joue, nez, pituitaire	3
Paupières	2
	1773

Bassereau, Clerc et Le Fort nous éclairent plus complétement sur le siége précis des chancres préputiaux :

Siége.	LE FORT.	BASSEREAU.	CLERC.	Total.
Non spécifié	32	20	»	52
Face muqueuse	116	91	63	343
Face cutanée	53	20		
Bord libre	48	10	35	93
Rainure balano-préputiale	106	105	171	382
	355	246	269	870

Le Fort a noté en outre 77 cas de chancres multiples, occupant des siéges différents.

III. — *Chancres multiples occupant des siéges différents.*

Face muqueuse du prépuce et	
Bord libre	4
Gland	11
Rainure	4
Méat	1
Fourreau	8
Scrotum	2
Frein	6
	36

Face cutanée du prépuce et	
Face muqueuse	2
Gland	1
Rainure	2
Fourreau	2
Frein	5
	12

Bord libre du prépuce et	
Gland	1
Rainure	2
Fourreau	2
Frein	1
	6

Fourreau et		Frein et		Gland et	
Frein..........	6	Rainure...........	1	Rainure....... ...	3
Périnée.........	1	— et méat...	2	Frein............	2
Anus.............	1	— et fourreau.	2	Bord libre et fourreau...........	2
Pubis............	2	— four. et pubis.	1		
	10		6		7

Il suffit de jeter les yeux sur ces documents pour reconnaître *la grande fréquence des chancres extra-génitaux;* la réunion de nos deux statistiques est fort instructive à cet égard.

	Chancres génitaux.	Chancres extra-génitaux.
Statistique I (Femmes)..........	277	61
Statistique II (Hommes)..........	1700	65
	1977	126

Si nous calculons la proportion relative de ces deux catégories de chancres, nous voyons que, les génitaux étant 1000, les extra-génitaux sont 63.

Ces résultats paraîtront surtout intéressants, si on les compare à ceux que nous ont donnés les mêmes calculs, relativement au chancre simple (voyez page 321).

Les chiffres obtenus étaient, on se le rappelle, 99 extra-génitaux sur 3956 génitaux, soit 24 pour 1000.

Mais où la différence s'accentue de plus en plus, c'est à l'égard des *ulcérations primitives céphaliques.* Si la chancrelle de la tête est assez rare pour que la réceptivité de cette région ait été contestée, et que, malgré toutes nos recherches, nous n'en ayons pu rassembler que 16 cas spontanés, les chancres huntériens céphaliques doivent être tenus, au contraire, comme des plus fréquents, car nous n'en trouvons pas moins de 87 dans nos deux statistiques. Ils constituent donc, de beaucoup, la plus grande partie des ulcères extra-génitaux, et nous révèlent en partie la cause des différences signalées plus haut entre la proportion de ces dernières parmi les chancres simples et parmi les indurés. Cela est si vrai que, si de 126, nombre des extra-génitaux syphilitiques, nous retranchons 87, nombre des céphaliques, il ne nous reste plus que 39 extra-génitaux sur 1977, soit 19 sur 1000, proportion qui se rapproche beaucoup de celle que nous avons obtenue pour les chancrelles (23 pour 1000).

La bouche, avons-nous dit précédemment, est un grand foyer de contagion. Nos statistiques vont encore nous fournir la preuve de cette assertion. Nos 87 cas de chancres céphaliques en comprennent en effet 73 de la bouche, se subdivisant de la façon suivante.

IV. — *Chancres buccaux : Hommes et Femmes.* 73 *cas.*

Bouche (sans autre désignation)	4
Lèvres	56
Gencive	1
Langue	10
Luette	2
	73

Nous ne reviendrons pas ici sur les causes qui peuvent nous expliquer la prédominance numérique des chancres labiaux (communauté des verres et des pipes, allaitement, rapports *ab ore*); mais il n'est point inutile d'examiner comment ces ulcérations se répartissent entre les deux lèvres, suivant les sexes et les âges.

Groupant les faits publiés par les différents auteurs, et ceux que nous avons nous-même observés, nous obtenons un total de 263, que l'on peut classifier de la façon suivante :

V. — *Chancres labiaux : Hommes, Femmes, Enfants.* 263 *cas.*

SIÉGE	HOMMES	FEMMES	SEXE non désigné.	TOTAL
Lèvre supérieure	40	14	12	66
Lèvre inférieure	35	22	16	73
Commissure	6	2	2	10
Les deux lèvres	6		1	7
Siége non spécifié	29	56	22	107
Total	116	94	53	263

D'après ces chiffres, il semble que les chancres de la lèvre inférieure s'observent chez la femme plus souvent que ceux de la lèvre supérieure. Ce n'est point là chose étonnante, si l'on songe que cette dernière est notablement moins exposée que l'autre aux gerçures et aux érosions, qui sont si favorables à l'introduction des agents contagieux. En outre, il n'est point illogique de supposer à ce fait une raison analogue à celle que nous avons proposée, pour expliquer la plus grande fréquence des chancrelles de la fourchette.

Chez l'homme, les deux lèvres payent un égal tribut.

Signalons encore les chancres du sein, presque tous chez des nourrices. Leur proportion de 11 sur 270, soit à peu près 1 sur 27, peut paraître exagérée, même au point de vue de la pratique hospitalière; mais nous ferons remarquer que la plupart de ces statistiques remontent à une époque déjà éloignée, et où l'on connaissait mal la contagion des accidents secondaires. Beaucoup de médecins n'hésitaient pas à confier un enfant syphilitique à une nourrice saine; aujourd'hui, grâce aux travaux de Langlebert et de Rollet, les victimes de l'allaitement sont certainement en plus petit nombre. Le chancre du sein ne s'observe guère que chez la femme; cependant il n'est pas très-rare de le voir se développer sur le mamelon, chez des hommes qui l'ont reçu des lèvres de leur maîtresse.

Un point bien souvent frappé chez la femme est l'anus; exposé à tous les contacts, et d'autre part recevant les sécrétions qui s'écoulent du vagin, il peut donc être souillé, soit par contagion directe, soit par contagion indirecte, tandis que le premier de ces deux modes s'observe seul chez l'homme. Rien de plus frappant que les différences que l'on constate entre les proportions relatives de ce chancre dans les deux sexes. Chez l'homme, sur notre total de 1700, porté à 2171 par l'adjonction de 471 nouveaux cas de Fournier, nous ne comptons que 19 (13 + 6) ulcérations primitives de l'anus, soit une sur 119 chancres syphilitiques. Chez la femme, en ajoutant aux 270 cas énumérés plus haut 203 cas de Fournier, nous nous trouvons en présence d'une somme de 39 (25 + 14) sur 473, ce qui nous donne 1 sur 12.

Sur les chancres génitaux nous n'aurions qu'à répéter ce que nous avons dit précédemment (voyez pages 322 et 323) à propos de la localisation des chancrelles.

Nous appellerons particulièrement l'attention sur la singulière immunité du vagin, plus marquée encore pour le chancre huntérien que pour le chancre simple. Pas un cas, en effet, n'est signalé dans notre tableau statistique.

Pour les chancres du col, les tableaux de Martin, Carrière et Bureaux sont certainement en défaut, fait qui n'a pas lieu de nous surprendre, attendu que le chancre cervical passe souvent inaperçu, soit à cause de son siége caché, soit en raison de son évolution rapide. Voici du reste, à ce propos, une statistique empruntée à A. Fournier, et sur l'exactitude de laquelle nul doute ne saurait être élevé; elle servira également de correctif à la nôtre en ce qui concerne les chancres de la région clitoridienne, dont un seul exemple a été noté.

VI. — *Chancres génitaux de la femme. Statistique de A. Fournier.* 249 *cas.*

Grandes lèvres	114
Petites lèvres	55
Fourchette	38
Col utérin	13
Région clitoridienne	10
Entrée du vagin	9
Méat urinaire	7
Commissure supérieure de la vulve	2
Vagin	1 douteux.
	249

Ainsi les chancres cervicaux viendraient comme fréquence au quatrième rang, immédiatement après ceux de la fourchette. Encore peut-on supposer ce chiffre de 13 au-dessous de la réalité, Fournier n'ayant compris dans ce relevé que les ulcérations dont le caractère était absolument certain; il y a lieu de supposer que ce nombre eût pu être grossi de quelques faits dont le diagnostic fût réservé.

Nombre des chancres syphilitiques. — Autant de portes auront été ouvertes à la substance contagieuse, autant de chancres apparaîtront. Mais ces lésions, généralement d'origine contemporaine, une fois développées, leur nombre reste invariable; jamais on ne voit leur sécrétion s'inoculer au porteur et donner lieu à des chancres de voisinage; nous savons en effet (voyez page 529) que la réceptivité du sujet n'existe plus à cette époque. Son organisme entier, saturé du principe nocif, est devenu réfractaire à toute nouvelle contagion de même nature. Le chancre induré, a-t-on dit, est toujours solitaire, tandis que le chancre mou est multiple; cette proposition n'est pas exacte. Tous deux peuvent être solitaires, tous deux peuvent être multiples; mais le second est moins souvent isolé, parce que son évolution s'accomplit rarement sans le développement à sa périphérie de chancres successifs dont le nombre peut être illimité, tandis que le premier est dénué du pouvoir de se reproduire sur le terrain où il a pris naissance.

C'est surtout quand on le compare à celui de la page 332, que le tableau VII, où nous avons réuni 1479 cas de chancres syphilitiques, présente un réel intérêt. Nous ferons d'abord remarquer

VII. — *Tableau comparatif des chancres syphilitiques isolés et multiples.*

1479 *cas.*

	1 FOURNIER (FEMMES).	2 FOURNIER (HOMMES).	3 DEBAUGE	4 CLERC	5 TURATI	TOTAL DES COLONNES 1, 2 et 3.	TOTAL GÉNÉRAL
Un chancre	134	341	41	224	247	516	987
Deux chancres	52	86	10			148	
Trois	9	20	7 } 19			36	
Quatre	4 } 69	5	2			11	
Cinq	3	2 } 115				5 } 203	
Six	1	1				2	
Dix-neuf		1				1	
Total des chancres multiples	69	115	19	43	246	203	492
Total général	203	456	60	267	493	719	1479

que, sauf un cas où 19 se développèrent en même temps sur le même sujet, leur nombre ne dépasse guère cinq ou six. Sur 493 cas Turati n'en a pas vu un seul où il se soit élevé au-dessus de 8. — Or, sur 701 cas de chancre simple, 12 sont remarquables par leur nombre qui s'élevait à plus de 20. Calculant ensuite quelle est la proportion pour 1000 des cas de chancres indurés multiples, nous la trouvons égale à 332. La même opération, pratiquée pour les chancrelles, nous donne 771 sur 1000. Comme on le voit, les divergences sont considérables; je ne crains pas de dire cependant que mon observation personnelle me porterait à les considérer comme plus accentuées encore. La statistique de Turati, d'ailleurs, qui mentionne un égal nombre de chancres solitaires et de chancres multiples, s'éloigne notablement de celles des praticiens français.

§ 3. — NATURE.

La syphilis, affection générale suscitée par l'introduction dans l'organisme d'un contagium morbigène particulier, doit être rangée dans la classe des *maladies infectieuses,* appelées aussi *zymotiques*. Le principe délétère, dont elle émane, est un agent *spécifique*, parce que, dénué du pouvoir de se développer spontanément, il se multiplie dans des conditions nettement déterminées, constamment les mêmes, et toujours à la suite d'une contagion. J'ajoute que ce n'est pas un *poison*, car les poisons, agents chimiques, produisent des effets proportionnés à leur dose, ce qui n'est point le fait de la syphilis. Ce n'est pas davantage un *venin*, attendu que les venins sont constitués par les humeurs physiologiques de certains animaux, et que le contagium syphilitique est essentiellement pathologique et particulier à l'homme. C'est un *virus*.

Les virus sont les produits d'une sécrétion morbide accidentelle, et présentent la propriété de déterminer par leur action une série constante de phénomènes, ayant pour effet leur propre reproduction. Nous avons assez longuement insisté plus haut sur la marche cyclique de la vérole et le caractère contagieux de ses lésions, pour qu'il soit inutile de démontrer à nouveau que tels sont bien les traits distinctifs de l'infection qui nous occupe. Pour nous, l'agent de transmission de la syphilis est donc un *virus*, et la syphilis une *maladie virulente*, comparable pour beaucoup de points à la vaccine, à la variole, au charbon, à la morve et à la rage.

Essayons de pénétrer sinon la nature, du moins les effets intimes de cette intoxication.

Le virus syphilitique ne porte pas indifféremment son action sur tous les tissus ; primitivement du moins ses lésions ont pour siége exclusif ce vaste réseau de *substance conjonctive* qui enlace le corps entier, double en si grande abondance les enveloppes cutanées ou muqueuses, entre pour une si large part dans la constitution des tendons, du périoste, des os, des vaisseaux, des muscles, des membranes, et, pénétrant dans l'intimité des organes, soutient les éléments propres des parenchymes. Grâce aux travaux de Remak, qui nous ont appris la genèse distincte de cette substance conjonctive, nous pouvons donc dire que la syphilis est une maladie spéciale au *feuillet moyen du blastoderme* et au feuillet conjonctivo-vasculaire. Il est moins facile de définir exactement les processus morbides dont le virus syphilitique est, sinon la cause essentielle, du moins l'occasion indispensable. Reconnaissons-leur cependant immédiatement un caractère général d'une grande valeur, c'est de *ne point tendre directement à la suppuration.*

Est-ce à dire qu'ils n'y aboutiront jamais ? Assurément non ! L'irritation périphérique déterminée par le développement des lésions suffit à amener un résultat contraire ; la lésion elle-même, dans certains cas, pourra fournir une abondante prolifération de globules purulents : mais il n'en sera jamais ainsi, si elle évolue spontanément à l'abri de toute irritation artificielle, de toute complication extérieure.

Au point de vue anatomo-physiologique, ces lésions sont de deux ordres : les unes se manifestant par des *hypérémies et de simples exsudations,* ce sont celles que l'on nomme communément lésions secondaires; les éruptions cutanées et muqueuses, les fluxions périostiques, les congestions éphémères des organes internes rentrent dans cette première catégorie. Les autres se caractérisent par le *développement de tubercules* et comprennent le chancre primitif et les accidents tertiaires, depuis ceux qui se présentent sous l'apparence de tumeurs jusqu'aux vastes ulcérations qui sont la conséquence si fréquente de la nécrobiose de ces tissus. Tel est le principe de la classification proposée par Baerensprung. Partant d'une donnée analogue, Virchow divise les manifestations de la syphilis en deux groupes. L'un d'eux se rapporte aux *lésions actives* ou *irritatives*, et englobe les inflammations, les néoplasies ; l'autre aux *lésions passives*, marasme, cachexie, avec leurs conséquences, les dégénérescences viscérales.

Plus clairement encore nous dirons que les lésions de la syphilis reconnaissent pour origine les modes pathologiques suivants beaucoup moins distincts en réalité qu'en apparence : 1° l'*hypérémie* avec ou sans exsudation (période secondaire); 2° *la néoplasie,* spécifique ou non, c'est un point que nous aurons à étudier ultérieurement, qui aboutit au tissu désigné par Wagner sous le nom de *syphilôme* : le syphilôme qui forme la base du chancre au début de l'infection et les gommes dans la période tardive; 3° enfin l'*hyperplasie conjonctive* et la *dégénérescence amyloïde* que l'on rencontre pendant toute la durée de la période tertiaire, mais surtout dans sa phase ultime ou de cachexie, celle qui a reçu de quelques auteurs la dénomination de période quaternaire.

Examinés à un autre point de vue, celui de la clinique, les effets du virus doivent être distribués suivant l'ordre chronologique. Basant sa célèbre classification sur le caractère prédominant de la maladie à diverses époques de son évolution, Ricord lui reconnut trois périodes : *la primitive* marquée par l'ulcération chancreuse; *la secondaire* commençant dès l'apparition des premiers symptômes généraux, accidents superficiels auxquels il assignait pour siége exclusif la peau, les muqueuses et leurs annexes; *la tertiaire* plus tardive, caractérisée par le développement de gommes, lésions graves, profondes et atteignant de préférence les tissus fibreux, osseux, musculaires. En ajoutant à ces trois premières une période *quaternaire* (Bazin) destinée à englober les manifestations viscérales gommeuses ou sclérosiques, nous aurons rangé dans un tableau complet et, il faut bien le reconnaître, assez fidèle dans bon nombre de cas, tous les symptômes de la syphilis. Aussi la classification si claire, si simple de Ricord eut-elle un immense retentissement et aujourd'hui encore est-elle conservée par beaucoup d'auteurs. Malheureusement l'observation devait lui infliger plus d'un démenti; si régulière, si périodique qu'elle soit, la marche de la syphilis ne s'accommode point d'un programme aussi invariable ; il est bien vrai que les poussées congestives qui succèdent immédiatement au chancre frappent la peau et les muqueuses; mais les os, les muscles, les viscères, l'encéphale même ne sont point à l'abri de leurs atteintes ; et que de fois ne voit-on pas les plus graves lésions dites tertiaires prendre d'emblée la place des plus innocentes éruptions ! Que deviennent dès lors les catégories si distinctes instituées par Ricord ? Au double point de vue et de la chronologie et de la topographie, elles sont manifestement en défaut. Le principe même qui a dicté cette classification doit donc être rejeté comme entaché d'inexactitude. Nous n'admettons pas davantage une autre division purement chronologique due à Sigmund. En revanche celle de Lancereaux nous semble fort acceptable, à la condition de la compléter. Frappé des analogies que présente la syphilis avec quelques affections virulentes, les fièvres éruptives, par exemple, cet auteur lui reconnaît les quatre périodes suivantes : 1° incubation ; 2° éruption locale ou accident primitif seul ; 3° éruption générale ou accidents secondaires ; 4° productions gommeuses ou accidents tertiaires, auxquels nous ajouterons une cinquième période comprenant les dégénérescences ultimes non spécifiques, cirrhose, état amyloïde qui frappent les viscères. De plus, bien que leur séparation soit fort logiquement déduite, nous croyons que la réunion des deux premières périodes est commandée par les besoins de la nomenclature ; si l'habitude prise d'appeler accidents secondaires les éruptions générales éphémères qui suivent l'ulcère initial est assez puissante pour que l'on continue à les désigner sous ce nom, il y aurait inconvénient réel à leur donner, en réalité, un numéro d'ordre différent. Notre classification basée sur la clinique est donc la suivante :

1° *Accident primitif* comprenant l'incubation et l'éruption locale ;

2° Éruption générale ou *accidents secondaires ;*

3° Productions gommeuses ou *accidents tertiaires ;*

4° Cachexies et dégénérescences viscérales ou *accidents quaternaires.*

Nous rappellerons que cette dernière période, où toute contagiosité en même temps que toute trace de spécificité semblent s'être évanouies, n'est point directement engendrée par la vérole. Nous ajouterons même que la troisième n'est nullement une conséquence nécessaire de l'infection, bien que nous ne prétendions pas, à l'exemple d'Hermann, de Lorinser et des antimercurialistes, que la thérapeutique ait plus de part à sa production que le virus : opinion fausse de tous points et en désaccord avec les données les mieux établies de l'observation. Les deux premières périodes seules sont fatales.

Revenons maintenant sur quelques particularités propres au virus. S'il est un fait avéré, c'est que, pendant la période secondaire au moins, le sang est contagieux ; le virus s'y trouve donc mêlé, et fatalement s'y multiplie. Est-il possible de déterminer sur quel élément de cette humeur il s'est fixé ? Le raisonnement, à défaut de l'observation directe, permet d'établir sur ce point quelques conjectures. Nous rappellerons d'abord que, dans les expériences d'inoculation faites avec le sang, la réussite n'a été obtenue que lorsque l'on a fait agir ce liquide pourvu de ses globules; aussi la coagulation qui les soustrait dans une certaine mesure au contact direct de l'orifice d'absorption semble-t-elle mettre obstacle à la contagion. D'autre part Lancereaux fait remarquer que la transmission de la syphilis d'une mère infectée dans le cours de la grossesse au fœtus est, dans l'espèce, un accident relativement rare, ce qui ne serait pas sans doute si le sérum servait de véhicule au virus; cet argument nous semble plausible. Aussi croyons-nous que l'on peut admettre, sinon comme démontré, du moins comme probable, la localisation du virus sur les globules.

Resterait à suivre cet agent dans ses différentes manières d'être et à rechercher par quelle métamorphose on peut expliquer ses épuisements périodiques, auxquels succèdent à échéances si variables sa revivification, puis enfin son élimination. Bornons-nous à signaler ici combien l'hypothèse d'un parasite à génération directe ou à génération alternante peut offrir de ressources pour une pareille explication. Je sais bien que Virchow croit donner la clef de ces problèmes en assignant aux ganglions lymphatiques le rôle de réservoirs dans lesquels se multiplierait le virus de manière à déterminer une nouvelle explosion de symptômes « qui, d'abord critiques et dépuratoires pourraient redevenir eux-mêmes infectants »; mais ce n'est encore là qu'une vue de l'esprit. Comme la morve, comme la pustule maligne, le jour n'est pas loin peut-être où la syphilis nous sera enfin connue dans sa nature essentielle, mais il faut bien confesser notre ignorance actuelle; le double phénomène de la déchéance temporaire et de la disparition définitive du virus est la pierre d'achoppement de toutes nos doctrines contemporaines, si rationnelles qu'elles soient.

Nous sommes moins embarrassés en ce qui concerne *le début de l'infection*. Sur ce point les données de l'analogie aussi bien que celles de l'expérimentation et de la clinique sont assez concordantes pour autoriser des déductions moins incertaines. Et d'abord l'absorption du virus est-elle immédiate? A cette première question nous n'hésitons pas à répondre par l'affirmative. Voici quels sont les arguments sur lesquels nous nous basons. Le Dr X..., spécialiste éminent, portait sur un doigt une petite érosion saignante; un chancreux étant venu le consulter, M. X... eut soin, pendant l'exploration de l'ulcère, qui était situé sur la face supérieure du gland, de tenir le doigt blessé écarté en arrière, mais au bout de quelques minutes il constata la présence d'un second chancre sur le scrotum, juste au contact de la solution de continuité qu'il avait voulu préserver. Dès qu'il s'en aperçut, M. X... recourut aux ablutions les plus complètes, les plus attentives et s'efforça de rejeter hors de la plaie tout ce qui avait pu être déposé à sa surface. Ce fut en vain ; bien que quelques minutes à peine se fussent écoulées, le cheminement du virus avait eu le temps de se produire, et l'infection suivit son cours. Ce fait que la situation scientifique de son auteur met au-dessus de toute contestation, établit catégoriquement, ce nous semble, que l'absorption commence en même temps que l'acte contagionnant s'accomplit. Dès ce moment le virus circule avec le sang et va s'y multipliant. La première conséquence de cette prise de possession de l'organisme est sa saturation, phénomène latent, qui se produit de quinze à vingt jours après la contagion et constitue un nouvel ordre de preuves pour le fait que nous avançons.

Viennent enfin les considérations tirées de l'analogie. L'absorption et l'infection sont généralement rapides après l'inoculation des virus. En 1848, Renault (d'Alfort) inocula treize chevaux avec *le virus morveux ;* chez tous la piqûre fut cautérisée au fer rouge à des époques de plus en plus rapprochées du moment de la contamination, et variant de quatre-vingt-seize heures à une heure. Tous cependant furent atteints de la morve et succombèrent. Mêmes expériences furent faites sur *le virus de la clavélée ;* vingt-deux moutons inoculés furent cautérisés au bout de trente, vingt, quinze, dix et même cinq minutes, sans que l'infection put être enrayée. En 1863, Aimé Martin mit en évidence le même fait pour *la vaccine ;* sur sept enfants les piqûres par lesquelles avait été introduit le virus furent cautérisées après les laps de temps suivants : une heure, une heure et demie, deux heures, trois heures, dix-neuf heures et vingt heures. Chez aucun il n'y eut de bouton vaccinal ; cependant, quand ils furent revaccinés, au bout de quelques jours, on n'obtint de résultat positif que chez un seul, celui qui avait été cautérisé après trois heures ; une pustule parut après une incubation de quinze jours. D'autres faits de Monneret témoignent encore dans le même sens. Ils sont basés sur l'inoculation itérative de la vaccine. Monneret inoculait une première fois et réinoculait au bout de quelques jours. Dans quatorze cas, il pratiqua cette seconde opération deux fois au huitième jour, une fois au septième, trois fois au sixième, deux fois au cinquième, une fois au quatrième, quatre fois au troisième et une fois au deuxième jour de la première. Deux boutons légitimes seulement se développèrent après revaccination au deuxième jour. La conclusion nécessaire de ces faits est que, pour les virus dont nous venons de nous occuper, la réceptivité est éteinte bien avant l'apparition des accidents éruptifs ;

l'infection n'est donc en rien subordonnée au développement d'un travail local qui peut manquer à la rigueur, et qui n'est dans tous les cas qu'une manifestation de la maladie déjà généralisée.

C'est assurément formuler une hypothèse séduisante que d'appliquer ces données au principe contagieux syphilitique. N'est-il pas rationnel de croire que ce virus introduit dans les tissus est rapidement, pour ne pas dire immédiatement absorbé ; et que, pendant la période dite d'incubation, il se multiplie au sein de l'organisme jusqu'à ce qu'il y devienne assez abondant pour déterminer, de concert avec le processus de germination locale indéniable qui s'accomplit au point inoculé, le développement de cette néoplasie si faussement nommée chancre infectant. Le chancre ne serait dès lors qu'un symptôme, une lésion à la fois primitive et secondaire, un accident purement contingent; car on pourrait à la rigueur, bien que ce fait n'ait jamais été constaté, supposer le virus directement introduit dans le sang indépendamment de toute contamination tégumentaire, par conséquent sans lésion locale, et la syphilis n'en existera pas moins. L'opinion que nous soutenons ici a été singulièrement exagérée par Cusco, qui ne croit le chancre possible que lorsqu'il y a, au point d'inoculation, combinaison d'une lésion locale indépendante de la syphilis (herpès, gerçure, coupure, morsure, brûlure). Assurément il y a là erreur ; mais cette erreur, à tout prendre, est moins considérable, plus rationnelle tout au moins, que celle des auteurs qui soutiennent encore que l'infection se fait par le chancre. Cette dernière opinion a trouvé de nos jours deux représentants éminents, Kuss (de Strasbourg) et Albert Reder (de Vienne).

Le premier, dont nous trouvons les idées exposées dans les thèses de Dumas (1866) et Vidal (1868), rejette l'absorption du contagium et ne croit pas à la présence du virus dans le sang. Selon cet auteur, la syphilis, maladie du tissu connectif, se propage de proche en proche à la périphérie du chancre dans le tissu cellulaire. D'abord locale, quand le chancre paraît, puis régionale, elle devient enfin générale, semblable à un incendie envahissant une forêt. Une opinion analogue, on se le rappelle (voyez page 477), avait déjà été émise par Boerhaave et Van Swieten.

Pour le professeur Albert Reder, la vérole est une affection essentiellement métastatique. Du néoplasme chancreux se détachent des parcelles de tissu qui deviennent à leur tour de nouveaux foyers dans les ganglions. Les éruptions cutanées elles-mêmes, consécutives au transport de la matière, peuvent devenir les points de départ de nouveaux rayonnements morbides, par un processus mécanique ayant les plus grands rapports avec l'embolie. Ces hypothèses, ingénieuses sans doute, mais nées d'idées théoriques fort contestables, trouvent, croyons-nous, leur réfutation dans les faits très-nets et très-précis que la clinique et l'expérimentation nous ont fournis et que nous avons consignés plus haut.

De la syphilis chez les animaux. — Il est peu de syphiligraphes qui n'aient tenté de transmettre le chancre induré aux animaux. Cependant si, dans quelques rares circonstances, une ulcération éphémère ou une papule en réalité insignifiante ont paru succéder à l'inoculation d'une matière, dont le caractère spécifique n'avait pas toujours été bien nettement déterminé, aucun fait probant n'a été rapporté touchant la production d'accidents généraux. Jusqu'ici la syphilis est donc restée absolument spéciale à l'espèce humaine. En ce qui concerne le *singe*, nous ne reviendrons pas sur les recherches d'Auzias-Turenne, exposées précédemment. La dualité nous a prouvé qu'elles n'avaient porté que sur le contagium de la chancrelle, et nous savons que les prétendus accidents généraux que cet expérimentateur croyait avoir fait naître ne furent jamais appréciables que pour lui seul. — Ses inoculations sur les *chats* n'entraînèrent pas davantage la conviction; en vain leur reconnut-il chancres, plaques muqueuses, alopécies, et crut-il pouvoir saisir chez ces animaux les règles de la transmission héréditaire; en vain le docteur Vernois confirma-t-il ces vues en rapportant l'histoire d'un chat de l'hôpital du Midi mort d'ulcérations buccales et d'exostoses pour avoir léché les linges à pansement des malades syphilitiques. Trop d'expériences négatives entre les mains de Ricord, Diday, Langlebert, Horand et Peuch sont venues démentir ces observations, pour qu'il soit possible aujourd'hui de leur accorder la moindre créance. — Nous en dirons autant du *chien*. Aux auteurs qui se sont flattés de lui avoir transmis la syphilis, nous opposerons les faits négatifs très-nombreux de Velpeau, Bretonneau, Horand et Peuch, et cette assertion de Bouley, que « les lésions produites dans ces circonstances, chez les chiens, n'offrent pas de différences avec ces ulcères que l'on observe si fréquemment aux oreilles de certains chiens de chasse. » — Il en est de même chez les *chevaux*, ajoute cet observateur, non cependant sans laisser planer quelques doutes sur la maladie du coït, affection vénérienne fréquente chez ces animaux. Cette maladie du coït, nommée aussi ulcération épizootique, typhus vénérien par les vétérinaires français, maladie de la monte par les Allemands, n'est connue que depuis 1796, époque où Ammon l'observa dans le Nord de la Perse; elle s'est répandue depuis dans presque toute l'Europe, surtout en Russie; et dans l'Afrique, en Algérie. Elle débute par des ulcères sur les parties génitales; éruptions cutanées, affections nerveuses, paralysie, et mort lente, telles sont ses conséquences ultérieures. En 1849, Ballardini a décrit ce mal sous le nom de syphilis des chevaux; de son côté Merche, qui l'a observé en Algérie, croit pouvoir en expliquer la fréquence par le préjugé très-répandu chez les Arabes, que pour se guérir de la vérole il suffit d'avoir des rapports avec une jument. Cet auteur a cité quelques faits à l'appui de cette manière de voir. Notons que le mal du coït, au dire de Bouley, ne serait point transmissible par la lancette; c'est là un point d'une importance capitale. Ajoutons enfin qu'Horand et Peuch ont échoué en inoculant le pus syphilitique au *mulet*. Assurément la question ne saurait être aujourd'hui considérée comme complétement résolue; il est certain que cette maladie peut-être vénérienne, et dont le caractère contagieux semble peu contestable, prête à de singuliers rapprochements avec la syphilis; scientifiquement, cependant, nous ne sommes pas en droit de conclure.

L'immunité du *mouton* et du *lapin* a été mise hors de doute par les expériences déjà anciennes de Velpeau et Bretonneau.

Nous devons à Legros et Michot d'intéressantes observations sur la réceptivité des *rats* et des *cochons d'Inde*. Nulle chez les premiers de ces animaux, elle serait assez marquée, s'il faut en croire ces auteurs, chez les seconds. Un fragment de la base indurée d'un chancre ayant été inséré sous la peau de quatre de ces animaux, une ulcération se produisit sur deux d'entre eux au bout de 12 jours. Un seul put être conservé; l'ulcération atteignit chez lui le volume d'une pièce de deux francs et s'accompagna de pléiade ganglionnaire; consécutivement il donna des signes de tristesse et de souffrance générale. A quelles réserves n'est-on pas tenu en face de cette observation unique jusqu'ici, et dont le sens exact ne nous est nullement connu?

Les recherches les plus récentes (1874) qu'ait inspirées la question qui nous occupe sont dues à Beniamino Carenzi (de Turin), et sont relatives à la transmission de la syphilis aux *animaux de l'espèce bovine*. Le cas le plus probant sur lequel, d'accord avec la Commission de vaccine de Turin, cet auteur fonde des conclusions positives, a été de la part du professeur Gamberini (de Bologne) l'objet d'une interprétation diamétralement opposée. Il s'agit d'une *génisse* qui fut inoculée avec du pus recueilli sur un chancreux atteint d'ulcères multiples. Au 49e jour parut au niveau des cicatrices déterminées par les piqûres, une petite crête rouge; au 90e les mêmes points sont devenus le siége de papules cuivrées; induration de la glande mammaire du côté correspondant. 178 jours après l'inoculation, éruption de plusieurs autres papules sur le reste du corps, chute des poils sur les côtés du cou et du dos. Enfin, au bout de 229 jours, tous ces symptômes disparaissent, et la santé générale qui avait un peu souffert se rétablit. Au 131e jour le docteur Giacomini pratiqua sur une jeune fille une inoculation avec le détritus des premières papules de la génisse. Il en résulta au bout d'une semaine deux petites papules très-nettes, de couleur cuivrée, identiques à celles qui s'étaient montrées chez cet animal. Malheureusement cette femme fut perdue de vue, et l'observation reste forcément incomplète.

Selon Gamberini, le malade qui fournit le pus pour la première inoculation, et qui présentait plusieurs ulcères, n'était atteint que de chancrelles; la génisse ne souffrit pas d'accidents généraux, et, si ses poils tombèrent, c'est qu'en mars ce phénomène est commun chez ces ruminants; quant aux papules de la jeune fille, laquelle présentait d'ailleurs des végétations périnéales, il est impossible de se prononcer à leur égard, la malade n'ayant été observée que huit jours.

En dépit de ces critiques, et bien qu'à tout prendre les résultats obtenus par Carenzi soient fort contestables, on ne saurait trop souhaiter de voir cet auteur poursuivre ses essais sur le transport du virus syphilitique à ce genre d'animaux. Reproduite et variée au milieu de circonstances rigoureusement connues, qui peut dire de quelles découvertes une pareille étude pourrait devenir le point de départ?

§ 4. — SYMPTOMATOLOGIE.

Du chancre syphilitique consécutif a l'inoculation. — Ainsi qu'on a pu le voir par les tableaux publiés précédemment (voy. pages 516 et seq.), le chancre syphilitique ne succède pas immédiatement à l'inoculation; le temps qui s'écoule entre le dépôt du virus au contact de la solution de continuité et l'apparition de l'accident local a reçu le nom d'*incubation*.

La durée de l'incubation est variable suivant les individus; nous voyons en effet la même matière inoculée le même jour à deux sujets ne point manifester ses effets à la même époque chez tous deux.

Il semble également, du moins à s'en tenir aux moyennes fournies par des faits, il est vrai, peu nombreux, que sa durée varie suivant la lésion à laquelle a été emprunté le contagium :

Accident inoculé.	Maximum.	Minimum.	Moyenne.	
	DURÉE DE L'INCUBATION.			
Chancre primitif............	39 jours.	15 jours.	24 jours.	26 jours.
Accidents secondaires (plaques muqueuses)...............	30 —	10 —	27 —	
Accidents secondaires (syphilide pustuleuse)..........	35 —	28 —	30 —	
Sang.......................	35 —	25 —	30 —	

Ainsi, le premier accident de la syphilis inoculée paraît en moyenne après une incubation de 26 jours.

Bien que cet accident n'ait pas été qualifié de chancre par tous les expérimentateurs, il est facile de retrouver, dans les détails mêmes des descriptions qu'ils nous ont laissées, les caractères essentiels de cette lésion. On peut donc dire que, dans tous les cas, sans aucune exception, le chancre a été la première manifestation de la vérole.

Le *début* du chancre syphilitique d'inoculation est marqué par l'apparition d'une petite tache rouge, au centre de laquelle paraît bientôt une papule d'un rouge brun, cuivreux. Dès son origine se révèle ainsi le caractère néoplasique de la lésion, bien différente, disons-le immédiatement, du chancre simple, qui, nous l'avons vu (page 347), débute d'emblée par une pustule, c'est-à-dire par une destruction de tissu.

La papule devient à son centre le siége d'une desquamation sèche d'abord, et enfin humide; l'excoriation qui en est la conséquence aboutit fatalement à une ulcération. A ce moment, le chancre est tout entier constitué; l'ulcération pourra s'agrandir, la base résistante qui en forme le fond acquérir un développement considérable; ce sont là des circonstances accessoires et qui n'ajoutent rien d'essentiel à ces deux caractères fondamentaux du chancre syphilitique : la néoplasie et l'ulcération; et, en vérité, *la période de progrès et d'état* ne nous offre que l'exagération de celle du début. La papule est devenue un noyau que sa dureté et sa forme tuberculeuse, noueuse au dire des uns, condylomateuse pour les autres, font comparer à une pièce de monnaie, et même dans un cas à un œuf de pigeon. L'ulcération est en général peu profonde et descend, en pente douce, des bords à la partie la plus déprimée; le fond est d'abord grisâtre, et plus tard d'une couleur rouge sombre. Enfin la sécrétion, bien que peu abondante, donne souvent lieu à la formation de croûtes. *La période de déclin et de réparation* a généralement présenté une durée assez considérable ; constamment elle s'est prolongée jusqu'à l'apparition de la première poussée éruptive (1 mois dans un cas), pour aboutir à une cicatrice, non pas déprimée comme à la suite du chancre mou, mais indurée et quelquefois exubérante.

Dans la grande majorité des cas les ganglions correspondant à la région occupée par le chancre se sont engorgés, mais cette *adénopathie* restée indolente n'a jamais abouti à la suppuration. L'époque à laquelle elle fut constatée a varié. Dans trois cas son apparition a coïncidé avec celle du chancre; une fois elle s'est fait attendre jusqu'au 44e jour. La moyenne calculée sur tous les résultats est de 11 jours après le début de l'ulcération.

Du chancre syphilitique consécutif a la contagion. — I. **Période d'incubation.** — Il n'est plus d'auteur aujourd'hui qui nie la réalité de la période d'incubation ; toutefois les estimations varient quant à sa durée. Voici sur ce point les moyennes fournies par quelques syphiligraphes :

Diday (1857)........................	14 jours.
Clerc (Documents publiés en 1866, mais recueillis antérieurement)........ de	14 jours à 16 jours
Chabalier (1863).................. de	15 — à 18 —
Léon Le Fort (Documents publiés en 1868, mais recueillis en 1866).............	19 —
Rollet (Recherches antérieures à 1865)..	25 —
Alfred Fournier (Recherches antérieures à 1865).........................	26 —
Sigmund (Documents recueillis de 1860 à 1864)....................... de	28 — à 35 —
Mauriac (Documents recueillis de 1871 à 1875).........................	40 —

Comme on le voit, les variations sont considérables; mais un fait auquel on ne pouvait guère s'attendre, c'est que la moyenne la moins élevée porte la date la plus ancienne, tandis que la plus considérable est aussi la plus récente, les intermédiaires suivant une gradation à peu près régulière. Comment interpréter une telle progression? Assurément on ne saurait contester l'exactitude des recherches publiées par les observateurs consciencieux dont les noms précèdent. Force nous est donc de reconnaître ou qu'ils ont été victimes de séries étrangement discordantes, ou bien que la durée de l'incubation, qui, en 20 ans, s'est élevée de 14 à 40 jours, s'accroît de jour en jour. Nous pencherions vers cette alternative, qui nous semble singulièrement concorder avec les deux faits suivants : d'une part la gravité décroissante de la vérole, de l'autre la bénignité relative des chancres à longue incubation. Mais ce n'est là qu'une hypothèse justiciable peut-être de l'avenir, et ce n'est qu'avec la plus extrême réserve que nous la formulons.

Diday rapporte un fait dans lequel l'incubation ne dura que 24 heures ; Le Fort l'a vue trois fois ne point dépasser 72 heures. Viennent ensuite, parmi les moyennes minima, 5, 6, 7 jours. Quelques auteurs ont contesté l'authenticité de ces cas, fort rares d'ailleurs. — Fournier, qui a particulièrement appelé l'attention sur les longues incubations, a cité comme maximum un fait où elle avait duré 70 jours. Simonet et Le Fort l'ont vue trois fois persister pendant 90 jours.

DURÉE DE L'INCUBATION.	DIDAY.	LE FORT.	MAURIAC.	
1 jour......	1 cas.....	» cas.		
3 —	» —	3 —		
4 —	» —	2 —		
5 —	1 —	2 —		
6 —	» —	6 —	de 1 à 10 jours.....	0 cas.
7 —	» —	3 —		
8 —	2 —	49 —		
9 —	1 —	11 —		
10 —	2 —	35 —		
11 —	2 —	2 —		
12 —	5 —	17 —		
13 —	» —	5 —		
14 —	» —	5 —		
15 —	4 —	114 —	de 10 à 20 jours...	3 cas.
16 —	1 —	5 —		
17 —	» —	4 —		
18 —	2 —	5 —		
19 —	» —	2 —		
20 —	1 —	13 —		
21 —	2 —	20 —		
22 —	1 —	8 —		
23 —	1 —	7 —		
24 —	1 —	10 —	de 20 à 30 jours.....	5 cas.
25 —	» —	9 —		
26 à 30 jours.	1 —	56 —		
5 semaines.	» —	10 —	de 30 à 40 jours.....	14 cas.
6 semaines.	» —	20 —	de 40 à 50..........	15 —
7 semaines.	» —	3 —	de 50 à 60..........	5 —
2 mois.....	» —	10 —	de 60 et au-dessus...	8 —
3 mois.....	» —	2 —		
	29 cas.	439 cas.		50 cas.

Ce sont là des cas extrêmes, peu fréquents; mais, comme on peut s'en assurer en jetant les yeux sur le tableau précédent, c'est de 15 à 35 jours que se prolonge ce premier acte de l'infection que les anciens nommaient si improprement le *sommeil du virus.*

Une maladie vénérienne non syphilitique, d'origine antérieure, contemporaine ou postérieure, peut persister ou survenir pendant la période d'incubation de la syphilis. *La balanite* et *la blennorrhagie* peuvent masquer plus ou moins le début du chancre, et surtout détourner l'attention du praticien qui ne serait pas prévenu de ce fait. *La chancrelle*, quand elle a pour siége un point voisin de celui qu'occupera l'accident primitif, ne constitue pas un grand obstacle à l'examen de la lésion naissante, mais il n'en est pas de même quand les deux virus ont été accidentellement portés au contact du même *foramen contagiosum.* Les changements que subissent alors, après une durée variable, les caractères de l'ulcération chancrelleuse n'ont pas toujours été mis sur le compte d'une double infection. Cette succession dans un même point des symtômes du chancre simple et du chancre syphilitique resta longtemps un sérieux puisant argument en faveur de l'unicisme. C'est à Rollet que revient le mérite d'avoir porté la lumière sur ce problème en reconnaissant l'existence du chancre mixte, presque généralement acceptée aujourd'hui. Nous reviendrons plus loin sur cette question.

Signalons enfin l'*herpes præputialis.* Qu'on la rattache à une habitude pathologique de la région, ou qu'on la fasse dépendre des troubles trophiques liés à l'évolution du principe contagieux, cette éruption précède fréquemment de deux ou trois jours l'apparition du chancre. On lui a donné le nom d'*herpès prémonitoire.*

II. **Période de début.** — Un sentiment de cuisson, de prurit inusité, quelquefois des élancements douloureux annoncent le début de l'accident primitif. Comme le chancre d'origine expérimentale, celui qui est consécutif à la contagion accidentelle paraît sous forme de lésion non pustuleuse. La science compte un assez bon nombre de cas, où des circonstances particulières ont permis à des hommes compétents de surprendre la naissance de cette lésion. Dans leurs observations nous trouvons signalé le début par une petite *tache rouge,* érodée ou non, à base plus ou moins résistante, formant dans certains cas une *saillie papulo-tuberculeuse.*

L'érosion peut n'être pas immédiate, mais le plus souvent se montre de bonne heure. Dépouillée de son épithélium la surface malade présente alors une couleur blanc grisâtre, et paraît comme recouverte d'un *produit diphthéritique* très-adhérent, qui, vu à la loupe, offre l'aspect et la couleur du frai de grenouille. L'existence de cette pseudo-membrane est un fait à peu près constant et se prolonge souvent pendant dix à quinze jours.

La consistance de la papule est variable, mais peut aller quelquefois jusqu'à présenter une véritable induration, avant même qu'aucun ulcère se soit produit. Ce fait rare a été particulièrement décrit par Babington, l'un des annotateurs de Hunter.

III. **Période d'état.** — Il peut arriver que le néoplasme du début se résorbe sans avoir passé par l'ulcération. On n'observe alors qu'une desquamation plus ou moins accentuée à la surface d'une papule arrondie, offrant à peu près le volume d'une pièce de vingt centimes, d'une couleur rouge sombre; tantôt d'une dureté uniforme, comme une pastille (*papule sèche à induration centrale*), tantôt présentant un rebord et comme une collerette plus résistante (*papule sèche à induration annulaire*). Après une durée variable, cette lésion perd de sa consistance, puis disparaît sans laisser d'autre trace qu'une légère dépression violacée ou noirâtre. Ce n'est en définitive qu'une *papule sèche*, et ses caractères diffèrent essentiellement de ceux qu'évoque d'ordinaire le mot de chancre; néanmoins elle est quelquefois désignée sous le nom de *chancre desquamatif*.

La papule sèche est incontestablement la forme la plus rarement observée de l'accident primitif. Il y a lieu de croire cependant que, passant inaperçue aux yeux de beaucoup de malades, elle entre pour une certaine part dans l'étiologie des véroles dont l'accident primitif semble faire défaut. On a remarqué qu'elle se montre après une longue incubation, et Diday a montré qu'elle est en général le prélude d'une infection bénigne, d'une syphilis faible. D'après le même auteur, cette forme à peine ébauchée de l'accident initial serait souvent produite par la contagion des lésions secondaires, lesquelles sécréteraient un virus amoindri et comme dédoublé. Cette interprétation n'est pas admissible, car, relativement à la forme du chancre, la clinique tend aujourd'hui à nous faire subordonner l'influence de la graine à celle du terrain. Mais le fait d'observation n'a rien perdu de son exactitude.

Le plus souvent, nous l'avons dit, la papule se dénude. Débarrassée de l'enduit pseudo-membraneux qui la recouvrait, sa surface prend une teinte rouge vineux et laisse suinter un liquide semblable à de la lymphe, qui quelquefois se concrète en petites croutelles de couleur brune. La base est assez résistante ; la lésion est de petit volume et de durée très-éphémère. C'est là un véritable *chancre nain*, le degré le plus atténué de l'*érosion chancriforme*, fréquent sur les lèvres, le frein, le gland et plus encore sur les organes génitaux de la femme. Il reste très-souvent inobservé; quand par hasard les malades le reconnaissent, ils n'y attachent aucune importance. C'est pour eux « un petit bouton de rien »; au reste, sa signification pronostique ne diffère guère de celle du précédent. — Le plus souvent le chancre nain est unique, mais il n'est pas très-rare d'en voir se développer simultanément un nombre assez considérable, jusqu'à dix, quinze et même plus, agminés en petits groupes de trois à quatre, et simulant assez bien une éruption d'herpès (*chancre herpétiforme* de Dubuc). Dans tous les cas l'exulcération est extrêmement superficielle; la base n'est point indurée, mais donne au toucher une sensation de fermeté

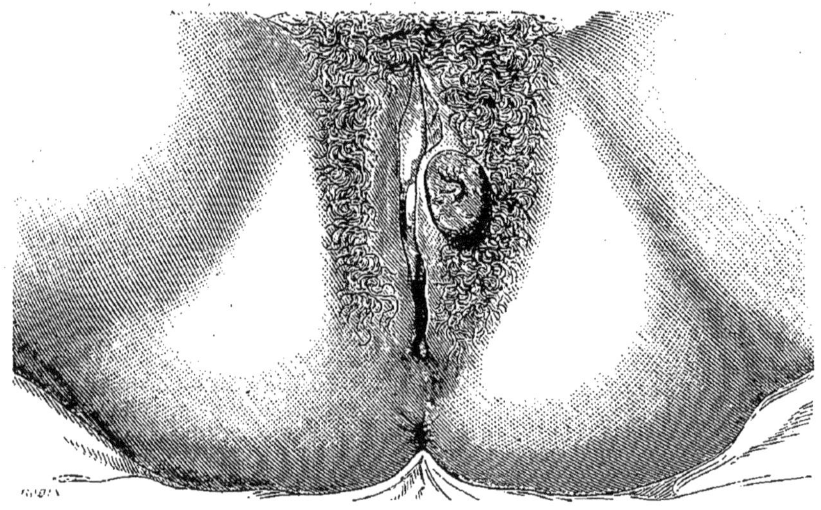

FIG. 45. — Chancre induré bombé de la vulve (d'après un moule de la collection Alfred Fournier).

et de rénitence. Lorsqu'on a soin de soulever et de presser entre le pouce et l'index la partie lésée du tégument, il semble en effet que l'on y perçoive comme une lame de papier ou de parchemin (induration foliacée, parcheminée, papyracée). La réunion des points exulcérés en une seule surface dénudée et sécrétante s'observe parfois, particulièrement sur le gland, où elle en impose presque fatalement pour une balanite simple (voyez page 154); aspect luisant, teinte d'un rouge tirant sur le rose, surface légèrement mamelonnée, bords ronds, sans grandes dentelures, tels sont les signes qui caractérisent cette lésion (*chancre épithélial* de Langlebert). — Une induration franchement accusée, de consistance parcheminée, siégeant au sein des papilles, qu'elle englobe dans un disque du diamètre d'une pièce de cinquante centimes à un franc, et surmontée d'une érosion de moindre étendue, constitue le *chancre induré plat*, variété assez commune, surtout dans les points où le tégument offre le plus de finesse. — Le néoplasme vient-il à proéminer au-dessus de l'enveloppe cutanée ou muqueuse, comme une tête de clou dont le sommet serait entamé par un coup d'ongle, nous nous trouvons en présence du *chancre induré saillant* ou *bombé* (Bell), *ulcus elevatum* (fig. 45). L'induration globuleuse, chondroïde ou même ligneuse, se constate dans ce cas avec la plus grande facilité; on peut la comparer à celle que produirait la moitié d'un noyau de cerise, d'une petite bille, d'une amande, ou un ménisque. Le détachement de la couche épidermique se produit du centre à la périphérie et peut se faire dans une étendue assez considérable; les bords sont marqués par un liséré peu accentué, la surface de l'érosion a la plus grande tendance à se bossuer, et la suffusion plastique de la base peut s'accroître par poussées successives. Ce chancre est fréquent sur les lèvres, la langue, le col utérin, le filet, le limbe du prépuce.

Lorsque, tout en occupant les couches les plus superficielles des téguments, la masse indurée envahit leur profondeur, ce n'est plus une érosion mais une véritable ulcération qui se produit. L'induration y est toujours ou presque toujours très-accusée, et peut affecter différentes formes : en disque, circonscrite; en lame, diffuse; en profondeur, pisiforme. Elle se développe surtout au sein des organes riches en tissu cellulaire; aussi la voit-on singulièrement plus marquée sur le prépuce que sur le gland, particularité bien évidente lorsque le même ulcère siége à la fois sur chacun de ces deux organes. Dans l'épaisseur du prépuce, la sclérose ne saurait être mieux comparée, et pour la consistance et pour la forme, qu'à un cartilage auriculaire. Pour peu qu'elle y acquière une certaine étendue, elle rend difficile, en raison de sa rigidité, ou même absolument impossible la rétroversion des feuillets préputiaux. Quelquefois même elle envahit dans leur totalité le prépuce et la couronne. Plus souvent faible et douteuse sur le gland, elle peut cependant se montrer très-nette au niveau du frein et près du méat, où se rencontre une certaine quantité de tissu cellulaire; dans certains cas l'orifice antérieur de l'urèthre est transformé en une sorte de cylindre, dur comme du bois. Il est à remarquer que l'induration est d'autant mieux formulée que les chancres siégent sur un tissu moins épais. Aussi est-il rare d'observer sur la peau des indurations qui, toutes choses égales d'ailleurs, soient aussi considérables que celles des muqueuses. Cette *sclérose primitive*, ainsi que l'a nommée Tarnowsky, n'offre pas une grande régularité dans son époque d'apparition ; tantôt précédant toute perte de substance elle constitue le premier symptôme de la syphilis, d'autres fois le processus ulcératif est établi depuis plusieurs jours, quand on parvient à la reconnaître ; dans quelques cas plus rares elle ne devient apparente que lorsque la cicatrisation commence à se faire ; enfin il peut arriver qu'elle se produise et s'accroisse par poussées successives. Ajoutons que nulle manifestation de la syphilis n'est plus facilement et plus vite modifiée par le traitement spécifique. Comme on le voit, l'induration est loin d'offrir cette constance, cette invariabilité, que certains syphiligraphes lui attribuaient, il y a quelques années, en la présentant comme le caractère pathognomonique du chancre infectant. Nous la considérons toujours comme un signe positif de grande valeur. Toutefois, nous reconnaissons qu'elle peut être peu marquée et même faire complètement défaut dans certains cas, exceptionnels il est vrai, mais incontestables de chancre syphilitique.

Ce n'est point toujours chose facile que de reconnaître ce signe. Certains calus noueux peuvent se diagnostiquer à la vue, par le relief qu'ils donnent aux tissus ; mais en raison de sa forme ou de son petit volume, l'induration échappe souvent, si l'on n'apporte pas à son examen une attention minutieuse, et surtout, disons-le, une grande habitude. Pour arriver à ce résultat, le mieux est de saisir superficiellement le chancre entre la pulpe du pouce et celle de l'index sur deux points opposés de ses bords, parallèlement aux téguments, c'est-à-dire à la surface malade. La sensation de résistance qui dénote l'induration s'obtiendra ensuite : tantôt en soulevant l'ulcère, comme si l'on voulait le détacher des tissus sous-jacents ; tantôt en exerçant des pressions alternatives aux extrémités d'un de ses diamètres ; parfois même en essayant de rouler sa base entre les doigts explorateurs. On ne saurait mieux comparer l'impression ressentie alors qu'à celle que donnerait un tissu cartilagineux d'épaisseur variable, dur, mais élastique et rénitent. Il est bien évident, du reste, qu'il faut renoncer à percevoir l'induration, lorsque la région ne se prête point à l'examen tel que nous venons de le décrire ; l'induration des chancres de l'infundibulum vulvo-vaginal, du col utérin, de l'anus, se dérobe absolument à notre observation. Aussi quelques auteurs ont ils avancé que chez la femme le chancre syphilitique s'indurait moins que chez l'homme, ce qui est inexact ; l'induration y est seulement moins apparente, à cause de la conformation spéciale des organes génitaux. Et ce qui prouve bien que l'influence du sexe est nulle dans l'espèce, c'est que l'on ne constate plus de différence notable entre la fréquence de l'induration dans les deux sexes, lorsque l'on considère les chancres extra-génitaux de siége homologue. Notons cependant une légère dissemblance dans la forme. Chez l'homme elle est plus souvent globuleuse, nodulaire, bien limitée; chez la femme elle est plus diffuse, et s'étend davantage en surface. Cette dernière particularité trouve sans doute son explication dans la plus grande richesse du tégument féminin en éléments lymphatiques.

La configuration du chancre syphilitique diffère singulièrement de celle que nous connaissons au chancre simple. Pas d'irrégu-

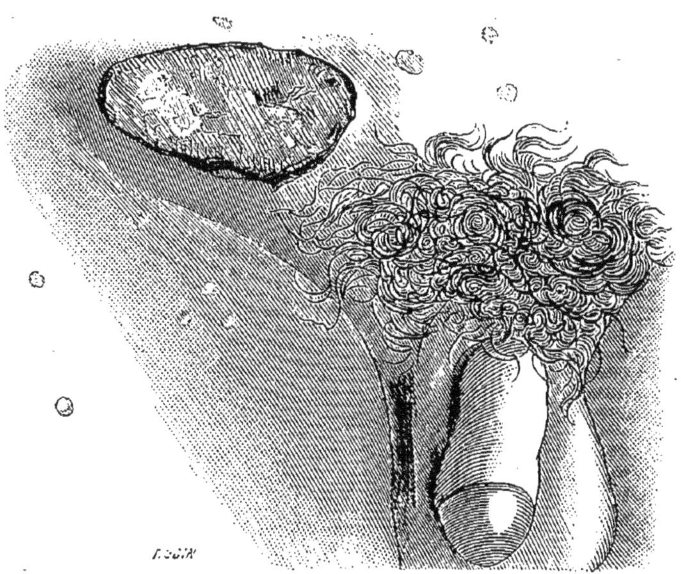

Fig. 46. — Chancre syphilitique très-étendu de la partie inférieure de l'abdomen (d'après un moule de la collection P. Horteloup).

larités, pas de découpures ni d'angle rentrant, présentant comme grandeur moyenne celle d'une pièce de vingt centimes, mais susceptible d'acquérir un développement beaucoup plus considérable (fig. 46). La surface ulcérée, fréquemment ronde ou ovale, est toujours symétrique, c'est-à-dire divisible par une ligne imaginaire en deux parties superposables, à moins qu'elle ne soit elle-même la réunion de plusieurs petits chancres. Dans ce dernier cas l'ensemble peut être irrégulier, chacun des ulcères primitivement isolé restant séparément symétrique dans sa forme individuelle.

Les bords non taillés à pic ne sont séparés des tissus ambiants que par un simple liséré et font directement partie de la surface ulcérée. De la peau saine au point le plus profond du chancre, la perte de substance offre une pente douce dépourvue de toute anfractuosité, simulant une cupule taillée à l'évidoir. Le fonds est uni et vernissé; quelquefois il semble plissé et gaufré comme un exsudat diphthéritique. Comparée à celle du chancre simple, sa teinte est triste, sombre, variant entre le gris de pseudo-membrane, le rouge cuivreux ou mieux de chair musculaire, et le jaune couleur de tan ou de faon.

Dans certains cas l'ulcération présente un aspect irisé ; le centre est marron foncé, les bords jaune rouge et les parties ambiantes font à la périphérie une auréole d'un rouge vif. Au reste rien de fixe dans ce caractère ; il n'est pas rare qu'un chancre change de couleur tous les trois ou quatre jours.

Le chancre syphilitique *ne suppure pas*. Sa sécrétion est surtout épithéliale (Lee). Au microscope, on la trouve composée de sérosité, tenant en suspension une plus ou moins grande quantité de débris épithéliaux et des cellules lymphatiques à différents degrés de développement. Y rencontre-t-on des globules de pus, on peut être sûr qu'ils y ont été apportés par une irritation étrangère et qu'ils cesseront de s'y montrer dès que le chancre reviendra à son évolution spontanée. Ce liquide est très-concressible, en raison sans doute de la grande abondance des éléments épidermiques qu'il renferme, et forme souvent à la surface de l'ulcère des croûtes brunes d'aspect squameux.

Ainsi que nous l'avons déjà dit à plusieurs reprises, le processus destructif porte surtout sur le tissu de néoplasme qui constitue l'induration ; aussi la *douleur* n'existe-t-elle pas, tant que la progression de l'ulcère est normale, c'est-à-dire très-lente, presque nulle.

Le chancre ulcéreux, à base fortement indurée, et dont le fond n'offre qu'une excavation modérée, présente, à leur degré le plus accentué, les caractères classiques de l'accident primitif : c'est le chancre huntérien proprement dit ou cupuliforme. Dans les points où son développement ne rencontre aucun obstacle, on le voit suivant la configuration particulière des organes, prendre l'aspect ovoïde ou fissuraire, s'étaler à la surface ou se doubler lui-même, comme dans les régions à replis : frein du pénis, reflet du prépuce, sillon des petites lèvres, fourchette, caroncule, clitoris. Mais d'une façon générale, on peut avancer que la perte de substance est toujours moindre qu'elle ne le paraît; les téguments mêmes ne sont pas toujours entamés dans toute leur épaisseur, car, nous l'avons dit, le néoplasme est bien développé, et c'est surtout à ses dépens que se creuse l'excavation.

Enfin la fonte des tissus peut prendre un accroissement assez considérable pour amener une perte de substance infundibuliforme, térébrante, ou bien au contraire plus étendue dans son fond qu'au niveau de ses bords, et d'aspect caverneux. Ce *chancre induré profond* est rare et le plus souvent déterminé dans sa forme par les conditions anatomiques de la région; aussi le rencontre-t-on particulièrement dans les replis anguleux formés par l'adossement de deux muqueuses.

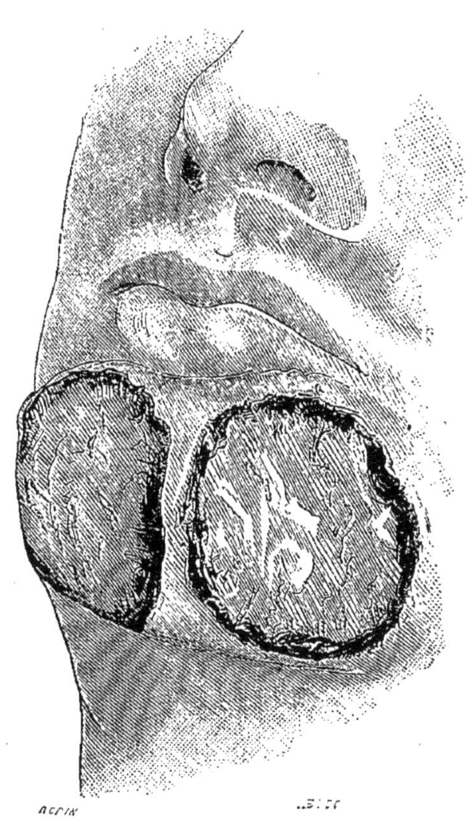

Fig. 47. — Deux chancres syphilitiques indurés du menton (d'après un moulage exécuté sur un malade de M. Trélat; la pièce est déposée au Musée de l'hôpital Saint-Louis) [1].

IV. **Période de déclin et de réparation.** — Après une durée qui, dans les cas ordinaires, varie de un à trois mois, le chancre syphilitique touche enfin à la période de réparation. Sa surface se déterge, se débarrasse de l'exsudat fibrino-épithélial qui lui donnait l'aspect atone, jaunâtre, lardacé, se couvre de bourgeons charnus, et, par sa couleur aussi bien que par sa sécrétion devenue plus louable, se rapproche de plus en plus d'une plaie simple. En même temps l'engorgement

[1] Observation. — M..., âgé de vingt-huit ans, entre le 17 octobre 1872 dans le service de M. Trélat. — Comme antécédents pathologiques, il accuse une coxalgie qui a duré plusieurs années et dont il ne fut guéri qu'à l'âge de vingt ans, et une blennorrhagie à vingt-trois ans. — Il y a deux mois il lui poussa au menton deux petits boutons, rouges à leur base et blancs à leur sommet, siégeant l'un sur la ligne médiane au niveau de la symphyse du menton, l'autre un peu à droite du précédent. Voyant qu'ils grossissaient rapidement, M... les écorcha avec ses ongles et les vit se recouvrir de croûtes qui ne tardèrent pas à envahir la presque totalité du menton.

A l'inspection de la région malade, on aperçoit deux plaies circulaires séparées l'une de l'autre par une languette saillante triangulaire de peau demeurée saine. Les deux plaies simulent assez exactement deux cercles tangents; celui de droite.

de la base se résorbe et s'assouplit, et graduellement l'épiderme reparaît de la circonférence au centre de l'ulcère.

Ces modifications sont le plus ordinairement l'effet d'une évolution spontanée. Sans doute la thérapeutique n'est pas sans influence sur leur production plus ou moins hâtive, l'induration est même remarquablement justiciable des mercuriaux, mais trop souvent nous constatons l'impuissance des spécifiques. Un chancre a résisté au traitement le mieux entendu, puis tout d'un coup se transforme et se comble en quelques jours.

Mais les choses ne se passent pas toujours avec autant de simplicité. L'induration persiste souvent fort longtemps; le chancre cicatrisé peut récidiver, ou bien, au lieu de se recouvrir d'épiderme, se transforme en une lésion de la période secondaire, en une papule muqueuse. Ces différents cas ont été l'objet des travaux les plus importants de la part de Clerc, de Langlebert et de Fournier.

Le chancre syphilitique laisse souvent après lui, et cela pendant de longues années, même toujours, un épaississement de la peau et du tissu cellulaire sous-jacent, mal limité, peu dur, presque pâteux, mais assez notable pour que la place en soit toujours reconnue. Ce n'est point là, à proprement parler, une induration persistante, mais plutôt une sorte d'*hypertrophie quasi chéloïdienne* de la peau, lésion assez fréquente, quoique peu décrite jusqu'ici, à la suite des chancres indurés. Le néoplasme qui forme la base des chancres creux a plus de tendance à s'isoler; sa masse se condense, devient globuleuse et semble s'*enkyster*. La résorption après quel-

le plus étendu, ne mesure pas moins de trois centimètres de diamètre, et son bord supérieur n'est séparé que d'un centimètre à peine de la lèvre inférieure. La plaie est comme excavée, infundibuliforme; le fond est formé par des bourgeons charnus recouverts de pus, autour desquels s'étend une zone concentrique de bourgeons plus rouges et plus secs. Les bords font un relief assez considérable surtout à la partie interne, au niveau de la languette médiane. La solution de continuité de gauche fait un relief plus considérable parce qu'elle occupe exactement le sommet du menton. Du reste la mobilité des tissus malades sur les parties profondes est complète. Les ganglions sous-maxillaires du côté gauche sont très-fortement engorgés. Il en existe un autre, un très-gros sous le menton, entre les deux muscles digastriques; mais ceux du côté droit sont intacts.

Sur les organes génitaux, on trouve deux traces de chancres préputiaux. Les ganglions inguinaux sont engorgés. Enfin, éruption généralisée de papules syphilitiques.

M... fut soumis au traitement spécifique par la liqueur de Van Swieten, et des bains de sublimé; une amélioration rapide se produisit, tant dans l'état général que dans l'état local.

(Cette observation a été recueillie par M. Wurtz. Nous en devons la communication à l'obligeance de M. Charles Monod, professeur agrégé de la Faculté de Paris).

ques mois est fréquente dans ce cas. Enfin, qu'elle ait été considérable ou à peine marquée pendant la durée de l'ulcère, on voit parfois l'induration s'accroître sous la cicatrice par *poussées successives.* La cessation du traitement, la reprise prématurée des rapports, les irritations locales sont les causes habituelles de ce phénomène. Les conséquences sont variables. Dans le plus grand nombre des cas l'exsudat s'élimine tardivement par absorption sous l'influence de conditions meilleures; ou bien il s'ulcère et donne lieu à un chancre nouveau (*chancre redux*) qui ne diffère en rien de celui qui l'a précédé. Mais il peut arriver qu'il se produise une sorte de liquéfaction au sein de ce tissu morbide et qu'il *abcède.* Il devient douloureux, sensible à la pression, puis fluctuant et laisse sortir, après ouverture spontanée ou chirurgicale, une sérosité louche. Ce liquide en s'écoulant découvre une sorte d'ulcération caverneuse de volume variable. Notons enfin comme une terminaison possible de l'induration le *ramollissement inflammatoire aigu*, prélude ordinaire du *phagédénisme*, complication assez rare du chancre syphilitique (voyez PHAGÉDÉNISME, page 568).

La réulcération du chancre déjà cicatrisé se produit particulièrement lorsque l'induration est restée saillante sur des parties exposées à des frottements (couronne du gland, méat uréthral, bord libre du prépuce, face interne des grandes et des petites lèvres), ou bien sans cause appréciable à l'époque où paraissent les manifestations générales. La solution de continuité qui en résulte présente tous les caractères de l'accident primitif, qui semble ainsi reproduit de toutes pièces. C'est véritablement, comme l'a démontré Langlebert, le chancre préexistant qui reparaît, d'où le nom de *chancre redux* que lui a donné Fournier. Toutefois, sa durée n'excède jamais quatre septénaires.

Au même titre qu'une irritation vulgaire, le chancre peut encore appeler au point qu'il occupe la localisation du processus éruptif, quand se manifestent les poussées secondaires. Mais en dehors même de ces conditions, si l'ulcère se trouve dans une région à téguments délicats, exposés au contact de sécrétions irritantes (col utérin, anus, méat, gland sous-phimosis, région génito-crurale, bouche, mamelon) les bourgeons qui recouvrent sa surface ont la plus grande tendance à devenir exubérants, comme fongueux, et à prendre l'aspect d'une papule érosive. Souvent aussi la lésion subit un certain degré de réparation et, de la périphérie au centre, se recouvre d'une pellicule membraniforme simulant alors un condylome plus ou moins proéminent. Ce phénomène sur lequel Davasse et Deville ont appelé l'attention en 1846, est désigné sous le nom de *transformation* in situ *du chancre syphilitique en papule muqueuse.*

Un point fort important consiste à rechercher si l'accident primitif laisse une cicatrice. Et d'abord, on ne saurait douter que bon nombre de chancres, surtout de ceux qui ont pour siége des membranes muqueuses, ne disparaissent sans qu'il reste aucune trace de leur passage. Que de fois n'arrive-t-il pas de ne pouvoir retrouver après sa guérison, la place d'un chancre dont on a constaté le début sur les grandes lèvres, le méat, le sillon balanique ! Je ne parle pas seulement de la papule sèche, de l'exulcération diffuse qui simule la balanite, et, comme elle, peut disparaître presque subitement, ou de l'*ulcus elevatum* qui ne désorganise que la couche la plus superficielle de la peau, mais aussi du chancre huntérien, du chancre ulcéreux, et même du chancre induré creux. La raison de ce fait vient de ce que la perte de substance ne porte pas sur les éléments constitutifs des téguments, mais sur l'induration, et n'est en définitive que la manifestation du peu de vitalité de ce tissu auquel Wagner a donné le nom de *syphilome.* — Cependant, lorsque l'entamure dermo-épidermique a détruit le stratum papillaire, il ne se répare qu'au prix d'une dépression plus ou moins apparente, presque toujours doublée d'un nodus spécifique. Ce n'est alors qu'au bout d'un temps assez long que la cicatrice s'efface, et que la matière plastique disparaît après avoir passé par l'état gélatiniforme. Encore voit-on généralement persister, mais sur la peau seulement, jamais sur les muqueuses, une petite macule brunâtre, quelquefois indélébile ; signe précieux pour le diagnostic rétrospectif de l'ulcère syphilitique, car cette pigmentation ne se produit presque jamais à la suite de la chancrelle.

§ 5. — VARIÉTÉS.

1. — VARIÉTÉS SUIVANT LA FORME. — Nous ne saurions nous dispenser d'appeler ici l'attention sur le *chancre successif* et le *chancre récidivé,* deux variétés de l'accident primitif peu étudiées encore, mais dont la connaissance n'importe pas moins à la théorie qu'à la pratique.

Un sujet infecté, mais chez lequel le virus ne s'est encore révélé par aucun phénomène apparent, et qui par conséquent n'est malade qu'à son insu, reste exposé, du moins pendant une bonne partie de la période d'incubation, aux chances journalières de la contamination syphilitique (voyez page 528). De là les contagions successives, aboutissant à des *chancres successifs* dont il serait intéressant de déterminer les caractères.

Malheureusement sur cette difficile question, que la clinique seule devrait éclairer, les observations précises sont tellement rares que nous en sommes presque réduits aux données sommaires et contradictoires de l'expérimentation. Dans le fait le plus circonstancié dû à Wallace (voyez page 516), le chancre dont l'inoculation avait suivi de neuf jours la première, fut notablement le moins grave; la surface de la lésion était plus restreinte, la base plus souple, les ganglions moins tuméfiés. Or c'est le contraire qui fut observé dans une autre expérience par Puche, qui mit un intervalle de vingt jours entre les deux inoculations. Cet auteur a en effet expressément noté que l'ulcère qui parut en dernier lieu fut beaucoup plus large et plus étendu que le premier.

Parmi les ulcères multiples qui surviennent à la suite de la contagion accidentelle, il n'est pas douteux qu'un grand nombre se rattachent à des souillures non contemporaines; suivant Rollet, le mamelon serait un siége fréquent de chancres successifs, et il en est de même, nous en sommes convaincu, des organes génitaux. Mais il est bien rare, dans ces cas, c'est-à-dire lorsque les diverses poussées chancreuses occupent toutes la même région, que le malade puisse se rendre un compte exact de l'intervalle qui a séparé les époques successives de l'infection. Aussi de pareilles observations sont-elles presque nécessairement sans valeur, au point de vue des questions de doctrines qui regardent l'absorption du virus syphilitique. Plus fructueux, à notre avis, sont les faits qui nous montrent des chancres successifs, mais de siéges différents. Le plus souvent, en effet, ces lésions pourront être rattachées à des circonstances connues du malade. C'est donc sur de tels cas qu'il importe de diriger et que nous comptons nous-même entreprendre des recherches qui, nous le répétons, sont de nature à porter une vive lumière sur l'évolution de la vérole.

Un point fort important consisterait à déterminer s'il faut englober parmi les accidents initiaux successifs certains noyaux d'induration que l'on voit parfois survenir dans son voisinage pendant la durée d'un premier chancre. C'est à A. Fournier et à E. Vidal que nous devons la description de ces lésions satellites, qui jusqu'ici n'ont été rencontrées que chez l'homme, particulièrement au niveau du sillon balano-préputial. Tantôt proéminente comme un mamelon, comme une crête, tantôt aplatie, étalée comme un cartilage, cette induration est susceptible d'acquérir de grandes dimensions. Sur un malade affecté d'un petit chancre induré du méat, et observé par Fournier, la rainure devint le siége de deux énormes indurations qui, partant du frein, contournaient la base du gland en forme de croissants, et constituaient deux bourrelets demi-circulaires, mesurant chacun 3 ou 4 centimètres de longueur sur une épaisseur de 6 à 8. Ajoutons que fréquemment la nécrobiose, s'emparant de ces lésions, leur donne l'aspect et tous les caractères de l'accident primitif induré.

E. Vidal qui, dans un cas, vit cette induration satellite se développer à la suite de deux chancres restés mous, en conclut à la séparation possible, sur un même malade, et à la suite d'une même contagion des deux symptômes habituellement réunis dans le chancre huntérien, l'exsudat plastique et la perte de substance. Mais cette opinion est en désaccord avec celle que nous avons exprimée sur le mécanisme de l'ulcération, qui, on se le rappelle, ne serait suivant nous qu'un épiphénomène de la néoplasie. D'autre part, ce serait une interprétation rationnelle que de considérer ces lésions comme des chancres parfois avortés, produits d'une contagion tardive; mais les faits nous manquent pour en donner la démonstration, et peut-être bien ne faudrait-il y voir en réalité, comme le pense Ricord, que des lymphangites localisées, conséquences du premier chancre. Cette dernière manière de voir est singulièrement corroborée par ce fait que l'on observe fréquemment la coïncidence de ces indurations avec la lymphangite dorsale du pénis.

Quand le chancre paraît, ainsi que nous l'avons démontré, et comme Diday l'avait dit un des premiers (1850), c'est un signe que la vérole est faite, et toute tentative de réinoculation reste en général infructueuse. Toutefois, quelques exceptions ont été constatées (voyez page 529), et l'on a pu, dans certains cas, assister à des auto-inoculations produites surtout au début de l'ulcère. La lésion qui en résulte touche de près au chancre successif; nous n'en dirons donc rien, sinon que le plus souvent elle a paru revêtir une bénignité particulière. Ce caractère se retrouve également dans le *chancre récidivé* ou de *réinfection*, qui peut survenir alors que les effets d'une première contamination paraissent épuisés (voyez page 530). C'est de vingt et un mois à neuf ans après le premier accident initial, qu'il faut redouter cette lésion que Gascoyen a vu se produire jusqu'à trois fois chez le même sujet, en quatre ans et demi. Brièveté de l'incubation, que l'on peut estimer réduite de moitié, induration et lympho-adénite concomitantes moins prononcées, quelquefois même défaut absolu de bubon; telles sont les particularités qui, dans beaucoup de cas, font du chancre récidivé, appelé aussi *chancroïde*, un véritable diminutif du chancre induré habituel.

II. — VARIÉTÉS SUIVANT LA MARCHE. — **Influence de la grossesse.** — Les irritations locales causées soit par le contact, soit par le séjour des liquides morbides et physiologiques, les troubles de nutrition qu'entraîne presque inévitablement l'hypérémie des tissus, peuvent mettre obstacle à la rapide cicatrisation du chancre. Le paraphimosis pour les ulcères du gland et du feuillet muqueux préputial, la gestation pour ceux des organes génitaux féminins sont les circonstances les plus fréquemment notées; la dernière seule va nous occuper ici.

Les faits recueillis à Lourcine (service de Fournier) par Porack et publiés dans la thèse inaugurale de Cernatesco (Paris, 1875), ont mis particulièrement en lumière l'influence de la grossesse sur la marche de l'accident primitif. Onze observations de chancres vulvaires évoluant pendant la grossesse ont donné les résultats suivants : dans un seul cas la durée a été inférieure à un mois; dans les dix autres elle dépassa huit semaines, et dans trois cas elle atteignit quatre mois et demi et huit mois. Ce sont là des chiffres de beaucoup supérieurs aux moyennes ordinaires. La persistance inusitée de la lésion est donc ici on ne peut mieux démontrée. Ce fait, déjà entrevu par la plupart des syphiligraphes et en particulier par Guérin (*Maladies des organes génitaux externes de la femme*, page 476 et seq.), n'a rien qui doive nous étonner. Il n'y a pas de raison en effet pour que la stase congestive qui accompagne la grossesse ne produise pas sur la muqueuse des organes génitaux des effets comparables à ceux que déterminent les varices sur le tégument des membres inférieurs. Or chacun sait quelle interminable durée présentent les ulcères développés dans ces conditions. Ajoutons, et c'est là précisément un fait qui prouve l'exactitude de notre interprétation, que la fin de la gravidité est habituellement suivie d'un heureux changement dans les caractères de la lésion. De même que l'on voit l'ulcère rebelle des variqueux changer de couleur et se recouvrir de bourgeons quand on sectionne circulairement les veines à sa périphérie, ainsi le chancre rendu aux conditions normales de la circulation par l'issue du fœtus, perd la teinte livide brunâtre et parfois même violet foncé, rappelant très-exactement la couleur de la pensée, que lui avait imprimée la stase sanguine propre à la grossesse et marche enfin définitivement vers la cicatrisation.

III. — Variétés suivant les complications inhérentes a l'évolution du chancre. — Ces complications dites aussi *intrinsèques*, identiques à celles dont nous avons fait l'histoire à propos du chancre simple, *inflammation*, *gangrène*, *phagédénisme*, sont si peu fréquentes dans le cours de l'accident primitif, que certains auteurs avaient cru pouvoir nier leur possibilité et que le phagédénisme d'un chancre était considéré par eux comme un gage de son caractère non infectant. La raison de ce fait doit être cherchée dans la nature du travail morbide auquel est due l'ulcération du syphilome, et qui s'éloigne sensiblement du processus inflammatoire vulgaire, lequel est au contraire, à peu de chose près, celui qui préside à l'évolution de la chancrelle.

Inflammation franche. — Un des caractères les plus constants du chancre syphilitique est d'évoluer *à froid;* pas de réaction locale, pas de fièvre, pas de douleur. Mais il n'est point impossible qu'il subisse l'influence d'une inflammation accidentelle surajoutée. Nous ne nous étendrons pas ici sur les circonstances qui sont les causes ordinaires de cette complication; elles ont trait soit à l'état général du sujet, soit aux conditions locales de la lésion, et ne diffèrent point de celles que nous avons énumérées dans un autre chapitre (voyez page 364 et seq.). Nous en dirons presque autant des symptômes : hypérémie, gonflement, tension des tissus, œdème de voisinage, sensibilité plus ou moins vive au niveau de l'ulcère et à la périphérie; tels sont les attributs habituels des *chancres enflammés*. Au reste, cette suractivité du processus n'offre pas une grande importance pratique, car elle est en général de peu de durée, et ne devient presque jamais l'origine de désordres graves.

De pareils faits ne laissent pas cependant que d'être instructifs au point de vue de la séméiotique; aucune lésion ne se prêtant mieux à l'étude des caractères propres à faire distinguer l'induration sous-chancreuse rénitente de la dureté un peu pâteuse due à l'inflammation. Au milieu des tissus gonflés et tendus, le palper permet en effet de délimiter une petite masse à la fois plus résistante et plus élastique, et de reconnaître nettement la part qui doit être faite à la néoplasie spécifique.

Lorsque l'inflammation aiguë n'est pas jugée par une résolution rapide, on peut craindre qu'en passant à l'état chronique elle n'aboutisse à une sclérose plus ou moins étendue des tissus qu'elle a frappés. Nous aurons l'occasion de revenir sur ce point, quand il sera question du phimosis, complication extrinsèque fréquente de l'accident primitif enflammé.

Inflammation gangréneuse, gangrène proprement dite. — Sur 98 chancres syphilitiques, A. Fournier a vu six fois survenir la gangrène; cette complication peut donc être considérée comme relativement fréquente. Nous renverrons encore pour son étiologie au chapitre correspondant, relatif à la chancrelle. Qu'il nous suffise de rappeler que l'alcoolisme est une des causes les plus souvent notées.

La gangrène porte généralement sur l'exsudat plastique, tissu peu vasculaire, qu'elle peut frapper dans sa totalité ou en partie seulement. Il est très-rare que, se propageant à la périphérie, elle produise des délabrements étendus et des mutilations d'organes, comme elle le fait si souvent quand il s'agit du chancre simple.

C'est à sa teinte livide, jaunâtre quand la surface est encore couverte de la couche diphthéritique initiale, d'un brun ardoisé lorsqu'elle en a été dépouillée; c'est à son aspect sanieux, au peu de régularité de ses bords et surtout à son odeur spéciale que l'on reconnaîtra le chancre gangréneux bien caractérisé.

Cette mortification aurait pour effet invariable, suivant Clerc, de neutraliser la virulence de l'ulcère. Toujours est-il qu'après la séparation de l'eschare la solution de continuité se répare à la manière d'une plaie simple. Des bourgeons charnus se développent au milieu d'une abondante suppuration, et la cicatrisation ne tarde pas à se produire.

Gangrène moléculaire. — Même étiologie, et à peu de chose près mêmes symptômes que pour la chancrelle (voyez page 368 et seq.). Notons cependant deux différences importantes relatives à la rareté plus grande du phagédénisme pendant le cours du chancre syphilitique, et à l'efficacité du mercure, qui, très-nocif dans le cas de chancrelle, produit au contraire de bons effets quand il est administré dans une sage mesure contre le premier accident de la syphilis.

L'ulcération *phagédénique pultacée aiguë* peut borner ses effets à la destruction du néoplasme sous-chancreux; c'est l'état que Clerc a décrit sous le nom de ramollissement aigu de l'induration. Mais bien souvent il dépasse cette zone pathologique et produit des ravages plus ou moins considérables. Tel est un chancre que nous avons pu voir récemment dans le service de P. Horteloup au Midi, lequel chancre avait emporté une bonne partie de la pointe de la langue. A la même époque, et dans le même hôpital, un malade soigné par Mauriac présentait un ulcère phagédénique de la lèvre inférieure, très-largement et très-profondément destructif. — La surface offrait l'aspect déchiqueté, sanieux, qui caractérise les tissus atteints de gangrène miliaire. La suppuration était fort abondante, et la sensibilité extrêmement vive. Il n'est pas rare, dans des cas semblables, de voir l'induration s'accroître progressivement et préparer, pour ainsi dire, la voie au processus phagédénique.

Dans une autre forme rare, lente et relativement bénigne du phagédénisme, la surface malade se recouvre d'une fausse membrane continue, plus ou moins épaisse, très-adhérente, rappelant celles que l'on observe dans la stomatite ulcéro-membraneuse.

Plus rare encore est la forme serpigineuse, dont 4 exemples seulement sont rapportés parmi les 60 cas de chancres syphilitiques phagédéniques de Bassereau.

En résumé, comme on le voit, la gangrène miliaire ne vient que bien rarement troubler la marche de l'accident primitif; encore ajouterons-nous, avec Rollet, que la plupart des faits cliniques sur lesquels ses descriptions sont appuyées ont été recueillis à une époque où l'on méconnaissait la coexistence, sur un même point, du syphilome et du chancre simple. Or il est certain que le développement du phagédénisme peut se trouver lié en pareil cas à la présence de l'élément chancrelleux. C'est là une remarque dont il faut tenir compte, car elle est de nature à faire restreindre encore la fréquence de cette complication.

Pour ce qui est de la signification pronostique de ces chancres localement graves, en tant que manifestation initiale de la syphilis, c'est dans un paragraphe ultérieur que nous aborderons cette importante question (voyez Pronostic).

IV. — Variétés suivant les coïncidences pathologiques. — **Chancre mixte vénéréo-syphilitique** [1]. — A plusieurs reprises déjà nous avons eu l'occasion d'aborder la question qui va nous occuper. L'intérêt qui s'attache à la démonstration du chancre mixte, tant au point de vue doctrinal, qu'au point de vue de la pratique, les discussions passionnées qu'elle a suscitées, les objec-

[1] Il nous a paru nécessaire de spécifier la variété de lésions dont nous allons nous occuper en ajoutant à la désignation du genre, *chancre mixte*, celle de l'espèce *chancrelleux* ou *vaccinal*. C'est pour éviter l'apparence de pléonasme qu'offrirait le terme de *chancre chancrello-syphilitique*, que nous avons emprunté aux auteurs italiens celui de *vénéréo-syphilitique*.

tions qu'elle rencontre encore auprès d'esprits éminents exigent que nous y revenions une dernière fois.

Nous avons tenu à rendre évidentes par un exemple clinique, aussi simple que possible, chacune des variétés qui nous semblaient devoir être établies. Si nous avons choisi la plupart de nos observations dans les recueils étrangers, notre intention n'est point de contester la valeur de celles qu'a publiées Rollet, mais bien, en faisant apprécier des documents peu connus jusqu'ici, de multiplier les faits confirmatifs de sa découverte, et de rendre hommage à ce maître en montrant quelle consécration ses idées ont reçue de toute part.

1° *Définition du chancre et de l'ulcère mixte.* — La présence simultanée, sur un même point des téguments, du virus syphilitique et du contagium chancrelleux constitue un *ulcère mixte*, *chancrello-syphilitique* ou *vénéréo-syphilitique*.

Tous les accidents contagieux de la syphilis peuvent participer à la formation d'un ulcère mixte.

Dès 1858 Rollet a mis le fait hors de doute pour l'*accident primitif*. Ce chirurgien déposa sur la surface d'un chancre syphilitique un peu de pus provenant d'une chancrelle. Au bout de 2 ou 3 jours, la première de ces lésions avait éprouvé de notables changements; son fond était devenu grisâtre et excavé, et la sécrétion qui s'écoulait en abondance, moins séreuse, plus purulente, donnait à l'inoculation la pustule caractéristique. Cette expérience on ne peut plus concluante a été reproduite nombre de fois, toujours avec le même résultat par Laroyenne, Basset, Nodet. Le syphilome initial persiste toujours, et cependant le pus que sécrète l'ulcère est inoculable au porteur; il y a donc bien manifestement deux virus en ce point : le simple et l'infectant.

La coexistence du chancre mou et des *accidents secondaires* n'est point un fait rare; or, les hasards de la contagion portent bien souvent le sécrétum vénérien au contact d'une syphilide dont la surface excoriée offre au virus une porte d'entrée; il en résulte une variété d'ulcère mixte facile à reconnaître dans la pratique. Nous n'en voulons pour preuve que l'exemple suivant, que nous empruntons à un intéressant Mémoire d'A. Ricordi (1866).

« Une servante d'auberge portait des plaques muqueuses périanales, parmi lesquelles une très-nettement ulcérée; l'aine gauche était le siége de petites glandes indurées mobiles; à droite, l'engorgement ganglionnaire était douloureux et la peau de la région rouge, comme érysipélateuse. La coïncidence de la papule ulcéreuse et de l'adénite aiguë frappa A. Ricordi qui pratiqua deux auto-inoculations du pus recueilli sur la première de ces lésions. Le résultat fut positif. D'autre part, le bubon ouvert spontanément prit l'aspect chancreux. Il était donc rationnel de croire au développement d'un chancre simple sur une papule syphilitique, et cette supposition fut absolument confirmée par les anamnestiques. On apprit en effet que la malade, forcée à la continence depuis l'apparition de sa syphilis, s'était livrée à la sodomie quatre jours avant de consulter l'auteur, et que c'était à la suite de ces nouveaux rapports qu'elle avait éprouvé une recrudescence dans les désordres péri-anaux et qu'elle avait vu se produire l'adénite.»

Il y a plus; chez quelques syphilitiques, même en l'absence de toute lésion spécifique, le chancre simple pourra dans certains cas devenir ulcère mixte, lorsqu'une déchirure de son fond donnera issue à une certaine quantité de sang; nous savons en effet que, du moins pendant la première phase des manifestations générales, ce fluide est souillé par la présence du virus et par conséquent susceptible de transmettre l'infection. Assurément c'est là une variété d'ulcère moins contagieuse que les précédentes, attendu que la contamination par le sang syphilitique est rendue plus rare par un certain nombre de conditions sur lesquelles nous nous sommes expliqué ailleurs (voyez page 520). La transmissibilité de la syphilis par l'intermédiaire d'une telle lésion n'est pourtant point contestable, ainsi que nous l'avons démontré précédemment.

2° *Quels sont les modes de contagion qui président à la genèse du chancre mixte?*

Les deux virus peuvent être transmis par le produit de sécrétion du chancre mixte (*contagion unique*). Le fait de Melchior Robert que nous avons rapporté précédemment (voyez page 526), ne laisse aucun doute à cet égard. Rollet n'a pas craint d'avancer que, par le fait de son développement répété d'âge en âge, cette variété d'ulcère avait fini par exister comme espèce distincte, comme chancre naissant d'un autre chancre toujours semblable à lui-même, c'est-à-dire toujours mixte. Cette manière de voir ne nous semble pas absolument exacte. Si en effet la lésion qui nous occupe était espèce distincte, le pus auquel elle donne naissance, en passant d'un individu à un autre, la reproduirait toujours invariablement. Or il n'en est pas ainsi, comme nous le verrons plus loin; il peut arriver que son sécrétum se dédouble et qu'un seul virus soit transmis. Nul n'a jeté sur ces faits autant et de si vives lumières que Rollet; aussi est-il permis de s'étonner en lui voyant soutenir une opinion que ses observations même contredisent. Ce maître voudra bien nous pardonner une dissidence, qui ne repose à tout prendre que sur une querelle de mots.

La marche clinique du chancre mixte dû à l'inoculation simultanée des deux virus est facile à définir. A une époque très-rapprochée du coït, une chancrelle se déclare, avec complications possibles de bubons suppurés et de réinoculations dans le voisinage. Pendant ce temps, l'accident syphilitique subit une incubation dont les effets se manifestent au bout de trois ou quatre semaines ; à ce moment le syphilome est produit et paraît sous l'ulcération ; aux symptômes du chancre simple viennent se joindre ceux de l'ulcère huntérien, puis la lésion suit son cours plus ou moins rapidement, pour aboutir finalement à l'infection.

L'observation suivante, empruntée à Ricordi, donne une idée très-nette de ces modifications successives.

« Un jeune homme voit se développer sur le fourreau 2 chancres d'aspect simple accompagnés, comme pour rendre le diagnostic indiscutable, de 4 petits chancres secondaires périfrénaux, produits évidents d'une réinoculation accidentelle. Dans l'aine droite une glande engorgée, douloureuse, abcède, puis donne issue à du pus phlegmoneux et enfin se chancrellise ; rien dans l'aine gauche. — Soumis à de fréquentes cautérisations argentiques, ces ulcères se modifient rapidement et se ferment en 3 semaines, sauf les deux premiers. Ceux-ci revêtent alors peu à peu tous les caractères des chancres syphilitiques : fond élevé, base dure, sécrétion séreuse, pléiades spécifiques dans les aines. — Le docteur Ricordi inocule le produit de sécrétion de ces ulcères, et à quatre reprises obtient la pustule chancrelleuse. Leur réparation exigea 60 jours et laissa deux cicatrices doublées d'une induration parcheminée ; le malade était localement guéri. — Cependant, au bout de 2 mois, après avoir souffert d'accidents fébriles à type intermittent, il fut atteint d'une éruption papuleuse, et présenta tous les signes habituels de la syphilis. En résumé, ce jeune homme avait eu à la fois un ulcère chancrelleux, puisque la sécrétion inoculée avait donné lieu à la pustule caractéristique, et un syphilome dont la vérole fut la conséquence. Or comme on put établir que, depuis l'apparition des ulcères, il s'était abstenu de rapports vénériens, il est à peu près certain que cette double lésion avait été contractée au même moment, auprès de la même femme. C'est là un exemple de chancre mixte par contagion, probablement unique. »

Il est plus fréquent de voir le chancre mixte succéder à *deux contagions* soit *simultanées*, soit *successives*. La première de ces variétés se réalise quand la contamination s'opère auprès d'un sujet porteur d'accidents syphilitiques et coïncidemment de chancre mou. Au point de vue de son évolution ultérieure la lésion qui en résulte ne diffère pas de la précédente. Nous en trouvons un exemple, particulièrement remarquable, dans un Mémoire de Mazziotti (de Naples). Nous croyons intéressant de le reproduire ici, car, nous le répétons, de pareils faits sont des arguments irréfutables et nous tenons à ne rien laisser dans l'ombre en ce qui touche à cette importante question. Voici ce fait :

« Un ouvrier, à la suite d'un seul coït impur, eut à la partie antéro-supérieure du sillon balano-préputial une pustule, entourée d'une aréole rouge foncée, début d'un ulcère de médiocre grandeur à bords irrégulièrement taillés, un peu renversés en dehors, à fond mou, rugueux, coloré d'une légère teinte grisâtre, et comme tapissé d'une fausse membrane très-adhérente. Il y avait un léger engorgement d'une glande superficielle à l'aine droite. L'auteur crut qu'il s'agissait d'un chancre mou et le cautérisa. En 15 jours, il était presque cicatrisé. Tout d'un coup le processus de réparation s'arrête, les tissus de la base s'hypertrophient, formant une élevure solide, une sorte de papule ellipsoïde, qui au toucher donne la dureté du parchemin. — Vers la même époque, la femme d'où provenait l'ulcère fut examinée. Elle portait un chancre mou à la fourchette avec des papules muqueuses à la face interne des grandes lèvres, des adénopathies multiples et les autres signes ordinaires de la syphilis générale, qui, au dire de la patiente, avaient paru un mois avant le chancre mou. Le jeune ouvrier offrit ultérieurement toutes les suites de la vérole. »

Les contagions successives peuvent conduire à 3 résultats différents. Le malade a pu contracter un chancre syphilitique et, pendant son incubation, recevoir au même point du virus de chancre simple, le syphilome se manifeste alors postérieurement au début de la chancrelle ; ce cas nous est connu. Ou bien l'accident primitif suivait son cours, lorsque le sujet s'est exposé à la chancrelle, et celle-ci se développe à la surface du syphilome préexistant. Une particularité permet d'expliquer la fréquence de ce dernier mode de contagion : c'est le peu de douleurs et de désordres locaux qui accompagnent généralement le chancre syphilitique. Dans beaucoup de cas, le malade ne se croit pas tenu à la continence pour une lésion d'apparence aussi bénigne, et les rapports suspects continuent. Voici un fait qui nous montre nettement les deux étapes de cette contagion :

« Dans les premiers jours de février 1868, Ricordi traitait un jeune homme pour un chancre syphilitique de la partie droite du collet balanique. L'aine droite était le siége d'une adénite multiple; la gauche ne présentait qu'une glande fortement indurée. Sous l'influence du traitement habituel, le chancre était réduit de moitié vers le milieu de février. Cependant, dix jours après, le malade revient avec son ulcération très-augmentée en surface et douloureuse; interrogé, il avoue avoir pratiqué le coït récemment et reconnaît que l'aggravation des accidents date de cette circonstance. La femme incriminée est soumise à l'examen de Ricordi, qui constate sur les organes génitaux 3 ulcères, un volumineux et deux très-petits, naissants, doués de tous les attributs des chancres mous. »

Enfin, dans un troisième cas, ce serait le contraire qui aurait lieu; le chancre syphilitique se grefferait sur le chancre simple. Toutefois, cette variété étiologique du chancre mixte serait extrêmement rare, si même elle existe, et cela pour les raisons suivantes. — D'abord, l'ulcère mou qui s'accompagne en général d'un certain degré d'inflammation est assez douloureux pour mettre obstacle aux rapprochements. Il est permis de croire en outre que les phénomènes d'absorption indispensables à la germination du virus et au développement du syphilome ne s'opèrent qu'imparfaitement à la surface de la chancrelle. En dernier lieu, supposé que la contamination se soit produite, le chancre mou pourra se cicatriser pendant l'incubation de la syphilis; les deux lésions se succéderont mais ne coïncideront pas. Quoi qu'il en soit, voici sur ce point le seul document clinique suffisamment détaillé que nous possédions; nous l'empruntons à la thèse de Nodet, de Lyon.

« Cinq jours après des rapports suspects, Ch..., âgé de vingt-deux ans, se voit atteint d'un chancre sur la verge. Ce chancre était certainement simple en raison de sa courte incubation, et d'autre part sa nature fut rendue incontestable par une inoculation accidentelle qui se fit ultérieurement au niveau du pubis. Cependant, malgré cette lésion, et avant l'apparition de la pustule du voisinage, Ch... s'était livré au coït avec une femme qu'il sut depuis être vérolée. — Vingt-cinq jours environ s'étaient écoulés depuis ce dernier rapport, quand Ch... se présenta à l'Antiquailles. Voici les phénomènes notés à ce moment : sur le reflet muqueux du prépuce, à gauche de la ligne médiane, tout près de la rainure balano-préputiale, on découvre un beau chancre ayant des dimensions un peu plus faibles qu'une pièce de vingt centimes; il est baigné d'une suppuration abondante. En le détergeant, le fond est blanc pultacé, saignant en quelques points. Les bords sont à pic, un liséré assez large indique que le chancre a creusé profondément. L'induration se pressent à la raideur que conserve le prépuce dans le plissement qu'on produit pour découvrir le gland. Pressé entre les doigts, il donne une sensation d'élasticité et devient le siége d'un peu de douleur. Mou à son début, syphilisé pendant sa durée, cet ulcère à sécrétion purulente et à fond dur présente donc les attributs du syphilome et de la chancrelle. C'est le chancre mixte. — Sur le pubis, à gauche de la racine de la verge, se voit le chancre accidentellement inoculé, parfaitement souple, plus large et plus superficiel que le premier. Celui-là n'est bien qu'une chancrelle. »

Nous venons de passer en revue, en les appuyant sur les preuves que fournit la clinique, les diverses variétés du chancre mixte. En résumé, elles se réduisent à trois :

1° Syphilome chancrellisé;

2° Chancrelle syphilisée grâce au développement intercurrent *ipso loco* d'un syphilome de contagion antérieure ou contemporaine à celle de la chancrelle;

3° Chancrelle syphilisée par suite de contagion postérieure au début de l'ulcère.

Nous ne reviendrons pas sur les symptômes présentés par cette lésion, et suffisamment retracés dans les observations que nous avons reproduites. Quelques particularités méritent cependant d'être signalées d'une façon spéciale. Que le syphilome se soit surajouté insidieusement à la base de la chancrelle, ou que le virus vénérien, comme cela arrive d'ordinaire, ait envahi par place et progressivement la surface de l'ulcère primitif, dès que le chancre mixte est constitué, son sécrétum est *auto-incoulable*. Nous aurons à examiner plus loin si ce caractère est vraiment pathognomonique, ainsi que certains auteurs l'ont avancé; contentons-nous de le donner ici comme suffisant, dans l'immense majorité des cas, pour les besoins du diagnostic. A quelques exceptions près, on peut donc dire que tout chancre qui a offert ce double attribut de précéder l'infection syphilitique, et de sécréter un liquide apte à faire développer sur le porteur la pustule chancrelleuse, était un ulcère vénéréo-syphilitique. Nous rappellerons que ce fait de l'auto-inoculabilité constatée en moyenne 6 à 7 fois sur 100 cas d'accidents primitifs (statistiques de Basset et de Nodet) a tenu longtemps en échec la doctrine de la dualité, jusqu'au jour où Rollet conçut et développa la doctrine du chancre mixte. — Le *bubon* reproduit également le type complexe de la protopathie. Adénite inflammatoire, abcès chancreux et engorgement dur polyganglionnaire peuvent en effet se combiner en une lésion hybride dont l'interprétation ne nous offre plus aujourd'hui la moindre obscurité. Ce dernier point sera l'objet d'un développement ultérieur. (Voyez ADÉNITE.)

Les deux éléments morbides qui concourent à la formation de l'ulcère mixte n'ont pas toujours une égale durée. Rien n'est plus fréquent que de voir un tel chancre ne conserver son double caractère que pendant la période moyenne de son existence. Le processus chancrelleux offre en effet la plus grande tendance à s'éteindre avant la cicatrisation de la perte de substance ; le pus cesse alors d'être inoculable au porteur, et le virus syphilitique se rencontre seul à la surface de la lésion. Le contraire est plus rare, car, alors même que le syphilome n'a présenté qu'un petit volume et n'a fourni qu'un élément éphémère à l'ulcération, il ne faut pas oublier que la chancrelle qui lui survit évolue sur un terrain syphilitique.

Au reste, nous avouerons que sur ce point l'expérimentation, qui seule pourrait nous éclairer, faisant défaut, il est permis de faire quelques restrictions.

De cette variabilité dans les phénomènes que nous venons d'étudier, nous conclurons une fois de plus que cet ulcère ne saurait être considéré comme une espèce distincte, mais comme un accident, une simple coexistence, un mélange des deux virus, et non pas une combinaison susceptible de donner naissance à une entité morbide nouvelle.

Enfin nous tirerons une autre déduction non moins importante du même fait : c'est la diversité des conséquences au point de vue de la contagion. L'ulcère en effet n'est généralement transmissible dans sa forme que pendant un laps de temps assez restreint. Par contagion il pourra donc communiquer le virus simple, ou le virus syphilitique, ou bien ces deux virus tout à la fois. On comprend combien ces faits devaient jeter de perturbation dans les doctrines, alors que leur interprétation, si simple et si logique aujourd'hui, restait à trouver.

Du chancre mixte vaccino-syphilitique. — Nous avons montré précédemment quels sont les modes d'origine de la syphilis vaccinale. Dans l'immense majorité des cas, c'est le sang, véhicule du virus syphilitique, qui entre en jeu ; cependant, l'accident primitif, développé au point même de la vaccination, a pu quelquefois, comme à Lupara et à Rivalta, en imposer pour une pustule vaccinale, et son sécrétum, recueilli par un médecin inattentif, devenir l'agent de la contamination. Les deux virus sont ainsi le plus souvent *inoculés simultanément ;* mais on observe aussi *la double contagion successive*. C'est alors aux dépens du vaccinifère qu'elle s'exerce. Le principe nocif est fourni soit par le sang du sujet vacciné, soit par la salive de l'opérateur; la lancette se souille au contact de ces liquides, et dépose au sein de la pustule le germe de l'infection; le chancre mixte est essentiellement formé, dans ce cas, par une *pustule vaccinale syphilisée*. Nous ne croyons pas que l'on ait jamais rencontré la même lésion à la suite de deux contagions se succédant en ordre inverse; les piqûres vaccinales ne se faisant que sur des parties saines du tégument, il est facile de comprendre que le *syphilôme vaccinisé* n'ait jamais été observé.

Un liquide formé par le mélange des sécrétions de la vaccine et de la syphilis ne déterminera la formation d'un ulcère mixte que s'il est déposé chez un sujet vierge de ces deux maladies, ou chez lequel l'immunité créée par une première infection s'est épuisée. La double inoculation pourra donc rester négative, ou, si elle est positive, donnera lieu soit à une lésion simple, syphilitique ou vaccinale, soit à la lésion mixte qui nous occupe.

Dans le cas le plus ordinaire, celui d'une double inoculation simultanée, l'éruption vaccinale paraît d'abord et parcourt régulièrement ses phases. Ce n'est que plus tard, vers le vingt-cinquième jour en moyenne, sous les croûtes des pustules, ou même sur leurs cicatrices, que se montre le syphilome; aussi le chancre vaccino-syphilitique est-il dû, à proprement parler, bien plus à la succession qu'à la coïncidence des deux lésions. Quelquefois seulement, lorsque l'incubation de l'accident primitif est très-courte, comme dans un cas de Rivalta, où elle ne fut que de dix jours, on voit les symptômes de l'ulcère empiéter sur ceux de la pustule.

Ces symptômes ne diffèrent point, d'ailleurs, de ceux qui caractérisent habituellement le chancre syphilitique. Ulcération, induration, couleur rouge et fréquemment aspect irisé de la surface, adénopathie, tout a été noté, bien qu'en termes divers, et par des auteurs qui n'en comprenaient pas toujours la signification, dans les observations à l'aide desquelles a été fondée l'histoire de la syphilis vaccinale. Quant à la durée, elle s'est montrée variable, comme celle du chancre huntérien ordinaire, de trois semaines à trois ou quatre mois.

Un fait remarquable, c'est que, le plus souvent, la maladie n'est vraiment mixte que pendant la première phase de son évolution. On sait, en effet, que la lymphe recueillie dans une pustule au huitième jour a pu, dans certains cas, transmettre les deux contages (voyez page 513), tandis que le développement du chancre succédant habituellement à la cicatrisation de la lésion vaccinale, on ne saurait recueillir à sa surface que le sécrétum syphilitique.

IV. — Variétés suivant le siége. — **Chancre syphilitique du gland, du prépuce et du fourreau.** — Nous n'avons pas à revenir ici sur l'énorme supériorité numérique des chancres syphilitiques ayant pour siége les téguments du pénis. Leur forme seule nous occupera.

Sur le *gland*, où le tissu cellulaire fait défaut, où la muqueuse offre une grande minceur, le chancre s'indure peu, et son caractère destructif est plus accentué. Un phimosis ou un paraphimosis viennent-ils à se développer, les désordres s'accroissent encore; aussi n'est-il pas très-rare d'observer sur cet organe l'ulcère térébrant ou enflammé, et les autres variétés de chancres compliqués dont nous avons donné la description. — Rappelons, d'autre part, la fréquence de l'érosion épithéliale du gland comme accident primitif de la syphilis. Bien que, à plusieurs reprises déjà, nous ayons insisté sur la forme et la marche essentiellement insidieuses de cette lésion (voyez pages 154 et 524), nous signalerons de nouveau à l'attention du clinicien l'étonnante ressemblance qui la fait si souvent confondre avec la balanite exulcéreuse.

C'est sur le *prépuce* que l'on observe, dans leur développement le plus complet, les indurations lamelleuses plus ou moins épaisses, plus ou moins étendues, que nous avons comparées aux cartilages de l'oreille externe. Leur volume est parfois assez considérable pour empêcher absolument de découvrir le gland. Le néoplasme peut faire, sous le revêtement mucosocutané, une saillie fort résistante, qui ne permette le retrait du prépuce qu'à la condition d'effectuer autour de ses insertions prébalaniques un mouvement de rotation comparable à celui d'une porte que l'on ouvre. En pareil cas, le syphilome est aussi facile à diagnostiquer par la vue que par le toucher. — L'accident primitif siége moins souvent que la chancrelle; sur la face interne du prépuce et sur son bord libre c'est dans l'irréinoculabilité du sécrétum syphilitique qu'il faut chercher la raison de cette différence; nous avons montré, en effet, que la plupart des chancrelles de ces régions sont dues à des contagions secondaires. Or, il est probable que, si nous faisions abstraction des chancres simples, qui reconnaissent une telle origine, pour ne considérer que les ulcères qui succèdent d'emblée à la contamination, leur fréquence nous paraîtrait plus comparable à celle des syphilomes. Il va sans dire qu'avec un chancre mixte sous-préputial, on verrait se développer la chancrelle de la face muqueuse ou du limbe aussi fréquemment, et pour les mêmes raisons, que dans le cours de l'ulcère mou. Si l'induration propre à l'ulcère syphilitique ne se perçoit pas nettement au travers des téguments, le diagnostic d'une telle lésion n'est possible que par l'examen des phénomènes ultérieurs.

Rien de plus fréquent que de voir le chancre syphilitique de cette région se compliquer de *phimosis*, soit que cet état préexiste, soit qu'il succède à l'apparition de l'ulcère. Le processus dans ce cas diffère singulièrement de celui que nous avons décrit dans les chapitres précédents (pages 159 et 451); son double caractère est d'être à la fois syphilitique par l'infiltration spéciale qu'il détermine au voisinage du chancre, et vulgaire par la réaction plus ou moins vive, quelquefois nulle, qu'éveille ce néoplasme au sein des tissus, et qui peut aboutir d'un côté à la résolution, de l'autre au phlegmon, à l'érysipèle ou à la gangrène. Dans l'étude qui va suivre, nous avons particulièrement en vue ces dernières conséquences du phimosis syphilitique. Nous laisserons de côté tous ces cas dans lesquels le prépuce légèrement épaissi par une infiltration œdémato-plastique (*pénis en battant de cloche*) ne présente d'autre lésion qu'un gonflement quelquefois éphémère, quelquefois aussi survivant de longs mois au chancre, avec déformations variables, en entonnoir, en vrille, etc., pour ne nous occuper que des complications les plus graves, qui sont pourtant, il faut bien le dire, de beaucoup les plus rares. Nul n'a consacré à cette question de plus complets développements que C. Mauriac, médecin du Midi; aussi est-ce pour nous un devoir de le déclarer, nous avons emprunté beaucoup à ses *Leçons sur la balano-posthite et le phimosis symptomatiques des chancres infectants* (Paris, 1875).

Quand le chancre siége sur l'*extrémité antérieure du prépuce*, l'infiltration plastique a la plus grande tendance à envahir le limbe; il y a alors phimosis parce que, sous l'influence de cette néoplasie, l'anneau préputial est devenu étroit et rigide. Au palper on sent entre les deux lames de l'organe de petites masses résistantes des cordons indurés qui gagnent le dos de la verge, mais il y a généralement peu de réaction. Si l'ulcère du limbe coïncide avec un autre ulcère placé sur les côtés du filet, il faut craindre de voir se réunir leurs deux foyers d'induration et donner lieu à une masse quelquefois considérable, moins apte à s'éliminer par résolution que par ulcération, phagédénisme et gangrène. Dans un cas cité par Mauriac, et qui fut remarquable en outre par la production d'abondantes hémorrhagies sous-préputiales, on put voir après le débridement que la masse chancreuse occupant la partie antérieure du gland était tombée en gangrène. La cicatrisation ne fut complète qu'au bout de trois mois; la perte de substance subie par l'urèthre occupait toute la moitié antérieure du gland lequel se trouvait converti sur ce point en deux valves ou languettes minces, sans vestiges de ce qui avait été autrefois le méat.

Quand l'ulcère siége sur la *partie moyenne du prépuce*, l'extrémité antérieure est libre, le phimosis dépend de la rigidité due à l'induration en forme de coque qui plaque l'organe contre le gland. Lentement on voit se produire au voisinage de la lésion une réaction subinflammatoire caractérisée par une suffusion plastique dans le tissu cellulaire sous-cutané et la teinte rouge sombre des téguments. En même temps l'épiderme se desquame par place ou devient le siége d'érosions superficielles, légèrement granuleuses et ecchymotiques au centre, quelquefois formées de zones concentriques à nuances variées et vernissées par le liquide séro-gommeux qui suinte à leur surface (Mauriac). Une perforation uréthrale, d'étendue diverse, peut en être la conséquence. Enfin dans quelques cas plus rares encore, on a pu voir l'infiltration syphilo-œdémateuse guidée par les lymphatiques envahir non-seulement tout le prépuce et le fourreau, mais encore les bourses et même la région du pubis.

Quand le chancre siége sur *le tiers postérieur du prépuce ou du gland*, on voit en général prédominer la balano-posthite, due sans doute au contact des deux muqueuses irritées par le sécrétum des lésions. L'observation suivante de Mauriac, d'une gravité heureusement exceptionnelle, mérite d'être citée. Il s'agit d'un malade qui, une semaine après le début d'un petit chancre de la rainure, fut atteint d'une inflammation très-prononcée qui gagna la verge, le pubis et l'aine gauche, où elle forma une tumeur diffuse, très-dure. En refoulant le prépuce on pouvait découvrir une portion du gland, et l'on apercevait à gauche, au fond du sillon, une excavation énorme remplie de détritus sphacélés. Tout le reflet préputial était induré en masse. La tumeur de l'aine se ramollit en deux points dont le premier donna issue à du pus sanieux; et le dernier se convertit en une excavation gangréneuse qui se prolongeait depuis le milieu du pli inguinal jusqu'au pubis.

Comme on le voit, les pertes de substance sont à redouter parmi les conséquences des lésions qui nous occupent; qu'on n'aille pas conclure de ce fait à l'identité des phimosis chancrelleux et chancreux. Une différence capitale les sépare : le premier est destructif par excès d'inflammation, le second l'est en général à froid par suite de nécrobiose moléculaire succédant à une exsudation plastique. Mauriac a dit avec raison que le prépuce, dans ce dernier cas, disparaissait en certains points par perforation atrophique.

Les conséquences du *paraphimosis* ayant été exposées ailleurs (page 273), nous n'y reviendrons pas ici. Qu'il nous suffise de rappeler quelle fâcheuse influence cette complication peut exercer sur l'extension et la durée du chancre. A la stase veineuse qu'elle détermine on doit également faire une grande part dans l'étiologie du phagédénisme.

Le chancre syphilitique du *fourreau* est communément large et aplati, d'aspect mamelonné et comme végétant, d'un rouge chair musculaire très-accentué. Sa base, souvent pâteuse plutôt que chondroïde, peut occuper une très-grande étendue des tissus sous-cutanés, et quelquefois, doublant tout un segment du fourreau, se prolonger par des lymphites en nappe jusqu'aux glandes engorgées du pli de l'aine. Au niveau de l'*angle péno-scrotal*, point particulièrement vulnérable, en raison de ses rapports avec la fourchette, l'accident primitif se compose habituellement de deux moitiés, l'une supérieure, l'autre inférieure, reliées ensemble par une plicature médiane, comme les feuillets d'un livre. Quand le malade est peu familiarisé avec l'hygiène, le sécrétum retenu par les poils peut les agglutiner et se concréter en une carapace qui dérobe absolument la lésion. Ce symptôme s'observe presque normalement dans les cas de chancres *péno-pubien*, *pubien* et *péno-scrotal*.

Chancre de l'urèthre. — Sans cesse irrité par l'urine, le chancre du méat présente habituellement une surface irrégulière et comme tomenteuse qui rappelle celle du chancre simple. Pour bien percevoir l'induration, il faut saisir l'orifice de l'urèthre entre le pouce et l'index, suivant son diamètre vertical. Comprimés transversalement, ces tissus offrent en effet une résistance qui ne permettrait que bien imparfaitement d'apprécier la sensation spéciale que donne le syphilome. L'infiltration plastique peut ne se montrer que très-tard ; nous rappellerons à ce sujet l'histoire d'un malade de Gailleton, qui ne vit son chancre s'indurer qu'au trentième jour de l'ulcération, alors que la cicatrisation était sur le point de se produire. Il est vrai qu'à ce moment elle atteignit un tel degré, que le bout du canal semblait être en bois, et que la miction fut, pendant plusieurs jours, rendue fort difficile par un véritable rétrécissement fibreux. L'ulcère du méat est souvent le siége de douleurs vives au moment du passage des urines. Une conséquence relativement peu rare de leur influence irritante est l'inflammation, l'état pultacé et souvent même le phagédénisme de la surface chancreuse; certains glands conservent, comme trace visible de cette complication, un élargissement considérable du méat, ou même une forme carrée, indice certain de la destruction de leur extrémité antérieure primitivement arrondie. — Les chancres siégeant dans les parties du canal postérieures au méat ne figurent, dans notre tableau statistique, que pour le nombre de 17 sur un total de 1773 accidents primitifs, dont 89 du méat; encore est-il bon de faire remarquer, ainsi que nous l'avons fait précédemment (voyez page 323), que l'ulcère syphilitique ne se développe que très-exceptionnellement, pour ne pas dire jamais, en arrière de la première moitié ou même du premier tiers antérieur de la région pénienne. Le plus souvent, on pourra donc apercevoir la lésion par l'écartement des lèvres de l'orifice antérieur ou par l'intermédiaire d'un spéculum à valves un peu allongées. Dans tous les cas, c'est à la présence d'une petite masse noueuse, plus ou moins sensible au toucher et gênante pour la miction, et surtout à l'engorgement des ganglions moyens de l'aine, plutôt en dedans qu'en dehors de la ligne des vaisseaux, qu'on soupçonnera la présence de ce chancre. La sécrétion à laquelle il donne lieu est, en effet, de trop peu d'importance pour attirer l'attention, et, sauf le cas de chancre mixte, le praticien n'a pas à sa disposition ce moyen de contrôle si précieux dont il jouit en ce qui regarde la chancrelle, l'inoculation. Il va sans dire que le diagnostic présente plus de difficultés encore lorsqu'avec l'accident initial coexiste une blennorrhagie dont les symptômes peuvent obscurcir et même complétement masquer ceux du syphilome.

On comprend qu'à une époque plus éloignée de nous, quelques auteurs aient pu croire à des blennorrhagies syphilitiques, lorsqu'ils voyaient les éruptions spéciales se produire à la suite de pareils écoulements. C'est à Bell et surtout à Ricord, ne l'oublions pas, que nous sommes redevables des recherches qui ont établi d'une façon décisive l'existence et le rôle du chancre larvé de l'urèthre.

Les suites de cette lésion sont généralement bénignes. Le rétrécissement disparaît, en effet, sans que l'on ait à redouter de voir s'établir une sténose de nature fibreuse par suite de la cicatrisation; le propre de la néoplasie chancreuse est, en effet, de s'éliminer par simple résolution.

Chancre syphilitique de l'anus. — Nous rappellerons d'abord le résultat de nos statistiques en ce qui concerne la fréquence relative des ulcérations primitives de l'anus dans les deux sexes. Chez l'homme, on en compte 11 sur 2171 chancres de toutes les régions; chez la femme, nous en trouvons 39 sur 473 : soit, d'un côté, 1 sur 119, et de l'autre, 1 sur 12.

L'ulcération peut siéger aux abords de l'anus, *au niveau des plis radiés;* sa forme est généralement allongée dans le même sens que les plis. Pour bien l'apercevoir, le sujet ayant été placé dans la position à genoux, il faut écarter les tissus; on découvre alors une ulcération allongée, rougeâtre, plus ou moins étroite et effilée. Cependant, il n'en est pas toujours ainsi, et l'on peut observer également, soit le chancre nain, papuleux, à peine excorié, soit le chancre excavé cupuliforme, à base large, occupant une étendue de deux ou trois centimètres. Dans l'*espace intra-anal*, c'est particulièrement la forme fissuraire que l'on rencontre. Il est hors de doute que, dans cette situation, l'accident primitif doit se dérober souvent à l'examen; c'est là une nouvelle espèce de chancre larvé, propre à donner la clef de bien des cas de syphilis dont l'origine, au premier abord, semble échapper à l'examen. Nous en dirons autant du *chancre rectal*, dont la rareté tient, pour une bonne part sans doute, à l'insuffisance de l'observation. Dans un cas relaté par Ricord, le diagnostic de la lésion ne put être établi que par le toucher, aidé des antécédents; une femme ayant accusé des rapports contre nature, Ricord constata, au moyen de l'index, une induration caractéristique.

Enfin, et cette circonstance nous paraît avoir échappé jusqu'ici à la plupart des auteurs qui se sont occupés des maladies de l'anus et du rectum, le chancre peut se développer sur une tumeur ou un bourrelet hémorrhoïdaire; il n'est pas rare que, dans ce cas, il prenne un développement considérable, avec induration bien caractérisée.

Dans la grande majorité des cas, le syphilome primitif de l'anus est indolent. Les spasmes réflexes qu'il excite quelquefois peuvent être considérés comme absolument exceptionnels. C'est là un des plus précieux signes qui puissent le faire distinguer des fissures vulgaires, qui sont au contraire régulièrement le siége de très-vives souffrances. On ne peut, en effet, compter sur l'induration pour aider le diagnostic, attendu que, si elle existe, il est fort difficile, pour ne pas dire impossible, de la constater, vu la position des parties. On ne saurait faire plus de fond sur l'aspect de l'ulcère, auquel le traumatisme répété, causé par la défécation (traumatisme d'autant plus grand que les malades s'abstiennent volontairement d'aller à la selle et laissent ainsi se concréter les matières en masses très-dures), donne habituellement une couleur livide ou vineuse, et comme ecchymotique. On ne devra jamais, cependant, négliger l'appréciation de tous ces caractères, et, si la lésion est située profondément, il sera bon d'en compléter l'examen au moyen d'un spéculum à valves ou tubulaire, ou même, suivant les cas, d'une simple valve.

Le chancre de l'anus présente en général une marche chronique en rapport avec les obstacles que rencontre la thérapeutique locale et les irritations auxquelles il est soumis. Parmi les complications plus ou moins fréquentes auxquelles il donne lieu, il convient de citer l'inflammation hypertrophiante des tissus périanaux ou production de *condylomes* (voyez page 382), susceptible de prendre un tel accroissement, que l'ulcère semble comme enfoui au fond des dépressions formées entre les plis violacés, luisants, qui le surplombent. Quelquefois, la perte de substance siége sur les bords latéraux de deux plis contigus, si bien qu'en les écartant, elle semble s'ouvrir à la manière d'un livre (A. Fournier). —Tout autour, on voit parfois se développer un *intertrigo* très-prononcé, sous l'influence duquel les tégument revêtent une teinte rouge sombre, et se couvrent d'exulcérations plus ou moins étendues.

Le chancre de l'anus est souvent *mixte*, ce qu'il doit à sa longue durée, à l'écoulement possible des liquides pathologiques de la vulve vers le périnée, ou enfin à une double contagion, circonstance fort admissible, étant donnée la qualité morale des malades dont nous nous occupons. A cette complication doivent assurément se rattacher la plupart des cas de *phagédénisme*, sur lesquels certains auteurs ont tant insisté. Dans son excellent *Traité des maladies du rectum* (Paris, 1876), D. Mollière a montré combien sont contradictoires les documents sur lesquels certains auteurs ont voulu établir les rapports des chancres phagédéniques de l'anus avec le rétrécissement. Ce que nous avons dit plus haut à propos des chancrelles (voyez page 372), nous le répétons pourtant ici à propos du syphilome. Soit par rectite propagée (Gosselin), soit par rétrécissement cicatriciel (A. Després), nous croyons que l'ulcère primitif de l'anus peut, dans quelques cas, fort rares il est vrai, produire le rétrécissement. Le même résultat pourrait-il être la conséquence directe d'un chancre rectal? Le raisonnement plutôt que l'observation nous conduit à répondre affirmativement. Voici cependant un fait, dû à Sauri-Ricardo, qui paraît confirmer cette proposition. Il s'agit d'une jeune femme à laquelle son mari communiqua la syphilis par des rapports sodomiques. Au bout de fort peu de temps elle s'aperçut qu'en allant à la garde-robe elle éprouvait de très-vives douleurs, avec écoulement de pus; puis elle offrit tous les symptômes de la syphilis constitutionnelle et un rétrécissement du rectum. Ne serait-ce point s'exposer à l'erreur que de conclure d'après ce seul fait?

A tous les symptômes que nous avons énumérés pour le chancre de l'anus, il convient d'ajouter *l'engorgement induré des ganglions* inguinaux externes; cette adénite se montre ordinairement de bonne heure et souvent bilatérale. L'importance de ce caractère ne sera bien comprise que lorsque nous aurons étudié le bubon syphilitique d'une manière générale.

Chancre syphilitique de la vulve. — Sur les *grandes lèvres*, on voit particulièrement le chancre huntérien, ou bien *l'ulcus elevatum* plaqué sur les tissus, comme un médaillon de forme ronde ou ovalaire (voyez page 555). Rien de plus facile donc que de reconnaître ces formes très-apparentes de l'accident primitif, le plus souvent pourvues d'une induration non-seulement bien caractérisée, mais surtout fort aisément constatable.

Au contraire, l'accident primitif, lorsqu'il siége sur les *petites lèvres*, affecte surtout le type du chancre nain, desquamatif, en tout cas très-superficiel, à peine doublé d'une lame parcheminée rudimentaire. Il peut arriver cependant, mais c'est là un fait exceptionnel, que, pour un ulcère même de peu d'étendue, l'organe s'infiltre dans sa totalité d'un exsudat plastique ; la lèvre se fait alors remarquer par son gonflement, sa consistance uniformément dure et sa grande rigidité.

Nous en dirons autant du chancre qui se développe sur le clitoris ou son capuchon; le plus souvent, lésion érosive de consistance papyracée; mais parfois aussi suffusion néoplasique considérable, avec exagération des saillies et des plis de la région clitoridienne.

Le chancre du *méat*, en raison des conditions locales auxquelles il est soumis, est en général nettement ulcéreux, très-induré et persiste longtemps. L'orifice uréthral est plus ou moins déformé par le tissu de nouvelle formation; ses bords sont roidis et boursouflés; la lésion se propage quelquefois à tout le segment terminal du canal.

L'infiltration satellite du chancre est quelquefois rebelle à la résorption, et persiste d'une façon plus ou moins durable, déformant la vulve par une sorte d'hypertrophie éléphantiasique.

Chancre syphilitique du col utérin. — Le chancre du museau de tanche ne peut être découvert que par un examen fort attentif; c'est une lésion qu'il faut chercher, suivre dans son développement, et qui, même après une longue observation, ne laisse souvent qu'indécision dans l'esprit du praticien. Voici à quels signes on le reconnaîtra.

Dans la majorité des cas ce chancre occupe la *partie centrale du col* et semble se perdre dans l'orifice. Nous citerons à l'appui de cette assertion la statistique de Schwartz qui comprend huit chancres circulaires centraux, sept centraux n'occupant qu'une seule lèvre et quatre excentriques. On ne voit le plus souvent sur le col *qu'une seule ulcération* primitive, cependant le même auteur a compté trois cas d'ulcère double sur dix-neuf.

Les dimensions de ces ulcères sont comparées par les observateurs à celles d'une fève, d'une amande, d'une pièce d'un ou même de deux francs ; c'est dire que la variété connue sous le nom de chancre nain n'a pas été rencontrée ou plutôt reconnue jusqu'ici, probablement parce que le diagnostic n'en saurait être posé d'une manière certaine dans cette région. Continuellement macérée par les liquides qui baignent la cavité vaginale, la surface de cette lésion est à peu près modifiée comme le serait celle d'un chancre cutané que l'on soumettrait à l'usage continu des cataplasmes; la teinte en devient moins vive. Dans les nombreux documents dont nous devons la communication à l'obligeance du professeur A. Fournier, nous voyons notées des surfaces blanches, grises, gris jaunâtre ou verdâtre, jaune chamois, que cet observateur compare à celle des coupes faites dans un squirrhe; rarement on a consigné un pointillé rougeâtre. Dans deux cas seulement, deux cas de grossesse, le fond de l'ulcère a paru nettement congestionné et même vascularisé ; si bien que cette *tristesse de la coloration* peut passer pour un des caractères les plus constants du syphilome cervical. Souvent en coup d'ongle, d'aspect cupuliforme, surtout lorsqu'il est excentrique, à fond lisse et vernissé, à bords franchement dessinés par une collerette purpurine ou d'un gris rose (fig. 48), absolument distinct, comme on le voit, de l'ulcère chancrelleux (voyez page 386, fig. 41), il se montre d'autres fois moins nettement circonscrit; sa surface au lieu d'être déprimée proémine au-dessus des tissus voisins et présente un aspect mamelonné, végétant, comme capitonné et dans d'autres cas pultacé. En général le chancre syphilitique cervical ne fournit aucun écoulement appréciable ; exceptionnellement on a pu constater une sécrétion séreuse d'abord, puis purulente de la cavité du col.

Sur le col utérin comme sur tout autre point, l'accident initial de la vérole étant lié au développement du néoplasme spécifique, il est hors de doute que, n'étaient sa situation à peu près inaccessible au palper et la consistance dure, propre au tissu de l'organe, on pourrait reconnaître une base chondroïde ou parcheminée à cette lésion. Cela est si vrai que, chez une femme affectée de prolapsus utérin et dont le col pouvait être aisément saisi entre les doigts, Ricord constata une masse sous-chancreuse, presque ligneuse, qui se détachait très-distinctement du reste de l'organe ; de son côté Schwartz dit avoir rencontré deux fois une *induration* très-facilement appréciable au moyen de l'index et même assez prononcée pour se faire sentir quand on touchait le col avec un pinceau pour le déterger. Quelquefois le col en entier, ou l'une de ses lèvres seulement, subit une hypertrophie considérable due à une suffusion plastique étendue, donnant au toucher la sensation d'un véritable tissu de sclérose.

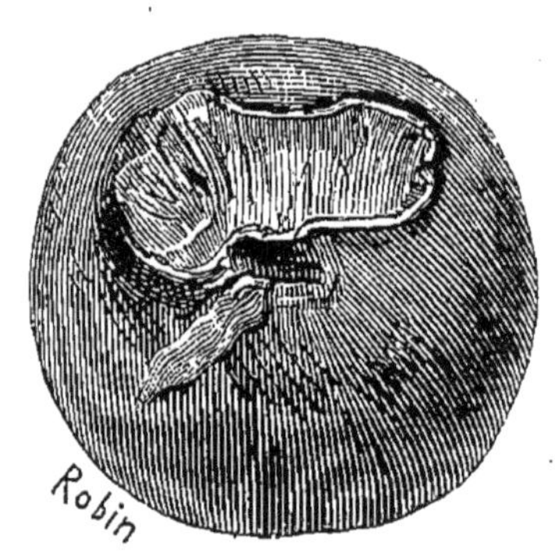

Fig 48. — Chancre syphilitique cupuliforme du col utérin (d'après un moule de la collection A. Fournier).

Comme le chancre simple, l'ulcère primitif du col est absolument indolent. Aucune souffrance ne vient en révéler la présence à la malade, et même pendant l'examen, alors qu'on le soumet à des excitations variées, on ne fait naître aucune sensation pénible.

A tous ces symptômes rien ne serait plus rationnel que de joindre l'engorgement ganglionnaire, cette conséquence fatale du syphilome primitif. Mais la recherche du bubon pré-utérin récemment introduite dans la pratique par Lucas-Championnière et Gerhard (de Leipsick) ne nous offre encore aucun renseignement à l'égard du chancre syphilitique ; et quant aux glandes inguinales qui reçoivent quelquefois les lymphatiques du col, Schwartz nous apprend qu'il ne les a trouvées atteintes que dans les cas où la vulve était aussi le siége d'accidents. Sans contester l'assertion de Rollet qui dit avoir vu leur engorgement causé par l'ulcère primitif cervical, tenons-nous donc en garde contre la coexistence d'autres lésions susceptibles de les influencer plus directement. C'est chose fréquente en effet que de voir d'autres chancres des organes génitaux se développer en même temps que celui du museau de tanche. La statistique suivante en est la preuve. Les trente-quatre observations de chancre syphilitique utérin que le professeur Fournier a bien voulu nous communiquer, et dont il ne viendra à personne l'idée de contester le diagnostic, ne nous fournissent que quinze cas de chancre unique. Dans les dix-neuf autres cas on peut noter la présence d'autres ulcères : treize fois sur les lèvres; trois fois sur la fourchette; une fois sur le méat, et deux fois sur les téguments de l'anus ou de la région péri-anale.

Les phénomènes qui accompagnent l'évolution du chancre utérin, les changements rapides et imprévus qui marquent son décours, puis sa cicatrisation, diffèrent peu de ceux qui nous ont occupés précédemment à propos de la chancrelle; il me suffira de renvoyer aux descriptions qui ont trouvé place dans un chapitre précédent (voyez page 386 et suivantes). Le seul fait qui mérite de nous arrêter encore, c'est la fréquente coïncidence de l'herpès génital. Périnée, vulve et même col utérin sont en effet notés dans la grande majorité des observations déjà citées comme ayant été le siége d'éruptions prémonitoires ou concomitantes; aussi doit-on toujours songer à la possibilité d'une lésion spécifique du col, lorsqu'une femme se présente sans autres lésions apparentes qu'une poussée vésiculeuse. Nous appelons particulièrement l'attention sur ce fait dont l'importance pratique est considérable.

Chancre syphilitique du sein. — « Souvent, dit Ambroise Paré, on voit sortir les petits enfans hors le ventre de leur mère, ayant la maladie vénérienne et tost après avoir plusieurs fistules sur leur corps; lesquels estant ainsi infectez, baillent la vérole à autant de nourrices qui les allaictent. » (Livre XIX, chap. XXXVII.) Il y a sans doute lieu de s'étonner que sur ce phénomène presque journalier, reconnu, comme on le voit, presqu'en même temps que la vérole, la lumière ne se soit faite que de nos jours; c'est pourtant aux travaux de Langlebert et de Rollet qu'il faut en arriver pour trouver l'étude méthodique et l'irréfutable solution de cet important problème. Ces observateurs ont les premiers démontré que l'enfant porteur d'accidents buccaux transmettait la syphilis à sa nourrice par l'intermédiaire d'un chancre mammaire. N'eût-elle eu pour résultat que de mettre fin aux arguties par lesquelles Ricord et ses disciples s'efforcèrent si longtemps d'assigner une origine vénérienne aux chancres des malheureuses infectées par leur nourrisson, cette découverte mérite de prendre place parmi les plus précieuses tant pour la morale que pour l'hygiène.

Ajoutons cependant que, si l'accident primitif du sein reconnaît dans l'allaitement sa cause occasionnelle la plus fréquente, que le mal ait été transmis par les sécrétions buccales ou nasales (Roger) d'un nouveau-né, ou par celles d'une personne adulte appelée à pratiquer la succion des mamelons pour en favoriser le dégorgement, il peut dériver aussi de contacts libertins soit chez l'homme soit chez la femme, et succéder aux rapports directs ou médiats du sein avec les deux grands foyers de la syphilis, la bouche et les organes génitaux.

Les chancres mammaires sont souvent multiples et quelquefois occupent les deux seins. Voici à ce sujet une statistique intéressante que nous empruntons à Rollet :

Malades affectées de chancres multiples des deux seins.........	26
— — — — d'un seul sein...........	13
Malades affectées d'un chancre unique du sein gauche.........	25
— — — — — droit...........	14
	78

Sur la durée de l'incubation, dont l'importance a été pour la première fois bien mise en lumière par Dron (voyez page 509), nous n'avons rien à ajouter aux résultats généraux exposés précédemment. En prenant pour point de départ la date à laquelle l'allaitement a été cessé, soit à cause de la mort de l'enfant, soit pour tout autre motif, A. Dron a montré, dans une statistique comprenant seize observations, que trois fois cette période avait atteint la durée d'un mois. Or, dans plusieurs cas, la nourrice se croyant saine, avait eu le temps de se pourvoir d'un second enfant, voué à une contagion inévitable dès l'apparition du chancre sur le mamelon; cinq fois l'infection en fut la conséquence.

L'accident qui nous occupe peut siéger sur les différentes parties du sein. Voici, toujours d'après Rollet, dans quelles proportions se ferait cette répartition :

Chancres siégeant sur le mamelon.....	24
— — sur la base du mamelon..................	17
— — sur la périphérie de l'organe...............	16
	57

Les caractères de la lésion n'offrent rien de spécial à signaler. En dehors de la lactation, l'ulcère est habituellement recouvert d'une croûte (forme ecthymateuse); dans le cas contraire, les lèvres du nourrisson nettoient incessamment la surface malade qui se présente alors sous la forme d'une plaie vive, étalée, lorsqu'elle est appliquée sur le mamelon ou sur la peau, allongée et fissuraire, lorsqu'elle siége sur un des plis rayonnés ou une gerçure de l'aréole. Rarement le processus nécrobiotique est assez prononcé pour donner lieu à une perte de substance cupuliforme ou térébrante; à plus forte raison doit-on signaler comme exceptionnels les cas dans lesquels une partie de l'organe devient la proie de l'ulcération. L'aspect nummulaire ou papuleux (fig. 49 et 50) et même végétant est à coup sûr le plus habituel. Dans un cas l'érosion avait la forme d'une couronne occupant toute la zone aréolaire. Le néoplasme sous-chancreux nodulaire ou lamelleux, survit souvent à l'ulcération. La cicatrisation peut être tardive, le phénomène de la transformation *in situ* n'étant en nulle autre région plus fréquemment observé. C'est dans le creux axillaire qu'il faut chercher l'adénite satellite du chancre mammaire. Elle est en général très-caractérisée.

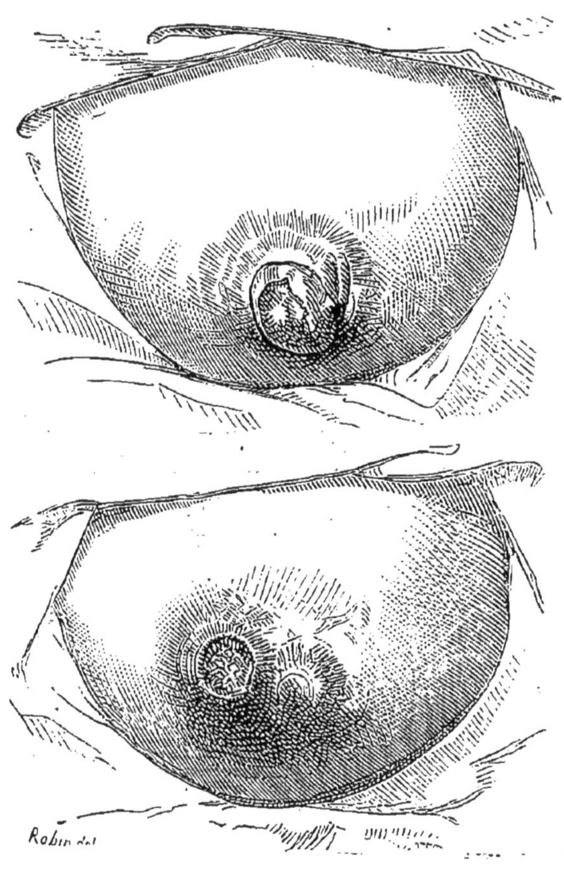

FIG. 49 et 50. — Chancres syphilitiques du sein (d'après des moules de la collection du professeur A. Fournier).

Pour terminer ce qui est relatif à l'accident primitif du sein, ajoutons ici par anticipation que la syphilis qui en est la conséquence présente généralement une gravité exceptionnelle.

Chancre syphilitique de la bouche. — Ainsi que nous l'avons vu, le chancre syphilitique des lèvres est une lésion des plus fréquentes. Ses diversités de siége nous étant connues, dans l'un et l'autre sexe, il nous reste à chercher quelles sont ses formes.

Mais sur ce point nous n'avons qu'à renvoyer aux descriptions générales; toutes les variétés que nous avons étudiées plus haut peuvent en effet se rencontrer dans cette région. A côté du chancre nain, érosion superficielle à peine appréciable passant presque toujours inaperçue du malade, quand il n'est pas pris pour un bouton, un bobo insignifiant; à côté de l'ulcération fissuraire ayant pour siége habituel le sillon médian de la lèvre inférieure (fig. 51), et qui en impose souvent pour une gerçure, je trouve consignée l'ulcération aplatie, quasi diffuse, que j'ai vue chez une malade de Fournier, se compliquer d'une éruption im-

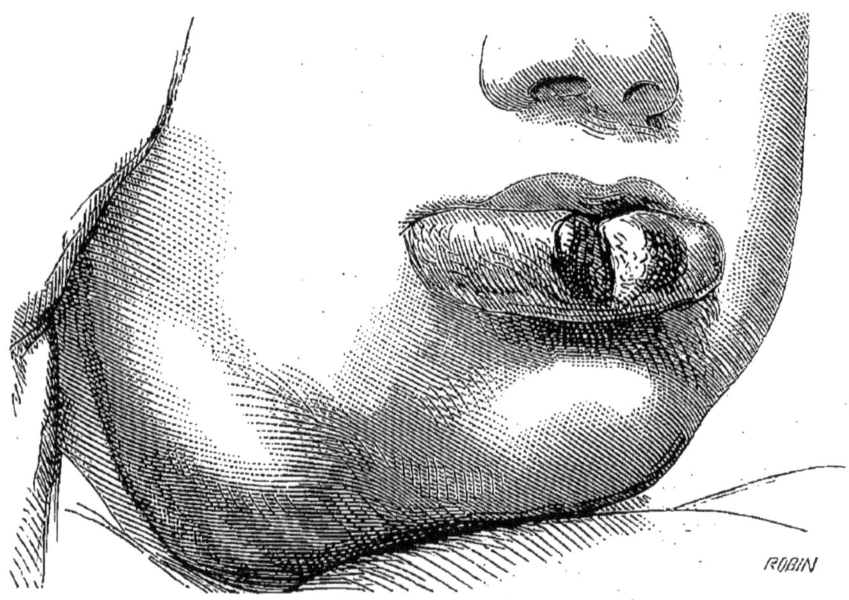

FIG. 51. — Chancre syphilitique fissuraire de la lèvre inférieure (d'après un moule du professeur A. Fournier).

pétigineuse assez prononcée pour en masquer absolument le début. Il faut surtout signaler l'accident primitif ecthymateux se recouvrant de croûtes plus ou moins épaisses, auxquelles sont souvent mêlés les poils de la moustache ou de la barbe, et aboutissant à la production d'un *ulcus elevatum* type. Enfin je rappellerai que ces chancres ne sont point à l'abri du phagédénisme. Un exemple déjà cité de cette redoutable complication s'est présenté récemment au Midi, dans le service de Mauriac. — Un épiphénomène précieux pour le diagnostic d'une telle lésion est le *gonflement*. En raison sans doute de la grande richesse en lymphatiques qui est une des caractéristiques de cette région, il peut arriver que les lèvres subissent une tuméfaction considérable, sorte d'œdème dur, rarement indolent, quelquefois au contraire rendu très-sensible par la tension qu'il détermine. Sous son influence, et pour des excoriations minimes, comme dans le cas représenté ci-contre (fig. 51), on voit les lèvres épaissies, luisantes, se renverser en dehors et prendre l'aspect que leur donne habituellement la scrofule. Cet effet du syphilome, si comparable aux exsudats plastiques qui envahissent quelquefois le prépuce, présente souvent une grande lenteur dans sa disparition. Aussi je ne crains point d'affirmer que, dans un bon nombre de cas, il suffit pour mettre sur la voie du diagnostic, même après la cessation de l'ulcère. Il est bon d'ajouter que l'induration offre en général un développement des mieux caractérisés.

Sur la face postérieure des lèvres, l'ulcère fait en général une moindre saillie que sur le bord libre; plus souvent aplati, je l'ai vu quelquefois aussi s'accompagner d'une véritable perte de substance.

Les chancres des *gencives*, des *sillons gingivo-labiaux* de la *langue*, du *voile palatin*, des *amygdales* et du *pharynx* ont été étudiés précédemment au point de vue de leur étiologie; nous serons bref en ce qui concerne leurs symptômes. L'accident initial lingual siége habituellement sur la pointe de l'organe, et parcourt ses périodes avec une grande simplicité; nous noterons la teinte opaline qu'il revêt quelquefois, particulièrement sur ses bords, comme un des effets de la macération à laquelle l'expose son contact incessant avec la salive. Dans un cas, que l'on peut considérer comme très-exceptionnel, j'ai pu voir une large et profonde ulcération syphilitique primitive de la langue, persistant en dépit des médications les plus actives et les plus variées. Les tissus étaient gonflés tout autour de la lésion, si bien que l'organe renflé à son extrémité avait pris la forme d'une massue; en quelques mois la pointe avait été la proie du phagédénisme, et tout faisait craindre que les désordres n'en restassent point là (service de P. Horteloup). — Je ne dirais rien des ulcères amygdaliens si leur existence même n'avait été contestée récemment. Au nom de l'histologie, on a cru pouvoir interdire aux syphilomes une région dont la clinique a formellement établi la réceptivité. Les travaux de Diday et de Rollet, leurs observations précises, les dessins dont elles sont accompagnées, répondent surabondamment, ce nous semble, à des objections aussi peu fondées; le chancre tonsillaire a été rencontré chez les verriers, chez les nourrissons; on ne saurait donc rationnellement émettre aucun doute sur sa réalité, je dirai même sa fréquence.

D'une façon générale ces chancres se font remarquer par leurs bords nettement tracés, leur configuration régulière, par leur fond souvent recouvert d'une épaisse couche blanc jaunâtre; par la lenteur de leur évolution, qui exclut en leur présence tout soupçon d'affection inflammatoire; par le gonflement et l'induration bien marqués qui les accompagnent; mais surtout par l'engorgement des ganglions correspondants. C'est là le signe capital et qui, dans le plus grand nombre de cas, suffit à guider le praticien.

L'adénite est parotidienne pour les chancres gutturaux profonds; ceux des lèvres se partagent les ganglions sous-maxillaires, depuis l'angle de la mâchoire jusqu'à la partie médiane. La lèvre supérieure est particulièrement en relation avec les glandes latérales; l'inférieure avec les sous-mentonnières. Mais les irrégularités ne sont point chose rare; c'est ainsi que nous avons vu, dans le service de Fournier à Lourcine, un ulcère induré du côté gauche de la lèvre supérieure s'accompagner d'une adénite sus-hyoïdienne considérable. Les chancres médians influencent habituellement les lymphatiques des deux côtés; ceux qui siégent en dehors de la ligne médiane ne donnent lieu généralement qu'à un retentissement unilatéral; mais sur ce point encore on peut supposer toutes les irrégularités possibles, sûr que la pratique en a offert des exemples plus ou moins nombreux.

Chancre syphilitique du nez. — Quand les chancres du nez ont leur siége sur sa partie dorsale, le voisinage du squelette peut mettre obstacle à l'extension du syphilome, c'est peut-être à cette raison qu'il faut attribuer l'allure bénigne d'un petit chancre rond, à fond rouge, luisant, peu déprimé, que j'ai vu se développer à cheval sur le bord de l'organe vers sa partie moyenne. Il n'en est pas de même lorsque l'inoculation s'est faite sur le bout ou les parties latérales. En 1876, le service de Fournier à Saint-Louis a offert un cas type d'*ulcus elevatum*, faisant saillie sur l'extrémité du lobule. Dans le même hôpital a été observé un curieux exemple de chancre huntérien ayant amené une déformation complète d'une narine (fig. 52). Le néoplasme, d'un volume vraiment extraordinaire, doublait le bord entier de l'aile du nez et l'ulcération s'était épanouie en éventail en empiétant sur les tissus du voisinage. Le fond comme boursouflé, et proéminent sur les bords, était d'un rouge musculaire très-accentué avec quelques points ecchymotiques, et une apparence générale vernissée (service de M. Hillairet).

Rien ne s'oppose assurément à la greffe et au développement du chancre induré sur le revêtement muqueux des narines; c'est là cependant une lésion d'une excessive rareté. Un cas rapporté par Nettleship fut remarquable par le gonflement de la muqueuse, l'obstruction de la narine et la production d'un abcès lacrymal. J'ai vu un malade chez lequel une perforation de la cloison ne parut reconnaître d'autre origine qu'un chancre syphilitique. A l'époque où je pus l'observer (1874), il se trouvait dans le service de Lailler à l'hôpital Saint-Louis, pour une éruption secondaire papuleuse.

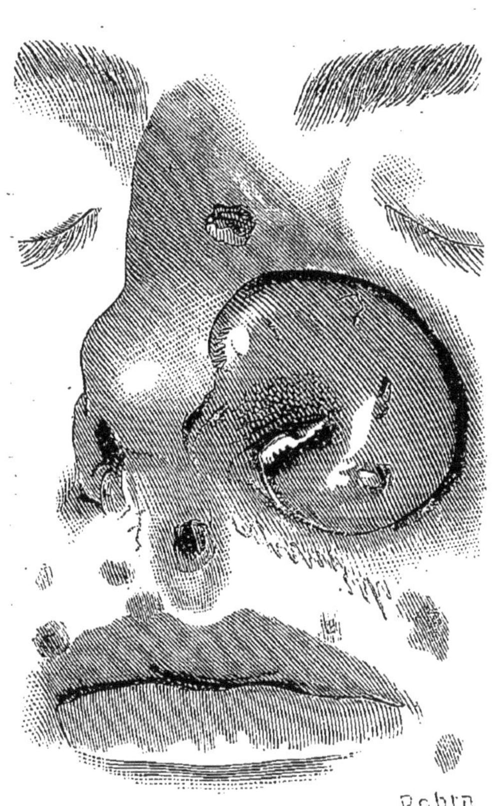

Fig. 52. — Chancre syphilitique de la narine (d'après un moule du musée de l'hôpital Saint-Louis, Malade de M. Hillairet).

Aux ulcères de la couche cutanée correspond l'adénite sous-maxillaire; c'est dans les glandes prépharyngiennes qu'il faudrait chercher l'engorgement satellite de ceux qui siégent sur la muqueuse.

Chancre syphilitique des paupières. — C'est aux observations de Lawrence, Clerc, Desmarres, mais surtout au travail, très-complet (Paris, 1876) de Claude Savy, que nous devons l'histoire du chancre palpébral. L'ulcération occupe le plus ordinairement la face cutanée ou le bord libre de l'organe, mais peut aussi, comme le démontrent les faits de Savy, débuter d'emblée sur la conjonctive. Dans le premier cas, le chancre peut se montrer soit sous l'aspect d'une papule élevée, végétante, comme chez le sujet dont la lésion est figurée ci-après (fig. 53), soit à l'état d'ulcère, avec perte de substance plus ou moins considérable. Clerc a relaté une observation qui nous montre le bord ciliaire échancré par le processus destructif lié à un syphilome. Un point que nous mentionnerons spécialement, c'est la persistance du néoplasme; un malade qui s'offrit à notre examen, alors que toute érosion avait disparu, présentait encore une induration pâteuse avec coloration rouge violacé occupant toute la moitié externe de la paupière supérieure droite; dans l'étendue de la partie malade les cils étaient tombés, et la rigidité due à la suffusion plastique était assez grande pour mettre obstacle aux mouvements du voile palpébral, si bien que l'on était en présence d'un véritable ptosis. La résolution de l'infiltrat spécifique ne se fit qu'avec une grande lenteur. — Nous trouvons également cette particularité notée dans les observations relatives au chancre conjonctival proprement dit. Sept semaines après le début de la lésion, Fournier par exemple constatait chez un médecin atteint d'un chancre du cul-de-sac inférieur palpébral, une induration parcheminée des plus typiques. Cette induration nettement circonscrite présentait l'étendue et la forme d'une amande; le cartilage épais d'un millimètre environ doublait en ce point les téguments. Sur la conjonctive comme sur la peau, la lésion débute d'ailleurs par une érosion comparable soit à une petite plaie, soit à un follicule enflammé, et peut aboutir à un ulcère de la forme la plus caractéristique. Constamment l'évolution du syphilome s'est accompagnée de symptômes inflammatoires; dans le cas de Fournier je vois signalée une conjonctivite généralisée avec kératite et même inflammation de l'iris ; les malades de Desmarres présentaient de même un gonflement considérable au voisinage de l'ulcère, la caroncule tuméfiée et rouge, l'œil larmoyant.

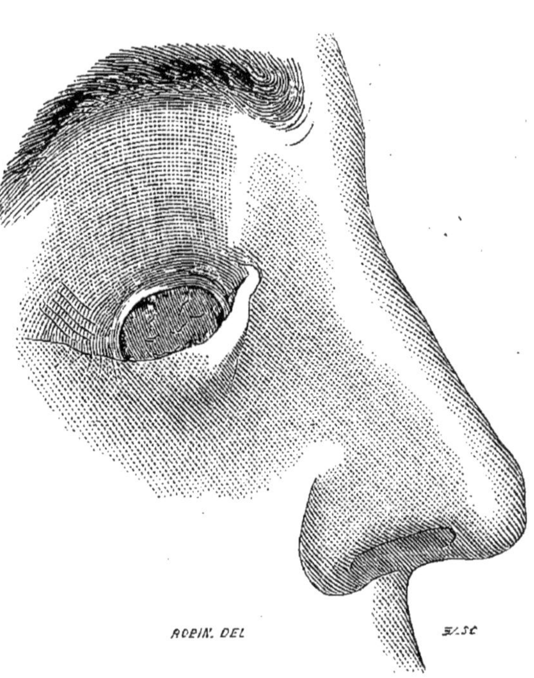

Fig. 53. — Chancre syphilitique de la paupière supérieure (d'après un moule du musée de l'hôpital Saint-Louis. Malade de M. Lailler).

L'engorgement lymphatique concomitant se fait dans les ganglions préauriculaires; dans un cas cependant une adénite a été également constatée sous la mâchoire inférieure.

Aux considérations dans lesquelles nous venons d'entrer sur le chancre céphalique, nous pourrions ajouter encore la description des ulcères des diverses autres parties de la face; mais leur évolution ne présente aucun caractère particulier; nous nous bornerons donc à signaler les chancres du *menton* dont l'adénite se cache quelquefois très-profondément dans la région sus-hyoïdienne; ceux de la *joue* qui reconnaissent habituellement pour cause le rasoir contaminé d'un barbier; ceux du *front* dont nous avons observé à Lyon un exemple curieux développé sur la plaie consécutive à une morsure de chien (Hôtel-Dieu, service de A. Gayet, chirurgien-major); enfin ceux du *cuir chevelu* et de la *nuque* transmis le plus souvent par l'intermédiaire d'un oreiller malpropre.

En résumé les chancres céphaliques ne sont point rares; il est bon d'avoir cette donnée présente à l'esprit, car, en raison de leur siége insolite, le diagnostic de ces lésions est souvent bien épineux. Il est bien rare en effet que les malades qui en sont atteints soupçonnent l'origine de leur mal; à défaut de renseignements il faut donc songer à la syphilis en présence de toute lésion suspecte de la face.

Chancre syphilitique des doigts [1]. — En 1870, Daniel Mollière a eu l'occasion d'observer un triple chancre primitif de la main chez un ouvrier qui avait été mordu, pendant une rixe, par un cordonnier prussien entaché, disait la rumeur, de mal syphilitique. La lésion siégeait au niveau de la première phalange et présentait tous les caractères d'un large *ulcus elevatum* très-proéminent et très-induré. Le diagnostic n'offrait vraiment dans ce cas aucune difficulté. — Il en est de même dans un cas dont la *Clinique iconographique* de Ricord nous a conservé le dessin et l'observation remarquable à plus d'un titre. Le virus s'est introduit dans une écorchure que le malade s'était faite quatre jours avant l'infection au côté interne du pouce de la main droite. Un chancre

[1] « S'il faut en croire Swediaur, les anatomistes seraient exposés à contracter la vérole au contact d'un cadavre syphilitique. Nous nous bornerons à reproduire ici l'opinion de cet auteur : « J'ai vu certainement plusieurs exemples fort tristes de praticiens, surtout d'accoucheurs, qui, ayant par accident une plaie quelconque à la main, ou négligeant de se laver soigneusement, ont eu le malheur d'être attaqués d'ulcères syphilitiques à la main ou au bras. J'ai vu arriver la même chose aux *anatomistes disséquant des cadavres infectés de syphilis*. Les effets du virus appliqué de cette manière ont été, dans tous les cas, beaucoup plus violents et plus opiniâtres que lorsque la surface rouge des parties génitales en est le siége. » (F. Swediaur, *Traité complet sur les symptômes, les effets, la nature et le traitement des maladies syphilitiques*, 7e édition. Paris, 1817, t. I, p. 364.)

se développe dans ce point en même temps qu'un autre aux environ du frein. La lésion digitale se montre d'emblée plus étendue et plus saillante que celle de la verge. Deux mois après son début, elle offre à sa surface de très-gros bourgeons charnus, recouverts d'une membrane rosée et assez généralement lisse; leurs interstices sont profonds et fournissent beaucoup de pus; à la circonférence on remarque une sorte d'anneau induré, formé principalement par le tissu cutané qui semble avoir été refoulé par un commencement d'expansion excentrique, et ce n'est qu'au bout de trois mois, sous l'influence de cautérisations argentiques répétées, que la cicatrice se produit enfin. Dans ce cas encore les signes du mal sont tellement accentués, que l'on conçoit difficilement la possibilité d'une erreur, surtout si l'on tient compte du chancre génital concomitant; mais il peut arriver que l'on hésite en présence d'un ulcère moins caractérisé, soit papuleux, soit fissuraire, au niveau d'un pli naturel ou d'une gerçure de l'épiderme.

Nous appellerons particulièrement l'attention sur le chancre *péri-unguéal* dont il nous a été donné d'étudier un cas intéressant chez un malade de Mauriac. La lésion siégeait sur le repli cutané qui recouvre la racine de l'ongle, et s'étendait latéralement jusqu'à la moitié de sa hauteur. Le syphilome, assez difficile à isoler au palper, présentait la forme d'un fer à cheval, tandis que la surface ulcérée, d'un rouge sombre, s'épanouissait à la manière d'un éventail sur les tissus soulevés et épaissis.

Le chancre digital est exposé, en raison de son siége, à des chocs et à des contacts de toute sorte, sans parler des topiques auxquels bien des malades, le méconnaissant, croient devoir le soumettre. Aussi n'est-il point rare de voir sa marche troublée par des complications. L'inflammation périphérique, la lymphangite et même le phlegmon sont notés, surtout par les anciens auteurs, comme des coïncidences fréquentes. Chez la sage-femme de Sainte-Euphémie, qui causa l'épidémie connue sous ce nom, il est dit que la pustule qui se développa au doigt index de la main droite était le siége d'un prurit insupportable; il survint ultérieurement une grande phlogose dans le bras, et bientôt le corps se couvrit d'une dartre universelle. Swediaur rapporte de son côté des faits de ce genre. Toutefois ses descriptions ne doivent pas être acceptées sans réserve. Dans plusieurs de ses observations, en effet, il est permis de se demander s'il y eut véritablement chancre primitif; l'existence de l'angioleucite et du phlegmon semble seule nettement établie. Telle est, par exemple, l'histoire d'un homme qui « s'étant blessé au doigt par accident avec un canif, s'exposa le même soir à l'infection ; sa blessure se changea au bout de deux jours en un très-mauvais ulcère syphilitique accompagné d'une tumeur dure et opiniâtre de tout le bras et d'une tuméfaction des ganglions de l'aisselle et fut suivie des symptômes d'une infection générale ». Tel est encore le cas d'un habile accoucheur de Londres, qui délivra en 1779 une femme infectée, et souffrit consécutivement d'une tumeur aux glandes lymphatiques du bras, et éprouva, dit Swediaur, les symptômes les plus violents et les plus rebelles. Peut-être ne faut-il voir dans l'interprétation de Swediaur qu'une erreur de diagnostic, et refuser d'admettre comme prouvée l'infection qu'il dit avoir succédé à ces accidents suraigus. Quoi qu'il en soit, la coexistence du chancre avec un état inflammatoire aussi accusé méritait d'être signalée. C'est là un point de la symptomatologie chancreuse qui ne nous semblait pas jusqu'ici avoir suffisamment attiré l'attention.

§ 6. — LÉSIONS CONCOMITANTES.

Lymphite. — Une fois sur cinq environ (Bassereau), le chancre syphilitique détermine à son voisinage l'engorgement d'un ou plusieurs vaisseaux lymphatiques. Ce phénomène, qui semble lié aux indurations fortes, survient en même temps que la néoplasie sous-chancreuse, et précède de peu de jours l'apparition de l'adénite, quelquefois même lui succède.

Un seul vaisseau est-il pris, on perçoit au palper un petit cordon présentant à peu près la consistance, sinon la grosseur, du canal déférent, qui, partant de la périphérie se dirige vers les ganglions, qu'en général il n'atteint pas. Rectiligne et d'un volume uniforme, dans la plupart des cas, il n'est pas rare cependant de le sentir flexueux ou moniliforme, coupé par des renflements, ou s'amincissant à mesure qu'il s'éloigne de son origine. Lorsque plusieurs vaisseaux sont engorgés, il peut arriver qu'ils restent distincts, ou qu'ils se réunissent pour former un ruban aplati de plusieurs millimètres de longueur.

Ce n'est que dans les cas où l'affection présente une intensité peu ordinaire qu'elle est appréciable à la vue ; la peau, légèrement teintée de rouge est soulevée par le relief du vaisseau autour duquel le tissu cellulo-graisseux forme une atmosphère tuméfiée et indurée pouvant englober l'artère et la veine du même paquet vasculaire. Le processus qui nous occupe participant de la nature du chancre est avant tout aphlegmasique ; aussi les malades n'éprouvent-ils aucune douleur bien accentuée, mais tout au plus une sensation de pesanteur et de tension dans la partie malade.

Au bout de trois ou quatre semaines, dans les cas simples, la lymphangite disparaît par *résolution;* mais, de même que l'induration, elle peut persister et survivre au chancre plus ou moins longtemps, jusqu'à six ou huit mois. Dans certaines circonstances plus rares, un *abcès* se forme sur le trajet du vaisseau malade, laisse écouler un liquide clair séro-purulent, et donne lieu à une *fistule lymphatique* dont il n'est pas toujours facile d'obtenir la guérison.

Plus un organe est riche en lymphatiques, plus il est propice au développement de l'angioleucite; à ce titre, il n'est pas étonnant qu'elle se rencontre particulièrement à la suite des chancres des organes génitaux.

Chez l'homme, c'est sur le dos de la verge que rampent habituellement les vaisseaux malades. Le long de ces cordons que l'on ne peut guère suivre dans une étendue de plus de six à huit centimètres, et qui semblent se perdre dans les tissus du pubis et de l'aine, on devra rechercher les quatre ou cinq petits grains olivaires qui attestent l'origine lymphatique de la lésion en décelant la place des valvules. Si le chancre a pour siége le méat, l'induration lymphatique se constate d'abord dans l'épaisseur du frein, puis autour de la couronne du gland, en arrière de laquelle elle forme un bourrelet sous la muqueuse, et enfin sur la face dorsale ou une des faces latérales du pénis. Nous ferons rentrer parmi les lymphangites, sinon des troncs du moins des réseaux, ces nodosités satellites décrites précédemment (p. 564), les unes grosses comme une fève, les autres de forme irrégulière se contournant à la manière d'un cep de vigne, que l'on voit quelquefois survenir au voisinage du chancre induré. Qu'elles acquièrent un accroissement plus considérable, et l'on se trouvera en présence de ces larges indurations en nappe dont l'histoire du phimosis (p. 580) nous a fourni les exemples les plus caractéristiques. Vacca Berlinghieri, Ricord, Bassereau, ont appelé particulièrement l'attention sur les *abcès* et les *fistules*, qui sont la conséquence possible de ces lésions; nous croyons ces complications moins rares encore qu'on ne serait tenté de le croire, au dire de ces auteurs. Tout récemment nous avons eu l'occasion d'en observer un assez bon nombre de cas. Chez un malade de P. Horteloup, la tumeur, grosse comme une noisette, s'affaissa après l'évacuation du liquide, et les bords de la solution de continuité qui s'y était produite furent envahis par une ulcération ayant la plus grande ressemblance avec un chancre primitif, et dont la durée se prolongea pendant trois semaines. Si le malade n'avait pas été tenu rigoureusement en observation pendant le cours de cet accident, l'erreur eût été possible; mais une circonstance eût permis de l'éviter, c'était la possibilité de pratiquer le cathétérisme du vaisseau malade soit en avant, soit en arrière de la lésion. Dans un cas où la clinique avait offert ce signe précieux, Bassereau put faire l'autopsie du malade et constata que l'artère et les veines dorsales du pénis étaient dans un état de parfaite intégrité, et que le canal fistuleux n'était qu'un vaisseau lymphatique hypertrophié, à parois dures et épaissies, diminuant de volume vers son extrémité pubienne, et allant se perdre dans les ganglions inguinaux droits, tandis que son extrémité se terminait dans le tissu qu'avait occupé l'induration du chancre.

Chez la femme, les lymphites se cachent dans l'épaisseur des petites et surtout des grandes lèvres gagnant les ganglions parallèlement au pli génito-crural. On les rencontre également au niveau du mont de Vénus, sous forme de masses noueuses perdues dans le pannicule graisseux de la région. A défaut du toucher, l'œdème d'un des replis muqueux ou mucoso-cutanés de la vulve devra faire soupçonner l'existence de cette complication.

La lymphangite extra-génitale, bien que très-rare, a été observée. Bassereau en a vu un cas chez un malade atteint d'un chancre de la pommette et d'un bubon indolent situé sous l'angle de la mâchoire; on distinguait nettement par le toucher un cordon dur s'étendant sous la peau, depuis le chancre jusqu'aux ganglions engorgés et se confondant par l'une de ses extrémités avec l'induration du chancre, et par l'autre avec le bubon. Fournier a rapporté également l'observation d'une jeune fille chez laquelle put être constatée dans les trois quarts supérieurs du bras la lymphangite symptomatique d'un chancre digital.

Enfin, il peut arriver qu'une palpation attentive fasse reconnaître, dès le déclin du chancre, un degré plus ou moins accentué de *leucopathie généralisée*. Sur les membres, le long des gaînes vasculaires, on sent de minces cordelettes, résistantes au toucher; et, pour le dire immédiatement, les ganglions, les cervicaux et les épitrochléens surtout, semblent aussi participer à l'engorgement. Nous ne faisons que signaler ici cette hâtive conséquence de l'infection, dont il sera question plus longuement dans le chapitre suivant.

Adénite. — L'adénite doit être considérée non comme une complication, mais comme un accident nécessaire, du chancre syphilitique. La statistique suivante est la preuve de cette assertion.

	Chancres syphilitiques.		Chancres syphilitiques exempts d'adénites.
Bassereau sur un total de.....	380	a vu..........	25
Fournier (hommes)...........	265	....	5
Fournier (femmes)...........	223	....	3
Turati...	493	....	4
	1361		37

Ainsi trente-sept fois seulement sur mille trois cent soixante et une, soit deux fois sur cent, l'adénite spéciale a manqué ou n'a pu être constatée, fait qui peut tenir à l'état strumeux du malade dont les ganglions étaient déjà hypertrophiés lors de l'apparition du chancre, ou à sa corpulence qui met obstacle à l'exploration des glandes très-peu développées en général chez les sujets gras (Ricord). Le phagédénisme exerce une influence semblable, « grâce à la violence de la fluxion locale qui attire en quelque sorte tout à elle et s'oppose à l'absorption », disaient les anciens auteurs (Baumès), en réalité, avons-nous dit plus haut (p. 426), parce que les lymphatiques sont oblitérés à la périphérie de l'ulcère atteint de cette complication. Certaines ulcérations très-superficielles restent aussi quelquefois sans écho ganglionnaire, bien que ce ne soit pas le cas le plus général, et que nous ayons souvent rencontré des ganglions énormes avec des chancres nains. Mais cette immunité n'est jamais mieux marquée que pour les chancres de récidives, ou chancroïdes, dont elle constitue dans bien des cas un caractère distinctif précieux. Notons enfin que, parmi les vingt-six cas connus d'inoculation expérimentale, il en est six où il n'est pas fait mention de l'adénite, probablement par insuffisance de l'examen.

En résumé, sans dire avec Ricord que l'engorgement accompagne le chancre aussi fatalement que l'ombre suit le corps, puisqu'il est incontestable qu'on le recherche en vain dans une minime proportion d'ulcères dûment reconnus syphilitiques, il est bon de tenir ce symptôme comme un des plus constants et des plus réguliers qui puissent aider au diagnostic de l'ulcération initiale.

C'est pendant le cours du premier septénaire, surtout au début du second, en même temps que s'accentue la néoplasie sous-chancreuse, que le retentissement ganglionnaire devient appréciable. Sa disparition peut être fort tardive dans bien des cas ; la perte de substance se répare, mais le ganglion reste comme témoin. Sur un malade suspect d'infection, mais qui n'a conservé ni vestige local, ni souvenir du syphilome, le praticien doit avant tout faire l'appel des ganglions, et que de fois cette revue ne sera-t-elle pas fructueuse? L'aine offre-t-elle une lésion spécifique, c'est dans les parties sous-ombilicales du corps qu'il faut chercher la porte d'entrée de la vérole; les glandes épitrochléennes et axillaires dénonceront le membre supérieur et les parties sus-ombilicales du tronc; tandis que les chancres céphaliques se reconnaîtront à l'engorgement des glandes cervicales et pré-maxillaires. (Pour le détail de cette localisation voir plus haut, l'ADÉNITE CHANCREUSE, p. 426 et suiv., et dans le présent chapitre les VARIÉTÉS DU CHANCRE SUIVANT LE SIÉGE).

L'adénite syphilitique primitive consiste dans une altération généralement polyganglionnaire, se traduisant par un acccoissement de volume et une induration plus ou moins considérable. Comme caractères négatifs nous noterons l'indolence et l'aphlegmasie.

On a comparé non sans raison les ganglions influencés par un chancre syphilitique à un paquet de noisettes. C'est en effet par groupe, par *pléiade* qu'ils s'indurent le plus communément, bien que l'on observe aussi, dans une notable proportion, l'engorgement mono-ganglionnaire. Dans un groupe il y a toujours un ganglion plus volumineux, qui semble ressentir plus vivement l'action du mal; c'est celui qui est le plus voisin du point lésé et par conséquent dans le rapport le plus direct avec le virus. C'est suivant l'expression très-juste de Ricord le ganglion anatomique.

L'influence du chancre se propage-t-elle au delà du premier groupe ganglionnaire? C'est là une question non encore résolue. Frappé par la concordance des résultats obtenus dans trois autopsies, les trois seules qu'il ait eu l'occasion de pratiquer, et dans lesquelles l'adénite ne se montra pas moins développée au-dessus qu'au-dessous de l'arcade crurale (voy. fig. 54), Fournier croit à la possibilité de cette propagation. Sans nous prononcer sur un point qui exigerait de plus nombreuses observations, nous ferons remarquer que l'engorgement des ganglions iliaques n'est point rare chez les sujets sains ou tout au moins dépourvus de tout symptôme syphilitique. Voici à ce propos une statistique que j'emprunte aux intéressantes cliniques de Horteloup (1876). Cinquante malades pris au hasard dans les salles du Midi se divisaient de la façon suivante :

	Non syphilitiques.	Syphilitiques.	TOTAL.
Avec adénite pelvienne......	9	7	16
Sans adénite pelvienne.....	16	18	34
	25	25	50

Rien ne serait plus irrationnel que de conclure d'après des faits aussi peu nombreux ; on avouera cependant que, s'ils ne méritent pas une entière créance, les résultats de cette statistique si contraire aux faits de Fournier, sont de nature à commander la plus grande réserve.

Les glandes hypertrophiées restent le plus souvent séparées les unes des autres, et libres d'adhérences soit avec la peau, soit avec le tissu cellulo-graisseux qui les entoure. A travers le tégument resté sain, dépourvu de rougeur, mais parfois très-visiblement soulevé, le toucher permet de constater un amas de petites tumeurs variant de la grosseur d'un noyau de cerise à celle d'une noisette ou même d'une noix, de forme globuleuse, mamelonnée plutôt qu'allongée, de consistance chondroïde, surtout absolument indolentes. En somme, comme l'a dit Ricord, l'induration du chancre s'est transportée dans les ganglions. Son évolution lente, essentiellement chronique, sa résorption qui se fait ordinairement attendre jusqu'à l'apparition des accidents cutanés, les retards considérables que peut subir le processus régressif, et la suractivité que présente même quelquefois l'intumescence à l'époque des poussées éruptives, tous ces caractères rapprochent singulièrement la lésion des glandes lymphatiques de celle qui produit le chancre. Ce syphilome ganglionnaire offre cependant une plus grande persistance que le néoplasme sous-chancreux. Il n'est pas rare en effet d'en retrouver les traces plusieurs mois et même plusieurs années après la disparition de l'ulcère initial. Il serait superflu de faire ressortir l'importance que ce caractère peut acquérir en ce qui concerne la diagnose rétrospective du chancre.

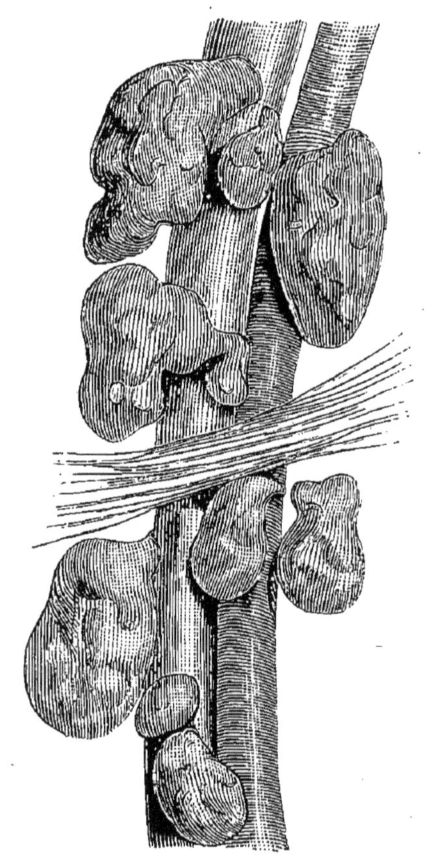

FIG. 54. — Pléiades inguinales et pelviennes gauches au voisinage d'un chancre syphilitique (d'après une pièce anatomique de la collection A. Fournier).

A côté de la lésion typique, que nous venons de décrire, il est bon d'ajouter que l'on peut rencontrer des formes moins nettement distinctes. Telle est l'adénite *mono-ganglionnaire*; telle est aussi la poly-adénite dans laquelle *les glandes sont agglomérées* et ne forment plus qu'une seule masse, de consistance variable. Cette masse peut offrir une disposition allongée dans le sens de la région, et consister, ainsi que l'a démontré Bassereau, en une série de ganglions reliés entre eux par des lymphatiques très-épaissis, ou bien former une tumeur globuleuse, entourée d'une atmosphère cellulo-graisseuse légèrement enflammée, et quelquefois recouverte d'une peau rouge et adhérente.

Le plus souvent, dans ce dernier cas, il faut soupçonner une cause d'irritation étrangère à la syphilis. Son influence peut mettre obstacle à l'évolution naturelle de l'adénite syphilitique, sur laquelle s'est pour ainsi dire, entée une adénite sympathique, de forme inflammatoire. Le ramollissement et la suppuration en sont parfois la conséquence. Toutefois ce dernier fait est rare, et Fournier a même insisté sur ce point que, même lorsqu'elle semble le plus inévitable, l'ouverture de l'abcès est encore le plus souvent prévenue par une résorption spontanée. Aussi la proportion des bubons suppurés est-elle relativement petite dans le cours du chancre syphilitique, j'en appelle aux chiffres suivants :

	Nombre des bubons suppurés.	Nombre total des bubons syphilitiques primitifs.
Bassereau	16	368
Rollet	17	320
Robert	5	33
A. Fournier (hommes)	3	265
A. Fournier (femmes)	5	204
Turati	3	493
	49	1683

Cette statistique nous donne une proportion de 2,9 cas d'abcès sur 100 bubons syphilitiques. Le défaut d'hygiène locale et les pansements irritants entrent certainement pour une grande part dans l'étiologie de cette suppuration. Le mauvais état de la plaie éveille dans les glandes un processus inflammatoire plus ou moins aigu et, sur l'adénite syphilitique, greffe une *adénite sympathique*, au même titre que pourrait le faire une plaie simple. Mais à côté de cette complication vulgaire, il en est une autre spécifique dont l'influence, plus décisive encore, peut être mise hors de doute dans un grand nombre de cas : c'est la coexistence au sein des mêmes glandes d'une adénite chancrelleuse, susceptible de donner lieu à un *bubon mixte*. Le signe caractéristique de cette lésion est basé sur l'auto-inoculabilité du pus auquel elle donne naissance. Cela étant, si l'influence du chancre simple s'est fait sentir la première sur les ganglions, l'engorgement et l'induration succéderont à l'abcès. Le cas contraire, suppuration virulente, chancrelleuse des ganglions envahis déjà par la syphilis, est beaucoup plus rare, et ne se produirait, au dire de Rollet, que une fois sur dix cas de syphilome chancrellisé, le processus syphilitique ayant pour effet d'oblitérer les voies de la transmission. Le fait suivant, rapporté par Fournier (*Dictionnaire de médecine et de chirurgie pratique*, t. V, p. 783) peut être considéré comme le type de cette dernière variété de bubon.

« Un jeune homme était traité à la consultation du Midi pour un chancre induré de la rainure glando-préputiale. Ce chancre avait déterminé dans les aines son bubon classique, c'est-à-dire une adénophatie bi-inguinale à ganglions multiples, durs et indolents. Tout allait pour le mieux, l'ulcération se réparait, se cicatrisait, lorsque le malade eut commerce avec une femme affectée de chancres simples. Il contracta dans ce rapport cinq chancres simples dont l'un s'implanta précisément sur le noyau d'induration du premier chancre. Quelques jours plus tard, l'une des pléiades inguinales se transformait en un bubon aigu, vivement inflammatoire, qui abcéda et dont l'inoculation démontra le caractère virulent. »

Une autre variété de bubon mixte doit son origine à la connexion singulièrement fréquente de la vérole et de la scrofule; c'est le bubon *syphilo-strumeux*. Une adénite spécifique, du développement le plus régulier, peut, à un moment donné, se transformer et revêtir tous les caractères qui distinguent les lésions strumeuses; ou bien, l'action du virus porte d'emblée sur des ganglions primitivement engorgés. Ce n'est point toujours chose facile que de marquer la part qui revient dans cette lésion complexe à chacune des deux influences morbides, et de distinguer entre les ganglions du malade et les ganglions de la maladie. Au milieu de ces tissus gonflés, en proie à cet état d'hyperplasie amorphe si bien décrit par Gamberini (voy. plus haut, p. 447), la palpation fera quelquefois reconnaître les masses indurées dépendantes de la syphilis; mais, le plus souvent, les glandes agglomérées dans une gangue d'exsudation n'offriront au toucher qu'une tumeur strumeuse de consistance uniforme, variable de configuration et de volume suivant les dispositions locales, globuleuse dans l'aisselle, allongée et fusiforme dans l'aine, où elle s'étale à la manière d'un rouleau le long du ligament de Fallope. On peut observer le ramollissement de cette tumeur; un pus séreux s'échappe d'une ouverture spontanée ou artificielle que l'on voit se produire dans le point le plus saillant du néoplasme, mais la diminution qui en résulte est de peu d'importance, car elle n'intéresse en général qu'une seule glande. Il est plus fréquent de voir aboutir le double processus qui nous occupe à la production d'un *état fongueux*, dont la durée, toujours fort longue, ne peut être précisée. Quoi qu'il en soit, ce qu'il importe de bien retenir, car c'est là un fait absolument démontré, c'est que jamais une adénite ouverte dans ces conditions ne peut devenir le siége ni d'ulcération progressive ni de phagédénisme; jamais, sauf le cas de processus mixte chancrello-syphilitique, la matière qui s'en écoule ne donnera par l'inoculation au porteur la pustule caractéristique. Ricord a été jusqu'à dire que cette sécrétion insérée sous la peau d'une personne saine était impuissante à lui communiquer la syphilis, tant il est pénétré du caractère simplement inflammatoire, non spécifique de ces lésions. J'avoue que les faits manquent pour autoriser un avis catégorique sur ce point, l'expérience dont il s'agit n'ayant jamais, que je sache, été pratiquée; cependant si l'on se reporte aux considérations exposées plus haut (voy. p. 523), *a priori* tout au moins, une telle manière de voir paraîtra fort acceptable.

Troubles généraux. — L'envahissement de l'organisme par le virus syphilitique se produit, avons-nous dit, dès les premiers jours qui succèdent à la contamination. C'est là un travail latent que nous ne connaissons que par ses effets, dont le premier est le développement du chancre. Pour les malades eux-mêmes, bien qu'en ait dit Baumès [1], le temps de l'incubation n'est troublé par aucun phénomène pathologique. Peut-être est-ce défaut d'observation, peut-être aussi les malaises qui peuvent se produire ne sont-ils point rapportés à leur véritable cause; toujours est-il que cette première période, dans l'immense majorité des cas, passe complétement inaperçue; ce n'est que plus tard, quand l'accident primitif est en voie d'évolution, que se révèlent des troubles variés. Quelques auteurs prétendent que l'état pyrexique et les malaises

[1] « Si l'on était plus attentif, l'on verrait que chez certaines constitutions très-irritables, chez certains individus favorablement disposés à contracter ce que l'on pourrait appeler *le tempérament syphilitique*, des prodromes, des symptômes généraux existent quelquefois avant l'apparition de tout symptôme local. L'on observe en effet dans ces cas un malaise dans les parties génitales, un malaise général, des douleurs vagues dans les plis de l'aine, des coliques, un mouvement fébrile, quelques symptômes nerveux, etc. C'est après ces manifestations que le phénomène de réaction locale, le chancre, paraît. » (P. BAUMÈS, *Précis théorique et pratique sur les maladies vénériennes*. Lyon, 1840, t. I, p. 60.)

dont nous allons nous occuper ne sont que le prélude des éruptions que la période ultérieure va faire éclore, et les assimilent aux prodromes des fièvres éruptives; c'est là pour le moins une hypothèse, à laquelle il serait téméraire de souscrire. Les accidents généraux qui font cortége aux poussées secondaires seront décrits en leur temps; mais la clinique nous offre des symptômes non douteux contemporains des premières périodes du chancre, la chimie et l'histologie venant à son aide nous en fournissent sinon la cause originelle du moins la raison d'être et le mécanisme, leur étude ne saurait donc être distraite du chapitre où nous passons en revue les accidents de la phase primitive.

C'est à Grassi, pharmacien en chef de l'hôtel-Dieu de Paris, que nous devons les premières recherches sur les altérations syphilitiques du sang. Guidé par Ricord, ce chimiste entreprit un nombre considérable d'analyses sur le sang des sujets atteints de chancres. Nous ferons remarquer immédiatement que ces expériences, faites à une époque où la division des deux ulcères en tant qu'espèces nosologiques distinctes était encore à faire, auraient dû, à elles seules, faire entrevoir cette grande vérité. Le sang des chancreux restés par la suite indemnes d'infection fut en effet constamment trouvé normal, tandis que celui des syphilitiques offrit invariablement la même altération, *diminution de la masse globulaire* et *accroissement proportionnel des parties albumineuses*. Voici le résumé de cinq expériences très-concluantes :

	Eau.	Globules.	Albumine.	Fibrine.
HOMME SAIN (Dumas)........	790	127	70	3
— (Becquerel et Rodier)...	779	141	69	2
HOMME SYPHILITIQUE (chancre induré).	796	95	104	3
— —	797	94	106	3
— —	797	76	123	2
— —	789	90	115	4
— —	815	55	126	3

Le résultat très-manifestement démontré par Grassi a été récemment (1876) confirmé par les intéressantes recherches de Wilbouchewitch (de Moscou). Cet auteur, voulant étudier les effets des préparations mercurielles sur la composition du sang, a commencé par s'assurer de l'état de ce liquide, avant l'administration du remède, pendant la période du chancre. Nous résumons ici cette partie de son travail.

Modifications du sang pendant la période primitive de la syphilis : 10 cas. — (Observations de Wilbouchewitch.)

ÉTAT du SUJET OBSERVÉ.	NOMBRE des GLOBULES ROUGES	NOMBRE des GLOBULES BLANCS	NOMBRE des GLOBULES ROUGES POUR UN BLANC
Homme sain..............	de 4 200 000 à 6 477 000	de 6 900 à 8 550	de 603 à 757
Homme syphilitique. (Chancre induré.)			
1re numération	4 170 000	9 000	421
2e num. (*trois jours après*).	5 510 000	10 000	437
1re numération	5 282 000	13 900	380
2e num. (*quatre jours après*).	3 864 000	11 550	336
1re numération...........	4 338 000	10 000	433
2e num. (*trois jours après*)..	3 908 000	12 800	325
1re numération	5 040 000	6 950	725
2e num. (*trois jours après*).	4 269 000	5 600	762
1re numération	4 392 800	8 800	565
2e num. (*quatre jours après*).	3 960 600	7 000	565
1re numération	4 [illegible]14 800	13 900	332
2e num. (*trois jours après*).	3 614 000	10 800	347
1re numération	6 338 400	6 950	912
2e num. (*quatre jours après*).	4 297 800	7 000	612
1re numération	3 950 600	7 900	564
2e num. (*quatre jours après*).	3 600 300	7 600	473
1re numération	4 886 400	11 200	430
2e num. (*six jours après*)..	4 200 800	13 600	308
1re numération	4 300 600	8 000	537
2e num. (*trois jours après*)..	3 600 400	11 200	321

Si nous calculons séparément les moyennes fournies par ces deux séries de numérations, nous obtenons pour les premières, en ce qui concerne les globules rouges, 4 731 360, et pour les secondes 4 092 490, soit une diminution de 638 870. Inversement le chiffre absolu des globules blancs s'est élevé de 96 600 à 97 150, ce qui porte leur accroissement à 550 ; soit 1 globule blanc pour 448 globules rouges, au lieu de 1 sur 530, proportion que donne la moyenne des premières numérations.

Comme on le voit, la lésion sanguine concomitante du chancre syphilitique est caractérisée par la diminution du nombre des globules rouges et l'augmentation du nombre des leucocytes. Maintenant, quelle est la raison d'être de cet état? Comment s'expliquer l'influence du poison syphilitique ? S'exerce-t-elle directement sur les éléments figurés, ou le virus n'agit-il que secondairement en altérant les organes hématopoiétiques ? Ce sont là de stériles hypothèses dont il convient de nous abstenir tant que l'anatomie pathologique ne les aura pas contrôlées. Bornons-nous à constater que, l'état anémique étant démontré, rien n'est plus logique que l'enchaînement des symptômes que nous allons décrire. Tous découlent de la pénurie globulaire.

Ce sont d'abord des désordres circulatoires, irrégularités des battements cardiaques, palpitations, bruits de souffle à l'origine des gros vaisseaux et le long des troncs volumineux, pâleur de la face, traits altérés, épistaxis, quelquefois œdème des membres inférieurs. Viennent ensuite les conséquences fonctionnelles de la dyscrasie : défaut de nutrition, et par suite malaise général, anhélation, inappétence, embarras gastrique, perte d'énergie, faiblesse des muscles qui sont toujours sous l'imminence de la fatigue; enfin des troubles nerveux : éblouissements, vertiges tintements d'oreille, tendance à la tristesse, insomnies, céphalée, céphalée temporo-frontale surtout; douleurs diverses, les unes musculaires simulant le torticolis, la pleurodynie ou le lumbago, les autres concentrées autour des articulations, ou répandues le long des os cylindriques, phénomènes qui ne sont, suivant l'expression connue de Romberg, que le cri de détresse des nerfs, implorant un sang plus généreux.

Mais ce n'est pas tout; car, tandis que la chlorose est essentiellement apyrétique, l'anémie qui nous occupe coexiste avec des phénomènes fébriles non douteux. Chose curieuse ! ce symptôme était connu des premiers syphiligraphes. Nous le trouvons, sinon décrit, du moins signalé par Jean de Vigo, qui dit expressément qu' « *une petite fièvre* vient parfois se surajouter à tous les autres maux causés par la vérole » ; et Mathiole (de Sienne) l'appelle « une *petite fièvre* soit du mode tierce, soit du mode étique ». Plus tard la clinique semble l'avoir perdu de vue, et la syphilis est considérée par tous comme évoluant à froid. Cette erreur ne fut point partagée par Hunter; pour ce grand observateur « les altérations locales de la syphilis constitutionnelle s'accompagnent *ordinairement* de *fièvre*, d'agitation, d'insomnie, et souvent de céphalalgie » ; et, plus loin, il ajoute que « ces symptômes se manifestent souvent aussi indépendamment de toute action locale. » Swediaur est plus explicite encore, et marque surtout nettement la période à laquelle se produit cette réaction : « Avant que le virus syphilitique existant dans le système du corps produise des éruptions à la peau ou autres effets visibles, les malades, dit cet auteur, sont attaqués d'*une fièvre de l'espèce lente*, avec un pouls faible et accéléré. » De nos jours c'est à Castelnau (1845), et surtout à Guntz (1863), que nous devons les connaissances les plus précises sur la fièvre syphilitique. Nous ne nous occuperons ici que de celle qui précède l'apparition des accidents cutanés.

C'est, en général, du cinquantième au soixante-cinquième jour après contagion, soit en moyenne du troisième au cinquième septénaire après le début du chancre, que l'on doit attendre la fièvre dite prodromique; sa fréquence est digne de remarque. Au dire de V. Bremer (1876), elle ne ferait défaut, en effet, que dans un cas sur vingt; mais cette proportion nous paraît exagérée. Son début est généralement précédé par un ou deux jours de céphalée, de prostration générale, et s'annonce par un frisson plus ou moins violent (Janovski, 1875).

La température oscille habituellement entre 38° et 39°, mais, dans quelques cas rares, a pu atteindre 40°, 40°,5 et même 41° et 41°,7 (cas de A. Fournier). Dans les mêmes circonstances le pouls s'est élevé de 96 et 100, jusqu'à 120, 130 et même 138 pulsations.

Dans son excellente thèse inaugurale (1871), Courteaux a assigné, à l'aide d'observations empruntées à la pratique de Fournier, trois formes distinctes à la fièvre syphilitique :

1° *La forme intermittente*, composée, comme cette dénomination l'indique, d'une série d'accès isolés, séparés les uns des autres par des intervalles d'apyrexie complète. Les accès offrent une assez grande ressemblance avec ceux de la fièvre palustre. Ils débutent presque toujours vers le soir et présentent une durée moyenne de douze heures; leur retour, souvent quotidien, présente plus souvent encore une grande irrégularité. Nous en dirons autant de leur durée, de leur intensité, et de la succession de leurs stades. Assez souvent le paroxysme est seulement ébauché ou l'une des autres périodes, froid ou sueur, vient à manquer. Dans les contrées marécageuses le diagnostic de cette fièvre ne saurait manquer d'offrirde grandes difficultés, car, pour la distinguer d'avec l'impaludisme, on ne peut pas compter sur le critérium fourni en tout autre cas par l'intégrité de la rate. Notons en outre sa résistance à l'action du sulfate de quinine; et rappelons que, dans un cas fort intéressant dû au professeur Tommasi, un jeune homme de vingt-six ans, en proie à des accès vespérins, après avoir été reconnu indemne d'affection miasmatique, fut pris pour un tuberculeux et soumis aux toniques jusqu'à l'apparition d'accidents syphilitiques évidents.

2° *Forme continue avec exacerbations.* Entre les accès, qui sont généralement quotidiens et dont la durée est variable, le thermomètre révèle toujours une élévation de la température. Dans bon nombre de cas, il s'y joint une asthénie générale voisine de l'*état typhoïde*. Chez une de nos malades, la pyrexie qui s'accompagna d'une température supérieure à 40°, avec fréquence du pouls, rougeur extrême de la face, céphalée, rachialgie et prostration générale, présentait de tels rapports avec la fièvre prodromique de la variole, qu'en dépit d'un chancre induré antérieurement reconnu, nous restâmes dans le doute jusqu'au quatrième jour. A ce moment parut une éruption syphilitique pustuleuse et la défervescence se fit brusquement. La forme paroxystique se rencontre moins fréquemment que l'intermittente, et se prolonge de trois ou quatre jours à un ou deux septénaires. Une particularité, qui peut être d'une grande valeur pour le diagnostic, a trait au bon état des grandes fonctions, qui persiste presque indéfiniment, malgré l'intensité du processus. Souvent, par exemple, l'appétit est conservé, la langue garde sa teinte normale, et les selles sont régulières chez des malades dont le pouls bat avec la plus fébrile rapidité. Gamberini a noté particulièrement l'absence de soif dans les mêmes circonstances, et Vajda (1875) a démontré que le mouvement de désassimilation dont les dépôts urinaires sont l'indice, n'était nullement en rapport avec l'élévation de la température. Du reste pas de râles pectoraux, comme dans la dothiénentérie ; pas d'épiphora, de conjonctivite, ni de coryza comme dans la rougeole ; pas d'angine, comme dans la scarlatine; pas de sueurs profuses, comme dans la fièvre rhumatismale.

3° *Forme vague.* Moins fréquente que les deux autres, cette forme irrégulière n'est guère définissable, peut passer et repasser d'un type à l'autre, de la continuité à l'intermittence, une intermittence capricieuse et indéterminée, et se prolonger assez longtemps. Domenico Cappozzi (de Naples) a rapporté une curieuse observation de fièvre intermittente spécifique dont la périodicité fut absolument perturbée par l'administration des sels quiniques.

Quotidienne au début, elle se changea en tierce, puis en double tierce, puis redevint quotidienne jusqu'au jour où, la cause en ayant été reconnue, le traitement mercuriel en fit justice. Il sera bon de se rappeler ce fait, quand on recourra au sulfate de quinine, comme moyen de diagnostic.

§ 7. — ANATOMIE PATHOLOGIQUE.

Quand on fait une coupe à travers la base d'un chancre induré, on se trouve en présence d'une substance rouge pâle, peu vascularisée, lisse, d'une apparence lardacée, d'une consistance dure mais élastique, ne laissant presque pas suinter de suc par la pression. A l'œil nu, rien ne vient déceler le caractère spécifique de cette lésion.

Au microscope, l'étude des mêmes parties nous révèle les détails suivants : de la surface à la base du chancre, le derme est infiltré par un néoplasme formé de cellules plus ou moins régulièrement disposées dans une substance fondamentale. Les cellules sont rondes ou fusiformes, assez semblables aux cellules embryonnaires que l'on rencontre dans les bourgeons charnus, à contenu granuleux et pourvu d'un ou de deux gros noyaux ; quelques-unes offrent l'aspect d'un globule blanc. Le tissu connectif au sein duquel elles se développent constitue un réseau qui les enserre très-étroitement. Ses trabécules à contours nettement dessinés sont parfois d'une grande minceur et n'en circonscrivent qu'un petit nombre, le plus souvent une seule. Dans certains points, on trouve des traînées assez larges de tissu conjonctif, entre lesquelles sont groupés des amas considérables de cellules ; mais là encore, on peut voir des prolongements réticulaires très-fins s'interposer à ces éléments. La nutrition est entretenue par les vaisseaux de la peau, restés perméables malgré un épaississement considérable de leurs parois. En somme, ce qui frappe le plus dans la composition de ce produit morbide, ce n'est point l'abondance de l'exsudation, mais l'uniformité avec laquelle tous les interstices du stroma sont comblés par les corpuscules. La turgescence qui en résulte explique la densité et par suite la dureté spéciale de la base chancreuse.

C'est dans les couches dermiques que se développe le tissu de nouvelle formation que nous venons de décrire. Envahissant l'étage supérieur, il soulève l'épiderme et donne lieu à la papule initiale, qui persiste jusqu'au moment où se produit la solution de continuité. La surface en est alors généralement constituée par la couche papillaire, décapitée à son sommet par l'ulcération, étouffée à sa base par la néoplasie. Aux éléments que nous avons décrits, on y voit mêlés des noyaux isolés, des cellules à divers degrés d'altération, les unes petites, revenues sur elles-mêmes, les autres plus grosses, remplies de granulations, enfin des granulations libres. Dans les points les plus déprimés, au centre par exemple (*ac*), toute trace des petites éminences qui la distinguent a bientôt disparu; plus près de la périphérie (*cb*), où des îlots d'épiderme persistent souvent, la place s'en reconnaît aux vaisseaux ascen-

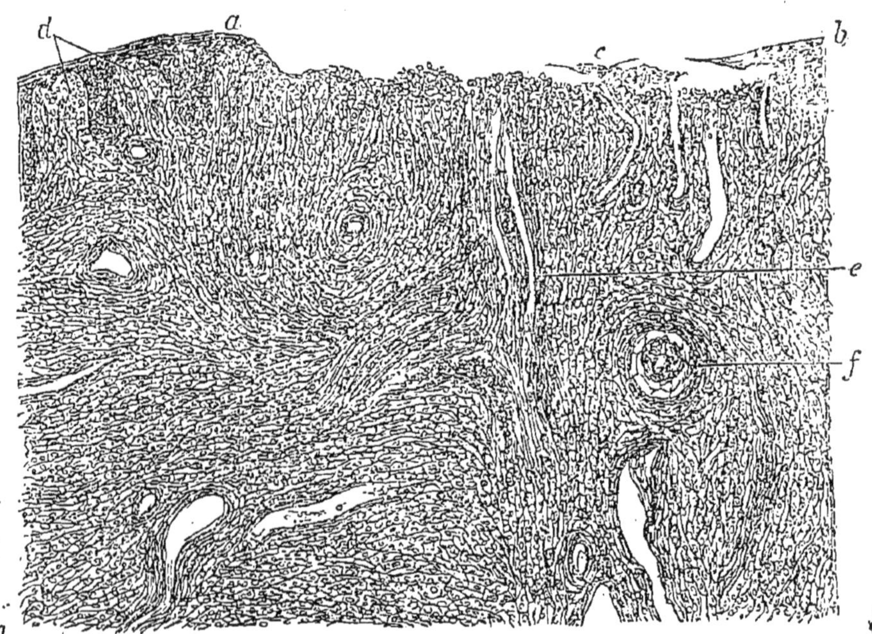

Fig. 55. — Coupe d'un chancre syphilitique. Hartnack, *oc.* 3; *obj.* 4[1].

dants qui formaient normalement l'anse vasculaire de la papille et maintenant serpentent parallèlement au sein de l'exsudat. Enfin, sur les bords (en *ad*), se tiennent les papilles, élargies, renflées en massue à leur partie supérieure, que l'infiltration cellulaire gagne progressivement de bas en haut et prépare au travail de

[1] *ab* surface de l'ulcération, au-dessous de laquelle, jusqu'à la limite inférieure de la coupe *gh*, toute la masse scléreuse est également infiltrée de cellules; — *d* papilles hypertrophiées et infiltrées de cellules; la couche d'épiderme qui les recouvre s'amincit progressivement jusqu'en *a*, où elle disparaît; — en *c* et en *b* débris épidermiques; au-dessous, papille infiltrée, reconnaissable seulement à ses vaisseaux ascendants; dans la masse scléreuse, quelques vaisseaux à parois épaisses et à calibre rétréci; — *e* vaisseau coupé dans le sens de sa longueur; — *f* vaisseau coupé perpendiculairement (d'après Kaposi).

l'ulcération. Le *rete* malpighien qui les recouvre, comprimé et troublé dans sa nutrition, s'amincit, se dessèche et se transforme en un stratum de cellules cornées. Sur ses parties latérales et à sa base, la sclérose est limitée par un tissu aréolaire, à mailles larges et comme œdémateux, englobant quelques cellules irrégulières fortement nucléolées.

Un des caractères les plus remarquables de l'infiltrat chancreux est la propriété qu'il possède de pouvoir se résorber et se prêter à la reconstitution du tissu ancien. Cellules et noyaux disparaissent par atrophie; le chorion, débarrassé du parasite qui l'étouffait, reprend sa forme et son volume normal, sauf dans les points où il est devenu la proie du processus nécrobiotique ; la perte de substance de l'épiderme se comble plus ou moins régulièrement, et, au bout de quelque temps, il ne reste d'autre trace de la lésion qu'un noyau de tissu conjonctif adulte, dernière transformation des éléments embryonnaires et du stroma qui les enveloppait.

La composition intime de l'ulcère primitif nous étant connue, essayons maintenant de déterminer quelle place il convient de lui attribuer dans les classifications nosologiques, en nous basant uniquement sur les données de l'histologie.

Et d'abord, *le produit que nous venons d'étudier est-il particulier à la période chancreuse de la syphilis?* Sur ce premier point, Virchow et Baerensprung n'admettent aucune contestation. Ils considèrent le fond induré de l'ulcère chancreux comme identique, du moins à son début, à la néoformation de la phase ultime, la gomme. Les processus ne diffèrent que par leur évolution ultérieure, qui les fait aboutir soit à la forme ulcéreuse, soit à la forme caséeuse. Wagner va plus loin encore. L'altération syphilitique, s'il faut en croire cet auteur, se reproduirait uniformément la même dans tous les organes et à toutes les périodes, et produirait également le chancre initial, les éruptions éphémères ou les profondes désorganisations viscérales. La sécheresse du tégument externe, la chute des cheveux par exemple, dont nous nous occuperons ultérieurement, ne tiendrait pas à un simple trouble nutritif, mais serait due à une infiltration de cellules dans le *rete* de Malpighi et les bulbes pilifères. Peut-être serait-il téméraire, dans l'état actuel de la science, de se prononcer sur une question aussi complexe ; nous nous bornerons à constater que, si l'opinion de Wagner paraît manquer encore de confirmation suffisante, il est incontestable que l'interprétation donnée par Virchow rallie aujourd'hui le plus grand nombre des anatomo-pathologistes.

A cette seconde question, *la néoplasie sous-chancreuse est-elle particulière à la syphilis, constitue-t-elle un produit spécifique?* nous n'hésitons pas à répondre négativement. Sans se laisser arrêter par les infructueux efforts de Lebert, Ernst Wagner crut, il y a quelques années (1864), avoir trouvé un tissu doué de caractères nettement définis et lui donna le nom de *syphilome*, expression commode et dont nous nous sommes servi souvent jusqu'ici pour désigner le même tissu, c'est-à-dire le néoplasme dont nous venons de nous occuper. Mais il suffit de se reporter à la description que nous en avons donnée pour comprendre dans quelle erreur il est tombé. Ainsi que Ricord l'avait dit le premier, en attribuant l'induration chancreuse à de la lymphe plastique, ainsi que l'ont bien montré par la suite Robin, Virchow, Billroth, Ranvier, Kaposi et même, en dépit de certaines réserves, Édouard Rindfleisch, l'irritation spécifique de la syphilis ne se comporte pas autrement dans sa marche que l'irritation simple de l'inflammation. — Comme on le voit, la spécificité clinique de la syphilis ne nous est nullement expliquée par l'anatomie pathologique. Je sais bien que tous les syphiligraphes n'ont pas adopté l'origine inflammatoire simple du syphilome; que Baerensprung, par exemple, a déterminé dans ce néoplasme une coloration bleu violacé par l'iode et l'acide sulfurique, et, d'autre part, que Foerster a signalé sa ressemblance avec le tissu réticulé des ganglions; mais, alors même que ces observations auraient été reconnues exactes, serions-nous plus éclairés sur la pathogénie des troubles ultérieurs, en mettant l'induration chancreuse sur le compte d'une dégénérescence amyloïde ou d'une néoformation lymphatique?

Nous terminerons cette étude anatomo-pathologique par l'examen rapide du *bubon indolent* ou adénite syphilitique primitive. Là encore nous nous trouvons en présence d'une lésion d'origine inflammatoire, parfaitement comparable à celle qui caractérise le chancre induré. A l'état irritatif simple fluxionnaire du début succède, à courte échéance, l'état médullaire. Toutes les parties de la glande subissent une infiltration cellulaire uniforme; les cavités se gorgent de jeunes éléments. Cette hyperplasie et la tension qui en résulte se traduisent extérieurement par le gonflement et l'induration de ces organes, et, physiologiquement, entrent pour une bonne part dans l'étiologie de la chloro-anémie, qui est presque fatale vers le déclin du chancre. Cependant le processus s'accomplit avec une telle lenteur que le ramollissement aigu ou la suppuration n'en sont presque jamais la conséquence. Au bout d'un temps variable, la nécrobiose graisseuse s'empare des éléments exsudés, leur détritus se résorbe, et la glande revient peu à peu à l'état normal. Que si, pour des raisons liées à la constitution du sujet, la résorption ne peut s'obtenir, la persistance indéfinie de la tuméfaction annonce que l'exsudat a subi la dégénérescence tuberculiforme ou métamorphose caséeuse. Très-simple au point de vue de l'anatomie pathologique, la lésion offre, cliniquement, le type complexe d'une affection mixte : c'est le *bubon syphilo-strumeux.*

§ 8. — DIAGNOSTIC.

Le chancre syphilitique doit tout d'abord être séparé des *affections vulgaires*. Cette distinction est généralement facile, grâce aux deux signes suivants : absence d'engorgements ganglionnaires dans la lésion non syphilitique et mollesse de sa base. Cependant il ne faut pas oublier que bon nombre de ces lésions peuvent influencer les glandes lymphatiques, le *furoncle*, par exemple. Les douleurs, toujours assez vives, qui accompagnent cette altération essentiellement inflammatoire, la sensibilité des ganglions engorgés devront alors guider le clinicien. Dans d'autres cas, le prurit suffira à écarter toute idée de l'accident syphilitique. D'autre part, on sait que l'emploi des topiques irritants suffit à provoquer le durcissement, sinon l'induration à la base des ulcérations non spécifiques (voy. pages 353 et 354). La palpation devra donc particulièrement s'attacher à faire reconnaître la sensation de résistance chondroïde rénitente, élastique, qui caractérise le syphilome. En règle générale, toute exulcération à sécrétion séreuse, à marche stationnaire, sera considérée comme chancre, si elle est accompagnée d'adénite indurée ; dans le cas contraire, son caractère non syphilitique sera fort probable. Mais à quelles réserves n'est-on pas tenu? A combien de causes d'erreur[1] les plus expérimentés ne sont-ils pas exposés? Aussi ne faut-il jamais se presser de conclure. Chez l'homme, la *balanite* devra faire songer au chancre exulcéreux, dont les signes distinctifs ont été plus haut longuement exposés (voy. p. 154). Chez la femme, chez la petite fille surtout, on se rappellera que les entamures superficielles des lèvres

[1] « Lorsque, pour voir clair à la verge, vous avez porté votre regard à l'aine et y avez trouvé l'adénopathie, soyez prévenu que, au moment où vous allez conclure, le client vous arrêtera net, en vous disant : « Docteur, oh ! pour ces glandes-là, n'y » faites pas attention, je les avais auparavant. » Passez outre ; ce n'est là qu'un effet de cet optimisme général, compensation providentielle à l'effroi non moins irrationnel, qui, à tant d'autres égards, est le propre des malheureux syphilitiques. » (DIDAY, *Thérapeutique des maladies vénériennes*, 1re édition, Paris, 1876, page 234.)

peuvent également provenir d'un ulcère infectant ou d'une *vulvite érosive*[1], et l'on fera bien de rester dans le doute jusqu'à ce que la suite de l'observation apporte un élément de certitude. Ce n'est pas seulement en présence des ulcérations génitales que cette prudence est commandée; certaines lésions de la bouche peuvent offrir de grandes difficultés de diagnostic. Un jeune homme, dont Capuron rapporte l'histoire, subit cinq fois sans succès le traitement antivénérien, pour deux ulcères de la langue. Quand on s'avisa enfin d'examiner plus attentivement l'état des parties, on aperçut une dent cariée hérissée d'aspérités, et il suffit de l'arracher pour obtenir la guérison en peu de jours. Dans un cas semblable, on ne manquerait pas d'avoir recours à ce moyen de diagnostic et, le doute persistant, on différerait de se prononcer jusqu'à la venue des accidents. S'abstenir de diagnostiquer la nature du chancre par ses seuls caractères, surtout lorsqu'une décision judiciaire doit en dépendre, telle doit être la règle absolue dont il importe que le clinicien ne se départisse jamais.

Mais c'est surtout du *chancre simple* qu'il est nécessaire de distinguer l'accident primitif de la syphilis. Ces deux ulcères diffèrent radicalement par leur origine, leur nature, et surtout par leurs suites. Dans quelques cas, cependant, on est fort embarrassé d'assigner leur vraie cause à certaines lésions ulcéreuses. Examinons sur quels signes le diagnostic doit se baser. Ce n'est point chose indifférente, en effet, que de pouvoir reconnaître chez un malade une chancrelle dont les symptômes seront dissipés au bout de quelques jours ou un syphilome dont les effets pèsent si souvent sur l'existence entière.

[1] Le fait suivant, rapporté par Fournier, est bien propre à donner une idée des écueils qu'offre parfois un pareil diagnostic.

OBS. « Une enfant de six ans est présentée à Lourcine comme victime d'un attentat pour lequel un individu a été écroué. A l'examen, on constate les lésions suivantes : vulvite intense, intertrigo érosif des régions périvulvaires, et enfin, sur l'une des grandes lèvres, trois ulcérations, l'une de l'étendue d'un noyau d'abricot, les deux autres larges et circulaires comme une lentille; adénopathie fortement caractérisée dans les deux aines, où se trouvent plusieurs ganglions libres, indépendants, roulant sous le doigt, gros comme de petites noisettes, à peine douloureux. D'accord avec le docteur Bergeron, Fournier diagnostique d'emblée des chancres syphilitiques, mais se refuse à donner aucun certificat. — Or, sous l'influence de quelques soins et en peu de jours, la vulvite et l'intertrigo disparurent; l'adénopathie polyganglionnaire se dissipa comme par enchantement, et dès que l'inflammation vulvaire eût cédé, les prétendus chancres se mirent à se réparer avec une rapidité surprenante; ils se cicatrisèrent en une huitaine, et rien ne se produisit au delà. Bien plus, il fut prouvé que l'enfant n'avait jamais été atteinte que d'une vulvite spontanée. » (FOURNIER, *Leçons sur la syphilis*. Paris, 1873, page 263.)

1° Avant tout, on tiendra compte de l'*incubation*. Le chancre simple n'incube pas et survient presque toujours dans le premier septénaire qui suit la contagion; rarement, au contraire, le syphilome paraît avant le troisième. Si le malade peut et sait préciser l'époque de l'infection et celle à laquelle a débuté la lésion, en se basant sur la règle que nous venons de formuler, le clinicien est en droit de se prononcer *a priori*, et presque toujours le fera à coup sûr. C'est là, nous n'hésitons pas à le dire, un argument du plus grand poids.

2° Vient ensuite l'*induration*. Je sais bien que ce phénomène manque quelquefois; mais si la néoplasie est inaperçue au niveau du chancre, il est certains points où elle ne fait guère défaut; ce sont les réceptacles lymphatiques. C'est donc dans les glandes qu'il faut alors chercher et qu'on trouvera la sensation de résistance chondroïde. L'induration sous-chancreuse et l'induration ganglionnaire coexistent-elles, ce qui est de beaucoup le cas le plus fréquent, c'est là un syndrome capital; car la base de l'ulcère mou et l'adénite qui l'accompagne n'offrent jamais qu'une consistance pâteuse ou tout au plus une dureté inflammatoire.

3° Les autres caractères de l'*adénopathie* doivent être également notés comme des signes de presque certitude. Indolent, polyganglionnaire avec l'accident primitif de la vérole, le bubon est toujours sensible, sinon douloureux, et limité à une seule glande, quand il est lié à la chancrelle.

4° L'*auto-inoculabilité* du sécrétum chancrelleux est un critérium plus décisif encore. Dans les cas où le praticien veut être éclairé sans retard, qu'il fasse naître la pustule caractéristique, et il pourra sans hésiter affirmer l'existence du chancre mou. Si l'expérience reste négative, tout porte à croire qu'il se trouve en présence d'un ulcère syphilitique. Dans bien des cas, il est même inutile de recourir à l'expérimentation; au pourtour de la lésion principale, la présence de petits ulcères d'âges différents, accidentellement inoculés, suffit pour faire reconnaître la fausse syphilis. Aussi le chancre qui reste solitaire est-il presque invariablement syphilitique. Quand plusieurs points ont livré passage au virus, les syphilomes qui s'y développent ont habituellement une apparition contemporaine.

5° Viennent enfin les *caractères propres de la lésion*. La chancrelle débute par une destruction de tissu, une pustule; c'est un véritable ulcère, excavé, à bords abrupts, irréguliers, taillés à pic, surplombant souvent l'anfractuosité sous-cutanée. Le fond est inégal, vermoulu, d'un ton clair, ardent; sa sécrétion est franchement purulente. Tout autre est le chancre syphilitique, qui débute par une élevure solide, un néoplasme, et n'aboutit que rarement à la perte de substance. La lésion est souvent plate ou même papuleuse. Est-elle excavée, sa surface descend en pente douce des bords vers le fond; sa forme a été comparée à une cupule ou à l'entamure que produirait un coup d'ongle dans un corps mou. Le fond est uni, vernissé, sa teinte générale, qui varie du gris pseudo-membraneux au rouge musculaire, est sombre et triste. Sa sécrétion est peu abondante et plutôt séreuse; portée sous le champ du microscope on n'y découvre pas de globules purulents, mais des débris cellulaires, épithéliaux et des granulations.

Enfin on tiendra compte des fluctuations momentanées que peut subir la fréquence relative des deux chancres. Aujourd'hui en 1877, soit à Paris, soit à Lyon, la rareté de l'ulcère mou est telle, que la diagnose en est singulièrement facilitée; 95 chancres sur 100 peuvent être d'emblée déclarés syphilitiques. Et cela est si vrai que, se trouvant récemment en face d'un ulcère d'aspect douteux, un de nos maîtres crut pouvoir utiliser cette notion de la statistique, et déclara qu'en dépit de l'examen clinique qui l'eût fait peut-être pencher pour un chancre mou, le malade était atteint d'un accident syphilitique, pour cette seule raison que la chancrelle ne s'observait plus. La suite justifia ces prévisions.

Telles sont les considérations sur lesquelles repose le diagnostic du chancre. Suffiront-elles dans tous les cas à faire discerner la véritable nature de la lésion ? Nous ne le croyons pas. Supposons en effet le cas le moins sujet à l'équivoque d'une inoculation positive bien contestée. Que permet-elle d'affirmer? La présence d'une chancrelle, et rien de plus; un doute ne peut-il pas, ne doit-il pas toujours persister dans l'esprit du praticien sur la coexistence d'un syphilome latent?

Il est vrai que, dans le cas contraire, celui d'une inoculation restée négative, il est licite d'exclure catégoriquement la chancrelle. En d'autres termes, nous dirons avec Langlebert que « s'il est souvent possible et même facile de reconnaître qu'un chancre est syphilitique, il n'est aucun cas dans lequel on puisse affirmer *en toute certitude* qu'un chancre est simple et restera tel » (Aphorismes, p. 116.) En somme il n'y a d'absolument pathognomonique que l'apparition des poussées éruptives. Lorsqu'au bout de délais dont nous aurons à apprécier la durée, le tégument se couvre de taches caractéristiques, alors seulement le diagnostic rétrospectif du chancre syphilitique est irrévocable. Si rien ne paraît, si, l'ulcère une fois cicatrisé, tout est bien fini, on peut-être sûr qu'il ne s'agissait que d'une chancrelle.

Nous ne reviendrons pas ici sur les signes qui permettent de reconnaître le *chancre mixte vénéréo-syphilitique*, devenu fort rare depuis la presque disparition de la chancrelle. Qu'un ulcère à pus auto-inoculable provoque les éruptions cutanées, ce double caractère est la condition nécessaire et suffisante du diagnostic. La réunion apparente des symptômes des deux chancres, si elle n'est pas confirmée par l'inoculation accidentelle ou expérimentale de leur sécrétum, n'autorisera jamais qu'une décision approximative. N'oublions pas cependant la très-ingénieuse remarque suivante due à Diday. En règle très-générale, la première poussée survient six semaines après la naissance de l'accident initial. Or, dans le cas où la lésion est mixte et commence par une chancrelle, il faut négliger pour cette appréciation tout le temps (25 à 35 jours environ) qui s'écoule entre le début de l'ulcère vénérien et le moment où le chancre primitivement simple, guéri ou non, s'indure et revêt les caractères spécifiques de la vérole; car le syphilome n'a réellement débuté qu'à ce moment-là. De là un retard variable dans l'apparition des accidents cutanés par rapport à celle de l'ulcère.

Chez les sujets avancés en âge, le chancre induré peut en imposer pour un *cancroïde*. L'expectation est, dans ce cas, le plus efficace des moyens de diagnostic; aussi, tant qu'il y a doute, faut-il s'abstenir de tout traitement chirurgical, et laisser aux accidents cutanés et à l'influence décisive de la thérapeutique le temps d'apporter leur indiscutable argument. On se rappellera en outre qu'à leur début les ulcérations épithéliomateuses sont très-rarement accompagnées d'engorgement ganglionnaire, que leur configuration est irrégulière et non symétrique, quasi géométrique comme celle du chancre, que leur surface, au lieu d'être vernissée, est tomenteuse et parsemée de grains miliaires blanchâtres, qu'elle est d'une teinte rouge violette et non grise ou gris jaunâtre; enfin on cherchera à leur périphérie le rebord élevé en forme d'ourlet qui est un des signes les plus constants de la néoplasie épithéliale. De plus la palpation fera reconnaître au sein des tissus un néoplasme plus étendu, mais de consistance moins dure, moins chondroïde que le syphilome. Ajoutons que, lorsque le diagnostic aura besoin d'un critérium immédiat, on pourra recourir à l'examen histologique; la présence de tubes gorgés de cellules épithéliales ou de lobules parsemés de globes épidermiques ne laissera aucun doute sur le caractère cancroïdal de la lésion. Dans certains cas, le siége du mal est par lui-même fort instructif. A la face, notamment, c'est très-généralement sur la lèvre inférieure que siége le cancroïde; le chancre, au contraire, ainsi que nous l'avons vu, est, chez l'homme, plus fréquent à la lèvre supérieure (voyez page 536).

Parmi les lésions qui peuvent simuler l'ulcère primitif, il faut compter encore *l'esthiomène, le lupus génital*. Nous en avons exposé les caractères dans un chapitre précédent auquel nous renvoyons. Rappelons ici que cette affection, bien que rarement, a été observée chez l'homme, où son diagnostic offre toujours de grandes difficultés. Nous rapprocherons du fait que Fournier avait bien voulu nous communiquer, et que nous avons reproduit plus haut (voyez page 396, la très-intéressante observation qu'en a citée Clerc dans son *Traité des maladies vénériennes*[1]).

Nous signalerons enfin les *éruptions professionnelles* que l'on voit survenir chez les ouvriers qui manient les *composés arsénicaux*. Décrites pour la première fois par Blandet (1845), elles ont été particulièrement étudiées depuis par Chevallier (1847), Follin et Imbert-Gourbeyre (1857), Pietra-Santa (1858), Beaugrand et Vernois (1859). Erythème, vésicule et pustule, tels sont les trois degrés par lesquels passent ces lésions avant d'aboutir à la perte de substance qui doit nous occuper.

Voici maintenant les caractères de cette ulcération : sa forme est arrondie et souvent d'une régularité parfaite, ses bords, taillés à pic non décollés et peuvent mesurer, dit Bazin, plus d'un centimètre de hauteur; le fond est grisâtre ou rougeâtre, légèrement humide. A la périphérie n'existe aucune réaction inflammatoire, et il semble que l'ulcère ait été taillé à l'emporte-pièce au milieu de tissus absolument sains. Sa consistance ne présente parfois rien d'anormal, mais il peut arriver que ses bords et son fond s'indurent

[1] OBSERVATION. — Un jeune homme pâle, d'un tempérament lymphatique très-prononcé, ayant une vie sédentaire, était affecté depuis huit mois d'une ulcération siégeant sur les côtés du gland, dont une portion était détruite, et s'étendant entre la peau de la verge et les corps caverneux à une distance peu facile à préciser. Les ganglions lymphatiques de l'aine n'étaient le siége d'aucune altération. Il n'existait aucun symptôme de syphilis constitutionnelle. Le docteur Legendre, consulté, considéra l'affection comme un chancre induré et conseilla le mercure; mais M. Clerc diagnostiqua un *esthiomène* de la muqueuse génitale, se fondant sur l'absence d'engorgement des aines, sur la non-existence d'accidents syphilitiques constitutionnels, sur la longue durée de l'ulcération, sur une inoculation expérimentale négative, et enfin sur la constitution lymphatique du malade. Un traitement reconstituant amena au bout de deux mois une guérison complète, sans qu'aucune affection syphilitique constitutionnelle se fût montrée. (CLERC, *Traité pratique des maladies vénériennes*. Paris, 1866, p. 149.)

et offrent la sensation d'un disque solide et interposé. Le siége de ces accidents est des plus variables. On les rencontre partout où l'agent peut se déposer directement, sur les mains, sur la face, ou indirectement, par le contact des doigts, sur les organes génitaux. Le scrotum et la partie interne des cuisses sont presque toujours atteints chez les hommes. Comme on le voit, ce n'est pas toujours chose facile que de se prononcer pour l'origine arsenicale ou syphilitique d'un ulcère. Pour arriver à ce résultat, on scrutera les antécédents et les habitudes [1] du malade; on considérera la multiplicité des ulcères, leur moindre degré d'induration, comme favorables à l'idée d'une lésion professionnelle ; enfin si ces éléments ne suffisent pas pour conduire à la vérité, c'est à la thérapeutique qu'il appartiendra de décider.

En médecine légale, les lois qui régissent la transmissibilité de la syphilis et la connaissance exacte de ses étapes chronologiques, ont porté une singulière précision dans les recherches de l'expert. Étant donnés deux sujets considérés comme syphilitiques, qu'il s'agisse d'allaitement, de vaccination, de viol ou de contamination entre conjoints, le problème consiste en général à déterminer 1° s'ils sont réellement atteints tous deux de la vérole; 2° Au cas où il y aurait eu contagion de l'un à l'autre, lequel des deux en a pu en être l'auteur. Pour éclaircir le premier point, l'examen clinique le plus approfondi est nécessaire; car, si dans certains cas la marque de l'infection, éruption générale ou syphilome primitif, est évidente, il en est beaucoup où les manifestations ont eu le temps de disparaître, et où la souillure de l'organisme n'existe plus qu'à l'état latent. La maladie ayant été reconnue, il faut, si elle est récente, et c'est là le seul cas qui nous occupe ici, rechercher quelle a été la porte d'entrée du virus, au cas où elle n'apparaîtrait pas immédiatement. Que toutes les cicatrices soient examinées soigneusement, que la palpation ne laisse aucune région ganglionnaire inexplorée, que toutes les cavités mucoso-cutanées soient soumises à une minutieuse inspection [2].

[1] L'aspect de la main chez les apprêteurs d'étoffes est caractéristique ; Vernois en donne la description suivante : « A la teinte d'un vert jaunâtre de presque toute la peau, et surtout à la face palmaire des mains, à la croûte verdâtre qui remplit la cavité sous-unguéale, se joint la coloration jaune des ongles, due à l'acide picrique ; ajoutez un érythème vaguement disséminé, puis une série de points noirs et de pustules enflammées, quelquefois un panaris. » (BAZIN, *Leçons sur les affections cutanées artificielles*. Paris, 1862, p. 64.)

[2] L'observation suivante est bien faite pour montrer l'insidiosité de certaines lésions. OBS. — « Un malade entra en 1852 dans le service de Ricord. C'était

La syphilis ne pénètre point sans une effraction du tégument et sans un ulcère au point même de cette effraction, et il faut que le siége de cet ulcère soit retrouvé, pour que les circonstances de la contagion deviennent apparentes. Ce résultat obtenu, il devient facile de fixer approximativement la date des deux infections et l'ordre de leurs successions ; le siége comparatif des accidents contagieux et de l'ulcère qui est supposé en dériver sera forcément d'un grand poids, étant connue la nature des rapports qui ont uni les intéressés. Mais, quelles que soient les probabilités, si frappantes que se montre la concordance des accidents, que le médecin ne l'oublie pas, son rôle est relativement fort limité en face de la justice. Les sujets examinés sont ou ne sont pas sous l'influence du virus syphilitique. Dans le premier cas, l'âge réciproque des deux maladies permet-il de supposer qu'il y a pu avoir filiation entre elles, et dans quel ordre? Enfin, se basant sur le siége des lésions, peut-on apprécier quelle voie a suivie l'infection et à quelles manœuvres elle a succédé? Telles sont les seules questions auxquelles le médecin légiste doive une réponse. Mais qu'il ne craigne pas de rester ambigu, quand la prudence l'exige ; il faut qu'il sache douter, il faut qu'il sache faire partager son hésitation, toutes les fois que la vérité clinique n'apparaît pas avec une évidence absolue.

§ 9. — PRONOSTIC.

Envisagé comme accident local, le chancre syphilitique est généralement dénué de gravité. Dans quelques cas cependant, soit en raison de son siége, soit en raison de complications, assez exceptionnelles du reste, cette lésion peut compromettre l'intégrité anatomique d'un organe, gêner son fonctionnement, et par suite porter une atteinte plus ou moins sérieuse à la santé générale. Je ne reviendrai pas sur les délabrements que peut entraîner le pha-

un jeune homme paraissant bien élevé ; il était atteint de roséole syphilitique. En vain cherchait-on le point de départ obligé de la syphilis, rien ne venait en aide à l'observateur, les organes génitaux inspectés avec minutie n'avaient fourni aucun renseignement; toutes les parties du corps avaient été examinées à plusieurs reprises, et toujours avec absence de chancre induré, lorsque enfin le malade, pressé de questions, finit, non de vive voix, mais dans une lettre assez pittoresque, par avouer que, dans un état d'ivresse, il avait succombé aux désirs infâmes d'un malhonnête homme. Le siége, examiné attentivement, fit découvrir assez profondément dans l'anus un magnifique chancre induré. » (LADOIRE-YVER, *Considérations générales sur la syphilis*, thèse de Paris, 1854, p. 16.)

gédénisme, mutilation du gland, fistules uréthrales chez l'homme; perte du clitoris, perforations ou découpures des grandes et des petites lèvres chez la femme, voire même rétrécissement rectal; ces désordres nous sont connus (voyez page 376). Je me bornerai à signaler deux particularités peu étudiées jusqu'ici : la *dyspepsie* consécutive aux chancres de la bouche, et *l'hémorrhagie* dont le phagédénisme peut être la cause.

La gêne de la mastication, la douleur que détermine le passage d'aliments physiquement ou chimiquement irritants, surtout lorsque le mal siége sur la langue et présente une surface étendue, et peut-être même aussi l'écoulement dans les voies digestives du liquide septique sécrété par l'ulcération, conduisent quelquefois les malades à une abstinence volontaire, et consécutivement à des troubles gastriques et anémiques, non-seulement dangereux par eux-mêmes, mais surtout inquiétants parce qu'ils diminuent la résistance de l'organisme en face des dangers que lui crée l'infection. — J'en dirai autant de l'hémorrhagie. Une jeune fille, citée par Ory dans sa thèse sur l'*Étiologie des syphilides malignes précoces* (Paris, 1876), eut un chancre de la lèvre supérieure qui devint phagédénique et détruisit très-profondément cet organe. Trois hémorrhagies se produisirent : une première en nappe fut peu copieuse; une deuxième, dix jours plus tard, fut très-abondante; le sang jaillissait à distance par jets saccadés avec force. On dut faire une compression méthodique, après l'application de perchlorure de fer. Le sang, dit la malade, sortait d'un creux qui s'était formé au centre du chancre. Trois semaines plus tard se déclara une troisième hémorrhagie ; celle-ci dura plus longtemps, on dut faire venir l'interne de garde. La malade devint alors tellement faible qu'au moindre mouvement elle tombait en syncope ; la convalescence fut extrêmement longue. Il est à peine besoin de faire remarquer que de telles causes d'affaiblissement survenant et à plusieurs reprises chez des sujets hémophyles doivent autoriser les plus graves appréhensions. Toutefois, répétons-le, cet accident s'observe rarement.

En tant que lésion générale, le chancre doit être considéré comme le prélude ou mieux le prologue, le premier acte de la vérole. Tout syphilome initial est sans exception, la marque de l'infection générale; aussi n'est-ce pas sur cette inévitable conséquence du chancre que nous devons nous arrêter, mais bien sur les hypothèses plus ou moins fondées que peut autoriser l'examen de la lésion primitive relativement à l'intensité des accidents à venir. Le chancre, a-t-on dit, serait la pierre de touche de la constitution;

à la façon dont l'organisme se défend contre cette première attaque de la substance morbigène, la clinique permettrait de juger de la réaction qu'il lui opposera par la suite; c'est dans cette appréciation que résiderait toute la science du pronostic, car ce n'est point à l'influence de la graine, qui est uniforme, mais à celle du terrain qu'il serait logique d'attribuer les étranges variations que l'on observe entre les infections syphilitiques graves ou bénignes.

Examinons ce qu'il y a d'exact dans ces différentes assertions.

Et d'abord, est-il bien vrai que la *source de l'infection* et, partant, la qualité de la graine doivent être mises hors de cause? En 1863 Diday avait essayé d'expliquer les dissemblances dont nous venons de parler par des modifications de l'agent morbide spécifique. Trois circonstances contribueraient, suivant cet auteur, à atténuer le virus et à créer, toutes choses égales d'ailleurs, des syphilis faibles: la multiplicité des transmissions, permettant de comprendre la gravité décroissante de la vérole depuis le XVe siècle; l'absorption par la peau du sécrétum contagieux, phénomène auquel la syphilis des adultes devrait sa bénignité relative, comparée à celle de la syphilis héréditaire; et enfin la diffusion du virus dans l'organisme qui serait susceptible de lui faire subir une sorte de dépouillement progressif à chaque période du mal. Toutefois, depuis l'époque où elles furent émises, ces idées ingénieuses sont restées à l'état d'hypothèses possibles, probables même, mais attendent encore leur confirmation. Scientifiquement, le virus syphilitique reste un, et rien ne permet aujourd'hui de lui contester cette unité. La syphilis dérivée d'accidents secondaires ne paraît pas moins redoutable que celle qu'a transmise le chancre primitif. Et d'autre part, ne voyons-nous pas des sujets supporter presque sans s'en apercevoir l'invasion du virus, et communiquer par la suite soit des infections légères, soit des syphilis de la plus horrible malignité? Un des faits les plus tristes qu'il m'ait été donné de voir a trait à une jeune femme dont j'ai publié l'observation dans un ouvrage précédent, et qui fut contaminée au sortir d'une couche par son mari; ce dernier souffrait à peine d'une vérole insignifiante. Après une incubation de quinze jours, survint un chancre qui rongea une bonne partie de la vulve, et, vers le troisième mois, en dépit d'un traitement énergique, des tumeurs gommeuses parurent un peu partout. Moins d'un an après, la plus grande partie de la face avait été détruite par leur ulcération devenue phagédénique. En présence de pareils cas, dont il ne serait pas difficile de multiplier les exemples, on est bien forcé d'avouer que la même parcelle du principe délétère peut produire les effets les plus dissemblables, et que la sévérité de la maladie dépend surtout de l'élaboration que l'organisme fait subir à la matière virulente.

Moins un organisme offre de résistance, plus vite se produit son envahissement par le virus, plus courte par conséquent se montre la *période d'incubation*, et généralement aussi plus malins sont les accidents. C'est à Diday que nous devons cette remarque fort rationnelle d'ailleurs, et conforme à ce que nous apprend la pathologie des virus. Ne savons-nous pas notamment combien terribles sont les varioles qui font éruption après de très-courts prodromes? Pour notre compte, bien qu'en un tel sujet on doive se tenir en garde contre l'appréciation de cas isolés, nous citerons encore l'exemple de la jeune femme dont il est parlé plus haut. Le chancre phagédénique qui fut l'origine de ses maux parut au quinzième jour de la contagion. Nous avons eu l'occasion d'observer plusieurs autres faits confirmatifs de cette manière de voir.

Quant à l'allure qu'imprime *l'état général* à la vérole, nous l'avons vue le plus souvent varier en raison inverse de la force plastique du sujet. «Méfiez-vous de la vérole chez les blonds », a écrit Diday; souvent en effet les individus pauvres en pigment présentent les attributs des tempéraments lympathiques, strumeux. Dans le but de mettre en évidence la vérité de cette assertion, nous avons noté exactement, aussi exactement du moins que cela est possible aujourd'hui, la couleur vraie, naturelle des cheveux chez 109 sujets atteints de syphilis secondaire. Voici à quels résultats cette statistique nous a conduit :

	Syphilis faible.	Syphilis moyenne.	Syphilis forte.	TOTAL.
Sujets à cheveux bruns....	38	18	3	59
— — châtains...	8	4	2	14
— — blonds.....	19	9	8	36
	65	31	13	109

L'expérience ajoute encore : Méfiez-vous de la vérole chez les vieillards, chez les alcooliques et généralement chez les sujets déprimés par quelque vice général diathésique ou accidentel. Assurément il serait facile de nous opposer des faits plus ou moins nombreux en désaccord avec ces propositions. Nous tenons de Bassereau l'observation d'un jeune homme qui, maltraité dès son enfance par une scrofule des plus graves, et menacé, vu les antécédents de sa famille et les siens, de phthisie pulmonaire, sembla prendre une vigueur nouvelle et naître à la force et à la santé lorsqu'il eut contracté la syphilis. Mais ce sont là des exceptions.

Que l'on parcoure les faits de syphilis maligne consignés dans les travaux de Dubuc et d'Ory et ceux que nous avons publiés nous-même, et l'on verra quelle part considérable il convient de faire aux constitutions débiles et aux autres causes ordinaires d'affaiblissement, suites de couches, affections fébriles, traumatismes, émotions morales. — Pour ce qui est de l'*âge*, il ne saurait vraiment y avoir contestation, si l'on s'attache à opposer la vérole infantile acquise à celle des vieillards. Tous les praticiens sont unanimes à considérer comme particulièrement bénignes les suites des infections syphilitiques d'origine vaccinale; il n'en est certainement pas de même chez les sujets avancés en âge. Sur 254 observations inédites rapportées dans nos recherches sur la syphilis tertiaire, cinq sont relatives à des malades ayant dépassé cinquante ans; or, parmi ces derniers, un seul eut une infection d'intensité moyenne; trois autres eurent à supporter de graves accidents; enfin un sexagénaire fut en proie à une syphilis d'une effroyable intensité. Il avait contracté des chancres en avril 1869; en décembre il souffrait d'une éruption pustuleuse et d'une iritis; en janvier 1870 se déclarèrent des ostéo-périostites gommeuses, puis une hépatite à laquelle il succomba en pleine cachexie. A ces faits personnels j'ajouterai qu'il me serait facile d'en joindre d'autres tirés des auteurs. — Je n'insisterai pas sur la nocivité des autres causes signalées plus haut, la gravité de la syphilis chez les *femmes enceintes et les nourrices* n'est plus à démontrer. Je rappellerai que la jeune femme dont j'ai plusieurs fois déjà cité la triste observation fut contaminée par son mari au sortir d'une couche (voyez plus haut page 625); une autre malade qui fut infectée dans des circonstances analogues, sept ou huit semaines après l'accouchement souffrit d'abord d'un ecthyma, puis, sans transition, fut atteinte d'ulcérations profondes de la face ; de pareils exemples ne sont point rares. — Pour démontrer l'influence de l'*hygiène*, il nous suffira de faire remarquer le nombre considérable de syphilis graves qui ont été contractées soit à l'étranger, dans des contrées exotiques, par des voyageurs soumis aux conditions déprimantes d'un milieu nouveau pour eux et quelquefois absolument nuisible, soit pendant la dernière guerre et particulièrement pendant la période du siége de Paris. Sur trente observations de ce genre publiées par Ory, nous en trouvons six dont la gravité est justiciable de ces circonstances (deux exotiques et quatre datant du siége), et notre statistique sur la syphilis tertiaire n'en contient pas moins de dix, parmi lesquelles six originaires de l'Orient et quatre survenues en France en 1870-71.

Nous venons de démontrer que, pour bon nombre d'infections, le degré de gravité semble lié aux conditions variables desquelles dépend l'état général du sujet. Est-ce donc à dire que le premier stade de la vérole régisse les phases ultérieures, et que, le chancre étant connu, il soit facile d'en déduire l'allure de la maladie et la physionomie que présenteront ses accidents? Tel est le problème qu'il nous faut aborder maintenant. Certes, ce n'est point là une question soulevée de fraîche date; au commencement de notre siècle, elle préoccupa Richard Carmichael et lui inspira sa fameuse théorie des quatre virus. Mais c'est Bassereau, Langlebert et surtout Diday qui s'efforcèrent de trouver des relations entre la forme de la lésion primitive et la force de la syphilis qu'elle inaugure.

De leurs recherches sortit la *loi de concordance*. Aux chancres indurés bénins furent attribuées les éruptions syphilitiques bénignes et les affections des divers tissus sans tendance à la suppuration; aux chancres indurés phagédéniques, les syphilides pustuleuses graves, les affections ulcéreuses de la peau et plus tard les exostoses, les nécroses, les caries.

Rien de plus rationnel que ce triage clinique. Nous ne saurions cependant nous empêcher de faire remarquer que les documents sur lesquels il est basé ne portent en général que sur le chancre et les poussées éruptives, et que leurs auteurs ont appliqué aux accidents plus tardifs des conclusions qu'ils ne nous semblent avoir légitimées que pour la phase secondaire. En prenant la question à un autre point de vue, c'est-à-dire ne considérant que les cas ayant abouti aux lésions ultimes, j'ai recherché ce qu'avaient été les accidents des stades antérieurs. C'était faire en quelque sorte la preuve des assertions émises par Diday. J'ai pu réunir seize observations de chancres extrêmement bénins, suivis d'accidents tertiaires, et dix-sept de chancres notés comme graves, c'est-à-dire très-étendus, très-indurés ou phagédéniques. Les résultats auxquels m'a conduit cet examen rétrospectif ont été résumés dans le tableau suivant :

	Après les chancres bénins.		Après les chancres graves.	
Accidents secondaires inaperçus ou très-légers...	4	16	7	17
Éruptions papuleuses ou papulo-tuberculeuses...	5		8	
Éruptions pustuleuses........................	7		2	
Gommes et ulcérations superficielles............	4	16	1	17
Gommes et ulcérations profondes..............	4		11	
Lésions osseuses et viscérales................	8		5	

Ainsi de graves accidents secondaires et tertiaires peuvent être observés à la suite des ulcères primitifs les plus superficiels. Ces faits, on n'en saurait douter, portent une réelle atteinte à la loi de concordance. Ils prouvent de plus l'utilité de la statistique ainsi comprise, car, si je n'avais eu le soin de compléter mes observations, j'eusse infailliblement compté comme atteints de syphilis faible, plus que faible, à peine ébauchée, les quatre sujets qui s'aperçurent à peine des éruptions consécutives à leur chancre nain et souffrirent cependant par la suite, non-seulement d'accidents tertiaires, mais de lésions fort graves. Deux en effet perdirent une bonne partie du squelette naso-palatin, un troisième faillit succomber à l'asphyxie consécutive au développement d'une exostose prévertébrale, et, quand j'observai le dernier, il était porteur d'un énorme syphilome dans l'épaisseur des muscles fémoraux.

Nous appellerons également l'attention sur la proportion considérable des éruptions graves succédant aux chancres de la même catégorie. Pour ce qui est des accidents primitifs graves à leur début, la seconde partie du tableau nous montre que si le stade moyen se fait parfois remarquer par sa bénignité, il y a presque toujours concordance entre la gravité du chancre et celle de la période tertiaire.

De ces différentes remarques nous sommes donc en droit de tirer les conclusions suivantes :

a. Les chancres graves impliquent presque fatalement une vérole grave dans la suite, même alors que les premiers accidents qui les ont suivis se sont montrés bénins.

b. Les chancres superficiels peuvent être suivis d'accidents tertiaires fort graves, même après les secondaires les plus légers.

Toutefois qu'on ne se méprenne pas sur la portée de ces deux propositions; la loi de Diday reste juste dans la majorité des cas, et je n'ai eu d'autre but que de signaler des faits exceptionnels dignes d'attirer l'attention.

§ 10. — TRAITEMENT.

Nous n'entreprendrons pas d'exposer en détail les innombrables moyens qui ont été préconisés contre la transmission du chancre syphilitique. Au reste, comme beaucoup des données qui ont trouvé place dans le chapitre de la blennorrhagie sont applicables à la *prophylaxie* de la vérole, nous renverrons tout d'abord à la première partie de cet ouvrage (voyez p. 47). Nous ne reviendrons pas sur les avantages du condom, ni des lotions plus ou moins spécifiques, ni des onctions au moyen de corps gras. Assurément nul ne conteste la vertu des différents liquides (liquide de Rollet, liquide de Langlebert), proposés comme préservatifs, lorsque, d'après toutes les règles d'une expérience bien conduite, on les dépose sur une plaie d'inoculation ; mais un fait non moins certain, c'est que la pratique n'a pu se plier aux exigences de leur emploi. Inutile donc d'insister sur ce point.

En ce qui concerne l'*hygiène publique,* nous ne pouvons que signaler d'une façon générale l'établissement des visites sanitaires et des diverses mesures par lesquelles on s'est efforcé de réglementer et d'assainir la prostitution. Aux épidémies dont les verreries ont été si souvent le théâtre, on a opposé l'*embout mobile* de Chassagny, répondant, s'il faut en croire les médecins, à tous les besoins de la théorie, mais par malheur presque unanimement rejeté par les souffleurs. Le vaccin n'offre plus de danger quand on choisit des tubes clairs, citrins, dépourvus de traînées blanches ou rougeâtres, et qu'on évite tout transport direct ou médiat du sang, soit du vaccinifère aux vaccinés, soit de ceux-ci au premier, soit de vacciné à vacciné. Enfin, les rabbins de Paris ont renoncé à pratiquer la succion du prépuce après la péritomie. C'est à l'intervention de Ricord qu'est due cette sage mesure dont on ne saurait trop souhaiter la généralisation.

Traitement local. — Étant donné un sujet qui, plus ou moins longtemps après un coït peu sûr, remarque sur ses organes une trace suspecte, faut-il y porter le caustique? Les expériences suivantes de Sigmund tendent à établir l'utilité de cette pratique.

	Nombre de cas.	Nombre de syphilis consécutives.
Malades cautérisés du premier au troisième jour après la contagion..........................	24	 3
Malades cautérisés du troisième au dixième jour..	11	 7
Malades abandonnés à eux-mêmes.............	22	 11

Peut-être n'est-ce là que le produit d'une coïncidence ; cependant, malgré les arguments théoriques que l'on pourrait m'opposer, étant connue la rapidité d'absorption de certains virus, je ne crois pas que l'on ait le droit de négliger la chance que peut offrir le caustique employé du premier au troisième jour. On se servira indifféremment du nitrate d'argent, du nitrate acide de mercure, de la potasse caustique, ou mieux encore de la solution saturée de chlorure de zinc.

Quand le chancre a paru, toute cautérisation, toute tentative d'abortion doit être abandonnée; ce n'est pas qu'on ne puisse arriver dans quelques cas à supprimer l'ulcère au prix d'une perte de substance plus ou moins considérable, mais la vérole n'en existe pas moins et le gain sera en réalité de bien peu de chose, puisque l'on n'aura fait que se mettre à couvert contre les complications intrinsèques de l'ulcère. Au reste, on a vu maintes fois la cicatrice consécutive à l'emploi de la méthode ectrotique s'indurer, devenir proéminente et persister parfois fort longtemps.

On l'a dit avec raison, le chancre syphilitique ne demande qu'à guérir; la seule thérapeutique locale qu'il soit logique de lui appliquer doit avoir pour but de le protéger contre les frottements, ou d'empêcher à sa surface la formation de croûtes. On se bornera donc à le recouvrir avec de la charpie imbibée de vin aromatique ou d'une légère solution (au 100e) d'azotate d'argent, ou de n'importe quelle substance astringente ou désinfectante, pourvu que la dose en soit inoffensive. Quelques praticiens donnent la préférence aux pommades résolutives, parmi lesquelles l'onguent mercuriel a été fort vanté par Simonnet. Néanmoins, la pommade au calomel (2 gr. sur 30) reste le topique le plus employé. Enfin, on activera la cicatrisation au moyen du crayon de nitrate d'argent, qui sera surtout utile pour les chancres utérins proéminents. Au besoin on pourra pratiquer des greffes épidermiques (A. Dron).

Contre les chancres syphilitiques compliqués, on mettra en usage tout l'arsenal des moyens que nous avons proposés contre les chancrelles phagédéniques, serpigineuses, etc. (voyez Chancre simple, § 8, Traitement, page 399).

Quand la surface du chancre s'est recouverte d'épithélium, la guérison de l'ulcère est complète, mais il peut arriver que la résolution du syphilome ne le soit pas. Que faut-il faire contre les noyaux de sclérose qui marquent encore, et pour un temps souvent fort long, la place de la lésion ? Il faut s'abstenir de tout remède local. On ne doit compter dans ce cas que sur la médication hydrargyrique interne, dont l'action est, dans la grande majorité des cas, aussi sûre que rapide. Mais, alors même que ce traitement serait resté inefficace, et quelles que soient d'ailleurs les sollicitations du malade désireux de voir disparaître cette petite difformité, il faut résolûment se refuser à toute intervention opératoire. Un jeune homme, cité par Fournier, avait conservé à la suite d'un chancre de la rainure une masse indurée grosse comme une petite noix. Lassé d'en attendre la résorption et ne pouvant en obtenir l'exérèse ni de Ricord ni de Fournier, il rencontra enfin un opérateur complaisant qui extirpa le néoplasme souscicatriciel. Survint dans la journée même une hémorrhagie épouvantable dans laquelle il perdit plusieurs litres de sang et qui ne put être arrêtée que par trois applications de fer rouge. Or, quelque temps après, une induration supérieure en volume à l'induration précédente s'était reproduite au même siége sous la cicatrice. Elle disparut, il est vrai, à la longue, mais le patient n'eut guère lieu de s'en féliciter, car, lorsque tout fût terminé, il lui manquait un bon morceau de la verge.

(Pour le traitement de la lymphite et de l'adénite concomitantes du chancre syphilitique et du chancre mixte, consultez les paragraphes correspondants des LYMPHITES et ADÉNITES INFLAMMATOIRES et CHANCRELLEUSES, pages 440 et 449. — Les indications fournies par le phimosis et le paraphimosis seront recherchées pages 161 et 175, au chapitre de la BLENNORRHAGIE.)

Traitement général. — Le chancre syphilitique est la première manifestation de la vérole ; en tant que lésion locale, il est bénin ; sa marche naturelle est de tendre spontanément à la guérison ; mais la maladie suit son cours et ne tarde pas à s'affirmer par les poussées dites secondaires. Faut-il dès l'apparition de cet ulcère combattre l'intoxication générale qu'il révèle par le traitement antisyphilitique mercuriel ? A-t-on quelque chance en l'attaquant ainsi hâtivement d'atténuer les effets du virus et de prévenir des accidents graves ? C'est là une question des plus controversées. Beaucoup de praticiens sont grands partisans de l'hydrargyre contre la syphilis, et cependant en face du chancre font cause commune avec les antimercurialistes, car ils conseillent d'attendre la venue des éruptions pour commencer l'emploi de ce médicament. D'autres, assurément plus logiques, ne voient pas pourquoi, au début de l'infection, on renoncerait aux ressources d'un aussi puissant spécifique, et le donnent aussitôt qu'ils ont reconnu la présence du syphilome, regrettant de n'avoir pu en faire prendre au malade la veille du jour où il a contracté la syphilis. Notre intention n'est pas d'aborder ici la discussion complète du traitement mercuriel ; toutefois, comme il importe pour nous de justifier les conseils qui vont suivre, nous allons énoncer sommairement les principaux faits qui peuvent servir de jalons dans l'appréciation de la thérapeutique spéciale.

1° *Le traitement mercuriel institué dès l'apparition du chancre syphilitique, retarde la venue des accidents, soit secondaires, soit tertiaires.*

Sur un nombre de 74 malades pris au hasard, et dont 25 seulement avaient été soumis au traitement *ab initio*, Diday a calculé que chez ces derniers les accidents secondaires s'étaient déclarés en moyenne quarante-neuf jours après le début du chancre, tandis que chez les autres ils s'étaient montrés au quarante-troisième jour.

D'autre part, nous avons soumis à un examen approfondi 106 cas de lésions tertiaires, parmi lesquels 47 appartenaient à des mercurialisés *ab initio*, et 59 à des sujets chez lesquels la syphilis a évolué en dehors de toute influence thérapeutique.

L'étude de ces observations nous a conduit aux conclusions suivantes.

a. Il n'est pas rare qu'après être restée latente pendant une longue, voire même une très-longue période, une vérole mercurialisée *ab initio* donne lieu à des accidents soit profonds, soit superficiels ; mais c'est de quatre ans à huit ans après le chancre que les plus graves sont à redouter.

b. Quand une vérole est livrée à sa marche naturelle, c'est durant les quatre premières années que se montrent en général les lésions tertiaires. Ce laps de temps écoulé, les accidents auxquels le sujet reste exposé sont relativement rares.

Ces deux séries de faits nous paraissent établir de la façon la plus indiscutable l'influence de l'hydrargyre ; s'il retarde l'époque où paraissent les accidents, il est permis de croire que dans bon nombre de cas on réussit, grâce à cet agent, à les ajourner indéfiniment. Sous ce rapport, il semble donc qu'il y ait avantage à recourir au mercure, à la condition cependant que les accidents retardés n'offriront pas un plus haut degré de gravité. C'est là un second point de la question qu'il nous faut examiner.

2° *La gravité des accidents secondaires et des accidents tertiaires paraît peu atténuée par le traitement mercuriel institué* ab initio.

En ce qui concerne les accidents secondaires, voici la réponse empruntée encore à Diday. Sur 49 sujets n'ayant pas pris de mercure pendant le chancre, la syphilis a été dix-sept fois faible, vingt sept fois moyenne et cinq fois forte ; et sur 25 sujets ayant pris du mercure pendant le chancre, la syphilis ultérieure a été six fois faible, quatorze fois moyenne et cinq fois forte.

Notre travail statistique précédemment cité nous renseigne d'une façon plus significative encore au sujet des accidents tertiaires. Sans vouloir entrer ici dans le détail de faits sur lesquels nous aurons à revenir, nous pouvons dire immédiatement que les lésions tardives du système nerveux paraissent l'apanage à peu près exclusif des véroles hydrargyrisées ; les affections du testicule semblent aussi particulièrement fréquentes à la suite du traitement mercuriel.

Nous avons maintenant entre les mains toutes les données nécessaires à la solution du problème. Nous savons qu'en donnant le spécifique aux chancreux nous avons grande chance de ralentir la marche de leur infection; il semble que le virus soit, pour ainsi dire, endormi par l'action des composés mercuriels: assurément, à l'époque où ils sont administrés, il perd momentanément quelque chose de sa puissance; mais nous soupçonnons aussi, sans bien pouvoir nous l'expliquer, que nous faisons courir au malade certain danger pour l'avenir. C'est à dessein que je néglige l'influence du médicament sur la marche de la lésion primitive, puisque nous avons établi que le chancre, le seul accident dont il soit ici question, peut guérir spontanément; nous ne devons donc envisager ici la thérapeutique spéciale qu'au seul point de vue de ses effets ultérieurs. Eh bien, nous avouerons tout d'abord qu'en face du problème ainsi posé, il peut y avoir hésitation dans l'esprit du praticien. Pour notre compte, étant donné un chancre, nous ne nous prononcerions qu'après un examen attentif de toutes les circonstances qui peuvent faire présager la marche de la syphilis à laquelle il prélude. La lésion est-elle grave par elle-même, le sujet paraît-il, en raison de sa constitution ou de ses antécédents, mal défendu contre l'intoxication virulente, nous ne nous croirions pas en droit de lui refuser l'appui d'un allié aussi efficace que le traitement mercuriel. Telle serait également notre conduite en présence d'un malade insouciant, rebelle aux soins de l'hygiène et susceptible de transmettre la lésion contagieuse dont il est atteint. En pareil cas, l'important est de s'occuper des maux présents, dût l'avenir en souffrir; de graves accidents sont peut-être à la veille d'éclater; or, quelle que soit la confiance que nous avons dans le verdict de la statistique, il importe avant tout de les conjurer, et puisque le mercure possède une action préventive certaine, l'expectation serait non-seulement imprudente mais coupable. — Tout autre serait notre manière de traiter un chancre absolument bénin, développé sur un sujet résistant, soumis à une hygiène irréprochable. Nous savons bien que l'appréciation de ces conditions est un problème délicat et difficile : mais, en l'absence de moyen plus précis, force est bien de se satisfaire de ces données; à ce malade, nous conseillerions l'abstention de mercure comme une chance à courir, du moins tant que la syphilis serait bénigne.

En somme, nous ne nous éloignons que sur un point de la ligne de conduite tracée par Diday; comme à ce maître, le principe général du traitement spécifique indifféremment appliqué à tous les vérolés nous inspire quelque défiance; nous ne condamnons pas aveuglément la cure mercurielle, nous la voulons opportune. Mais, contrairement à ses préceptes, lorsqu'elle est reconnue nécessaire, c'est d'emblée, pendant la période du chancre, que nous conseillons d'y recourir. (Voir plus loin, pour les substances à employer, leurs doses et leurs effets, l'étude physiologique du mercure et de ses composés.)

Indépendamment du traitement spécifique, on devra se montrer attentif aux indications tirées de l'état général ; le *fer* et les *iodiques* feront la base du traitement tonique qu'il convient d'opposer à l'anémie globulaire. Parmi les préparations iodées, nous recommandons particulièrement l'*iodure de potassium*. Ce médicament, s'il faut s'en rapporter aux expériences de Grassi, aurait la propriété de rétablir le chiffre normal des globules, avec une rapidité que le mercure serait loin de posséder. Agit-il comme spécifique, ou simplement à titre de corroborant? C'est là une question qui demande à être tenue en réserve. Quoi qu'il en soit, nous avons eu l'occasion de constater ses heureux effets dans un bon nombre de cas, mais nous ne sommes pas encore suffisamment éclairé sur la marche consécutive de la vérole. Nous nous bornerons ici à cette simple indication, l'iodure de potassium devant nous occuper plus longuement dans un chapitre ultérieur.

BALARDINI, *Observations de syphilis chez les veaux* (*Gaz. méd. de Paris*, p. 287, 1850). — CULLERIER, *Contagion de la syphilis entre les nourrices et les enfants* (*Gaz. méd. de Paris*, p. 892, 1850). — BOUCHUT, *Sur la transmission de la syphilis des nouveau-nés aux nourrices* (*Gaz. méd. de Paris*, p. 296, 1850). — AUZIAS-TURENNE, *Inoculation de la syphilis aux animaux* (*Gaz. méd. de Paris*, p. 841, 1850). — ROBERT DE WELS, *Inoculation de la syphilis aux animaux* (*Gaz. méd. de Paris*, p. 544, 1850). — CHAUSIT, *Incubation et prodromes généraux de la syphilis* (*Annales des maladies de la peau*, de Cazenave, t. IV, p. 174, 1851). — SCHNEPF, *Contagion par voie d'inoculation artificielle des accidents consécutifs de la syphilis* (*Annales des maladies de la peau*, de Cazenave, t. IV, p. 5, 1851). — CHAUSIT, *Inoculation d'un accident secondaire* (*Annales des maladies de la peau*, de Cazenave, t. IV, p. 45, 1851). — VIDAL DE CASSIS, *Inoculation de l'accident secondaire, double vérole* (*Annales des maladies de la peau*, de Cazenave, t. IV, p. 253, 1851). — AUZIAS-TURENNE, *Inoculation de la syphilis* (*Gaz. méd. de Paris*, p. 458, 1851). — WALLER, *Caractère contagieux de la syphilis secondaire* (*Annales des maladies de la peau*, de Cazenave, t. III, p. 174, 1851). — PETRINI, *Sur la transmission de la syphilis des nourrissons aux nourrices* (*Gaz. méd. de Paris*, p. 568, 1851). — DIDAY, *Expériences sur la transmissibilité de la syphilis primitive de l'homme aux animaux* (*Gaz. méd. de Paris*, p, 809, 1851). — CHAUSIT, *Inoculation de la syphilis aux animaux* (*Annales des maladies de la peau*, de Cazenave, t. III, p. 166, 1851). — FROMENT, *Chancre de l'urèthre* (*Annales des maladies de la peau*, de Cazenave, t. III, p. 272, 1851). — ABBOTT, *La syphilis primitive peut-elle exister chez une femme sans que celle-ci s'en aperçoive?* (*Gaz. méd. de Paris*, p. 152, 1851). — VAUTHIER, *Virus syphilitique* (*Annales des maladies de la peau*, de Cazenave, t. III, p. 109, 1851).—HUTCHINSON, *De l'influence qu'a la circoncision pour préserver de la syphilis* (*Gaz. méd. de Paris*, p. 589, 1856). — RODET, *Des bons effets de l'opium à haute dose contre une des formes les plus rebelles des ulcérations syphilitiques* (*Gaz. méd. de Paris*, p. 435, 1856). — LAGNEAU fils, *Chancre larvé ou ulcération syphilitique primitive intra-urétrale profonde et blennorrhagie syphilitique* (*Gaz. méd. de Paris*, p. 272, 1856). — CRITCHETT, *Chancre huntérien de la paupière inférieure, guérison par le traitement mercuriel* (*Med. Times*, sept. 1857). — RODET, *Unité de la syphilis* (*Union médicale*, p. 424, etc., 1857). — LEE, *Sur différentes formes de l'inoculation syphilitique* (*Union méd.*, t. IV, p. 398). — PORTER, *Infection syphilitique sans inoculation de pus contagieux* (*Union médicale*, t. IV, p. 366, 1859). — A. VIENNOIS, *Transmission de la syphilis par la vaccination* (*Archives de médecine*, 1860, reproduit in *De la syphilis vaccinale*, communications à l'Académie de médecine, Paris, 1865). — PELLIZZARI, *Della trasmissione della sifilide congenita alle nutrici* (*letta all' Academia medico-fisica fiorentina*, 1861). — ANSTIE, *Case of infection by mucous tubercles causing indurated chancre on the nurse* (*Med. Times and Gaz.*, p. 534, 1862). — TRANEAU, *Transmission des accidents secondaires* (*Gaz. des Hôpitaux*, p. 274, 1862). — WEIL, *Transmission des accidents secondaires* (*Gaz. des hôpitaux*, p. 447, 1862). — LEE, *On infecting sores* (*Brit. med. Journ.*, t. Ier, p. 621, 1862). — HERMANN, *View on syphilis* (*Brit. med. Journ.*, t. Ier, p. 290, 1862). — PARKER, *On syphilis* (*Brit. med. Journ.*, t. Ier, p. 226, 1862).—NEUMANN, *Influence of small pox on the course of syphilis* (*Wien. med. Wochenschrift*, p. 500, 1862). — TROUSSEAU, *Syphilis inoculée par la vaccine* (*Gaz. des hôp.*, p. 25, 1862 et *Bulletin de l'Académie de médecine*, séance du 24 janvier 1865). — BŒCK, *Communicability of syph. with vaccine matter* (*Brit. med. Journ.*, t. II, p. 538, 1862). — RICORD, *Leçons sur la transmission de la syphilis par la vaccine* (*Gaz. des hôpitaux*, p. 41-45, 1862). — H. BOHN, *On the transmission of syphilis by vaccination*, (*Schmidt's Jahrbücher*, vol. CXX, p. 97, 1863). — LEE, *Syphilitic and vaccino-syphilitic inoculation* (*Brit. med. Journ.*, t. Ier, p. 192, 1863). — A. PARIS, *Contagion des accidents de la syphilis secondaire* (*Gaz. des hôp.*, p. 85, 1863). — DIDAY, *Histoire naturelle de la syphilis*, Paris, 1863. — C.-Aimé MARTIN, *De l'accident primitif de la syphilis constitutionnelle*, thèse de Paris, 1863. — *Contagion de la syphilis entre les souffleurs de verre à bouteilles* (*Gaz. des hôp.*, p. 19, 1863). — VOSE SALOMON, *Chancre induré de la paupière* (*British med. Journal*, p. 263). — HUGENBERGER, *On the question of its occurrence only once* (*St-Petersburger medic. Zeitschr.*, *iii*, p. 161,

1863). — KOBNER, *On auto-inoculability of syphilis* (*Wien. med. Halle*, p. 402, 1862). — WAGNER, *On syphiloma* (*Arch. der Heilkunde*, p. I, etc.). — BOLZE, *On syphiloma* (*Prag. med. Wochenschrift; Yearbook of Sydenham Society*, p. 303, 1864). — SKINNER, *Transmission of syphilis secondary* (*Brit. med. Journ.*, t. I, p. 595). — HUMPHRY, *On syphilis* (*Brit. med. Journ.*, t. II, p. 183). — E. GUNTZ, *On syphilitic Fever* (*Kuchenmeister's Zeitschr. ii*, 3; *und Sachs' medic. Almanach*, p. 189, 1864). — LUND, *Syphilis in monkeys* (*Brit. med. Journ.*, t. I, p. 244). — AC. DE MÉDECINE, *Transmissibilité de la syphilis des hommes aux animaux* (*Bulletin de l'Académie de médecine*, t. XXIX, p. 1136 et 1159; *Gazette des hôpitaux*, p. 431-443, 1864). — DESPRÉS, *Accidents primitifs de caractère particulier* (*Gazette des hôpitaux*, p. 453, 1864). — MAUNDER, *Diagnostic between indurated chancre and epithelioma* (*Med. Mirror*, i, 17, 1864). — A. RICORDI, *Sifilide da allattamento e forme iniziali della sifilide*, Milano, 1865. — LEE, *Non propagation of syphilis by milk* (*British med. Journal*, p. 97, 1865). — HARDY, *Transmission de syphilis par une dragée* (*Gaz. des hôp.*, p. 445, 1865) — MILLARD, *Observations de syphilis vaccinale* (*Union médicale*, n° 147, 1865, et *Giornale italiano delle malattie veneree e della pelle*, t. Ier, p. 127, 1866). — CORTEN, *Unité du virus chancreux. Une première atteinte de syphilis ne préserve pas d'une seconde; le mercure n'a pas d'action préventive* (*Presse médicale*, décembre 1865). — Jules DAVASSE, *La syphilis, ses formes, son unité*, Paris, 1865. — FOURNIER, *Des longues incubations du chancre infectant* (*Gaz. des hôp.*, p. 153, 1865). — CRISTOFORO HEATH, *Sull' endoscopo quale mezzo per la diagnosi e la cura delle malattie uretrali*, planches nombreuses (*Giornale italiano delle malattie veneree e della pelle*, t. 1, p. 321, 1866). — AMBROSOLI, *Alcune linee sopra la sifilide da allatamento* (*Giornale italiano delle malattie veneree e della pelle*, t. II, p. 56, 1866).— G. PROFETA, *Sulla sifilide per allatamento, seconda edizione, con aggiunte sulla prima inserita nei fascicoli di aprile e maggio*, 1865, (*dello Sperimentale di Firenze*). – SIGMUND, *Ueber die Incubation der Syphilis* (*Wiener medicinische Wochenschrift* et *Giornale italiano delle malattie veneree e della pelle*, t. 1, p. 25). — A. RICORDI, *L'ulcero misto considerato teoricamente ed in rapporto colla clinica. Lettera al R. Griffini* (*Annali universali d'Omodei*, aprile 1866). — MAZZIOTTI, *Osservazione pratica di un ulcera mista venerea sifilitica* (*Giornale italiano delle malattie veneree e della pelle*, t. I, p. 336 et t. II, p. 73, 1866). — JUAN DE VINCENTE, Y HEDO, *Tratado de las enfermedades herpeticas esternas é internas y de las sifiliticas*, Madrid, 1866.— Gaetano NANCA, *Prolusione al corso di clinica sifilitica* (*Giornale italiano delle malattie veneree e della pelle*, t. II, p. 72, 1866). — DIDAY, *Nouvelle observation de syphilis de la trompe d'Eustache* (*Gaz. méd. de Lyon*, août 1866). — P. PELLIZZARI, *Il latte di una sifilitica puo trasmettere la sifilide ad un bambino sano* (*Giornale italiano delle malattie veneree e della pelle*, t. II, p. 205, 1866). — A. RICORDI, *Sull' irreinoculabilita delle forme di sifilide*, con-

siderazioni critiche ed esperimentale (*Annali universali di medicina d'Omodei*, Milano, janvier 1866). — Angelo SCARENZIO, *La reinfezione sifilitica in rapporto col dualismo del virus della stessa natura* (*Giornale italiano delle malattie veneree e della pelle*, t. II, p. 12, 1866). — A. FOURNIER, article *Bubon*, *Nouveau Dictionnaire de médecine et de chirurgie pratiques*, t. V, 1866). — DUMAS, *Quelques considérations sur la voie que prend l'organisme pour envahir l'économie*, thèse de Strasbourg, 1866, n° 938. — SOCIÉTÉ MÉD. DES HOPITAUX, *Syphilis transmise par la vaccine* (*Gaz. des hôpit.*, p. 3, 347, 367, 379, 527). AC. DE MÉDECINE, *Syphilis des animaux* (*Bulletin de l'Académie de médecine*, 1866, t. XXXI, p. 753; *Gaz. des hôpit.*, p. 252, 1866). — DEPAUL, *Rapport au ministre de l'agriculture et du commerce sur des accidents graves, suite de la vaccination, qui se sont produits à Auray* (*Morbihan*) (*Bullet. de l'Acad. de médecine*, séance du 13 nov., *Gaz. des hôp.*, t. XXXII, p. 201). — ACAD. DE MÉDECINE, *Syphilis des animaux* (*Bulletin de l'Acad. de médecine*, t. XXXII, p. 435; *Gaz. des hôpit.*, p. 63, 1867). — Adolphe DELZENNE, *Des doctrines et des connaissances nouvelles en syphiligraphie*. thèse de Paris, 1867. — SCARENZIO, *Un appunto alla Gazette médicale de Lyon, sopra la reinfezione sifilitica* (*Giornale delle malattie veneree*, vol. III, p. 193, 1867). — AMBROSOLI, *Di una maniera non ancora descritta di contrarre la sifilide* (*masticare i mozziconi di zegaro raccolti nella pubblica via*) (*Giornale delle malattie veneree*, vol. III, p. 259, 1867). — Vincenzo TANTURRI, *Ricerche critiche esperimentale sulle inoculazioni sifilitiche* (*Giornale delle malattie veneree*, vol. III, p. 374, 1867). — Amilcare RICORDI, *Nuovo tributo allo studio dell' ulcero misto* (*Giornale italiano delle malattie veneree e della pelle*, t. II, p. 81, 1867). — Carlo PADOVA, *Del latte muliebre quale mezzo di trasmissione della sifilide* (*Giornale italiano delle malattie veneree e della pelle*, t. II, p. 153, 1867). — G. ALBERTETTI, *Allattamento mercenario nei suoi rapporti colla pubblica igiene* (*Giornale italiano delle malattie veneree*, vol. III, p. 247, 1867). — SORESINA, *Sifilide ed il vaccino* (*Giornale delle malattie veneree*, vol. III, p. 233, 1867). — GAMBERINI, *Sifilide e vaccino* (*Giornale delle malattie veneree*, vol. III, p. 161, 1867). — Antonio BALDUCCI, *Rapporto al Sindaco di Montecatini di Val di Nievole, sui casi di sifilide per allattamento, in una sezione di quel comune, e proposte di relativi provvedimenti* (*Giornale italiano delle malattie veneree*, t. II, p. 382, 1868). — Henry LEE, *On communication of syphilis* (*British med. Journ.*, t. II, p. 567). — DIDAY, *Responsabilité du médecin envers le nouveau-né et la nourrice* (*Giornale italiano delle malattie veneree*, t. II, p. 100, 1868). — VIDAL, *Du tubercule syphilitique*, thèse de Strasbourg, n° 134, 1868. — OLIVIER, *La syphilis en bouteille* (*Revue de thérapeutique médico-chirurgicale*, 1867). — GAILLETON, *Chancre induré double* (*Journal de médecine de Lyon*, 15 décembre 1868). — SOCIÉTÉ DE MÉDECINE, *Transmission de la syphilis de la nourrice au nourrisson et vice versa* (*Gaz. des hôpit.*, p. 491, 1868). — LEGROS et MICHOT, *Inoculation d'un ulcère induré sur un cochon d'Inde* (*Gazette médicale*, n° 7, 1869). — DRON, *Mode particulier de transmission de la syphilis au nourrisson par la nourrice dans l'allaitement* (*Annales de dermatologie et de syphilographie*, t. II, p. 161). — THIRY, *Syphilis récidivant, — valeur de l'induration initiale* (*Giornale italiano delle malattie veneree*, t. I, p. 161, 1870). — TOMMASI, *Febbre intermittente quotidiana da sifilide costituzionale* (*Giornale italiano delle malattie veneree*, t. I, p. 170, 1869). — Jas. VOSE SALOMON, *Syphilis appearing after vaccination* (*Bristish medical Journal*, t. II, p. 645, 1869). — MORGAN, *Unity of syphilis* (*Bristish medical Journal*, t. II, p. 706, 1869) — BERKELEY HILL, *Moderne doctrine of syphilis* (*British medical Journal*, t. I, p. 317). — DE MÉRIC, *Comparison of syphilis with cancer; — induration in syphilis* (*British medical Journal*, t. I, p. 223 et 348, 1870). — *Statistisches der Syphilis* (*Centralblatt*, p. 159, Berlin, 1870). — G. PROFETA, *Sui prodotti di secrezione normale e patologica negli individui sifilitici* (*Giornale italiano delle malattie veneree*, t. I, p. 61, 1870). — B. CAPOZZI, *Febbre accessionale per infezione sifilitica* (*Giornale italiano delle malattie veneree*, t. I, p. 103, 1870). Giacomo DI LORENZO, *Ulceri croniche e callose; fimosi aderente con durezze e fistole prepuziali; bubboni, dolori osteocopi* (*Giornale italiano delle malattie veneree*, t. II, p. 101, 1870). — ROSER, *Alleged transmission of syphilis by vaccination* (*British medical Journal*, t. I, p. 187, 366). — MULLER, *Transmission de la syphilis par vaccination* (*Annales de dermatologie et de syphiliographie*, t. II, p. 400). — ROLLET, art. *Bubon syphilitique*, in *Dictionnaire encyclopédique des sciences médicales*, t. XI, p. 267, 1870. — DIDAY, *Du bubon mixte* (*Lyon médical*, p. 645, 1871). — Roberto CAMPANA, *Delle linfadenopatie sifilitiche* (*Giornale italiano delle malattie veneree*, t. II, p. 3, 94). — KOBNER, *Transmission de la syphilis par la vaccination* (*Annales de dermatologie et de syphilographie*, t. III, p. 144). — PERROUD, *La syphilis vaccinale devant la Société royale médico-chirurgicale de Londres* (*Lyon médical*, p. 5, 1871). — MESSENGER BRADLEY, *De l'unité du virus syphilitique* (*Lyon médical*, p. 658, 1871). — ENNERKIBNUR BRELLAVIC, *L'inoculation de la syphilis au moyen de la vaccination* (*Giornale italiano delle malattie veneree*, t. II, p. 379, 1871). — FOURNIER (Alfred), *Des indurations secondaires et des transformations du chancre* (*Annales de dermatologie et de syphilographie*, t. III, p. 255). — BESIADECKI, *Des corpuscules de Lostorfer* (*Annales de dermatologie et de syphilographie*, t. III, p. 226). — COURTAUX, *De la fièvre syphilitique* (*Annales de dermatologie et de syphilographie*, t. III, p. 213). — Albert REDER, *Des périodes de la syphilis* (*Archiv für Dermat. und Syph.*, n° 1, 1871). — *Inoculation de la syphilis par une morsure à la joue* (*Giornale italiano delle malattie veneree*, p. 173, 1872). — CHEADLE, *Nouvelle observation de syphilis vaccinale* (*Lyon médical*, t. I, p. 409, 1872). — VIDAL, *Contribution à l'étude de la syphilis constitutionnelle ayant pour accident initial le chancre mou* (*Annales de dermatologie et de syphilographie*, t. IV, p. 81). — LOSTORFER, *Examen microscopique du sang des syphilitiques* (*Lyon médical*, t. I, p. 427, 1872). — STRICKER, *Le sang des syphilitiques présente-t-il des caractères spécifiques? (Arch. für Dermatologie und Syphilis*, n° 2, 1872). — KOBNER, *Impossibilité du diagnostic de la syphilis au moyen de l'examen microscopique du sang* (*Archiv. für Dermatologie und Syphilis*, n° 2, 1872). — KOBNER, *Étude sur la réinfection syph.* (*Berl. Wochenschrift*, nov. 1872, et *Revue des sciences médicales*, de Hayem, t. I, p. 247). — Robert DRYSDALE, *La syphilis, sa nature et son traitement* (*Annales de dermatologie et de syphilographie*, t. IV, p. 398). — Primo FERRARI, *Storia e dottrine della sifilide costituzionale* (*Giornale italiano delle malattie veneree*, p. 57, 1872). — HORAND et PEUCH, *Recherches expérimentales pour servir à l'histoire des maladies vénériennes chez les animaux* (*Annales de dermatologie et de syphilographie*, t. IV, p. 381). — W. BOECK und A. SCHEEL, *Die Eigenschaften der syphilitischen Virus* (*Arch. für Dermatologie und Syphilis*, et *Centralblatt*, p. 332, 1873). — C. GERHARDT, *Zur Naturgeschichte der Infections Krankheiten* (*Deutsches Archiv für klin. Medicin*, Band XII, t. I, p. 12, 1873). — SOCIÉTÉ DE MÉDECINE DE PARIS, *Syphilis vaccinale*, discussion (*Gaz. des hôp.*, p. 732, 1873). — Jonathan HUTCHINSON, *On vaccino-syphilis* (*Dublin medical Journal*, t. III, sér. n° XVIII, p. 536-538). — Aimé MARTIN, *Syphilis développée après la vaccination, mais non transmise par elle* (*Gaz. des hôp.*, p. 461). — PINCUS, *Einige Bemerkungen über Vaccination und Syphilis Vaccinata* (*Soc. méd. Berlin, Revue des sciences médicales de* 1873, Hayem, t. II, p. 729.) — TAYLOR, *Transmission of syphilitic contagion by the rite of circumcision* (*New York medical Journal, december, and British and foreign medico-chirurg. Review*). — STURGIS, *Chancre induré de la face interne des paupières* (*American Journ. of the medic. sciences*, 1873). — GUYOT, *Lymphangite syphilitique* (*Giornale italiano delle malattie veneree*, p. 174, 1873). — E. GÜNTZ, *Das syphilische Fieber*, Leipsig, 274 stn., 1873. — SCHUSTER, *Complications fébriles chez les syphilitiques* (*Revue des sciences médicales* de Hayem, t. II, p. 793, 1873). — ROLLET, *De la syphilis inoculée* (*Annales de dermatologie et de syphilographie*, t. V, p. 330). — STURGIS, *Du pronostic de la syphilis* (*Annales de dermatologie et de syphilographie*, t. V, p. 224). — James NEVINS HYDE, *De quelques sources de l'infection syphilitique* (*Annales de dermatologie et de syphilographie*, t. V, p. 386). — GEMMA, *Chancre contracté au moyen d'une chemise par une jeune fille vierge* (*Giornale italiano delle malattie veneree*, p, 207, 1873). — DUBUC. *Variété clinique du chancre syphilitique de l'homme. — Du chancre syphilitique multiple herpétiforme* (*Annales de dermatologie et de syphilographie*, t. V, p. 241). — LANCEREAUX, *Variétés du chancre syphilitique* (*Gaz. des hôpit.*, p. 588). — GAMBA, *Due lettere al Dottor Jullien* (*di Lione*) (*Giornale italiano delle malattie veneree*, p. 46, 1874). — TURATI, *Sette anni di pratica sifiligrafica nel dispensario per le malattie veneree nell' Istituto di Santa Corona*, Milano, 1874. — *Affezione contagiosa venerea nel cavalli* (*Giornale italiano delle malattie veneree*,

p. 57, 1874). — Beniamino CARENZI, *Considerazioni critiche sull innesto del virus sifilitico nei bovini* (*Giornale italiano delle malattie veneree*, p. 129, 1874). — BARDINET, *Syphilis communiquée par le doigt d'une sage-femme* (*Bulletin de l'Académie de médecine*, avril 1874). — ROLLET, article *Chancre syphilitique* in *Dictionnaire encyclopédique des sciences médicales*, t. XV, 1874. — CERNATESCO, *De la marche et de la durée du chancre syphilitique et des syphilides vulvaires pendant le cours de la gestation*, Paris, 1874. — WILBOUCHEWITCH (de Moscou), *De l'influence des préparations mercurielles sur la richesse du sang en globules rouges et en globules blancs* (*Archives de physiologie*, p. 509, 537, 1874). — A. WEIL, *Ueber das Vorkommen des Milztumors bei frischer Syphilis* (*Centralblatt*, p. 177, 1874). — R.-W. TAYLOR, *The dangers of the transmission of syphilis between nursing children and nurses, in infant asylums and in private practice* (*American Journal of Obstetrics*, vol. VIII, n° 3, nov. 1875). — GASCOYEN (George-Green), *Cases of syphilitic reinfection with remarks* (*Medic.-chirurg. Transact.*, p. 7, 1875). — Edward NETTLESHIP, *Chancre within the nostril followed by constitutional Syphilis* (*British med. Journ.*, p. 363, et *Revue des sciences médicales*, de Hayem, p. 244) — SCHWARTZ, *Une observation de chancre syphilitique du col* (*Annales de dermatologie et de syphilographie*, t. IV, p. 51). — JANOVSKI, *Contribution à l'étude de la fièvre syphilitique* (*Giornale italiano delle malattie veneree*, p. 204, 1875). — BREMER, *Observations cliniques sur la fièvre syphilitique* (*Annales de dermatologie et de syphilographie*, t. VI, p. 462). — VAJDA, *Ueber das syphilitische Fieber und der Stoffwechsel syphilitischen* (*Viertel. für Dermatol*, p. 147, 1875). — HENRY, *Quattro casi d'ulcero estragenitale* (*Giornale italiano delle malattie veneree*, p. 54, 1875). — GAMBERINI, *Febbre sifilitica* (*Giornale italiano delle malattie veneree*, p. 237, 1875). — Curtis SMITH, *De la syphilis* (*Philad. med. and surg. Reporter*, janvier 1876 et *Revue des sciences médicales* de G. Hayem, t. VIII, p. 442). — EDLEFSEN (de Kiel), *Contagiosité de la syphilis héréditaire* (*Berl. klin. Wochenscrift*, *Revue* de Hayem, t. VIII, p. 442). — PICK, *Transmission de la syphilis* (*Prager med. Wochen.*, n° 9, p. 175, 1876). — COROZE, *Contribution à l'étude de l'accident primitif de la syphilis*, Thèse de Paris, 1876. — E. ORY, *Recherches cliniques sur l'étiologie des syphilides malignes précoces*. Thèse de Paris, 1876, n° 1. — J. SMITH, *Infection syphilitique par le sperme*. (*Archiv of Dermatology*, janvier, 1876). — Isaac SMITH, *Un second cas d'infection syphilitique, due probablement à la semence* (*Giornale italiano delle malattie veneree e della pelle*, p. 56, 1866). — HUTCHINSON, *Notes on Syphilis* (*Med. Times and Gazette*, p. 135, 1876). — R.-W. TAYLOR, *A case of syphilitic contagion conveyed in the operation of vaccination* (*Archives of Dermatology*, avril 1876). — KEYES (E.-L.), *The effects of small doses of mercury in modifying the number of the red blood corpuscles in syphilis; a study of blood counting with the hematimetre* (*American Journal of medical sciences*,

p. 17, january 1876). — Colomiatti, *Contribuzione alla istologia patologica della sifilide constituzionale ed allo studio della genesi delle cellule giganti* (*Annali universali di medicina di Omodei*, p. 238, 66, 1876). — Carlo Pavesi, *Applicazione del cloralio idrato a prevenire il morbo venereo* (*Giornale italiano delle malattie veneree e della pelle*, p. 360, 1876). — Albert Josias, *Transmission de la syphilis par le tatouage* (*Progrès médical*, p. 205, 1877). — E. Gallois, *Recherches sur la question de l'innocuité du lait provenant de nourrices syphilitiques*, thèse de Paris, 1877.

CHAPITRE III

DE L'ÉTAT GÉNÉRAL PENDANT LA PÉRIODE SECONDAIRE

L'infection générale, que nous avons reconnue dès l'apparition de l'accident primitif, s'accuse plus nettement encore pendant la période secondaire. L'agent morbide, qui est dans le sang et dans le système lymphatique, a été porté au contact des organes qui témoignent, par une série de symptômes non équivoques, du trouble que la présence de ce principe délétère apporte à leur fonctionnement. Nous allons passer en revue ces premières conséquences de l'intoxication virulente.

Nous ne reviendrons pas sur l'*état du sang*. Il est permis d'affirmer que la diminution des globules rouges et l'accroissement numérique des leucocytes, seuls traits saisissables de son altération, persistent pendant une bonne partie de la période secondaire, peut-être autant que les manifestations cutanées. Ainsi que nous l'avons dit précédemment, nous sommes loin d'être fixés sur la pathogénie de ce phénomène ; il est logique cependant de croire qu'il s'agit dans ce cas, non d'une destruction globulaire, mais d'une formation insuffisante. Ce qui donne une singulière vraisemblance à cette hypothèse, c'est qu'à ce moment de la maladie, c'est dans les différents organes qui composent le système hémato-poiétique que se développent, que s'accumulent les lésions viscérales les plus accentuées et les plus durables.

Lymphadénopathie. — La *leucite* doit être signalée en première ligne. C'est à Trastour que l'on doit la première mention de cette lésion, décrite plus tard par Bazin et Sigmund. A la partie supérieure des cuisses et des bras le toucher fait reconnaître de minces cordons noueux en forme de chapelets ; il est rare de les voir s'étendre vers les extrémités des membres. Cependant en 1875 j'ai vu à Saint-

Louis, dans le service de E. Vidal, une femme qui, trois mois après l'infection syphilitique, souffrait d'un engorgement généralisé de tous les ganglions et de tous les troncs lymphatiques, coïncidant avec une éruption tuberculeuse. La lymphite aboutit du reste à sa terminaison habituelle, la résolution. Cet accident ne se révèle dans les cas ordinaires par aucun signe bien apparent ; c'est un symptôme qu'il faut chercher, mais il est tellement significatif et le diagnostic peut en tirer un tel parti, qu'on serait impardonnable d'en négliger la constatation.

Il n'en est pas de même de l'*adénite*, qui, loin d'être un symptôme latent, peut sauter aux yeux et afficher, en présence même des moins expérimentés, l'état d'infection de celui qui en est atteint. Il est peu de syphilitiques qui échappent à ces stigmates de la période secondaire. Chez 20 sujets observés par Campana, voici quelles étaient par ordre de fréquence les localisations de l'adénopathie : les aines 20 fois, les côtés du cou 13, la nuque 8, les régions sous-maxillaire 5, crurale 3, axillaire 2, parotidienne 2, épitrochléenne 2 et sous-mammaire 2. Cet auteur dit en outre avoir reconnu des engorgements glandulaires dans des points où l'anatomie ne décrit pas de ganglions, au-dessous de l'extrémité externe de la clavicule, au tiers moyen de la face antérieure de la cuisse, et enfin dans la région du gastrocnémien gauche, à environ 4 pouces au-dessous du pli poplité. Au reste, aphlegmasiques, mobiles sous la peau, de consistance dure et d'apparence lobulée à la palpation, ces adénites ne diffèrent point de celles que la période primitive nous a montrées comme satellites du chancre initial. Notons cependant cette particularité que, tandis que ces dernières correspondent fatalement à un accident cutané, celles de la période secondaire peuvent se montrer indépendamment de toute lésion tégumentaire, par la seule action de présence du virus dans les ganglions. On a beaucoup discuté pour savoir s'il convenait de regarder ce glandage comme dépendant de l'infection générale ou comme symptomatique d'éruptions mucoso-cutanées. Sur cette question comme sur tant d'autres, les exclusifs se trompaient. Assurément, lorsque les ganglions se tuméfient au voisinage de points antérieurement malades, ce serait téméraire que de méconnaître la relation de cause à effet qui unit ces deux manifestations ; mais d'autre part, il est incontestable que la lésion ganglionnaire se montre fréquemment la première, et quelquefois même suit son cours isolément ; nous en avons observé des faits indéniables. Nous en conclurons que les deux processus doivent être admis, car la pratique nous offre des exemples de tous deux.

L'adénopathie secondaire présente toujours une assez longue durée et ne disparaît que tardivement par résolution. Exceptionnellement elle peut aboutir à la transformation syphilo-strumeuse et à la suppuration. On voit les ganglions s'accroître, atteindre le volume d'une noix, d'un marron, quelquefois même d'un œuf de poule; le toucher fait constater de l'empâtement dans leur masse et à leur périphérie; la peau qui les recouvre participe à l'inflammation et rougit. Lorsque la thérapeutique a été impuissante à enrayer ce processus, un abcès se forme; qu'une suppuration chronique succède à son ouverture spontanée ou artificielle, et l'on pourra voir s'établir des fistules, des cicatrices déprimées, de tous points semblables à celles que produit la scrofule. — Ces *écrouelles secondaires*, ainsi qu'on les a très-justement nommées, ont habituellement pour siége les ganglions sous-maxillaires, sus-hyoïdiens, cervicaux, au-devant et au-dessous du sterno-mastoïdien, et peut-être aussi ceux de la région rétro-pharyngienne dans lesquels il faudrait peut-être localiser certains abcès que l'on observe assez fréquemment à cette période de la syphilis. Bien que, d'une façon générale, le lymphatisme et la scrofule favorisent le développement de ces complications, nous ferons remarquer qu'on les rencontre fréquemment chez des sujets exempts de tout antécédent strumeux. — Pour ce qui est du pronostic, l'expérience a montré qu'une adénopathie intense présageait en général des manifestations d'une certaine gravité; on peut notamment remarquer sa coïncidence avec la syphilide pustuleuse acnéique. Rien de plus rationnel du reste, étant connu le rôle des lymphatiques dans la genèse des globules blancs et consécutivement des globules de pus.

Lésions des tissus lymphoïdes. — La *rate*, glande vasculaire sanguine, en si intime rapport de structure et de fonction avec le système lymphatique, peut être atteinte pendant cette phase de la vérole, au même titre que les ganglions. C'est à A. Weill (de Heidelberg) et à Werver que nous devons la première mention de ce fait (1874). Le gonflement qui en révèle la lésion se montre 7,5 fois sur 100 environ, soit au début, soit seulement pendant le cours de la période secondaire; ses proportions peuvent être telles, que l'organe atteigne ou dépasse l'extrémité antérieure des fausses côtes et s'élève jusqu'à 10 ou 12 centimètres dans la direction de l'aisselle; cet accident a paru en général de peu de durée. Les symptômes physiologiques qu'il entraîne sont de deux ordres : les uns ont trait à la composition du sang et nous sont connus, les autres se traduisent par des *désordres stomacaux*. On sait en effet que c'est la rate, avec les vaisseaux courts veineux qu'elle envoie à la grosse tubérosité de l'estomac, qui est chargée de pourvoir à la sécrétion des glandes à pepsine. Aussi les lésions, même passagères, de la rate retentissent-elles communément sur les phénomènes digestifs. Dans le cours de la fièvre intermittente, les malades souffrent tantôt d'une faim insatiable, tantôt d'une véritable anorexie, phénomène que l'on ne peut expliquer qu'en tenant compte des variations correspondantes de la fonction splénique (G. Baccelli). Frappé par l'évidence de ces faits, il me semble rationnel de rattacher à la lésion dont nous nous occupons certains troubles gastriques que l'on observe chez les syphilitiques et qui, jusqu'à présent, ont été rapportés exclusivement à l'état nerveux. Quelques sujets présentent une diminution, d'autres une abolition de l'appétit ou même de la répugnance pour les aliments. Cependant leur langue n'est pas saburrale. Le sentiment de la faim s'exagère au contraire chez d'autres et, s'accroissant progressivement, peut aboutir à la voracité. Les malades en sont tourmentés non-seulement au moment des repas, mais pendant le reste de la journée et même pendant la nuit. La *polydipsie* n'accompagne pas toujours cette *boulimie* et peut quelquefois se montrer seule.

La digestion des substances ingérées se fait en général normalement ; mais, dans quelques cas, leur masse trop considérable occasionne des vomissements, des coliques, de la diarrhée. Au reste l'*entérite* n'est point rare à cette période. Conséquence possible des troubles généraux, malaise, courbature, fièvre, embarras gastriques qui inaugurent la phase secondaire, il n'est pas douteux pour nous que ce symptôme ne doive être rattaché, dans un grand nombre de cas, à l'influence du virus sur les follicules clos de la muqueuse intestinale, lesquels ne sont en définitive que de petits ganglions lymphatiques. Chez un homme de cinquante et un ans qui succomba pendant le cours d'une syphilide maculeuse, Oser (de Cracovie) a constaté le long de l'intestin grêle, depuis le jéjunum jusqu'à la valvule iléo-cæcale, de nombreuses ulcérations répondant aux plaques de Peyer. Au niveau de ces ulcérations, le péritoine était recouvert de nodules gris blanc manifestement en rapport avec les vaisseaux lymphatiques dilatés. Peut-être aussi faudrait-il voir dans ce trouble des fonctions intestinales un effet de l'adénopathie mésentérique et rétro-péritonéale qui doit exister fréquemment au début de l'infection. Nous ne pouvons, on le comprend, nous appesantir sur des phénomènes qui ne nous sont encore que très-imparfaitement connus ; toutefois, nous ne saurions trop le répéter, c'est du côté de l'appareil lymphatique que doivent être dirigées les recherches, c'est dans les lésions réelles, mais à peine entrevues jusqu'ici, des organes lymphoïdes que l'on trouvera, nous en avons la certitude, la cause des faits très-dignes d'attention qui viennent de nous occuper.

Amygdales. — L'hypertrophie des tonsilles au début de la syphilis était connue des anciens auteurs, notamment d'Ambroise Paré qui écrit au chapitre IV de son dix-neuvième livre, en énumérant les maux des vérolés : « Leur survient aussi tumeurs aux amygdales, qui les garde de bien parler et avaller leurs viandes, et mesme leur salive. » Tombé depuis dans l'oubli, ce symptôme a été de nos jours signalé par R. Carmichael et par F. Clerc et très-complétement étudié par V. Tanturri (de Naples).

C'est un fait d'observation que, sous l'influence de la dyscrasie syphilitique, les follicules clos de la muqueuse bucco-pharyngienne peuvent subir une tuméfaction de tous points comparable à celle des ganglions lymphatiques. Les amygdales prennent parfois un accroissement considérable ; chez une femme de vingt-deux ans on les a vues offrir le volume d'un œuf de pigeon. Leur forme est généralement oblongue et leur surface divisée par des sillons plus ou moins profonds. Les follicules engorgés forment à la base de la langue jusqu'aux bords des ligaments glosso-épiglottiques un champ de petites tumeurs rougeâtres, d'une dureté élastique. Nul doute que, dans sa généralisation, ce processus ne puisse atteindre les éléments lymphoïdes qui parsèment la muqueuse voisine de la trompe d'Eustache, et peut-être ce fait n'est-il point étranger aux troubles de l'ouïe qui se produisent parfois au début de la période qui nous occupe.

Le lymphome de l'arrière-bouche est une lésion fréquente et d'allure assez caractéristique pour qu'on puisse le considérer comme une des plus précieuses ressources de la diagnose. Car il peut préexister et survivre à tout accident cutané et devenir ainsi un indice précieux de la syphilis latente. Au reste il ne saurait être élevé d'objection relativement à sa nature ; ses éléments constitutifs sont ces petites cellules rondes, nucléées, que nous avons rencontrées déjà tant à la base du chancre qu'au sein des ganglions primitivement engorgés.

Quelquefois le néoplasme subit une régression ; çà et là se forment des foyers de dégénérescence où s'accumulent les éléments cellulaires déformés. En même temps la trame parenchymateuse de l'organe perd de sa consistance et de son volume, le reticulum semble se désagréger, et les follicules s'entourent d'une zone de granulations pigmentaires. Comme on le voit, il ne s'agit point là d'une inflammation ni, comme on pourrait être tenté de le supposer, d'un gonflement lié à la présence d'éruptions spécifiques, attendu qu'on peut observer cette lésion en l'absence de toute localisation morbide vulgaire ou spécifique sur la muqueuse; les follicules de l'arrière-bouche subissent un simple engorgement d'origine spécifique, absolument identique, nous le répétons, à celui que nous avons déjà décrit comme caractéristique de l'adénite.

S'il est vrai, comme nous le croyons, que le système lymphatique tout entier offre, au début de la syphilis, une vulnérabilité spéciale, nous devons nous demander par quel symptôme se révèle l'atteinte des *capsules surrénales*, dont la couche corticale tout au moins n'est qu'un amas de follicules lymphatiques. Malgré le silence de l'anatomie pathologique, je vais essayer de répondre à cette question. Monneret et Michaelis ont les premiers fait connaître une singulière altération maculeuse de la peau, rangée à tort dans les syphilides par Hardy et Pillon (*syphilide pigmentaire*) et décrite plus tard par Bazin sous le nom impropre de *vitiligo*. S'il est un fait certain, en effet, c'est que cette lésion, qui survient à une époque indéterminée (deux premières années de la syphilis), qui affecte à peu près exclusivement la femme, qui se limite habituellement à la région cervicale et dont la marche indéterminée se joue du traitement spécifique, c'est que cette lésion, dis-je, n'offre aucun des caractères propres aux syphilides. Et d'autre part, en montrant que certains points de la peau, plus clairs en apparence à cause du voisinage des taches fauves, n'ont en réalité rien perdu de leur pigment, le microscope permet d'affirmer qu'il n'y a ni décoloration, ni vitiligo, mais seulement *hyperchromie* (Tanturri). Le palper ne fait reconnaître aucune élevure des parties malades, la pression ne modifie en rien leur teinte fauve étendue en nappe, ou réticulée, découpée par des languettes de peau saine; il n'y a donc ni congestion ni néoformation vasculaire, comme on l'avait soutenu, car nous ne sommes point là en présence d'une éruption.

De quoi s'agit-il, en somme? Rien de plus simple au point de vue anatomique que l'exagération partielle du pigment malpighien, seule lésion révélée par l'histologie sous ces marbrures bistrées; mais il est plus difficile d'en rattacher le processus à l'intervention de la syphilis. Aussi que d'interprétations n'ont-elles pas été proposées! Bazin et Pellizari ont nié le caractère spécifique de la lésion; on leur a répondu par des statistiques irréfutables; Gamberini a dénoncé une prétendue faculté chromatogène que le sang acquerrait au début de l'infection; mais l'hématologie a controuvé ces vues ; plus récemment, Pasquale Pirocchi a émis l'idée qu'il s'agissait d'une perversion de la nutrition nerveuse née sous l'influence de la vérole. Pour nous, au risque d'accroître le nombre des hypothèses, il nous paraît logique d'attribuer ce désordre à la lésion des organes que l'anatomie pathologique nous a montrés le plus fréquemment en rapport avec les troubles de pigmentation de la peau, les capsules surrénales et peut-être le corps thyroïde. L'engorgement de ces glandes vasculaires doit se produire, se produit fatalement de par la syphilis en même temps que celui de la rate. Peut-être cette hyperchromie en est-elle l'indice. On m'objectera son irrégularité, sa localisation habituelle; mais la maladie d'Addison ne commence-t-elle pas par des taches irrégulières sur la région du cou? Si le mal ne se généralise que rarement, ne serait-ce pas que la fonction de l'organe n'est que peu compromise par cette congestion de peu de durée; ce serait aussi pour cette raison que les troubles généraux pourraient manquer. Je n'insisterai pas davantage sur cette manière de voir, à laquelle, je le reconnais, toute confirmation nécroscopique fait défaut. — Pour terminer l'histoire de cette dermatose, il me suffira d'ajouter qu'elle peut étendre ses aréoles ocreuses sur les flancs, la poitrine ou les membres, et que son action se manifeste non-seulement sur la peau mais encore sur les poils. La grossesse l'exagère parfois à tel point, qu'elle revêt une teinte bronzée comme l'aréole du mamelon. La résorption de la matière pigmentaire ne se fait que très-lentement. Cette affection résiste en général à toute espèce de traitement, si ce n'est peut-être aux arsenicaux. Pour ce qui est de son diagnostic, elle ne pourrait guère être confondue qu'avec le pityriasis versicolor; encore la présence des furfurs du microsporon à la surface de cette dernière lésion suffira-t-elle toujours à la faire reconnaître.

Système osseux. — On trouvera sans doute étonnant que nous décrivions à cette place les lésions qui vont nous occuper. Mais on ne saurait contester aujourd'hui que les os ne jouent un rôle important dans les phénomènes de l'hématopoïèse. Les cellules médullaires si parfaitement semblables aux globules blancs du sang sont, à n'en pas douter, des cellules lymphatiques. Au reste la présence au sein de ces éléments de granulations jaunes ou brunes, détritus probables d'hémoglobine, permet de penser que les globules rouges subissent dans la moelle un processus destructif absolument comparable à celui qui se passe dans la pulpe splénique. Dès lors pourquoi séparerions-nous les lésions médullaires de celles qui peuvent atteindre le parenchyme de la rate?

Que ceux du reste qui seraient tentés de nous reprocher le rôle prépondérant que nous accordons à l'élément lymphatique ou mieux lymphoïde jusque dans les maladies superficielles de l'os veuillent bien se souvenir que, même chez les sujets arrivés au terme de leur croissance, la face interne du périoste est doublée d'une mince couche de cellules médullaires formant avec celles de la moelle un tout continu, de telle sorte que l'os peut être considéré comme baigné dans cette substance. Ces données physiologiques, que tous les auteurs spéciaux ont eu le tort de négliger jusqu'ici, vont nous rendre singulièrement intelligibles les lésions précoces du squelette. Quoi de plus rationnel, en effet, que d'attribuer le soulèvement du périoste à la tuméfaction de la couche médullaire qui le tapisse, et qui, fatalement, comme la rate, comme les amygdales ou tout organe lymphoïde, subit l'influence du virus? Et ces douleurs dont l'os devient le siége vers la même époque ne dénotent-elles pas qu'un semblable phénomène, se passant au sein de la moelle, met en jeu la sensibilité de cet organe, si vive, on le sait, à l'état pathologique?

Un des caractères qui frappe le plus dans les descriptions que les vieux syphiligraphes nous ont laissées de la vérole, c'est l'intensité des algies. De nos jours la maladie a subi un amendement considérable, et les douleurs osseuses ou *ostéocopes* (de ὀστέον *os*, et κόπτειν *briser*), dont nous abordons l'étude, sont vraisemblablement bien peu de chose en comparaison des épouvantables tortures qui accablèrent les premiers vérolés; « illis nulla quies aderat », dit Fracastor en parlant de ces malheureux dont il décrit les cruelles nuits d'insomnie et dont il montre les membres secoués par la souffrance, « insomnes noctes convulsaque membra ». Rien de mieux constaté, en effet, rien de plus universellement reconnu que l'exaspération nocturne du symptôme douleur dans la syphilis; rien aussi, disons-le, de plus inexpliqué jusqu'ici[1]. Notons cepen-

[1] On ne lira pas sans intérêt les théories émises à ce sujet par les anciens auteurs: « Les douleurs vexent plus les malades la nuict que le iour : ce qui advient pour ce qu'estans tenus chaudement, icelle chaleur esmeut l'humeur : ioint que le virus vérolique s'attache le plus souvent à l'humeur pituiteux, lequel la nuict a son mouvement : partant il s'esleve et distend le périoste et autres parties nerveuses, qui est cause avec l'acrimonie du virus, faire de grandes douleurs. Qu'il soit vray, les pauvres vérolez au matin, après avoir crié toute la nuict, commencent à se reposer : parce que ledit humeur pituiteux commence à s'abbaisser, et quitter place au sang, qui a sa domination au matin. On peut icy adiouster autre raison, c'est que le malade ne trouvant occasion de parler la nuict, à aucuns, et voir choses diverses, son esprit est attentif du tout à sa douleur. » (AMBROISE PARÉ, liv. XVI, chap. IV, édition Malgaigne. Paris, 1840, t. II, p. 532.)

dant un fait intéressant : chez les malades qui par profession travaillent la nuit, c'est pendant le jour, lorsqu'ils se couchent, probablement sous l'influence de la chaleur du lit, que la crise douloureuse se produit.

Dans certains cas, la lésion osseuse ne s'accuse extérieurement par aucun phénomène objectif. L'*ostéalgie* siége plus spécialement alors sur les portions superficielles du squelette, épicondyle, épitrochlée, apophyse styloïde du radius, tête du cubitus, condyles fémoraux, tubérosités tibiales, malléoles, épine de l'omoplate, au niveau des insertions tendineuses, où l'épaisseur du tissu fibreux met obstacle au soulèvement des couches péri-osseuses.

Mais plus souvent on observe les symptômes d'une véritable *périostite*. Ce phénomène est habituellement précoce et peut même se produire vers la fin de la période primitive, avant l'apparition des accidents cutanés. Les malades se plaignent de douleurs sur différents points du squelette. Les os du crâne, surtout le frontal, les côtes, le sternum, le tibia, présentent une série de petites tumeurs aplaties de la largeur d'une pièce de cinquante centimes à un franc, légèrement empâtées à leur périphérie, très-résistantes à leur centre, et qui offrent à peu près l'aspect d'une tumeur inflammatoire. Les phénomènes douloureux qu'elles déterminent sont à la fois locaux et irradiés, en raison de leurs rapports avec les branches nerveuses du voisinage. Il peut arriver que la palpation, les éveillant pour la première fois, décèle au malade une lésion restée jusqu'alors spontanément indolente ; par la pression la souffrance devient intolérable. Le frontal est de beaucoup le siége le plus fréquent des périostites épicrâniennes ; aussi la plupart des malades ne peuvent-ils supporter le contact du chapeau. Au thorax, c'est principalement vers la partie moyenne des côtes qu'il faut chercher cette lésion et vers le tiers inférieur du sternum (sternalgie, xyphalgie) ; sur ce dernier os on la rencontre avec une telle fréquence qu'il faut accorder la plus grande importance à la recherche de la sensibilité sternale dans le diagnostic de la syphilis. Notons enfin que ces foyers douloureux fixés aux parois de la poitrine doivent entrer pour une certaine part dans les causes de la dyspnée (asthme syphilitique) que l'on observe fréquemment à cette période de la vérole. Abandonnée à elle-même la périostite secondaire disparaît habituellement par résolution au bout de quatre à six semaines. Les cas assez rares dans lesquels le processus aboutit à la suppuration et à la nécrobiose seront étudiés dans le chapitre que nous consacrerons à la syphilis maligne précoce.

La *périostose* se distingue de la lésion que nous venons de décrire par son évolution essentiellement aphlegmasique et surtout par la consistance osseuse du néoplasme sous périostique ; elle est aussi moins fréquente. Elle survient sous la seule influence du virus, généralement sans cause provocatrice, mais elle peut être appelée dans un point par une irritation aiguë ou chronique, un traumatisme, etc. Tel fut le cas d'une malade qui, pendant la durée de l'accident initial, fut atteinte de périostose pariétale à la suite d'un coup violent sur la tête. Au reste l'apparition de cet accident est généralement hâtive, du quinzième au cent vingtième jour après le début du chancre environ ; on dit même l'avoir observée dès le cinquième jour. Ses variétés de siége nous sont bien indiquées par le tableau suivant que j'emprunte à la thèse de Popescu (Paris, 1873, n° 181).

Frontal	27,9	pour 100
Tibia	16,3	—
Côtes	13,9	—
Pariétal	9,3	—
Cubitus, radius, clavicule, maxillaire inférieur, sternum, *chacun*	4,6	—
Temporal, premier métatarsien, péroné, occipital	2,3	—

Ces tumeurs osseuses sont le siége de sensations pénibles pendant la nuit, et par la pression. Quand elles bombent sur le crâne, les malades sont obligés de renoncer à l'usage du peigne qui excite de véritables souffrances. Se développent-elles sur les membres, la douleur est surtout contusive « de façon, disait A. Paré, que les malades disent qu'il leur semble avoir esté battus de bastons ». Rien de plus caractéristique que ces nodosités, souvent à peine grosses comme un pois, qui hérissent les parties saillantes du squelette. On ne manquera jamais de les rechercher sur la crête du tibia, où elles sont à la fois le plus fréquentes et le plus accessibles et où elles constituent un précieux jalon pour le diagnostic de la syphilis latente. Les périostoses ne persistent jamais lorsqu'elles sont soumises au traitement spécifique ; dans le cas contraire elles peuvent durer indéfiniment. Cette lésion est par elle-même absolument dénuée de gravité ; mais il est permis de se demander si certains troubles du myélencéphale ne tiennent pas à la production d'hypérostoses sur la table interne de la voûte du crâne ou sur les parois du canal rachidien. L'observation VI de Popescu, dans laquelle nous voyons des spasmes limités au membre supérieur droit et plus tard des attaques d'épilepsie coïncider avec le développement de semblables tumeurs, nous paraît à cet égard on ne peut plus digne d'attention. Bien que les preuves tirées de l'anatomie pathologique, les seules valables en pareille question, nous fassent défaut, nous sommes convaincus, pour notre part, que beaucoup de céphalées ne reconnaissent pas d'autres causes.

Lésions du foie. — L'*ictère* qui accompagne les éruptions syphilitiques précoces a été décrit pour la première fois en 1853 par Gubler, et plus tard par Luton (1856), A. Foville (1858) et L. Lacombe (1874). Les caractères suivants dominent son histoire clinique : son début coïncide toujours avec celui d'une éruption généralisée et s'annonce invariablement par un embarras gastrique ; sa durée est éphémère, et enfin le traitement mercuriel est aussi dépourvu d'influence à son égard que les purgatifs se montrent efficaces. Comme on le voit, cet accident, qui du reste est rare, diffère de l'ictère simple vulgaire. Loin de l'attribuer à quelque altération spécifique du parenchyme décelant une première tentative de la syphilis sur le foie, ou à l'hypertrophie des ganglions rétro-péritonéaux comprimant les conduits biliaires, nous voyons ici un catarrhe de la muqueuse digestive propagé au canal cholédoque, et quelquefois même une simple jaunisse émotive liée à la terreur qu'inspire la vérole ; la lésion intestinale reconnaîtrait elle-même pour origine les troubles généraux qui marquent l'invasion des poussées éruptives et affectent, selon les sujets, tel ou tel appareil de moindre résistance.

Au début donc, embarras gastrique, malaise, courbature, céphalalgie, fièvre légère, inappétence, amertume de la bouche, langue chargée, constipation ou diarrhée pendant trois à six jours. La jaunisse paraît ensuite avec une intensité variable ; dans un cas, elle était tellement prononcée, que la salive elle-même était teintée de jaune. Assez souvent (quatre fois sur onze), le foie présente une légère augmentation de volume et sa pression est douloureuse. Tous ces symptômes disparaissent au bout de quinze jours à un mois, avant l'éruption cutanée concomitante qui, de son côté, parcourt ses phases sans en paraître influencée.

A côté de cet accident passager, à évolution spontanée toujours favorable, nous signalerons la coïncidence relativement fréquente de l'*atrophie parenchymateuse aiguë* avec le début de la syphilis. Lebert (*Virchow's Archiv*, 1855) a compté sept cas de ce genre sur soixante-trois cas d'ictère malin ; plusieurs autres ont été publiés par Verdet (*Thèse de Paris*, 1851), Féréol (*Société anatomique*, 1858), Andrew et Hilton Fagge (*Transactions of pathological Society*,

t. XVII et XVIII), Fournier et Charcot (*Thèse de Lacombe*, Paris, 1874). Là encore la nature des lésions est évidemment dénuée de spécificité. La syphilis agit dans l'étiologie de ce processus comme agirait toute condition apportant un trouble grave à la nutrition; elle n'en est point la cause, elle en est l'occasion, au même titre que les mauvaises conditions hygiéniques, la grossesse, le typhus, l'impaludisme ou les chagrins prolongés. Dans les autopsies qui ont pu être faites, le foie a été trouvé diminué de volume et de poids, marbré par places de taches jaune, orange et rouge, couleur chair de saucisses. A l'examen microscopique toute trace de cellules hépatiques avait généralement disparu.

Troubles de la fonction urinaire. — Les lésions rénales de la vérole commençante nous sont à peu près inconnues. Plusieurs auteurs, il est vrai, ont constaté que les urines des syphilitiques n'offraient pas toujours leur composition normale, mais nous ignorons s'il faut rapporter ce symptôme à une détermination morbide, spécifique, sur les reins, ou bien à l'influence directe de la toxémie syphilitique.

La proportion des *phosphates* et des *chlorures* paraît n'éprouver aucune variation.

Pour ce qui est de l'*urée*, les recherches de Stefanoff (Pétersbourg, 1875) nous ont appris qu'il y a toujours, au moment où paraissent les accidents, une augmentation considérable de son excrétion, assez rapidement justiciable du traitement mercuriel.

L'*albuminurie*, signalée pour la première fois par Perroud (1867), est beaucoup plus rare et se montre généralement à une période plus avancée de la maladie, de quatre à six mois après son début. Chez un homme de soixante-dix ans, soigné par Gailleton, cette complication fut sans doute favorisée par la dégénérescence sénile des reins. Une jeune fille, vue par le même praticien, avait, au début des accidents secondaires, contracté un refroidissement qui peut, dans une certaine mesure, expliquer l'albuminurie dont elle fut atteinte. Enfin, dans plusieurs observations, il est dit que les malades avaient usé d'un traitement mercuriel prolongé. Or on sait que l'accident qui nous occupe peut se produire à la suite d'une absorption exagérée d'hydrargyre; on l'observe notamment dans le cours de la péritonite, lorsque l'onguent napolitain a été porté au contact des petites plaies qui succèdent à l'application des sangsues. Ces considérations réduisent singulièrement le nombre, déjà si petit, des faits vraiment démonstratifs.

Il n'est guère permis de contester aujourd'hui l'existence d'une *glycosurie* syphilitique précoce, essentielle, c'est-à-dire indépendante des lésions nerveuses qui, à une période avancée de l'infection, peuvent amener secondairement le sucre dans les urines. Les faits sur lesquels s'appuie notre opinion sont assez peu connus pour que nous en relations brièvement les principaux. Dans une observation, il s'agit d'un homme de vingt-huit ans chez lequel l'abondance et la fréquence des mictions, la polydipsie et l'impuissance témoignaient d'un diabète des mieux caractérisés. Les urines contenaient une très-grande portion de glycose. Dub (de Prague), auquel nous empruntons ce fait, aperçoit des taches exanthématiques, une ulcération buccale, des adénites multiples et retrouve la cicatrice d'un chancre; il administre le mercure et fait disparaître en six semaines tous les accidents. L'iodure de potassium eut un égal succès chez une jeune fille de vingt ans qui, à côté des divers symptômes de la vérole (ulcération de la gorge, croûte dans les cheveux, psoriasis, paralysie faciale), souffrait d'un diabète sucré assez avancé (Dub); de même encore chez un homme de quarante-cinq ans vu par Seegen. Nous citerons enfin un quatrième fait dont les détails sont consignés dans un intéressant travail de Servantie (Thèse de Paris, 1876, n° 200, p. 32). Chez un homme de trente ans manifestement syphilitique (plaques muqueuses anales, alopécie, etc.) qui se présenta à l'Hôtel-Dieu dans le service Moissenet, en janvier 1875, pour un diabète intense (86 grammes de sucre sur 10 litres d'urine), l'iodure de potassium détermina très-rapidement une guérison à peu près complète de tous ces accidents. Dans tous ces faits, comme on le voit, la syphilide et le diabète éprouvent les mêmes variations sous l'influence des spécifiques. Il est donc absolument rationnel de considérer l'infection générale comme responsable du désordre des fonctions urinaires; nous verrons du reste que la simple coïncidence de ces deux maladies se traduit par des symptômes bien différents.

Troubles des fonctions utérines. — Les accidents que nous allons étudier sont la conséquence de l'atteinte portée à la constitution du sang par le virus et présentent une grande analogie avec ceux que l'on observe chez les anémiques et chez les femmes soumises à l'action lente de certaines substances toxiques.

Je signalerai d'abord la *leucorrhée* et la *névralgie utérine*, avec ses symptômes habituels, douleurs continues exacerbantes, fixes ou irradiées, très-vives au moment des règles exaspérées par la marche et le toucher. Sans être très-répandus, les *troubles de la menstruation* sont assez fréquents. Ils ne font jamais défaut dans la forme grave de la syphilis. Il s'agit surtout ici de retard et même de suppression temporaire du flux périodique; une femme du service de Fournier disait avoir passé quinze mois de sa vérole à se croire enceinte à tous moments. Il est bon d'être prévenu de ce fait pour éviter une erreur de diagnostic assez commune dans bien des cas d'aménorrhée spécifique simulant un début de grossesse.

Mais c'est surtout sur l'utérus gravide que se fait sentir l'influence du virus. Avant tout nous devons dire qu'elle ne paraît pas entraver la fécondation et que jusqu'ici aucune preuve n'a été apportée à l'appui de la prétendue *stérilité syphilitique* mise en avant par quelques auteurs. Malheureusement il n'en est pas de même des obstacles qu'elle apporte au développement de l'œuf; on ne saurait contester que la vérole ne soit et de beaucoup la cause la plus commune des *avortements*. Des diverses hypothèses auxquelles on peut recourir pour expliquer ce fait : 1° action directe sur les fibres utérines déterminant leur contraction et le décollement des membranes; 2° congestion de l'organe et asphyxie consécutive de l'embryon; 3° empoisonnement direct et primitif du fœtus par un principe morbide; de ces trois hypothèses, dis-je, la dernière, selon toute vraisemblance, nous donne l'explication la plus probable du processus abortif dont il est ici question.

L'exactitude de cette interprétation paraît bien évidente, lorsque l'on compare les effets de la syphilis à ceux d'un poison mieux connu, à ceux du plomb par exemple. Depuis les travaux de C. Paul, on sait que les saturnines portent rarement à terme; 19 femmes observées par cet auteur eurent ensemble 102 grossesses, dont 26 seulement se terminèrent heureusement, 76 aboutirent à l'expulsion prématurée du produit de la conception; soit trois fausses couches pour un accouchement normal. Dans un cas, une de ces malades présenta successivement : à dix-huit ans, deux fausses couches de trois mois; à vingt ans, un enfant à terme mort en vingt-quatre heures; à vingt-un ans, deux nouvelles fausses couches de trois mois, et à vingt-trois ans eut enfin une fille à terme restée depuis en bonne santé. Une autre femme eut treize grossesses, dont trois heureuses avant de s'exposer au plomb, et plus tard huit fausses couches, un mort-né, et un enfant mort à cinq mois. Telles qu'elles sont présentées, ces observations offrent une si frappante ressemblance avec les faits d'avortement qui font l'objet de cette étude, que, si la cause en était cachée, bien peu de praticiens hésiteraient à leur attribuer une origine spécifique. La syphilis en effet n'agit pas autrement. Sur 390 grossesses observées à Lourcine chez des syphilitiques, 249 sont arrivées à terme, et 141 ont abouti soit à l'accouchement prématuré, soit à l'avortement, soit un cas de mort pour le fœtus sur moins de trois naissances, et la proportion serait sans doute encore plus malheureuse, si la statistique s'était bornée à enregistrer les faits relatifs à la syphilis secondaire. Rien de plus démonstratif que l'exemple suivant emprunté à Fournier. Une femme a d'abord trois beaux enfants et prend la syphilis du fait de son mari; depuis lors elle eut sept grossesses qui se terminèrent : la première à cinq mois; la seconde à sept mois et demi, l'enfant succomba au bout de quinze jours; la troisième presque à terme, mais le fœtus ne vivait plus; la quatrième et la cinquième aboutirent à l'accouchement prématuré d'un mort-né; enfin la sixième et la septième furent interrompues au troisième mois et à la sixième semaine. Lorsque, grâce à la thérapeutique ou par suite de sa marche naturellement bénigne, l'infection va s'affaiblissant, la durée des grossesses suit une progression remarquable régulièrement croissante, jusqu'à ce que le terme normal soit atteint; souvent alors le fœtus porte les stigmates de la vérole et meurt en naissant; un suivant, bien que syphilitique, échappe à la cachexie et survit; enfin, s'il y a grossesse nouvelle, on peut compter sur la naissance en temps voulu d'un enfant bien portant.

Un difficile problème consiste à rechercher ce qu'il advient du produit de la conception, lorsque la mère, saine au début, devient syphilitique pendant le cours de la grossesse. Sans insister ici sur un point qui devra nous occuper ultérieurement, il me suffira d'indiquer le quatrième mois comme le terme moyen au delà duquel on peut voir survenir l'infection sans trop redouter l'avortement; au contraire ce résultat est à peu près inévitable, si le virus prend possession de l'organisme pendant les trois premiers mois.

Pour ce qui a trait aux lésions placentaires, spécifiques ou non, considérées par quelques auteurs comme la cause locale, déterminante des accidents abortifs, elles seront l'objet d'un examen ultérieur. Nous rappellerons cependant ici que Fournier a signalé la production assez fréquente de l'hydramnios chez les gravides syphilitiques. Suivant le même auteur l'infection, ou plutôt l'anémie qui en résulte, prédisposerait également aux métrorrhagies de la période puerpérale.

Troubles du système nerveux. — La nutrition insuffisante et viciée des différentes parties du système nerveux est la cause principale des accidents que nous allons examiner; de là leur diffusion, leur faible intensité et le caractère peu durable des désordres qu'ils entraînent, puisque la cachexie subaiguë qui marque le début de la période secondaire est transitoire et dans tous les cas justiciable des spécifiques. Des symptômes de névropathie, généralement localisés, peuvent être encore provoqués indirectement par la lésion d'un organe voisin, os ou ganglion, comprimant la substance nerveuse.

Nous mentionnerons tout d'abord un état de *faiblesse générale* et d'alanguissement comparable pour beaucoup de points à celui qui succède aux grandes hémorrhagies. Le cœur battant sans force, le pouls dépressible, la tendance aux syncopes témoignent de l'asthénie *circulatoire ;* l'inappétence et la constipation, l'inertie intestinale tiennent à l'asthénie *digestive.* Enfin, chez certaines femmes il y a incontestablement asthénie *nerveuse,* diminution des forces, paresse des sens et obtusion de l'intelligence, sorte d'engourdissement cérébral pouvant aller jusqu'à la torpeur et à l'hébétude, et simulant l'état prodromique de la méningite tuberculeuse. Dans quelques cas exceptionnels, on peut même observer une véritable perversion des facultés avec paroles incohérentes et délire des actes. Tous ces phénomènes répétés sont essentiellement passagers. J'en dirai autant des *troubles des sens :* éblouissement, dilatation des pupilles, amblyopie, bourdonnements d'oreille, otalgie, dureté de l'ouïe. Une conséquence plus durable de l'infection est l'*insomnie essentielle*, c'est-à-dire sans douleur, et pour ainsi dire sans motif, sans cause connue. Le malade, dès qu'il parvient à s'assoupir, est réveillé par un cauchemar, ou tout au moins en proie à une agitation qui le laisse au réveil brisé, courbaturé, plus fatigué que la veille au moment où il se couchait.

La *céphalée* syphilitique (et par céphalée nous entendons une douleur interne, profonde, ayant son siége dans la masse cérébrale et non dans la boîte osseuse ou le péricrâne) est un accident fréquent et tenace. A un degré plus ou moins accentué, il est même douteux qu'aucun syphilitique y échappe. C'est au niveau des bosses frontales, des tempes ou de l'occiput qu'elle siége de préférence. Chez beaucoup de malades, tout se borne à un sentiment de lourdeur inaccoutumée ; ils se plaignent d'avoir la tête prise, embarrassée, mais peuvent encore se livrer à leurs occupations habituelles. Plus intense, l'algie arrive souvent à constituer une véritable migraine interdisant tout travail de l'intelligence et troublant le sommeil. Il est rare que s'exagérant elle commande le séjour au lit, détermine de véritables angoisses et terrasse les malades par une sensation pénible de tous les instants. Plus rare encore est la céphalalgie extrêmement intense qui, pour l'acuité des souffrances, ne saurait être comparée qu'au paroxysme de la colique hépatique ou de la colique néphrétique. Ceux qui en sont atteints se roulent et se tordent sur leur lit, jettent des cris, pleurent et se démènent, obéissent à des impulsions dont ils n'ont pas conscience et qui peuvent les conduire au suicide, perdent pour ainsi dire la notion des choses qui les entourent en cherchant dans une continuelle agitation un soulagement à leurs tortures; ils sont véritablement affolés par la douleur. Les malades en proie à ces sensations gravatives ou lancinantes, qui leur font croire tantôt qu'ils ont la tête serrée dans un étau et qu'elle va éclater, tantôt qu'elle est dilacérée ou frappée à coups de marteau, ne tardent pas à donner des signes de tristesse et d'une paresse d'esprit qui peut aller jusqu'à l'abrutissement, surtout lorsque la céphalée est continue, sans autre modification qu'un redoublement nocturne. Toutefois cette forme est rare surtout dans les cas graves. Il est beaucoup plus fréquent de voir les douleurs revenir par accès intermittents, quelquefois même d'une périodicité mathématiquement régulière; quand la nuit commence elles reparaissent, et ce n'est que vers le jour que vient l'apaisement. Rien de plus variable que la durée de ce symptôme qui peut s'évanouir au bout de quelques jours, mais, dans bien des cas, persiste jusqu'à l'intervention de la thérapeutique. Il est vrai que le mercure jouit à son égard d'une puissance merveilleuse, tant pour la rapidité que pour la certitude de son action. A ce double point de vue l'iodure de potassium ne lui est certainement pas supérieur; cependant, comme il soulage également, beaucoup de praticiens croient devoir associer son action à celle de l'hydrargyre et prescrivent dans ce cas le traitement mixte.

La perturbation générale causée par la syphilis a souvent pour conséquence l'*exaspération de certaines névroses* préexistantes, ou *leur réveil,* quand elles sont assoupies. Ce phénomène est particulièrement évident chez les hystériques et chez les épileptiques, comme on en pourra juger par l'exemple suivant. Une femme très-éprouvée autrefois par l'épilepsie en était à peu près guérie; en dix ans, six attaques seulement étaient survenues dont quatre à la suite de chagrins ou d'émotions. A vingt-sept ans, elle contracte la syphilis; dès le quatre-vingt-dixième jour le mal reparaît, et avec une telle intensité que, lorsqu'elle se présenta à Lourcine, elle était déjà tombée onze fois en moins de quatre mois. Mais il y a plus : dans un organisme absolument indemne de tout passé névropathique, la syphilis peut provoquer d'emblée l'hystérie, avec le cortége complet de ses manifestations habituelles, sensations douloureuses fixes ou erratiques, défaillances, lipothymies, spasmes et crises convulsives. Elle peut de même créer de toutes pièces l'épilepsie, une épilepsie spéciale, un peu modifiée, essentiellement transitoire, mais dont il ne serait certainement pas facile de reconnaître la nature, si l'on n'était prévenu que tout symptôme de ce genre survenant sans antécédent chez un adulte doit faire soupçonner la syphilis. En dépit de ce précepte, les erreurs de diagnostic sont extrêmement fréquentes ; un jeune sujet souffre-t-il d'attaques répétées, on le gorge d'antispasmodiques de toutes sortes, et si le mal résiste, combien peu de praticiens songent à donner le mercure, dont l'efficacité est sans égale, quand ils se trouvent en présence d'un tableau clinique qui rappelle trait pour trait celui de l'épilepsie vraie !

Nous noterons cependant comme dénotant l'origine syphilitique de ce syndrôme le caractère irrégulier et incomplet de la crise, la limitation du spasme à un seul côté, la coexistence d'autres troubles cérébraux, particulièrement de la céphalée, et enfin la présence d'éruptions cutanées caractéristiques. Cet accident n'est pas très-rare en effet dans les premiers temps de la période secondaire. Little l'a observé au quatrième mois, et Diday a cité un cas dans lequel il se produisit au troisième mois de l'infection. Par quel mécanisme la syphilis arrive-t-elle à mettre en jeu l'excitabilité du bulbe, à créer cette névrose vaso-motrice des vaisseaux cérébraux à laquelle on s'accorde généralement à rapporter la cause immédiate des accès épileptiformes (Schuster); c'est là un problème dont la solution ne nous a pas encore été donnée. Il semble pourtant que ce processus doive être séparé de celui que nous verrons provoquer aussi des convulsions à un âge plus avancé de la vérole; l'anatomie pathologique n'ayant pas jusqu'ici révélé, comme elle l'a fait pour l'épilepsie tertiaire, qu'il s'agisse dans ce cas d'une néoplasie intra-crânienne, il ne nous répugne nullement d'y voir un effet direct particulier de la toxhémie, une sorte de protestation du mésocéphale contre la présence du virus dans le sang et la dyscrasie qu'elle entraîne.

Nous mentionnerons enfin toute une série de troubles fort curieux, relatifs à la sensibilité de la peau. C'est *l'analgésie*, que l'on observe le plus fréquemment, tantôt générale, ce qui est rare, tantôt partielle, disséminée par îlots sur la surface du corps, mais alors toujours ou presque toujours symétrique. On la recherchera sur les membres, du côté de l'extension, sur la face dorsale des avant-bras et surtout du métacarpe, où elle peut se limiter et où elle ne fait jamais défaut quand elle existe en quelque autre région.

Les joues, les seins, sont souvent aussi frappés de cette insensibilité qui peut aussi se propager aux muqueuses des orifices naturels. Dans ces points, une piqûre même profonde, tant qu'elle reste bornée aux téguments, s'accuse tout au plus par une sensation de contact. Chez quelques malades, le sens de la douleur est tellement aboli, que l'on peut pincer et tordre la peau sans parvenir à le mettre en jeu. On peut de même promener une épingle sur la conjonctive, la pituitaire, le voile du palais, le pharynx, sans provoquer de réflexe. Chose étrange, la perception tactile peut persister, exempte de toute atteinte chez les analgésiques ! L'*anesthésie* est en effet moins fréquente et ne se produit guère isolément. Nous en dirons autant de la *thermo-anesthésie*. Fournier a cité le fait d'une syphilitique qui se brûla profondément la main en saisissant un fer chaud dont elle ne pouvait apprécier la température. Chez certaines femmes, car ces troubles ne s'observent guère chez l'homme, le même auteur a pu constater également l'*analgésie des muscles* qui étaient devenus insensibles au pincement et à la pression et même l'*abolition du sens musculaire*. Ces malades n'ont plus la notion du mouvement ou du repos, et ne peuvent apprécier que par la vue les changements d'attitude qu'on leur imprime. Mais ce sont là des phénomènes exceptionnels.

Le système sympathique n'échappe pas à ce désordre général. C'est surtout par des *troubles de caloricité* qu'il réagit contre le virus. Nombre de syphilitiques souffrent d'un refroidissement notable des extrémités. La température prise au moyen d'un thermomètre à cuvette plate maintenue pendant un temps suffisant au contact de la surface cutanée descend jusqu'à 28°, 26°, 25° et même 23°. Au toucher, les parties cyanosées paraissent fraîches, froides et même, dans certains cas, comme glacées. Les femmes se plaignent de ne pouvoir se servir de leurs mains que l'engourdissement rend inhabiles à tout travail. Cette algidité s'étend parfois à toute la surface du corps et se fait sentir surtout pendant la nuit. Subitement le pouls devient petit, filiforme ; les malades frissonnent, claquent des dents, et s'enterrent vainement sous des monceaux de couvertures, sans pouvoir se protéger contre cette *sensation générale de froid*. Il est plus rare d'observer des *bouffées de chaleur*, très-passagères d'ailleurs, qui se portent tout d'un coup à la tête et se répandent comme des vapeurs dans les différentes parties du corps. Plus rares encore sont les phénomènes d'*hyperhydrose*, consistant en poussées sudorales tantôt généralisées et intermittentes, le plus souvent nocturnes ou consécutives à un exercice, à une fatigue même légère, tantôt partielles, bornées aux extrémités et continues, survenant sans cause apparente.

La caractéristique générale des accidents qu'il nous reste à étudier, c'est de donner lieu à des manifestations cliniques localisées. Au point de vue de leur pathogénie, nous ne sommes nullement fixé : on peut supposer, en effet, que le virus détermine par sa présence, soit une altération organique éphémère, telle qu'une exosmose séreuse au dedans du névrilème, ce qui rapprocherait ces symptômes de ceux qu'on rattache généralement au rhumatisme syphilitique, soit une simple modification fonctionnelle *sine materia* dans les branches nerveuses ou les centres d'où elles émanent. Mais on peut aussi se demander si, dans les canaux osseux qui leur livrent passage, les nerfs ne se trouvent pas comprimés par le périoste tuméfié, ou s'ils ne subissent pas dans le cours de leur trajet, par le fait de leur voisinage avec un organe spécifiquement lésé, une irritation secondaire de même nature. Nous en dirons autant pour les symptômes de paralysie qui décèlent une altération des hémisphères et qui, dans bien des cas, n'ont sans doute pas d'autres causes que la saillie à la surface interne du crâne d'une ostéite ou d'une périostose soulevant la dure-mère au détriment des circonvolutions correspondantes. Toutefois, je le répète, l'anatomie pathologique nous fait à peu près complétement défaut; aussi ne peut-on s'appuyer avec quelque assurance sur ces données qui ne sont, en somme, que des hypothèses.

Les *névralgies* syphilitiques se localisent particulièrement à la tête sur le trijumeau, et surtout dans les branches frontales et sus-orbitaires. Les douleurs, qui peuvent occuper une grande étendue des rameaux péricrâniens, s'exaspèrent le soir et pendant la nuit et constituent, pour le syphilitique, une variété de mal de tête très-souvent confondue avec la céphalée vraie, ou l'algie symptomatique de la périostose crânienne. La névralgie du lingual est rare, mais a été observée; dans un cas, le malade ne souffrait que dans le tiers antérieur de l'organe et accusait une sensation de brûlure continue, de tension sourde et pénible ou de traits de feu intermittents sillonnant l'organe. Parmi les autres nerfs le plus ordinairement lésés, nous noterons encore l'auriculaire et le mastoïdien du plexus cervical, le grand occipital, les branches lombo-abdominale et crurale, et le sciatique qui n'est jamais atteint que dans une partie de son trajet, les intercostaux qui, devenant ainsi l'origine d'un point de côté syphilitique, contribuent sans doute à l'asthme secondaire, et, par les rameaux qu'ils envoient aux seins concurremment avec les branches thoraciques du plexus cervical, donnent lieu à la mastodynie bilatérale, symptôme fréquent et tenace. — Il est bon de savoir que ces douleurs peuvent se montrer en l'absence de toute autre manifestation spéciale. Dans une curieuse observation de Mauriac, une jeune femme fut prise soudain d'une névralgie scapulo-brachiale des plus intenses : les fonctions musculaires étaient compromises au point que la malade ne pouvait plus tenir une cuiller; les doigts étaient tuméfiés par un œdème uniformément distribué; peu après survinrent d'atroces douleurs de tête déterminant, au plus fort des paroxysmes, une sorte de trismus et qui n'étaient calmées que par des injections de morphine. Or, ce ne fut que trente-huit jours après le début du mal que parut la première éruption. Il est beaucoup plus fréquent de voir semblable accident survenir isolément à une période avancée de la maladie. — Aussi ne devra-t-on jamais oublier de prescrire les mercuriaux contre les névralgies rebelles aux moyens ordinaires; la sédation immédiate sous l'influence des spécifiques constitue en effet, pour les douleurs nerveuses, le critérium de leur origine spécifique.

Les *paralysies* que l'on observe pendant la période secondaire sont également remarquables par la rapidité avec laquelle on en a raison au moyen du mercure et de l'iodure de potassium. C'est sur le *facial* que se manifeste le plus souvent l'akinésie. Cet accident peut compter parmi les plus précoces; dans un cas, il est vrai, exceptionnel, Bahuand (d'Angers) l'observa juste un mois après le coït infectant, au septième jour de la roséole. Nous l'avons vu, chez une femme, coïncider avec une poussée de roséole récidivante. Inertie des muscles qui concourent à l'expression mimique, déviation labiale, affaissement de la joue et de la narine correspondante, occlusion incomplète de l'œil, tels sont ses symptômes habituels sur lesquels je ne m'étendrai pas plus longuement. Quant à la question de savoir si les signes qui dénotent l'origine centrale de l'altération nerveuse se rencontrent dans le cours de cette affection, c'est un point que le petit nombre d'observations publiées jusqu'ici ne suffit pas à éclairer. La lésion des *troisième et sixième paires* est beaucoup plus rare et même, lorsqu'elle se présente pendant la période secondaire, bien plus tardive; ses symptômes seront étudiés ultérieurement.

Plus rare encore est l'*hémiplégie* qui, vers le sixième mois, sans attaque, sans ictus d'aucune sorte, s'établit peu à peu chez le syphilitique. A la suite de maux de tête violents et prolongés, souvent au moment d'une poussée de dermatose, le malade se sent engourdi, hébété, moins sûr de ses mouvements et comme pris de vertige; puis jambe et bras du même côté s'alourdissent progressivement, la bouche se dévie, la prononciation s'embarrasse, et, la sensibilité restant le plus souvent indemne, le syndrôme de l'hémiplégie se trouve bientôt confirmé pour un temps variable. L'effet des spécifiques est très-prompt quand on les administre de bonne heure; mais au delà des deux premiers septénaires, il ne se produit que lentement et tardivement.

Enfin, le syphilitique récemment infecté n'est point à l'abri de la *paraplégie*, de l'*aphasie*, de la *méningite* ni des *myélopathies* même les plus graves; toutefois, bien que survenant dès la période secondaire, ces affections, à processus localisé et profondément désorganisateur, présentent le cachet des accidents tertiaires; nous n'aborderons donc leur étude que lorsque nous en serons arrivé à cette phase de la maladie.

Lésions des articulations et des synoviales tendineuses, pseudo-rhumatisme syphilitique. — On sait que la physiologie a trouvé de nos jours d'intimes rapports entre le système lymphatique et les membranes séreuses. D'autre part, certains auteurs professent que les cavités articulaires ne sont en réalité que des espaces lymphatiques, comparables aux lacunes des ostéoplastes et aux canalicules vecteurs du plasma. Une telle manière de voir permettrait de considérer encore les arthropathies comme des lésions lymphatiques; mais, si séduisantes qu'elles puissent paraître, ces vues toutes théoriques ne sauraient être acceptées sans réserve. Quoi qu'il en soit, on ne peut mettre en doute l'aptitude de ces organes à ressentir l'influence de la dyscrasie qui nous occupe, et, s'il faut s'étonner d'une chose, c'est de l'oubli dans lequel, pendant notre siècle, ont été laissées des altérations cliniquement incontestables, et qui, d'ailleurs, rentraient dans la classe parfaitement définie des arthropathies toxiques, analogues à celles qui résultent de l'empoisonnement par l'alcool, le plomb, le mercure. Cependant elles avaient attiré l'attention des anciens observateurs. Dès 1488, nous les trouvons signalées dans une lettre de Pierre Martyr que nous avons reproduite plus haut (voyez page 466). En 1574, Levinus Lemnius nous apprend que nul vérolé n'en est exempt; bien plus, il insiste sur ce fait que toutes les douleurs articulaires ne sont pas d'origine syphilitique. « Omnes ficosi articulari morbo laborant; at non omnes podagrici morbi gallici labe affecti sunt. » Mais c'est dans les œuvres de Dalla Croce (1583) que nous trouvons le document le plus irrécusable, bien qu'il soit resté jusqu'ici absolument ignoré des auteurs qui nous ont précédé. Il s'agit d'un chapitre intitulé *Delli dolori articolari nati del male francese* et consacré tout entier à l'étude de ce symptôme. « Ces douleurs, y est-il dit, tourmentent tantôt la tête tout entière, tantôt un côté seulement, tantôt les articulations ; et cela des deux façons, soit avec tuméfaction, soit sans lésion apparente[1]. » C'est à A. Richet que revient l'honneur d'avoir le premier, en 1851, dans son célèbre *Mémoire sur les tumeurs blanches*, rappelé l'attention sur la synovite syphilitique. Les lésions transitoires que la syphilis secondaire peut déterminer sur les articulations ont été plus particulièrement étudiées par Lancereaux (1866) et par Fournier (1868). Enfin, en 1875, quatre thèses parurent à Paris sur le même sujet ; ce sont celles de Dauzat, Ingold, Voisin et Vaffier, parmi lesquelles il convient de signaler surtout la dernière, relative aux accidents rhumatoïdes, observés par l'auteur dans la Chine et le Japon.

Dès le début, et souvent même avant l'apparition du chancre, les sujets infectés, un sur dix parmi les hommes, un plus grand nombre parmi les femmes, sont en proie à des douleurs erratiques disséminées sur toutes les articulations, et reconnaissables à ce double caractère d'être plus vives la nuit que le jour et de s'exaspérer par le repos, tandis que l'exercice les apaise. Cette *arthralgie sine materia*, en apparence du moins, est plus constante encore dans la période secondaire. Elle débute toujours par une période de lassitude générale, qui rend les malades incapables du moindre effort. C'est pour eux, surtout au réveil, une insurmontable fatigue que de se peigner, de monter ou de descendre un escalier, ou de se relever étant accroupis ; il leur semble que les jointures sont rouillées ; et ce phénomène ne se dissipe partiellement qu'après qu'elles ont été forcées pendant quelque temps ; ajoutons que le repos au lit est plus pénible que la station même. A cette courbature succède bientôt un endolorissement avec sensibilité morbide à la pression au niveau des poignets, des épaules, des genoux, ou des cous-de-pied. C'est en général vers ce moment que se produit la première éruption cutanée. Sous l'influence de la thérapeutique spéciale, et même spontanément, tous ces phénomènes disparaissent assez vite, non cependant sans laisser parfois quelques craquements au sein des articles.

L'*arthrite* ou mieux la *poly-arthrite subaiguë* peut survenir après huit ou dix jours de prodromes arthralgiques. Elle ne fait presque

[1] Voici le texte de ce passage : « Queste doglie crucciano talhora tutta la testa, talhora la meta di essa solamente, talhora gl' articoli, e in due maniere si fanno; ovvero cioe con qualche tumore aggiunto, ovvero senza tumore. » (ANDREA DALLA CROCE, *Cirurgia universale e perfetta*. Venetia, MDLXXXIII, lib. V, trattato XII, cap. XI.)

jamais défaut dans les pays humides, tels que le Japon, où les articulations présentent une susceptibilité morbide particulière. Cette affection offre une telle ressemblance avec le rhumatisme ordinaire, que l'on est bien tenté de se demander s'il ne s'agit point là d'un rhumatisme coïncidant avec la syphilis. Douleurs d'intensité moyenne, s'exaspérant peu par les mouvements, nocturnes surtout, rougeur à peine marquée, empâtement et épanchement légers, fièvre modérée, nulle le matin et pouvant aller le soir jusqu'à 39 degrés (Baumler et Dufiin) ; tels seraient ses traits distinctifs. Notons encore le défaut de sueurs profuses, l'absence de manifestations viscérales, la présence d'accidents simultanés sur les bourses séreuses comme nous le verrons plus loin, et enfin la longue durée de l'état morbide, sa résistance aux agents ordinaires comparée à l'efficacité absolue et immédiate des mercuriaux et des iodiques. Le fait suivant donnera une idée de ce dernier caractère. Un jeune homme eut un chancre à Yokohama en septembre 1873; il fut pris, un mois plus tard, d'accidents rhumatismaux des plus francs. En dépit d'une excellente hygiène et d'un traitement antirhumatismal énergique, son état empirait de jour en jour ; lorsqu'au bout de deux mois, A. Vaffier, alors médecin de la marine, le vit, et soupçonnant la cause de son mal, lui administra la liqueur de Van-Swieten et de l'iodure de potassium. Sous l'influence de cette cure mixte, la guérison se produisit en moins de quinze jours.

L'*arthrite hypercrinique* ou *hydarthrose* s'observe à une époque bien plus tardive que les précédentes, deux ou trois ans après le début de la syphilis, vers la fin de la période secondaire, en même temps que l'orchi-épididymite et l'iritis. Chronologiquement, c'est donc un accident de transition. Son début lent n'est marqué par aucune douleur et la sécrétion intra-articulaire peut atteindre un degré considérable sans que le sujet en ait conscience. Chez bien des vénériens, c'est par hasard que l'on constate, au cours de l'examen, tel épanchement considérable, du genou par exemple. Les culs-de-sac tricipitaux sont fortement soulevés, et la rotule distante des condyles de plus de 1 centimètre; cependant ces malades qui n'ont nullement appelé l'attention sur ce point, disent ne pas souffrir, et, sauf un peu de gêne, se livrent à la marche comme par le passé. — L'affection est en général mono-articulaire et atteint surtout le genou.

Le traitement spécifique n'a pas de peine à la faire disparaître. Mais quand sa nature est méconnue, il peut se faire qu'elle persiste, que la synoviale acquière un certain épaississement, et que, sous l'influence d'une cause occasionnelle insignifiante, elle fournisse une nouvelle sécrétion, s'épaississe encore et devienne ains l'origine d'une véritable tumeur spécifique, lésion tertiaire, que nous étudierons ultérieurement.

Synoviales tendineuses, bourses séreuses. — C'est en 1868 que Verneuil fit connaître les lésions syphilitiques des bourses tendineuses. Outre un mémoire de Fournier qui parut peu après sur le même sujet, nous citerons encore la thèse de Roch (1872), et celle de Vaffier (1875).

Dans une première série de cas, il s'agit le plus souvent d'un épanchement au sein de la cavité séreuse qui entoure les tendons extenseurs des doigts. Pas de trace d'inflammation à la périphérie; pas de gonflement ni de rougeur de la peau au-dessus de la tumeur bien circonscrite, aplatie, triangulaire, à base tournée vers les doigts, qui occupe la région carpo-métacarpienne, sans dépasser le ligament dorsal transverse ; douleur médiocre à la pression, un peu de gêne seulement et de faiblesse dans les mouvements du poignet ; tel est le tableau symptomatique de cette lésion. La coïncidence de cette *hydropisie* avec les poussées secondaires de récidive, sa résolution sous l'influence de la cure spécifique, établissent d'ailleurs nettement les rapports de cause à effet qui la relient à la syphilis. Son pronostic est absolument dépourvu de gravité.

Tout autre est l'*hydropisie aiguë*, qui, spontanément et surtout sous l'influence de la pression, se traduit par une douleur vive nettement localisée à la synoviale malade. Les points où on l'observe le plus communément sont les articulations de l'épaule et du genou, du cou-de-pied, autour desquelles se groupent tant de bourses séreuses, la face postérieure de l'olécrâne et celle du calcanéum. On a également signalé l'inflammation de la bourse qui sépare le tendon du biceps brachial de celui du brachial antérieur. Non moins fréquente est celle de la bourse antibrachiale qui accompagne le tendon du biceps, et qui correspond à la douleur très-vive et très-persistante dite de *la saignée.* En résumé, partout où se rencontrent des bourses tendineuses, derrière la malléole externe pour les péroniers latéraux, sur la face dorsale du pied pour les extenseurs des orteils, etc., il faut être attentif à rechercher dans la lésion de ces membranes l'explication des douleurs accusées par les malades. Pareille signification doit être attribuée à l'*hygroma* comme manifestation de la syphilis secondaire sur les bourses séreuses naturelles ou accidentelles.

Contracture musculaire. — Les troubles fonctionnels des muscles ne dénotent pas toujours un état morbide des fibres et des tendons. Instruments du système nerveux, ces organes nous transmettent aussi l'écho de ses lésions; de là une grande incertitude dans l'interprétation des symptômes qui caractérisent les myopathies, lorsque l'anatomie pathologique n'en révèle pas clairement l'origine immédiate. Rien de plus obscur notamment que la pathogénie de la *contracture* qui va nous occuper, et que nous étudierons isolément dans ce paragraphe spécial, parce que nous ne connaissons aucun autre accident qui lui soit comparable, et que, scientifiquement, nous ne savons où localiser l'altération organique dont elle relève.

Il est certain qu'Ulric de Hutten (1539) faisait allusion à la contracture musculaire quand il écrivait la phrase suivante : « Contrahuntur et nervi nec nunquam distenduntur et laxifiunt. » Toutefois, ce n'est guère que dans notre siècle que ce phénomène a été observé avec quelque attention; dès 1836, Philippe Boyer en rapporte deux exemples dans son *Traité pratique de la Syphilis;* en 1842, Ricord le décrit sous le nom de *rétraction musculaire syphilitique.* Tel est aussi le titre d'un mémoire très-complet de Notta, en 1830. Nous signalerons encore un travail d'Angelo Mazzuchelli (Milan, 1863); l'article SYPHILIS MUSCULAIRE du *Nouveau Dictionnaire de Médecine et de Chirurgie pratiques,* dû à I. Straus, et enfin l'étude magistrale que C. Mauriac a consacrée à l'*affection syphilitique du biceps* dans ses leçons cliniques de 1876.

Mauriac rapporte l'histoire d'un malade qui, tout à coup, étant à sa table de travail et écrivant, fut pris d'une sorte de jetée myosalgique sur le bras gauche. Ce membre devint le siége de douleurs irradiantes le parcourant dans toute son étendue, surtout vives pendant la nuit. Durant ces accès, il était difficile et même impossible d'étendre et de fléchir complétement l'avant-bras sur le bras; tous ces symptômes furent, du reste, de peu de durée. A un degré plus accentué, nous les retrouvons chez un syphilitique vu par A. Tizzoni (1852), lequel fut atteint brusquement de contractions spasmodiques dans les muscles fléchisseurs de l'avant-bras et les gastrocnémiens, puis guérit au bout de quelques jours par l'iodure de potassium. Les faits de ce genre, qui ne se présentent du reste que rarement, nous montrent la forme la plus simple, et, il faut bien le dire, la plus contestable, des phénomènes pathologiques qui constituent la rétraction musculaire syphilitique.

Dans les cas ordinaires, cette affection offre les caractères suivants : progressivement, sans épanchement articulaire, sans lésion apparente des muscles ni des tendons, quelquefois même sans algie, le malade voit diminuer l'amplitude des mouvements qui s'exécutent autour de la trochlée humérale. Attiré par une force continue, l'avant-bras se fléchit de plus en plus, d'abord à angle obtus, puis, au bout de quelques jours, à angle aigu. L'extension devient impossible; le malade ne peut pas davantage exagérer le mouvement de flexion; l'ankylose musculaire est complète. Tout effort dans un sens ou dans un autre provoque un tiraillement fort pénible, et même, en dehors de ces excitations, le sujet ressent parfois dans les masses musculaires intéressées des élancements, des crampes, ou de petites secousses soit localisées soit irradiées. Au palper, le biceps offre un volume, une consistance et une tension exagérés, et paraît plus sensible, particulièrement sur les bords et vers sa partie inférieure; il en est de même du triceps. Mais ce qui frappe le plus, c'est la rigidité du tendon qui figure dans le pli du coude une corde dure inflexible, sans présenter du reste aucune autre trace de lésion. Au prix d'une assez vive douleur, il est possible de ramener le membre dans l'extension; abandonné à lui-même, il revient sans secousse, lentement, graduellement, en trois ou quatre minutes, à la position qu'il occupait. L'état physiologique du muscle est difficile à préciser; pas ou presque pas de bourrelet sous l'influence du pincement, pas de contraction ni de sensation spéciale par l'application des courants; du côté sain, le nœud bicipital se produit normalement et la sensibilité aux agents électriques est restée intacte.

La durée de cet accident dépend avant tout de la thérapeutique qui lui est opposée, aucune autre lésion n'étant plus rapidement justiciable des spécifiques. Non traitée, la contracture disparaît parfois spontanément; la guérison définitive est souvent, dans ce cas, précédée d'amélioration intermittente. Mais, alors même que la position vicieuse aurait persisté depuis plusieurs mois et même plusieurs années, l'observation prouve que les mercuriaux n'ont rien perdu de leur puissance pour restituer au membre l'intégrité de ses mouvements.

Dans la description que nous venons de faire, nous n'avons envisagé que l'affection syphilitique du biceps, sur lequel les effets du virus se localisent avec prédilection; mais d'autres muscles peuvent être lésés. La sensibilité anormale et l'induration des tendons qui limitent le creux poplité survient assez fréquemment pour dénoter la vulnérabilité spéciale des fléchisseurs de la jambe; dans un cas publié récemment, le genou avait été plié à angle droit par une rétraction du biceps. Nous signalerons également le *resserrement des mâchoires*, le *torticolis*, le *lombago* avec *incurvation du tronc* et le *strabisme* comme des conséquences nettement constatées d'une jetée syphilitique sur les temporaux et les masséters, les sterno-mastoïdiens, les sacro-lombaires et les oculo-moteurs. Enfin, s'il fallait en croire Bouisson et Davasse, ce serait encore à ces strictures musculaires qu'il conviendrait d'attribuer certains *rétrécissements du rectum*, de l'*œsophage* et de la *trachée*, ainsi que l'*asthme*, phénomène peu expliqué jusqu'ici, dont nous avons eu déjà l'occasion de parler. Cette opinion n'offre rien que de très-rationnel. Il est de toute évidence en effet que les fibres des sphincters, celles des intercostaux, du diaphragme et du muscle cardiaque, sont passibles du processus propre à la contracture, mais l'observation directe faisant défaut, le doute nous est imposé.

Nous ferons remarquer d'ailleurs que ces angusties surviennent, en règle très-générale, à un âge assez avancé de la vérole, ce qui n'est point le fait de l'affection que nous venons d'étudier. C'est chose remarquable en effet que le peu de régularité que présente la contracture dans son *époque d'apparition*. Beaucoup de malades n'en sont atteints que tardivement, au bout de plusieurs années de syphilis; chez un plus grand nombre, elle survient à l'époque secondo-tertiaire ou de transition, de deux à trois ans après le chancre. Enfin, Mauriac a prouvé qu'il fallait aussi la compter parmi les conséquences précoces de l'infection; dans la plupart des cas rapportés par cet observateur, elle se montra en effet contemporaine des premières poussées; c'est ce qui nous a déterminé à en faire l'histoire dans ce chapitre, bien que, en apparence du moins, cet accident offre peu de rapports avec ceux qui y ont déjà trouvé place. Au reste, nous avouerons encore en terminant l'ignorance absolue dans laquelle nous nous trouvons relativement à sa *pathogénie*. S'agirait-il en effet d'une lésion directement produite par le virus sur la substance musculaire? Nous ne savons que penser de sa non-généralisation; pourquoi le poison syphilitique, qui vraisemblablement alors agirait à la façon des substances qui déterminent la coagulation de l'inogène, s'attaquerait-il particulièrement au biceps? Préfère-t-on se rattacher à l'idée d'une lésion primitivement nerveuse? La même objection persistera tant qu'on n'aura pas démontré l'existence d'une lésion nerveuse ou spinale circonscrite. Suivant une théorie plus rationnelle, la contracture devrait être considérée comme une des manifestations du rhumatisme syphilitique favorisé ou non par les antécédents arthritiques. Je signalerai encore l'opinion de quelques auteurs pour lesquels l'irritation chronique des tendons jouerait le principal rôle; cette interprétation, évidemment trop exclusive, contient peut-être une partie de la vérité. On sait en effet que le retrait du biceps est bien souvent consécutif à l'hydropisie de la bourse séreuse de son tendon. Les malades accusent alors une vive *douleur à la saignée.* N'est-il point logique de supposer dans ce cas que, par action réflexe, cette lésion peut retentir sur les fibres musculaires et causer leur contracture pathologique, de même que nous verrons les syphilides anales et péri-anales amener, par l'irritation qu'elles déterminent, le spasme des sphincters et la fissure consécutive? Avouons d'ailleurs que certains auteurs contestent encore la spécificité de cet accident. Alléguant sa rareté, l'époque variable de sa venue, et son isolement dans le cadre de la vérole, ils préfèrent y voir une simple coïncidence, c'est-à-dire une de ces lésions du rhumatisme, sur lesquelles, disent-ils, l'action du mercure et des iodiques n'est plus à démontrer.

Influence de l'état général syphilitique sur les maladies intercurrentes. — *Maladies non traumatiques.* — Il est incontestable que les maladies internes doivent ressentir l'influence de l'intoxication générale causée par la syphilis; mais les documents nous font presque complétement défaut sur ce point. Aussi ne saurions-nous avoir la prétention de résoudre ce difficile problème; notre but est surtout d'en affirmer logiquement l'existence et de le signaler à l'attention des observateurs.

Dans un cas de Garrigue, une femme de cinquante-six ans, atteinte de syphilide pustuleuse, contracte une *pneumonie.* Bien traité, l'état aigu disparaît promptement; mais survient un gonflement diffus de la région cervicale et la malade est emportée par un *œdème de la glotte.* Avec l'auteur de cette observation, il nous semble rationnel de mettre cette dernière complication sur le compte de la syphilis qui jette le trouble dans les phénomènes de la nutrition et prédispose aux inflammations de mauvaise nature. — Dans un ordre de lésions quelque peu différent, nous trouvons un fait digne d'être rapproché de celui-ci. Il s'agit d'un jeune homme en puissance de vérole, chez lequel se développe un *abcès spontané du dos.* Sur cet organisme vicié et voisin de la cachexie, la collection liquide prit des proportions effrayantes; nous lisons, en effet, qu'elle s'étendait de la partie postérieure du cou au bas de la région dorso-lombaire. En même temps, des *eschares* se formaient au niveau des trochanters et des ischions, autre signe de la vitalité amoindrie; et des engorgements ganglionnaires rendaient manifeste l'adénie spécifique. Dans de telles conditions, il reste évident que la guérison de l'abcès devait rencontrer les plus grandes difficultés; elle fut obtenue cependant, grâce à une énergique médication. Après l'inutile emploi du drainage, le foyer fut ouvert du haut en bas; ses parois furent cautérisées au fer rouge et l'énorme perte de substance, modifiée quotidiennement par l'iode et le perchlorure de fer, se combla enfin. Le professeur Di Lorenzo[1], auquel nous empruntons ce fait, y reconnaît l'influence exercée par la syphilis sur un abcès d'origine vulgaire. Peut-être faudrait-il se demander s'il ne s'agirait pas plutôt ici d'une lésion liée à la cachexie spécifique dont le malade paraissait atteint; quoi qu'il en soit, cette histoire clinique est assez remarquable pour qu'il nous ait paru intéressant de la reproduire.

La vérole, a dit Ricord, est un branle-bas pour l'économie, et excite tous les germes organiques, ouvre la porte à toutes les susceptibilités morbides. A cette loi générale il est juste de mentionner une exception, relative au *diabète*, dont le symptôme principal, la glycosurie, cesse pendant toute la durée des manifestations syphilitiques, pour reparaître dès que le traitement en a triomphé (Lécorché, Fournier, Seegen); mais, en ce qui touche les *maladies constitutionnelles*, rien n'est plus exact que cette proposition. Il serait long d'énumérer toutes les manifestations strumeuses que fait naître l'infection, lorsqu'elle se trouve aux prises avec la *scrofule;* engorgements lymphatiques, lésions articulaires et osseuses, ulcérations atoniques des muqueuses et de la peau peuvent surgir soudain, alors que leur cause diathésique sommeillait depuis de nombreuses années. Chez les sujets prédisposés à la *tuberculose*, il est avéré que la syphilis, en vertu sans doute de son influence dépressive, active le développement des lésions et précipite l'issue fatale. La *dartre* est également favorisée par la présence du virus. Beaucoup de sujets ne deviennent herpétiques qu'après avoir présenté un chancre primitif, et ce n'est point chose rare que de voir des psoriasis, des eczémas naître ou reparaître à l'occasion d'une poussée syphilitique. Bazin va même plus loin et déclare que les parasites végétaux croissent et se multiplient avec une plus grande rapidité sur un terrain syphilitique; mais cette opinion est vivement contestée par les dermatologistes allemands, en particulier par Hébra.

Le professeur Gamberini s'est demandé si l'influence syphilitique ne se traduisait pas d'une façon particulière sur les *dermatoses préexistantes*. De ses recherches il résulterait que, lorsque cette influence se produit, c'est pour infliger aux lésions cutanées

[1] Di Lorenzo, *Cura et guarigione di un grande ascesso spontaneo con piaghe e leucocitosi per sifilide costituzionale.* — Bologna, 1865.

vulgaires une série de modifications qui les rapprochent du type syphilitique. Les éléments augmentent d'étendue, prennent une coloration cuivrée et des bords plus arrondis. A ce moment, la thérapeutique n'a que faire de leur opposer les spécifiques antidartreux : bains minéraux ou maritimes, pommades excitantes ou autres se montrent radicalement inefficaces et même nuisibles; tandis que les antisyphilitiques peuvent amener une prompte guérison. Il n'est même pas très-rare qu'un malade atteint depuis plus ou moins longtemps d'une dermatose rebelle à tout traitement en guérisse lorsque, s'étant infecté et ayant vu sa maladie cutanée se transformer, il se soumet à l'usage des mercuriaux.

Maladies traumatiques. — En 1849, Jobert insista, dans son *Traité de chirurgie plastique*, sur la nécessité de faire suivre un traitement spécifique aux vérolés avant d'entreprendre sur eux une opération. Ce n'était point là une question nouvelle. Dès 1550, Amatus Lusitanus administrait le gaïac dans les mêmes circonstances, et, plus tard, chirurgiens et syphiligraphes n'avaient point manqué de signaler quels obstacles peut rencontrer l'intervention chirurgicale chez les sujets infectés. Qu'il me suffise de citer, parmi ceux que préoccupa cette question, Saviard, Astruc, La Faye, Ledran, J.-L. Petit, Fournier Pescay, auquel nous devons l'article ÉTIOLOGIE du dictionnaire en 60 volumes; et enfin, plus près de nous, Cazenave et les auteurs du *Compendium*. Cependant, peu après le travail de Jobert, une discussion, qui s'éleva à l'Académie de médecine à propos d'une note de Huguier, fournit à Ricord, d'accord sur ce point avec Lagneau et Lucien Boyer, l'occasion de s'inscrire en faux contre cette opinion à peu près universelle. Ce fut Verneuil qui eut le mérite de substituer, aux affirmations stériles, l'étude consciencieuse des faits cliniques. Bientôt suivi dans cette voie par Guillemin (1863), Ambrosoli (1863), Zeissl (1865), Thomann (1865), Merkel (1871), et Berger 1875), ce chirurgien inspira, en outre, la thèse remarquable de Henry Petit (1875), travail très-complet auquel nous emprunterons beaucoup, et dont nous ne saurions trop recommander la lecture.

La syphilis est une, nous l'avons dit à plusieurs reprises; mais aucune maladie n'offre plus de diversité dans ses manifestations, dans le dommage qu'elle fait subir aux individus. Suivant les périodes de son développement, suivant le terrain qui l'a reçue, son influence se fera sentir grave ou bénigne, durable ou éphémère. De là l'impossibilité d'enfermer en une formule unique les rapports de la syphilis avec le traumatisme; de là aussi, par conséquent, l'inexactitude forcée des solutions absolues. Aussi tenons-nous à établir nettement que les développements qui vont suivre ne sont applicables qu'à la seconde phase de la vérole.

a. Nous formerons une première catégorie avec les cas dans lesquels l'évolution des lésions traumatiques se passe comme à l'état normal. C'est à l'heureuse influence du traitement, ou à l'apaisement spontané de la maladie, qu'est dû ce résultat. Disons aussi que nous l'avons vu se produire en pleine période de manifestation, mais alors que, l'éruption étant terminée, toute l'activité du virus avait été momentanément épuisée avant que le traumatisme ait pu lui fournir l'occasion de se porter vers un point faible. En pareil cas, nous le répétons, les plaies du syphilitique se réparent aussi promptement que les plaies ordinaires, et à coup sûr plus facilement que chez les individus atteints de la diathèse scrofuleuse. C'est là un fait d'observation journalière, à la suite de l'application des sangsues ou de l'ablation des amygdales. De même on pourrait citer d'assez nombreux cas de blessures par arme à feu, dont la syphilis n'a nullement entravé la guérison. Thoman dit avoir amputé un soldat dont les deux pieds avaient gelé après la bataille de Groswardein. Le cas était tel, que ce malheureux ne pouvait marcher que sur les mains et sur les genoux. Dans le cours de l'opération, on découvrit qu'il était atteint d'une syphilis cutanée avec des traces de chancres guéris et plusieurs ulcérations du pénis. Or, malgré cette complication, les plaies résultant de l'amputation suivirent une marche satisfaisante et guérirent par première intention.

b. Une seconde catégorie est relative aux cas assez fréquents dans lesquels la surface de la lésion, soit immédiatement, soit à une période déjà avancée de son évolution, prend les caractères d'un ulcère spécifique. Ce résultat se produit chez les sujets atteints de syphilis forte ou non traitée, ou insuffisamment neutralisée par l'hydrargyre. On doit redouter également qu'une plaie grave, à suppuration de longue durée, ne subisse tardivement cette complication. Parmi les faits très-nombreux sur lesquels s'appuient ces conclusions, les uns ont trait à des malades ayant encore des manifestations spécifiques au moment de la blessure; dans les autres, il ne s'agit que d'une vérole latente réveillée par le traumatisme. Dans tous, la solution de continuité s'est montrée réfractaire à la cicatrisation spontanée, mais s'est promptement réparée sous l'influence du traitement général antisyphilitique. Je ne citerai que quelques exemples. Une jeune fille, traitée par Ambrosoli pour une syphilide papuleuse confluente, se fait une blessure à l'extrémité de l'index droit; la petite plaie se recouvre de fausses membranes et le périoste de la première phalange subit un commencement d'exfoliation. On désarticule la phalangette, mais la plaie nouvelle s'entoure de bords saillants et son fond prend une couleur rouge caractéristique. Tous les moyens ordinaires ayant échoué, on soumet la malade à l'iodure de potassium, et, peu de jours après, elle sortait guérie. Le même auteur a vu survenir un ulcère à la suite d'une piqûre de cousin chez un individu atteint de plaques muqueuses. Pareil processus a été observé sur des érosions consécutives à des coups d'ongles, à des morsures ou des solutions de continuité plus considérables, telles que kélotomie, trachéotomie, etc. Dans ce dernier cas, relaté par Thoman, on peut remarquer d'une façon très-nette l'influence du traumatisme répété; la plaie n'offrait un mauvais aspect que dans une partie fort limitée, ce qui tenait à ce que l'appareil, par suite des mouvements incessants de l'opéré, était déjeté vers le bas de l'incision qu'il irritait par ses frottements.

c. Il peut arriver que la solution de continuité produite chez un syphilitique reste en l'état, également incapable de s'ulcérer spécifiquement ou de se réparer. Ce phénomène intéresse au plus haut point la pratique chirurgicale, et en particulier l'autoplastie, dont la réussite n'est possible que lorsque la réunion immédiate succède à l'affrontement des parties cruentées. Des observations très-concluantes ont été réunies par Henri Petit. Toutes les fois que le bistouri a été porté sur un malade peu éloigné de l'infection ou à peine traité; toutes les fois, en un mot, que, relativement à l'époque des accidents spécifiques, l'opération a pu être considérée comme précoce, elle a abouti à un échec. Dans tous les cas, au contraire, où le chirurgien a retardé son intervention jusqu'à ce que le traitement mercuriel ait produit un apaisement durable snr le cours de la syphilis, on a pu compter sur des suites heureuses ou du moins normales. Verneuil fixe à six mois le délai nécessaire après la cessation de tout accident.

d. Enfin l'on peut voir survenir, non plus seulement au niveau de la plaie, mais encore dans son voisinage, une *éruption caractéristique*, pour laquelle le traumatisme a été une cause d'appel. Ce phénomène s'observe le plus souvent à l'époque où s'épanouissent les accidents cutanés. Les lésions s'accumulent autour du point lésé qui sert, pour ainsi dire, de soupape au virus; la plaie prend elle-même le cachet spécifique. C'est dans ce cas que l'on peut dire, suivant l'expression pittoresque de Ricord, mais contrairement à son avis, que le vénérien est une outre virulente et qu'il suffit de le piquer pour en faire sortir du pus. La blessure a-t-elle été produite pendant une période où la syphilis était latente, l'excitation partie de la plaie peut être assez violente pour déterminer, soit une *jetée locale*, soit même une poussée générale de syphilide. Ces différents cas seront étudiés dans le cours du chapitre suivant.

e. Il conviendrait d'examiner, maintenant, si l'infection ne favorise pas le développement de certaines *complications des plaies.* C'est là une question fort importante, bien qu'absolument négligée jusqu'ici, et que l'on ne saurait trop signaler à l'attention des cliniciens. Ce que nous pouvons affirmer, en nous basant sur un assez bon nombre de faits, c'est que, chez les syphilitiques en puissance d'accidents, à cause sans doute de l'anémie dont ils sont frappés, l'hémostase rencontre parfois les plus grandes difficultés; une minime opération peut devenir l'origine d'*hémorrhagies* extrêmement graves. Aussi est-il sage de leur refuser toute intervention qui ne présente pas un réel caractère d'urgence. En ce qui concerne la *pyohémie,* il n'est pas moins vraisemblable qu'un organisme vicié par la syphilis n'y soit spécialement exposé. De cette prédisposition, un exemple fort remarquable a été rapporté récemment par L. Michel (*Marseille médical,* 1872, p. 23). Il s'agit d'un jeune homme qui succomba, peu après le chancre, à une affection non diagnostiquée et chez lequel, *post mortem,* on trouva du pus dans tous les organes.

Influence de la syphilis sur les fractures. — Un homme se fait une fracture; la lésion est simple, sans esquilles, sans déchirement de la peau; on applique un appareil et les choses semblent aller au mieux jusqu'au jour où, le bandage étant enlevé, on s'aperçoit qu'il n'y a pas trace de cal. L'immobilité est maintenue et plusieurs mois se passent sans qu'il y ait amélioration; nombre de malades renoncent au traitement et restent infirmes. Mais, que le chirurgien, songeant à s'enquérir de l'état général, vienne à reconnaître des traces de syphilis et administre les mercuriaux, les fragments ne tardent pas à se réunir. Tel est le type de toutes les observations propres à démontrer l'influence de la syphilis sur la non-consolidation des os fracturés, du moins pendant la période secondaire qui seule nous occupe. S'agit-il ici, comme le croit Bérenger-Féraud, de lésions spéciales susceptibles d'entraver le processus normal de l'ossification en déterminant ce qu'il appelle la *pseudarthrose ostéophytique*? Tel n'est pas notre avis; n'est-il pas, en effet, plus rationnel d'attribuer ce résultat à la cachexie temporaire que nous avons décrite sous le nom d'état syphilitique et qui, nous l'avons vu, portant dès le principe son influence sur tous les organes, frappe avec une intensité particulière les annexes du système lymphatique, telles que la moelle osseuse et la couche profonde du périoste? Au reste, il ne faudrait pas croire qu'une telle complication fût la règle même chez les individus que le virus a le plus sévèrement éprouvés. Nombreux sont, au contraire, les cas dans lesquels nous voyons la lésion osseuse produite en terrain syphilitique évoluer avec sa régularité ordinaire. Au cours d'une vérole grave un homme, traité par Fournier, se cassa la jambe, et le tibia vint s'implanter dans le sol; la guérison n'en survint pas moins en temps voulu. Dans une circonstance analogue, Cazenave vit les bords de la plaie, qui conduisait à l'os dénudé, s'ulcérer et prendre l'aspect syphilitique; mais il a bien soin de noter que la solution de continuité du squelette se répara sans autre complication spéciale. De ces faits et de bien d'autres rapportés par Lagneau, Norris, Gurlt, Ollier, etc., nous sommes en droit de conclure que : 1° dans l'immense majorité des cas, la syphilis n'apporte aucun obstacle à la formation du cal; 2° quand, dans le cours d'une infection particulièrement grave, le processus de réparation se trouve enrayé, c'est par le traitement antisyphilitique qu'on doit chercher et qu'on obtiendra toujours la guérison.

Enfin A. Dron a prouvé que, lorsqu'elle sévit sur un individu autrefois atteint de fracture, on peut redouter que la syphilis n'amène, dès la période secondaire, une désorganisation du cal. L'unique fait sur lequel est basée cette conclusion est trop intéressant pour que nous n'en fassions pas connaître les principales circonstances. Il s'agit d'un jeune homme de vingt-six ans dont le radius avait été fracturé par une balle en 1870. Quatre ans plus tard, il venait se faire traiter à l'Antiquaille pour une syphilide polymorphe récente. Peu après son entrée, sans traumatisme, sans cause externe appréciable, le cal devint douloureux, se tuméfia et se ramollit; si bien que le malade ne pouvait plus soutenir son avant-bras. Ce ne fut qu'un mois après, sous l'influence du traitement iodo-hydrargyrique, que la cicatrice osseuse reprit sa consistance normale.

Lésions des organes hémato-poiétiques. — CAZENAVE, *Périostose syphilitique* (*Annales des maladies de la peau*, t. II, p. 128, 1845). — H.-O. BRODRICK, *On sternal tenderness as a sign of constitutional syphilis* (*Edinburgh med. Journ.*, IX, 468, 1864). — GUIBOUT, *Syphilide pigmentaire modifiée par la grossesse* (*Rev. phot. des hôp. de Paris*, n° 5, 1869). — GIACOMO DI LORENZO, *Ulcera dura allo scroto, sifilide glandolare, cutanea, mucosa, ossea, viscerale* (*Giornale delle malattie veneree*, t. II, p. 100, an. 1870). — C. BOZZI, *Dolori osteocopi, injezione sottocutanea di iodoformio* (*Giornale delle malattie veneree*, t. I, p. 49, an. 1871). — OSER, *Drei Faelle von Enteritis syphilitica* (recherches de l'Institut pathologique de Cracovie, Vienne, 1872). — POPESCU, *Des périostoses secondaires dans la syphilis* (thèse de Paris, n° 181). — TANTURRI, *Lymphadénomes syphilitiques à l'isthme du gosier* (*Rivista di med., di chir. e di terap.*, Milan, avril 1873). — SCHWIMMER, *Observ. d'entérite syphilitique* (*Arch. für Dermatologie*, 1873). — MAURIAC, *Affections syphilitiques précoces du système osseux*, 1873. — WEIL, *Tuméfaction de la rate dans la syphilis récente* (*Deutsch. Archiv für klinische Medicin*, n° de mai 1874). — Pasquale PIROCCHI, *Ipercromia cutanea sifilitica* (*Giornale delle malattie veneree*, p. 180, 1875). — VADJA, *Lésions syphilitiques des glandes lymphatiques* (*Giornale italiano delle malattie veneree e della pelle*, p. 118, an. 1876).

Lésions du foie, des reins, de l'utérus. — P. DUBOIS, *Syphilis considérée comme cause possible de la mort du fœtus* (*Gaz. méd. de Paris*, p. 392, 1850). — DUB, *Ein Beitrag zur Lehre vom Diabetes mellitus* (*Prager Vierteljahrschrift für die praktische Heilkunde*, 1863). — JACKSH, *Allgemeinen Prager med. Wochenschrift*, 1865. — S. D'ORMEA, *Dell' itterizia nella sifilide*, (*Giornale delle malattie veneree*, t. II, p. 21. 1866). — GUIOL, *Essai sur l'albuminurie syphilitique* (thèse de Paris, n° 122, 1867). — LEE, *Albuminurie syphilitique traitée par le bain de calomel* (*Giornale delle malattie veneree*, t. II, p. 294, 1868). — GAILLETON, *Albuminurie syphilitique coïncidant avec des accidents secondaires* (*Giornale italiano delle malattie veneree*, t. II, p. 95, 1869). — KRONID-SLAVJANSKI, *Sur un cas de thrombose des sinus du placenta* (*Annales de Dermatologie*, t. V, p. 226, 1873). — J. MORET, *Manifestations syphilitiques chez les femmes enceintes et les nouvelles accouchées* (thèse de Paris, 1875). — WEBER, *De l'influence de la syphilis sur la grossesse* (*Allg. med. centr. Ztg*, 3 et 6 fév.). — A. STEFANOFF, *Recherches sur la composition des urines dans les premières périodes de la syphilis* (thèse inaugurale, Saint-Pétersbourg, 1875). — SEEGEN, *Der Diabetes mellitus auf Grundlage zahlreicher Beobachtungen*, Berlin, 1875. — SERVANTIE, *Des rapports du diabète et de la syphilis* (thèse de Paris, n° 200, 1876).

Troubles nerveux. — CASTELNAU, *Névralgie syphilitique* (*Annales* de Cazenave, t. I, p. 212). — MARTY, *Paralysie du facial au début de la syphilis* (*Gaz. des hôp.*, p. 473, 1863); BAHUAUD (*idem.* p. 582). DIDAY, *Épilepsie syphilitique* (*Giornale delle malattie veneree*, t. III, p. 46, 1867). — GROS et LANGEREAUX, *Des affections nerveuses syphilitiques* (Paris, 1861). — LITTLE, *Épilepsie d'origine syphilitique, guérison* (*Medical Press and Circular*, 1868). — MAVREYENI, *Scelotirbe sifilitico, guarigione* (*Gazette médicale d'Orient*, 1868). — FOURNIER, *De l'analgésie syphilitique secondaire* (*Annales de Dermatologie*, t. I, p. 486, 1869). — SORESINA, *Sifilide del sistema nervoso, macchie pigmentali su tutta la persona* (*Giornale italiano delle malattie veneree*, t. II, p. 87, 1869). — MOUSTAPHA-FAID, *Troubles de la sensibilité, analgésie syphilitique* (*Annales de Dermatologie*, t. III, p. 318). — Aparicio, *Tremblement, syphilitique* (thèse de Paris, 1872). — Gay de Kasan, *Observation de syphilis cérébrale secondaire* (*Annales de Dermatologie*, t. V, p. 469, 1873). — Bruberger, *Ein Fall von Meningitis syphilitica nebst Bemerkungen über Syphilis der Central organs* (Virchow's *Archiv*, t. XL, 235-298; *Centralblatt*, p. 733, 1874). — Mauriac, *Mémoire sur les affections syphilitiques précoces des centres nerveux* (*Annales de Dermatologie*, t. VI, pages 161, 265, 354, 427, 1875).

Pseudo-rhumatisme syphilitique des articulations et des muscles. — Ph. Boyer, *Lettre sur la contracture musculaire syphilitique* (*Gaz. méd. de Paris*, p. 576, 1842). — Deville, *Angine syphilitique, rétractions, paralysies musculaires, tétanos syphilitique chronique, mort* (*Bulletin de la Société anatomique de Paris*, p. 276, 1846). — Notta, *Rétraction musculaire syphilitique* (*Archives de médecine*, 1850). — Bouisson, *Tumeurs syphilitiques des muscles* (*Annales* de Cazenave, t. III. p. 52, 1850). — Tizzoni, *Syphilis, douleurs et contractions musculaires nocturnes* (*Annales* de Cazenave, t. IV, p. 304, 1851). — Richet, *Mémoire sur les tumeurs blanches* (*Mémoires de l'Académie de médecine*, t. XVII, Paris, 1853). — Nélaton, *Tumeurs syphilitiques des muscles* (*Gaz. des hôpitaux*, p. 22, 1858). — Angelo Mazzucchelli, *Sifilide muscolare* (*Annali universali di medicina*, t. CLXXXVII, an. 1864). — Verneuil, *Hydropisie des gaînes tendineuses dans la syphilis* (*Gazette hebdomadaire*, p. 609); Fournier, *idem*, p. 645, 1868. — Duffin, *Cases of syphilitic reumatism* (*Transactions of the clinical Society of London*, t. II, p. 81, 1869). — Roch, *Hydropysie des gaînes tendineuses dans la syphilis secondaire* (thèse de Paris, n° 37, 1872). — Moreau, *Affections syphilitiques des bourses séreuses* (thèse, de Paris, n° 360). — Guyot, *Myosite du masséter* (*Un. méd.*, n° 123, p. 609, 1873). — Dauzat, Voisin, Ingold, Vaffier thèses de Paris, 1875). — Mauriac, *Myopathies syphilitiques* (*Ann. de Derm. et de Syph.*, t. VII, p. 250, 339, 425, 1876).

Influence de l'état général syphilitique sur les maladies intercurrentes. — Norris, *Fracture chez un syphilitique* (*American journal of med. sc.*, p. 2, 1842). — Bousfield-Page, *Fracture chez un syphilitique* (*Med. chir. Transact.*, p. 145, 1848). — Williams, *On influence of syphilis in modifying characters of diseases* (*Brit. med. Journ.*, t. I, p. 377). — Carlo Ambrosoli, *Intorno all' influenza che la sifilide esercita sulle lesioni traumatiche* (*Giornale delle malattie veneree*, t. II, p. 279, 1867). — Merkel, *Fracture chez un syphilitique* (*Centralblatt für med. Wissensch.*, p. 4, 1871). — Moreau, *De l'influence des diathèses en chirurgie* (thèse de Paris, 1872). — Gross, *Fracture chez un syphilitique* (*A system of Surgery*, t. I, p. 938, 1872). — L. Michel, *Diathèse purulente née sous l'influence de la syphilis* (*Marseille médical*, 1873). — Lorenzo, *Cura e guarigione di un grande ascesso con piaghe et leucocitosi per sifilide costituzionale* (*Giornale delle malattie veneree*, t, II, p. 74, 1866). — Henry Petit, *De la syphilis dans ses rapports avec le trau-*

matisme (thèse de Paris, 1875). — WILSON STEELE, *Non-consolidation d'un fracture du tibia due à une syphilis latente* (*Annales de Dermatologie*, t. VI, p. 65, 1875). — ABADIE, *Plaie de l'œil chez un syphilitique* (*Gaz. hôp.*, n° 28, 1875). — A.-H. NICHOLS, *Consolidation de fracture retardée par la syphilis* (*Recent proceedings ot the Roxbury med.. Society; Boston Journal*, 13 avril 1873). — O. HAAB, *Du décollement des épiphyses de cause syphilitique* (*Arch. für path. Anat. und Physiol.*, t. LXV, 1876). — DRON, *Influence de la syphilis sur la réparation des fractures* (Congrès de Nantes, 1875). — P. BERGER, *Influence des maladies constitutionnelles sur les lésions traumatiques* (thèse d'agrég., 1875).

CHAPITRE IV

SYPHILIDES SECONDAIRES

§ 1. — ÉTIOLOGIE.

De la simple rougeur aux ulcérations phagédéniques les plus profondes, les *syphilides* comprennent tous les accidents éruptifs cutanés ou mucoso-cutanés, développés sous l'influence du contagium spécifique.

Six semaines environ après l'apparition d'un chancre, le tégument se couvre de taches rouges disséminées, plus ou moins saillantes, offrant les plus grands rapports avec les dermatoses qui accompagnent certaines fièvres éruptives. Cet accident dont la durée est éphémère, cette *première poussée* est l'affirmation la plus commune et la plus caractéristique du virus. Il peut arriver qu'une *vérole faible* borne ses effets à ce symptôme à peine ébauché. A la rigueur on peut même concevoir que l'influence de l'agent morbide sur la peau soit assez peu prononcée pour ne point aboutir à une lésion appréciable, sans que, pour cela, on soit en droit de rien préjuger de trop absolu sur les suites plus éloignées de la maladie. Mais l'observation ne confirme guère cette donnée théorique, et, bien qu'il ne soit pas impossible de l'appuyer de quelques exemples [1], tout clinicien rigoureux doit considérer les syphilides comme la confirmation *nécessaire* du diagnostic qu'il a porté sur le chancre, et la forme roséoleuse, la plus bénigne de ces manifestations, comme le minimum des conséquences qu'entraîne après lui tout ulcère primitif doublé d'un syphilome.

[1] Voyez à ce propos une observation fort intéressante rapportée par L. Messana (de Racalmuto) dans le *Giornale italiano delle malattie veneree*, t. I, p. 230, année 1868.

Dans le cours des *véroles de gravité moyenne*, il faut s'attendre à des *poussées ultérieures*. Ces éruptions surviennent de six mois à un an ou deux ans après l'infection, intéressent plus profondément la peau, et disparaissent par résolution, après une durée de dix mois en moyenne, en laissant une cicatrice déprimée. On leur a donné le nom de *syphilides intermédiaires*.

Viennent enfin les *syphilides* dites *tardives* qui, se montrant au bout de plusieurs années, marquent habituellement la dernière phase d'une infection relativement peu grave. A une époque plus rapprochée du début, elles permettent d'affirmer que le malade est sous le coup d'une *vérole forte*. Enfin leur apparition hâtive, très-voisine ou contemporaine du chancre, n'est malheureusement point un fait rare ; l'étonnante rapidité avec laquelle se succèdent les accidents permet de dire qu'il s'agit dans ce cas d'une *vérole maligne précoce*, ou même encore d'une *vérole galopante*. Par leur localisation plus circonscrite, par leur tendance à l'ulcération, les syphilides tardives se séparent nettement des deux autres catégories. Aussi, croyons-nous devoir les ranger parmi les accidents tertiaires, et par conséquent distraire leur description du présent chapitre, nous bornant à étudier ici les poussées qui se répandent sur le tégument à la façon des exanthèmes et auxquelles on a donné les noms de syphilides précoces, résolutives, exanthématiques.

Ainsi que nous l'avons vu, la présence du virus dans l'économie est la seule cause efficiente des syphilides; mais l'observation nous apprend que certaines circonstances se rapportant soit à l'état général, soit à l'état local, peuvent favoriser leur production et appeler leur développement sur certains points. Examinons quelle valeur il convient de reconnaître à ces *causes occasionnelles* et comment s'exerce leur influence.

Causes générales. — Le contagium syphilitique une fois absorbé fait partie intégrante de l'économie, et subit fatalement, à des degrés divers, le contre-coup de toute secousse physiologique ou morbide ; de là un certain nombre de causes susceptibles de le faire passer de l'état latent *in posse*, à l'état de manifestation *in actu*, ou inversement d'en faire disparaître les accidents; nous ne nous occuperons ici que des premières. Parmi les événements physiologiques, dont l'influence n'est pas douteuse, il convient de citer l'établissement de la *puberté*, et, chez la femme, la *grossesse*, le *travail de l'accouchement*, la *réapparition des règles* après la lactation, la *ménopause*; enfin les *émotions morales*. — L'*alcoolisme* et l'*absinthisme* doivent être notés, vu leur fréquence, au premier rang des conditions pathogéniques *ab ingestis*. S'agit-il d'un excès passager, on peut voir survenir une éruption au bout de très-peu de temps, alors que le virus sommeillait depuis plusieurs mois ou même plusieurs années. L'habitude alcoolique agit dans le même sens, d'une façon continue, et multiplie indéfiniment les poussées. Nous citerons, à cet égard, l'exemple d'un mari et de sa femme qui avaient contracté à peu près à la même époque une syphilis en apparence d'égale intensité. Bien qu'elle fût d'un tempérament lymphatique, la femme se débarrassa promptement des accidents ; chez le mari, au contraire, commerçant, obligé de voyager pour ses affaires, et absorbant en grande quantité des liqueurs de toutes sortes, le mal se perpétua sous formes de poussées successives et rebelles (Diday). Rien de plus facile à comprendre du reste, puisque l'alcool jouit d'une double action, à l'intérieur sur les centres nerveux et circulatoires, et au dehors sur la peau, qui, s'il faut en croire des travaux récents, serait une des voies principales de son élimination. — Vient ensuite l'absorption de certaines substances, et en particulier des *sulfureux*. D'innombrables travaux, parmi lesquels nous nous bornerons à citer ceux de Guilland (d'Aix) et de Lambron, ont mis hors de doute l'efficacité des eaux sulfureuses pour exaspérer les manifestations éruptives, ou les faire naître, lorsque la souillure de l'organisme persiste à l'état de syphilis larvée. Et ce fait est si généralement admis, que bon nombre de médecins sont dans l'usage de prescrire, comme pierre de touche, une saison thermale aux malades qui veulent savoir où ils en sont de leur vérole, et prétendent s'assurer ainsi, approximativement cela va sans dire, de l'imminence plus ou moins grande des poussées. Le soufre accélère le pouls, augmente la chaleur animale, active les fonctions des poumons et des reins, et de plus arrive à la peau sous forme de sulfure ou plus probablement d'hyposulfite alcalin; son influence repose donc tout entière sur une action excitante. — Enfin on a pu observer la réapparition d'accidents syphilitiques consécutivement à l'ingestion du *remède Leroy*, fait qui n'a point lieu de nous surprendre, étant donnée la perturbation générale causée par ce puissant drastique (Cazenave).

Pour démontrer quel peut être l'effet d'un impulsus morbide dans la production de ces lésions, je rappellerai d'abord ce que nous avons précédemment démontré, que chez un individu en puissance de syphilis, la *vaccination* peut activer l'évolution de la maladie et déterminer la venue des poussées ; c'est ainsi que s'expliquent les faits, si obscurs autrefois, où des symptômes constitutionnels ont suivi de peu de jours, sans l'intermédiaire du chancre, l'inoculation du virus jennérien(voyez page 511). Voilà donc établi, par un nombre imposant d'observations, le rôle considérable que peut jouer à un moment donné la vaccine. — Celui de la *variole* n'est pas moins intéressant à étudier: Il est constant, en effet, que chez un sujet infecté, les pustules peuvent, vers leur décours, se transformer *in situ* en lésion spécifique (Bamberger, Stöhr). Chez une syphilitique, citée par le premier de ces auteurs, la petite vérole évolua d'abord normalement; mais quand arriva la période de dessiccation et de desquamation, certaines pustules du front, du cou, de la nuque et des aines revêtirent des caractères insolites. Sur leur base élargie et aplatie se développa une végétation irrégulière, humide d'abord, entourée d'un liséré de suppuration qui ensuite se dessécha, et ces efflorescences constituèrent bientôt de larges plaques muqueuses humides. En même temps parurent des engorgements ganglionnaires; ajoutons que ces accidents, comme dans tous les autres cas qui ont été publiés, cédèrent en très-peu de temps au traitement mercuriel. En 1873, j'ai observé à la Consultation de l'Antiquaille un curieux fait qui doit, je le crois, rentrer dans la catégorie de ceux que nous examinons ici. Un homme d'une quarantaine d'années fut atteint de variole, et chaque pustule, à l'époque de la desquamation, se changea en une papule lenticulaire d'un rouge violacé. Malheureusement je ne vis ce malade que fort peu de temps, et ne pus recueillir des renseignements indispensables pour un jugement définitif. — Nous mentionnerons encore parmi les causes déterminantes des poussées les *accès de fièvre intermittente* qui impriment une si puissante modification aux fonctions de la peau, et le *refroidissement* qui agit sans doute dans le même sens. Là se borne tout ce que nous savons sur l'influence des maladies aiguës internes, relativement à la pathogénie des syphilides. Il est hors de doute cependant que la question est autrement complexe et nécessite de nouvelles observations. On ne saurait donc trop appeler l'attention du clinicien sur ce sujet aussi intéressant qu'inexploré.

Causes locales. — Dès 1843 Cazenave écrivait que les éruptions vénériennes, bien qu'elles soient sous la dépendance directe de l'infection, se révèlent le plus souvent par suite d'un trouble non spécifique survenu dans l'économie ; et il citait trente-sept observations à l'appui de cette manière de voir. Dans nos *Recherches statistiques sur l'étiologie de la syphilis tertiaire* nous avons nous-même insisté sur ce point délicat d'étiologie; mais c'est Verneuil et son élève, H. Petit, qui nous ont fait connaître, avec le plus de détails, le rôle du traumatisme dans la localisation des manifestations éruptives.

Certains malades, après avoir présenté les symptômes de la syphylide roséoleuse, même la plus légère, conservent une singulière susceptibilité de la peau. Après une douche de vapeur ou une immersion plus ou moins prolongée dans une eau simple ou additionnée de substances médicamenteuses, des marbrures se dessinent et semblent momentanément faire renaître les anciennes lésions, ce qu'un malade exprimait en disant que les *bains sulfureux* lui faisaient faire un examen de conscience. Il n'est même pas très-rare qu'une congestion aussi éphémère donne lieu à une véritable poussée de récidive ; à plus forte raison comprendra-t-on qu'une saison thermale manque rarement de produire cet effet. L'excitation dont la peau devient alors le siége doit être comptée parmi les causes locales, bien qu'elle soit généralisée à toute la surface du corps, attendu que c'est à titre d'irritant topique qu'elle produit son action.

S'agit-il d'une congestion limitée à une portion restreinte du tégument, son influence apparaît plus nettement encore. Pour une cause quelconque un syphilitique a fait usage d'un *vésicatoire;* il peut se faire qu'un groupe de syphilides se développe sur la cicatrice; mais, ce qui ne manquera jamais, s'il survient à la même époque ou peu après une poussée générale, c'est la confluence des éléments sur le point dont la nutrition a été perturbée et qui, vu la rougeur persistante dont il est le siége, offre un plus large accès au sang contaminé et, pour ainsi dire, une capacité virulente plus considérable. Ce phénomène se produira également à la suite de toute autre lésion laissant après elle une aptitude morbide, et créant ce que les anciens appelaient, non sans raison, un lieu de moindre résistance, *locus minoris resistentiæ*. Sur ce point les faits abondent : chez les fumeurs, l'irritation continuelle de la muqueuse buccale entretient ou fait sans cesse renaître les plaques des lèvres, de la langue et de la gorge. Voici maintenant quelques exemples de syphilide localisée provoquée de toute pièce par une *violence extérieure*. — Une malade du service de Bazin, atteinte de roséole, voit survenir un groupe de pustules ecthymateuses au voisinage de deux *écorchures* qu'elle s'est faites à la jambe. — Chez un chancreux guéri depuis six mois, Cazenave voit une légère *plaie* du dos du nez s'entourer d'une zone de tubercules. — Le même auteur observe un accident de même nature à la suite d'une brûlure par l'acide sulfurique. — Enfin nous devons à Petit l'histoire fort curieuse d'un vieillard de quatre-vingt-huit ans chez lequel une luxation de l'épaule réveilla une syphilis restée latente pendant soixante-sept ans, et qui s'affirma par la formation de plaques de rupia sur la région deltoïdienne. Comme on le voit, dans la plupart de ces cas, il s'agit d'éruptions graves : c'est qu'en effet, ainsi que nous l'avons déjà dit, les syphilides ont d'autant plus de tendance à désorganiser profondément la peau qu'elles en recouvrent une moindre étendue ; or, dans les cas qui viennent de nous occuper, nous n'avons fait mention que d'accidents strictement localisés.

Deux autres séries de faits, beaucoup plus rares, il est vrai, nous montrent que le retentissement d'un processus absolument local peut se faire sentir à distance, ou même se propager au point de produire une éruption générale. — L'observation suivante due à Merkel est un exemple frappant de syphilide exanthématique survenue dans ces conditions. Elle a trait à un homme de vingt-trois ans, manifestement syphilitique, qui guérissait assez difficilement d'une plaie du bras, produite par une arme à feu, lorsqu'il fut atteint subitement d'un érythème syphilitique de tout le corps, à l'exception du bras blessé. L'auteur suppose que ce membre a été exempt de manifestations spécifiques par suite de l'oblitération des lymphatiques ou de leur compression par les tissus indurés avoisinants.

§ 2. — SYMPTOMATOLOGIE GÉNÉRALE.

Caractères cliniques des syphilides secondaires. — Les affections cutanées de cause interne constitutionnelle ont été réparties en quatre groupes, suivant qu'elles sont sous la dépendance de l'arthritisme, de la scrofule, de la dartre ou de la vérole. Reliés par une même origine, les différents genres englobés dans chacun de ces groupes présentent un ensemble de caractères communs constituant en quelque sorte leur signalement, et grâce auquel il est possible et même facile de remonter par leur simple examen jusqu'à la notion de leur étiologie. Nous allons passer en revue les caractères cliniques des syphilides secondaires.

Évolution générale. — Nous avons précédemment insisté sur le caractère aphlegmasique de l'ulcère primitif ; la lenteur du processus, la forme essentiellement chronique de la lésion sont également un des traits particuliers des syphilides. Quelquefois, il est vrai, leur éclosion est accompagnée d'une élévation de tempérarature plus ou moins prononcée; mais c'est là un fait rare, et d'ailleurs la fièvre, dans ces cas, nous semble bien plutôt dépendre de l'intoxication générale que de l'éruption concomitante. Quoi qu'il en soit, l'efflorescence ne s'établit que peu à peu; même par les manifestations précoces qui affectent le plus de rapport avec les exanthèmes, la surface du corps n'est souvent envahie dans toute son étendue qu'au bout de plusieurs jours. L'éruption une fois établie offre une période d'état indéterminée, qui peut durer plusieurs mois et dépasse généralement six semaines; cette *évolution à froid* sépare nettement la syphilis tégumentaire des fièvres éruptives. Nous retrouvons la même lenteur dans sa disparition, qu'interrompent fréquemment des recrudescences. La syphilis procède en effet par poussées, et, chose remarquable, il est rare que ces différentes poussées se composent anatomiquement des mêmes éléments. L'observation a montré que, superficielles et disséminées, incoordonnées, au début de la période secondaire, les syphilides, dans une phase plus avancée, intéressent une plus grande épaisseur de la peau, en même temps qu'elles deviennent plus discrètes et presque régulièrement figurées; l'éruption gagne en profondeur ce qu'elle perd en surface. Et, comme dans une syphilis normale, régulière, les poussées viennent à leur heure, chacune plus sévère que celle qui l'a précédée, il en résulte que la connaissance des conditions qui ont présidé à leur développement dénote, pour des yeux exercés, l'âge de l'infection. Il en résulte également que, dans le cas de poussées subintrantes, les productions morbides qui recouvrent la surface cutanée sont dissemblables, d'où le *polymorphisme* de l'éruption. Il y a plus, et, comme il ne s'agit en somme que d'un degré plus ou moins avancé dans le développement de la même lésion, cette variété peut encore être le fait d'une seule poussée, et se produire d'emblée, favorisée par les conditions anatomiques diverses des régions ou secondairement par suite de la transformation des éléments primordiaux et du passage graduel d'une forme à une autre. Ce caractère ne se rencontrant guère en dehors de la maladie dont nous nous occupons, le polymorphisme doit être considéré comme un signe fort important pour faire distinguer les syphilides des dermatoses non spécifiques. Mais il en est un plus précieux encore, je veux parler de la *curabilité* des premières par le mercure. Si chronique que soit leur marche, la terminaison habituelle de ces accidents est la guérison, et la guérison définitive à l'abri des récidives, au bout d'un temps relativement assez court; ce résultat peut être singulièrement hâté par l'action des mercuriaux, grâce auxquels pâlissent et s'effacent en peu de jours les éruptions les plus invétérées. Est-il besoin d'insister sur la marche toute différente des affections arthritiques ou dartreuses? Que de persévérance ne faut-il pas pour amener, même sous l'influence des spécifiques les plus vantés, la disparition d'un psoriasis! Et, ce résultat obtenu, ne sait-on pas que le malade n'est que *blanchi* et que, sa vie se prolongeât-elle pendant quarante ou cinquante ans, il restera toujours sous le coup de l'implacable dermatose dont les récidives toujours identiques atteignent parfois un nombre si prodigieux!

Caractères objectifs. — C'est autour des orifices naturels qu'il faut chercher les syphilides; les ailes du nez, les commissures labiales, la région péri-anale sont les points où, peut-être à cause du frottement dont ils sont le siége, l'éruption semble appelée de préférence. Sur la tête, on examinera ensuite le front, les parties pileuses, le rebord du cuir chevelu; sur le tronc, le devant de la poitrine et les hypochondres, les parties saillantes irritées par la pression des vêtements; sur les membres, le côté correspondant à la flexion, la face antérieure des avant-bras, la paume des mains, la plante des pieds. Quand nous aurons rappelé que le psoriasis, qui représente le type des affections cutanées non syphilitiques, se localise très-généralement sur les membres du côté de l'extension, on comprendra quelle importance il convient d'accorder à cette question de *siége;* nous insisterons moins sur la *disposition symétrique* des lésions, parce qu'elle se rencontre également dans la plupart des dermatoses de cause interne, pour cette bonne raison que les parties similaires sont habituellement soumises à des conditions identiques d'innervation et de circulation.

La *forme ronde* est autrement caractéristique. Ce phénomène s'explique par la disposition anatomique des vaisseaux cutanés; lorsqu'on les injecte, la matière colorante apparaît d'abord en un point, puis tout autour se répand uniformément en formant un îlot circulaire; la syphilis étant caractérisée par une altération du sang, il est naturel que la fluxion sanguine passe par les mêmes étapes que l'injection; telle est sans doute la raison du contour circulaire offert par chaque élément morbide. Mais il y a plus, lorsque ces éléments se groupent entre eux, les figures auxquelles ils donnent lieu tiennent presque toujours de la circonférence, d'où les noms de polycyclique ou hémicyclique, qui leur ont été appliqués.

Nous arrivons à l'étude de la *coloration* dans les syphilides, laquelle a de tous temps été considérée comme leur signe propre le moins discutable. Il est assez difficile de la définir, car elle est en somme assez peu constante. Tout ce que l'on peut dire, c'est que la teinte syphilitique, tour à tour assimilée à celle de la chair du jambon par Fallope et à celle du cuivre rouge par Swediaur, varie entre le jaune-rouge et le violet. Il est à remarquer que les syphilides précoces offrent un ton plus clair, plus animé; pour les papules, par exemple, la comparaison avec un sou neuf, est certainement des plus heureuses. S'agit-il des éléments circonscrits qui attestent plus tardivement la persistance de la vérole, la chair du porc avec son rouge foncé, donne une idée fort exacte de la note sombre et presque triste que met la lésion en un point limité du tégument. Au reste, il faut encore tenir compte des différences individuelles qui rendront la teinte syphilitique plus vive et plus tranchée chez les sujets sanguins, terne et comme violacée chez les vieillards à peau sèche et flétrie, grise et brunâtre, mais distincte des tissus environnants chez les bilieux, livide et quasi bleuâtre chez les cachectiques. On a beaucoup discuté sur la cause réelle de cette coloration, qui ne saurait être attribuée uniquement à la congestion des capillaires, attendu que, par la pression, on ne peut arriver à la faire complétement disparaître. C'est le résultat d'une sécrétion viciée de l'appareil chromatogène, ont avancé quelques auteurs; d'autres y ont vu une néoformation vasculaire ou une coagulation du sang dans les vaisseaux, avec ou sans épanchement de la matière colorante entre les faisceaux du tissu conjonctif. Au microscope, on constate que ce phénomène tient surtout au mode de distribution de la matière pigmentaire normale. Lorsque les granulations en sont disséminées dans un grand nombre de cellules, la peau offre une teinte cuivrée légère; au contraire, si la teinte est très-foncée, cela provient de ce que des amas considérables de pigment sont condensés dans une seule couche, et cette couche est ordinairement celle des cellules cylindriques du réseau de Malpighi.

Après avoir insisté sur la couleur, nous signalerons tout le parti que le diagnostic peut quelquefois tirer de *l'odeur*. Certains syphiligraphes affirment qu'autour de tout syphilitique, quelle que soit la nature de ses accidents, on peut sentir une émanation spéciale, dénotant la présence du virus; nous ne nierons certes pas qu'une grande observation aidée d'un flair délicat ne puisse conduire à une pareille acuité olfactive; mais c'est là une exception; par contre, ce qui n'échappe à aucun clinicien tant soit peu expérimenté, c'est la *fétidité sui generis* qu'exhalent ces accidents chez les personnes assez peu soigneuses pour les laisser se macérer au contact de la sueur et de leurs propres sécrétions (papules humides de l'espace interdigital des orteils, de la rainure interfessière, du scrotum, de la vulve, du pli génito-crural, de l'aisselle). Il n'est pas besoin de beaucoup d'habitude en pareil cas, pour arriver au diagnostic les yeux fermés.

En ce qui concerne la physionomie de chaque lésion, nous mentionnerons la minceur, la sécheresse et le peu d'étendue des *squames ;* elles ne recouvrent jamais toute la papule, autour de laquelle on les voit former une collerette blanchâtre, liséré épidermique de Biett. Les *croûtes* sont rares pendant la période secondaire; car il n'y a pas de croûte sans entamure des téguments, et les processus destructifs ne s'observent généralement qu'à une phase plus avancée de la maladie. Leur couleur foncée que l'on a comparée à celle du bronze florentin, leur forme pyramidale, leur surface granuleuse ou végétante, leur apparence stratifiée serviront à faire distinguer ces concrétions de celles qui recouvrent les pertes de substance dues à la scrofule ou à telle autre cause vulgaire. Quant aux *ulcères*, nous nous bornerons à signaler leurs bords arrondis en arcades, et leur tendance à la réparation. — Il y aurait beaucoup à dire sur les traces que les syphilides laissent après elles sur le tégument. Les plus superficielles passent du rouge au gris et persistent parfois plusieurs mois à l'état de *taches* bistrées ; mais plus souvent encore elles disparaissent complétement en quelques jours. La place des lésions plus profondes reste plus ou moins longtemps marquée par un piqueté brunâtre avec de petites dépressions semblables à celles de la peau de l'orange. Lorsqu'il y a eu perte de substance, la *cicatrice* est en général lisse et franchement cuivreuse dans toute son étendue; avec le temps elle se décolore du centre à la périphérie et finalement tranche par sa blancheur sur le reste des téguments.

Caractères subjectifs. — *L'absence de douleur et de démangeaison* est un signe fort important, presque caractéristique des éruptions syphilitiques. Il ne s'agit point là, comme on pourrait le supposer, de troubles dans les appareils chargés de transmettre ou de percevoir les sensations, et ce phénomène n'est nullement comparable au défaut de prurit que l'on observe chez les femmes atteintes à la fois de gale ou d'ictère et d'analgésie secondaire. Dans le cas qui nous occupe, la lésion par elle-même est primitivement aprurigineuse et indolente. Aussi n'est-il pas rare que certains sujets, même des médecins, nient avoir jamais eu de boutons ni de taches syphilitiques, et le nient de bonne foi, alors que roséole et papules se sont montrées dans les délais normaux, ou même s'étalent encore sur les téguments. Cette absence de douleur et de démangeaison semble tenir à l'extrême lenteur avec laquelle l'éruption se développe; il est à remarquer en effet qu'il n'en est pas de même lorsque l'exanthème offre une marche aiguë. Sont également le siége de sensations prurigineuses, quand les soins hygiéniques font défaut, les dermatoses spécifiques développées sur les sujets lymphatiques, à peau fine et particulièrement susceptible, et celles qui siégent sur des points constamment irrités par des tiraillements (commissure des lèvres), des pressions (pli de la ceinture), ou le contact des sécrétions cutanées. On ne doit pas oublier, du reste, que certaines professions exposent particulièrement au prurit. Chez les ouvriers qui travaillent au milieu des poussières, chez les cardeurs de laine, les palefreniers, les tamiseurs de graines, ce symptôme se produira naturellement pendant le cours des dermatoses, mais sans dépendre de l'action syphilitique. Suivant quelques auteurs, l'abus des mercuriaux pourrait aussi mettre en jeu la sensibilité de la peau. — Mais, en dehors de ces circonstances, et sans cause appréciable, on voit quelquefois des malades atteints de syphilide se plaindre d'intolérables démangeaisons et se déchirer la peau par d'incessants grattages. Il s'agit en général de sujets à tempérament débile, âgés de plus de quarante ans, ayant contracté la vérole depuis quelques années, supporté de nombreux accidents cutanés et soumis d'ailleurs à des conditions hygiéniques défavorables. Il y a lieu de penser que la complication prurigineuse doit son origine à l'irritation prolongée des éléments constitutifs du derme. Quoi qu'il en soit, le caractère le plus remarquable de ce symptôme, c'est sa résistance au mercure, à l'iodure de potassium et aux arsenicaux administrés séparément, tandis qu'on peut être certain de le faire disparaître au moyen de la liqueur de Denowan, où ces trois puissants spécifiques sont réunis. C'est du moins ce qu'affirme de la façon la plus formelle le professeur Gamberini, un des rares auteurs qui aient abordé cette question.

d. **Autres accidents de même nature.** — Telle éruption de caractère équivoque, lorsqu'on la considère isolément, apparaîtra clairement syphilitique, si le diagnostic peut s'appuyer sur la production antérieure ou simultanée d'accidents reconnus tels. Aussi ne devra-t-on jamais négliger l'examen complet de pareils malades. De quelle importance n'est-il pas, en effet, de découvrir soit la trace d'un chancre accompagné de ses pléiades, soit des adénites disséminées rétro-auriculaires, épitrochléennes, cervicales; ou quelque manifestation bucco-pharyngienne, rougeur, ulcérations du voile du palais, tuméfaction des amygdales; ou vingt autres lésions non moins caractéristiques, telles que : affection pustuleuse du cuir chevelu, alopécie, ostéite, hyperostose, céphalalgie, etc.?... Sans exagérer, on peut dire que l'absence ou la présence des plaques muqueuses labiales ou pré-tonsillaires, qui se rencontrent avec une fréquence extraordinaire durant le cours de la seconde période, constitue, dans l'immense majorité des cas, le plus précieux point de repère pour le diagnostic.

e. **Époque d'apparition.** — C'est de quarante à cinquante jours après le début du chancre que paraît la première poussée syphilitique. On peut considérer le chiffre moyen de six semaines comme une des données les plus constantes de la syphiligraphie; car cette seconde incubation offre autant de régularité que la première, celle du chancre en offre peu. Assurément on peut observer quelques exceptions, mais elles sont rares. Ces variations sont certainement liées dans beaucoup de cas à la nature du produit contagionnant; si nous nous en référons aux résultats expérimentaux (voy. plus haut pages 516, 517, 518, 520), nous voyons par exemple qu'après l'inoculation du sang, les éruptions ultérieures ont suivi de quarante-quatre jours le début de l'ulcère primitif, tandis qu'il leur en a fallu quatre-vingt-deux après celle des accidents secondaires pustuleux. — Nous savons d'autre part (voy. page 632) que l'hydrargyre, administré pendant la période chancreuse, a la propriété de retarder les poussées constitutionnelles; ce retard, qui n'est le plus souvent que de quelques jours, peut aller jusqu'à plusieurs mois. D'une façon générale, il faut être prévenu que les éruptions très-précoces, qui se produisent dans les premières semaines du chancre, quelquefois même paraissant en même temps, sont habituellement graves; c'est ce que l'on observe dans la syphilis maligne dont les manifestations subintrantes se précipitent et s'accumulent dès les premiers mois de l'infection. — Pour ce qui est de l'époque à laquelle se montre chacune des syphilides en particulier, nous ne saurions mieux faire que de reproduire le tableau suivant emprunté à Bassereau :

	Époque la plus précoce.	La plus tardive.	Moyenne.
Syphilide érythémateuse....	20e jour.	12e mois....	de 30 à 60 jours.
— papuleuse........	25 —	12 —	de 20 à 90 —
— papuleuse humide.	25 —	18 —	de 30 à 60 —
— vésiculeuse.......	30 —	6 —	
— pustuleuse.......	45 —	4 ans.....	de 60 à 90 —

Influence des maladies intercurrentes sur la marche des syphilides. — C'est un fait reconnu que toute maladie cutanée peut s'effacer sous l'influence d'un état morbide général. Ce phénomène est particulièrement remarquable dans le cours des affections parasitaires; voit-on survenir une pyrexie chez un galeux ou un phthiriasique, toute production animale ou végétale semble frappée à mort. Mais ce n'est là qu'un résultat temporaire; car, lorsque le malade vient à entrer en convalescence, celle-ci n'est réellement franche que lorsque la dermatose reparaît. Nous allons montrer que les syphilides ne font point exception à cette loi bien établie pour la première fois par Devergie. Pour ce qui a trait à notre sujet, il faut arriver jusqu'à ces dernières années, où furent publiées les thèses inaugurales de Jourjon (1870) et de Garrigue (1872), pour trouver une étude méthodique de cette question; car je ne puis accorder la moindre importance aux rares allusions que l'on rencontre çà et là dans les auteurs spéciaux. Plenck, par exemple, écrit que toute complication fébrile de la syphilis est fatale : *Si febris inflammatoria, biliosa vel putrida venereum prehendat, tunc ille rarò evadit.* Swediaur émet une opinion presque aussi alarmante et, par conséquent, également erronée. Citons, toutefois, dans notre siècle, Alibert, Sabatier (thèse de Paris, 1831) et Rayer qui ont vu juste sur ce point, mais sans y insister suffisamment.

La science possède un assez bon nombre d'observations propres à faire ressortir l'influence des phlegmasies des organes thoraciques. Il nous paraît intéressant de leur emprunter quelques faits caractéristiques. Dans un cas, il s'agit d'une jeune fille atteinte d'une syphilide papulo-squameuse rebelle au traîtement mercuriel, et tourmentée par de violents maux de tête. Une *pleurésie* se déclare; au cinquième jour de la maladie aiguë l'éruption s'arrête dans son développement, les papules s'affaissent, se décolorent, deviennent le siége d'une désquamation abondante, et la céphalalgie disparaît. — Dans un autre cas, une *pneumonie* survenant, on voit se détacher les croûtes d'une syphilide grave, et les masses noueuses du tubercule spécifique se changer en quelques légères saillies en voie de rapide affaissement. Beaucoup d'observateurs s'en tiennent là; les malades sont notés, guéris et perdus de vue; mais il n'en est généralement pas ainsi, les exemples suivants en font foi. Une femme de quarante ans entre à Saint-Louis pour une syphilide ulcéreuse récidivée. Le lendemain de son admission à l'hospice, elle est prise d'un *rhumatisme articulaire aigu* pour lequel on administre le sulfate de quinine à l'exclusion des antisyphilitiques. Au bout de sept jours, la cicatrisation des points ulcérés était à peu près complète;

mais à peine sortie de l'hôpital cette femme dut y rentrer pour une récidive des accidents spécifiques.

En continuant cette revue des différentes maladies susceptibles de troubler le cours des syphilides, nous n'aurons garde d'omettre le *refroidissement* et la *réaction fébrile* qu'il peut entraîner. Un malade porte une syphilide squameuse et des papules plates à l'anus; à la suite d'un bain pris un peu trop froid par un temps humide, il ressent un frisson et éprouve un violent accès de fièvre. La syphilide disparaît presque immédiatement; il est vrai que six jours après il y eut un engorgement généralisé des ganglions avec suppuration en deux points, si bien que Baumès, auquel nous empruntons cette observation, crut devoir prescrire des bains de vapeur dans le but de rappeler l'éruption, résultat qui ne se fit pas attendre et procura la résolution très-rapide des tumeurs lymphatiques. Le même auteur fut consulté par un homme qui, souffrant de douleurs ostéoscopes, avait eu recours à la sudation et s'était trouvé, peu après, couvert d'une éruption papuleuse. Or il arriva que, sous l'influence d'un refroidissement qu'il éprouva un jour de pluie, ce malade vit disparaître les symptômes cutanés en moins de vingt-quatre heures.

Nous citerons encore certaines maladies cutanées. Diday traitait vainement par le mercure un jeune homme atteint de plaques muqueuses linguales et d'une syphilide squameuse palmaire. Survint une éruption généralisée de *furoncles*, qui se produisit à sept ou huit reprises, chaque fois avec fièvre, et fit disparaître sans récidive toute trace d'accident syphilitique. — En ce qui concerne la *variole* et la *varioloïde*, la clinique nous offre de nombreux documents. Citons d'abord une observation de Garrigue où il est dit que l'on voyait les pustules se remplir, et les anciens boutons (il s'agissait d'une syphilide tuberculeuse) se dessécher et tomber, laissant une petite place rouge, si bien qu'au bout de très-peu de temps les pustules restèrent seules. Dans un travail de Gore (*The Lancet*, 1858), nous trouvons encore les curieux détails suivants : « Au fur et à mesure que l'éruption varioleuse s'établissait, il était curieux de voir le psoriasis syphilitique rétrocéder, comme s'il laissait la place à son formidable rival. Mais, lorsque la peau eût été complétement débarrassée des traces de la variole, et que le malade eût repris ses forces, des papules syphilitiques reparurent d'abord sur la face, puis sur le reste du corps, et l'œil gauche fut frappé d'iritis. » Il y a plus, on a vu l'irritation circonscrite, entretenue par une syphilide préexistante, devenir une cause d'appel pour la localisation des éléments varioliques; cette particularité est bien évidente dans l'observation VII de Jourjon. Ce fut sur la paume de la main droite, siége déjà ancien d'une sorte d'eczéma spécifique, que l'on rencontra le plus grand nombre de pustules. Elles se présentèrent sous l'aspect de vésicules contenant un liquide opaque purulent et non ombiliquées. Au dixième jour de l'éruption, on ne voyait plus en ce point que des taches circulaires ou elliptiques, ayant une couleur brunâtre rappelant un peu celle du tabac. Le fond de la peau offrait une couleur d'un rose violacé, bien moins marquée qu'avant la complication aiguë. — L'action curative de la *vaccine* n'a pas été moins nettement constatée; elle apparaît même si évidente dans la généralité des cas, que certains médecins ont basé sur l'inoculation de ce virus une méthode [1] pour la « cure radicale de la syphilis », et disent en avoir obtenu d'assez bons résultats. Il est impossible de ne point rappeler, à ce propos, que les partisans de la syphilisation curative, dont la pratique, consistait à faire développer un nombre considérable de *chancrelles* chez un sujet en puissance de vérole, s'appuyaient en réalité sur un fait bien observé : l'amélioration des syphilides, grâce à l'apparition concomitante d'un processus ulcératif servant de dérivation; car nul ne soutient plus aujourd'hui que les résultats de cet étrange traitement aient jamais dépendu de son action spécifique, surtout depuis les expériences de Cullerier, qui ont mis en relief l'action tout aussi efficace des *vésicatoires* [2].

Nous serons bref sur l'*érysipèle* dont le rôle salutaire, dans bon nombre d'états pathologiques, n'avait point échappé aux anciens auteurs. *Erysipela solvit asthmam, epilepsiam, colicam, maximè convulsivam*, écrivait Kleinius en 1753; mais il reste muet quant à ses effets sur les dermatoses. Plus près de nous, Cazenave et Baumès abordent enfin ce sujet, et Rayer fait remarquer avec justesse que l'influence de l'érysipèle peut s'exercer à distance sur des parties qu'il ne touche pas. Mais c'est à C. Mauriac que nous devons le plus important travail sur ce point. Par un grand nombre d'observations très-soigneusement analysées, cet auteur a nettement établi que, dans les cas de syphilis où les accidents

[1] Sur cette méthode inventée par Papoff (de Moscou) en 1858, consultez Kreyzer : *Die vaccination als Heilmittel gegen Syphilis* (*Medic. centr. Zeitung*, 1860, t. XXIX, page 49). — Jeltzinski, *Cure radicale de la syphilis par la vaccination* (*Revue médicale*, 1861). — A. Guérin, *Maladies des organes génitaux de la femme*. Leçon XI, page 197. Paris, 1864.

[2] Parisot, *Étude sur un nouveau traitement de la syphilis, expérimenté à l'hôpital du Midi* (thèse de Paris, 1858, n° 117).

cutanés et muqueux ne sont pas entachés de malignité, cette complication doit être considérée comme un événement favorable. Sous la double influence de la réaction fébrile et de la phlogose locale, les syphilides se résolvent et se réparent avec une grande rapidité, quelle que soit leur distance du foyer de l'inflammation. Il faut vraisemblablement distinguer dans ces phénomènes deux modes d'action correspondant aux deux processus dont l'association constitue l'érysipèle fébrile vrai : l'un local, substitutif, et l'autre général qui rétablit, dans les conditions d'un fonctionnement régulier, la plasticité organique viciée par la maladie constitutionnelle. Malheureusement, ce dernier résultat n'est pas durable ; après l'érysipèle, comme après la variole, comme après la pneumonie, les poussées reparaissent à leur heure, et l'on peut dire que rien n'est changé dans la marche de la vérole.

Bassereau a noté dans une de ses observations un fait remarquable à l'appui de l'influence parfois salutaire des maladies inflammatoires. Il s'agit d'un chancreux qui, au moment où l'érythème syphilitique se manifestait, fut atteint d'un double *phlegmon* du cou. Il y eut rétrocession rapide de l'exanthème syphilitique et dessiccation du chancre dès les premiers jours de la fièvre phlegmoneuse; le malade ne fit point de traitement mercuriel, et, deux ans après les premiers accidents, aucun symptôme syphilitique nouveau ne s'était encore montré.

§ 3. — ANATOMIE ET PHYSIOLOGIE PATHOLOGIQUES GÉNÉRALES.

Le microscope nous apprend que les lésions syphilitiques secondaires, si diverses qu'elles puissent paraître, n'offrent entre elles aucune différence notable, du moins en ce qui concerne leur structure : ce n'est que par le volume et par les altérations ultérieures dont elles deviennent accidentellement le siége qu'elles varient.

Trois phénomènes constituent la caractéristique très-simple de ces lésions, ce sont les suivants :

I. *L'infiltration du derme et de la couche muqueuse de l'épiderme par de petites cellules.* — Ces cellules, qui offrent à peu près l'aspect des éléments embryonnaires que l'on rencontre dans les bourgeons charnus, s'entassent à la périphérie des vaisseaux, entre les trabécules du chorion et finissent par envahir à tel point les papilles et l'étage malpighien, que toute limite disparaît entre ces deux couches de la peau.

II. *La destruction fatale de ces cellules qui sont incapables d'organisation.* — Au bout d'un temps variable, l'infiltrat subit une dégénérescence graisseuse et rentre dans l'organisme par résorption, ou bien aboutit à la fonte purulente. Dans aucun cas la vitalité de ce syphilome secondaire n'est assez grande pour le transformer en un tissu définitif. Après sa disparition les éléments des tissus au sein desquels il s'était établi reprennent leur disposition normale sans qu'il en résulte fatalement aucune perte de substance.

III. *La marche centrifuge du néoplasme, soit dans son développement, soit dans sa régression.* — C'est toujours du centre à la périphérie que se fait l'infiltration; les bords de la lésion sont donc plus jeunes que le centre : de là les différences d'aspect que l'on peut relever dans ces deux parties. Quand le centre se déprime sous l'influence de la régression, la néoplasie peut atteindre sur les bords son maximum de développement : telle est la raison de certaines formes en cupules, en anneaux, etc.

Il est facile, grâce à ces données, de se rendre compte des signes cliniques de ces lésions. Soit la papule : elle est saillante, parce qu'il y a infiltration cellulaire; dure, parce que cette infiltration est dense; elle est brillante, parce que l'épiderme est tendu à son sommet; entourée d'une collerette, parce que la couche cornée finit par se rompre sous l'effort de cette tension; elle est rouge, parce que la matière colorante du sang fournit des extravasats; et, enfin, quand elle se résorbe, l'épiderme se ride à sa surface et s'élimine par une desquamation éphémère.

Ce néoplasme type, bien représenté par la papule syphilitique, peut subir, ainsi que nous l'avons dit, une série de modifications secondaires et par leur importance et par l'ordre de leur apparition. La sécrétion épidermique se fait-elle à sa surface en plus grande abondance, la lésion devient squameuse et prend, dans une certaine mesure, l'apparence du psoriasis : c'est la *papule squameuse*. L'hypertrophie des papilles, déterminée par une irritation vulgaire à la surface du bouton syphilitique, donnera lieu, soit à la *papule cornée*, soit à la *papule verruqueuse* ou *condylomateuse*. L'exsudation à sa surface d'une petite quantité de sérum la transformera en *papulo-vésicule*, et la *papulo-pustule* naîtra de même de la fonte purulente de l'infiltrat.

Comme on le voit, plus encore peut-être dans l'ordre de lésions qui nous occupe que partout ailleurs, la nature semble avoir horreur des divisons tranchées. Ce n'est pas que les syphiligraphes se soient fait faute de lui en trouver; il est peu de traité, au contraire, où chaque bouton ne soit étiqueté et numéroté à grand renfort de divisions et de subdivisions, et nulle question n'a excité plus de polémiques. En pouvait-il être autrement, puisque ces divisions variaient, non pas selon l'observation qui n'en fournit pas, mais selon les observateurs! L'anatomie pathologique, avec son admirable synthèse, nous fournit, croyons-nous, une plus juste appréciation de ces phénomènes en nous montrant l'impossibilité de toute division naturelle. Nous ne classifierons donc pas, et, si nous étudions successivement l'*érythème*, la *papule* et la *pustule*, c'est pour passer en revue, dans l'ordre que leur donne le processus pathologique, les différentes modifications qui peuvent atteindre la papule, qui est la lésion mère de toute syphilide.

Si nous abordons la physiologie pathologique de ces éruptions, ce n'est que pour constater l'insuffisance absolue de nos documents. Dans un cas, nous avons observé un groupe de papules qui simulait le zona intercostal par la disposition et la localisation de ses éléments (service Horteloup). Fournier a signalé un malade chez lequel, à plusieurs reprises, des crises névralgiques localisées à la partie antérieure de la langue annoncèrent une éruption de plaques lisses sur cet organe. D'autre part, Reder dit avoir vu, chez un militaire atteint d'une blessure du médian, un exanthème généralisé respecter le territoire du nerf malade. Il est donc vraisemblable que le système nerveux ne reste pas étranger aux développements des syphilides; mais jusqu'où va son influence, dans quelle mesure s'associe-t-elle à celle des circulations sanguine et lymphatique, c'est ce qu'il ne nous est pas possible de préciser.

§ 4. — ANATOMIE PATHOLOGIQUE ET SYMPTOMATOLOGIE SPÉCIALES DES SYPHILIDES.

I. — Syphilide érythémateuse ou Roséole.

La syphilide érythémateuse se caractérise par l'apparition de petites taches rouges plus ou moins saillantes [1].

[1] La syphilide érythémateuse inaugure, dans l'immense majorité des cas, la période des poussées; cependant, au dire de Kuss, on pourrait constamment observer avant son début de petits éléments éphémères marquant un stade intermédiaire entre le chancre et les syphilides. Je me borne à reproduire ici la description de cet auteur : « Nos salles sont mal éclairées en hiver. Pour faire la visite du matin, il faut toujours une lumière. En examinant, la bougie à la main, un malade qui était en train de devenir syphilitique, j'aperçus sur sa région abdominale des saillies que je n'avais pas vues au grand jour, et qui se détachaient très-bien sous les rayons obliques de mon flambeau. Ces petites collines présentaient une teinte légèrement brunâtre. Ce phénomène excita mon attention. J'observai quelques jours après, elles avaient disparu à la région abdominale, pour s'emparer du sternum et de la clavicule; là elles firent leur plongeon, je ne les revis plus... Nous avons vu ces taches remplacées par des pustules, des furoncles qui

Au microscope (fig. 56), cette altération paraît surtout consister en une infiltration de la paroi des vaisseaux dermiques par des cellules semblables à des leucocytes proéminant, soit en dehors

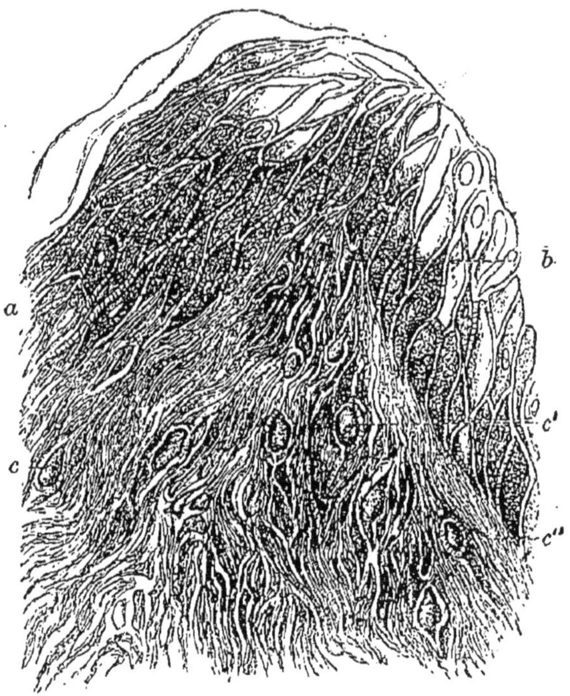

Fig. 56. — Coupe verticale d'une papille au niveau d'une tache de roséole[1] (grosse de 800 diamètres).

sous l'adventice, soit en dedans du côté de la lumière qui est diminuée dans les rameaux des papilles; au contraire, il paraît y

ont poussé sur la région hypogastrique pêle-mêle; quelquefois l'éruption se prononce comme une vraie roséole... Dans tous les cas elle est très-éphémère : vous la voyez le matin, le soir elle peut avoir disparu. (Dumas, *thèse de Strasbourg*, 1866, nº 938, p. 22.)

On conviendra qu'il n'est pas facile, d'après une description aussi sommaire, de se faire une idée bien nette d'une telle manifestation; ajoutons d'ailleurs que la constatation de ce phénomène venait avec trop d'opportunité confirmer les théories de Kuss pour n'être point suspecte. Pour mon compte, je n'ai jamais vu cette dermatose précoce. Je noterai cependant qu'un interne distingué des hôpitaux de Lyon, M. Charles La Saigne, m'a dit avoir observé à plusieurs reprises dans le service de son maître, M. Horand, une éruption de petites *taches bleues* précédant la roséole. Cette importante découverte, si elle se confirme, aurait sans doute plus d'un rapport avec les faits signalés par le syphiligraphe de Strasbourg.

[1] *a*, couche muqueuse de l'épiderme; — *b*, corpuscule de tissu conjonctif; — en c, c', c'', infiltration de corpuscules arrondis, volumineux, très-réfringents qui, par de minces aspérités, adhèrent à une sorte de capsule les entourant de tous côtés (d'après Kaposi).

avoir dilatation dans les capillaires. En même temps, les corpuscules du tissu conjonctif qui forme la papille s'hypertrophient et prolifèrent. Volumineux, arrondis, très-réfringents, d'un gris argenté, on peut les voir écarter les traînées fibreuses du chorion, et s'entourer d'une capsule à laquelle ils adhèrent de tous côtés par des dentelures.

La syphilide érythémateuse, ou roséole [1], est la plus commune et la plus bénigne des dermatoses spécifiques. On distingue les variétés maculeuse, papuleuse et circinée.

Roséole maculeuse. — Très-précoce, cette éruption paraît vers le quarante-cinquième jour après le début du chancre, et se continue par poussées successives pendant un septénaire environ. Elle consiste en *taches non saillantes* d'une couleur rose fleur de pêcher, à bords irréguliers, déchiquetés, de la grandeur d'une pièce de 20 à 50 centimes, disparaissant complétement par la pression. L'éruption commence par les flancs, la poitrine, le dos, puis les membres, la face antérieure des avant-bras, la face supéro-interne des cuisses, et n'envahit le visage que rarement, sauf au niveau du front et de la racine des cheveux. Dans un cas je l'ai vue siéger à peu près exclusivement sur le côté gauche du corps. La durée est indéterminée, très-courte quand le mercure intervient, longue de plusieurs semaines et souvent de plusieurs mois dans le cas contraire. Les taches les plus tardivement parues sont les premières à s'effacer après une desquamation inaperçue, mais qui sur la paume des mains, vu l'épaisseur des téguments, détermine çà et là un fendillement très-limité avec formation de petites écailles blanchâtres. Dans certains cas, les follicules pileux participent au processus et forment à la surface des taches de très-petites saillies qui deviennent surtout appa-

[1] La roséole syphilitique pourrait être confondue avec la rougeole, la roséole simple et l'érythème résineux. On les distinguera grâce aux signes suivants :

Rougeole. — Rare chez l'adulte, ne survenant jamais sans avoir été précédée de prodromes fébriles, et s'accompagnant de catarrhes spéciaux des muqueuses (conjonctivite, coryza, bronchite). — Éruption assez régulièrement généralisée ; — évolution rapide.

Roséole. — Affection fébrile ; fréquemment état gastrique, éruption prurigineuse très-éphémère de taches franchement roses, souvent limitées à l'abdomen. Intégrité des ganglions.

Erythème résineux. — Survient habituellement pendant le cours de la blennorrhagie traitée par les balsamiques ; — éruption d'un rouge vineux, très-confluente, surtout au niveau des jointures, du côté de l'extension. Prurit très-intense, cuisson, picotements douloureux, apaisement rapide et spontané des accidents. Quelquefois apparition de vésicules ou de bulbes pemphygoïdes (voyez plus haut, page 60).

rentes à l'époque de la résolution (*roséole piquetée ou granulée*).

La roséole maculeuse peut reparaître à plusieurs reprises pendant la première année qui suit sa guérison, et généralement aux mêmes points qu'à son début, sous l'influence de toute circonstance susceptible de faire affluer le sang dans les réseaux du corps muqueux, excès d'alcool, mais surtout d'absinthe, bain chaud, sudation exagérée, etc.

Le même phénomène se produisant sous l'influence du froid paraît plus difficile à expliquer. Rien de plus simple, cependant, si l'on admet que les parois vasculaires intéressées par le processus roséolique ne reviennent que lentement à leur état normal. Dans ce cas, en effet, l'astringence exercée par le froid sur les parties restées saines du tégument aura pour conséquence de chasser le sang qu'elles contiennent dans celles où siégeait l'éruption, et là, les tuniques encore affaiblies des vaisseaux ne pouvant s'opposer à cet afflux exagéré, la rougeur des points autrefois lésés s'accroîtra proportionnellement à la pâleur des parties voisines.

Tardivement, on peut observer une syphilide maculeuse ou *roséole de retour*, qui quelquefois même coïncide avec les accidents tertiaires. Plus discrets, plus larges, moins rosés, les éléments qui le composent sont considérés par quelques auteurs comme d'origine mercurielle, ou tout au moins comme modifiés par le mercure.

Roséole papuleuse ou ortiée. — On distingue sous ce nom l'éruption caractérisée par des taches semblables aux précédentes, mais faisant une *légère saillie* d'apparence boursouflée rappelant un peu l'urticaire. Ce n'est là, en réalité, que l'exagération de la forme maculeuse, un degré intermédiaire entre la macule et la papule. Aussi coïncide-t-elle fréquemment avec l'une et l'autre.

Roséole circinée. — Celle-ci doit être distinguée nettement des deux premières variétés, à cause de son époque d'apparition qui est *toujours tardive* (fin de la première année, deuxième et troisième année). Elle est constituée par des taches non saillantes, arrondies, les unes pleines, les autres annulaires, semi-annulaires, elliptiques ou en croissant, dont le diamètre, réserve faite pour certains cas fort rares où il a pu atteindre 7 à 8 centimètres, n'excède pas habituellement celui d'une pièce de deux ou de cinq francs. Cet érythème qui, selon quelques auteurs, serait un indice de traitement mercuriel antérieur, présente une grande tendance aux récidives.

Nous signalerons enfin l'*érythème scarlatiniforme*, éruption rare et peu connue encore, d'aspect très-bizarre, sorte de marbrure, formée par de longues taches très-confluentes, d'un rouge intense. Nous en avons observé un cas dans le service de P. Horteloup à l'hôpital du Midi.

II. — Syphilide papuleuse.

Les papules sont de petites élevures solides de la peau.

Sur une coupe verticale d'une papule syphilitique récente

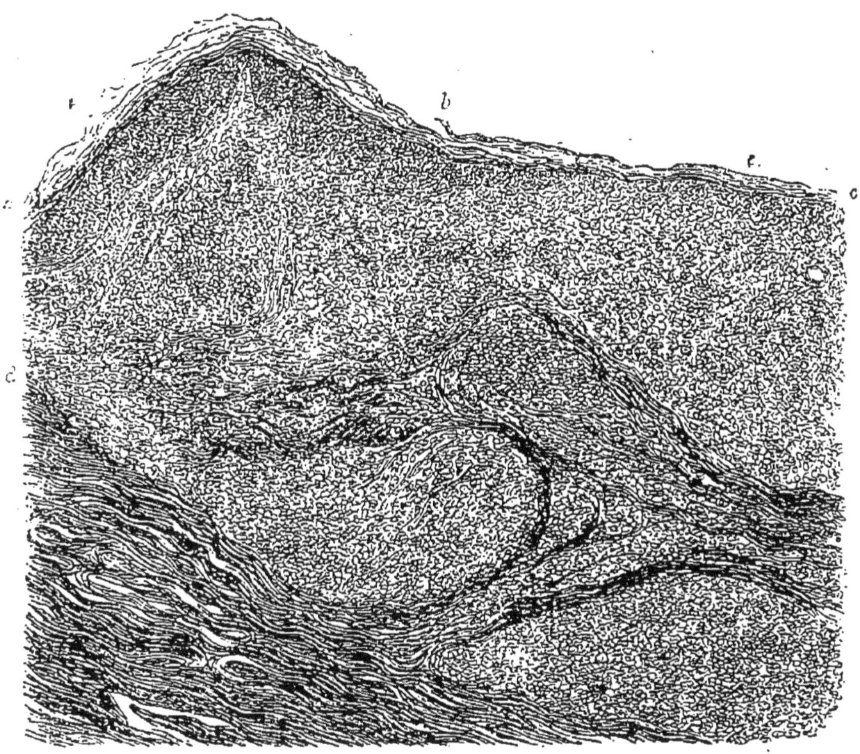

FIG. 57. — Coupe d'une papule syphilitique enlevée sur le vivant [1] (Hartnack oc. 3 obj. 5).

(fig. 57), on remarque les particularités suivantes : la lésion est constituée par l'infiltration dans l'étage papillaire du derme d'un néoplasme réticulé, à parois, les unes minces, les autres plus épaisses, soutenues par de larges travées le divisant en petits départements. Dans ses mailles irrégulières se voient des élé-

[1] *ab* bord de la papule d'infiltration récente, formant saillie; — *bc*, partie centrale primitivement infiltrée, déprimée et atrophique ; — *ad*, *cf*, infiltration cellulaire compacte, nettement délimitée dans la profondeur en *df*, où se retrouve le derme normal (d'après Kaposi).

ments arrondis, les uns semblables à des leucocytes ou plus petits encore, richement pourvus de noyaux et de nucléoles; les autres d'un volume beaucoup plus considérable à noyau étranglé. La paroi des vaisseaux qui parcourent la lésion contient elle-même des noyaux très-réfringents. Au centre de la papule en *bc*, la couche muqueuse de l'épiderme est si complétement envahie, qu'on ne distingue aucune limite entre elle et les papilles; il n'en est pas de même sur les bords en *ab* où l'infiltration est plus récente.

Dans leur forme la plus simple, les papules constituent la *syphilide papuleuse sèche*, distinguée, suivant le volume de ses éléments, en *syphilide papuleuse miliaire* ou *lichen syphiliticus*, et *syphilide papuleuse lenticulaire*, *nummulaire*, *en nappe*. Modifiée, l'éruption est dite *papulo-squameuse* lorsque les papules sont le siége d'une exfoliation épidermique exagérée; *papulo-érosive* (*plaque syphilitique*) quand elles sont excoriées et humides; enfin, *papulo-vésiculeuse* lorsque l'épiderme qui les recouvre est soulevé par un exsudat transparent.

Papule sèche. — Accident précoce et de longue durée; l'*éruption papuleuse miliaire* s'établit souvent en quarante-huit heures au milieu de phénomènes fébriles. Très-denses sur l'abdomen, la poitrine et les bras, les éléments sont plutôt clair-semés sur le dos et les membres inférieurs. Ils se présentent sous forme de petits boutons coniques gros comme une tête d'épingle, un grain de mil, très-durs et donnant au toucher, lorsqu'ils sont confluents, la sensation d'une peau chagrinée; rosés d'abord, puis d'un rouge plus foncé et comme bistré. Leur surface est tendue et luisante, privée à son centre de la couche superficielle de l'épiderme dont la brisure forme à la périphérie un liséré blanchâtre (collerette de Biett). A côté de la papule type, il est rare que l'on n'en voie pas quelques-unes excoriées, sécrétantes, recouvertes d'une croûtelle ou d'une petite squame épidermique. Livré à sa marche naturelle, le lichen syphilitique peut persister plusieurs mois; mais sous l'influence du mercure ces éléments se résolvent rapidement en laissant pour quelques semaines une macule foncée brunâtre. Quand il y a récidive, l'éruption tend à se coordonner, ses éléments se groupent pour former des cercles, des moitiés d'anneaux; en un mot elle se dessine. Bien que peu grave par elle-même, il est constant qu'elle annonce presque toujours une infection sévère accompagnée d'adénie, d'alopécie et d'un certain degré de cachexie viscérale.

La syphilide à larges papules, lenticulaires ou nummulaires, cuivrées (couleur d'un sou neuf), plates, discoïdes ou légèrement bombées à la manière d'une pastille, avec liséré circonférenciel très-apparent, survient souvent comme éruption de récidive après une roséole érythémateuse. Rarement très-confluente, elle est répandue sur tout le corps, sans en excepter la face, qu'elle marque au front du stigmate désigné sous le nom de *corona veneris;* elle est surtout accentuée sur la nuque, la région sacrée où les éléments sont très-élargis, sur la partie inférieure de l'abdomen, le creux du jarret, les jambes, où ils prennent souvent une teinte vineuse, et parfois sont le siége de véritables hémorrhagies.

Rien de plus variable que le volume de ces éléments, suivant

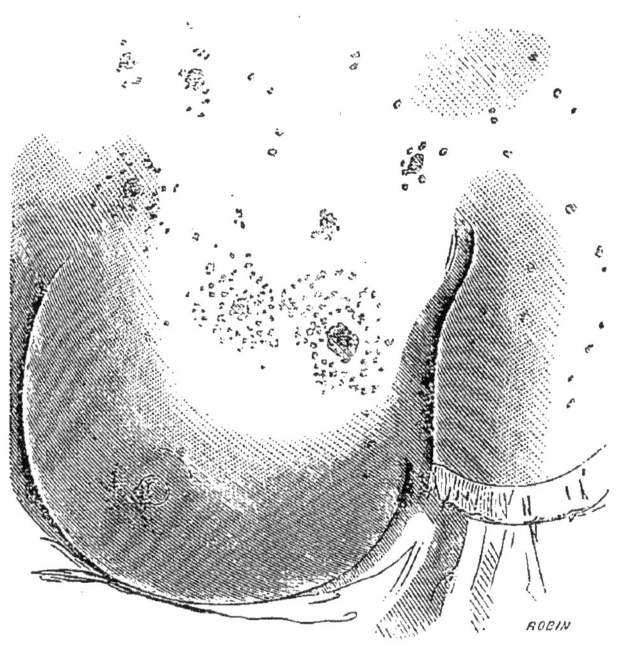

Fig. 58. — Syphilide papuleuse en corymbes (d'après un moule du musée de l'hôpital Saint-Louis; malade de M. Guibout).

les individus, suivant les régions et suivant les poussées chez le même sujet. Dans une forme assez rare, *syphilide en corymbes* (fig. 58), on peut voir le groupement quasi régulier de petites papules autour d'une plus grosse. Nous ajouterons qu'à sa périphérie les éléments miliaires sont parfois assez confluents pour déterminer une infiltration en nappe et comme une auréole à la lésion centrale. Cette infiltration en nappe peut atteindre des proportions considérables, quand elle englobe de très-larges papules.

La papule, on le sait, s'accroît par développement excentrique; après une certaine durée, il n'est pas rare de voir le centre se déprimer à mesure que progresse la circonférence, si bien que la lésion devient cupuliforme, ou même se réduit à un anneau saillant entourant un cercle de peau complétement affaissé, mais offrant une teinte sombre d'un violet foncé. Dans certains cas plus rares, on peut voir se former deux ou plusieurs anneaux concentriques (*syphilide en cocarde*). Il serait superflu d'insister sur les formes bizarres qui peuvent se produire par suite de leur intrication ou de leur empiétement réciproque, lorsque des lésions de ce genre,

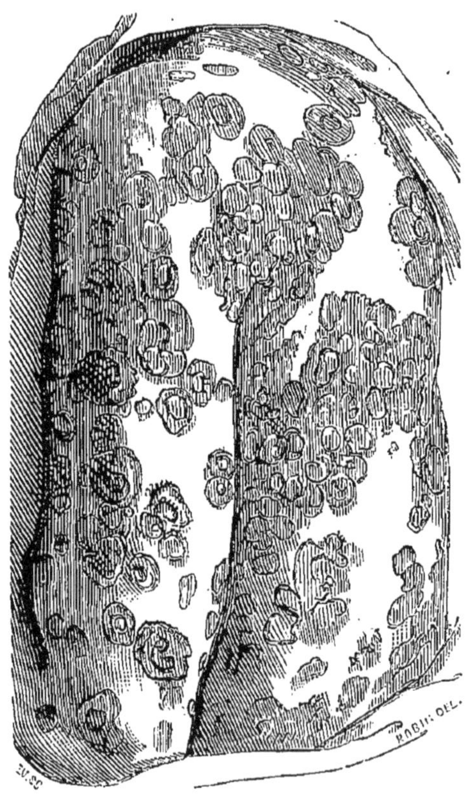

Fig. 59. — Syphilide circinée (d'après un moule du musée de l'hôpital Saint-Louis; malade de M. Lailler).

cercles, ellipses ou demi-lunes, arrivent au contact. La figure 59 en peut donner une idée. La face n'est point à l'abri d'un pareil processus. Nous avons observé notamment une malade chez laquelle le pourtour des narines, les lèvres et le menton étaient occupés par une série de courbes très-exactement circulaires.

Par leur réunion linéaire, de petites papules peuvent également former des figures diverses, ovales ou circinées, plus ou moins régulières, mais dont la partie centrale est exempte d'infiltration. Le même résultat peut se produire primitivement par l'apparition d'une papule ayant elle-même une forme arrondie ou rubanée contournée en spirale.

Sous l'épais revêtement de la face palmaire des mains et de la plante des pieds, la saillie du derme se produit difficilement. Une tache rouge paraît d'abord donnant au toucher la sensation d'un grain de plomb enchâssé dans les téguments; puis l'épiderme se soulève et s'exfolie tout autour de la papule en produisant une bordure squameuse d'une épaisseur variable (fig. 60). En ces points, surtout au niveau des plis cutanés, s'établit souvent un processus desquamatif qui peut persister isolément pendant de longs mois après la disparition de tous les autres symptômes éruptifs. Disons

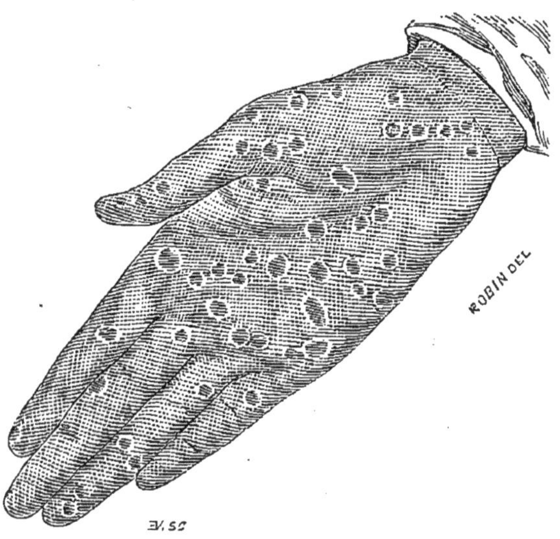

FIG. 60. — Éruption papuleuse de la face antérieure de la main (d'après un moule du musée de l'hôpital Saint-Louis; malade de M. Guibout).

ici que l'irritation produite chez beaucoup de malades par la pression de la canne n'est pas toujours étrangère à la chronicité de cet accident. En vain la papule s'efface-t-elle, l'épiderme, épaissi comme du parchemin, et d'une teinte grise, reste béant, découpé par de petites hachures blanches parallèles aux sillons. De larges papules peuvent occuper le creux de la main et former une lésion continue ; le fond brun correspondant au derme infiltré est d'une dureté ligneuse; les bords arrondis se limitent à la cassure argentée de la couche cornée, et chaque pli de la paume de la main ou de la face antérieure des doigts devient l'origine d'une scissure plus ou moins profonde, parfois sanguinolente. A la longue la lésion se transforme, sa surface rugueuse et salie se recouvre d'un pointillé noirâtre avec petites dépressions; on dirait d'un vieux placard d'eczéma lichénoïde. Pour établir le diagnostic des deux affections, ce qui n'est pas toujours chose facile, on se basera surtout sur la forme polycyclique de la lésion spéciale; l'infiltration papuleuse de sa base, l'absence de toute sécrétion et de toute douleur, et enfin la stricte localisation aux faces palmaire et plantaire, jamais au dos du pied ni de la main. Dans ces conditions, cette syphilide papuleuse, *ce psoriasis palmaire*, ainsi qu'on l'a assez improprement nommé, passe à juste titre pour un témoi-

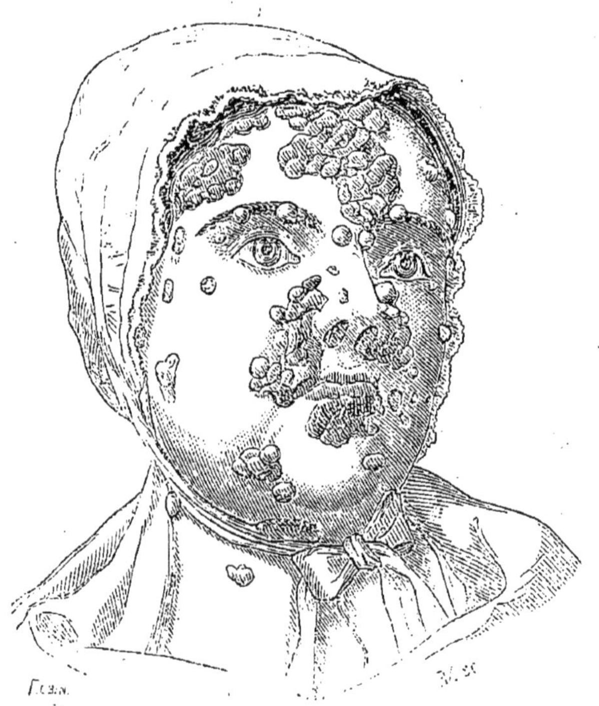

Fig. 61. — Syphilide papuleuse hypertrophique (d'après un moule de la collection de P. Horteloup, chirurgien de l'hôpital du Midi).

gnage à peu près pathognomonique de vérole; et ce signe est d'autant plus précieux que, vu sa longue durée, on peut l'observer pendant une longue période de la maladie.

Les modifications du type papuleux sont multiples.

a. L'*hypertrophie* de la papule cutanée avec développement considérable des vaisseaux et peut-être aussi des papilles, donne lieu à une lésion, fort rare lorsqu'elle ne se trouve pas dans le voisinage d'une muqueuse, et qui n'est pas sans analogie avec un accident de la syphilis exotique connu sous le nom de frambœsia. Nous en avons observé un exemple remarquable chez une malade de P. Horteloup, qui avait été soumise aux déplorables conditions d'un régime pénitentiaire, et dont l'affection n'avait cessé de se développer depuis deux ans. Le corps entier était couvert de grosses papules, les unes violacées, les autres d'un rouge vif, tendues, très-vasculaires, *mais non ulcérées*, si ce n'est dans les points où elles avaient subi une compression ou des frottements. Néanmoins la guérison fut rapidement obtenue par l'hydrargyre.

b. L'épaississement de la couche superficielle de l'épiderme donne lieu à la syphilide *papulo-squameuse*. Dans cette catégorie nous rangerons d'abord la *syphilide pityriasique*, forme légère, presque insignifiante en clinique. Elle consiste essentiellement en une production généralisée de petits furfurs occupant de longues surfaces arrondies, où l'on distingue à peine un soulèvement papuleux annulaire. Cette variété à peine ébauchée de la papule squameuse s'observe d'autant plus rarement qu'elle doit passer souvent, sinon toujours, inaperçue.

Toutes les formes de la papule, si diverses qu'elles soient, sont passibles du processus squameux. C'est ainsi que les éléments lenticulaires sont véritablement transformés en éléments de psoriasis guttata, et que la *syphilide circinée squameuse* (fig. 62) offre les plus grands rapports avec les variétés de psoriasis figurata ou gyrata, connues sous le nom de lèpre vulgaire. Un des cas les plus remarquables que nous ayons vus est celui d'un malade de Saint-Louis (service Fournier), qui présenta une infiltration considérable occupant en nappe continue, à la façon d'un nævus, la moitié supérieure de la région dorsale et une bonne partie de la poitrine. Cette surface recouverte de squames offrait une ressemblance frappante avec le psoriasis vulgaire. Ce jeune homme ayant souffert autrefois de diverses manifestations strumeuses, nous ne serions nullement éloigné de croire qu'il s'agissait d'une syphilide modifiée par l'herpétisme. — En pareil cas, on remarquera cependant que les squames sont minces et irrégulières et qu'elles ne recouvrent guère qu'incomplétement l'élevure syphilitique. Ce revêtement enlevé, essaye-t-on de gratter la saillie rouge sombre qui a été mise à découvert, au lieu d'obtenir presque indéfiniment, comme dans le psoriasis, les fissures épidermiques micacées, on l'excorie et on la fait saigner. — Il n'est pas très-rare de voir la prolifération épidermique s'accompagner d'une hypertrophie papillaire qui donne à la lésion un aspect irrégulier et comme verruqueux. La couche cornée de l'épiderme offre dans ce cas une disposition non plus lamelleuse, mais granuleuse; il semble que la papule soit recouverte d'un produit blanc pulvérulent; mais au toucher sa surface est rugueuse et de consistance cornée. Cette *syphilide papuleuse végétante* peut s'observer sur le tronc, particulièrement sur la région dorsale et sur la face. A un degré peu accentué, on la voit souvent occuper le sillon naso-jugal, où ses petites élevures grenues, sèches, grisâtres, décèlent avec certi-

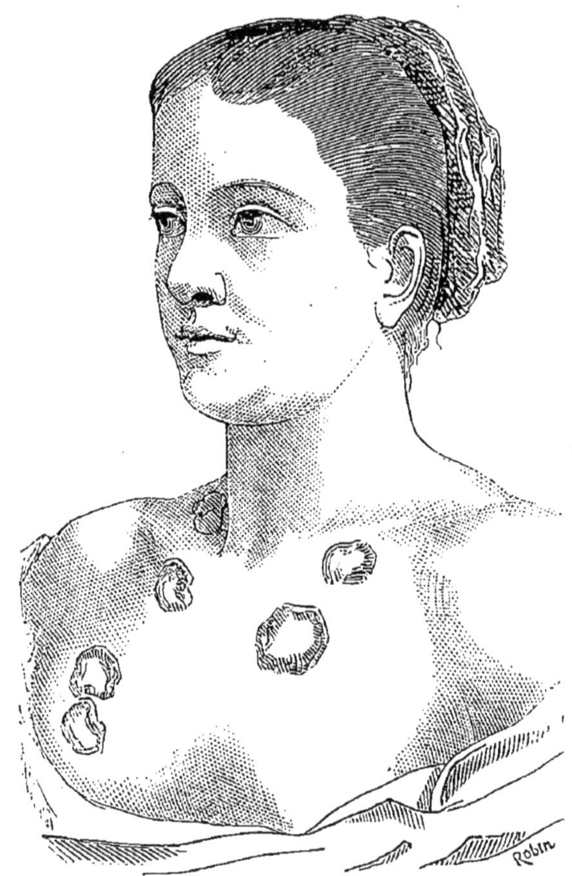

Fig. 62. — Syphilide circinée psoriasiforme (d'après un moule de la collection de A. Fournier, médecin de l'hôpital Saint-Louis).

tude l'existence de la syphilis. Dans certains cas, bien que n'étant pas *érodée*, la lésion sécrète un liquide visqueux qui englobe à sa surface quelques débris épidermiques et forme une croûte peu épaisse, peu adhérente. Cette *papule croûteuse*, qui n'est qu'une modification insignifiante de la papule simple et surtout de la papule squameuse avec laquelle elle coïncide souvent, s'observe de préférence sur le visage et sur les régions pileuses.

Papule suintante. Plaque muqueuse de la peau. — Pendant

le cours d'une éruption papuleuse, certains éléments peuvent perdre l'épithélium qui les recouvre et persister à l'état de papule érosive, suintante ; c'est à cette lésion, bien étudiée par Legendre, Deville et Davasse, et par Bazin, que l'on donne le nom de *papule humide, plaque syphilitique* de la peau.

Avant d'aborder dans ses détails l'étude de cette importante lésion, nous rappellerons que la papule humide est essentiellement contagieuse, comme on s'en est assuré à plusieurs reprises par l'expérimentation (voy. p. 518). Inoculée au porteur, elle ne donne lieu, dans l'immense majorité des cas, à aucun accident, soit sur la peau, soit sur les muqueuses ; exceptionnellement cette opération peut être suivie, surtout chez les cachectiques, d'une pustule abortile ou d'une ulcération éphémère.

Il suit de notre définition que la plaque syphilitique coïncide généralement avec la syphilide papuleuse, puisqu'elle n'en est qu'une transformation, et en second lieu qu'elle se montrera dans les points à épiderme peu résistant, ou bien à la suite d'une violence extérieure. La clinique confirme ces données : le pourtour de l'anus et des organes génitaux, le scrotum, l'aine, l'aisselle, l'ombilic, les espaces interdigitaux, régions où l'épithélium, sans cesse baigné par la sueur, offre le plus de caducité ; le front, la nuque, les épaules, les cuisses, points où le traumatisme occasionné par la pression des vêtements se fait le plus vivement sentir sont les siéges d'élection de cet accident [1].

Ses caractères sont les suivants : dans les points qui ne sont pas exposés au contact des sécrétions, l'excoriation n'occupe guère que le plateau de la papule, dont le volume varie nécessairement dans de grandes limites, mais dont la forme reste circulaire, discoïde ; l'exsudat lymphatique qui vient sourdre à la surface de la papule se dessèche, et, se mélangeant au sang et aux détritus épi-

[1] L'influence de cette dernière cause apparaît bien nettement dans une observation de Pingault. Il s'agit d'un officier, récemment infecté, qui fit une très-longue route à pied et souffrit de papules humides. Dans tous les points des téguments où se développèrent des plaques, il fut toujours facile de déterminer le genre d'irritation qui en avait provoqué l'apparition. Les premiers éléments parurent d'abord à la face externe de chaque cuisse, aux points où frottaient les objets contenus dans les poches de ses pantalons ; puis à chaque mollet, au niveau du point où s'arrêtaient les tiges de ses bottes. Ce fut ensuite la ceinture qui se prit particulièrement à gauche (poids et frottement du sabre), puis la nuque et le front (pression du shako). Toutes ces plaques disparurent peu à peu après son arrivée à destination, sous la seule influence des bains et du repos. Quant aux plaques de la bouche développées vers cette époque, deux ans après, le malade, fumeur incorrigible, les portait encore (Pingault, article CONDYLOME du *Dictionnaire encyclopédique des sciences médicales*, 1870).

théliaux, produit une croûte centrale qui est enchâssée par le rebord circonférenciel de la plaque. Cette concrétion, mince, brunâtre, très-adhérente et, dans la plupart des cas, plutôt croûtelle que croûte, est cependant susceptible de prendre un développement considérable, et bien souvent alors, le plus souvent même, en impose pour une syphilide pustulo-crustacée, ecthymateuse ou impétigineuse. Mais que l'on fasse tomber ce revêtement, et l'on découvrira le sommet des papilles émergeant du stratum épithélial profond qui les entoure encore; que la thérapeutique locale intervienne, que l'on fasse cesser toute cause d'irritation et

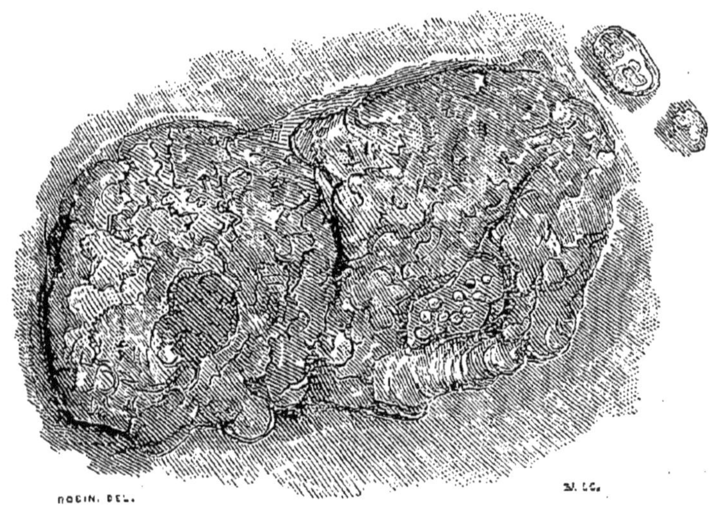

FIG. 63. — Aspect et dimension exactes d'une plaque cutanée extraordinairement végétante et croûteuse chez une femme enceinte (d'après un moule du musée de l'hôpital Saint-Louis. Malade de M. Besnier).

l'on verra bientôt la papule s'affaisser et la continuité de l'épiderme se rétablir. Dans le cas contraire, la durée en est longue, car les mêmes causes qui ont amené sa chute mettent obstacle à la néoformation de la couche épithéliale superficielle, et entretiennent le processus ulcératif à la surface de cette solution de continuité, qui est ainsi doublement rebelle à la cicatrisation, et parce qu'elle est sans cesse irritée, et parce qu'elle siége sur un terrain syphilitique, en plein néoplasme. L'*hyperplasie des papilles* peut être la conséquence d'un tel état. Elle était bien manifeste chez une femme du service de E. Besnier, dont l'éruption, aggravée par la grossesse et le défaut d'hygiène, avait pris des proportions extraordinaires (fig. 63). L'élément dont nous reproduisons ici les dimensions exactes était manifestement formé par la réunion de deux plaques discoïdes; leur épaisse carapace enlevée, on put voir se dresser à leur surface une véritable forêt de longues papilles rosées. La guérison fut obtenue en un mois sans perte de substance.

Dans les régions humides, l'épiderme résiste plus longtemps à la surface de la papule, mais on le voit bientôt ramolli, boursouflé, perméable aux sucs lymphatiques, luisant et d'une teinte gris rosé ou rouge, doux au toucher comme une muqueuse ; d'où le nom de *plaque muqueuse* donné à cette papule suintante. Cette lésion s'observe souvent, mais, en règle très-générale, c'est à la *papule muqueuse érosive* qu'elle aboutit. De toutes les manifestations de la syphilis il n'en est pas de plus fréquente que cette dernière. Chez la femme, dans la zone ano-génitale, elle est telle-

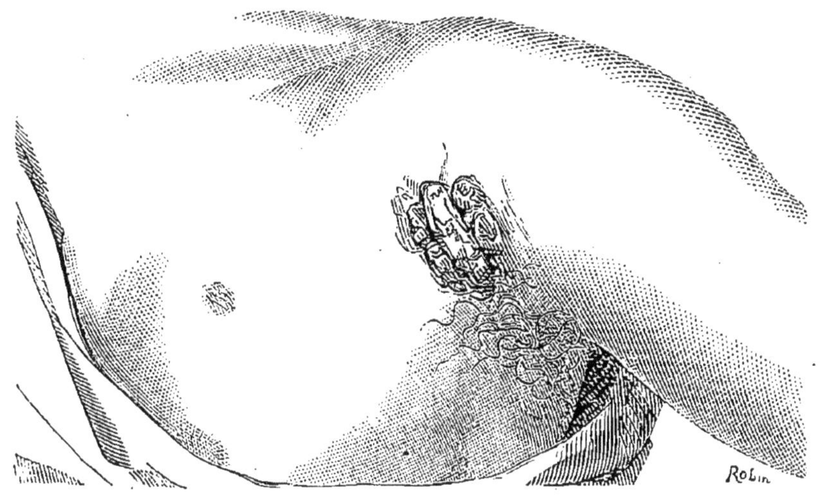

Fig. 64. — Plaques muqueuses suintantes de l'aisselle (d'après un moule de la collection Alfred Fournier).

ment commune que bien peu de malades y échappent ; c'est qu'en ces points les frottements incessants des parties les unes contre les autres se joignent à l'action des liquides macérants. Sous cette double influence on les voit souiller également le mamelon des nourrices. Chez l'homme, c'est autour de l'anus, au scrotum, sur le gland qu'il faut les chercher ; dans les deux sexes, les espaces interdigitaux des orteils, les aisselles (fig. 64), le pli inguino-crural, l'ombilic, le pourtour des ongles peuvent être considérés comme les régions le plus ordinairement frappées. Rappelons que dans ces régions le chancre primitif, dévié de sa cicatrisation normale, peut être transformé *in situ* en papule humide (*voy.* p. 562).

Une évolution à peu près fatale des plaques muqueuses érosives consiste dans une hyperplasie du corps papillaire aboutissant à leur transformation *en papules végétantes*, ou *condylome plat*. Peu de problèmes ont attiré l'attention à l'égal de celui qui va nous occuper [1]. En regard de la pratique, très-affirmative sur le caractère essentiellement syphilitique de cet accident, le microscope révélait sa ressemblance à peu près complète avec des lésions absolument dénuées de spécificité, telles que la verrue et le papillome. Ce résultat inattendu poussa les cliniciens à de nouvelles recherches, et l'on put constater que, tout en jouant le rôle de cause nécessaire, la syphilis était impuissante à déterminer la germination du condylome plat, s'il ne s'y joignait une excitation locale (malpropreté, contact des sécrétions, frottements divers) qui le fait naître et se développer occasionnellement sur le terrain préparé par le virus. On reconnut que l'époque de son apparition variait entre d'étranges limites, puisqu'on l'observe encore au seuil de la période tertiaire, que ses récidives indéfinies et isolées la distinguent des autres syphilides, et enfin qu'il n'était nullement besoin de recourir au mercure pour obtenir la résolution rapide de cette lésion même arrivée à son développement le plus considérable.

Voyons maintenant à quelles données s'est arrêtée l'histologie. Et d'abord, la plaque muqueuse diffère à première vue du papillome en ce qu'elle reste le plus souvent revêtue d'une coiffe épidermique commune qui bride les papilles et leur interdit tout développement isolé; de là vient son aspect boursouflé et globuleux. La couche muqueuse de l'épiderme (fig. 65) est remarquablement augmentée de volume; ses cellules présentent un aspect trouble dû à l'altération granuleuse du protoplasma et à la division du noyau qui, dans quelques-unes, paraît graisseux. Au niveau de l'étage profond, se fait une abondante prolifération de corpuscules nucléiformes qui s'accumulent à la périphérie des cellules malpighiennes. On voit aussi quelques globes épidermiques. Dans le derme, nous retrouvons l'infiltration propre au néoplasme syphilitique gonflant les prolongements irréguliers des papilles, engaînant vaisseaux et bulbes pileux, et concentrée en îlots entre les faisceaux du tissu conjonctif. Enfin les tuniques des

[1] Il serait long d'analyser tous les travaux inspirés par l'étude du condylome; mais nous ne saurions taire les noms de leurs auteurs; nous nous bornerons à citer parmi nous : Davasse, Deville, Legendre, Langlebert, Diday, Pingault; parmi les représentants de l'École allemande : Bærensprung, Lebert, Thiersch, O. Simon, Wagner, W. Petters, Behrend, Wertheim, Slitzer, Vadja, Kaposi; Thiry en Belgique; et en Italie : Sangalli, Soresina et surtout G. Profeta (de Palerme), auquel nous devons un des meilleurs mémoires parus sur cette question.

vaisseaux sont altérées; la couche endothéliale présente par places un gonflement tel que la lumière peut en être oblitérée.

Les symptômes des plaques muqueuses varient suivant leur siége. Nous ne décrirons ici que les *plaques cutanées*, celles des muqueuses devant être traitées plus loin page 723 et suivantes.

Le long de la rainure interfessière, elles sont extrêmement com-

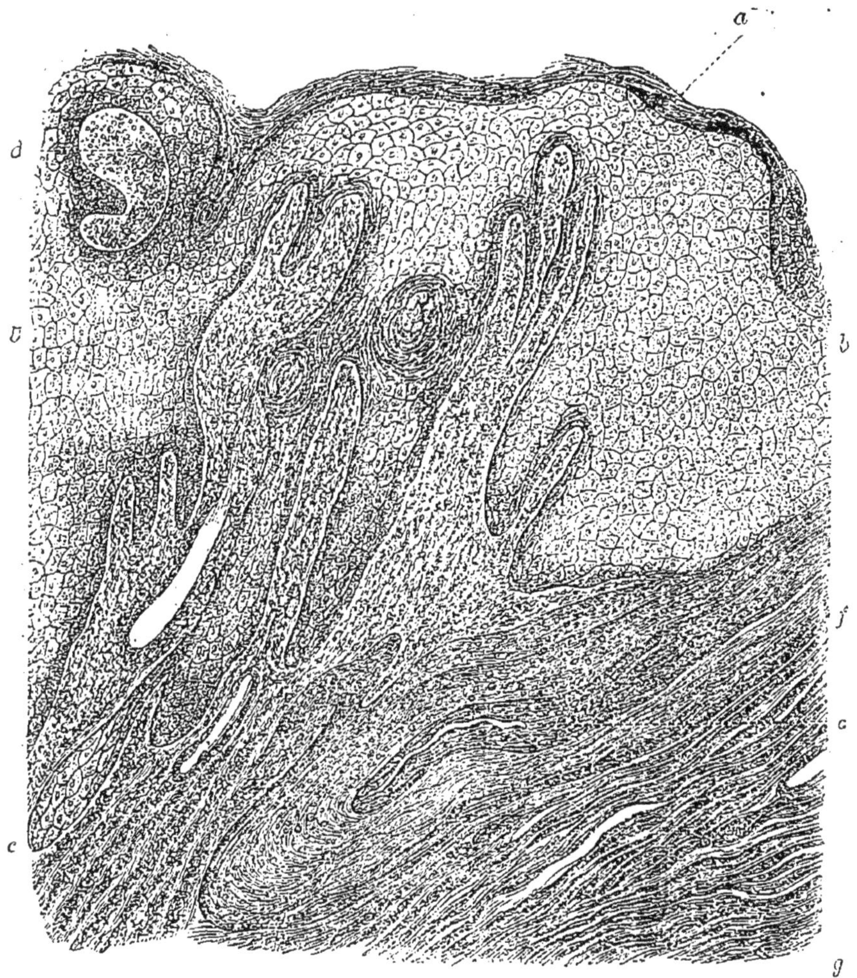

Fig. 65. — Coupe d'un condylome plat enlevé sur le vivant[1] (Hartnack oc. 3, obj. 5).

munes et peuvent se montrer très-confluentes; elles sont, en général aplaties, ou renversées à la façon d'un champignon; leur

[1] a_1 — papilles hyperplasiées. — *b*, cellules de la couche muqueuse anormalement développées. — *c*, un poil avec sa gaîne augmentée de volume. — *d*, coupe transversale d'une papille malade. — *e*, derme irrité, infiltré de cellules. — *f*, *g*, tissu dermique normal, limite histologique du condylome plat (d'après Kaposi).

surface nacrée, porcelanique est irrégulière, rappelant la peau de l'orange et constamment recouverte d'une sécrétion fétide. *Autour de l'anus*, elles s'allongent dans le sens des plis, soit sur leur crête, soit dans leurs interstices ; dans ce dernier cas, la papille qui prend naissance au fond des sillons reste aplatie et se développe sur chacune de leurs faces, divisée par une plicature médiane (forme fissuraire). L'œdème et l'induration des plis radiés sont les conséquences ordinaires de cette éruption, qui s'accompagne assez habituellement de prurit, de cuisson et quelquefois d'une réelle douleur avec spasme réflexe du sphincter. — Sur le *scrotum*, la papule arrondie, nummulaire, bien étalée, est

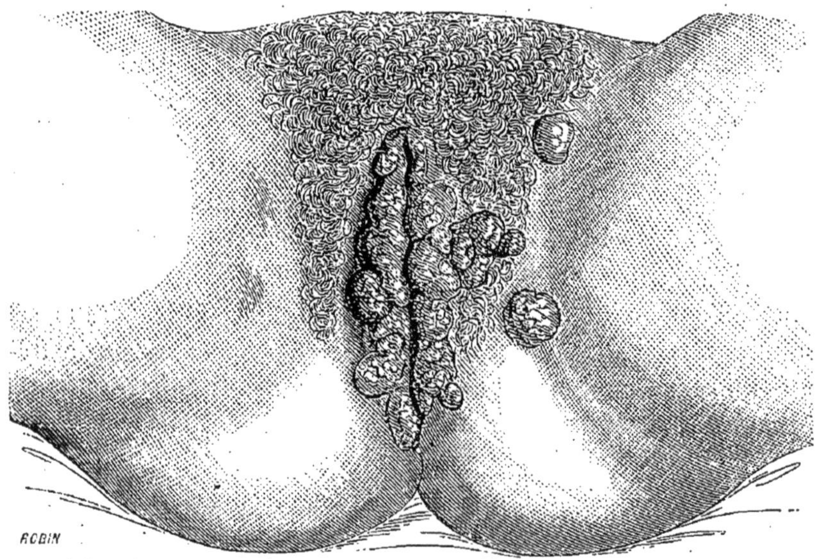

FIG. 66. — Plaques hypertrophiques végétantes, frambœsia de la vulve (d'après un moule du musée de l'hôpital Saint-Louis. Malade de M. Guibout).

aussi d'une teinte plus rosée ou même rouge. — *Sur la partie cutanée de la vulve*, les plaques érosives, accident fatal chez les femmes peu soigneuses (et, dans bien des cas, le premier signe de la syphilis qu'elles aperçoivent), sont isolées, lenticulaires ou confluentes. Si l'hygiène intervient, tout se borne à une érosion circulaire, nettement délimitée, opaline vers son centre ; mais si leur développement n'est pas entravé, elles marchent rapidement à l'hypertrophie. Dans ce dernier cas, on les verra soit demi-globuleuses comme des clous de tapissier plantées confusément dans la région (fig. 66), soit discoïdes, plaquées de distance en distance, crénelant le bord de la lèvre, ou réunies par un large plateau sillonné de petits fossés au niveau de leurs points de jonction. On observe également la syphilide papuleuse en nappe formée d'emblée par un néoplasme allongé, légèrement saillant, rougeâtre, recouvert par places d'un enduit blanc ou jaune serin, d'apparence crayeuse, et serpentant sur le bord libre de la grande lèvre, débordant même sur les parties voisines, assez souvent symétrique. Une telle lésion ne se produit pas sans amener une infiltration considérable de l'organe malade, qui perd toute sa souplesse et donne au toucher la consistance d'un tissu sclérosé. Que ces phénomènes se produisent pendant le cours d'une grossesse, dont la conséquence inévitable sera d'accroître dans une énorme proportion la ténacité, sinon l'étendue de ces désordres, et l'on peut juger de l'obstacle qu'une telle rigidité peut exceptionnellement apporter à l'acte de l'accouchement. — *Au prépuce*, le condylome plat est d'apparence papuleuse, rouge sur le feuillet externe, gris dans les points macérés. Chez les phimosiques, rien n'est plus fréquent que de voir de petites érosions plaquées sur chacune des crêtes résultant du froncement du limbe. Plus près du gland, la lésion est franchement opaline (*voy.* plus loin page 733).

Nous retrouvons la plaque de forme fissuraire dans les régions propices à l'adossement des surfaces, telles que l'angle péno-scrotal, l'angle fémoro-scrotal, l'intervalle des phalanges et les commissures labiales et palpébrales. — Ce n'est guère qu'aux extrémités inférieures qu'on observe les plaques des *espaces interdigitaux*. Nées du contact et du frottement réciproque des orteils comprimés les uns contre les autres, et sous l'influence de l'action irritante de la sueur, ces lésions sont souvent érosives, circulaires, comme taillées à l'emporte-pièce, et d'une teinte rouge-carmin; mais on y voit aussi la papule opaline, mamelonnée, hypertrophique, allongée sur les parties latérales des orteils, repliée à la manière des feuillets d'un livre dans le fond du sillon. Leur sécrétion est très-abondante et d'une odeur *sui generis* particulièrement repoussante. — En ce qui concerne les *commissures labiales* bornons-nous à mentionner la fissure qui appartient autant au département cutané qu'au tégument muqueux, dépression grisâtre souvent saignante, à rebord circulaire renflé ; on y voit également la plaque hypertrophique unie ou granuleuse. — La syphilis se manifeste souvent sur le *nez* par de petites fentes érosives à cheval sur le bord libre des narines lequel paraît festonné. — L'oreille externe n'est point exempte de ces accidents; nous avons vu les plaques se presser et s'entasser en telle abondance sur le tragus et le fond de la conque, que la cavité du conduit auditif paraissait absolument obstruée; à son orifice proéminait leur surface verdâtre, macérée, sur laquelle serpentaient de minces traînées croûteuses d'un jaune bistré.

Le *sein* est surtout affecté pendant l'allaitement. De larges papules lisses, rosées, ichoreuses, recouvrent de préférence l'auréole qui s'indure et s'hypertrophie au point de faire paraître le mamelon enfoncé. Chez les femmes très-grasses, à mamelles pendantes, on observe normalement un érythème intertrigineux entre le sein et les téguments sous-mammaires ; les condylomes ne sont point rares en ce point, et s'y montrent, tantôt en traînées semi-lunaires, tantôt en plaques isolées d'une teinte lilas prononcée. Cette dernière variété est également celle que l'on rencontre dans la *cavité axillaire*. Au contraire, celles de la *dépression ombilicale* sont formées par de petites papules rarement confluentes, mais sécrétant un liquide infect.

Disons enfin qu'il n'y a pas de région où les condylomes n'aient été signalés. A la nuque, au cou, sur les fesses, les cuisses, l'incurie peut les faire germer. On redoutera aussi chez les sujets malpropres de les voir se développer dans les parties pileuses. Dans un cas, nous avons pu voir un bouquet de plaques hypertrophiques occuper le menton et les joues à travers les poils de la barbe agglutinés par leur sécrétion ; et ce n'est point chose très-rare que d'observer pareil processus sur le cuir chevelu.

La *durée* des plaques suintantes de la peau est essentiellement subordonnée au traitement. Je ne reviendrai pas sur l'inutilité des spécifiques pour mettre fin à l'hyperplasie des papilles, qui ne représentent, je le répète, que le produit d'un processus vulgaire évoluant sur un sol infecté ; les soins de propreté et les astringents locaux sont seuls rationnellement indiqués contre ette complication. — Si la lésion est abandonnée à elle-même, et reste soumise aux conditions qui lui ont permis de se développer, la papule devient rapidement hypertrophique et peut persister indéfiniment dans cet état. Tantôt elle se recouvre d'un produit pultacé blanchâtre (*forme dyphthéritique*), tantôt se débarrassant d'une partie du magma épithélial qui la recouvre, on la voit devenir granuleuse, et prendre la forme d'une framboise, d'une fraise, d'une mûre (*voy.* fig. 66) ; il est manifeste que les éléments du chorion ébauchent un commencement de saillie isolée. Comme on l'a dit avec raison, sitôt que les papilles cessent d'être contenues par l'enduit épidermique, elles prennent leur essor et tendent à la forme acuminée du papillome ou *condylome thymique*, ainsi nommé à cause de sa ressemblance avec les fleurs du thym ; il est certain que bon nombre de végétations sessiles ne reconnaissent pas d'autre cause. Cette question sera du reste examinée dans un autre chapitre. C'est sur les organes génitaux que cette transformation s'opère le plus habituellement ; mais il ne faudrait pas croire qu'elle ne fût possible que là ; nous avons observé au niveau de la commissure labiale droite, sur la luette des papillomes en crête de coq des plus caractéristiques.— Enfin il peut arriver que le *condylome s'ulcère;* dans sa masse se creusent des tranchées plus ou moins profondes et le tissu néoplasique tombe en un déliquium jaunâtre puriforme ; l'ulcération respectant les tissus normaux, la cicatrisation se fait sans perte de substance (fig. 67).

Papulo-vésicule. — Il n'est pas très-rare de voir se produire à la surface des papules un processus d'exsudation aboutissant

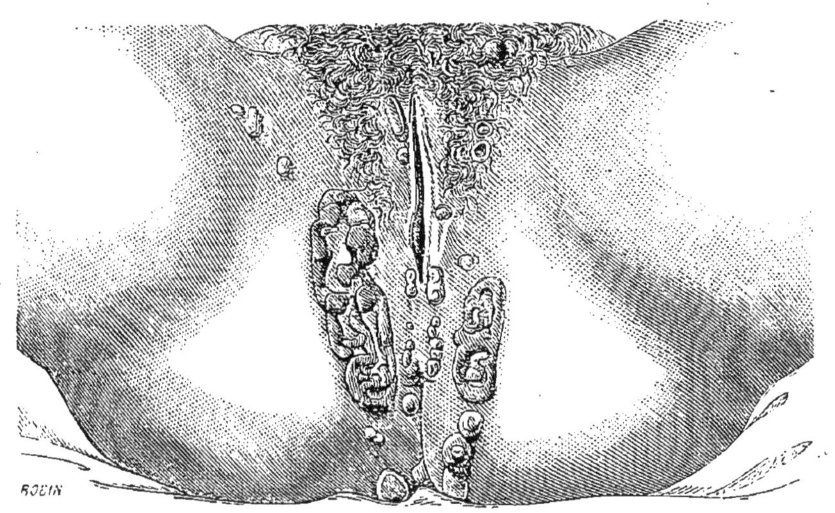

Fig. 67. — Plaques syphilitiques ulcérées (d'après un moule de la collection A. Fournier).

à la formation de petits soulèvements épidermiques séreux ou séro-purulents. C'est ainsi que la papule miliaire se transforme en vésicules *varicelliformes* semi-globuleuses. Au bout de huit à dix jours, la sérosité devenue purulente se résorbe ou se concrète en une croûtelle. A ce moment paraît bien nettement l'élément papuleux avec sa couleur cuivrée caractéristique. Sans contester la réalité de cette lésion, nous croyons qu'on ne doit l'admettre qu'avec beaucoup de circonspection et lorsque la petite collection séreuse est bien démontrée. Dans beaucoup de cas où l'existence de la vésicule paraissait incontestable pour qui ne se livrait pas à un examen approfondi, nous avons pu nous assurer, en détachant l'épiderme superficiel au moyen d'une lancette ou d'une épingle, qu'il n'y avait pas trace de liquide; et cependant le sommet de la papule était luisant et blanchâtre. Cet aspect était dû, croyons-nous, à une sorte de ramollissement œdémateux du néoplasme.

On a donné le nom de *syphilide herpétiforme* à la poussée papulo-vésiculeuse dont les éléments se font remarquer par leur petitesse et leur confluence; l'éruption revêt alors l'aspect d'un piqueté. Que ces deux caractères s'exagèrent, et l'on aura une *syphilide à forme d'eczéma*, variété du reste extrêmement rare. Il est à peine besoin d'ajouter que les vésicules, si elles sont disposées en cercle, simuleront l'*herpès circiné*, et parfois avec une telle exactitude, que le microscope seul pourra permettre de les distinguer. On sait en effet que le développement de l'herpès circiné vrai est constamment lié à la présence d'un champignon, le trichophyton. Cette ressemblance est rendue plus frappante par la teinte bistrée qui occupe parfois le centre de la circonférence vésiculaire; et surtout par le peu de diffusion et le petit nombre des éléments qu'il n'est pas rare de voir limités à un ou deux cercles. Mais l'intégrité des poils, que le végétal ne respecte jamais, et surtout la base papuleuse d'un rouge caractérique qui fait absolument défaut dans l'affection parasitaire, suffiront généralement aux besoins du diagnostic.

Papulo-bulle, bulle. — *A priori*, il est incontestable qu'une papule peut devenir le siége d'une exsudation assez abondante pour simuler une bulle de *pemphigus*. Ce phénomène sera particulièrement explicable, si le sujet souffre en même temps d'un mauvais état général, d'une cachexie quelconque, et se trouve soumis à des conditions hygiéniques déprimantes qui favorisent les phénomènes exosmotiques du sang en diminuant sa plasticité. Notons aussi le siége des lésions parmi les causes prédisposantes; n'est-il pas évident, en effet, que, sous un épiderme épais qui met obstacle à son expansion, la lésion primordiale, papule avec exhalation séreuse, ne pouvant triompher de la carapace qui la comprime, aura la plus grande tendance à se développer en largeur? Ainsi peut être comprise la formation de bulles en certains points déterminés au lieu de vésicules.

Examinons maintenant ce que nous dit la clinique. J'ai pu rassembler 14 observations de pemphigus syphilitique *chez l'adulte;* mais 5 d'entre elles appartenant, 2 à Vidal, 2 à Profeta, et 1 à Galligo doivent être écartées de la discussion. Des 9 autres, 4 se rapportent à des éruptions isolées de bulles peu nombreuses sur les téguments plantaire ou palmaire, ce sont celles de Ricord, Bassereau, Zeissel et Gros (de Lyon); dans un seul cas seulement, celui de

Zeissel, quelques éléments se montrèrent aussi au pli du coude. C'est là une confirmation, on ne peut plus probante, des inductions que l'anatomie nous a dictées. Les autres cas ont trait à des éruptions de siége divers : jambes (Robert), avant-bras (Rollet), abdomen (Gailleton), et thorax (Vidal); une seule fois, on vit les bulles se disséminer sur la presque totalité du tégument, en exceptant toutefois la face, les mains et la jambe gauche, et le malade vu par Lamberti était un forçat du bagne de Civita-Vecchia, par conséquent, selon toute probabilité, un cachectique. Abordons-nous l'examen détaillé des lésions, elles nous paraîtront s'éloigner bien plus encore du type si caractéristique des syphilides exanthématiques; dans plusieurs cas, les auteurs ne font pas mystère que s'ils croient à un pemphigus syphilitique, c'est parce que le malade a eu la syphilis, et que toute autre cause semble faire défaut, comme s'il était toujours facile de s'expliquer le pourquoi des poussées du pemphigus simple. Souvent l'éruption s'est bornée à une ou deux bulles. A cela on me répondra que les accidents tardifs ne sont pas toujours généralisés; car je dois encore faire remarquer que l'époque d'apparition fut extrêmement variable, et c'est là un nouvel argument contre l'interprétation que je combats. Quelle est la syphilide, en effet, qui survient indifféremment au deuxième mois et au quatrième mois comme dans les cas de Ricord et de Lamberti, et pendant la période tertiaire comme dans ceux de Gros et de Gailleton? — Au reste, nous ne voudrions point affirmer que, même dans ces cas si peu nombreux, il se fût toujours réellement agi d'un pemphigus; qu'on lise attentivement l'observation rapportée par Robert, qui dit la tenir d'un interne de l'Hôtel-Dieu de Marseille, et l'on y reconnaîtra la description typique des plaques syphilitiques compliquées d'hypersécrétion séreuse. En résumé, de toutes les observations que nous avons compulsées, la plus probante, je devrais dire la seule probante, est celle de Lamberti, bien que l'effet de la cure spéciale ne puisse être porté en ligne de compte, puisque l'auteur institua un traitement phénico-sulfitique. Il est donc sage, croyons-nous, d'attendre de nouveaux faits pour se prononcer.

III. — Syphilide pustuleuse.

Comme la vésicule dont elle ne diffère que bien peu, la pustule procède de la papule. Qu'à la surface du derme néoplasié se fasse jour une exsudation qui, traversant l'étage malpighien, vient soulever le revêtement corné, et la suppuration pourra se produire à bref délai tant par le cheminement des leucocytes que par la fonte purulente de l'infiltration des papilles et des couches épidermiques; ce travail destructif peut se propager assez profondément dans le derme; voilà pourquoi la pustule ne se répare pas sans laisser une petite cicatrice. La figure 68 nous montre l'infiltration qui a envahi la gaîne et la périphérie d'un follicule pileux aboutissant à une abondante production de pus

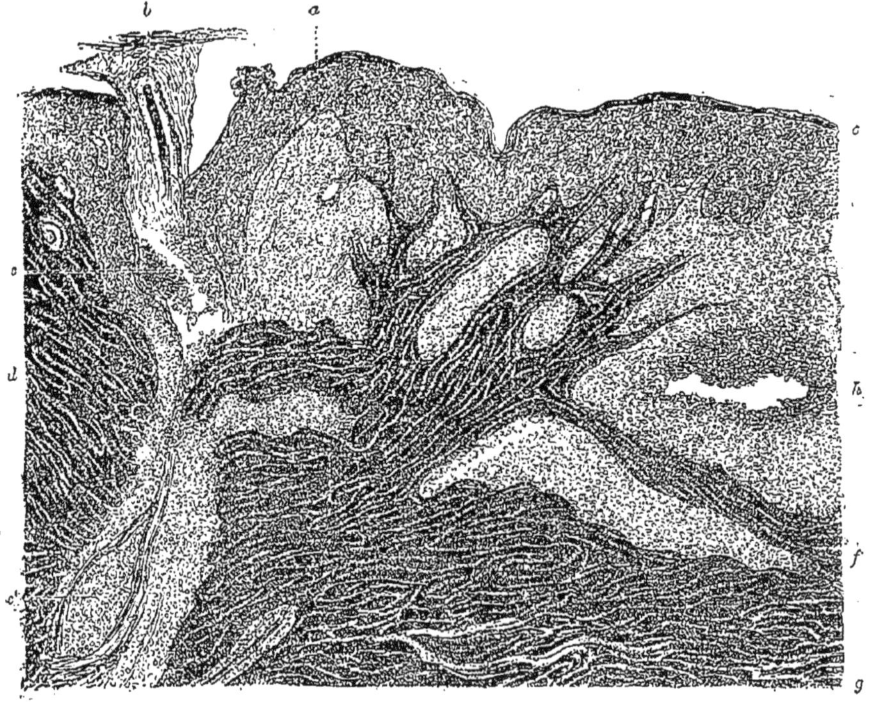

FIG. 68. — Coupe verticale d'une papulo-pustule acnéique [1].

et à la destruction du poil; c'est la forme acnéique de la papulo-pustule.

La syphilide pustuleuse exanthématique peut être considérée comme une modalité de la syphilide papuleuse, déterminée soit par des conditions inhérentes au tempérament, soit par certaines dispositions cutanées générales ou locales. Plusieurs déductions importantes peuvent être tirées de cette proposition :

1° Puisque la poussée peut être rendue pustuleuse sur certains

[1] *a*, papilles infiltrées au voisinage d'un follicule pileux. — *b*, poil. — *c*, *c'*, pus dans l'intérieur d'un follicule pileux. — *d*, *f*, *g*, tissu dermique normal. — *ef*, infiltration des papilles et du chorion, au centre duquel se voit un petit abcès en *h* (d'après Kaposi).

points de la peau en vertu d'une disposition naturelle ou d'un travail morbide antérieur, l'éruption sera souvent polymorphe L'observation nous apprend en effet que les pustules peuvent coïncider avec la plupart des éruptions précoces, spécialement avec les papules; à une période assez avancée de la maladie il n'est même pas rare de les voir accompagner certaines lésions tardives, ecthymas, gomme, etc.

2° Les individus qui présentent une grande aptitude à faire du pus seront plus exposés à cette forme d'éruption. Cette notion nous permet d'expliquer un fait des plus intéressants en clinique : la coïncidence fréquente des engorgements ganglionnaires volumineux avec la syphilide pustuleuse, phénomène qui n'a rien d'étonnant, étant donné l'organisme prédisposé sur lequel évoluent ces lésions. Nous en conclurons en outre que si le pronostic de cette dermatose, ainsi qu'on l'a reconnu depuis longtemps, est plus sévère que celui de l'érythème et des papules, cela tient encore à cette fâcheuse influence du terrain, et non, comme quelques-uns le prétendent, à l'influence plus nocive de la graine.

3° Enfin, le traitement mercuriel, semble-t-il, ne saurait avoir autant de prise sur la pustule, qui n'est souvent qu'une manifestation hybride de la vérole et d'une autre souillure générale, que sur le néoplasme papuleux, produit exclusif du virus syphilitique. Sur ce point encore la clinique vient appuyer le raisonnement. Il est d'observation en effet que la guérison des pustules n'est que très-peu hâtée par l'administration de l'hydrargyre; pour l'acné spécifique, par exemple, qui, lorsqu'elle est abandonnée à sa marche naturelle, ne persiste guère au delà de sept à huit semaines, nous ne croyons pas qu'une intervention thérapeutique, même active, soit de nature à en abréger notablement la durée.

Comme toute humeur purulente sécrétée par une syphilide secondaire, le contenu de la pustule spécifique transporté sur l'homme sain y fait naître un chancre suivi bientôt d'infection générale (*voy.* page 522). Comme l'impétigo et l'ecthyma simplex, la pustule syphilitique peut aussi se reproduire à peu près indéfiniment par l'auto-inoculation. Toutefois l'exsudat fourni par une même série de pustules successivement dérivées les unes des autres paraît perdre son pouvoir d'en engendrer de nouvelles, vers la sixième génération. Notons encore la non-inoculabilité sur les muqueuses du pus recueilli sur un ecthyma cutané (Vidal, Tanturri).

Quand l'hyperplasie spécifique emprisonne les glandes sébacées et que leur produit de sécrétion vient soulever l'épiderme sous forme de petite goutte purulente, l'éruption prend le nom d'*acné syphilitique*[1] : on lui donne celui de *folliculite* quand le même processus atteint les cryptes pilo-sébacées. Ces lésions sont extrêmement fréquentes sur les parties pileuses ; on pourrait presque dire qu'aucun syphilitique n'échappe à l'affection croûteuse de ces régions principalement de la tête, aussi peut-elle s'y montrer absolument localisée, pendant que les papules ou l'érythème évoluent normalement sur le reste du tégument. On sent au toucher de petites croûtelles éparses, et, si l'on écarte les cheveux, la surface grise du cuir chevelu paraît constellée de taches rouges, humides, revêtues de petites concrétions grenues. C'est là un phénomène précoce, extrêmement persistant, mais qui n'implique aucun pronostic fâcheux. — Il n'en est pas de même lorsque le processus se généralise, envahissant par poussées successives, et souvent au milieu de phénomènes fébriles intenses, la face puis la poitrine et les membres supérieurs. Les pustules paraissent d'abord sous forme de saillies cuivrées, conoïdes, dont le volume varie de celui d'une tête d'épingle à celui d'une lentille. Bientôt leur élevure se couronne d'un point jaune, l'épiderme se crève à leur sommet, et, se mélangeant au pus, forme une croûte mince, sous laquelle on peut voir une petite ulcération dermique ; aussi la cicatrisation ne se fait-elle pas sans laisser une dépression brunâtre qui ne se dépigmente que lentement. Exceptons cependant les boutons dont le pus s'est résorbé sans qu'il y ait eu rupture de l'épiderme.

La syphilide acnéique est en général discrète ; très-souvent elle affecte une disposition figurée, dessinant des circonférences, des ovales, des huit de chiffre ou des entre-croisements plus ou moins bizarres. Il peut arriver que l'éruption se ramasse en un petit nombre de placards remarquables par la confluence des pustules, l'infiltration de leur base hyperhémiée, et la netteté des bords qui les limitent ; c'est la *forme marginée* de l'acné syphilitique chronique, pour la première fois bien décrite par V. Tanturri (de

[1] L'acné syphilitique se distinguera de l'acné vulgaire aux signes suivants :

Acné vulgaire aiguë. — Siége sur la face, le dos, les fesses, jamais sur les membres inférieurs. — Néoplasme acuminé avec infiltration peu accusée. — Pas d'induration de sa base. — Suppuration moins rapide, mais plus profonde, furonculiforme. — Pas de tendance du pus à se dessécher. — Sensation constante de picotements et de démangeaisons. — Petites cicatrices plissées, allongées, non pigmentées.

Acné vulgaire indurée. — Même siége que la précédente. — Petites tumeurs coniques, — base assez large et infiltrée avec grande tendance à la suppuration furonculiforme et à la néo-formation du tissu conjonctif dans le derme environnant.

Naples). Nous signalerons encore la *forme verruqueuse*, fréquemment observée dans les régions pilifères, à la face, au cou, au pubis, au scrotum, aux grandes lèvres. Elle est caractérisée par le développement, soit agminées, soit éparses, d'élevures lenticulaires, d'un rouge pâle, à base large, à croûtes gris-verdâtre, toujours traversées par un poil et fournissant à la pression un abondant produit sébo-purulent. La marche de cette éruption est essentiellement chronique.

L'éruption papulo-pustuleuse miliaire a reçu le nom de *syphilide impétigineuse* [1]. Elle se développe généralement par groupes d'éléments voisins mais non contigus entre lesquels la peau ne tarde pas à rougir en leur formant une auréole diffuse. Au bout de quelques jours, le pus se transforme en croûtes aplaties dont les bords dépassent l'aire des pustules, puis qui se détachent en découvrant une cicatrice très-superficielle violacée. Dans la syphilide impétigineuse *confluente* les pustules agminées se pressent les unes contre les autres; à leur surface paraît une épaisse concrétion d'un jaune verdâtre, recouvrant le derme érodé granuleux. Les plaques sont souvent très-abondantes surtout sur la région crânienne et la face qui sont quelquefois littéralement enveloppées de croûtes ocreuses, convexes, irrégulières. Sous le nez l'impétigo syphilitique revêt exactement les caractères du sycosis. Chez les cachectiques cette lésion prend quelquefois une marche maligne, et s'enfonce par places dans le derme qu'elle entame plus profondément sans jamais se généraliser. L'*impetigo rodens* fréquent chez les femmes blondes, strumeuses, est l'indice d'une vérole grave.

Quand chaque pustule dépassant le volume d'une lentille se développe sur une base infiltrée, on dit qu'il y a *ecthyma superficiel*. Il est rare que cette lésion succède d'emblée au chancre, si ce n'est dans le cas de syphilis maligne. Survenant vers la deuxième année, comme éruption de troisième ou quatrième poussée, l'ecthyma constitue presque un stade normal de la vérole, une lésion de transition entre les secondaires et les tertiaires et ne saurait comporter un pronostic sévère. Son lieu d'élection est le tégument des membres inférieurs, où l'appelle la congestion normale

[1] La syphilide pustuleuse peut être confondue avec la gale et la gale peut la compliquer, ce qui en rend toujours le diagnostic fort épineux; car en admettant que la présence de l'acare ait été démontrée, il faudrait encore déterminer s'il existe une éruption syphilitique et quels en sont les caractères.

Gale. — Éruption presque toujours polymorphe, éléments disparates et de volumes divers; — siége sur les mains, le ventre, les fesses, la verge, les mamelons. — Présence de sillons et d'acares. — Presque toujours démangeaisons très-violentes.

de ces parties, et où sa coïncidence avec les autres éruptions anatomiquement moins graves peut être fréquemment notée.

§ 5. — SYMPTOMATOLOGIE SPÉCIALE DES SYPHILIDES SIÉGEANT SUR LES MUQUEUSES (PLAQUES MUQUEUSES)[1].

L'humidité constante des muqueuses, la caducité de leur épithélium, le peu d'épaisseur de leur chorion, les contacts mutuels et les pressions auxquelles les expose leur disposition anatomique impriment aux éruptions qui y prennent naissance un ensemble de caractères particuliers, qui les font différer, du moins quant à la forme, des éruptions cutanées correspondantes. Sous le nom de *plaques muqueuses*, on désigne généralement toutes les éruptions syphilitiques siégeant sur les muqueuses. Cette confusion est regrettable; on y rencontre en effet soit l'érythème, soit la papule, qui ont droit à une description spéciale, et méritent surtout d'être bien distingués de la plaque syphilitique. Aussi est-ce à cette dernière lésion que nous réserverons le nom de plaque muqueuse. Disons immédiatement que son étude offre le plus haut intérêt surtout en raison de sa fréquence. Beaucoup de syphilitiques échappent aux syphilides graves, aux accidents tertiaires consécutifs; mais, on peut le dire hardiment, il n'en est aucun qui n'ait à compter avec la plaque muqueuse des muqueuses; pour beaucoup même la vérole se résume en ceci : un chancre, une roséole fugitive, et, par la suite, *des plaques muqueuses, des récidives de plaques muqueuses, et toujours des plaques muqueuses.*

En raison de l'irritation incessante qui se produit à la surface des muqueuses, on doit s'attendre à y rencontrer avec une extrême fréquence l'hyperplasie papillaire, aboutissant ou non au condylome plat. Le développement de cette lésion est également favorisé par le peu d'épaisseur de la couche épidermique, insuffisamment résistante pour brider l'essor des papilles. Les mêmes raisons nous rendent compte et de la facilité avec laquelle on obtiendra la sédation de ce processus par des moyens vulgaires, réduits le plus souvent à de simples précautions hygiéniques, et de sa remarquable tendance à la récidive, dès que reparaissent les causes provocatrices. On peut en conclure immédiatement que, sur les muqueuses plus encore que sur la peau, la plaque syphilitique se produira souvent en dehors de toute poussée généralisée. C'est en effet ce que nous

[1] Je rappellerai que les syphilides des régions de la peau voisines des muqueuses et les plaques muqueuses en général ont été plus haut l'objet de longs développements (page 710 et suivantes).

apprend l'expérience en nous montrant cette lésion susceptible de se reproduire presque indéfiniment sur ces membranes pendant toute la durée de la période secondaire, et même au delà. — Nous ajouterons que l'humeur sécrétée par ces éléments éruptifs est essentiellement contagieuse, et, par son inoculation sur un sujet vierge de syphilis détermine invariablement l'apparition du chancre syphilitique. Le même produit inoculé au porteur, ou transplanté sur un terrain déjà souillé par la syphilis, ne fera naître aucun accident spécifique ; tout au plus, dans un petit nombre de cas, verra-t-on se développer une pustule sans caractère et d'une durée insignifiante.

Si nous avons cru, comme nous venons de le faire, devoir insister au début de cette étude sur cette manifestation de la syphilis, c'est qu'en dépit des travaux de Legendre, de Deville, de Bazin et de Profeta, beaucoup d'auteurs en méconnaissent encore la nature, en refusant d'y voir autre chose qu'une papule érodée; on ne saurait passer condamnation sur une telle manière de voir. Cherchée tour à tour par Bazin dans l'altération des conduits excréteurs sébacés puis sudoripares, les Allemands nous ont appris que la caractéristique de cette lésion était fournie par l'hyperplasie les papilles; et la distinction réclamée d'abord par la clinique, a reçu ainsi de l'anatomie pathologique une telle sanction qu'il n'est plus permis aujourd'hui d'élever le moindre doute à son égard.

Il est fréquent de voir ces accidents paraître tout d'abord autour du chancre primitif, surtout lorsque celui-ci s'est développé sur une muqueuse. Ce fait d'observation permet de découvrir l'ulcère initial dans bien des cas où il passerait inaperçu. Voit-on les plaques muqueuses se presser aux abords de l'anus, par exemple, à l'exclusion des autres régions; c'est là qu'il faut chercher la porte d'entrée de la vérole. On trouvera le plus souvent la cicatrice transformée en plaque muqueuse et par conséquent plus difficile à distinguer, mais reconnaissable cependant à sa base indurée. Il est probable que dans beaucoup de cas, où les anciens auteurs ont cru à la syphilis survenant d'emblée par des plaques muqueuses, la surface de l'ulcère avait subi cette métamorphose.

I. — Syphilides des muqueuses vulvaire [1], vaginale et du col utérin.

Syphilides érythémateuse, papuleuse. — Sur la muqueuse des organes génitaux de la femme, la *syphilide érythémateuse* est rare-

[1] Je rappellerai que les syphilides de la région périvulvaire et de la partie cutanée de la vulve ont été décrites plus haut page 713 et suivantes.

ment observée. Nous croyons que, dans bien des cas, les taches congestives qui la caractérisent passent inaperçues, ou sont confondues avec le premier degré de l'inflammation vulgaire de ces membranes. On arriverait sans doute à une interprétation plus exacte de ces lésions en tenant compte du peu d'intensité des phénomènes morbides, de leur état stationnaire et de l'influence décisive que peut exercer à leur égard le traitement mercuriel.

La *syphilide papuleuse* s'y traduit par de petites élevures rosées quelquefois grisâtres, comme recouvertes d'une couche de nitrate d'argent, du volume d'un grain de millet, d'une lentille ou d'une petite pièce de monnaie, tantôt isolées, tantôt groupées, formant une surface à bords cycliques. De leur surface s'exhale un sérum limpide, inodore, faisant place lorsqu'elles sont enflammées à du pus susceptible de se coaguler en croûtes semblables à celles de l'impétigo. Ces papules, absolument indolores, ne déterminent aucune inflammation sur les membranes qui les supportent, ne retentissent pas sur les ganglions et se terminent par déliquescence après une durée variable. Il est rare de les voir récidiver, attendu que, loin de germer comme les plaques syphilitiques sous l'influence d'une cause irritante quelconque, elles ne constituent qu'un phénomène concomitant de la syphilide papuleuse cutanée; ce fait nous explique également pourquoi l'époque d'apparition de ces papules est strictement bornée à la période secondaire, et le plus souvent aux premiers mois de la syphilis.

Plaque syphilitique ou *plaque muqueuse*.—La plaque syphilitique est de beaucoup la manifestation que l'on rencontre avec le plus de fréquence sur les organes génitaux de la femme. Pendant toute la durée de la période secondaire, et même plus tard, coïncidant ou non avec les éruptions successives de la maladie, les femmes dont l'hygiène locale laisse à désirer doivent redouter l'incessante repullulation de ces poussées locales. On peut les observer avec une grande netteté sur *les petites lèvres*. Dans leur forme la plus caractéristique, elles consistent en de petites érosions circulaires de la grandeur d'une lentille. Le fond est plat ou cupuliforme ; et souvent de la même couleur que les téguments voisins, ne s'en distinguant que par son aspect dépoli ; d'autres fois il est jaunâtre, présentant un très-fin piqueté ; enfin on le voit aussi d'un beau rouge groseille, luisant et uni. Les bords bien dessinés encadrent la petite dépression centrale d'un liséré argenté plus ou moins saillant. Telle est la véritable plaque syphilitique des muqueuses, à laquelle on peut donner, pour la mieux représenter, le nom de *plaque syphilitique érosive*. Comme elle n'excite aucune sensation douloureuse, mais quelquefois seulement une sorte de gêne lorsqu'elle est irritée par les contacts ou les pressions, les malades la négligent le plus souvent; cependant l'humeur trouble, séro-purulente qui baigne sa surface est un produit essentiellement contagieux; aussi n'est-il pas douteux que bon nombre d'infections n'aient lieu par l'intermédiaire de cette lésion, si inoffensive en apparence. *Sur le col utérin* l'existence de la plaque érosive ne peut guère être que soupçonnée, tant il est difficile de la distinguer des ulcérations si nombreuses et si fréquentes qui peuvent affecter cet organe; ce n'est que sur la périphérie du museau de tanche, où ne siégent que rarement les lésions non spécifiques, presque toujours centrales, que l'on pourra les diagnostiquer, sans trop de chances d'erreurs, grâce à leur fond carminé [1].

Lorsque son développement n'est pas entravé, la plaque syphilitique végète, dépasse le niveau des tissus voisins, et forme une élevure assez semblable à une papule; aucune dénomination ne convient mieux à cette lésion que celle de *plaque syphilitique papuleuse érodée*. par abréviation *plaque papulo-érosive*. Contour circulaire, surface humide grisâtre, opaline, quelquefois blanc jaunâtre et irrégulière comme si elle était saupoudrée de grains de semoule, sécrétion d'une sérosité trouble, tachant le linge à la façon du liquide d'un vésicatoire et exhalant une odeur fade *sui generis;* tels sont les signes caractéristiques de cette lésion. Lorsqu'elle est irritée par les frottements ou le contact permanent de liquides âcres (sueur, urine, fluide leucorrhéique, pus), sa surface rougit, se recouvre d'une bouillie blanche, sorte de détritus pultacé, et donne lieu à un écoulement purulent, susceptible d'aboutir à la formation d'un enduit croûteux; en même temps qu'elle devient le siége d'une sensation agaçante plutôt que douloureuse de cuisson ou de prurit. La face interne des lèvres est le siége de prédilection de la plaque papulo-érosive; sa grandeur n'y dépasse guère les dimensions d'une grosse lentille, à moins que plusieurs éléments ne se réunissent en une seule plaque de forme variable; souvent elles s'accolent comme les grains d'un chapelet; nous les avons vues s'étaler ainsi dans toute l'étendue des nym-

[1] Telles que nous venons de les décrire, ces plaques érosives pourraient être confondues avec les *vésicules herpétiques excoriées*, si communes dans la zone génitale. On arrivera cependant au diagnostic en tenant compte des signes suivants : l'herpès est le siége de prurit, de cuisson; il débute par une vésicule dont on pourra surprendre les traces. Les érosions sont plus petites, souvent miliaires, très-régulièrement rondes. — Les éléments ne sont presque jamais isolés, mais groupés en bouquets, souvent confluents, réunis en une seule lésion à bords festonnés. Enfin son évolution, quelquefois accompagnée de fièvres, est toujours rapide.

phes et leur former une bordure épaisse festonnée. D'autres fois, sur les grandes lèvres particulièrement, elles forment de véritables nappes d'infiltration, avec rhagades à leur surface.

S'accroissant toujours, la plaque papuleuse peut prendre des proportions gigantesques; on la désigne alors sous le nom de *plaque syphilitique hypertrophique* ou *condylome plat*. Nous ne reviendrons pas sur la description que nous en avons donnée précédemment à propos des syphilides cutanées; ses caractères, sa marche et les processus divers d'affaissement ou d'ulcération dont cette lésion peut être le siége n'offrent sur les muqueuses aucune différence digne d'être signalée (*voy.* page 713 et suiv.).

Sur le col utérin les poussées s'annoncent par une teinte terne, sale de la muqueuse, et présentent souvent un aspect particulièrement digne d'être noté, chaque élément y revêtant la forme d'une étoile à trois branches, ou d'une surface triangulaire à bords concaves (Chéron). La plaque papuleuse offre une teinte constamment opaline, gris perle, quelquefois d'un blanc mat. D'un petit volume, elles sont faciles à reconnaître lorsqu'on les voit semées au nombre de deux ou trois sur la périphérie de l'organe, mais d'un diagnostic à peu près impossible quand elles siégent sur l'orifice. Comme toutes les lésions du col, elles ont la propriété de se modifier avec une extrême rapidité.

Syphilide ulcéreuse. — Les lésions qui sur la peau sont pustuleuses se traduisent sur le tégument muqueux par des exfoliations et des pertes de substance. Ces *syphilides ulcéreuses* sont rares et tardives. Elles consistent essentiellement en une ou plusieurs ulcérations presque toujours de forme ronde, à bords nettement arrêtés, abrupts ou relevés en crête, à fond généralement uni, rarement inégal et rugueux, à sécrétion franchement purulente. On rencontre de préférence les syphilides ulcéreuses sur la face interne des grandes et des petites lèvres, le vestibule et l'entrée du vagin. De cette localisation dépend en partie leur volume qui ne dépasse guère, dans les cas ordinaires, celui d'une pièce de 50 centimes, mais peut s'étendre considérablement surtout dans le sens de la longueur de la lèvre[1].

[1] Peu de lésions offrent ensemble une plus frappante ressemblance, que la syphilide ulcéreuse des muqueuses, la scrofulide ulcéreuse et le chancre simple; nous avouerons même qu'en bien des cas le diagnostic est impossible. Voici quelques-uns des signes qui permettront d'arriver à les distinguer le plus souvent.

Scrofulide ulcéreuse, esthiomène. — Lésion rare, — ulcération plus étendue, plus creuse, — bords violacés, amincis, décollés, — fond terne, sanieux, aspect de chair lavée, sécrétion d'un pus mal lié, peau circonvoisine épaissie, d'un rouge foncé, violacé, livide, disparaissant à la pression ; — ulcérations solitaires ou disposées en petits

Ces ulcères se montrent rarement sur le col, ou du moins s'y présentent avec des caractères assez indécis pour qu'il ne soit permis qu'assez rarement de les reconnaître avec certitude. Ils s'y manifestent par des entamures, de la grandeur d'une amande à une pièce de 1 franc, occupant de préférence les parties centrales. Leur contour circulaire, souvent composé d'arcs de cercles, leur fond lisse et uni opposé à la surface granuleuse des autres ulcères de cet organe, et surtout l'absence de tous désordres utérins concomitants (tels que gonflement, écoulements, douleurs) aideront dans bon nombre de cas à porter un jugement suffisamment probable.

Durée, complications. — La durée des syphilides vulvaires dépend à peu près uniquement de la thérapeutique qui leur est opposée. La preuve de ce fait nous est fournie par la statistique suivante empruntée à la thèse de Cernatesco, et basée sur l'examen de trente et une malades prises au hasard dans le service de Fournier. Les accidents qu'elles portaient en moyenne depuis deux mois au moment de leur entrée, furent guéris en dix-neuf jours.

Parmi les conditions susceptibles d'amener la persistance des mêmes accidents il convient de noter toutes les causes morbides ou physiologiques auxquelles peut être due la congestion de la zone génitale : abus des plaisirs sexuels, tumeurs abdominales et surtout *grossesse*. Par une statistique semblable à la précédente, l'auteur de la thèse que nous venons de citer nous apprend en effet que les femmes gravides admises à Lourcine pour des syphilides vulvaires, malades en moyenne depuis trois mois et douze jours, malgré les soins les plus réguliers, durent attendre leur guérison pendant vingt-neuf jours en moyenne.

Mais ce qui est plus démonstratif encore, c'est de voir des lésions inguérissables avant l'*accouchement*, s'affaisser presque

groupes sur une région nettement limitée, jamais généralisées; pas de tendance à la forme circinée; — évolution très-lente, souvent état stationnaire pendant plusieurs années, quelquefois même inefficacité de tout traitement. — Après la guérison cicatrices irrégulières, rougeâtres, inégales, pouvant amener l'atrésie des orifices, ce que la syphilis ne fait jamais.

Chancre simple. — Multiplicité habituelle des ulcères qui sont d'âge et par conséquent d'étendue divers, un chancre ancien et volumineux ayant souvent autour de lui de petits chancres auxquels il a donné naissance par inoculation de voisinage; — aspect cratériforme des lésions, bords abrupts, fond creux, inégal, aréolaire, jaunâtre; — monoadénite douloureuse, quelquefois inflammatoire; — inoculation toujours positive du pus; très-grande difficulté du diagnostic quand l'ulcère siége près de l'anneau vulvaire.

spontanément dès que la circulation a repris son fonctionnement régulier. De pareils faits ne sont point rares, et l'on pourrait apporter mainte observation où des plaques rebelles depuis six ou sept mois à toute thérapeutique, n'ont pas demandé plus de vingt à trente jours pour disparaître après l'expulsion du fœtus. Rien n'est donc mieux démontré que l'influence nocive de la grossesse sur les syphilides.

Les plaques syphilitiques peuvent retentir secondairement, et au même titre qu'un irritant vulgaire, sur les différents éléments qui prennent part à la constitution de la vulve : la muqueuse, le tissu sous-muqueux, les lymphatiques et enfin les glandes folliculaires. C'est à Fournier que nous devons en grande partie la connaissance de ces complications.

La *muqueuse* macérée est presque toujours le siége d'un érythème prononcé surtout en forme d'auréole autour des éléments éruptifs; il n'est pas rare de voir la vulve et les régions cutanées avoisinantes (inguino-crurale, vulvo-crurale, périnéale), envahies par un *intertrigo*, accompagné de sécrétion, d'érosion bourgeonnantes, souvent très-étendues, et sillonné de fissures sanguinolentes au niveau des plis naturels. — Il est aisé de comprendre que la *dermite* doit également être comptée parmi les conséquences de la néoplasie syphilitique. Elle se traduit par une tuméfaction plus ou moins considérable du tégument, dont tous les plis, toutes les aspérités sont exagérés. Au toucher on perçoit une sensation d'empâtement. L'*œdème* du tissu cellulaire qui manque rarement en pareil cas, vient augmenter, et quelquefois dans une énorme proportion, le volume de l'organe malade. Dans les cas où ces phénomènes s'accomplissent avec une certaine acuïté, on peut assister à la formation de petits *phlegmons circonscrits*, tubériformes ; mais il est bien plus ordinaire de les voir dépendant d'un processus chronique aboutir à l'*hypertrophie scléreuse*. C'est alors que les parties offrent le phénomène très-intéressant de l'*induration secondaire*, essentiellement différente, comme on le voit, de l'induration primitive. La lèvre plus ou moins tuméfiée, quelquefois semblable à une sangsue gorgée de sang, appendue à la commissure supérieure de la vulve, d'autres fois, comme dans le cas figuré ici (fig. 69), rappelant par sa forme celle d'une poire, paraît véritablement ligneuse au toucher; en même temps elle a pris une teinte sombre violet ou rouge foncé. Je n'insisterai pas sur les *déformations* qui sont la conséquence d'un pareil état; elles sont du reste éphémères, car, bien que le sclérème survive généralement aux condylomes qui l'ont appelé, on peut généralement compter sur sa guérison sous la seule influence des soins hygiéniques. Il n'est cependant pas très-rare, ainsi que l'a bien montré H. Cellard dans son excellente thèse (Paris, 1877), que l'hypertrophie persiste à l'état de *tumeur éléphantiasique,* susceptible d'acquérir par la suite un developpement considérable.

Même processus peut s'observer au sein des follicules pileux. Ils subissent d'abord une hyperphasie de leur gaîne, et font à la surface du tégument une saillie rouge sombre, dure, concave, hémisphérique, pouvant aller de la grosseur d'une tête d'épingle à

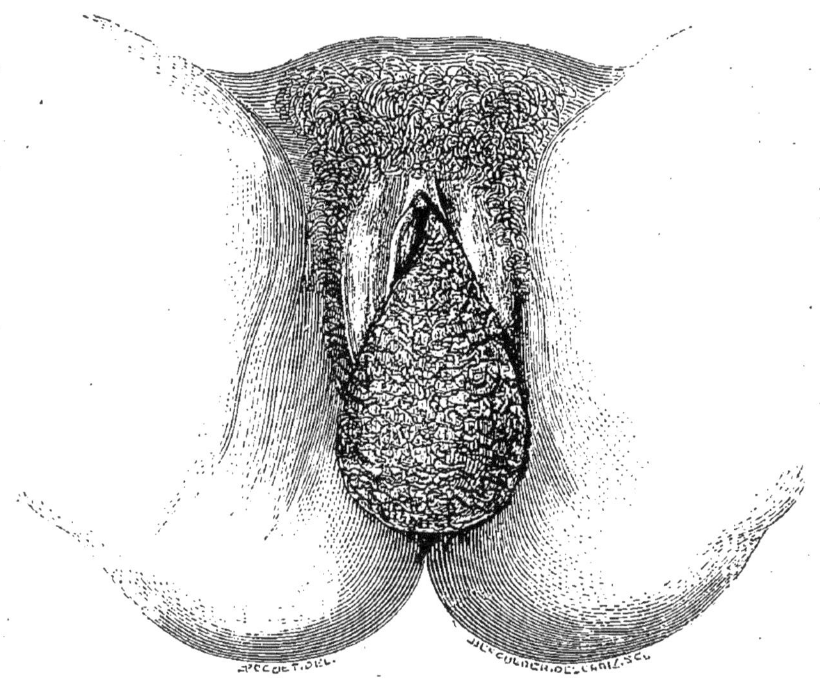

FIG. 69. — Hypertrophie syphilitique de la petite lèvre (d'après F. Churchill.)

celle d'un pois, reconnaissable à la petite dépression punctiforme de leur sommet traversé par un poil. Cette *folliculite hypertrophique* est toujours d'une longue durée, à moins qu'elle n'abcède. Une petite collection purulente se forme à son sommet couronné d'une croûte qui laisse à découvert quand on la détache une ulcération circulaire, très-limitée, d'aspect cratériforme. Souvent de pareilles lésions réunies en petits îlots agminés couvrent la lèvre d'érosions, que l'on pourrait confondre au premier abord avec celles de la syphilide ulcéreuse ou même de la chancrelle (*folliculite ulcéreuse*).

Traitement. — Les syphilides proprement dites, érythémateuse, papuleuse et ulcéreuse, sont surtout justiciables du traitement général qui nous occupera plus loin.

Pour les *plaques syphilitiques* et les éruptions qui en dérivent, nous l'avons déjà dit à plusieurs reprises, on ne peut nullement compter sur l'action des médicaments internes. Occupons-nous donc des topiques, qu'il faut leur opposer.

Et d'abord, je dois dire que leur guérison, et je ne fais nulle exception pour le cas des plus volumineux condylomes, peut toujours s'obtenir par l'hygiène et le repos. Les lavages fréquents, avec des liquides astringents, tels que la liqueur de Labarraque (solution dans l'eau distillée 45, de chlorure de chaux 1, et de carbonate de soude 2), ou bien des solutions d'alun, de tannin, etc. L'isolement des parties au moyen de coton ou de charpie recouverts de poudre de calomel, d'amidon, de talc ou de bismuth, seront donc prescrits avec avantage dans tous les cas. Mais il ne suffit pas de guérir, il faut aussi guérir vite, c'est pour cette raison que nous conseillons également l'emploi des cautérisations et j'ajoute immédiatement des cautérisations au nitrate d'argent suivies du contact du zinc métallique. Par cette méthode due à Thorel et bien étudiée par P. Aubert et Chéron, ce dernier auteur a montré que la moyenne du temps exigé pour la guérison n'était que de 9 jours, tandis qu'elle est de 29 quand on fait choix du nitrate acide de mercure, et de 53 quand on se borne au traitement hygiénique astringent. L'efficacité de ce double contact est basée sur la décomposition du nitrate d'argent et la formation d'un nitrate de zinc corps très-caustique surtout à l'état naissant. Lors donc que l'on aura frotté la surface condylomateuse avec le crayon argentique on ne manquera pas de recommencer la même opération avec un crayon de zinc pur. On verra alors l'enduit blanchâtre laissé par le contact argentique devenir noir, et le malade accuser une très-vive douleur, indice d'une augmentation sensible dans l'effet caustique produit. Cette douleur est parfois tellement vive, qu'il faut renoncer à modifier la surface entière de la lésion en une seule séance, dans ce cas on recourra à la méthode des cautérisations partielles, remettant à un autre jour la fin de l'opération.

Dans les cas où les lésions sont peu accentuées, il n'est pas indispensable de recourir à une méthode aussi énergique. On peut alors s'en tenir à l'expectative hygiénique, surtout si la malade est dans une position qui permette de ne point redouter qu'elle s'expose à transmettre le mal dont elle est atteinte.

Dans tous les cas, ce dont il faut bien être pénétré, c'est non-seulement de l'inutilité, mais encore de l'effet nuisible certain de toute tentative chirurgicale. Alors même que leur affaissement se ferait attendre, alors même que la malade réclamerait une intervention qui lui paraîtrait radicale, on doit se refuser absolument à pratiquer l'excision des condylomes, car il n'est jamais prudent d'exposer sa malade aux dangers d'une perte de substance et les éventualités d'une cicatrisation en terrain syphilitique, pour venir à bout d'une lésion qui guérit toujours et fatalement sans mutilation.

Pour les complications, particulièrement les hypertrophies consécutives aux condylomes, c'est par le repos, les pansements réguliers, les bains fréquents et les badigeonnages iodés que l'on devra les attaquer et les faire disparaître.

II. — Syphilides de la muqueuse anale [1].

Bien que l'*érythème* et les *papules* y soient d'observation fréquente, nous ne nous occuperons ici que des *plaques muqueuses*. Cet accident est moins fréquent chez la femme que chez l'homme. — Disons immédiatement qu'il ne dépasse pas l'orifice anal; quelque soin que l'on mette à les rechercher avec le spéculum au delà du sphincter, on peut être sûr que le rectum est absolument exempt de plaques muqueuses, et cela pour une raison anatomique évidente : l'absence de papilles à la surface de la muqueuse rectale. Il y a là une différence digne d'être notée entre l'accident qui nous occupe et les diverses ulcérations vénériennes, chancrelles, syphilomes, etc.

Rosées au début, à peine saillantes, les syphilides anales prennent de bonne heure le caractère végétant. A l'orifice, on les verra le plus souvent fendillées, disposition que l'on constatera aisément en déplissant la région; on voit alors dans l'interstice de séparation des deux replis une fente qui traverse la plaque muqueuse, et quelquefois même s'étend au delà de la surface muqueuse en suivant la direction du pli cutané. Cette lésion peut causer de vives douleurs pendant la défécation et s'accompagner de névralgie et de contracture.

Parmi les complications ordinaires des plaques syphilitiques anales, nous noterons l'*érythème* superficiel aigu analogue à celui que l'on voit se produire pendant la blennorrhagie de cette région; les *érosions* diffuses, et les *rhagades*. Ce dernier, résultat de l'infiltra-

[1] Nous rappellerons que les syphilides péri-anales et fessières ont été décrites page 712.

tion œdémateuse, inflammatoire, et plus tard scléreuse de la région pré-anale, se traduit par une hypertrophie des plis radiés entre lesquels se forment des fissures. Si l'on ajoute que sur ces plis proéminents en dos d'âne jusque dans la lumière de l'orifice, peuvent encore se développer des érosions, des ulcérations planes ou bourgeonnantes, on comprendra quels obstacles peuvent être apportés aux fonctions de l'organe. Lorsque le malade fait effort pour arriver au relâchement du sphincter, les bords élevés des ulcérations fissuraires sont écartés, leur fond, tantôt rouge, tantôt jaunâtre, tomenteux, subit une distension et souvent une déchirure toujours fort pénible qui, par une action réflexe instantanée, provoque une série de contractions énergiques non moins douloureuses. En d'autres termes, nous nous trouvons ici en présence de tous les accidents habituels de la fissure, compliqués en outre de lésions réelles et souvent fort étendues. Par elle-même, la plaque syphilitique est restée bénigne; ce sont les exigences fonctionnelles d'une région aussi complexe que celle de l'anus qui l'ont transformée en un accident des plus sérieux, sinon grave.

La conclusion est qu'on ne saurait y apporter trop tôt remède; aux cautérisations par le nitrate d'argent ou le nitrate acide de mercure, qui feront disparaître la lésion originelle, on devra joindre les applications émollientes et surtout narcotiques, parmi lesquelles nous ne saurions trop recommander l'iodoforme.

III. — Syphilides du gland et du prépuce.

Pour compléter ce que nous en avons déjà dit page 714, j'appellerai l'attention sur les plaques muqueuses du gland, lésion fréquente et d'un diagnostic souvent fort difficile. Chez les phimosiques, elles peuvent ressembler à s'y méprendre à la balano-posthite et au chancre épithélial, quand elles affectent la forme diffuse, caractérisée par le mamelonnement de la surface balanique et qu'elles se sont dépouillées de l'enduit opalin qui les recouvre. Plus ordinairement elles sont constituées par des éléments isolés, généralement de forme annulaire, érosifs ou végétants, plaqués en couronne sur le rebord postérieur du gland; ou disséminés à sa surface, empiétant même sur les commissures du méat. Dans certains cas la sécrétion d'une odeur âcre, piquante, horriblement fétide, qui les macère, est tellement irritante, qu'elles deviennent le siége d'un processus ulcératif susceptible de faire croire à l'existence de syphilides ulcéreuses graves; mais sous l'influence des soins hygiéniques, ces lésions ne tardent pas à se dépouiller des détritus purulents qui occupent leur fond, et la guérison s'obtient aisément, sans perte de substance appréciable.

Les accidents secondaires peuvent-ils atteindre la muqueuse de l'urèthre? S'il faut en croire H. Lee, ce ne serait point là un fait très-rare. La lésion se manifesterait par un léger écoulement de pus comparable à la sécrétion de la balano-posthite qui accompagne les plaques du gland et du prépuce, et susceptible de transmettre la syphilis. Nous n'avons jamais observé de cas semblable.

IV. — Syphilides bucco-pharyngiennes.

Palais, voile du palais, tonsilles, pharynx. — Sous le nom d'*angine syphilitique*[1], on décrit généralement une manifestation secondaire précoce, caractérisée par un gonflement avec rougeur vive, couleur groseille, du voile du palais, de la luette, des amygdales et quelquefois du pharynx. Pillon l'a observé 65 fois dans 114 cas de syphilis. Cet érythème peut n'occuper que l'une de ces régions; sur le voile la surface qu'il recouvre, limitée par les piliers et terminée en pointe en avant, rappelle un cœur de cartes à jouer, ou bien il se borne à deux languettes latérales falciformes. Ses bords ne sont jamais diffus. Les malades éprouvent une sensation de sécheresse et d'aridité de la gorge, plutôt qu'une véritable douleur; cependant, quelquefois ils accusent un bourdonnement d'oreille avec un léger degré de surdité lorsque la trompe d'Eustache est envahie. Enfin, il n'est pas très-rare d'observer avec cet accident, un catarrhe de la muqueuse nasale envahie par propagation. Bien qu'elle coïncide généralement avec la roséole, Fournier conteste le caractère syphilitique de cette manifestation. Étant donné son siége bien limité et l'époque de son apparition, nous croyons rationnel d'y voir plutôt qu'une syphilide proprement dite, une altération des follicules lymphatiques si nombreux en cette région, phénomène que nous avons déjà décrit en partie dans un chapitre précédent (*voy.* p. 646). Dans d'autres cas, où la muqueuse est aussi le siége de plaques syphilitiques, ne pourrait-on considérer l'érythème comme

[1] Beaucoup d'auteurs, parmi lesquels nous citerons Babington, Swediaur, Cullerier et Ratier, Cazenave, Ricord, Baumès, Basserau, Lancereaux, Profeta, Reder, etc., ont insisté d'une façon toute particulière sur cette lésion, très-bien étudiée en outre, dans les thèses inaugurales de Mac-Carthy, Martellière et Pillon. (Thèses de Paris de 1844, 1854, 1857.)

une complication vulgaire analogue à la vulvite concomitante de condylomes génitaux?

Au delà du pharynx, l'érythème n'a point été observé dans les *voies digestives*. Cependant, chez une femme qui mourut d'étranglement interne en pleine roséole, Lancereaux dit avoir constaté sur la muqueuse intestinale, au niveau de l'*S* iliaque seulement, une éruption de taches analogues à celles du purpura.

La région staphylo-tonsillaire est un lieu d'élection pour les *plaques muqueuses*. L'habitude de fumer, de chanter, l'alcoolisme, ont une influence incontestable sur leur production et leur incessante repullulation, alors même que tout autre manifestation de la syphilis s'est évanouie. Au début, un œil exercé saura découvrir la plaque commençante dans un dépoli avec congestion limitée de la muqueuse; l'érosion marque une seconde étape de l'accident qui peut ensuite subir toutes les modifications que nous avons précédemment étudiées; s'il n'atteint jamais les proportions énormes du condylome vulvaire, le néoplasme aboutit communément à la plaque opaline bien saillante, quelquefois plus visible encore grâce à un exsudat diphthéritique. Comme partout, ces plaques sont rondes ou ovalaires. Sur le palais, elles offrent un aspect spécial dû au boursouflement de la muqueuse dont les plis s'effacent.

Un point qui a vivement préoccupé les syphiligraphes, c'est l'*intégrité du pharynx vis-à-vis de la plaque muqueuse*. Il n'y a pourtant rien là que de très-simple, puisque nous avons établi que la plaque syphilitique est une lésion des papilles, et l'on sait que la muqueuse du pharynx en est à peu près dépourvue.

Les symptômes subjectifs qui accompagnent la plaque syphilitique de la gorge peuvent être absolument nuls, et c'est chose fréquente que de découvrir sur le voile ou les amygdales un véritable nid d'éléments opalins dont le malade n'avait nullement conscience; cependant, beaucoup accusent un sentiment de gêne et surtout des picotements et de la cuisson au contact des aliments acides.

Mais ces symptômes ne sont vraiment accentués que dans les *syphilides ulcéreuses*. Ces dernières sont généralement précédées d'un érythème qui persiste à leur périphérie; leur fond est de couleur jaune et d'apparence pultacée; en se réunissant par leurs bords, elles peuvent former une vaste plaie superficielle qui ressemble assez à celle que produirait une vésication irrégulière. On peut les voir se propager jusqu'au pharynx; souvent la luette est entourée, à sa base, comme par un anneau d'ulcération. Sur les amygdales, la perte de substance est fréquemment rapide et profonde. Dans ces conditions, la gêne de la déglutition devient excessive; les malades éprouvent des élancements très-vifs dans les oreilles et les ganglions sous-maxillaires ne tardent pas à s'engorger.

Le *traitement* des syphilides gutturales est basé sur l'emploi de deux médicaments : le nitrate d'argent et le nitrate acide de mercure [1]. Nous n'hésitons pas à donner la préférence au second, d'abord parce qu'il guérit infiniment plus vite que le premier, en second lieu parce qu'il est héroïque dans beaucoup de cas où l'action du premier est nulle ou à peu près; enfin, parce qu'il n'expose pas aux taches noires du nitrate d'argent, gênantes à la fois, et pour le chirurgien et pour le malade. Cette dernière condition n'est point indifférente quand il s'agit d'accidents labiaux très-apparents. Disons, cependant, que le nitrate acide d'hydrargyre expose à deux inconvénients : la douleur vive et le gonflement consécutif; mais le premier nous semble avoir été singulièrement exagéré, c'est du moins ce que nous apprend l'usage journalier que nous en faisons sur des malades qui ne brillent pas toujours par le courage. On pourra, du reste, re-

[1] On ne saurait user de trop de précautions dans le maniement de ces caustiques, surtout lorsqu'ils doivent être portés dans une région aussi délicate. Quelques personnes ont la déplorable habitude de se servir à cet effet d'un agitateur qu'elles plongent dans la solution caustique, sans comprendre quels dangers elles feraient courir à leurs malades si elles en laissaient tomber une quantité, si petite qu'elle fût, dans les voies aériennes; c'est sans doute pour s'être départi de la prudence nécessaire en pareil cas, qu'un médecin a eu récemment à déplorer la mort subite, dans son cabinet, d'un syphilitique chez lequel une goutte de nitrate acide tombant sur la muqueuse laryngienne, détermina un spasme de la glotte suivi d'asphyxie. On évitera tout danger en substituant à l'agitateur en verre une petite baguette de bois blanc comme une allumette, par exemple. Encore faut-il avoir bien soin de l'essuyer après l'avoir trempée dans la solution voulue, et, avant l'opération, engager le malade à dessécher la muqueuse en avalant sa salive, celle-ci pouvant en se mélangeant au caustique tomber dans les voies aériennes et produire le même accident.

Les accidents qui peuvent compliquer l'emploi du nitrate d'argent sont beaucoup moins inquiétants. Au moins quatre ou cinq fois nous avons vu d'assez longs fragments de crayons argentiques se briser et choir dans l'œsophage, et jamais il n'en est résulté rien de fâcheux pour le malade. Il est vrai que le sel marin fut dans tous les cas administré immédiatement en assez bonne quantité, à titre de contre-poison; mais cette précaution serait même inutile, les chlorures de l'estomac suffisant toujours à neutraliser l'effet du caustique. Néanmoins nous engageons les praticiens à n'introduire dans l'arrière-gorge que des crayons très-courts, qui auront le double avantage de ne point se briser facilement, et, si par hasard ils se brisent, de n'introduire dans les organes qu'une petite quantité de l'agent nocif.

courir au procédé des cautérisations partielles. Quant au second, on s'en garantira en ne touchant que très-légèrement la muqueuse; il suffit, en effet, de les effleurer. — Dans le cas où les parties sont rouges et irritées, on prescrira avec avantage les gargarismes émollients, surtout ceux à l'eau de guimauve. Enfin, il est inutile de l'ajouter, la thérapeutique sera vaine sans le concours de l'hygiène; on proscrira surtout le tabac.

Lèvres, gencives, joues. — Nous n'ajouterons que peu de chose à la description qui précède et à celle donnée plus haut (page 714). Et d'abord, sur les lèvres, on observe surtout la plaque muqueuse érosive fissuraire dans le sens des plis verticaux naturels, avec ou sans induration. A la face interne, les plaques, qui sont au contraire fréquemment opalines et saillantes, sont exposées à se mouler sur les dents; de là leur aspect spécial. Le tuyau de pipe, spécialement dit *brûle-gueule*, y peut marquer également son empreinte, en même temps qu'il excite puissamment le développement de ces lésions, soit sur les lèvres, soit sur les gencives, ou même sur les joues [1]. Les exsudations diphthéroïdes sont une des complications les plus fréquentes de ces accidens à leur début. A une période plus avancée, on peut les voir bourgeonner. Nous avons observé sur le bord libre de la lèvre inférieure et sur la commissure de véritables *papillomes thymiques* semblables aux végétations des organes génitaux.

Langue. — Rien de plus rare que la *roséole* de la langue. En 1874, j'ai eu l'occasion d'en observer un cas, diagnostiqué tel par A. Hardy, à Saint-Louis. Le sujet, qui était en pleine éruption de syphilide érythémateuse, présentait sur la langue une série de taches rouges arrondies, au niveau desquelles l'épithélium subissait un léger degré de desquamation.

Confondue par la plupart des auteurs avec l'éruption de plaques, la *papule* syphilitique se caractérise par un nodus superficiel plus ou moins accentué, recouvert d'un épithélium dépoli formant à la vue une tache blanche sur le reste de l'organe. Cette lésion, ne s'observant que pendant le cours des éruptions généralisées papuleuses, est habituellement précoce; on peut ajouter qu'elle est rare.

[1] Chez les ouvriers verriers, le Dr Guinand (de Rive-de-Giers) nous a dit avoir observé un épaississement partiel de la muqueuse des joues et des lèvres dû à la pression de la canne. Cette lésion toujours bilatérale et symétrique, quelquefois érosive, remarquable par une auréole de plis rayonnés, ne se distingue pas toujours aisément des plaques muqueuses. On reconnaîtra surtout ces dernières à leur multiplicité, à leur étendue et à leur franche ulcération.

Très-fréquente, au contraire, est la *plaque muqueuse* linguale qui occupe de préférence la partie moyenne du dos de l'organe [1]. Il est exceptionnel, en effet, de voir des syphilides se développer sur la face inférieure. Ces plaques sont *érosives* et consistent en une série de taches arrondies de couleur rosée. Les espaces atteints se font toujours remarquer par le poli de leur surface, tellement accusé dans certain cas que la langue semble avoir subi une dépapillation. Ces *plaques lisses* sont presque toujours nettement limitées, bien que susceptibles d'offrir une étendue considérable; leur étude anatomo-pathologique a été trop négligée jusqu'ici pour que nous n'ayons pas quelque hésitation sur la lésion primordiale qui les constitue; aussi n'est-ce pas sans formuler des réserves que nous les classons parmi les plaques syphilitiques.

Dans une étape plus avancée de son évolution, la plaque érosive est papuleuse et mamelonnée (fig. 70), grâce au processus hyperplasique qui s'est emparé des papilles. Nous insisterons encore sur la couleur rouge vif, groseille, de sa surface qui est lisse et brillante, ses bords nettement sortis par l'épiderme souvent irrités tout autour et la configuration arrondie de chaque élément. Vient-elle à s'accroître, la *plaque papuleuse*, devenue *plaque hypertrophique*, peut atteindre le volume d'un noyau de cerise, d'une amande, et, si l'éruption est confluente, déformer la surface de la langue; si son volume est assez augmenté pour qu'elle soit appliquée avec une certaine force contre la face postérieure de l'arcade dentaire, ses bords en prennent peu à peu l'empreinte, et, sous l'influence de cette cause irritante, il n'est pas rare que des plaques prennent naissance sur ces points et constituent à la langue, souvent dans la presque totalité de son

[1] On s'attachera à distinguer les plaques linguales des autres lésions spécifiques ou non, grâce aux signes qui suivent :

Chancre syphilitique. — Lésion unique. — Induration. — Bords d'un rouge franchement inflammatoire. — Ulcération profonde, fonds souvent recouvert d'une fausse membrane, et plus tard de bourgeons charnus. — Adénite sous-maxillaire.

Aphthes. — Légères ulcérations à bords irréguliers, sans saillies, souvent recouvertes de la couche épithéliale décollée sous laquelle on remarque un liquide lactescent et jaunâtre. — Lésion rarement isolée. — Très-douloureuse quand elle est ulcérée.

Stomatite ulcéro-membraneuse. — Affection rare, surtout sur la langue. — Coïncidence d'ulcération sur les gencives, la face interne des joues, les lèvres. — État fongueux et pultacé du fonds de l'ulcère, gonflement des parties adjacentes. — Localisation fréquente d'un seul côté de la bouche. — Développement souvent considérable de ganglions correspondants douloureux.

étendue, une bordure blanchâtre taillée à facettes comme la partie inférieure d'un verre de cristal.

Chez les sujets, beaucoup plus nombreux qu'on ne croit, qui ont naturellement la langue divisée en lobules, et même chez ceux qui offrent une conformation normale, il peut arriver que les lésions prennent une forme fissuraire, et, particulièrement sur les bords, se cachent au fond de sillons étroits. On peut encore observer cette forme spéciale par suite de la transformation d'un

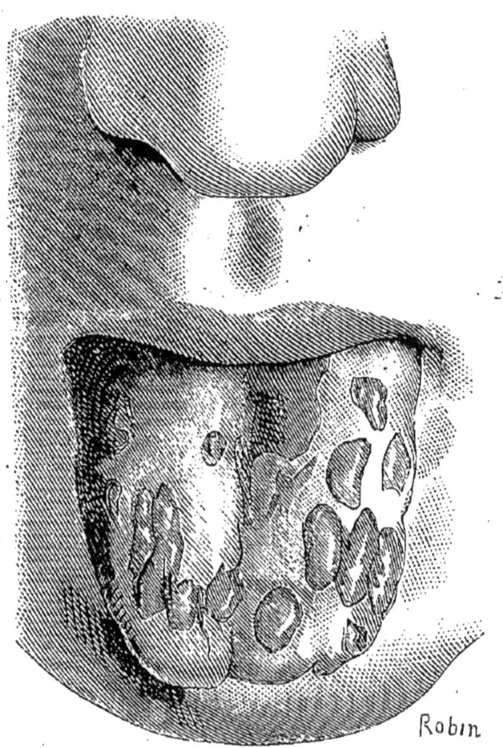

Fig. 70. — Plaques syphilitiques de la langue (d'après un moule de la collection de P. Horteloup, chirurgien de l'hôpital du Midi).

élément plat qui se scissure. Ajoutons que la profondeur de ces sillons est accrue par le gonflement des parties élevées qui peuvent les entourer comme des circonvolutions cérébrales. Ce gonflement est la lésion commune, accessoire, qui survient sur la langue comme nous l'avons vu survenir sur les grandes lèvres, par suite de l'irritation continue dont les plaques sont l'origine. D'apparence œdémateuse au début, il prend de bonne heure la forme scléreuse et persiste souvent de longues années, en même temps que les plaques entretenues par le défaut d'hygiène, stimulées par le jus âcre et irritant du tabac ou le contact de la pipe, revêtent une forme chronique et constituent une variété de ce que l'on appelle le *psoriasis lingual* [1].

Il est peu de questions dont l'étude offre plus de difficulté que celle du psoriasis lingual, sur lequel la thèse inaugurale de Debove, et surtout le magistral travail de Mauriac, ont récemment attiré l'attention. Il consiste essentiellement en un épaississement partiel de la couche épithéliale, avec prolifération incessante à sa surface. De là, production de plaques blanchâtres plus ou moins sèches, plus ou moins dures au toucher, tantôt réunies, tantôt isolées, mais toujours à peu près circulaires et situées sur le dos de l'organe. Soit que le malade offre un terrain dartreux favorable à son évolution, soit que les tissus contractent à la longue une sorte d'habitude pathologique qui finit par constituer leur état normal (Langlebert), cette lésion peut s'éterniser, sans offrir, d'ailleurs, une réelle gravité ni même de bien grands inconvénients. Les symptômes subjectifs qui accompagnent les plaques sont en effet presque insignifiants : gêne plutôt que douleur, légère cuisson au contact des aliments acides, trop chauds et trop froids; diminution locale des sensations gustatives et le plus souvent intégrité de la parole.

La *syphilide ulcéreuse superficielle* est rare sur la langue; elle occupe surtout la pointe et les bords et se présente sous l'aspect de petits points jaunâtres disséminés; plus souvent encore elle est constituée par des crevasses.

V. — Syphilides de la conjonctive.

La syphilide érythémateuse, respectant habituellement la face, il ne faut pas s'étonner que la littérature médicale ne nous offre

[1] *Psoriasis lingual dartreux.* — Taches opalines, transparentes, occupant la face dorsale de l'organe quelquefois dans toute son étendue. — Squames épaisses au centre, minces à la périphérie; ne se détachant pas avec l'ongle comme le produit de sécrétion qui recouvre la plaque muqueuse. — Fréquemment production de sillons longitudinaux et transverses divisant la langue en petits blocs carrés. — Au toucher, sensation de résistance due à l'accumulation de l'épiderme, mais surtout à une néoformation du tissu fibreux dans la muqueuse et les parties sous-jacentes. — Gêne constante, parole et gustation rendues difficiles. — Marche chronique, état stationnaire, aboutit souvent au cancroïde. — Aggravation considérable sous l'influence des mercuriaux.

Plaque des fumeurs. — Siégent à la face interne des joues et à la face postérieure des lèvres, souvent aux commissures. — Taches blanchâtres, ou traînées s'étendant d'une commissure à la branche montante du maxillaire en suivant la ligne de jonction des dents supérieures et inférieures. — Quelquefois petites végétations.

aucun cas de roséole conjonctivale. — Il n'en est pas de même de la *syphilide papuleuse* qui, bien que très-rare, a été cependant observée sur cette membrane et décrite par quelques auteurs. Rien de plus remarquable notamment que le fait publié dans l'excellente thèse de Savy [1], à laquelle nous ne saurions trop renvoyer pour l'étude de cette question. La malade, syphilitique depuis six mois, portait sur tout le corps une éruption lenticulaire rebelle : les paupières étaient rouges ; l'espace intersourcilier couvert de gros éléments cuivrés; les cils étaient tombés et les papules s'avançaient jusque sous les paupières. Sur la conjonctive de l'œil droit (voy. fig. 7), à la partie supérieure et à 3 mil-

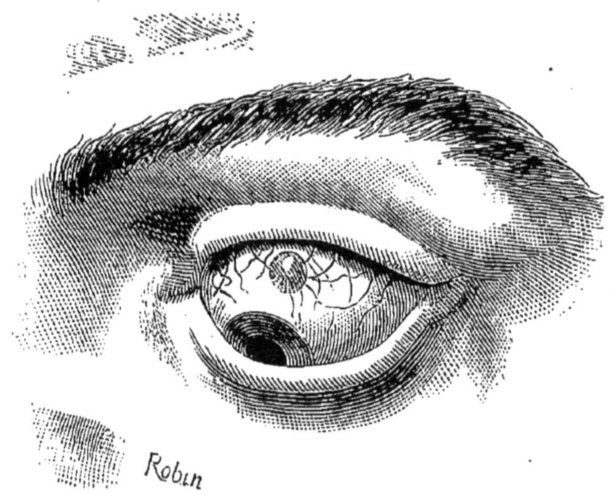

FIG. 71. — Papule syphilitique de la conjonctive (d'après un moule de la collection Alfred Fournier).

limètres au-dessus du limbe cornéen se voyait un bouton plat d'un rouge caractéristique, d'un diamètre égal à un demi-centimètre environ, de forme absolument circulaire. Plaqué sur la membrane conjonctivale, faisant une saillie assez prononcée, ce petit néoplasme était entouré d'une zone congestive très-apparente. Au bout de trois semaines de traitement spécifique la guérison était complète. — Deux autres faits dus à P. Horteloup et à Lailler, sont encore consignés dans le travail de C. Savy. Nous devons à Smée une autre observation. Il s'agit d'une femme infectée depuis trois ans et qui portait, outre de nombreuses taches cuivrées sur la peau, une papule conjonctivale de

[1] CLAUDE SAVY, *Contribution à l'étude des éruptions de la conjonctive*, travail couronné par la Faculté de médecine de Paris, 1876.

même teinte formant relief au-dessous de la cornée, dépourvue de vascularisation et un peu moins grande qu'un penny. Même résultat fut obtenu par l'administration du mercure.

On voit quelquefois, sur le bord ciliaire, paraître un gonflement avec rougeur et altération squameuse; les glandes de Meibomius semblent même participer à l'altération; fréquente surtout chez les femmes anémiques, cette lésion peut être considérée comme signe à peu près certain de syphilis.

Les *plaques muqueuses* conjonctivales ne sont pas rares, surtout au niveau des commissures. Tout récemment, j'en ai observé un exemple saisissant dans le service de Horteloup à l'hôpital du Midi. Un homme, malade depuis peu, se présentait avec une telle tuméfaction des paupières, une sécrétion purulente si abondante, qu'au premier abord on crut à une ophthalmie gonorrhéique. Mais on reconnut bientôt que les conjonctives palpébrales étaient, dans toute leur étendue et de chaque côté, le siége d'énormes plaques lardacées, diphthéroïdes. Bien qu'il y eût tout autour une conjonctivite des plus intenses, la guérison fut très-rapidement obtenue.

Enfin, j'ai eu la bonne fortune de voir dans le service de Lailler, à Saint-Louis, une éruption très-caractéristique de *papulo-pustules*. Sur la face conjonctivale de la paupière supérieure gauche s'était développé un groupe de trois ou quatre papules à base large, proéminente, d'un rouge groseille foncé. Chacune mesurait en moyenne un demi-centimètre de diamètre. Leur sommet se terminait par trois points blancs d'aspect purulent. Je fus frappé, dans ce cas, de la ressemblance de cette éruption muqueuse avec celle que portait le malade sur le front. Un peu au-dessus des sourcils s'étalaient, en effet, quelques gros éléments quasi tuberculeux portant tous à leur centre une petite collection purulente recouverte d'une croûte.

En dernier lieu nous signalerons, d'après un travail de Windsor (*British medical Journal*, 1865, p. 283), de petites *ulcérations secondaires* qui, nées sur la conjonctive et s'étendant jusque sur le bord palpébral, pourraient en imposer pour une blépharite ciliaire. Elles sont décrites comme ayant une base cuivrée, jaunâtre, et d'une dimension qui n'excède pas celle d'un petit pois.

Pas d'indication spéciale à signaler à propos de ces manifestations oculaires essentiellement bénignes; dans quelques cas, on a pu voir des syphilides développées au niveau du grand angle de l'œil, dévier, rétrécir et obstruer les points lacrymaux; mais les troubles fonctionnels qui en résultent sont essentiellement transitoires et disparaissent lorsque la néoplasie s'affaisse.

VI. — Syphilides de la muqueuse laryngienne.

Les lésions dont nous abordons l'étude ne sont connues que depuis la découverte du laryngoscope; aussi pouvons-nous relever plus d'un point sur lequel les discussions n'ont pas encore fait complète lumière. Certains observateurs, par exemple, parmi lesquels nous comptons Turck, Czermack, Dance, Gerhardt, Roth, prétendent retrouver sur la muqueuse du larynx les diverses formes morbides des syphilides cutanées; d'autres, au contraire, Fournier, Duplay et Isambert, Ferras, s'efforcent de démontrer la fausseté de ces vues et ne veulent admettre pour toute division que deux états : la laryngite avec ulcérations et la laryngite sans ulcérations. A notre avis, l'observation est loin de justifier ces interprétations extrêmes, entachées, quoi qu'en disent leurs auteurs, de préoccupations théoriques. Cette opinion qui nous est inspirée par l'étude des faits suivis par nous à la clinique de C. Fauvel, s'appuie également sur les observations publiées par Poyet, ancien chef de clinique de ce maître, et se trouve en complet accord avec les conclusions récemment formulées par Mauriac et Krishaber.

La syphilis n'atteint que rarement le larynx, dans un vingtième de cas environ; on ne compte également que cinq cas de lésions spécifiques sur cent laryngopathies. Quant à l'influence que peuvent exercer certaines causes occasionnelles, telles que les refroidissements, les excès de tabac ou d'alcool, les fatigues de l'organe, rien assurément n'est plus rationnel que de leur accorder une part considérable dans la production de ces accidents; mais rien aussi, disons-le, n'est plus vaguement établi par la clinique. Nous allons examiner successivement l'érythème, les plaques syphilitiques, les érosions et leurs complications, l'œdème et l'hyperplasie.

Érythème, catarrhe laryngien syphilitique. — Cet accident peut se montrer pendant toute la durée de la période secondaire. Comme dans certaines fièvres éruptives, la rougeole et la variole par exemple, on saisit quelquefois son apparition sur la muqueuse laryngienne, avant que le tégument externe n'en offre la moindre trace. Au laryngoscope, on constate une *teinte rouge sombre,* carmin, bien différente de la coloration plus vermillonnée des affections inflammatoires simples, tantôt étendue en nappes uniformes mais circonscrites, tantôt, ce qui est beaucoup plus caractéristique, jetée çà et là en *petites taches* comme la roséole. On a dit que l'érythème syphilitique se localisait dans les points qui arrivent le plus souvent au contact; cette assertion n'est vraie que pour les cordes vocales inférieures, qui sont plus hâtivement lésées que dans aucune autre maladie, et le long desquelles on peut voir, comme dans les conjonctivites, des traînées d'arborisation courir parallèlement à leur bord. C'est vers la partie postérieure de ces ligaments que se limite la rougeur suivant une forme bien spéciale dite *coup de pinceau à la commissure*, c'est-à-dire qu'elle occupe toute leur largeur en arrière, et s'effile vers leur milieu en se perdant sur leur bord. Cette rougeur persistante est souvent l'origine d'un état particulier à la syphilis (fig. 72) caractérisé par la desquamation par place de l'épithélium des cordes vocales et par l'apparition de petites taches ternes, sorte d'*éraillures des cordes.* L'érythème laisse rarement intacte l'épiglotte ; exceptionnellement l'éruption prend la forme d'un piqueté rouge et se parsème d'ecchymoses. Tous ces phénomènes, dont la durée est souvent fort longue, sont remarquables par les incessantes modifications qu'ils peuvent subir du jour au lendemain et même du soir au matin. Ce fait que l'on s'expliquera aisément, quand j'aurai rappelé la richesse de la muqueuse en éléments élastiques, rend bien compte de la variabilité des symptômes. On sait en effet que le sujet habituellement dysphone au réveil jouit parfois de l'intégrité de sa voix dans le milieu du jour, comme si l'organe se dérouillait par l'exercice, sauf à redevenir plus ou moins complètement aphone dans la soirée. Ajoutons que, par suite de la sympathie bien connue qui relie le pôle sexuel au système laryngo-thyroïdien, l'influence des époques menstruelles, d'un excès de coït ou de toute autre fatigue génitale, pourra se faire sentir par une aggravation momentanée de ces symptômes.

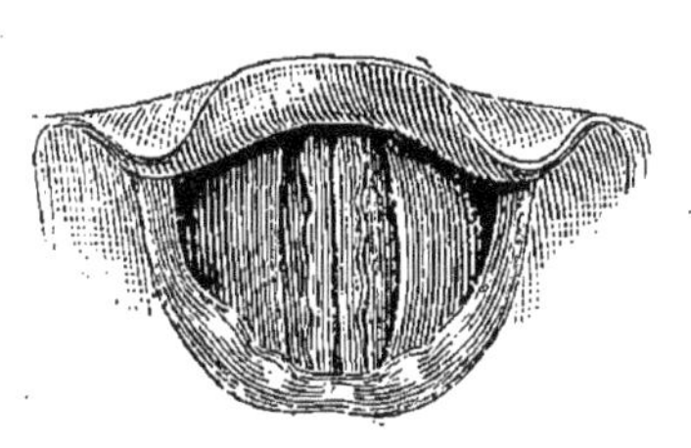

FIG. 72. — Desquamation épithéliale des cordes vocales inférieures, catarrhe syphilitique (d'après un dessin de la collection Charles Fauvel).

La laryngite syphilitique est *essentiellement indolente*; voilà le point pathognomonique, l'indice le plus net de sa spécificité. Le malade accuse tout au plus un peu de gêne et comme la sensation d'un corps étranger. Du reste *pas de toux;* à peine un léger besoin de hemmer, suivi d'une expectoration visqueuse modérée.

Peu altérée dans l'érythème, qui respecte les cordes, la voix peut être profondément modifiée dans la forme roséolique. La pureté du timbre due aux vibrations partout isochrones et uniformes est remplacée par une raucité monotone, sans éclat, d'un caractère cotonneux et voilé. Le registre vocal diminue d'étendue : tel chanteur perd une ou plusieurs notes ; on a vu des ténors changés pour quelque temps en barytons ou en basse chantante, ou sujets à cette singulière *altération bitonale*, qui fait que le son passe brusquement d'une tonalité à une autre. Enfin, il est presque superflu de le dire, la voix perd une bonne partie de sa souplesse et de son intensité, et peut être interrompue quand le malade force l'expiration, pour arriver à une émission plus régulière, par des sons avortés, semblables à des *couac* d'instruments à vent.

La durée de la laryngite érythémateuse n'excède guère six semaines à deux mois, et prend fin plus tôt encore sous l'influence du traitement spécifique. Notons cependant que la voix chantée ne revient parfois à l'intégrité que tardivement. Le pronostic de cette affection est donc essentiellement bénin lorsqu'elle échappe aux complications ulcéreuse et œdémateuse qui nous occuperont plus loin.

Papules, plaques muqueuses, érosions. — Il est rationnel de considérer comme syphilides laryngiennes de petites tumeurs arrondies, de la grosseur d'un pois, sessiles, rouges, altérant la voix d'une façon moyenne, que l'on voit souvent se développer sur les cordes inférieures chez les syphilitiques. Leur aspect les a fait sans doute confondre bien des fois avec les polypes ; mais un de leurs attributs essentiels, étant de disparaître rapidement sous l'influence du mercure, sans laisser aucune trace, on ne saurait refuser à ces *papules* élevées un caractère franchement syphilitique.

La *plaque muqueuse* du larynx est rare ; Ferras l'avait niée, mais l'opinion de cet auteur n'est plus soutenable depuis que l'histologie a permis de constater la présence de papilles sur le revêtement de cet organe, et surtout après les observations de Krishaber et de Mauriac. Cet accident, qui siége toujours sur les cordes inférieures, se présente sous forme de petites exfoliations ovalaires de la muqueuse, de 3 à 5 millimètres, à bords unis ou dentelés. Son début paraît se faire par un épaississement de l'épithélium qui prend une teinte opaline ; il n'est pas douteux qu'elle n'aboutisse fréquemment à l'érosion.

L'érosion (fig. 73) coïncide généralement avec un état assez prononcé de rougeur et de congestion de la muqueuse. En un ou plusieurs points, particulièrement sur les cordes vocales et sur le bord libre de l'épiglotte, l'épithélium disparaissant laisse une entamure superficielle, qui paraît sécréter un peu de sérosité. L'enrouement pouvant aller jusqu'à l'aphonie est le signe le plus net de cette lésion, qui reproduit également les différents symptômes dus à l'érythème [1]. Notons encore une gêne plus ou moins accentuée de la déglutition, vive surtout lorsque l'érosion siége sur l'épiglotte.

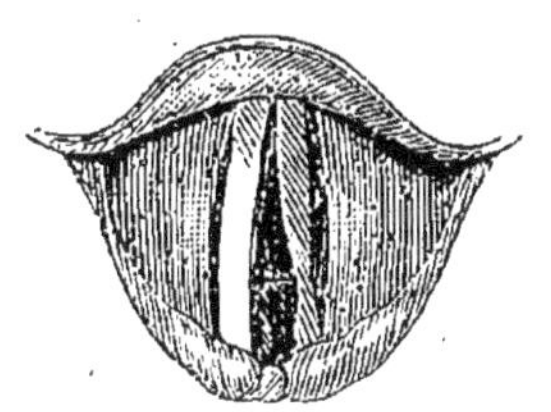

FIG. 73. — Érosion de la corde vocale inférieure droite, avec rougeur marquée (d'après un dessin de la collection C. Fauvel).

C'est généralement chose facile que d'obtenir la réparation de cette petite perte de substance, en la modifiant par des topiques astringents ou caustiques. Mais lorsqu'elle est abandonnée à elle-même, circonstance à laquelle la prédispose son indolence, il n'est pas rare de la voir persister plusieurs mois, presque indéfiniment. C'est alors qu'elle peut subir, comme l'érosion cutanée ou muqueuse de même nature, un processus hyperplasique qui, faisant germer les papilles irritées, recouvre sa surface de petites végétations agminées, sessiles. C'est une question fort controversée que celle du papillome syphilitique laryngien; mais, si nous comprenons l'hésitation de l'anatomo-pathologiste, en ce qui concerne l'étiologie de cette production morbide, lorsqu'elle survient spontanément sans avoir été précédée d'érosions spécifiques, nous ne croyons pas qu'aucun doute puisse être émis sur la réalité du processus de transformation que nous venons d'indiquer.

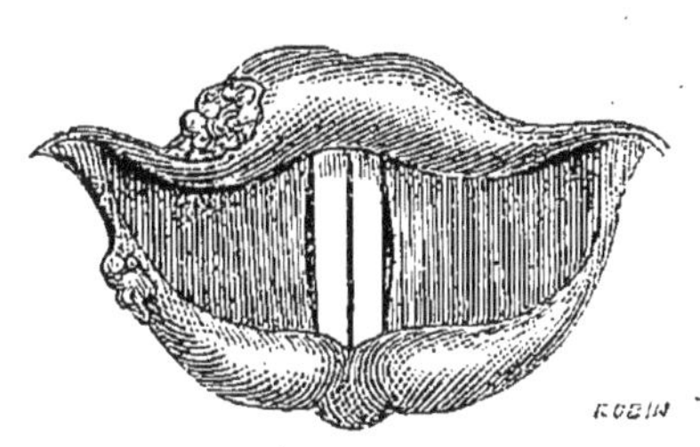

FIG. 74.— Ulcérations secondaires végétantes (d'après un dessin de la collection C. Fauvel).

Quoi qu'il en soit, ces néoplasmes se rencontrent communément sur les cordes vocales, surtout au niveau de leur commis-

[1] L'érythème syphilitique du larynx ne pourrait être confondu qu'avec la laryngite simple. Voici par quels signes on l'en distinguera :

Laryngite chronique simple. — Survient à la suite d'un refroidissement et d'une laryngite aiguë. — Vascularisation très-marquée, régulièrement distribuée, sans aucune saillie, jamais roséoliforme; rougeur plus vive. — Le plus souvent cordes inférieures intactes, à peine rosées ou blanches. — Symptômes subjectifs très-accusés, sensibilité de la région pharyngienne. — Toux quelquefois grave et férine. — Expectoration abondante. — Altération de la voix moins marquée et moins persistante que dans la syphilis.

sure antérieure ; dans quelques cas rares, la surface entière du larynx est semée de leurs petites éminences miliaires ; quand elles sont isolées, elles peuvent acquérir le volume d'un pois ou d'une fève. Dyspnée, bruit de soupape quand le malade expire violemment; dysphonie, raucité de la voix, indolence du côté de l'organe malade, mais algie sternale assez vive au niveau de la fourchette, tels sont les symptômes de cet état auquel on ne peut mettre fin que par l'avulsion des tumeurs au moyen de la pince laryngienne. Les cautérisations au nitrate d'argent sont, en effet, absolument insuffisantes.

Peu connue encore, la *laryngite hyperplasique* est caractérisée par une turgescence, une sorte de sclérose diffuse des tissus. Rarement le processus se limite à un point circonscrit de la muqueuse; il porte généralement sur une région étendue, un ou plusieurs départements de l'organe laryngien, épiglotte, replis aryépiglottiques, corde vocale supérieure, etc. Une telle lésion ne se produit pas sans altérer considérablement la forme des parties; on peut en juger par la figure 75 qui nous montre la corde vocale supérieure gauche turgescente au point de masquer complétement la corde inférieure du même côté. La couleur en devient rouge sombre et l'aspect dépoli comme tomenteux. Les symptômes naturellement variables, suivant que ce soulèvement en nappe envahit telle ou telle partie de l'organe, sont en général bien accentués (dysphonie, étouffement de la voix, aphonie quelquefois complète) et présentent toujours une durée considérable rarement inférieure à six ou sept mois. Encore n'est-ce qu'au prix d'une hygiène sévère (repos absolu de l'organe, proscription du tabac et des alcooliques) et d'une cure mercurielle bien conduite que les topiques astringents auront quelque chance d'amener l'apaisement de ce singulier état morbide.

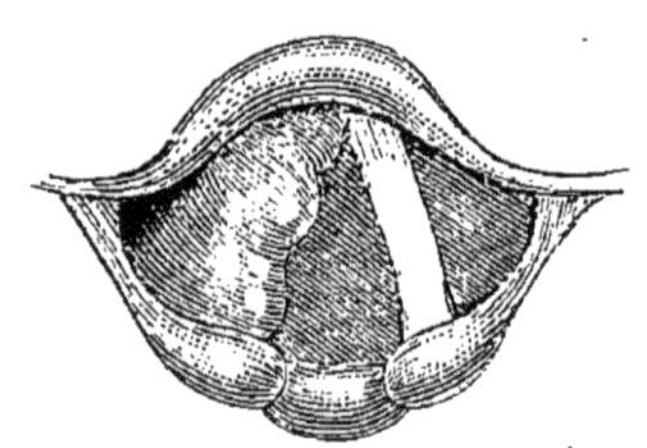

Fig. 75. — Hypertrophie syphilitique de la corde supérieure gauche, sans œdème ni ulcération (d'après un dessin de la collection C. Fauvel).

Le *traitement* des syphilides laryngiennes précoces doit être général et local. Ce dernier seul nous occupera ici.

Les topiques peuvent être portés directement par la respiration sur les parties malades. Les *fumigations* de cinabre sont fort utiles contre des accidents légers, mais ne sauraient être continuées longtemps sans irriter la muqueuse pulmonaire. On pourra encore recourir à l'aspiration de vapeurs iodées.

L'application de *liquides* astringents au moyen d'une baleine courbe munie d'une petite éponge et guidée par le laryngoscope est le mode de traitement le plus usité. Pour le faciliter, on aura soin d'insensibiliser le pharynx en faisant prendre au malade 1 gramme de bromure de potassium pendant quelques jours. Quant aux liquides à employer, on pourra choisir suivant le cas : le glycérolé ioduré d'Isambert (iode métal. 1, iodure de pot. 1, glycérine 50, extr. théb. 0,10); le nitrate d'argent en solution au 20e; le nitrate acide de mercure en solution au 100e; le chlorure de zinc en solution au 50e; l'acide chromique en solution au 5e. On peut aussi, et c'est là une des pratiques les plus efficaces, employer le nitrate d'argent pur introduit dans l'arrière gorge au moyen du porte-crayon de Fauvel.

§ 6. — SYMPTOMATOLOGIE DES SYPHILIDES SIÉGEANT SUR LES ANNEXES DES TÉGUMENTS.

I. — Syphilides unguéales.

Onyxis. — Il peut arriver qu'une lésion syphilitique, bien qu'éphémère, développée sur l'organe formateur de l'ongle, apporte un trouble considérable à la sécrétion du tissu corné. Dans une forme qu'on observe fréquemment aux mains, surtout chez la femme, la lamelle devient terne, sèche, friable, et se fendille; sa partie libre se couvre d'aspérités et de crénelures, s'écaille au moindre choc; cette altération est tenace et peut persister à l'état de symptôme isolé pendant une bonne partie de la période secondaire (*Onyxis craquelée*).

Une autre forme, liée à des phénomènes d'hypernutrition, a reçu le nom d'*onyxis hypertrophique*. L'ongle peut acquérir une épaisseur trois ou quatre fois plus considérable qu'à l'état normal, mais en même temps sa forme et son aspect subissent de profondes modifications. De rose il devient gris ou d'un jaune sale, terreux; des sillons tantôt transversaux, tantôt longitudinaux, quelquefois ondulés creusent sa surface bossuée; au lieu de représenter une courbe linéaire, son bord libre est remplacé par la coupe rugueuse du tissu néoplasié. Il n'est pas rare de voir s'élever près de la racine un monticule d'aspect rocheux, terminé en avant par une face plus ou moins escarpée. Cette affection frappe quelquefois la totalité des doigts, mais ordinairement se limite à deux ou trois. Quand la nutrition se régularise le tissu vicié est petit à petit chassé en avant et l'ongle normal reparaît; mais il n'est pas toujours facile d'obtenir ce résultat : en dépit des remèdes topiques et du traitement interne, on verra bien souvent ce symptôme persister et affirmer pendant de longs mois l'existence de la vérole, dont il est un indice à peu près certain.

Enfin, la matrice et le lit de l'ongle peuvent être lésés à ce point que la substance cornée perde tout adhérence avec ces parties. Rarement l'altération est générale. Au voisinage de la portion libre, surtout aux orteils, un segment de l'organe d'une coloration anormale attire l'attention; qu'on l'examine soigneusement et l'on constatera que cette teinte plus pâle, anémique est liée au *décollement* de l'ongle. La limite de la lésion s'accuse nettement par une différence de coloration; dans un cas nous avons vu l'ongle du pouce divisé presque diagonalement en deux parties, dont l'une encore adhérente jaune rouge, et l'autre soulevée, d'une teinte vert sombre. Dans certains cas le processus morbide s'amende à bref délai; la matrice reprenant ses fonctions, sécrète un tissu corné louable, rose et solidement fixé au derme, tandis que la lamelle privée de vie s'élimine progressivement. Si le mal est de quelque durée, et surtout s'il se généralise, la fonction cératogène peut être momentanément abolie, l'ongle malade chemine d'arrière en avant, mais, n'étant point remplacé, laisse derrière lui une surface rouge quelquefois érodée et sécrétante, qui paraît d'abord comme une ligne, puis comme un ménisque de la grandeur de la lunule et qui finit bientôt par occuper tout l'espace compris entre les replis latéraux. Cette surface n'est autre que la couche muqueuse envahie par l'hyperplasie spécifique.

Chose curieuse! tous ces phénomènes peuvent s'accomplir sourdement et sans douleurs. Le malade ne souffre pas plus que d'une papule, et bien souvent, ne s'en aperçoit que par hasard, en constatant l'absence d'un ou plusieurs ongles ou en les retrouvant dans ses vêtements. Quelquefois l'ongle se décolle du haut en bas dans toute son étendue, mais adhère encore par les bords; quand on examine de face la pulpe du doigt on peut constater un vide entre le lit rouge et mamelonné et la corne aux marbrures verdâtres qui s'est voilée et comme gondolée en se soulevant. Ajoutons qu'après la chute de l'ongle la régénération de la matière cornée soit normale, soit irrégulière ne tarde pas à recouvrir le derme laissé à nu.

Périonyxis. — Lorsqu'une papule s'est développée sur le repli cutané qui encadre l'ongle on peut voir se produire à sa surface des phénomènes identiques à ceux qui caractérisent le psoriasis palmaire syphilitique (voyez page 60); l'épiderme hypertrophié se fendille et se racornit en formant, spécialement sur les parties latérales, un petit foyer d'exfoliation. Cette périonyxis sèche, squameuse n'excite pas plus de douleur, qu'un durillon, mais comme la lésion palmaire, elle se fait remarquer par son interminable durée. Aussi est-il bien rare que les malades, qui en ressentent toujours une certaine gêne, ne grattent sa surface pour la dépouiller de ses écailles et ne la fassent saigner ou suppurer. Il faut compter encore comme puissante cause d'irritation le contact du bord unguéal qui agit sur le point malade à la façon d'un corps étranger. De là, sans parler des croûtes purulentes melliformes, les sillons rougeâtres et les petites rhagades sécrétantes que l'on voit se former sur les parties latérales de l'ongle ; de là enfin les ulcérations qui, de proche en proche, peuvent gagner toute la périphérie de l'organe et même se propager au lit de l'ongle.

Dans une autre forme, qui peut également se terminer par ulcération, les symptômes débutent par une tuméfaction péri-unguéale rappelant celle de la tourniole vulgaire. Ce phénomène est parfois assez accentué pour amener un renflement de l'extrémité du doigt en forme de massue, et la rougeur variant de la couleur de la groseille à celle du cuivre, suivant le degré du processus, ordinairement subinflammatoire, peut s'étendre jusqu'au niveau du premier pli articulaire. Cette affection évolue lentement, et, ce qui la distingue cliniquement de la tourniole, n'aboutit jamais à un abcès. Elle se termine par résorption, ou s'ulcère.

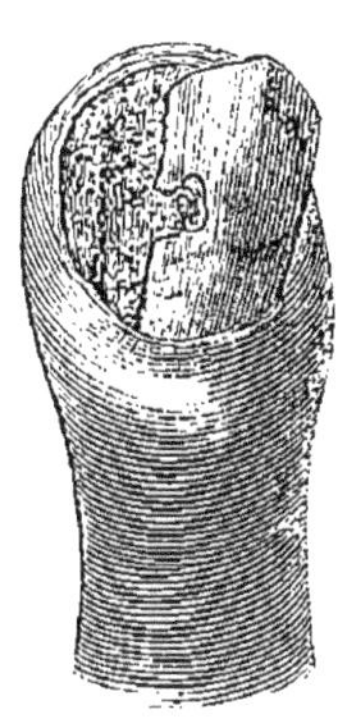

G. 76. — Onyxis et périonyxis ulcéreuses (collection A. Fournier).

La *périonyxis ulcéreuse* (fig. 76) se caractérise par une perte de substance, de profondeur et d'étendue variable, qui se creuse à la périphérie de l'ongle soit vers sa racine, soit sur ses côtés, soit sous sa portion libre, sur la pulpe même du doigt. A la surface de cette ulcération de mauvais aspect, supportée par un bourrelet inflammatoire généralement assez élevé, stagne un pus sanieux, sanguinolent et toujours infect, surtout aux orteils. Dans cet état ce n'est point toujours chose facile que de distinguer la périonyxis de l'ongle incarné ; mais toute confusion devient impossible par suite de l'exagération du gonflement et de la propagation du processus destructif.

Bientôt en effet la lésion qui investit l'ongle, attaquant les parties qui sécrètent la matière cornée, met obstacle à son accroissement et, par l'envahissement du derme sous-unguéal, la détache de ses adhérences ; l'onyxis vient ainsi compliquer la périonyxis. Je ne décrirai pas à nouveau les phénomènes qui annoncent la mort de l'ongle, j'attirerai seulement l'attention sur quelques particularités peu remarquées, jusqu'ici, notamment la *déviation de la lamelle* cornée dont l'axe au lieu d'être médian se dirige du côté resté sain, si la lésion est unilatérale; et ce que j'appellerai l'*encoche d'ulcération* ou perte de substance circulaire, faite comme à l'emporte-pièce, qui se montre souvent sur le bord de l'organe situé au contact de l'ulcère. Car si l'ongle tombe souvent tout d'une pièce, heureuse circonstance supprimant l'irritation qu'il produit à titre de corps étranger, il ne faut pas oublier que normalement ce n'est point, comme on l'a cru longtemps, un *caput mortuum* de l'économie ; l'ongle vit, l'ongle se nourrit, et, comme tel, est susceptible de subir des phénomènes d'ulcération ainsi que tout autre tissu. Quoi qu'il en soit, si la lésion n'est point enrayée, on se trouve bientôt en face d'un état local véritablement effrayant. La phalange globuleuse ou gonflée en spatule, est couverte de fongosités noyées dans le pus; sur les points jadis occupés par l'ongle on voit des plaques blanches, restes du derme non encore détruit, des lambeaux cornés, déchiquetés, revêtus de leur teinte cadavérique verte ou marron, le tout semé de bourgeons sanieux exubérants. Quand, après une durée toujours très-longue, l'ulcère est arrivé à la période de réparation, la matrice peut avoir été détruite, auquel cas on ne voit se reproduire que des mamelons informes de tissu corné; si elle n'a été que légèrement atteinte, un ongle véritable reparaîtra, mais il est bien rare qu'il ne pousse pas irrégulièrement, plus ou moins arqué ou difforme, ou tout au moins sillonné par de profondes dépressions longitudinales.

Contre l'onyxis et la *périonyxis sèche*, on ne devra compter que sur le traitement général. La forme inflammatoire est toujours heureusement modifiée par le pansement occlusif fait avec le sparadrap de Vigo et les antiphlogistiques généraux ordinaires. Quand l'ulcère est établi, la guérison est autrement difficile à obtenir et peut passer pour un des plus embarrassants problèmes de la thérapeutique. Cependant quelques médicaments paraissent avoir donné depuis quelque temps d'assez heureux résultats; la solution au 20ᵉ de nitrate d'argent dont on imbibe de très-petits faisceaux de charpie qu'on doit enfoncer sous les bords puis dans le fond même de l'ulcération, a été vantée par Diday. Fournier préconise la poudre d'iodoforme et Vanzetti (de Padoue) a montré les heureux effets de l'iodure de plomb. Si nous signalons encore le camphre et l'alun (Delattre), c'est que nous croyons qu'aucun de ces topiques n'est constamment efficace et qu'il est bon d'avoir à sa disposition un arsenal varié contre une lésion aussi rebelle. Dans tous les cas on aura recours à des lavages biquotidiens avec des solutions désinfectantes, car les soins les plus minutieux de propreté sont toujours une condition favorable pour déterger les tissus et faciliter leur réparation.

II. — Alopécie.

L'alopécie peut survenir sans lésion spéciale apparente du tégument pilifère, sous la seule influence des troubles nutritifs occasionnés par le virus syphilitique. Les cheveux deviennent ternes, secs, le malade, suivant l'expression de Diday, a l'air de porter perruque; le moindre tiraillement les arrache; puis quand ils sont tombés en plus ou moins grande abondance, si l'état général s'est amélioré, si les effets de l'infection ont été neutralisés par les remèdes spécifiques, les glandes reprennent leurs fonctions, élaborent à nouveau les sucs huileux nécessaires à la sécrétion et à l'entretien du poil, et l'état normal reparaît.

L'alopécie peut aussi succéder aux diverses éruptions qui, se développant dans le derme pileux, étouffent le bulbe, l'irritent, le font suppurer et constituent ainsi un obstacle matériel à la vie du poil. Une grande partie des lésions qui sont sèches sur le reste de la peau, deviennent ainsi humides sur les régions couvertes de poil, d'où la précocité de l'élément acnéiforme qu'on y observe. Et comme dans de telles conditions le secrétum pyoïde se concrète rapidement en petites masses rugueuses, il s'ensuit que l'éruption croûteuse du cuir chevelu est une des manifestations les plus fréquentes de la syphilis. Aussi, lorsque l'on cherche à découvrir au moyen des anamnestiques si un sujet a eu la vérole, doit-on ne jamais manquer de lui faire la question suivante : « Avez-vous eu des croûtes dans les cheveux, avez-vous perdu vos cheveux ? »

L'alopécie peut être généralisée, répartie sur tout le derme pileux; la chevelure n'est alors qu'éclaircie; ou bien irrégulière, en clairières. Elle peut occuper seulement la région crânienne, ce qui est le plus fréquent, ou bien se répandre également sur les sourcils, la barbe, le pubis. Dans quelques cas de *syphilis décalvante* les sujets perdent tous les poils; une malade de Fournier n'avait conservé que dix-sept cheveux.

Quoi qu'il en soit, et si vives que soient les inquiétudes des malades, si répandu que soit le préjugé qui attribue la calvitie à la vérole, l'expérience apprend que les cheveux repousseront toujours; sans qu'il soit besoin de recourir au moindre topique et sous la seule influence des soins hygiéniques, il y a repullulation complète, absolue de tous les poils. On peut donc le dire avec certitude, la vérole secondaire ne fait pas de chauves.

Syphilis en général. — CAZENAVE, *Traité des syphilides*, Paris, 1843. — H. LEE, *Statistique analytique de cent soixante-six observations de syphilis secondaire*, trad. Diday (*Gaz. méd. de Paris*, p. 156, 1850). — BASSEREAU, *Traité des affections de la peau symptomatiques de la syphilis*, Paris, 1852. — DUMAS, *Considérations sur la voie que prend la syphilis pour envahir l'économie*, Strasbourg, n° 938, 1866. — E. BAZIN, *Leçons sur la syphilis et les syphilides*, Paris, 1866. — GAMBERINI, *Anatomia patologica, istologica della sifilide* (*Giornale italiano delle malattie veneree e della pelle*, anno 1866, t. I, p. 37). — MORITZ KOHN, *Die klinischen und histologischen Charactere der Syphiliden* (*Wien. med. Woch.*, XX, 55, 56, 57, 1870). — GUIBOUT, *Étude symptomatologique comparative des manifestations cutanées de la dartre, de la scrofule et de la syphilis* (*Union médicale*, 1870). — Michel SCHWEICH, *Étude sur la classification des syphilides* (thèse, Paris, 1869). — ORTIS, *Généralités sur les affections syphilitiques de la peau* (*Genio med. quirurgico de Madrid*, 1872). — COLOMIATTI, *Contribuzione alla istologia patologica della sifilide costituzionale ed allo studio della genesi delle cellule gigante* (avec planche) (*Giornale italiano delle malattie veneree*, an. 1875, p. 334). — MORET (Jules), *Des manifestations syphilitiques chez les femmes enceintes et les nouvelles accouchées* (thèse de Paris, n° 237, 1875). — TREVISANELLO, *Sifilide precoci et sifilide tardivi* (*Giornale italiano delle malattie veneree*, an. 1875, p. 315). — PROFETA, *Sulle dermatosi sifilitiche*, Palerma, 1876. — TREMBLEZ, *Des éruptions cutanées dans le cours des affections chirurgicales* (thèse de Paris, 1876).

Lésions de la peau. — VIDAL (de Cassis), *De l'inoculation de l'ecthyma syphilitique* (*Annales des maladies de la peau* de Cazenave, t. III, p. 113, 1850). — CHAUSIT, *Herpès syphilitique du visage et du cou* (*Annales des maladies de la peau* de Cazenave, t. IV, p. 155). — PILLON, *Des exanthèmes syphilitiques* (thèse de Paris, 1857). — LORDA, *D'une variété de syphilide vésiculeuse, qu'on pourrait appeler syphilide herpétiforme généralisée* (*Gaz. des hôpit.*, p. 205, 1862). — ANDERSON, *On syphilitic Psoriasis* (*Glasgow med. Journ*, IX, 166). — ZEISSL, *On squamous syphilitic Eruption* (*Allg. Wien. med. Zeitg.*, 1862). — T. M. CALL ANDERSON, *On syphilitic pemphigus on the adult* (*Glasgow med. Journ.*, XII, 138, 1864). — KLEINHANS, *On syphilitic Herpes* (*Berl. klinische Wochenschrift*, pp. 170, 181, 1864). — TANTURRI, *Sifilitica Acne* (Morgagni, 1866.) — DUNN, *On Pemphigus syphilitic* (*British med. Journ.*, 462). — Nicola LAMBERTI (di Civita-Vecchia), *Pemfigo sifilitico in un adulto* (*Giornale italiano delle malattie veneree*, vol. I, p. 357, 1867), — KLEINWATCHTER, *Herpes syphiliticus* (*Giornale delle malattie veneree*, vol. III,

p. 207, 1867). — PROFETA, *Sur le psoriasis syphilitique* (*Giornale italiano delle malattie veneree e della pelle*, anno 1868, t. I, p. 328). — TILBURY FOX, *Syphilitic Acne simulating Lupus* (*British med. Journal*, II, p. 250, 1868). — TILBURY FOX, *Érythème syphilitique de la face simulant le lupus érythémateux* (*Giornale italiano delle malattie veneree*, t. II, p. 177, 1868). —CHEADLE, *Psoriasis syph. impetigo de la face* (*Giornale italiano delle malattie veneree e della pelle*, II, p. 369, 1868). — NAPOLEONE VECCHI, *Sifilide papulo-squamosa psoriasiforme* (*Giornale italiano delle malattie veneree*, t. II, p. 214, 1868) — SORESINA, *Psoriasi sifilitico alla palma della mano sinistra* (*Giornale italiano delle malattie veneree*, t. II, p. 85, 1869). — HUTCHINSON, *Cas d'hydroa probablement syphilitique* (*Brit. med. Journ.*, 4 janvier 1873). — DRON, *Syphilide herpétiforme* (*Lyon médical*, p. 85, 1871). — GIUSEPPE PACHER, *Un cas d'eczéma syphilitique* (*Giornale italiano delle malattie veneree*, p. 179, 1873). — GAMBERINI, *Sifilide papulo-vescicolare e pustolosa al capo e varicella al collo* (*Giornale italiano delle malattie veneree*, p. 263, 1873). — FORSTER, *Syphilitic Ecthyma* (*Guy's hospital Reports, third series*, vol. XVIII, p. 34). — GAMBERINI, *Caso di Eritema papulo-lineare girato* (*Giornale italiano delle malattie veneree*, p. 193, 1873). — GAMBERINI, *Acne syphilitique et periostose* (*Giornale italiano delle malattie veneree*, p. 262, 1873).— DUHRING, *Intorno alla psoriasi cosi detta sifilitica* (*Giornale italiano delle malattie veneree*, p. 245, 1874). — GAMBERINI, *Altérations spécifiques des glandes sébacées. Acné d'infection* (*Giornale italiano delle malattie veneree*, p. 219, 1874). — ERUST ŒDMANSSON, *Syphilide et érythème multiforme* (*Giornale italiano delle malattie veneree*, p. 243, 1874). — L. GRIFFINI, *Lichen sifilitico lenticolare e piatto* (*Giornale italiano delle malattie veneree*, p. 322, 1874). — KOLACZEK, *Frambœsia syphilitique* (*Deutsche med. Wochenschr.*, II, 14). — HORTELOUP, *Syphilis non traitée pendant deux ans et demi. Syphilide papulo-hypertrophique ; guérison* (*Annales de dermatologie et de syphiligraphie*, t. VII, p. 161, 1876).— GUAITA, *Acne sifilitico ulceroso* (*Giornale italiano delle malattie veneree e della pelle*, p. 94, 1876). — GAMBERINI, *Storia di acne sifilitico ulceroso* (*Giornale italiano delle malattie veneree e della pelle*, p. 94, 1876).

Lésions des muqueuses. — MARTELLIÈRE, *Angine syphilitique* (thèse de Paris, 1854). — MICHAELIS, *Wochenblatt der k.k. Gesellsch. d. Aerzte in Wien*, 1855. — DIDAY, *Aphonie secondaire* (*Gaz. méd. Lyon*, 1860). — BOYANT, *Syph. of the Larynx* (*Lancet*, 1861). — GERHARDT et ROTH, *Ueber syph. Krank. des Kehlkopfes* (*Virchow's Archiv*, Bd. XXI, 1 Hft, 1861).— L. TURCK, *Recherches cliniques sur diverses maladies du larynx, de la trachée et du pharynx*, trad. par Fritz, Paris, 1862. — DANCE, *Éruption syphilitique du larynx* (thèse de Paris, 1864). — PICK, *Syphilis of the larynx* (*Brit. med. Journ.*, t. II, p. 645, 1864). — *Cases of syphilitic diseases of the larynx* (*Med. Times and Gaz.*, p. 253, 1864). — GRIMERI, *Végétations épithéliales syphilitiques du larynx* (*Giornale italiano delle malattie veneree e della pelle*, t. II, p. 106, 1866).—ROPER,

Syphilis of the larynx (*Brit. med. Journ.*, t. I, p. 650, 1867). — Spillmann, *Des syphilides vulvaires* (thèse de Paris, 1869). — Oppert, *Syphilitica Laryngitis* (*British med. Journal*, t. I, p. 168, 1870). — Henry Lee, *On syphilitic urethral discharges* (*St-Georges's hospital Reports*, vol. VI, p. 1, 1871-1872). — Saison, *Diagnostic des manifestations secondaires de la syphilis sur la langue* (*Annales de dermatologie et de syphiligraphie*, t. IV, p. 464, 1872). — Debove, *Psoriasis buccal* (thèse de Paris, 1873). — Forster, *Syphilitic laryngitis* (*Guy's hospital Reports*, third series, vol. XVIII, p. 38). — Ch. Mauriac, *Du psoriasis de la langue et de la muqueuse buccale*, Paris, 1875. — Poyet, *Contribution à l'étude de la syphilis laryngée* (*Ann. de dermatologie*, 1874-75-76). — Krishaber et Mauriac, *Laryngopathies pendant les premières phases de la syphilis* (*Annales des mal. du larynx*, nos 4 et 5, 1876). — Martel, *De la syphilis laryngée* (thèse de Paris, no 59, 1877).

Plaques syphilitiques.— Legendre, *Nouvelles recherches sur les syphilides* (thèse de Paris, 1841). — J. Davasse et Deville, *Études cliniques sur les maladies vénériennes; des plaques muqueuses* (*Archives de méd.*, 1845). — W. Petters, *On broad Condylomata* (*Prag. med. Wochenschr.*, pp. 205, 213, 1864). — Ed. Geis, *Ueber die zwischen den Zehen und Fingern workommenden syphil. Geschwüre* (*Deutshes Arch. f. k. Med.*, p. 271, 1866). — De Amicis, *Dei deplorabili effetti dell'allaciatura nella cura dei condilomi acuminati* (*Giornale italiano delle malattie veneree e della pelle*, t. I, p. 248, 1866). — Wertheim, *Du traitement des condylomes larges* (*Wienen mediz. Wochensch.*, no 44, 1866). — Sangalli, *Sviluppo de nervi in un condiloma sifilitico delle piccole labbra* (*Giornale italiano delle malattie veneree e dèlla pelle*, t. I, p. 44, 1866). — Wertheim, *La coïncidence des diverses formes de syphilides avec les condylomes acuminés* (*Wiener med. Woch.*, 19 et 20, 1867). — Soresina, *De la nature des tubercules muqueux de la région génito-anale chez les prostituées* (*Annales de dermatologie et de syphiligraphie*, t. II, p. 316, 1870). — Gustave Behrend, *Studien über das breite Condylom, historisches und klinisches* (*Deutsches Archiv fur klinische Medicin*, p. 150, an. 1871). — Profeta, *Sul posto che meritano in dermatologia le papule e le placche sifilitiche dalle membrane mucose*. Palermo, 1871. — Desjardins, *De l'œdème scléreux et syphilitique de la vulve* (thèse de Paris, 1871). — Wilhelm Petters. *La plaque muqueuse* (*Archiv für Dermatologie und Syphilis*, 1872.) — Stitzer, *Végétations syphilitiques* (*Vierteljahresschrift für Dermat.*, 469, 1875) — Vajda, *Beiträge zur Anatomie der syphilitischen Papel der Geschlechtstheile* (*Stricker's Jahrb.*, no 3, p. 309, 1875).

Lésions des annexes de la peau. — *Considérations pratiques sur les diverses espèces d'alopécie* (*Annales des maladies de la peau* de Cazenave, t. I, p. 225, 1844). — Doumic, *Onyxis syphilitique; avulsion de l'ongle et destruction de sa matrice* (*Union médicale*, p. 354, 1858).— Hutchinson, *Onyxis chronique* (*Union médicale*, p. 328, 1858). — Dulaurier,

Alopécie : guérison par les préparations mercurielles (*Gaz. des hôpit.*, p. 310, 1864). — DOUET, *Syphilis constitutionnelle ; alopécie* (*Gaz. des hôpit.*, p. 259, 1864). — V. DE MÉRIC, *Syphilitic affections of nails* (*British medic. Journal*, p. 45, 1865). — BETZ, *Traitement du paronyxis syphilitique par l'occlusion* (*Giornale italiano delle malattie veneree*, t. II, p. 180, 1868). — DELATTRE, *Traitement de l'onyxis* (*Giornale italiano delle malattie veneree e della pelle*. t. II, p. 370, 1868). — Em. KOHN, *Zur Pathologie und Therapie der syphilitischer Nagelerkrankungen* (*Wien. med. Presse*, XI, 24, 27, 28, 1870). — DIDAY, *Traitement du périonyxis ulcéreux* (*Annales de dermatologie et de syphiligraphie*, t. III, p. 182, 1871). — BRICE SMITH, *De l'onyxis* (*Annales de dermatologie et de syphiligraphie*, t. III, p. 140, 1871). — FOURNIER, *De l'alopécie, de l'onyxis et du périonyxis comme accidents de la période secondaire de la syphilis* (*Annales de dermatologie et de syphiligraphie*, t. III, p. 12, 1871). — GEMMA, *Malattie veneree et sifilitiche. Diagnosi differenzie intra l'onicchia pellagrosa e la sifilitica.* (*Giornale italiano delle malattie veneree*, p. 349, 1874).— WALDENSTRON, *Traitement de l'alopécie par l'électricité* (*The Doctor*, 1875). — ARTHUR VAN HARLINGEN, *Éruption syphilitique du cuir chevelu simulant un eczéma* (*Archives of Dermalotogy and venereal Diseases*, april 1876, New-York).

CHAPITRE V

IRITIS SYPHILITIQUE

§ 1. — ÉTIOLOGIE.

C'est au commencement de ce siècle que Beer et Schmidt décrivirent les premiers l'iritis. Peu après, Richter, Ware, Saunders, Travers, appelèrent encore l'attention sur cette maladie. En 1814, Edwards signala sa fréquence à la suite de la vérole ; en 1830, Lawrence l'étudia chez le nouveau-né syphilitique. Plus près de nous, Deval, Ricord, Velpeau, Gosselin, Richet, Sichel, Cunier, en tracèrent nettement le tableau clinique, complété de nos jours par Virchow, de Graefe, Hutchinson et de Wecker.

Les syphilitiques sont très-exposés aux lésions de l'iris [1], et,

[1] De l'aveu presque unanime des ophthalmologistes, plus de la moitié des malades atteints d'iritis ont eu la vérole antérieurement.

Voici les proportions relevées à ce propos dans quelques auteurs spéciaux :

De Graefe........ sur	100 iritis en compte	60	syphilitiques.
Arlt..............	126	26	—
Hasner	81	34	—
De Wecker........	100	80	—
Drognat. Landré...	100	74	—

comme tous les autres sujets, peuvent souffrir d'iritis simple plastique, d'iritis séreuse et d'iritis parenchymateuse. Les deux premières variétés sont propres à la période secondaire, n'empruntent aucune particularité au terrain impur sur lequel elles se développent, et ne diffèrent en aucun point de ce qu'elles sont, en dehors de la syphilis, chez les sujets bien constitués ou chez le rhumatisant. Mais il n'en est pas de même de la troisième, l'iritis parenchymateuse, qui n'est, à proprement parler, qu'une iritis gommeuse, et qui offre au plus haut degré tous les caractères d'une manifestation spécifique, toujours et exclusivement syphilitique. Bien qu'elle ne se montre guère dans les premiers temps qui suivent l'infection, nous croyons qu'il y a avantage à ne pas scinder l'histoire des maladies oculaires syphilitiques, et à la présenter ainsi à la suite des lésions plus précoces qui viennent de nous occuper, parce qu'elle s'observe précisément dans cette phase de transition qui sépare la période secondaire de la tertiaire, dont elle constitue souvent le symptôme inaugural.

C'est pendant les deux premières années, à partir du quatrième mois qui suit le chancre, qu'on en observe le plus grand nombre. Exceptionnellement, l'iritis a été rencontrée dans la période prodromique des accidents secondaires, ou bien dans la phase ultime, dans le cours de la vingtième et même de la trentième année. On a remarqué qu'elle était surtout fréquente avec les affections papulo-pustuleuses des bulbes pilifères, ce qui vient à l'appui du pronostic relativement sévère que nous avons assigné à la syphilide acnéiforme. Ajoutons enfin que le nouveau-né héréditairement frappé lui paye un faible tribut.

A côté de la syphilis, cause nécessaire, nous signalerons comme susceptibles d'amener accidentellement le développement de cette manifestation, certaines conditions qui agissent surtout en diminuant la résistance morbide de l'iris. Les professions qui exigent une grande application des yeux (travaux à l'aiguille, horlogerie, etc.) doivent être comptées, avec le refroidissement et surtout l'existence d'une lésion iridienne antérieure, parmi les causes occasionnelles déterminantes dont l'influence est le mieux démontrée.

§ 2. — SYMPTOMATOLOGIE.

A la rigueur, dans un traité de vénéréologie, je n'aurais point à insister sur l'iritis plastique, ni sur l'iritis séreuse, qu'il est si rationnel de rapprocher des manifestations déjà décrites du pseudo-rhumatisme syphilitique. Je crois cependant devoir, pour de clarté, en présenter ici un rapide résumé.

L'*iritis simple* se reconnaît aux signes suivants : injection périkératique, quelquefois œdème sous-conjonctival, trouble léger de l'humeur aqueuse, teinte terne et dépolie de l'iris, pupille rétrécie, paresseuse ou immobile, exsudation plastique déterminent la production rapide de synéchies.

Dans l'*iritis séreuse*, on observe une hypersécrétion de l'humeur aqueuse qui est trouble et précipite des dépôts d'étendue et de forme variable sur la face postérieure de la cornée et sur la capsule du cristallin ; la pression intra-oculaire est augmentée, la pupille moyennement dilatée et immobile.

Pour ce qui est de l'*iritis gommeuse*, primitivement ce n'est pas plus une iritis qu'une syphilide cutanée n'est une dermite; mais elle manque rarement de le devenir à cause de l'extrême susceptibilité de l'iris, dont le tissu, riche en nerfs et en vaisseaux, est particulièrement propice au développement des phénomènes réactionnels. Nous aurons donc à considérer successivement les lésions propres qui constituent le fond spécifique de la maladie, et les lésions communes, inflammatoires, provoquées secondairement.

I. — Un observateur judicieux, Melchior Robert, professait que l'affection iridienne est, le plus souvent, une reproduction des lésions qui existent sur l'enveloppe cutanée ou sur les muqueuses, et décrivait la roséole, la papule et la vésico-pustule de l'iris. Ce n'était là qu'une vue de l'esprit, stérilisée d'ailleurs par les préjugés de l'auteur sur la distinction absolue des syphilides.

Rien de plus juste cependant, si l'on admet, comme nous l'avons fait, que toutes les lésions syphilitiques de la peau, comme celles de l'iris, ne diffèrent entre elles que par le degré d'évolution et la localisation d'un même tissu pathologique. Quand le syphilome est peu développé, l'iritis se trahit par de simples *taches* superficielles, variant du jaune au gris. S'il pénètre le parenchyme iridien, et s'il n'est point enrayé dans son accroissement, sur l'une des faces de l'organe viennent saillir, tantôt discrètes, tantôt confluentes, de petites élevures, véritables gommes, susceptibles de subir ultérieurement toutes les modifications de ces tissus morbides. Ces tumeurs, désignées improprement sous les noms de *végétations*, *condylomes*, *pustules*, généralement grosses comme une tête d'épingle, peuvent offrir un volume bien plus considérable et couvrir la moitié ou la totalité de l'iris, dont elles occupent de préférence le quart interne et supérieur. En avant, on les voit parfois se développer jusqu'à toucher la membrane de Descemet; moins apparentes en arrière, elles adhèrent de bonne heure à la capsule cristallinienne et, lorsqu'elles s'hypertrophient, peuvent refouler l'iris au point de l'appliquer contre la cornée. On les a vues remplir la chambre antérieure et, déjetant l'iris, rompre ses liens avec le corps ciliaire, soulever cet organe, gagner la sclérotique, la faire bomber en dehors et même la traverser (fig. 77). Quand l'altération est plus rapprochée du centre, on observe d'abord un gonflement avec teinte cuivrée de tout ou partie du petit cercle iridien, puis, les désordres augmentant, le tissu morbide vient émerger dans le champ pupillaire. On peut comparer ces papules soit à un grain de millet ou à une perle, soit aux bourgeons charnus des plaies atoniques.

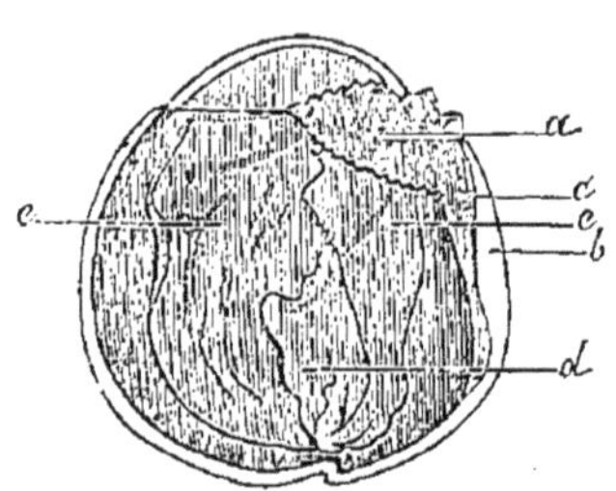

Fig. 77. — Tumeur gommeuse de l'iris[1].

La pupille est toujours déformée dans le cours de l'iritis syphilitique. Ses modifications peuvent tenir soit au gonflement de l'iris lui-même, soit aux adhérences qu'il contracte avec les parties voisines, et varient suivant le degré de dilatation de la pupille. Lorsqu'elle est resserrée, il peut se faire que sa configuration paraisse normale; mais que l'on vienne à faire agir l'atropine, et il n'en sera plus ainsi. S'ils n'y proéminent pas directement, les condylomes peuvent projeter les tissus iridiens qui les entourent dans le champ pupillaire, et lui donner la forme d'un haricot, d'un cœur de carte à jouer, d'une étoile à trois branches, etc.... ; il en sera de même en l'absence de tumeurs saillantes, si l'uvée a contracté des adhérences avec la capsule. Au contraire une déformation inverse se produira si l'iris se resserre après formation de synéchies, fixant au niveau de sa grande circonférence un point plus ou moins rapproché du limbe. Contrairement à ce qu'avaient avancé quelques auteurs, le siége de ces adhérences n'a absolument rien de caractéristique.

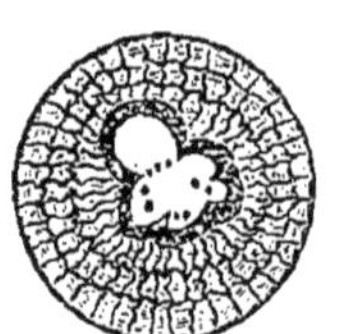
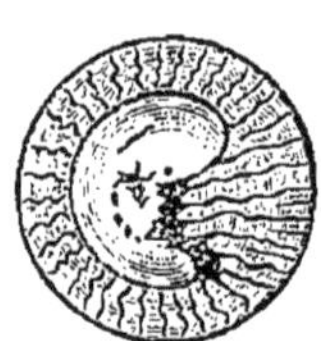

Fig. 78. — Déformations de l'iris (d'après Abadie).

[1] a, tumeur gommeuse de l'iris; b, sclérotique épaissie et infiltrée; d, décollement de la rétine; e, taches sanguines et coagulum (d'après Hippel).

Le microscope permet d'y reconnaître des éléments cellulaires de nouvelle formation, un grand nombre de noyaux libres, des cellules fusiformes et de plus un grand nombre de vaisseaux provenant du stroma de l'iris (Colberg). On voit souvent les papules iriennes prendre une teinte jaune à leur sommet. Pour les anciens auteurs, c'était là un indice de suppuration, et il est certain que, dans quelques cas très-rares, cette interprétation est exacte, puisque pendant l'iridectomie, on a pu voir ces masses saisies entre les pinces se résoudre en un détritus pyoïde (Mooren); mais bien plus souvent, dans les mêmes circonstances, on a pu se convaincre que le néoplasme restait composé de produits solides. Cette coloration marque plutôt, à notre avis, un processus de dégénérescence graisseuse; car le condylome irien, comme tout produit syphilitique, est incapable d'organisation et régresse fatalement, quand il a cessé de s'accroître.

Mais si les papules cutanées laissent généralement une trace déprimée sur le tégument, on peut bien supposer que celles de l'iris ne se résorbent pas au sein d'un organe d'une texture aussi délicate sans entraîner dans leur résorption une partie plus ou moins considérable de sa substance; de là des cicatrises et des pertes de tissu qui peuvent aller de la dépression superficielle à la dentelure du bord, ou même, plus rarement il est vrai, à l'atrophie totale de cette membrane.

II. — La *réaction* provoquée par le néoplasme iridien, consiste essentiellement en des phénomènes congestifs, susceptibles d'entraîner l'inflammation des divers milieux de l'œil, avec toutes ses conséquences, hypersécrétion séreuse, production de fausses membranes, dépôts plastiques, etc. Un peu en dehors de la cornée, les artères ciliaires antérieures qui traversent la sclérotique pour se rendre à l'iris, dessinent un anneau rouge très-limité, quelquefois incomplet, composé de ramuscules radiés; ce phénomène a reçu le nom d'*injection zonulée périkératique*. L'*iris* injecté terne, d'une teinte grisâtre ardoisé, subit une sorte de boursouflement et s'immobilise, insensible aux effets de la lumière et souvent de la belladone. — S'il faut en croire certains auteurs, *la choroïde* est fréquemment frappée des mêmes lésions, et l'iritis syphilitique dans l'immense majorité des cas, mériterait surtout le nom d'*irido-choroïdite*. — Il y a presque toujours hypersécrétion d'*humeur aqueuse*. En même temps, ce liquide se trouble; à une époque avancée de la maladie on peut voir se déposer dans sa partie inférieure un lit de globules purulents, *hypopyon*, produit évident de la diapédèse des cellules lymphoïdes, et dont beaucoup d'auteurs attribuaient autrefois l'origine à l'ouverture des prétendues pustules condylomateuses. Il ne faut pas confondre ces amas de leucocytes avec les exsudations jaunâtres fibrineuses que l'inflammation peut jeter çà et là dans *les chambres antérieure et postérieure*, en recouvrant plus ou moins les deux faces de l'iris. Ces produits pseudo-membraneux encombrant le champ pupillaire, sont la cause la plus habituelle des obstacles que peut rencontrer dans ces cas l'examen ophthalmoscopique; quelques auteurs ont cependant signalé le défaut de transparence du *cristallin* et l'état nébuleux de la *cornée*, distendue et bombée en avant, sur laquelle on voit parfois se développer les altérations de la kératite ponctuée. Tous ces désordres, auxquels il faut ajouter un degré plus ou moins accentué de *congestion rétinienne*, expliquent suffisamment les troubles fonctionnels que l'on observe fréquemment (photophobie). Enfin il y a hyperhémie de la conjonctive et léger œdème des paupières.

Comme on le voit, les lésions sont rarement bornées à la seule membrane irienne; cette *dissémination de la phlegmasie*, qui intéresse secondairement les diverses parties constituantes de l'œil, doit être considérée comme un caractère assez tranché de l'iritis syphilitique; mais on doit également faire grand fond sur un signe contradictoire en apparence, la fréquente *limitation des lésions* à un segment fort restreint du diaphragme irien, particularité qui nous apprend pourquoi l'injection périkératique n'est bien souvent ni complète, ni régulière. Au reste, nous devons dire que la description précédente vise surtout les cas graves, qui sont aussi, et de beaucoup, les plus rares. Il est exceptionnel, en effet, de voir l'affection qui nous occupe suivre une marche rapide; rien de plus caractéristique, au contraire, que son *évolution lente et subaiguë*, et la production, pour ainsi dire à froid, souvent à peine ébauchée, des principaux désordres que nous venons d'examiner.

En raison, sans doute, de la marche torpide des lésions, les *symptômes subjectifs* sont généralement fort peu accentués; peu ou pas de douleurs, même dans le cas d'irido-cyclite bien accusée, peu ou pas de photophobie, sont deux signes qui doivent immédiatement faire soupçonner la nature spécifique d'une iritis. Aussi le début peut-il être fort insidieux; dans un cas où l'examen fit reconnaître une adhérence complète de tout le sphincter irien, avec léger degré d'aquo-capsulite, le malade avait pu, la veille, sans s'en apercevoir, pêcher à la ligne pendant toute la journée (Piéchaud). Nous noterons cependant la gêne liée à la conjonctivite, la sensation de grains de sable sous les paupières avec larmoiement, et des douleurs péri-orbitaires précoces, prodromiques même, vives surtout pendant la nuit, pouvant aller jusqu'au degré le plus intense de la névralgie, avec tintements d'oreilles, éblouissements, photophobie, etc.

D'après ce que nous avons dit plus haut, une *irido-choroïdite* peut fort bien être la conséquence d'une iritis syphilitique, par propagation de l'inflammation de l'iris à la choroïde. Mais il est une autre forme dont nous voulons parler. De nombreux auteurs ont publié des observations, où l'on voit qu'il s'est fait d'abord dans le corps ciliaire des exsudations gommeuses, et que c'est consécutivement que l'iris a été entraîné dans le processus inflammatoire. De Wecker a vu, dans certains cas, ces gommes du corps ciliaire repousser les parties périphériques de l'iris et pénétrer dans la chambre antérieure. L'iris prenait part à l'inflammation, mais indirectement pour ainsi dire, et seulement sous la forme d'une simple iritis plastique. Schmidt les a vues perforer la sclérotique.

Le développement de ces néoformations du corps ciliaire se fait en général assez rapidement et s'accompagne d'une saillie correspondante de la région, d'un trouble considérable du corps vitré et d'une diminution de la pression intra-oculaire. Leur terminaison est l'atrophie de l'œil dans les cas les plus graves; et dans les autres, l'atrophie des parties de la sclérotique et de la choroïde au niveau desquelles les gommes s'étaient développées. Ces parties atrophiées prennent une teinte bleuâtre, quelquefois même mélanique, due à des débris de pigment choroïdien logés au-dessous de la sclérotique amincie.

§ 3. — MARCHE, PRONOSTIC, DIAGNOSTIC.

Lorsqu'elle est abandonnée à elle-même, cette affection disparaît rarement, sans laisser après elle des altérations durables telles que atrésie pupillaire, synéchies, adhérences, déformations diverses de l'iris ou même altérations des membranes profondes. Dans ce dernier cas la cécité absolue peut en être la conséquence. Attaquée de bonne heure par les spécifiques, on peut être certain de la voir guérir dans une période de dix à trente jours. Cet heureux résultat peut encore s'obtenir après une durée relativement prolongée de la maladie. Une jeune femme, soumise aux spécifiques, recouvra complètement la vue après une cécité absolue de quatre mois (Deval); mais, en revanche, Langlebert a rapporté l'observation d'un de ses malades, chez lequel tous les moyens médicaux ou chirurgicaux furent inutiles. Tout échoua contre les masses végétantes fongueuses qui avaient envahi l'iris des deux côtés, et le malheureux resta aveugle. Ce qu'il faut particulièrement noter dans le pronostic de cette affection, c'est la tendance aux récidives dont il sera facile de trouver la raison soit dans l'état local, soit dans l'état général, si l'on se rappelle que la syphilis est essentiellement une maladie à poussées et par conséquent à rechutes.

Le *diagnostic* absolu des variétés plastique et séreuse quant à leur nature est radicalement impossible sans la connaissance des antécédents ; on notera cependant comme de fortes présomptions le défaut de photophobie, l'allure torpide, traînante de la maladie, son indolence, ou plutôt l'irrégularité des douleurs périorbitaires qui parfois manquent complétement, et dont la grande violence, dans d'autres cas, n'est plus en rapport avec le peu d'intensité des phénomènes inflammatoires; et pour les phénomènes objectifs, la couleur rouge cuivrée du petit cercle, et la coexistence de l'inflammation dans plusieurs membranes oculaires de structure différente. Enfin il est bon de savoir que si l'iritis syphilitique est souvent double, elle est presque aussi souvent simple; de son unilatéralité, on ne saurait donc tirer aucun argument contre sa nature syphilitique; on se souviendra cependant que lorsque les deux yeux sont atteints, ils le sont presque toujours simultanément.

Plus d'hésitation au contraire en face d'un condylome; c'est là au premier chef un accident syphilitique qu'aucune autre lésion, sauf peut-être le granulome chez l'enfant, ne saurait simuler. On affirmera donc nettement l'existence de la vérole; on l'affirmera sans hésiter, même à l'encontre des dénégations les plus formelles. Généralement on ne craint pas de se prononcer lorsque le malade présente d'autres accidents imputables au virus; nous maintenons qu'on a le droit d'être aussi absolu, même en l'absence de tout anamnestique, de toute autre manifestation passée ou présente; car, sauf l'exception citée plus haut, l'expérience nous a appris que le condylome irien dénote toujours la syphilis et rien que la syphilis.

§ 4. — TRAITEMENT.

Le mercure et l'atropine sont deux moyens thérapeutiques que, dès le début et jusqu'à la fin, nous devons employer contre l'iritis syphilitique ; dans les cas franchement tertiaires on y joindra l'iodure de potassium, tout en tenant compte de l'action irritante qu'il peut avoir sur la muqueuse conjonctivale.

Les préparations mercurielles les plus convenables sont *l'onguent napolitain belladoné*, en frictions sur le front et sur les tempes, indiqué surtout dans les cas de névralgie péri-orbitaire; le calomel à doses fractionnées, quand l'inflammation est aiguë; enfin le proto-iodure ou le sublimé et l'iodure de potassium comme dans les autres affections syphilitiques. Les pilules de Plummer (soufre doré d'antimoine, calomel et gaiac) rendent dans ces cas de très-grands services.

Par la dilatation pupillaire qu'elle provoque, la belladone rompt les synéchies, quand elles ne sont pas trop anciennes, et en même temps agit comme antiphlogistique en décongestionnant l'iris. Les instillations de sulfate neutre d'atropine en solution au centième, ou moins concentrée, doivent être faites deux ou trois fois par jour et toutes les deux heures. Si la contraction pupillaire est forte, ou si l'on veut rompre des synéchies résistantes, on parvient quelquefois à déchirer ces adhérences en employant après l'atropine *l'ésérine* (solution au centième avec l'extrait de fève de Calabar), qui provoque un resserrement du sphincter irien. Mais il ne faut essayer ce moyen que lorsque la période exsudative aiguë est passée, car il pourrait avoir l'inconvénient d'augmenter la phlogose de l'iris et d'amener sur les parties de la cristalloïde les plus rapprochées du centre le dépôt d'exsudats plastiques brunâtres qui troublerait longtemps la vision et quelquefois pour toujours.

On prescrira conjointement des boissons chaudes et particulièrement l'infusion de *jaborandi*, que l'on pourra remplacer par une injection sous-cutanée de pilocarpine, de façon à provoquer une diaphorèse abondante.

Dans les cas d'inflammation vive, on n'oubliera pas que trois ou quatre sangsues à la tempe peuvent amener une sédation très-rapide. Contre les récidives rendues fréquentes par la persistance des synéchies rebelles à l'atropine, le meilleur sera de recourir à l'iridectomie.

Alfred GRAEFE und A. COLBERG, *Iritis gummosa* (*Archiv für Ophthalmologie*, p. 288-296, année 1861). — HIPPEL (in Konisberg), *Fall von gummoser Neubildung in sämmtlichen Häuten des Auges* (avec planches) (*Archiv für Ophthalmologie*, p. 65-74, année 1867). — FELLETIN, *De l'iritis syphilitique*, thèse de Paris, 1867. — GASCOYEN, *Cases of iritis occurring in Syphilis treated with mercury* (*Med.chir. Transactions*, p. 265, 1869). — DESMARRES, *Notes syphilitiques* (*Gaz. des hôpitaux*, 303,

1870). — Barreyron, *Quelques considérations sur l'iritis syphilitique*, thèse de Paris, 1872. — Schmidt, *Iritis syphilitique* (*Berliner Wochenschrift*, IX, 23, 1872). — Guibout, *Tumeur gommeuse de l'iris* (*Annales de dermat. et de syph.*, t. IV, p. 44, 1872). — Godman, *Iritis syphilitica* (*Philadelphia med. Times*, II, 46, 1872). — Piechaud, *A propos de quelques observations d'iritis syphilitique* (*Journal d'ophthalm.*, p. 449, 1872). — Longuet, *Iritis syph. avec perte complète de la vue du côté malade* (*Journal d'ophth. de Paris*, juin, 1872). — Woinow, *Gummata corporis ciliaris* (*Société des médecins russes de Moscou*. Compte rendu n° 10, 1873). — Higgens, *Syphilitic iritis in infants* (*Ophth. Hosp., Rep.* VIII, 1, p. 69-72, 1873). — Kipp, *Syphilitische Iritis mit gelatinösem Exsudat* (*Arch. f. Augen-und Ohrenheilkunde*, Bd III, 3, p. 191, 1873). — Charpentier, *Relation d'un cas remarquable d'iritis syphilitique* (*Presse méd.*, n° 30, 1873). — Gamberini, *Syphilis papulo-pustuleuse avec iritis double* (*Giornale italiano delle malattie veneree*, p. 261, an. 1873). — Sturgis, *Clinical records of syphilitic affections of the Eye* (*Archiv of dermatology, New-York*, p. 57, 1874). — Loring, *Syphilitic Gumma in the ciliary body* (*Transact. of the am. ophth. Soc.*, p. 174, 1874). — Abadie, *Iritis syphilitique* (*Gazette des hôpitaux*, n° 28, 1875). — Drognat Landré, *De l'iritis syphilitique* (*Annales d'oculistique*, 250, 1875). — De Wecker, *Syphilitische Iritis*, in *Handbuch der gesammten Augenheilkunde*, *redigirt von* A. Graefe *und* T. J. Saemisch, Leipzig, 1876. — Hock, *Maladies syph. de l'œil* (*Wiener Klinik*, n°s 3 et 4, 1876). — Giulio Saltini, *Le injezioni sottocutanee di calomelano nella cura dell' irite sifilitica* (*Rivista d'Omodei*, vol. 238, 567, 1876).

CHAPITRE VI

LÉSIONS SYPHILITIQUES DES MEMBRANES PROFONDES DE L'ŒIL

§ 1. — HISTORIQUE.

Bien que Sichel et Deval aient autrefois donné la description de certaines amauroses qu'ils rattachaient à la syphilis, ce n'est que depuis la découverte de l'ophthalmoscope que leur étude a pu être abordée. Après les recherches de de Graefe et de Fœrster en Allemagne, de Bader et de Hutchinson en Angleterre, il convient de citer parmi nous celles de Liebreich, Follin, Galezowski, les thèses inaugurales de Dupré, Meilhac, Bousseau, Drouin, et surtout les travaux de de Wecker, qui, tant dans son *Traité* que dans ses leçons cliniques (1874), a consacré de longs développements à cette importante question. Enfin, nous serions injuste en omettant de signaler S. Grand (de Saint-Étienne), qui a bien voulu mettre à notre disposition ses intéressantes observations.

§ 2. — ÉTIOLOGIE.

Les lésions que nous allons décrire sont à la fois secondaires et tertiaires, ou pour mieux dire, elles doivent être rattachées à cette période intermédiaire qui a reçu le nom de secondo-tertiaire. La phase des accidents cutanés superficiels, des syphilides résolutives est passée; et, débarrassé de cette première attaque du virus sur l'organisme, le malade se croit enfin guéri, quand éclatent, le plus souvent isolément, les accidents profonds de l'œil[1]. Assurément, il peut arriver qu'on les observe plus tôt ou plus tard, coïncidant avec les éruptions bénignes, ou survenant à la longue à une phase avancée de la période ultime, mais ce sont là des cas exceptionnels. Au reste, tardifs ou précoces, ni leur nature ni leurs caractères ne varient guère; ces lésions spécifiques n'ont d'autre origine, ne reconnaissent d'autre cause anatomique que la prolifération syphilomateuse; au sein des membranes oculaires naissent et se développent de petits néoplasmes gommeux analogues à ceux que nous avons décrits sur l'iris, sur la peau, sur les muqueuses, et qui, de la première à la dernière, constituent le fond commun de toutes les manifestations syphilitiques.

L'affection attaque rarement les deux yeux simultanément; le plus souvent cependant, au bout d'un temps variable, l'œil resté sain finit par être atteint à son tour.

L'observation montre que les femmes y sont plus sujettes que les hommes. Leurs travaux plus délicats, plus appliquants, tels que la broderie, la couture, qui provoquent et entretiennent dans les yeux une certaine congestion, en sont peut-être la raison.

On a constaté que, sauf des cas exceptionnels que je mentionnerai plus loin, ces lésions ne se montrent pas dans le cours des véroles malignes; on remarquera en effet que, par elles-mêmes, elles ne comportent aucune gravité, et que, si elles sont redou-

[1] 24 cas observés par J. Hutchinson se répartissent de la façon suivante en ce qui concerne l'époque d'apparition. L'intervalle entre le chancre primitif et le début de la lésion oculaire a été de :

De 4 à 5 mois	7 fois
De 8 à 12 mois	4
De 1 an à 3 ans	6
De 5 ans	1

ce qui donne une moyenne de 15 mois.

tables, ce n'est que par l'importance fonctionnelle des tissus dont elles compromettent l'intégrité.

Deux fois sur trois au moins, selon de Wecker et Fœrster, la chorio-rétinite aurait été précédée d'iritis; plusieurs auteurs pensent au contraire qu'il n'existe pas de relation saisissable entre les manifestations externes de la syphilis oculaire et celles que peuvent présenter les membranes profondes; à l'appui de cette manière de voir, nous citerons la statistique de Drouin qui, dans 55 cas, n'a noté l'existence d'une iritis antérieure que 5 fois.

§ 3. — SYMPTOMATOLOGIE GÉNÉRALE.

Nous passerons successivement en revue les lésions du nerf optique, de la rétine, de la choroïde et du corps vitré.

Nerf optique. — Existe-t-il de par la syphilis d'autre altération du nerf optique que celle qui succède à la compression produite par les tumeurs spécifiques intra-crâniennes, ou névrite descendante? Le fait est contesté par quelques ophthalmologistes, contre lesquels s'élève Abadie dont les idées sont exposées dans la thèse de Drouin. Quoi qu'il en soit, voici les caractères assignés à cette variété de névrite.—Les lésions du nerf optique sont appréciables à l'ophthalmoscope par les troubles de son segment oculaire, c'est-à-dire de la papille. On voit d'abord sa surface hyperhémiée prendre une teinte foncée, et ses contours perdre de leur netteté; les artères comprimées à leur entrée dans le globe oculaire sont amincies, les veines au contraire, sont un peu augmentées de calibre.

A une période plus avancée, la papille rouge sombre se distingue à peine du reste du fond de l'œil; elle est diffuse et n'a pour ainsi dire plus de bords; les artères sont devenues filiformes.

Si le mal n'est pas enrayé, c'est à l'atrophie de la papille qu'il aboutit fatalement, c'est-à-dire à la sclérose des fibres nerveuses et du tissu cellulaire interstitiel. Cette dernière phase se reconnaît à la disparition presque totale des vaisseaux qui deviennent filiformes, à la teinte blanc nacré de la papille et à la diffusion de ses bords irréguliers et quelquefois déchiquetés, caractère qui distingue l'atrophie consécutive à la névrite de l'atrophie simple essentielle.

La névrite s'accuse uniquement par des phénomènes d'obnubilation intermittente, toujours assez peu prononcés au début pour ne point s'opposer aux travaux ordinaires des malades. Après une série de poussées congestives, le trouble reste stationnaire; c'est habituellement à ce moment que le médecin est consulté. Si par un traitement spécifique il sait enrayer le mal et parer aux récidives, on peut presque toujours compter sur une guérison complète; aussi la névrite spécifique peut-elle être considérée comme la plus bénigne des affections de ce nerf.

Rétine. — La rétinite superficielle est habituellement associée à la névrite, et très-strictement limitée aux environs de la papille. Elle se traduit par une opacité de la région malade qui paraît comme enveloppée d'un nuage, et tranche par son reflet gris bleuâtre, d'une part sur la papille hyperhémiée et rouge, de l'autre sur la teinte rose pâle du fond de l'œil resté sain. On observe en même temps une congestion veineuse très-prononcée.

Plus profonde, interstitielle, la rétinite est généralement diffuse et suit le trajet des vaisseaux. Au niveau des points malades, la membrane nerveuse est dépourvue de transparence, louche et semble épaissie; ces lésions se perdent peu à peu vers les parties équatoriales. L'atrophie neuro-rétinienne est leur ultime et redoutable conséquence.

Signalons enfin une variété de rétinite remarquable par la limitation du processus morbide qui se fixe sur la *macula*, et surtout par l'étonnante tendance que présentent les lésions à récidiver; c'est la rétinite centrale récidivante de de Graefe, affection rare, puisque, malgré son immense pratique, cet ophthalmologiste n'en observa que 5 cas en 7 années. Tout se borne à de fines opacités d'une teinte grisâtre, mélangées souvent à de petits points jaunes, toujours bien séparés les uns des autres. Cette rétinite offre spontanément des intermittences, et, pendant l'intervalle des attaques se dissipe complétement pour reparaître à la moindre rechute: finalement elle peut entraîner l'opacité définitive de la région lésée [1].

[1] La rétinite spécifique se distinguera des diverses variétés de rétinite à l'aide des données suivantes :

Œdème de la rétine. — Vient à la suite d'un refroidissement ou de grandes fatigues. — Lésions très-étendues, teinte grise périvasculaire attestant la transsudation. — Hyperhémie veineuse. — Rétrécissement du champ visuel.

Rétinite parenchymateuse. — En outre des symptômes de l'œdème, taches blanches isolées, stries, bandelettes, opacités périvasculaires. — Autour de la *macula*, lignes grises rayonnées. — Ecchymoses ponctuées. — Marche très-lente.

Rétinite albuminurique. — Suffusion grisâtre péripapillaire; taches laiteuses entremêlées de foyers apoplectiformes. — Vaisseaux rétiniens presque disparus; autour de la *macula*, lignes convergentes de petits points blancs.

Rétinite leucémique. — Fond de l'œil de couleur citrine. — Opacités péripapillaires blanchâtres, arrondies. — Hémorrhagies, troubles visuels modérés.

Quand la rétinite existe seule, le malade s'aperçoit peu à peu d'un affaiblissement de l'acuité visuelle centrale. Ce phénomène est particulièrement frappant dans la rétinite récidivante de la macula qui survient subitement, et peut occasionner une diminution assez considérable de la vue pour empêcher le malade de se conduire. Mais il est bien rare que la rétinite soit isolée; le plus souvent, elle accompagne la névrite ou se montre secondairement dans le cours de la choroïdite, qui devient ainsi une chorio-rétinite. Enfin, il est très-fréquent de la voir se compliquer de troubles du côté de l'humeur vitrée; les symptômes qu'elle revêt dans ces deux derniers cas seront faciles à déduire de ce qu'il nous reste à ajouter (photopsie, mouches volantes, micropsie, héméralopie).

Choroïde. — La choroïdite est de beaucoup la plus fréquente et la mieux connue des affections profondes de l'œil; neuf fois sur dix au moins, c'est par cette membrane que débutent les lésions, et l'on peut dire sans exagération que, dans l'immense majorité des cas, sa souffrance suscite à brève échéance des altérations dans la rétine et le corps vitré; c'est donc l'étude de la choroïdite qui doit tout particulièrement appeler notre attention.

Dans un premier stade, la couche choroïdienne moyenne est le siége d'un néoplasme spécifique, qui ne devient apparent qu'après avoir dissocié les cellules du stratum épithélial qui le séparent de la rétine. L'interruption qui se produit alors dans cette membrane pigmentée, laisse apercevoir par places le tissu morbide sous-jacent à travers une ouverture bordée de pigment, d'où la production au-dessous des vaisseaux rétiniens d'un pointillé et plus tard de taches rosées, puis grises, avec petits îlots noirâtres à la périphérie.

Il est fréquent de voir ces taches disposées régulièrement, former au fond de l'œil des dessins arrondis comparables aux syphilides circinées de la peau. Çà et là se voient quelques traces hémorrhagiques, toujours arrondies [1].

A son début, la choroïdite spécifique disséminée est essentiellement péripapillaire, localisée au pôle postérieur de l'œil; plus tard

[1] Pour arriver à localiser sur la rétine ou sur la choroïde les taches vues à l'ophthalmoscope on se basera sur les signes suivants :

Taches rétiniennes. — Coloration plus éclatante, — troubles diffus à leur périphérie. — Vaisseaux tortueux, déviés et cachés par l'exsudat, hémorrhagies allongées en forme de flammèche.

Taches choroïdiennes. — Teinte plus trouble. — Netteté des membranes au voisinage des taches. — Vaisseaux non déviés. — Taches hémorrhagiques toujours arrondies.

elle gagne les parties équatoriales, et présente la plus grande ressemblance avec la choroïdite disséminée simple. La résorption spontanée de l'exsudat ne se fait pas toujours sans amener un amincissement plus ou moins complet de la membrane; quand la tache exsudative se transforme en plaque atrophique, elle prend une teinte bleuâtre produite par le reflet de la sclérotique et s'entoure d'amas pigmentaires irréguliers plus volumineux; à cette période, elle a été longtemps désignée sous le nom impropre de rétinite pigmentaire. Si la thérapeutique spéciale intervient à temps, on peut prévenir cet accident, et quelquefois obtenir la *restitutio ad integrum*.

Mais il n'en est pas de même dans les choroïdites plastiques qui se montrent parfois dans le cours des syphilis à forme maligne. On voit alors se développer avec une rapidité surprenante de véritables membranes végétantes, qui, s'implantant sur la choroïde, se dressent rigides et parcourent le corps vitré, parfois jusqu'en son milieu, au point que l'on pourrait presque s'en laisser imposer, au cours de l'examen ophthalmoscopique, pour un décollement rétinien.

Le début de la choroïdite, surtout lorsqu'elle est unilatérale, peut passer absolument inobservé; dans beaucoup de cas, c'est par hasard que le malade constate un affaiblissement de sa vue d'un seul côté. Bientôt il souffre de sensations subjectives fort pénibles (phosphènes spontanés); le champ visuel est occupé par des amas de corps flottants de forme diverse, signes de la lésion constante du corps vitré; plus tard paraissent les scotomes.

Toute plaque exsudative ou atrophique des régions périphériques de la choroïde ou de la rétine, produit dans le champ visuel une lacune correspondante. Quand la rétine et le nerf optique sont intéressés, il se fait un rétrécissement concentrique du champ visuel; un des symptômes assez fréquents de cet état est l'*héméralopie*. Dans la pénombre ou à la tombée de la nuit, les malades perdent la vue distincte des objets. On a signalé aussi de la *micropsie* ou diminution de volume des objets, de la *métamorphopsie* ou déformation des objets, de la diminution dans l'amplitude de l'accommodation (Fœrster) et de la *dyschromatopsie* (Galezowski).

A mesure que l'affection progresse, le champ de la vision se rétrécit, son invasion se produisant comme par poussées, et le malade marche à la cécité complète, à l'amaurose syphilitique.

En résumé, la choroïdite disséminée syphilitique se reconnaîtra presque toujours aux signes suivants, dont la réunion, même en l'absence de tout autre phénomène syphilitique, pourra servir à établir de fortes présomptions en faveur d'une infection antérieure. Ce sont : sa localisation à l'équateur, la forme circinée des lésions, la coïncidence constante de troubles du corps vitré, la complication de rétinite avec production d'un brouillard cachant en partie le nerf optique, d'un halo péripapillaire qui, lorsqu'on l'examine avec le miroir plan, prend la forme d'un petit semis très-fin; et enfin, l'apparition tardive de taches pigmentaires dentelées au-dessous des vaisseaux.

Corps vitré. — L'altération du corps vitré, complication nécessaire de la choroïdite spécifique, est sans doute une conséquence du trouble apporté dans la nutrition de cet organe par la lésion de la membrane vasculaire de l'œil. Elle se manifeste, à l'ophthalmoscope, par une perte de transparence qui peut aller du simple brouillard jusqu'à l'aspect pulvérulent complet de ce milieu. Quel que soit l'éclairage que l'on emploie alors, le fond de l'œil est voilé et obscurci, tantôt par un nuage, tantôt par des flocons qui se déplacent sous l'influence des mouvements, comme la poussière balayée par le vent sur les chemins; dans d'autres cas, c'est sous forme de toile d'araignée ou bien simulant un amas de filaments embrouillés que l'on perçoit ces lésions, qui rendent souvent impossible la constatation des désordres profonds, mais n'en constituent pas moins un des plus précieux éléments du diagnostic. Suivant Blessig, la forme d'opacité en poussière est absolument pathognomonique de la syphilis.

Pour les malades, elles se traduisent par l'apparition de mouches volantes, de traînées sombres plus ou moins étendues, quelquefois d'un filet enlaçant le champ de la vision et produisant une gêne et un agacement de tous les instants; c'est bien souvent le premier symptôme qui les alarme, le premier pour lequel le médecin est appelé à donner son avis. Le caractère de mobilité et d'intermittence que présentent ces troubles, visuels leur apparition sous l'influence du repos, leur disparition momentanée par les mouvements permettront toujours de les bien distinguer des scotomes, points noirs fixes, véritables trous dans le champ visuel qui dénotent l'atteinte et l'abolition fonctionnelle dans une étendue variable, des membranes profondes, choroïde ou rétine.

§ 4. — MARCHE. — PRONOSTIC.

La marche des maladies syphilitiques du fond de l'œil est toujours lente et irrégulière.

Tout excès de table, de veille, de travail oculaire, tout abus des fonctions génitales, amènent sûrement une aggravation; le fond de l'œil se congestionne davantage et le trouble de l'humeur vitrée s'épaissit.

Les récidives sont fréquentes et surviennent pour le moindre écart dans le régime ou dans le traitement. Mais c'est surtout dans la forme de rétinite centrale dont nous avons parlé plus haut, que cela est vrai; aussi de Græfe l'avait-il appelée rétinite à récidives.

Quand le mal n'est pas enrayé par un traitement convenable, une des terminaisons les plus ordinaires de la choroïdite spécifique est l'envahissement de la rétine et même du nerf optique par le processus inflammatoire et atrophique. Peu à peu les vaisseaux rétiniens diminuent de volume, et la papille, d'abord trouble et rougeâtre, pâlit.

Au début, avant la période de désorganisation et d'atrophie, le pronostic est relativement favorable. Il l'est d'autant plus que les lésions intéressent moins la région de la macula. Un traitement spécifique suivi avec persévérance peut amener une très-grande amélioration, mais bien rarement la guérison est complète. Il restera toujours quelques traces d'exsudations dans les membranes profondes, quelques points de la choroïde privés d'épithélium, quelques fibres nerveuses trop atteintes pour reprendre leurs fonctions. De là des scotomes et une certaine diminution de l'acuité.

Mais le traitement ne peut rien contre la désorganisation du tissu suivie d'atrophie. Les points de la choroïde et de la rétine détruits resteront comme de larges lacunes dans le champ visuel. Et si leur siége est la région de la macula, c'est la cécité à peu près complète, irrévocable. Abandonnée à elle-même, la névrite optique conduit à l'atrophie du nerf et à l'abolition de sa fonction. A cette période nous sommes également impuissants.

§ 5. — TRAITEMENT.

Si l'on veut obtenir quelque résultat du traitement, il doit être essentiellement mercuriel et appliqué avec persévérance. Les mercuriaux pris à l'intérieur, comme le sublimé, le protoiodure, le calomel ne suffisent plus. C'est par la friction qu'il faut faire pénétrer le remède dans l'organisme, 4, 6, 10 grammes d'onguent mercuriel double ou onguent napolitain devront être employés chaque jour sur la face interne des bras ou des cuisses. Il faut continuer jusqu'à la gingivite et même au delà, en modérant l'inflammation de la muqueuse buccale par des gargarismes au chlorate de potasse. En même temps on fera bien d'administrer quotidiennement des lavements avec 3 ou 4 grammes d'iodure de potassium (de Wecker).

De plus, il sera bon de faire, tous les cinq ou six jours, des déplétions sanguines locales, par l'application à la tempe de la ventouse Heurteloup. Comme adjuvants, on pourra employer l'iodure de potassium à l'intérieur, les dérivatifs cutanés, tels que sinapismes aux jambes et bains de pieds, sudorifiques (pilocarpine en injections) administrés le matin au lit, de manière à provoquer une transpiration douce, sans congestion de la tête. On devra en outre surveiller la liberté du ventre.

Ajoutons à cela, et c'est d'une importance capitale, que tout excès, toute fatigue, tout refroidissement doivent être soigneusement évités. Il est aussi très-important de ne pas suspendre trop tôt le traitement.

DEVAL, *Affections vénériennes de l'œil et forme insidieuse de l'ophthalmie syphilitique* (*Gaz. méd. de Paris*, p. 2, 1848). — BADER, *On ophthalmic appearances of secondary Syphilis* (*Ophth. Hosp. Reports*, 59. I, p. 245, 1857). — GALEZOWSKI, *Choroïdite syphilitique* (*Gaz. des hôpitaux*, p. 17, 1862). — QUAGLINO et SCARENZIO, *Rétinite syphilitique* (*Gazette médicale de Paris*, novembre 1866). — SAMELSON, *Retinitis syphilitica* (*British med. Journal*, p. 412, 1866). — BURFORD NORMAN, *Syphilis among patients of diseases of the eye* (*British med. Journal*, vol. I, p. 479, May 1868). — HUTCHINSON, *Syphilitical choroiditis symetrical and causing complete blindness* (*Ophth. Hosp. Rep.*, VI, 4, p. 227, 1869). — JAQUAI, *Affections syphilitiques du fond de l'œil*, thèse de Paris, 1870. — GALEZOWSKI, *Études sur les amblyopies et les amauroses syphilitiques* (*Annales de dermatologie et de syphiligraphie*, t. III, p. 308, 1871). — SORESINA, *Malattie oculari a fondo sifilitico, curati colle injezioni di calomelano* (*Giorn. ital. delle mal. ven.*, t. I, p. 190, 1871). — DOMENICO STEFANINI *Sifilide costituzionale con irido-ciclite sinistra, injezioni di calomelano* (*Giorn. ital. delle mal. ven*, t. I, p. 156, 1871). — RICHET, *Choroïdite séreuse* (*Journal d'ophth.*, 1872). — DE MAGRI, *Malattie oculari d'indole sifilitica* (*Giorn. it. delle mal. ven.*, p. 3, an. 1872). — POOLEY, *Choroïdite syphilitique* (*Am. journ. of syph. and derm.*, n° 3, 1872). — FOURNIER, *Affections oculaires syphilitiques* (*Journal d'ophthalmologie*, 1872). — ROSSIGNEUX, *Des affections oculaires qui dépendent de la syphilis*, thèse n° 102, 1873. — FÖRSTER, *Zur klinischen Kenntniss der Choroiditis syphilitica* (*Archiv für Ophthalmologie*, XXI, p. 33, 1874). — BULL, *Two cases of syphilitic lesion of the Eye* (*Transact. of amer. ophthalm. Soc.*, p. 195, 1874). — BACCHI (Marco), *Contribution à l'étude de la scléro-choroïdite postérieure*, thèse de Paris, 1874. — FÖRSTER, *Zur klinischen Kenntniss der Choroiditis syphilitica*, avec planches (*Archiv für Ophthalmologie*, p. 33-82, *année* 1874). — DEL TORO, *De la syphilis oculaire et de son traitement par les frictions mercurielles* (*La Cronica oftalmologica*, p. 141, nov. 1875 et p. 162, déc. 1875). — De Wecker, *Choroiditis specifica in* A. Græfe u. Saemisch, *Handbuch der gesammten Augenheilkunde*, Band IV, p. 624. Leipzig, 1876).

CHAPITRE VII

ÉPIDIDYMITE

§ 1. — ÉTIOLOGIE.

En 1863, Dron (de Lyon) appela le premier l'attention sur l'épididymite secondaire.

Cette lésion survient en moyenne vers le troisième mois de l'infection, mais peut se montrer tardivement au bout d'une ou plusieurs années, en même temps que les accidents dits de transition parce qu'ils servent de trait d'union entre les manifestations des périodes secondaire et tertiaire. Sans être très-fréquente, l'épididymite secondaire n'est pas rare, mais elle le paraîtrait bien moins encore si l'indolence de ses symptômes ne lui permettait de passer inaperçue dans nombre de cas ; c'est ainsi qu'à l'Antiquaille, pendant une période de six mois, seize observations purent être recueillies sur un ensemble de 2 à 300 syphilitiques. Au reste, la vérole seule en est bien responsable, et l'on ne peut songer dans ces cas, ni à un reste d'épididymite blennorrhagique, ni à la coïncidence du tubercule ou d'un engorgement strumeux ou traumatique, attendu que sur ces 16 malades, 10 n'avaient pas eu d'écoulement antérieur, et 2 seulement offraient les attributs du lymphatisme; enfin, preuve non équivoque de spécifité, le traitement mercuriel fut très-rapidement efficace dans tous les cas.

§ 2. — SYMPTOMATOLOGIE.

C'est la tête de l'épididyme (*globus major*) qui constitue le siége de prédilection du processus; exceptionnellement la queue de l'organe, *globus minor*, a pu être atteinte; dans quelques cas plus rares encore, le testicule et le canal déférent étaient intéressés; mais, dans tous les cas, c'est par la tête que débute le mal, sur la tête qu'il est toujours le plus marqué, c'est enfin la tête qu'il abandonne le plus tardivement.

L'affection est avec une égale fréquence simple ou bilatérale.

Le début reste ordinairement inobservé; c'est par hasard que le malade s'aperçoit d'un accroissement de volume de l'organe, complétement indolore et insensible même à la pression; tout au plus éprouve-t-il quelques tiraillements, une sensation de pesanteur; dans une seule observation, il est question d'une légère souffrance avec exaspération nocturne.

Que l'on suppose un corps de la grosseur d'un haricot introduit dans un épididyme sain, et l'on aura une excellente idée des caractères physiques offerts par l'organe malade. Jamais le volume du néoplasme n'a dépassé celui d'une petite noix et souvent il est resté égal à celui d'un pois, d'un grain de groseille; très-appréciable au toucher par sa consistance dure, la dureté de la base chancreuse.

La tumeur est toujours bien détachée du testicule.

La vaginale reste exempte d'épanchement, sauf dans des cas très-rares où le testicule subit, lui aussi, un léger degré de tuméfaction; quand le canal déférent participe également à la lésion, il fait sous le doigt un relief comparable à celui d'une sonde de gomme élastique. La peau reste toujours saine.

Pas de troubles fonctionnels; chez tous les malades, l'éjaculation s'effectue bien; examiné, chez l'un d'eux, le sperme a été trouvé normal. Il est donc de toute évidence que la prolifération syphilomateuse a pour siége exclusif le tissu cellulaire qui entoure les vaisseaux efférents [1].

§ 3. — DURÉE. — PRONOSTIC. — TRAITEMENT.

Le fait d'avoir constaté cette lésion précoce à une période avancée de la vérole semble prouver que, abandonnée à elle-même, elle persiste indéfiniment. Sous l'influence du traitement, au contraire, la régression de l'exsudat n'exige pas plus de deux mois en

[1] Le diagnostic de l'épididymite secondaire n'offre pas en général de grandes difficultés; voici cependant le signalement des lésions avec lesquelles on peut être exposé à la confondre :

Épididymite blennorrhagique. — Invasion brusque pendant une blennorrhagie; souffrances vives; fièvre. Signes extérieurs d'inflammation. Tension, œdème, rougeur, sensibilité extrême du scrotum. Tumeur adhérente au testicule. Complication fréquente de funiculite, d'orchite et d'épanchement aigu dans la vaginale. Localisation des lésions dans la queue de l'organe, où elles persistent souvent à l'état chronique. Très-rarement bilatérale.

Épididymite tuberculeuse. — Bosselures souvent volumineuses s'accroissant progressivement; de bonne heure, production d'adhérences avec la peau. Ulcères, fistules. Coïncidence de tubercules dans le canal déférent (cordon moniliforme), dans les vésicules séminales et la prostrate (tumeur appréciable par le toucher rectal), et enfin dans les poumons; fréquemment, antécédents héréditaires. Très-souvent bilatérale.

moyenne; c'est donc, absolument parlant, une lésion bénigne. Mais en ce qui concerne le pronostic du mal constitutionnel dont elle dérive, il est d'observation qu'elle est généralement l'expression d'une infection profonde, qu'elle coïncide avec des formes graves de la syphilis, qu'elle dénote en un mot une vérole forte. Aussi ne doit-on pas hésiter dans l'administration des spécifiques. La durée du traitement nécessaire varie de quinze jours à plusieurs mois. La résolution la plus rapide a été obtenue en quinze jours par l'iodure de potassium, qui donne incontestablement des résultats plus complets dans ce cas que l'hydrargyre. Aussi, si la précocité de l'accident ou la coexistence de lésions manifestement secondaires commande l'usage du mercure, sera-t-il toujours bon de lui associer celui de l'iodure. Aucun traitement local n'est nécessaire.

DRON, *De l'épididymite syphilitique* (*Archives de médecine*, 6e série, t. II, p. 513 et 724, 1863). — FOURNIER, *Du sarcocèle syphilitique et de l'épididyme secondaire* (*Mouvement médical*, septembre, octobre et novembre 1874). — LANCEREAUX, *Affections des organes génito-urinaires*, in *Traité de la syphilis*, p. 153, 1873. — BALME, *De l'épididymite syphilitique, précédé de quelques considérations sur les périodes secondaire et tertiaire*, thèse de Paris, 1876.

CHAPITRE VIII

TRAITEMENT PENDANT LA PÉRIODE SECONDAIRE

Nous avons passé brièvement sur la thérapeutique dans les chapitres précédents; sans entrer dans l'étude des spécifiques en eux-mêmes, ni de leur action physiologique, points que nous nous réservons de développer ultérieurement, il convient que, nous plaçant exclusivement au point de vue de la clinique, nous étudiions ici d'une façon générale la conduite à tenir en face des manifestations qui nous sont connues.

L'état morbide qui succède au chancre est complexe, et les indications qu'il fournit découlent : 1° des troubles de l'état général; 2° de l'éruption considérée en tant que lésion locale; 3° de l'intoxication syphilitique dont les manifestations secondaires ne représentent qu'une phase, et bien souvent la moins redoutable.

1° *Indications tirées de l'état général.* — Entretenir le fonctionnement régulier des organes, fortifier la constitution, parer à l'anémie, c'est mettre les malades dans les meilleures conditions possibles pour résister aux atteintes du virus. On surveillera surtout l'*hygiène*. Beaucoup de malades sont tout disposés à renoncer momentanément à leurs occupations ordinaires pour se consacrer tout entiers au traitement de leur vérole ; le médecin doit les détourner de cette manière de faire; car, s'il faut craindre l'influence des fatigues, on ne doit pas oublier que l'oisiveté conduit à l'hypochondrie et peut devenir ainsi une terrible complication ; au reste, il est bien rare que, dans de telles conditions, ces malades consentent à se soigner pendant le temps nécessaire et ne soient pas convaincus que l'intensité du traitement peut et doit suppléer à sa durée. Nul doute cependant que le séjour à la campagne, au grand air, en facilitant la nutrition, en permettant de se soustraire plus facilement aux veilles déprimantes, aux écarts de régime, aux travaux physiques ou intellectuels trop ardus, et en un mot aux excès de toute sorte (coït, alcool, jeu), ne constitue par lui-même une excellente condition.

En outre, la thérapeutique devra s'attacher à *combattre toute disposition morbide de l'organisme.* S'agit il d'un état anémique, on prescrira le vin de quina, les ferrugineux et l'iodure, qui, dans ce cas, jouit d'une efficacité incontestable (1 gr. de citrate de fer et 50 cent. d'iodure de potassium dans un litre d'eau de Saint-Alban à boire aux repas).

Contre l'herpétisme et l'arthritisme, que l'on peut considérer comme des complications latentes d'une extrême fréquence, sont indiquées les préparations arsenicales (20 centigr. d'arséniate de soude dans 125 gr. d'eau, 2 cuillerées à café par jour), précieuses également comme reconstituant. A titre d'excitant général, l'hydrothérapie prend de jour en jour une plus large place parmi les adjuvants des spécifiques; il n'est pas contestable, en effet, que, par l'activité qu'elle imprime aux actes nutritifs, elle ne fortifie l'organisme ; et d'autre part, il est rationnel de croire que la sécrétion sudorale augmentée peut servir dans une certaine mesure à l'élimination du virus; le bain de vapeur, et surtout les douches tièdes ou froides, remplissent donc une indication réelle. Quant aux sulfureux, c'est surtout pour parer aux inconvénients et aux dangers du mercure qu'on doit y recourir. On sait, en effet, que les sulfates ont la propriété de rendre solubles les composés albumino-mercuriels, qui peuvent ensuite prendre la voie des sécrétions. Nous aurons à revenir sur l'administration combinée de l'hydrargyre et des sulfureux. A une période plus avancée de la maladie, et lorsque les effets de l'infection sont demeurés inaperçus pendant une assez longue période, beaucoup de praticiens sont dans l'habitude de conseiller un séjour dans une station sulfureuse, à Aix ou dans les Pyrénées dans le but de reconnaître, comme à l'aide d'une pierre de touche, (*voy.* plus haut page 681) quelle force reste encore à la vérole. Bien qu'une telle manière de faire ne soit pas à l'abri d'objections sérieuses, attendu que, dans nombre de cas, l'épreuve étant restée négative, on a pu voir peu à peu surgir des récidives, il est certain qu'elle peut offrir un gage de sécurité relative aux sujets qui désirent se marier, à la double condition toutefois qu'ils n'attachent pas une importance trop grande à cet essai, et que, dans tous les cas, il n'y aient pas recours avant que deux ans au moins ne se soient écoulés depuis la disparition des derniers accidents. Plusieurs fois, en effet, on a pu voir des malades envoyés à ces thermes après trois ou quatre mois de guérison apparente, se couvrir soudain de lésions tertiaires des plus graves et des plus tenaces (Bories).

La tendance moderne porte plutôt à exagérer qu'à restreindre l'alimentation; cependant il y a des cas, bien rares, il est vrai, où le traitement tonique est contre-indiqué, tandis qu'un régime déprimant favorise la guérison, la pléthore mettant obstacle à l'action des médicaments. Nous tenons de F. Clerc que, trois ou quatre fois par an en moyenne, il reconnaît la nécessité d'ouvrir la veine au début d'un traitement; chez un malade l'amélioration ne fut obtenue qu'après trois saignées; un autre qui souffrait depuis fort longtemps d'ulcérations rebelles, dut une prompte guérison au même moyen. C'est sans doute dans des cas de ce genre que Payan (d'Aix) eut à se louer de la *diète sèche* ou *traitement arabique* [1], dont les indications, fort exceptionnelles nous en convenons, sont peut être aujourd'hui trop négligées.

2° *Indications tirées de l'accident en lui-même.* — Les nombreux faits de vérole naturelle que nous avons recueillis et ceux qu'offre

[1] P. S. Payan (*Revue médicale*, t. I, p. 368. Paris, 1839). Le régime prescrit par Payan exige une proscription complète des aliments ordinaires, soupes, ragoûts, fruits, et ne doit consister qu'en galette, raisins secs, figues sèches, amandes torréfiées. Il est assez généralement regardé comme un accompagnement indispensable de l'usage du mercure dans les maladies invétérées. Quelquefois cependant on peut laisser prendre de temps en temps, deux fois la semaine par exemple, de la viande rôtie ou grillée. L'unique boisson pendant le traitement consiste dans l'usage de la tisane sudorifique aux doses de 2 à 4 litres dans les 24 heures. La durée du traitement est en général de 40 jours; le ptyalisme survient assez souvent vers la fin. Payan dit l'avoir employé avec succès pour combattre les accidents tertiaires des syphilis invétérées (Payan, *Des remèdes antisyphilitiques, de leurs appréciations et de leur application thérapeutiques* (*Journal de méd. de Bordeaux*, 1844, et tirage à part, p. 60).

chaque jour la pratique prouvent, sans contestation possible, la curabilité spontanée des syphilides. D'autre part, l'observation n'est pas moins affirmative en ce qui concerne l'influence réelle du mercure sur leur disparition. Le problème ainsi posé, sa solution sera calquée sur celle que nous avons donnée plus haut à propos de la thérapeutique du chancre (page 634); si la syphilis est très-légère, le malade, pour le moment actuel, ne gagnera pas grand chose en s'adressant aux spécifiques; il est même probable qu'il bénéficiera de l'abstention mercurielle, abstention qui, du reste, pourra et devra n'être prolongée qu'autant que les accidents resteront bénins. Sont-ils graves au contraire, il faut, sans hésiter, prescrire l'hydrargyre; car, livrés à eux-mêmes, l'expérience nous a appris qu'ils guérissent très-lentement, ou même subissent une incessante aggravation. Pour les premiers donc, hygiène et toniques; pour les derniers, spécifiques.

Par spécifiques, nous n'entendons ici que le mercure et l'iodure de potassium; encore l'iodure ne devra-t-il être administré que dans le cas de symptômes viscéraux rebelles à l'action du mercure, qui est vraiment le remède par excellence de la période secondaire. Ce n'est pas que de nombreux agents n'aient été proposés pour suppléer ce métal; mais presque tous, après quelques succès éphémères ont été à peu près abandonnés. Il en est ainsi de l'*oxyde d'or* et de l'*oxyde d'argent* (pilules de 30 milligrammes par jour) vanté par Payan, mais seulement dans les cas d'affection invétérée et quand l'organisme est arrivé à l'hypersaturation mercurielle; du *chlorure de platine*, préconisé par Cullerier et Hœfer et vainement essayé par Fricke (de Hambourg); *du tartre stibié* à doses réfractées, qui cependant, paraît-il, aurait donné entre les mains de Willenbrand, médecin de l'hôpital maritime de la Finlande, d'assez bons résultats pour la guérison des ulcères de la bouche et du gosier; de l'*acide phénique;* de la *créosote* (Greenway, de Plymouth) que l'on ne peut donner à haute dose (10, 15 ou 20 grains par jour) sans perturber les fonctions digestives, circulatoires ou urinaires, et qui, à dose moindre, s'est montrée radicalement inefficace dans les expériences nombreuses de Sigmund. Nous ferons cependant des réserves en ce qui concerne l'*hyposulfite de soude* (Radcliffe) à la dose quotidienne de 1/2 à 2 grammes; le *bichromate de potasse* (Vicente, Heyfelder), une ou deux pilules de 1 centigramme par jour, et surtout l'*eau oxygénée*, qui, selon Richardson, aurait la double propriété d'agir, à haute dose, comme le mercure, et, en moindre quantité, comme l'iodure, et d'être, dans tous les cas, un excellent auxiliaire de ces deux médicaments. La solution préférée est à 10 volumes d'oxygène, aiguisée d'une trace d'acide chlorhydrique, et peut être portée progressivement jusqu'à 25 grammes.

Il serait long d'énumérer tous les produits que la science ou le charlatanisme ont successivement mis en vogue. Le *gaïac*, dont Fracastor chanta la vertu merveilleuse, n'est plus conseillé aujourd'hui qu'à titre de sudorifique et le cède de beaucoup au *jaborandi*, qui est également sialagogue et dont nous recommandons l'usage dans certaines formes graves, dans la syphilis oculaire, par exemple; citons encore le *guaco* (Pascal), le *tayauya*, actuellement expérimenté en Italie, *le remède de Pollini*, etc.

De tous les adjuvants, de tous les succédanés mis en parallèle avec le mercure, un seul donne de réels succès et d'une façon à peu près constante, mais comme auxiliaire seulement, c'est l'arsenic; nous avons expliqué plus haut la raison de son influence; nous n'y reviendrons pas ici.

Quant aux modes d'administration du mercure et de l'iodure, c'est dans un chapitre ultérieur que nous nous en occuperons.

3e *Indications tirées de l'état général syphilitique.* — S'il ne s'agissait que de faire disparaître un accident par lui-même de peu de durée, l'importance de la question qui nous occupe serait bien réduite; mais, par delà les éruptions éphémères, le praticien doit songer aux suites de la maladie, et se demander s'il peut quelque chose pour les atténuer. Les poussées secondaires sont-elles moins nombreuses ou les tertiaires moins redoutables, quant à leur fréquence, l'époque de leur apparition ou leur sévérité propre, après l'administration du spécifique? Il est permis de conserver des doutes à cet égard; en dépit des traitements les plus opiniâtres, on voit chaque jour des malades en butte à de désespérantes récidives, et la statistique nous apprend que, s'ils sont souvent retardés, les maux de la phase ultime ne sont point évités par l'absorption d'une grande quantité de mercure. Dès lors, la logique conseille de ne demander au spécifique suspect que la part d'action strictement nécessaire à la cure des lésions existantes; guérissez donc l'accident, mais ne croyez pas qu'en centuplant la quantité d'hydrargyre nécessaire pour blanchir le sujet vous atteindrez la cause du mal. Surtout n'oubliez pas que de graves accusations ont été portées, et, quoi qu'on en ait dit, pèsent encore sur ce remède (*voy.* page 633). Telle est la doctrine professée actuellement par nombre de spécialistes éminents, en tête desquels il faut placer Diday; elle n'a rien de systématique, rien d'absolu, et s'appuie à la fois sur la statistique et le raisonnement.

Personnellement, j'ajouterai que, s'il faut s'en rapporter à mes observations antérieures, les véroles hydrargyrisées seulement à partir des secondaires encourraient un pronostic particulièrement fâcheux, plus sévère que celui des véroles soumises au spécifique *ab initio*, et même que celui des véroles naturelles. Bien que le fait ne me semble pas incontestablement établi et qu'il échappe actuellement à toute explication, je crois utile de le noter ici, en le signalant à l'attention des observateurs.

Au reste, on se tromperait beaucoup si l'on cherchait dans les pages qui précèdent une ligne de conduite nettement arrêtée; après une expérience de plusieurs siècles, ayons le courage de l'avouer, la question du traitement de la syphilis est loin d'être résolue, sans doute parce que jusqu'ici le parti pris a tenu dans les recherches plus de place que le raisonnement. Mais depuis quelques années, l'étude des observations, l'analyse minutieuse des faits tendent à remplacer les luttes stériles de la parole; aux affirmations solennelles des doctrinaires ont succédé la libre discussion et le doute méthodique qui, en bonne philosophie, est un acheminement vers la vérité. C'est à Diday que revient l'honneur d'avoir fait entrer la question dans une voie véritablement scientifique, par la publication de son *Histoire naturelle de la syphilis*; mais que ne reste-t-il pas à faire pour trouver enfin la solution de ce problème!

Chaussy, *Maladies syphilitiques guéries par la Bourboule* (*Gaz. méd. de Paris*, p. 233, 1839). — Fricke, *Du platine contre les affections syphilitiques* (*Annales des maladies de la peau de Cazenave*, t. II, p. 789, 1845). — Payan, *Préparations d'or et d'argent dans le traitement de la syphilis* (*Annales des maladies de la peau de Cazenave*, t. II, p. 29, 1845). — *Traitement de la syphilis par la diète sèche ou traitement arabique* (*Annales des maladies de la peau de Cazenave*, t. I, p. 288 et t. III, p. 110). — Willenbrand, *Du tartre stibié dans le traitement de la syphilis* (*Annales des maladies de la peau de Cazenave*, t. II, p. 159, 1845).— Robin, *Bichromate de potasse comme anti-syphilitique* (*Annales des maladies de la peau de Cazenave*, t. IV, p. 111, janv. 1852). — Vicente, *Du bichromate de potasse comme moyen de remplacer les prép. de mercure dans le traitement de la syphilis* (*Bull. de thér.*, 41, p. 524, 1851). — Heyfelder, *Le bichromate de potasse contre la syphilis* (*Gaz. méd. de Paris*, p. 550, 1853). — Baizeau, *Influence des eaux sulfureuses sur la syphilis* (*Gaz. méd. de Paris*, p. 491, 1855 et p. 585 et 616, 1856). — Marc Pégot, *Eaux sulfureuses dans le traitement des accidents consécutifs de la syphilis* (*Gaz. méd. de Paris*, p. 643, 1853, et p. 595, 1856). — Vidal, *Eaux sulfureuses d'Aix en Savoie comme moyen curatif et diagnostique des accidents consécutifs de la syphilis* (*Gaz. méd. de Paris*, p. 595, 1856). — PODRELLI, *Iodo-arsénite de mercure dans les syphilides cutanées* (*Gaz. des hôpitaux*, p. 238, 1863). — DUNN, *Treatment of syphilis* (*Brit. med. Journ.* t. I, p. 696, 1866). — DE MÉRIC, ALLINGHAM, *Mercury in syphilis* (*Brit. med. Journ.*, t. I, p. 16, 77, 168, 401, 404, 754, 1864). — DRYSDALE, *Treatment of syphilis without mercury* (*Brit. med. Journ.*, t. I, p. 151, 1864). — *L'arsenico contro la sifilide* (*Escholiaste medico*, n° 230. Lisboa, 1866). — PODRELLI, *Del liquore iodo-arsenico mercuriale del Donovan, sua formola migliore* (*Giornale italiano delle malattie veneree e della pelle*, t. I, p. 313, anno 1866). — RADCLIFFE, *Sulphite of soda in syphilis* (*British medical Journal*, II, p. 390, 1866). — W. DUNN, *Non mercurial treatment of syphilis* (*British med. Journ.*, p. 53-132, 1866). — Carlo d'AMICO, *Cura della sifilide per i solfiti alcalini* (*Giornale delle malattie veneree*, III, p. 307 et 381, 1867). — PRIMAVERA, *La sifilide e l'idroterapia* (*Gior. ital. delle malattie veneree e della pelle*, t. I, p. 345, anno 1867). — VERNEUIL, DOLBEAU, *Sur le traitement de la syphilis* (*Bulletin de la Société de chirurgie*, 1867). — COOTE (Holmes), *On carbolic acid in treatment of syphilis* (*British medical Journal*, vol. I, p. 241-414, 1868). — GREENWAY, *On carbolic acid in syphilis* (*British medical, Journal*, II, p. 635, 1868). — *Acque d'Italia commendevole nelle malattie veneree* (*Giorn. ital. delle mal. ven.*, t. II, p. 58, 1868). — N. PASCAL, *Du guaco et de ses effets prophylactiques et curatifs dans les maladies vénériennes*, Paris 1865. — PATAMIA, *Un caso di sifilide refrattario alla cura mercuriale e jodico guarito con l'arsenico* (*Giornale italiano delle malattie veneree*, t. I, p. 167, 1869). — KOHN, *De l'usage interne de l'acide phénique contre les maladies de la peau et la syphilis* (*Ann. de derm. et de syphil.*, t. t, p. 510, 1869). — BORIES, *Des eaux sulfureuses dans la syphilis* (*Giorn. ital. delle mal. ven.*, t. II, p. 239, an. 1870). — Wilhelm WINTERNITZ, *Efficacité de l'hydrothérapie dans le traitement de la syphilis constitutionnelle* (*Archiv für Dermatologie und Syphilis*, 1870). — ULLERSPERGER, *La cure hydrothérapique, hydrominérale et balnéo-thérapique de la syphilis* (*Wochenblatt der k. k. Gesellschaft der Aertze in Wien*, n° 41, 42, 43, 44, 1871). — SCHEYER *Kreosot und Carbolsaüre bei venerischen Krankheiten* (*Centralblatt für med. Wissensch.*, p. 560, Berlin, 1870). — Ad. DEWRE, *Behandlung Syphilis ohne specifica* (*Arch. f. Dermatologie u. Syphilis*, *Centralblatt*, p. 304, 1870). — W. RICHARDSON, *Peroxyde d'hydrogène dans la syphilis* (*Med. Times and Gaz*, 1872). — SIGMUND, *Observations pratiques sur l'usage de l'acide phénique dans les maladies syphilitiques* (*Aerztlicher Litteraturblatt*, 1872). — BERTHERAND, *Du traitement simple et du traitement spécifique des accidents vénériens*, Paris, 1873. — BRIDE, *Mode d'administration du gaïac* (*Lyon médical*, t. XVII, p. 164, 1874). — KEYES, *The tonic treatment of syphilis* (*Amer. Journ. of med. sciences*, 479, 1877).

PÉRIODE TERTIAIRE

La période secondaire que nous venons d'étudier, nous a montré le virus envahissant l'économie comme un poison et déterminant, de prime abord, par sa présence dans les organes, des manifestations généralisées, tumultueuses, mais éphémères. A cette *phase d'intoxication* succède la *phase diathésique* ou *tertiaire*. L'agent nocif a pris droit de cité dans l'organisme; où s'est-il réfugié, où s'accumule-t-il pendant les longues acalmies qui coupent cette période? Faut-il croire avec Virchow que les ganglions lui servent de réservoirs? nous ne saurions le dire avec certitude; mais ce dont on ne peut douter, c'est qu'il ne puisse se conserver pendant un nombre d'années illimitées, 20, 30, 40, et même plus (57 ans dans un cas).

Mais alors les lésions auxquelles il donne lieu offrent un ensemble de symptômes qui les rendra bien différentes des lésions secondaires. Au lieu de se répandre sur tout le tégument, d'affecter à la fois peau, muqueuse, ganglions, articulations, muscles, elles sont groupées d'abord, puis *discrètes*, isolées et plus tard *solitaires*. Au lieu de se développer en quelques jours et parfois du jour au lendemain, elles ont le plus souvent une *évolution lente*, inaperçue, *insidieuse*, et d'autant plus *latente* qu'habituellement elles *occupent la profondeur des organes*, intéressant leur parenchyme, et les désorganisant dans leur intime structure (gomme et sclérose). Aussi leur *pronostic est-il sévère*, et il le serait bien plus encore, si nous ne possédions, pour en triompher, un agent d'une efficacité merveilleuse, l'*iodure de potassium*, le plus incontesté des spécifiques.

A quelle époque faut-il redouter l'apparition des accidents tertiaires? C'est là un point qu'on ne saurait déterminer d'une façon précise; quelques malades restent indemnes fort longtemps. Sont-ils atteints, huit ans ou plus après le chancre, nous voyons là une *syphilis tertiaire tardive;* elle est *précoce* si les manifestations se rencontrent avant la quatrième année; *moyenne*, si elles surviennent de la quatrième année à la huitième.

Nous allons exposer successivement les lésions de chaque organe. Si nous nous écartons, pour cette description, de l'ordre suivi précédemment à propos des syphilides secondaires de la peau et des muqueuses, c'est qu'il n'est pas possible de séparer l'étude des accidents tertiaires superficiels d'un organe de celle des accidents profonds; aussi, en même temps que les ulcères du tégument pénien par exemple ou trachéal, devra-t-on chercher les altérations sous-jaçentes des tissus érectiles ou des *cartilages*[1].

Bien que, arrivée à cette période, la syphilis offre une marche singulièrement ralentie, ce serait une erreur que de la considérer comme apyrétique. Certainement la *fièvre tertiaire* est rare, mais, dans quelques cas, elle est des plus accusées, et ses caractères peuvent aider puissamment au diagnostic de certains états morbides. Sa longue durée, ses rémissions très-marquées, avec exacerbations vespérines pouvant aller jusqu'à 38, 39 et 39°,5, et surtout les merveilleux effets de l'iodure joints à l'inefficacité du sulfate de quinine, permettent de la différencier de celle qui accompagne les lésions vulgaires des jointures, ou des viscères; en certains cas on a pu notamment constater que l'état fébrile, dans les cas de guérison incomplète, reparaissait dès que cessait la réaction iodique dans les urines. Ce symptôme sera étudié de nouveau à propos des lésions pulmonaires syphilitiques. Mais dès à présent,

(1) En ce qui concerne l'étiologie de la syphilis tertiaire, je rappelle ici, quelques-unes des propositions que j'ai formulées dans un autre travail. Les maladies tertiaires, au nombre de 218, dont j'ai rassemblé les observations, classées d'après le traitement auquel elles avaient été soumises, se répartissent de la façon suivante :

Syphilis hydrargyrisée *à secundariis*..................	51 p. 100
— naturelle..................................	27 —
— hydrargyrisée *ab initio*........................	21 —

Les syphilitiques mercurialisés à secundariis, *constituent donc la grande majorité des tertiaires; viennent ensuite par ordre de fréquence : les syphilitiques abandonnés à la marche naturelle de la maladie, et enfin ceux qui ont pris d'emblée du mercure.*

Nous retrouvons le même ordre s'il s'agit de marquer l'allure, le degré de rapidité de la vérole, l'intervalle entre les deux périodes extrêmes :

Syphilis hydrargyrisée *à secundariis*..................	3 ans
— naturelle..................................	4 —
— hydrargyrisée *ab initio*........................	7 —

Ce dernier tableau est confirmé par le suivant qui nous montre les accidents répartis suivant leur apparition tardive ou précoce.

	PÉRIODE TARDIVE	MOYENNE	PRÉCOCE
Syphilis hyd. *à secundariis*.....	8	10	81 p. 100
— naturelle.............	17	15	67 —
— hyd. *ab initio*.........	29	21	49 —

La syphilis soumise au mercure dès l'accident primitif est donc celle qui évolue le plus lentement; vient ensuite la syphilis naturelle, puis la syphilis mercurialisée seulement à partir des secondaires.

je tiens à faire remarquer qu'il n'avait point échappé aux anciens auteurs; nous le trouvons signalé particulièrement par Swediaur et par Stoll, dont les observations très-explicites nous ont été signalées par notre ami le docteur Joseph Michel.

CHAPITRE IX

LÉSIONS TERTIAIRES DE LA PEAU

I. — Syphilides pustuleuses profondes.

Le groupe des syphilides pustuleuses profondes comprend des lésions multiples, aussi diverses par l'époque de leur apparition que par l'importance des désordres qu'elles entraînent. Les unes sont précoces et confinent de si près à la période secondaire, qu'on peut à juste titre les considérer comme des accidents de transition. Leur caractère essentiel est de se terminer par résolution, nous les décrirons sous le nom de *syphilides pustuleuses résolutives.* Les autres, franchement tertiaires, aboutissant à des ulcérations, méritent la dénomination de *syphilides pustuleuses ulcéreuses.*

Syphilides pustuleuses résolutives. — Infiltration syphilomateuse de la peau, sécrétion d'un liquide séro-purulent qui se fait jour à travers l'épiderme ramolli et se concrète à sa surface; persistance plus ou moins longue de l'état croûteux, et enfin résorption lente du néoplasme, dont la place reste marquée par une cicatrice indélébile, telles sont les différentes étapes que parcourt cette lésion.

C'est généralement par groupes arrondis que se présente la syphilide pustuleuse croûteuse, ou *pustulo-crustacée.* Ses éléments sont disposés sur des placards de peau infiltrée, d'un rouge vineux. S'il s'en rencontre d'isolés, ils sont toujours entourés d'une large auréole de même couleur. Les croûtes dont le diamètre ne dépasse guère celui d'une pièce de cinquante centimes, sont d'une couleur qui varie entre le vert, le marron et le gris; toujours très-adhérentes. Après la guérison, restent des maculatures d'une teinte fauve ou cuivreuse très-accentuée, fort irrégulières, sur lesquelles chaque pustule laisse souvent une empreinte plus claire. Au bout d'un temps assez long, la pigmentation finit presque toujours par disparaître; mais sur la peau amincie persistent de petites dépressions cycliques, très-caractéristiques dans bien des cas.

La syphilide pustulo-crustacée n'est point une éruption rare; sur 211 syphilitiques tertiaires, je l'ai rencontrée 18 fois; soit 8,5 fois sur 100. Quant à son *siége*, il a été constaté 4 fois sur la région des épaules, 3 fois sur les bras, la face et les jambes; 2 fois sur la cuisse, 1 fois sur le cou, le dos, le flanc, les fesses, l'avant-bras et le pied.

C'est en moyenne au bout de cinq ans que survient cette lésion, mais on peut l'observer beaucoup plus tôt et beaucoup plus tard; voici la liste des périodes intérimaires écoulées entre le chancre et la syphilide pustulo-crustacée : dans nos 18 observations : 25 ans, 14 ans, 9 ans, 7 ans, 6 ans (un cas); — 12 ans, 4 ans, 3 ans, 1 an (deux cas); — quelques mois (quatre cas).

Si l'on recherche les antécédents des malades atteints de cet accident, on est frappé de ce fait que, *dans aucun cas*, le chancre primitif n'a été grave. Cette remarque que j'ai entendu faire à E. Besnier est pleinement confirmée par l'étude de mes observations. Dans plusieurs cas, les malades se sont à peine aperçus de leurs chancres, que sept fois je vois qualifiés de « bouton insignifiant, bobo, petite écorchure, etc... ».

Enfin j'ai souvent rencontré des sujets incontestablement porteurs de cette affection, qui niaient tout accident primitif. S'il n'en est pas toujours de même pour ce qui a trait aux secondaires, il n'en est pas moins acquis que la lésion qui nous occupe caractérise, dans la grande majorité des cas, une syphilis bénigne; car il est également d'observation que les manifestations de la phase ultime restent bornées aux téguments.

Mais ce n'est pas tout. La statistique nous révèle d'étranges différences relativement aux antécédents thérapeutiques des mêmes individus. En effet, tandis que la syphilide pustulo-crustacée s'est rencontrée 16 fois sur 100 (10 fois sur 59) dans les cas de vérole naturelle, c'est-à-dire non traitée, je ne l'ai observée que 5,4 fois sur 100 (8 fois sur 148 cas) chez les sujets soumis à la cure mercurielle. Scientifiquement, nous ne sommes point en mesure de donner encore l'explication de ces faits. Faut-il les attribuer à l'influence d'une graine syphilitique relativement bénigne, si bénigne que les malades ne croiraient pas devoir recourir au médecin, à une sorte de syphilis exclusivement tégumentaire? Est-il plus juste, au contraire, comme ne manqueront pas de le dire les partisans du mercure, de supposer que si ces accidents font défaut après l'emploi de ce remède, c'est qu'il s'est montré assez puissant pour les conjurer? Encore une fois nous ne pouvons aujourd'hui que poser la question, et la signaler aux cliniciens, à ceux du moins qui estiment que tout n'est pas dit encore sur la marche de la syphilis et l'influence du mercure.

Syphilides pustuleuses ulcéreuses. — A son début, la syphilide pustuleuse peut se présenter sous plusieurs formes, rappelant soit l'impétigo, soit l'ecthyma, soit le rupia. Dans le premier cas, une tache rouge s'étant montrée, de petites pustules hérissent sa surface, se rompent, et bientôt se couvrent d'une large et épaisse

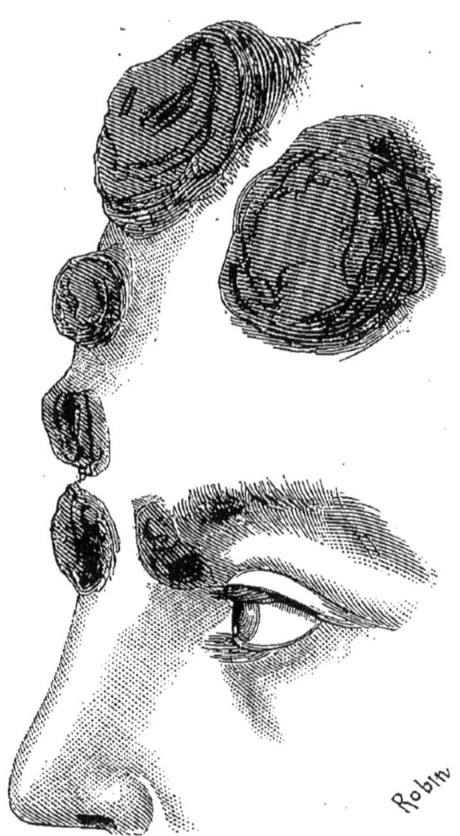

FIG. 79. — Éruption dite rupia syphilitique (d'après un moule du musée de Saint-Louis. Malade de M. Guibout).

croûte jaunâtre, fendillée, reposant sur un ulcère qu'elle déborde. L'élément ecthymatoïde, généralement plus large, pouvant aller jusqu'à 3 centimètres de diamètre, se présente sous la forme d'une grosse pustule, entourée d'une zone infiltrée rouge sombre. Quand le pus s'est concrété, une perte de substance, souvent considérable, est cachée par une carapace brune, bombée au centre, et dont les bords sont enchâssés dans la coupe abrupte de la peau environnante épaissie. Pour l'éruption rupioïde, le début se fait par une large ampoule séreuse ou séro-purulente, ou quelquefois par une pustule entourée d'un soulèvement bulleux. La croûte noire qui débute par le centre s'accroît incessamment, par sa surface profonde, d'une couche concentrique plus étendue à la périphérie, si bien qu'au bout d'un certain temps le coagulum primitif forme le sommet d'un monticule stratifié, que l'on a fort justement comparé à une écaille d'huître (fig. 79).

L'ulcération limitée par des bords très-nets, et comme taillés à l'emporte-pièce, est toujours profonde, entame le derme souvent dans toute son épaisseur, et se termine à un fond déchiqueté grisâtre, quelquefois brun foncé, livide et comme gangréneux. La fonte des tissus s'accompagne d'une production abondante de pus, comme on peut s'en assurer en pressant sur les croûtes ; on sent qu'elles se laissent enfoncer facilement, et en même temps on voit leurs bords s'entourer d'un bourrelet purulent formé par le liquide, qu'elles déplacent et chassent vers la périphérie.

La période de déclin s'annonce par la chute des croûtes, et la modification du fond, qui prend petit à petit les caractères d'une plaie simple, se met à bourgeonner, et comble plus ou moins la lacune béante de la peau. Il n'est pas rare que le travail de prolifération réparatrice reste jusqu'à la fin sous-crustacé. La *cicatrice* est toujours très-apparente et indélébile. Plusieurs fois je l'ai vue constituée par un anneau pigmenté entourant un cercle rosé très-lisse, presque brillant; dans les cas d'ulcération profonde, le tégument de nouvelle formation se fait remarquer par sa minceur et sa teinte d'un blanc mat.

Les pustules ulcéreuses peuvent se montrer sur tout le corps, mais se développent de préférence sur la face et le cuir chevelu. Elles sont épaisses ou groupées, ce qui est le cas le plus fréquent.

Des quatre périodes que nous venons de décrire, infiltration, suppuration, ulcération et réparation, la troisième, en s'exagérant, peut conduire aux complications phagédénique ou serpigineuse. Cette question sera examinée plus loin au chapitre de la syphilide tuberculeuse ulcéreuse. On comprend combien une telle éventualité assombrit le pronostic de cette éruption, qui ne laisse pas du reste que d'être grave par elle-même, tant à cause des désordres qu'elle entraîne qu'en raison de ses récidives incessantes.

Traitement. — A l'intérieur, on administrera le *traitement mixte*. La préparation de deuto-iodure ioduré de mercure, connue sous le nom de *sirop de Gibert*, est d'une efficacité souvent merveilleuse; c'est contre ces accidents cutanés qu'elle reconnaît son indication la plus positive. Localement, peu de chose à faire : la croûte tombée, on pansera avec la poudre d'iodoforme, la teinture d'iode ou le taffetas de Vigo. En même temps, l'état général devra être restauré à l'aide des toniques.

II. — Syphilides tuberculeuses.

Comme les syphilides pustuleuses profondes, les tubercules syphilitiques doivent être divisés en deux catégories essentiellement distinctes, suivant qu'ils se terminent par résolution ou par ulcération.

Syphilide tuberculeuse résolutive.— Le tubercule résolutif est un bouton d'apparition tardive, à racines cutanées profondes, à

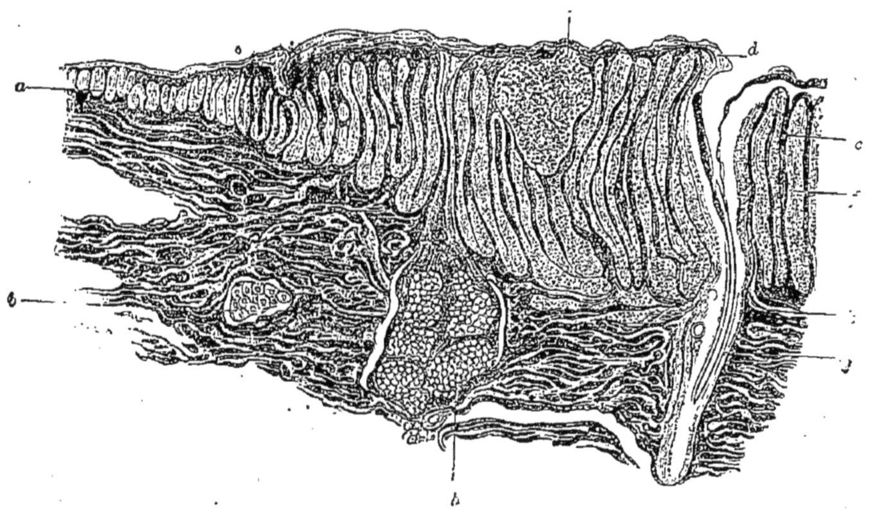

FIG. 80. —Gomme dans un folliculle pileux[1].

évolution lente, qui se termine, sans ulcération, par atrophie interstitielle du derme, et formation d'une cicatrice tégumentaire indélébile. En réalité, ce n'est là qu'une exagération de la papule, un syphilome plus développé, une gomme parfaite; objectivement, le tubercule ne diffère de la papule que par des nuances; il est plus globuleux, de base moins étalée, de consistance plus ferme.

Rien de plus variable que son volume; circonscrites, groupées sur

[1] *a*, papilles normales; —*b*, peloton des glandes sudoripares au sein du chorion; — *h*, glandes sébacées; — *d*, couche amincie du rete malpighien au-dessus des points malades; —*e*, le rete entre les papilles augmentées de volume; — *f*, papilles fort augmentées dans le sens de la longueur; — *g*, bulbe pileux et poil; — *k*, prolifération au sein de la couche vasculaire; — *c*, accumulation de cellules et masses finement granuleuse dans l'orifice élargi d'un follicule pileux (d'après Kaposi).

la face, particulièrement autour des commissures, il est de petites gommes très-superficielles, probablement folliculaires (fig. 80), à peine grosses comme une tête d'épingle, qui constituent l'une des lésions les plus caractéristiques de la période secondo-tertiaire; d'autres fois, au contraire, le corps entier est couvert de gros nodules violacés plus confluents et plus développés sur les membres inférieurs, où ils revêtent souvent la forme hémorrhagique.

Dans la majorité des cas, l'éruption est circonscrite, et débute par groupes, figurant un cercle, un anneau, un fer à cheval, une grappe de raisin, ou plusieurs cercles concentriques; à leur période d'état, ils offrent une couleur sombre, qui les a fait comparer au fruit du mûrier. A la paume des mains et à la plante des pieds, la manifestation est squameuse, et forme une variété de ce que certains auteurs comprennent sous la dénomination confuse de *psoriasis palmaire.* On la reconnaît à la présence de larges plaques écailleuses, cornées, disposées circulairement, entourées d'une aréole cuivrée, et reposant sur des groupes tuberculeux faciles à distinguer.

La marche de cette affection est essentiellement chronique; un malade, observé par Bassereau, en était atteint depuis dix ans. Cette longue durée peut tenir soit à la persistance indéfinie des mêmes éléments, soit à la production de nouvelles poussées, c'est-à-dire de récidives qui peuvent être fort nombreuses.

Lorsque les tubercules s'affaissent, il reste toujours une cicatrice fauve et déprimée qui ne devient blanche qu'à la longue [1].

Syphilide tuberculeuse ulcéreuse. — Le ramollissement et l'ulcération des éléments éruptifs que nous venons de décrire constituent le caractère essentiel de la syphilide tuberculo-ulcéreuse (fig. 81). J'ai rencontré cet accident à peu près dans le quart

[1] Le diagnostic des tubercules syphilitiques est particulièrement difficile quand ils siégent sur les régions pileuses de la face ou sur la paume des mains. On devra surtout les distinguer des lésions suivantes :

Sycosis tuberculeux parasitaire. — D'un rouge plus animé. Siége précis dans les follicules pileux. Suppuration qui ébranle et fait tomber le poil. Poil brisé par l'infiltration parasitaire. Fréquemment cercles herpétiques et plaques circulaires. Grandes difficultés quand il y a combinaison de l'affection syphilitique et du parasite. Nécessité de l'examen microscopique.

Psoriasis palmaire arthritique. — Lésion très-complexe, mélange de psoriasis, de pytiriasis et d'eczéma. Complication fréquente de fissures avec suintement séreux. Picotements, démangeaisons. Antécédents rhumatismaux. Inefficacité des mercuriaux. Quelquefois est un mode de terminaison des tubercules syphilitiques, suite de modifications apportées à la vitalité des tissus par les éruptions spécifiques successives dont ils ont été le siége.

des cas de vérole tertiaire que j'ai pu observer : 58 fois sur 219 cas, soit 26 pour 100 ; 25 pour 100 chez les hydrargyrisés, et 30 pour 100 chez les sujets dont la maladie avait été laissée à sa marche naturelle.

L'étude de ces observations nous apprend que cet accident fait

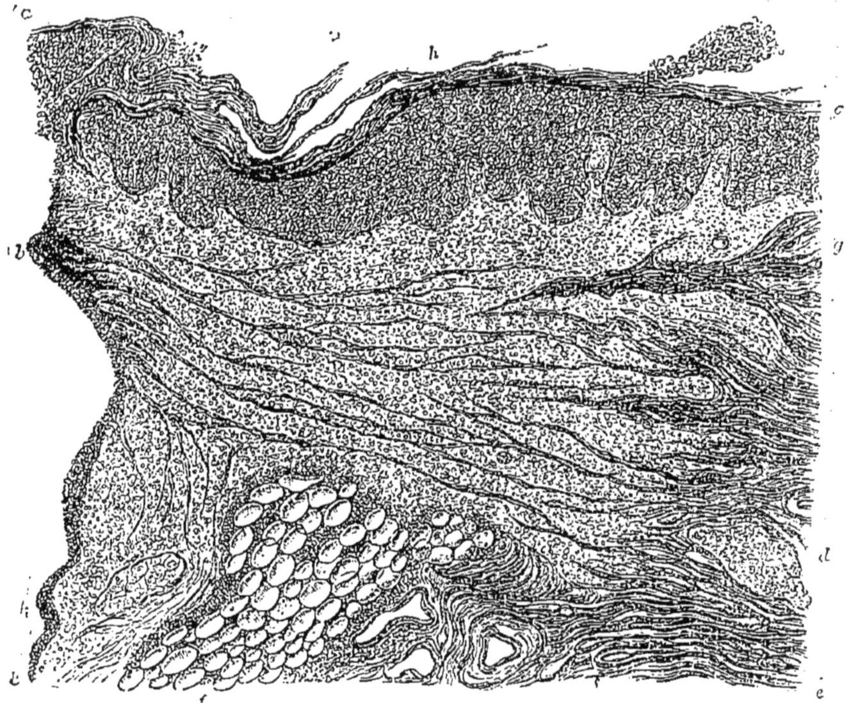

Fig. 81. — Tubercule syphilitique ulcéré [1].

partie du cortége habituel des véroles graves. 9 fois, en effet, nous le voyons précédé à la fois des plus redoutables lésions primitives et secondaires ; et, de plus, 7 fois le chancre et 8 fois les poussées secondaires furent isolément notés comme tels ; total : 24 cas d'antécédents graves sur 58 cas. Il y a donc sur ce point une différence radicale entre la syphilide tuberculeuse ulcérative

[1] *a*, L'infiltration syphilomateuse périphérique a envahi les papilles en *a b c g*, distend les faisceaux du stroma dermique en *b g d k*, pénètre en *f* entre les lobules du tissu cellulo-graisseux jusqu'en *g d e f*, où le derme reparaît à peu près normal. — En *a c* est la couche muqueuse de Malpighi, dont les cellules augmentées de volume, et pourvues de plusieurs noyaux, sont mêlées d'un grand nombre de petits éléments granuleux. — En *a b k* est le bord abrupt du foyer gommeux ulcéré, formé par une couche épaisse, grumeleuse, dont les éléments diffèrent des cellules purulentes des plaies en bonne voie, et au milieu de laquelle on reconnaît l'infiltration cellulaire de la gomme (d'après Kaposi).

et les éruptions pustulo-crustacées, qui, nous le rappelons, nous ont paru constituer l'apanage de certaines véroles essentiellement bénignes.

Une conséquence découle de ce fait : sur les 24 cas à antécédents graves dont nous venons de parler, un seul appartient à la catégorie des véroles naturelles, qui cependant ne nous a pas fourni moins de 18 exemples de syphilide ulcéreuse; nous en concluerons que, lorsque le virus n'est pas combattu, la manifestation qui nous occupe peut survenir en dépit de la clémence des premières périodes, et que, au contraire, l'usage du mercure paraît avoir pour effet de conjurer complétement cet accident, si la vérole est d'emblée bénigne, mais est impuissant à en garantir les sujets qui ont été sévèrement frappés dès le début de l'infection.

A quel âge de la vérole paraît cet accident? Si nous calculons pour nos 58 observations l'intervalle entre le chancre et l'apparition des tubercules ulcératifs, la somme est de 276 ans, soit, en prenant la moyenne, de 4 ans et demi à peu près. Mais que d'écarts à noter dans les données particulières ! Énumérons, pour en donner une idée, quelques-unes d'entre elles : 41 ans, 26 ans, 20 ans, 17 ans, 13 ans, 12 ans, etc., etc.; d'un autre côté, 2 ans, 1 an, quelques mois, et même quelques semaines!

Des différences plus importantes encore vont nous être révélées par l'étude des antécédents thérapeutiques, spécialement à ce qui à trait à l'administration du traitement spécifique ou à l'abstention mercurielle pendant les périodes du chancre et des poussées secondaires.

L'intervalle écoulé entre le chancre et l'apparition du tubercule ulcératif a été le suivant :

Syphilis naturelle...	........Pour	17 cas.	98 ans.	Soit, en moyenne,		5 ans 1/2
— hydrargyrisée	*ab initio*....	12 —	120 —		—	10 —
	a secundariis.	28 —	58 —		—	2 —

Ce tableau nous apprend ce fait, sur lequel nous avons insisté déjà à plusieurs reprises, que le mercure amende la vérole en éloignant ses manifestations.

Mais ce n'est pas tout; un autre point de vue sur lequel nous avons le premier appelé l'attention est celui qui a trait aux différences énormes qui séparent les deux variétés de vérole hydrargyrisées, pour lesquelles le même intervalle est représenté d'un côté par dix ans et de l'autre par deux. Jamais ce fait ne s'est montré plus évident que dans le cas présent. Nous ne cesserons donc de le répéter, sans avoir la prétention d'ailleurs d'en présenter l'explication, ce n'est point chose indifférente que d'administrer le mercure au début ou au milieu d'une vérole; entre ces deux manières de faire, il y a, au point de vue du résultat final, une distance que n'explique point seule la comparaison des quantités absorbées. L'avenir sans doute nous donnera la clef de ce problème.

Relativement au *siége* de ces lésions, voici ce que nous apprend la statistique :

Face (les muqueuses exceptées)......	29 fois.
Jambe........................	14 —
Épaule............................	3 —
Tête (sans désignation) et cou, chacun.........	2 —
Aisselle, main, dos, fesse, pied, chacun....	1 —

Rien de plus net, comme on le voit, le visage, les membres inférieurs, telles sont, par ordre de fréquence, les localisations à peu près exclusives des tubercules qui se groupent habituellement sous diverses formes (fer à cheval, croissant, anneau). Leur volume peut varier de celui d'une tête d'épingle à celui d'une noix.

Les symptômes subjectifs sont peu accentués, généralement nuls; un groupe de boutons paraît, le malade s'en inquiète à peine, à moins que, par leur volume ils ne déterminent une hypertrophie, une déformation considérable des parties (fig. 82), et tout d'un coup les nodosités se ramollissent, le tégument s'amincit à leur sommet; une crevasse se produit, donne issue à une sorte de bourbillon blanchâtre et à du liquide; les bords de cette perforation s'échancrent de plus en plus, et l'ulcération est produite, toujours plus étendue que la lésion qui lui a donné naissance.

La perte de substance nettement entaillée, attaquant toute l'épaisseur du derme, rendue plus profonde encore par le gonflement et l'infiltration de ses bords, sécrète en abondance un liquide ichoreux sanguinolent, mal lié, très-apte à se concréter en une carapace rocailleuse d'un brun verdâtre enchâssée dans les bords de l'ulcération.

Les conséquences d'une telle lésion dépendent de leur localisation, de leur marche, de leur durée, et de leur complication sur le nez, les lèvres, et surtout les oreilles. Les destructions de tissus, associées à un gonflement quelquefois éléphantiasiforme, donnent au visage un aspect hideux comparable au masque de la lèpre. Livrée à elle-même, l'affection dure toujours fort longtemps, quelquefois stationnaire (ce sont les cas les plus heureux, mais aussi les plus rares), d'autres fois progressive, s'étendant soit par élargissement des ulcères, soit par développement de nouveaux tubercules au voisinage. Dans une variété assez fréquente, la face est lentement envahie sur une grande partie de son étendue par des anneaux tuberculeux concentriques qui s'élargissent de plus en plus, laissant derrière eux un champ cicatriciel, qui rappelle celui qui succède au lupus. Cet état est souvent désigné par analogie sous le nom impropre de *lupus syphilitique* Quand

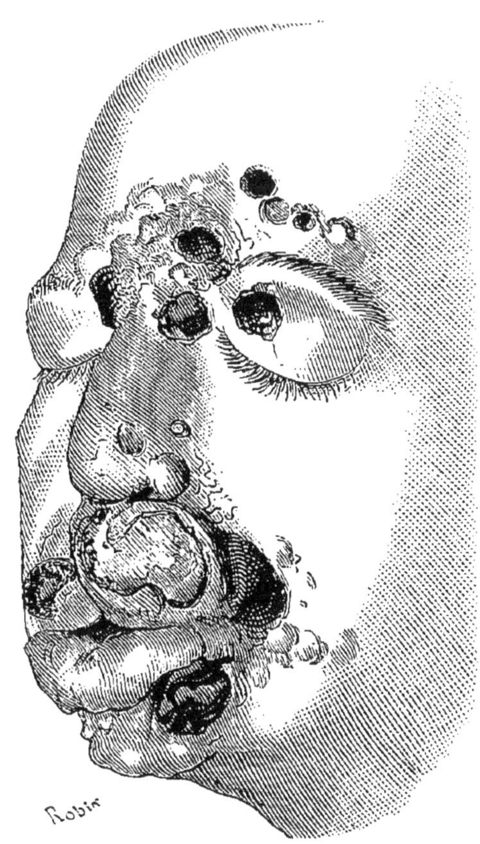

Fig. 82. — Éruption tuberculeuse ulcéreuse de la face (d'après un moule du musée de l'hôpital Saint-Louis. Malade de M. Hillairet).

la guérison est proche, les tissus se détergent, les croûtes se racornissent et tombent, le fond s'élève peu à peu, et fournit enfin une cicatrice nacrée plus ou moins irrégulière, souvent traversée par des brides ou des ponts fibreux. Après la cicatrisation, tout n'est pas fini; on doit redouter les poussées de récidive qui sont très-fréquentes, très-tenaces, et qui peuvent se montrer même sur le tissu de la cicatrice, alors qu'elle est à peine organisée [1].

[1] Le tubercule syphilitique ulcéré est souvent confondu avec un bon nombre de lésions dont il importe de le distinguer. On y arrivera, grâce aux signes que nous allons énumérer; disons immédiatement qu'un des plus sûrs indices de la nature

Les complications de l'ulcère syphilitique tertiaire, comme celles de l'ulcère primitif ou de l'ulcère chancrelleux, dérivent de l'*inflammation franche*, de l'*inflammation gangréneuse* et de l'*inflammation pseudo-membraneuse*. Nous passerons rapidement sur ces divers états, dont l'étiologie ne diffère point de celle que nous avons exposée dans les chapitres précédents (pages 363, 567, 624 et suiv.), faiblesse, fatigues, par suite d'excès de travail ou de plaisir, alcoolisme, défaut d'hygiène locale et surtout de traitement, telles sont les causes ordinairement constatées.

L'*inflammation* détermine la rougeur, la turgescence et l'empâtement œdémateux de la région malade, avec sensibilité, endolorissement, irradiations réflexes douloureuses dans le voisinage,

syphilitique d'une ulcération est la pigmentation de ses bords qui ne manque jamais.

Ulcère, suite de lésions pustuleuses. — Bords moins relevés, moins saillants et moins durs que ceux de l'ulcère tuberculeux. Lésion plus régulièrement circulaire et non formée de segments de cercles réunis. Croûte moins rocailleuse, plus régulière et plus compacte. Siége rarement à la face. Diagnostic quelquefois impossible.

Ulcère chancrelleux phagédénique. — Ne siége jamais à la face, mais sur les parties génitales ou à leur périphérie. Pus inoculable au porteur moins concrescible. Jamais de tubercules. Bords décollés, jamais interrompus par des portions de peau saine.

Ulcère lupique. — Pas de disposition circulaire des éléments. Fonds bourgeonnant fongueux. Pas d'aréole cuivreuse indurée. Bords toujours décollés. Ronge les parties avec une certaine symétrie et non sans régularité comme un acide uniformément répandu, sur le nez par exemple, qu'elle détruit en le rapetissant, et non comme la syphilis en enlevant une narine dans sa totalité. Ne respecte pas la sous-cloison, comme le fait habituellement la syphilis. Présence au voisinage de l'ulcère de petits grains de milium (signe de E. Besnier). Inefficacité des spécifiques iodurés et mercuriels. Recherche des antécédents.

Ulcère épithéliomateux. — Débute par une tumeur. Présence constante de cette tumeur dans les bords non décollés qui forment un bourrelet saillant et dur caractéristique. Fonds granuleux rempli par des masses bourgeonnantes. Ne se montre guère que chez les vieillards ; à la longue finit par affecter les ganglions. Peau saine, non infiltrée dans son voisinage. Pas de pigmentation à la périphérie.

Ulcère carcinomateux. — Début par une tumeur volumineuse, bourgeonnante, d'aspect fongueux. Base d'une dureté ligneuse. Ulcération tardive. Ganglions rapidement engorgés. Généralisation. État cachectique.

En dépit de ces caractères distinctifs, il faut avouer que les erreurs les plus préjudiciables sont chaque jour commises par des chirurgiens trop prompts à conclure. Il ne serait pas difficile d'en multiplier les exemples. Un malade se présente atteint d'une ulcération rebelle ; on la déclare concroïdale ou cancéreuse, et l'ablation est proposée. Si le malade la refuse, il a souvent le bonheur de se voir guéri par un médecin plus attentif, au moyen des spécifiques ; s'il l'accepte, le mal n'est point enrayé, et vient compliquer la mutilation. Aussi doit-on considérer comme une règle générale d'essayer, ne fût-ce que comme pierre de touche, l'effet des mercuriaux et des iodiques, contre *tous* les ulcères dont le caractère autorise le moindre doute.

accroissement de la sécrétion qui devient sanieuse, sanguinolente, fétide, et se charge d'abondants détritus organiques, signes d'une fonte rapide des tissus.

Quand le processus revêt le caractère *érysipélateux*, on peut assister soit à la guérison rapide des ulcères (voyez page 693), soit

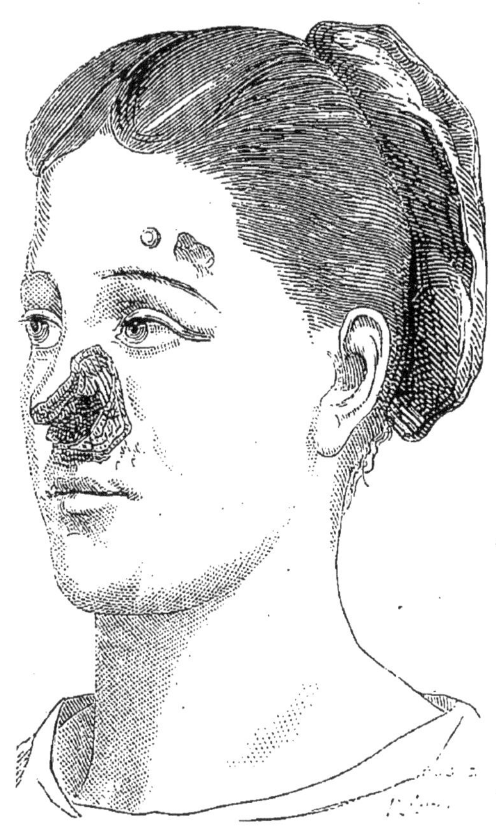

Fig. 83. — Destruction du nez par une ulcération tuberculeuse (d'après un moule de la collection A. Fournier).

à leur aggravation et à la production de nouvelles poussées; de plus, il faut bien le dire, l'érysipèle, surtout s'il siége à la face, est souvent une affection grave et peut emporter le malade.

La *gangrène* peut frapper secondairement les tissus ulcérés, qui n'y sont pas moins exposés que toute autre plaie; mais on la voit aussi survenir d'emblée dans la *syphilide tuberculeuse gangréneuse.*

Après s'être éliminée, la peau se sphacèle et, sous la forme d'une eschare noire et sèche, laisse un ulcère exposé lui-même à toutes les complications. C'est là une des variétés de la syphilis maligne (Bazin et Dubuc), dont nous reparlerons ultérieurement.

Le *phagédénisme* est *térébrant* ou *serpigineux*. Rien de plus grave que la première variété. Au début, on assiste à un véritable envahissement en masse de la région malade par le syphilome, c'est l'infiltration gommeuse de la peau. Les tubercules, pressés les uns contre les autres déterminent un boursouflement des parties. Puis tout s'ulcère, et à partir de ce moment, le clinicien ne voit plus que cette ulcération progressive, à laquelle rien ne résiste, et que de nouvelles poussées tuberculeuses viennent sans cesse alimenter. C'est ainsi que le nez (fig. 83), la joue, les lèvres peuvent disparaître en quelques semaines, et que du sein d'un

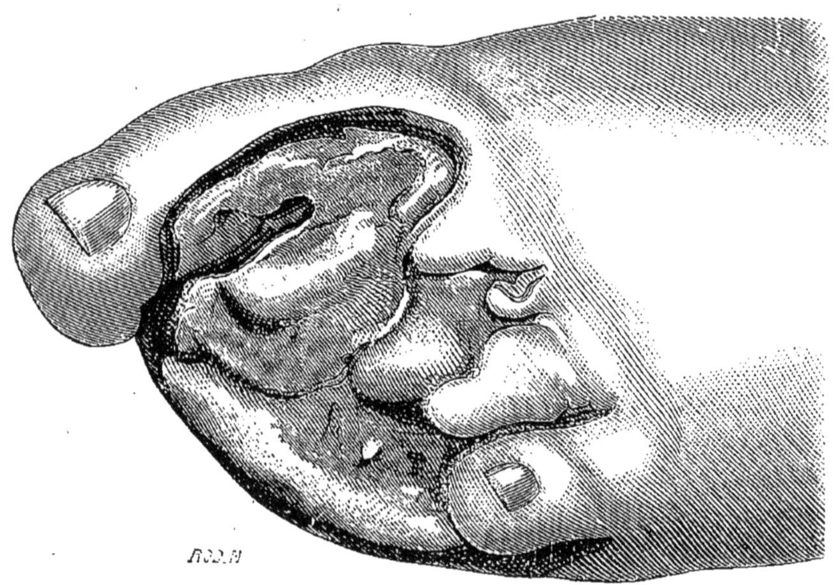

Fig. 84. — Destruction des orteils par une ulcération phagédénique (d'après un moule de la collection A. Fournier).

effroyable foyer putrilagineux, nous avons vu se détacher trois orteils, comme tranchés par le bistouri (fig. 84). Il peut arriver que le malade ne souffre pas et que l'organisme paraisse rester indifférent à ces terribles ravages; dans certains cas, au contraire, les douleurs sont atroces, et l'état général marche à la cachexie. La durée de cet état peut varier de quelques mois à plusieurs années. La mort, qui en est parfois la terminaison, succède le plus souvent à des lésions viscérales concomitantes ou à des complications variées (gangrène d'un membre, phlébite, etc.).

Le *phagédénisme serpigineux* détruit en surface et généralement se cicatrise d'un côté à mesure qu'il progresse de l'autre; sa marche est lente et chronique, parfois comme saccadée. Fournier cite l'histoire d'une ulcération de ce genre, qui, dans l'espace de plusieurs années, s'était étendue sur toutes les régions antérieure, externe et postérieure de la cuisse; depuis le niveau du grand trochanter jusqu'au genou; dans les deux tiers de sa circonférence ce membre n'était qu'une plaie. Dans le service de ce professeur, j'ai pu voir une lésion analogue occupant le bras dans toute son étendue. C'est là encore une des affections désignées autrefois sous le nom de *lupus syphilitique*.

Je n'insisterai pas sur les variétés que le mal peut présenter sui-

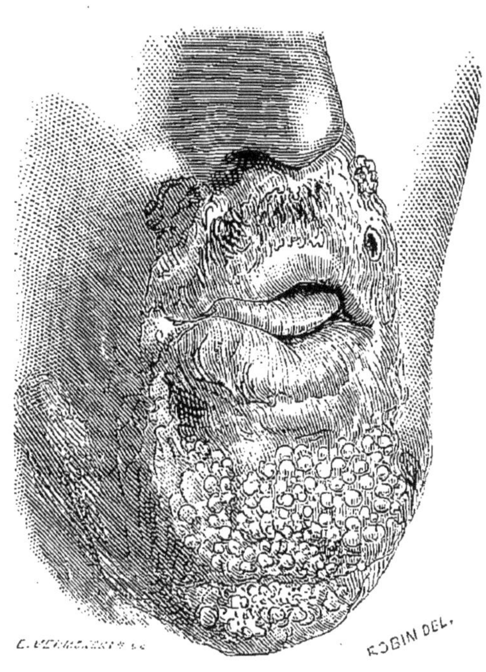

Fig. 85. — Papillome d'origine syphilitique (d'après un moule du musée de l'hôpital Saint-Louis. Malade de M. Besnier).

vant qu'il progresse par traînées sinueuses, par rayonnements centrifuges, etc., ni sur les larges cicatrices blanches ou pigmentées qu'il peut laisser, cicatrices peu difformes au demeurant, parce que la lésion est peu profonde et respecte le plus souvent une partie du derme. Bien différentes sont les suites du phagédénisme térébrant qui peut occasionner de considérables pertes de tissus et même d'organes, et devenir ainsi l'origine des troubles fonctionnels les plus graves.

En terminant, nous appellerons l'attention sur certaines *complications* peu connues, que peut entraîner l'infiltration tuberculeuse de la peau, ainsi du reste et au même titre que toute autre excitation prolongée de ce tissu.

Nous avons souvent rencontré *la dermite* à la suite des ulcères gommeux, notamment sur les jambes ; la lésion spécifique n'existe plus, mais les éléments de la peau témoignent de l'irritation qu'ils ont longtemps subie par de l'œdème, de l'empâtement, et quelquefois de la suppuration. *L'hypertrophie des papilles* (fig. 85), rare parmi nous, a été bien décrite surtout par les Allemands, et tient certainement une grande place dans la syphilis exotique. Le malade, dont nous reproduisons ici le masque, grâce à l'obligeance du docteur E. Besnier, portait un véritable papillome de la région mentonnière et en souffrit pendant de longues années, sans soulagement apparent.

Traitement. — A l'intérieur, traitements mixte et tonique (voyez plus haut, page 788). Localement, deux indications à remplir : faire tomber les croûtes (cataplasmes, bains, application de toile imperméable), et panser l'ulcère mis à nu.

En première ligne, on devra recourir au pansement à l'aide de petites bandelettes de sparadrap de Vigo, que l'on imbriquera de façon à obtenir une occlusion complète. Si cette pratique est inefficace, l'iodoforme, le tartrate ferrico-potassique, le camphre, le nitrate d'argent, etc., et même, dans certains cas, fort rares il est vrai, les caustiques, le chlorure de zinc et le cautère actuel pourront être employés. Pour calmer la douleur, si l'opium ne peut y parvenir, nous recommandons tout particulièrement le bain faradique. Au reste, on n'a qu'à se reporter aux indications précisées à propos du phagédénisme chancrelleux (pages 409 et suiv.). On a cité plusieurs cas où l'abstention de tout traitement avait suffi pour déterminer la cicatrisation d'ulcères phagédéniques restés rebelles à la thérapeutique générale et locale la plus énergique et la plus persévérante. Il convient de ne pas oublier, dans ce cas, que lorsqu'il ne le guérit pas, le mercure peut favoriser le phagédénisme.

III. — Onyxis.

D'après ce que nous venons de dire, et en se reportant à la longue description que nous avons donnée plus haut de l'onyxis, il est facile de comprendre quelles altérations la syphilis tertiaire déterminera sur les ongles et les tissus péri-unguéaux. C'est dans cette période que se produisent des entamures, qui, après avoir isolé, puis décollé la lamelle cornée et étendu leur fond sanieux sur la matrice mise à nu, donnent lieu à d'interminables ulcérations, rebelles à toute thérapeutique, et surtout désolantes par leurs récidives.

Comme conséquence d'une telle lésion, il faut noter les cicatrices irrégulières avec de profondes dépressions, la production de lambeaux cornés informes, ou même la destruction de toutes les parties susceptibles de pourvoir à la régénération de l'ongle, et les *complications*, la participation primitive ou secondaire des tissus sous-jacents, périoste, os, tendons, au processus spécifique. Nous aurons l'occasion de revenir sur les cas dans lesquels le squelette est intéressé, lorsque nous nous occuperons de la DACTYLITE.

CASTELNAU (DE), *Forme rare de lupus syphilitique de la face* (*Annales des maladies de la peau*, t. I, p. 53, 1844). — *Syphilis tuberculeuse pouvant en imposer pour l'éléphantiasis* (*Idem*, t. II, p. 145, 1845). — HEYLEN D'HERENTHALS, *Lupus vorax dépendant d'une syphilis constitutionnelle* (*Idem*, t. II, p. 288, 1845). — LANE, *Rupia-syphilitique* (*Idem*, t. II, p. 216, 1845). — CHAUSIT, *Diagnostic du rupia* (*Idem*, t. III, p. 203, 1850). — CAZENAVE, *Syphilide tuberculeuse* (*Idem*, t. III, p. 100, 1850). — GAMBERINI, *Syphilis tertiaire* (*Gaz. méd. de Paris*, p. 89, 1848). — FRANCESCHI, *Syphilis tertiaire* (*Idem*, p. 614). — VENOT, *Accidents tertiaires de la syphilis* (*Idem*, p. 685, 1853). — SAINT-ARROMAN, *Des tumeurs gommeuses du tissu cellulaire et des muscles*, thèse de Paris, n° 53, 1858. — THÉVENET, *Étude et considérations pratiques sur les tumeurs gommeuses du tissu cellulaire des muscles et de leurs annexes*, thèse de Paris, n° 165, 1858. — VAN OORDT, *Des tumeurs gommeuses*, thèse de Paris, n° 44, 1859.— GOURIET, *Deux cas rares de syphilis tertiaire* (*Gaz. des hôp.*, p. 2, 1861).— Thomas HUNT, *Diagnosis of syphilis from lupus* (*Brit. med. Journ.*, t. I, p. 9, 1862). — DIDAY, *Pathologie de la syphilis tertiaire* (*Gaz. des hôpit.*, p. 70, 1863). — *Rupia-like ulceration* (*The Lancet*, april, 1866). — LORENZO, *Storie e riflessioni di due casi gravi di sifilide costituzionale* (*Giorn. ital. delle malat. ven.*, t. I, p. 75, 1866). — NOTTIN, *Des syphilides tertiaires*, thèse de Paris, 1870. — TAYLOR, *De la syphilis serpigineuse tuberculeuse* (*American Journal of Syphilography*, 1870). — BORCHETTA, *Sifilide bollosa ed ulcerosa ribelle* (*Giornale italiano delle malattie veneree*, t. I, p. 227, an. 1871). — MURON, *Rupia syphilitique* (*Gaz. méd. de Paris*, n° 33, 1872 et *Société de Biologie*, 1872). — GUYON, *Accident tertiaire survenu très-longtemps après le chancre* (*Gaz. des hôp.* 1872). — Léon BRIÈRE, *Syphilides ulcéreuses tardives* (*Gaz. des hôp.*, p. 857, 1873). — GAMBERINI, *Ectima sifilitico* (*Giorn. ital. delle mal. ven.*, p. 265, 1873). — EBERTH HUGUENIN, *Faits de syphilis tertiaire* (*Corresp. Bl. f. schweiz. Aerzte*, n° 14, p. 406, 15 juillet). — DRYSDALE, *Tertiary syphilis* (*Arch. of skin and venereal diseases*, vol. I, n° 1, New-York, 1874). — FOURNIER (Alfr.), *Gommes du tissu cellulaire* (*Progrès médical*, t. II, p. 309, 1874).— Alfred FOURNIER, *Leçons sur la syphilis tertiaire recueillies par Porak*, Paris, 1875. — SIGMUND, *Klinik fur Syphilis* (*Schmidt's Jahrbücher*, p. 153, Leipzig, 1877).

CHAPITRE X

LÉSIONS DU TISSU CELLULAIRE

Les considérations dans lesquelles nous venons d'entrer nous permettront d'être bref en ce qui a trait à la gomme du tissu cellulaire. Nous nous bornerons à mettre en relief les points principaux de son histoire.

Elle consiste essentiellement en une tumeur noueuse, sans membrane d'enveloppe, ou mieux, limitée par le tissu cellulaire condensé à sa périphérie, et qui passe successivement de l'état solide, au ramollissement et à l'ulcération, à moins qu'un traitement approprié ne la fasse disparaître par résorption.

Comme *volume*, on a noté toutes les variétés depuis la grosseur d'une fève jusqu'à celle d'un œuf d'autruche; mais dans la grande majorité des cas, on peut les comparer à une noisette ou à une noix.

Comme *forme*, la lésion est globuleuse, quelquefois ovalaire, sa configuration est le plus souvent déterminée par ses rapports avec les organes voisins; c'est ainsi qu'au contact d'un os, contre lequel elle est comprimée, elle s'aplatit ou s'irrégularise de diverses façons.

Comme *multiplicité*, 3, 4, 5 représentent leur nombre moyen, mais exceptionnellement elles peuvent pulluler d'une façon extraordinaire. Lisfranc en a compté 160 sur les bras, les avant-bras et les cuisses d'un malade qui, d'ailleurs, guérit fort bien par l'iodure.

Au reste, l'évolution est lente, insidieuse, et les symptômes subjectifs font défaut, à moins que le néoplasme ne se soit développé au contact de branches nerveuses et ne détermine une douleur irradiée, avec engourdissement et gêne fonctionnelle, comme dans les cas rapportés par Nélaton et Ricord (névralgies de la cuisse, de l'épaule, des doigts, par tumeurs de l'aine, de l'aisselle, du coude).

Après une durée toujours assez longue, la peau rougit à la surface et à la périphérie de la tumeur, et s'ulcère en un ou plusieurs points (*voy.* fig. 86 et 87).

Mais alors, loin de voir s'écouler un liquide filant, et s'affaisser la peau distendue, on se trouve en face d'une matière blanchâtre, très-justement comparée à de la chair de morue, tissu dégénéré, véritable *corpus mortuum*, offrant les plus grands rapports avec le bourbillon du furoncle, et très-bien mis en relief sur la figure 87. Lorsque cette eschare désagrégée s'est éliminée, lorsque l'anfractuosité, la caverne gommeuse qui la contenait a disparu par la destruction progressive de son enveloppe cutanée, il reste une ulcération d'aspect réniforme, à bords polycycliques, susceptible de subir par la suite toutes les complications particulières à cette sorte de lésion, inflammation, phagédé-

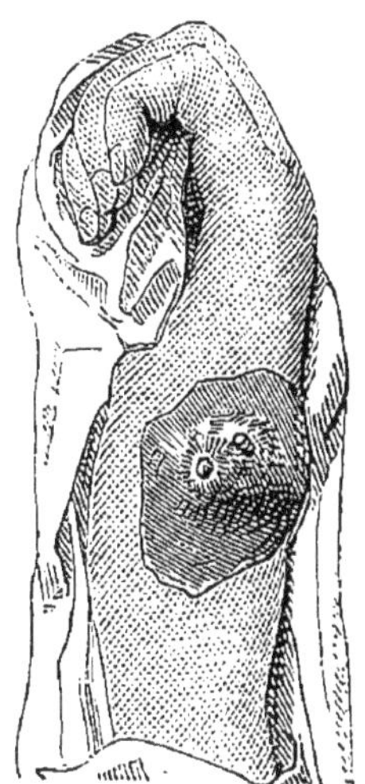

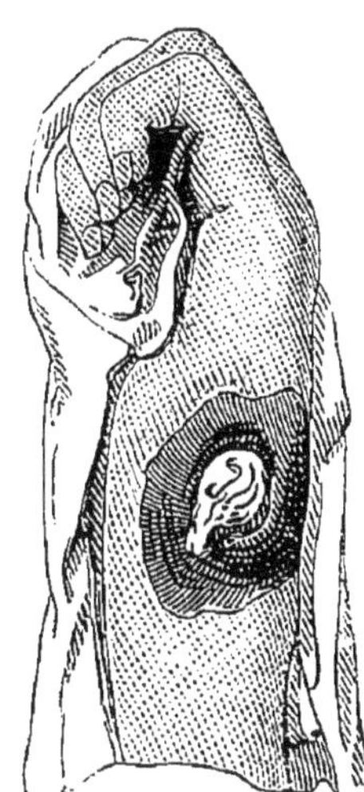

FIG. 86 et 87. — Gommes du tissu cellulaire à la période d'ulcération. Bourbillon gommeux (d'après un moule de la collection A. Fournier).

nisme, récidive posthume, c'est-à-dire repullulation sur place, infiltration gommeuse de la cicatrice, etc... (*voy.* chapitre précédent, page 89).

A côté de cette altération localisée bien circonscrite, nous mentionnerons le syphilome diffus aboutissant à la sclérose du tissu conjonctif. Cette lésion se caractérise par une induration uniforme, non œdémateuse, mal limitée des couches sous-dermiques, avec coloration rouge, violacée des téguments qui sont durs, rigides et immobilisés par leurs adhérences. Il n'est pas rare qu'une région entière soit envahie par ce processus, qui coïncide généralement avec des poussées tuberculeuses ou pustulo-crustacées.

La face et la racine du membre supérieur en sont le siége le plus ordinaire. C'est là encore un des états complexes, confondus sous la dénomination peu précise de *lupus syphilitique*. Il importe de se souvenir, dans l'examen d'une telle lésion, que la dermite vulgaire peut compliquer les éruptions de longue durée; aussi n'acceptera-t-on qu'avec réserve l'hypothèse d'un syphilome diffus, lorsqu'il aura été précédé de désordres spécifiques à la surface du tégument [1].

CHAPITRE XI

LÉSIONS DU PÉNIS

Les syphilides résolutives sur le gland sont à peu près identiques à celles de la peau; seulement, en raison du peu d'épaisseur du revêtement épidermique, les lésions offrent une saillie plus nette, plus isolable à la vue et surtout au toucher. On y constatera donc le *tubercule* sous la forme d'un nodus essentiellement indolent et aphlegmasique, nettement circonscrit, d'une dureté très-accusée, donnant au doigt une sensation comparable à celle d'un noyau de cerise enchâssé dans les téguments. En règle très-générale, c'est dans la rainure balano-préputiale que l'on observe cet accident, qui ne pourrait guère être confondu qu'avec un noyau persistant d'induration chancreuse, erreur que l'étude des commémoratifs et la marche de la lésion suffiront toujours à prévenir.

Lorsque, au lieu de se collecter, la néoplasie est diffuse, le gland et les bords du méat sont envahis dans une étendue plus ou moins considérable par une induration en nappe. La résistance des tissus peut devenir telle, que l'extrémité du pénis semble revêtue comme d'une cuirasse, ou d'une calotte cartilagineuse, et le méat rétréci, taillé dans une masse ligneuse (verge de bois). Si extraordinaire, si grave en apparence que soit une telle lésion, la guérison en est certaine, quand la thérapeutique intervient à temps; l'iodure seul est nécessaire; mais abandonnée à elle-même, on la voit le plus souvent amener la destruction de la muqueuse qui la recouvre, et, de syphilide résolutive, passer à l'état de syphilide ulcéreuse.

Les *syphilides tertiaires ulcéreuses* ou, plus exactement peut-être, ulcérées, offrent cette particularité très-digne d'attention de simuler le chancre ou la chancrelle d'une façon étonnante. Aussi constituent-elle la plus grande partie des accidents décrits récemment sous le nom de *syphilides chancriformes* (Ancelon), et est-ce

[1] Pour la bibliographie, se reporter à celle du chapitre précédent.

principalement à ces pertes de substance siégeant dans la région qui nous occupe que s'appliquent les considérations émises par A. Fournier dans son *Mémoire* si remarqué *sur le pseudo-chancre induré des sujets syphilitiques.*

Une ulcération indolente à contour circulaire ou ovale, dont le fond lisse, vernissé, se continue presque de plain-pied avec les bords non décollés, et dont la base offre un type d'induration globuleuse ; telle est la forme que revêt la *syphilide pustuleuse* sur le tégument balano-préputial. Chacun peut reconnaître là les caractères typiques du chancre induré, sauf le retentissement ganglionnaire; et ce n'est point à dire qu'il fasse toujours défaut. Dans quelques cas, en effet, la lésion se complique d'une adénite, au même titre que pourrait le faire une lésion inflammatoire quelconque, un furoncle, par exemple; et d'autres fois les aines sont encore le siége d'un reste d'engorgement spécifique datant de l'ulcère primitif, ou développé plus tard sous la seule influence de l'intoxication générale à l'époque des poussées constitutionnelles. Aussi est-il bien rare qu'une telle ulcération ne soit pas considérée et par le malade et souvent aussi par le médecin comme un ulcère primitif. Que de prétendues récidives d'infection n'ont jamais eu d'autre origine! L'existence d'un chancre induré ancien et d'autres accidents antérieurs est la principale donnée susceptible de mettre sur la voie de la vérité; en outre, dans bien des cas, les malades affirment ne s'être point exposés à la contagion; c'est inopinément, dans le cours de la deuxième ou de la troisième année après l'infection, que le mal est survenu. S'il est accompagné d'autres symptômes caractéristiques, l'erreur serait également impardonnable, car, bien que l'accident, pustulo-croûteux sur la peau, n'offre plus tout à fait les mêmes caractères sur l'enveloppe humide du pénis où la croûte ne saurait se former, et où grâce à la densité du tissu cellulaire il s'entoure rapidement d'une zone dure de prolifération, il serait bien difficile qu'un praticien attentif méconnût l'identité originelle des deux lésions.

Nous en dirons autant de la *syphilide tuberculeuse en nappe superficielle,* qui expose aux mêmes méprises que la précédente, lorsqu'elle subit un processus exsudatif.

Le *tubercule circonscrit* ulcéré offre plutôt des ressemblances objectives avec le chancre simple (syphilide chancrelliforme). La perte de substance y est profonde, creusée perpendiculairement comme celle d'un puits, les bords taillés à pic; le fond, au lieu d'être sombre et vernissé, comme celui de l'ulcère inaugural, est occupé par une fausse membrane jaune (fig. 88), quelquefois blanche, qui n'est autre que l'eschare charnue bourbillonneuse caractéristique de la gomme. Sur le gland, on observe presque toujours à la périphérie une atmosphère d'induration. Ce qui augmente encore les chances de méprise, c'est la disposition de ces ulcères, qui rappellent complétement l'agglomération ordinaire des chancrelles. Enfin on a remarqué souvent qu'ils occupaient le siége exact du premier chancre, se développant sur sa cicatrice même.

Tels sont les traits de similitude, voici maintenant les différences qui permettront souvent, mais non toujours, d'arriver au

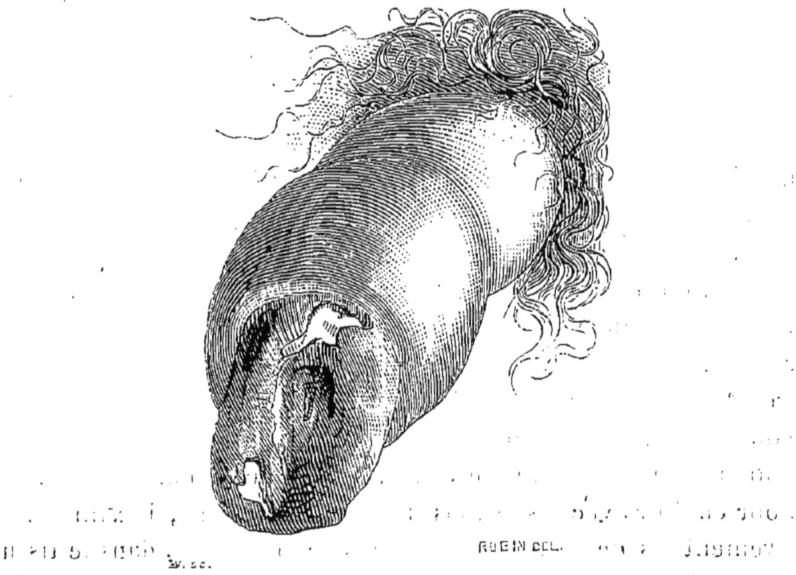

FIG. 88. — Syphilide ulcéreuse du prépuce simulant un chancre simple (d'après un moule de la collection Alfred Fournier).

diagnostic : 1° la profondeur de l'entamure, qui dépasse la limite moyenne de la chancrelle ; souvent on y pourrait loger un noyau de cerise, une petite noisette, quelquefois un corps plus volumineux; or une pareille destruction ne saurait être le fait que de la gomme; 2° la présence de l'eschare blanchâtre, qui ne rappelle que par sa couleur le fonds irrégulier, aréolaire, pultacé et comme vermoulu du chancre mou; 3° l'existence simultanée de lésions de même âge et de mêmes dimensions; on sait, en effet, que les chancrelles agminées sont rarement contemporaines, puisqu'un groupe de ces lésions représente ordinairement une chancrelle mère entourée des éléments plus jeunes qu'elle a procréés; 4° la gomme est essentiellement chronique et n'arrive que lentement à une ulcération, dépourvue d'ailleurs de tous signes d'acuité, tandis que la chancrelle est d'emblée ulcéreuse et presque toujours entourée d'une aréole inflammatoire vermillonnée; 5° le sécrétum chancrelleux est inoculable au porteur, et il n'en est pas de même du liquide recueilli à la surface d'un ulcère gommeux; 6° enfin, et c'est là un des signes les plus importants, intégrité ordinaire des ganglions inguinaux dans le cours de la lésion syphilitique, et au contraire adénite soit inflammatoire, soit virulente, adénite fréquente coïncidant avec la chancrelle.

Le *pronostic* de ces accidents ne comporte en général aucune gravité; à la vérité, il reste une cicatrice déprimée, souvent une perte de substance assez considérable, mais c'est là peu de chose si l'intégrité de l'urèthre n'est pas compromise; or elle peut l'être par la production de fistule, ou par l'*atrésie du méat*, élargi d'abord pendant la fonte des tissus, puis rétréci par suite de la rétraction de la cicatrice.

Les *inflammations de voisinage*, telles que balano-posthite, phimosis, œdème, n'assombrissent nullement le pronostic. Mais il n'en est pas de même si l'ulcère subit la *déviation phagédénique*, complication qui n'est pas très-rare, surtout chez les sujets affaiblis par quelque cause déprimante, notamment par l'âge. L'apparence que peuvent prendre alors ces lésions, et qui bien souvent les a fait considérer comme cancéreuses, les ravages, qui en sont la conséquence, en font une affection des plus graves, si l'indication de l'iodure de potassium n'est pas reconnue de bonne heure [1].

Pour en finir avec les lésions tertiaires du pénis, j'examinerai brièvement les dernières localisations de la gomme, dans le tissu cellulaire du fourreau, dans les corps caverneux et dans les parois du canal.

A. *Gommes du fourreau.* — On est souvent étonné de rencontrer sur l'enveloppe du pénis des cavités de volume très-variable, à parois cutanées, cicatrisées, molles, souples et mobiles, mais adhérentes par leur fond aux couches sous-jacentes. Ce sont les

[1] Je résumerai ici deux observations intéressantes dues à Michaelis :

I. Un homme de soixante ans a eu un chancre phagédénique du gland. Peu de mois après, un noyau induré se développe sur la cicatrice; la tumeur envahit la couronne, s'étend jusqu'au frein, et se recouvre d'une croûte qui laisse en tombant une plaie sanieuse, bientôt guérie par l'iodure.

II. Un autre vieillard, dont le chancre s'est également compliqué de phagédénisme, prend au côté gauche du prépuce une tumeur qui devient grosse comme une châtaigne, comprime l'urèthre, puis s'ulcère, envahit la peau du pénis, les parois du canal et les corps caverneux. En peu de jours, tout céda à l'iodure (*Annales de dermatologie*, t. III, p. 63).

restes d'anciennes gommes du tissu sous-cutané de la verge. Un des exemples les plus remarquables que j'aie vus m'a été offert en octobre 1876, par un malade de Langlebert. La lésion était survenue neuf ans après le chancre, à la suite d'une saison passée à Enghien. On aurait certainement pu loger une noisette dans la poche en cul-de-sac qui persistait sans occasionner du reste aucun autre inconvénient qu'une légère difformité de l'organe. Un tel résultat eût été certainement prévenu si le malade, moins négligent, avait dès le début fait usage de l'iodure (fig. 89). Généralement ces tumeurs sont plus petites et n'excèdent guère le volume d'un haricot, d'une graine de raisin; elles ne sont le siége d'aucune douleur, mais entravent singulièrement le coït par les tiraillements qu'elles exercent sur le pénis et la déviation qu'elles lui impriment pendant la turgescence.

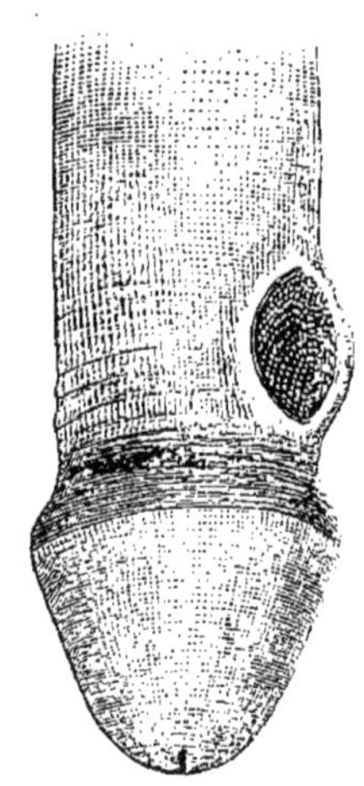

Fig. 89. — Vaste caverne cutanée consécutive à une gomme du fourreau. (Malade de Ed. Langlebert.)

B. *Gomme des corps caverneux.* — Fort peu connues encore, les lésions tertiaires des corps érectiles se présentent sous la forme de noyaux indurés du volume d'une noisette, généralement bornés à un seul côté de la verge, surtout vers son extrémité. Leur indolence absolue leur permettrait de se développer presque à l'insu du malade, n'étaient les troubles fonctionnels dont elles s'accompagnent. On comprend en effet, que les points néoplasiés ne pouvant suivre le reste du pénis dans son développement lors de l'afflux sanguin, la forme de l'organe à l'état d'érection devient irrégulière; c'est là un phénomène comparable à ce qui se passe dans la *cordée*, lorsque le canal malade est devenu inextensible; il y a donc incurvation et le gland se dirige du côté lésé, soit en haut, soit en bas, ou par côté. On peut aussi rencontrer des formes mixtes, et il y en a de fort compliquées; dans un cas rapporté par Ricord, la verge en s'érigeant prenait la forme d'un anneau presque complet. Il serait inutile d'insister sur l'hypochondrie qui est la conséquence fatale de pareils désordres. Le seul traitement à leur opposer est basé sur l'emploi de l'iodure de potassium à doses suffisamment énergiques (2 gr. par jour au moins) et surtout longtemps continuées. Encore n'obtiendra-t-on pas toujours une guérison définitive; le plus souvent il y aura diminution, condensation, sans disparition complète du néoplasme, et par conséquent persistance d'une partie des troubles qu'il entraîne.

C. *Gomme de l'urèthre.* — Il est assez rare que l'urèthre soit atteint primitivement; cependant nous connaissons quelques exemples de cette lésion étudiée par A. Fournier et Veale. Chez un malade porteur d'ulcérations gommeuses de la rainure, la lèvre droite du méat était turgescente et violacée, et dans la fosse naviculaire on pouvait apercevoir le segment antérieur d'une ulcération qui se continuait plus avant dans le canal. Un autre malade avait le canal tout entier transformé en un tuyau à parois dures chondroïdes, et vers le frein existait une fistule. Enfin, la lésion s'annonça chez un troisième par un écoulement purulent blennorrhoïde; l'ulcération, qui put être aperçue douze jours après, gagna le méat, l'envahit, le déborda et vint former à la surface du gland une large plaie de tendance extensive, ocreuse, jaunâtre, bourbillonneuse, véritable type de lésion syphilitique tertiaire. A peine remis, le malade eut à souffrir d'une récidive, également accompagnée d'une uréthrite; puis le canal se perfora, s'ulcéra largement, et tout le sommet et la face inférieure de la verge devinrent la proie d'un effroyable phagédénisme, que pendant plusieurs semaines nul traitement ne put enrayer. Selon Veale, les rétrécissements de l'urèthre produits par l'infiltration syphilomateuse de ses parois seraient fréquents, et l'on devrait éviter pour leur traitement de donner à l'intérieur l'iodure de potassium ou le mercure, à cause de l'action irritante que ces médicaments communiquent aux urines. Les faits manquent encore pour appuyer une telle manière de voir.

KIRBEY, *Peculiar affection of Penis* (*Dublin medical Press*, 1850). — Angelo SCARENZIO, *Vasta ulcerazione a base fibro-elastica nella estremita dorsale del pene* (*Giorn. delle malattie veneree*, vol. III, p. 19, 1867). — JESSOP Esq., *Complete destruction of penis by syphilis* (*British medical Journal*, II, p. 636, 1868). — VEALE, *Retrécissement syphilitique de l'urèthre* (*Gaz. médicale de Paris*, 1868). — THIBIERGE, *Un cas de pseudo-chancre* (*Union médicale*, t. VIII, p. 786, 1869). — MICHAELIS, *Lésions syphilitiques chez le vieillard* (*Ann. de dermat. et de syphil.*, t. III p. 63, 1871). — F. F. MAURY, *Observations sur les maladies tertiaires de l'appareil génito-urinaire* (*American Journal*, janvier 1871). — VAN BUREN ET KEYES, *Surgical diseases of the genito-urinary organs including syphilis*, London, 1874. — DEMARQUAY, *Maladies chirurgicales du pénis*, p. 344, 1877. — BRONSON, *Gomme du pénis* (*Arch. of Dermatology*, avril 1877).

CHAPITRE XII

LÉSIONS DE LA VULVE DU VAGIN ET DU COL UTÉRIN

Nous serons bref sur ces lésions qui diffèrent peu de celles que nous venons d'examiner chez l'homme, surtout pour ce qui a trait au diagnostic entre la chancrelle et la syphilide ulcéreuse chancrelliforme.

La syphilide pustulo-ulcéreuse s'y fait remarquer par ses contours si constamment ronds ou polycycliques, que ce caractère suffirait à lui seul pour faire reconnaître la nature de ces ulcérations. Comme nous l'avons vu pour les plaques syphilitiques (page 713), il n'est pas rare que les éléments se fusionnent bout à bout en longues traînées et figurent de haut en bas des lèvres des bandes ulcérées très-étendues. C'est là, du reste, un accident de peu de gravité, absolument aprurigineux et indolore, lorsqu'il n'est point irrité par le contact de sécrétions, la fatigue ou les excès vénériens, et (bien qu'il soit notablement plus persistant que les éruptions superficielles de la période secondaire), rarement rebelle au traitement général.

La syphilide tuberculeuse est circonscrite ou diffuse. Cette dernière forme, qui se caractérise par une infiltration en nappe sans tumeur bien apparente, peut atteindre des proportions considérables, et, lorsqu'elle s'ulcère causer des ravages très-étendus. Le processus est surtout remarquable par la rapidité avec laquelle il détruit les tissus qui, du jour au lendemain, peuvent se creuser d'ulcérations profondément entaillées; crénelures des bords, excavations anfractueuses dans l'épaisseur des grandes lèvres, perforation des nymphes, telles en sont les conséquences habituelles. Ces accidents ne sont point à l'abri de la *complication phagédénique,* plus fréquente dans sa forme serpigineuse que dans sa forme térébrante ; de là l'extension progressive de ces ulcères sur les régions voisines, pli génito-crural, aines, etc. Et que, spontanément ou au prix d'une thérapeutique persévérante, on soit arrivé à en obtenir la cicatrisation, la malade n'est point à l'abri des récidives qui se produisent à brève échéance, au lieu même de la cicatrice, *in situ.*

Voici un exemple frappant de ce phénomène : une femme est d'abord affectée d'une syphilide ulcéreuse qui ronge une partie de la petite lèvre droite et du segment correspondant de l'orifice vulvo-vaginal. Huit mois ne s'étaient pas écoulés après la guérison de cet accident qu'une lésion de même nature se reproduisait sur la cicatrice, puis de là se portait sur le vestibule et l'urèthre. On la guérit à grand'peine; mais, quelques mois plus tard, se montrèrent de nouvelles syphilides de même forme sur la partie gauche du vestibule, avec tendance à s'irradier sur la petite lèvre voisine; une nouvelle cicatrisation fut suivie d'une nouvelle récidive, c'est-à-dire une quatrième apparition des mêmes accidents sur le même point. (A. Fournier.)

Quelques mots maintenant sur la localisation de ces accidents.

A. *Urèthre.* — Il est atteint surtout secondairement par extension des lésions voisines; l'infiltration se propageant tout autour du canal le décolle et l'isole de ses attaches, si bien qu'on voit parfois le méat et le tubercule retomber au-devant de la vulve. L'infiltration de ses parois se reconnaît à leur induration, puis au gonflement des bords du méat qui reste béant, et, bientôt ulcéré, se creuse en entonnoir et s'élargit souvent au point d'admettre un dé à coudre. Il est hors de doute que la lésion peut se propager fort avant dans l'urèthre; dans un cas on put constater à l'autopsie une cicatrice qui s'étendait du méat à la vessie (Virchow). En ce qui concerne ce dernier organe, nous ne savons rien. Une fois, il est vrai, sa surface interne était le siége de petites tumeurs analogues à des nodosités gommeuses (Follin), mais la nature de ces néoplasmes ne me paraît pas avoir été clairement démontrée.

B. *Vagin.* — Au delà de l'anneau vulvaire qui en marque la limite inférieure, rien de plus rare, je dirai même rien de plus problématique, que les lésions tertiaires de cet organe. Je rappellerai que pareille immunité a déjà été constatée à propos des accidents primitifs et secondaires.

C. *Utérus.* — Les ulcères syphilitiques du col utérin sont au contraire d'observation fréquente, et le seraient plus encore si leur indolence ne leur permettait de passer inaperçus dans bien des cas. Lors donc que chez une syphilitique, on constate, par hasard, comme cela arrive le plus souvent, une entamure véritable, à contours circinés, dont le fond tranche nettement par sa couleur blanche ou jaunâtre sur les parties environnantes, dont l'évolution ne s'accompagne d'aucun trouble du côté des fonctions utérines, si surtout, sous l'influence des soins locaux et généraux spécifiques, la résolution en est rapidement obtenue, il ne faudra pas hésiter à en rattacher l'origine à l'infection antérieure.

CHAPITRE XIII

LÉSIONS DE LA LANGUE

§ 1. — HISTORIQUE. — ÉTIOLOGIE.

Vers la fin du siècle dernier, quelques praticiens, Mark Akenside (de Londres), Bierchen (de Gœttingue) signalèrent la guérison par les mercuriaux de certains ulcères de la langue. Un peu plus tard, Boyer, Richerand, Lallemand insistent sur les caractères insidieux de ces lésions, et Frank ne craint pas d'écrire « que le cancer de la langue est une maladie rare, et que la plupart des tumeurs, en apparence squirrheuses de cet organe sont des engorgements vénériens ». Avec Ricord, Bouisson, Vidal (de Cassis), Lagneau, la question s'enrichit des observations les plus précises ; mais la synthèse de tous ces faits, l'histoire didactique de la glossite syphilitique ne date véritablement que des dernières années, depuis les travaux de Clarke, et surtout d'Alfred Fournier (*Leçons de l'hôpital Saint-Louis*, 1876). C'est notamment à ce professeur que l'on doit la distinction des deux processus : sclérose et gomme, sans laquelle le groupe des lésions spécifiques de la langue restait si confus. Citons encore les excellentes thèses de Chapuis (1873), Hugonneau (1876), Simon (1877), et Bruno Charrayron (1877).

La glossite syphilitique est une affection de l'âge mûr ; elle caractérise également une vérole âgée ; elle ne se présente guère avant la cinquième année de l'infection et souvent entre la dixième et la quinzième. Elle est de beaucoup plus fréquente chez l'homme, et la cause de ce fait est probablement dans l'usage de l'alcool, et surtout du tabac, auxquels les femmes payent un tribut relativement léger. Il est constant, en effet, que l'on retrouve ces antécédents chez le plus grand nombre des malades, mais non chez tous cependant ; mais ce qui est surtout incontestable, c'est l'influence nocive que de pareilles habitudes peuvent exercer sur la marche et la durée des accidents une fois produits.

La langue est un organe musculeux recouvert d'une muqueuse. La syphilis tertiaire peut l'atteindre dans chacun de ces éléments, et la frapper, soit à sa surface, soit dans sa profondeur. Tantôt le néoplasme qu'elle fait naître subit à bref délai la nécrobiose granulo-graisseuse et s'élimine en laissant une ulcération ; ce sont là les effets de la *glossopathie gommeuse ;* tantôt l'hyperplasie spécifique conduit au développement d'un produit plus vivace, organisable en un tissu conjonctif très-dense, très-rétractile, et susceptible d'amener l'induration et l'atrophie de l'organe; ce second processus constitue la *glossopathie scléreuse.*

§ 2. — SYMPTOMATOLOGIE.

SYMPTÔMES OBJECTIFS. — **Glossopathie gommeuse.** — Quand elles sont superficielles, elles se présentent sous la forme de tumeurs noueuses, ayant constamment pour siége le dos ou les bords de l'organe, jamais la face inférieure. En moyenne, leur grosseur n'excède pas celle d'une fève ou d'un noyeau de cerise; leur nombre est de deux ou trois, mais quelquefois beaucoup plus considérable; elles sont alors groupées en bouquets, en fer à cheval, comme nous avons vu qu'elles le sont souvent sur la peau.

Au début elles offrent, au toucher, un relief dur; plus tard elles se ramollissent, et la muqueuse détruite, puis progressivement érodée à leur surface et à leur périphérie, laisse apercevoir le tissu jaune, bourbillonneux qui constitue le fond de toutes les gommes. La solution de continuité persiste un certain temps et se répare comme toutes les gommes en laissant à sa suite une cicatrice déprmée.

Au sein des fibres musculaires, la gomme, le plus souvent latérale, peut atteindre le volume d'une noisette, d'une amande, et même d'un petit œuf. Au nombre d'une ou de deux dans la plupart des cas, on les voit parfois s'accumuler en poussées confluentes, et exagérer à tel point les proportions de l'organe, que la cavité buccale a peine à le contenir; mais ce sont là des cas exceptionnels, et généralement la déformation des parties est bien moindre. Pendant la période de développement ou de crudité, quelle que soit sa profondeur, la tumeur se rapproche de la face supérieure. Au bout de deux à trois mois, elle se ramollit, et, rompant son enveloppe, donne issue à son contenu. La petite fistule, ainsi produite, devient l'origine d'une ulcération très-creuse, de plusieurs millimètres de profondeur, à bords nettement entaillés, formés par une auréole infiltrée, très-résistante au toucher et de couleur rouge sombre. Combien de temps persiste ainsi la lésion? c'est ce qu'il est assez difficile de préciser. Quand le traitement intervient, la réparation ne se fait pas attendre, les bords se rapprochent et comblent en peu de jours la perte de substance dont la place reste marquée par une dépression stellaire, très-ingénieusement comparée à un capiton. Privé des spécifiques, le mal peut durer indéfiniment, soit en progressant, soit à l'état stationnaire; un malade, dont le cas est rapporté par Veale, garda une lésion de ce genre pendant vingt ans et guérit ensuite par le mercure en vingt-huit jours.

Le phagédénisme est rare dans le cours de l'affection gommeuse de la langue, plus à craindre peut-être pour la répétition

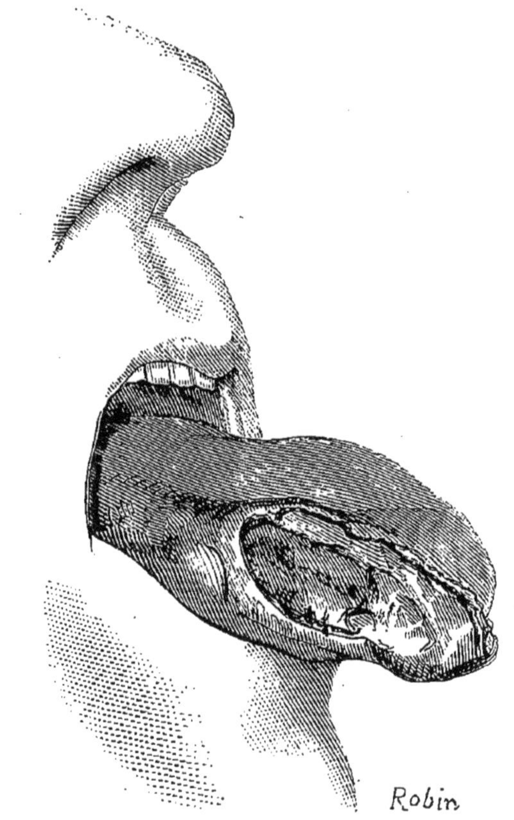

FIG. 90. — Ulcération gommeuse de la langue (d'après un moule du musée de l'hôpital Saint-Louis, malade de M. Lailler).

des poussées que pour la gravité de chacune d'elles; on l'a pourtant observé dans ses types térébrant et serpigineux. Quelquefois l'infiltration de l'organe se fait avec une grande acuité; il peut en résulter un accroissement de volume énorme avec gonflement œdémateux des parties voisines. En peu d'heures, si le processus se propage en arrière, les lèvres de la glotte se tuméfient, et l'asphyxie devient imminente. Nous appelons l'attention sur cette forme aiguë de la glossite syphilitique qui n'est point très-rare, puisque en deux ans le professeur Gailleton fit ou vit faire quatre fois, à Lyon, la trachéotomie dans ces circonstances. Assurément, la spécificité d'un tel accident n'est pas douteuse, on ne saurait disconvenir cependant qu'en ce qui concerne son anatomie pathologique, nous ne soyons bien loin encore d'être fixés [1].

Glossite scléreuse. — L'hyperplasie conjonctive propre à la sclérose, se manifeste par une induration caractéristique, facilement appréciable au toucher. Dans certaine sclérose corticale, le derme muqueux est seul atteint par petits îlots, de l'étendue d'une lentille ou d'une pièce de 50 centimes, ou par plaques continues, en nappe, formant une carapace parcheminée. L'aspect des points malades est remarquable par la dépapillation de la muqueuse, qui offre une teinte rouge sombre avec reflet brillant, tandis que les parties saines, peut-être par l'effet du contraste, paraissent d'un blanc grisâtre très-accentué. Une conséquence nécessaire de cette altération est la production d'irrégularités à la surface de la langue; on voit bientôt en effet se dessiner des dépressions linéaires, d'abord une médiane longitudinale, puis une série de transversales qui, partant de la première, comme des nervures, divisent la face supérieure en un plus ou moins grand nombre de petits compartiments (*état parqueté*).

D'autres fois, le processus a pour siége la charpente musculaire (sclérose parenchymateuse), et plus souvent encore le muscle et la muqueuse en même temps. La lésion est alors plus étendue et plus apparente. Il est habituel qu'elle occupe toute une moitié latérale de la langue, ou bien son tiers antérieur, en un mot, un département complet; la sclérose généralisée constitue, au contraire, une variété fort rare. En même temps, les parties malades, dont la consistance est devenue presque cartilagineuse, subissent une tuméfaction qui peut arriver à doubler l'épaisseur de l'organe. Dans certains cas, par suite de la rétraction irrégulière des trac-

[1] Une observation de ce genre, dont nous devons la connaissance au professeur Gailleton, fut remarquable par l'apparition précoce de l'accident, la rapidité de son développement et le calme relatif de l'état général. Il s'agit d'une robuste paysanne des Dombes, qui entra à l'Antiquaille pour se faire soigner d'une syphilis et avorta le jour même au huitième mois; en même temps, elle souffrait d'un accès pernicieux d'impaludisme dont la quinine eut raison. Deux ou trois jours après, parurent les premiers signes d'une glossite, la langue devint énorme, en peu d'heures, les lèvres de la glotte se tuméfièrent et l'asphyxie parut imminente. On dut pratiquer la trachéotomie et la guérison suivit de près. La malade était restée absolument insensible soit au mal, soit au traitement, ne se plaignant pas, ne se rendant compte de rien, et « ne réagissant pas plus qu'un lapin en expérience », s'étonnant seulement de cette manière de traiter la vérole en ouvrant la gorge aux malades.

tus fibreux, il se produit une sorte de lobulation de la muqueuse et des tissus sous-jacents, dont l'aspect rappelle celui des circonvolutions cérébrales, quelquefois aussi celui des circonvolutions cérébelleuses. Dans ce dernier cas, pour bien se rendre compte de l'état de la muqueuse qui, à première vue, peut paraître assez unie, il convient d'écarter le sommet des protubérances voisines. On met ainsi en évidence des sillons, parfois très-profonds, qui, grâce à l'accolement de leurs parois, eussent passé complétement inaperçus. On remarquera en outre la netteté avec laquelle les empreintes des dents se dessinent sur le bord lingual; s'il y a lacune dans l'arcade dentaire, on peut même voir les tissus malades faire hernie à travers cette ouverture.

Une fois le processus scléreux établi, l'affection a la plus grande tendance à suivre son cours, c'est-à-dire à passer de la période transitoire de la tuméfaction à l'état permanent de rétraction. Administrés de bonne heure, les spécifiques peuvent il est vrai, avoir raison du mal commençant, mais contre l'atrophie qui est la conclusion du processus ils sont dépourvus de toute influence; l'élément propre de l'organe est étouffé, détruit par le tissu fibreux qui l'enserre et le comprime, il n'est pas de thérapeutique qui puisse arriver à le restaurer.

Parmi les *complications* presque inévitables de la sclérose il faut noter la production d'inflammations localisées et d'ulcérations suite des irritations mécaniques. Que la langue frotte contre une dent malade, qu'elle se blesse au contact d'un os introduit avec les aliments, ou que des parcelles dures s'introduisent pendant la mastication et séjournent dans ses anfractuosités et ses sillons, et l'on verra survenir un état douloureux avec gonflement, solution de continuité et finalement ulcères. Ces ulcères sont bien différents de ceux qui sont dus à des gommes et qui coexistent fréquemment avec l'état cirrheux, soit qu'ils surviennent dans le cours de cette affection ou qu'au contraire la sclérose soit elle-même secondaire aux poussées syphilomateuses.

L'intégrité des ganglions est un des signes négatifs les plus précieux des glossites syphilitiques. Mais, si le fait est constant dans le cas de sclérose ou de gomme à leur début, il faut convenir que la suite de ces lésions en amenant des crevasses, des ulcères, du gonflement inflammatoire et surtout l'apparition de processus vulgaires greffés sur l'affection spécifique, expose à de nombreuses exceptions.

2° SYMPTÔMES SUBJECTIFS ET FONCTIONNELS. — Pas de douleur au début, et presque pas de symptômes fonctionnels. La gomme ou la sclérose peuvent atteindre un degré fort avancé de leur développement sans que les malades en aient conscience. Tout au au plus accusent-ils quelquefois une sensation pénible, sourde et profonde, quelque chose comme un alourdissement de la langue, un sentiment de gêne, qui rend la mastication difficile et provoque un léger embarras de la parole. L'organe, comme agacé, est moins libre de ses mouvements, hésite sur certaines syllabes et se laisse pincer entre les arcades dentaires.

La scène change dès que des crevasses ou des ulcérations se sont produites. Les malades souffrent réellement alors de ces petites plaies sans cesse ravivées par le passage d'aliments durs ou grenus, des boissons chaudes ou acides. Les vastes ulcérations gommeuses donnent lieu à des souffrances bien plus tolérables que ces excoriations fissuraires. Notons cependant que ces sensations pénibles ne persistent pas, en général, hors le temps des repas, et qu'elles ne s'accompagnent ni d'élancements, ni d'irradiation vers les oreilles. Ce sont, comme on le voit, des douleurs d'intensité moyenne, et il n'y a rien là de comparable à ce qu'éprouvent les malades dans le cancer, et nombre d'affections aiguës. Pour compléter ce tableau clinique, qui dans son ensemble, pas plus que dans ses détails, n'offre rien de caractéristique, nous noterons l'altération du sens du goût et la fétidité de l'haleine, et, dans les cas aigus dont nous avons parlé plus haut, la gêne de la respiration et l'asphyxie [1].

[1] Ce n'est pas toujours chose facile que de distinguer la glossite syphilitique des différents états morbides de la langue. On a vu si souvent des chirurgiens, même du plus haut mérite, conseiller l'intervention chirurgicale, contre des lésions que de plus avisés surent faire disparaître par le traitement spécifique, que l'épreuve thérapeutique, moyen de diagnose presque infaillible, doit être instituée dans tous les cas où le doute est seulement autorisé. Ceci posé en principe, voici sur quels signes pourra s'appuyer le diagnostic :

Cancroïde ulcéré. — Peut siéger à la face inférieure de la langue, — forme très-généralement une lésion continue et non en foyers multiples comme la gomme, ulcère dur, à gros bourgeons d'apparence granuleuse, à sécrétion ichoreuse abondante, fétide, saignant facilement, bordé d'un gros ourlet en relief et renversé en dehors. — Douleur presque constante, souvent atroce, lancinante, paroxystique, avec irradiations réflexes. Adénite très-fréquente. Cachexie. Age avancé. Fréquemment antécédents héréditaires ou de psoriasis lingual. Pas de modifications par les spécifiques.

Tubercule lingual. — Survient dans le cours, et même à une période assez avancée de la phthisie pulmonaire. Base calleuse. Bords aplatis. Fond jaunâtre. Présence à la périphérie de points miliaires jaunâtres, dans lesquels le microscope révèle les éléments du tubercule. Inefficacité de la cure anti-syphilitique et le plus souvent de tout autre traitement.

Glossite dentaire. — Au début noyau induré, plus tard érosion et même ulcéra-

En résumé, la fin de la glossite gommeuse, c'est la résorption du néoplasme et la guérison complète, si le mal est traité dès son début ; ou bien, si l'ulcération n'a pu être prévenue, c'est la cicatrisation plus ou moins irrégulière de la perte de substance et, notons ce fait, la déformation et l'atrophie de l'organe. Cela n'est du reste que le pronostic d'une seule poussée, mais il est rare que le mal ne reparaisse pas ; on voit des sujets souffrir pendant des années, cinq, six, sept, neuf et dix ans même d'incessantes récidives, amenées souvent, il est vrai, par le défaut d'hygiène, mais quelquefois aussi survenues spontanément, sans la moindre cause provocatrice.

Pour la sclérose, c'est assez rarement par la *restitutio ad integrum* qu'elle se termine ; une fois établi, le processus qui la régit n'a pour ainsi dire pas de fin, et le traitement spécifique peu ou pas d'influence. L'affection suit donc son cours, qui lentement conduit l'organe devenu fibreux, induré et à la déformation (bosselures, lobulations, sillons) et à l'atrophie.

§ 3. — TRAITEMENT.

Contre la diathèse on administrera à doses énergiques l'iodure de potassium. Le mercure, qui ferait courir au malade le danger d'une stomatite surajoutée, n'est que rarement nécessaire ; cependant on devra le prescrire contre la sclérose qui est particulièrement rebelle. Disons aussi que les Anglais se louent beaucoup en semblables cas de la liqueur de Denowan, composée d'iodure, de mercure et d'arsenic, dont nous avons déjà cité les bons effets.

Localement, il faut combattre les lésions spécifiques et les lésions inflammatoires surajoutées. Contre les premières, cautérisations légères des surfaces excoriées (nitrate d'argent), pansement à la teinture d'iode, et surtout pulvérisation d'iodure de potassium. Contre les complications vulgaires, rien d'aussi efficace que les

tion facile à confondre avec celles de la sclérose. Critérium dans l'inspection de la mâchoire et la présence d'une dent malade, aiguë, en un point correspondant à la lésion. — Guérison très-rapide par l'avulsion ou le limage de ce corps irritant.

Glossite des fumeurs. — Présence constante, absolument pathognomonique, de plaques nacrées commissurales, sorte d'îlots triangulaires, blanchâtres, qui occupent symétriquement la muqueuse précommissurale des joues. — Lésions superficielles, crevasses, gerçures, n'aboutissant jamais à la lobulation, à l'induration de la sclérose, ni aux vastes ulcérations de la gomme. — Quand il y a complication de syphilis, grande difficulté de diagnostic et surtout de traitement (*glossite mélisse*).

bains locaux dans l'eau de guimauve tiède; attendre, savoir se contenter d'un soulagement, sans forcer la thérapeutique, et surtout ne pas intervenir avec l'instrument tranchant ou la cautérisation destructive, tels sont les principes que le praticien ne doit jamais perdre de vue.

En cas de gonflement subit et en danger d'asphyxie, on est cependant autorisé à débrider l'organe avec le thermo-cautère, la trachéotomie restant dans cette grave éventualité la dernière ressource.

G. Lagneau, *Tumeurs syphilitiques de la langue* (*Gaz. hebd.*, nos 32, 33, 35, 1859). — A. Leared, *Cure of ulceration of the tongue which had existed twenty years* (*The Lancet*, 1865). — Nunn, *Syphilis of tongue* (*Brit. med. Journ.*, t. I, p. 228, 1867). — Mendeville, *Quelques considérations sur les tumeurs gommeuses*, thèse de Paris, 1871. — Fairlie Clarke, *A treatise on the diseases of the tongue*, London, 1873. — Chapuis, *Tumeurs gommeuses de la langue*, thèse de Paris, n° 397. — Francesco Parona, *Affezione sifilitica della lingua* (*Rendiconto biennale di clinica chirurgica*, p. 86, 1875). — Schuster, *Des opacités épithéliales de la muqueuse buccale chez les syphilitiques* (*Arch. d. Heilk*, t. XVI, p. 433). — Richard Croly, *Du traitement de la glossite par les incisions profondes* (*Med. Press and Circular*, 18 octobre 1876 et *Gazette méd. de Paris*, n° 47, p. 564, 1876). — Hugonneau, *Étude clinique sur la glossite interstitielle syphilitique*, thèse de Paris, 1876. — Sacani, *Gravissima affezione sifilitica tuberculare della lingua* (*Giornale italiano delle malattie veneree e della pelle*, p. 105, anno 1876). — G. Simon, *Des tumeurs gommeuses de la langue*, thèse de Paris, 1877. — Fournier (Alfr.), *Des glossites tertiaires*, leçons professées à l'hôpital Saint-Louis, Paris 1877. — Bruno Charayron, *Des glossites tertiaires*, thèse de Paris, 1877.

CHAPITRE XIV

LÉSIONS TERTIAIRES DES MUQUEUSES DU PALAIS, DU VOILE, DU NEZ ET DU PHARYNX

§ 1. — ÉTIOLOGIE.

Les lésions qui vont nous occuper sont des plus fréquentes. Connues et étudiées par les premiers écrivains de la vérole, bien décrites dans la plupart des traités classiques, elles ont été plus récemment l'objet d'une monographie extrêmement complète de Charles Mauriac, qui les a réunies sous la dénomination commune de *Syphilose pharyngo-nasale*. Il est remarquable, en effet, que les accidents des cavités buccale, nasale et pharyngienne se compliquent habituellement. Les lésions du palais coexistent généralement avec celles du voile et n'en diffèrent pas. Quant au pharynx, le seul fait de le voir lésé indique clairement à quelle période est arrivée la maladie ; nous savons en effet qu'il ne l'est jamais durant la phase secondaire de la syphilis ; on peut donc être sûr qu'il s'agit d'une affection ulcéreuse, pustule, tubercule ou gomme.

Au reste, rien de particulier à signaler en ce qui concerne leur étiologie. S'il est certain que ce sont là le plus souvent les manifestations d'une vérole mûre, puisque sur 11 cas, la moyenne donnée par Mauriac pour l'intervalle qui les a séparées du chancre est de huit ans et demi, il n'est pas moins reconnu qu'elles peuvent marquer la période hâtive de la phase tertiaire. Cet auteur a montré en effet que, dans ma *Statistique sur la syphilis tertiaire*, 8 observations sur 53 de syphilose pharyngo-nasale avaient trait à des accidents relativement précoces, c'est-à-dire survenus en moyenne dix-sept mois seulement après l'infection ; les cas où cette affection se montre ainsi de bonne heure sont aux cas où elle est ta dive dans la proportion de 1 à 2, 5.

§ 2. — SYMPTOMATOLOGIE.

Syphilides ulcéreuses. — Peu fréquentes et peu graves, les ulcérations précoces du *voile*, celles qui correspondent aux syphilides pustuleuses de la peau, se caractérisent par des entamures superficielles du derme muqueux, offrant le diamètre et souvent la forme d'une petite amande ; le fond est jaunâtre, les bords peu élevés, entourés d'une zone rouge plus ou moins enflammée. Les lésions siégent sur la face antérieure, mais souvent aussi sur la face postérieure, dans le département pharyngien du voile. Elles attaquent aussi les *amygdales* dont le tissu peu compacte, creusé de cryptes profondes, favorise à tel point le processus destructif qu'on les voit parfois, réduites en bouillie, disparaître presque en totalité.

Tous ces désordres peuvent s'accomplir sans que le malade en soit averti par la moindre douleur, mais ce sont les cas les plus rares ; ils s'accusent habituellement par une gêne fonctionnelle assez marquée ; la déglutition est presque toujours douloureuse, surtout si des aliments irritants par leur acidité ou leur température viennent au contact des ulcérations. De plus, lorsque le mal siége en arrière, le passage de l'air dessèche les sécrétions morbides de l'ulcère qui peut se couvrir de croûtes. Le malade se plaint alors de sécheresse et d'une sorte de lourdeur, d'une sensation de corps étranger dans l'arrière-gorge. On tient généralement peu de compte de ces symptômes subjectifs lorsque l'examen de la cavité buccale reste négatif; c'est là un grand tort; on ne peut affirmer l'intégrité de la muqueuse qu'après avoir exploré soigneusement la face postérieure du voile au moyen du rhinoscope, et c'est un devoir de le faire toutes les fois que les phénomènes accusés par le malade permettent d'en soupçonner la lésion.

Ces ulcérations font courir peu de dangers au voile du palais; à la longue lorsqu'elles ne sont pas traitées, en quelques jours si on leur oppose les spécifiques, elles se comblent et le tissu cicatriciel reste rarement apparent. Donc pas de brides fibreuses, pas de rétraction inodulaire. Il est exceptionnel qu'elles se compliquent de phagédénisme et aboutissent à des destructions, perforations ou échancrures du voile; mais on peut les voir récidiver sur place ou dans le voisinage; aussi n'est-il point prudent de suspendre dès leur guérison l'administration de l'iodure de potassium.

Sur les muqueuses de la *voûte palatine,* des *fosses nasales* et du *pharynx* la syphilide pustulo-ulcéreuse n'offre aucune particularité digne d'être notée. Trop superficielle pour dénuder le squelette, elle ne cause presque jamais d'altération osseuse. Toutefois la stagnation des liquides morbides dans des parties profondes où l'incessant renouvellement de l'air vient activer leur putréfaction, engendre presque fatalement une mauvaise odeur, un degré plus ou moins accentué d'ozène. Sur le pharynx, la même cause détermine la formation de croûtes minces adhérentes.

Syphilide tuberculeuse, gommes circonscrites ou diffuses. — Ces dénominations n'expriment que des variétés dans la disposition du produit néoplasique. Disons immédiatement que l'infiltration diffuse est à la fois la plus fréquente et la plus grave; étudions-la sur le voile du palais. Le plus souvent l'organe est déformé, asymétrique. Au niveau des insertions à la voûte palatine, région le plus fréquemment atteinte, on perçoit une rougeur diffuse, rougeur d'une teinte groseille bien accentuée; au toucher, dureté, rigidité et sensation d'épaississement; sous l'influence des excitations physiologiques, immobilité de tout ou partie de ce voile si mobile à l'état normal : tels sont tous les signes que l'examen le plus minutieux permet de reconnaître; avant tout on remarquera donc qu'il n'y a pas de tumeur apparente. Si la lésion siége sur la face postérieure, elle peut se dérober complétement à l'examen, mais un œil exercé la reconnaîtra souvent à la rougeur sous forme de tache qui irrégularise la face buccale, et à sa tension. L'accident peut persister un temps très-long sous cette forme.

L'ulcération est généralement annoncée par une recrudescence de la poussée inflammatoire qui accompagne toujours plus ou moins la formation des dépôts syphilomateux; en même temps leur consistance devient plus molle; un léger œdème infiltre la muqueuse, puis elle est détruite en un ou plusieurs points; l'ulcération est produite. Elle est creuse, à bords taillés à pic, à fond jaunâtre, d'apparence bourbillonneuse. En peu de jours, en peu d'heures, ses progrès sont considérables; il se fait là un travail de régression sans qu'il y ait d'eschare produite, une sorte de gangrène moléculaire qui désagrége les tissus dont les détritus réduits en bouillie sont entraînés avec la salive.

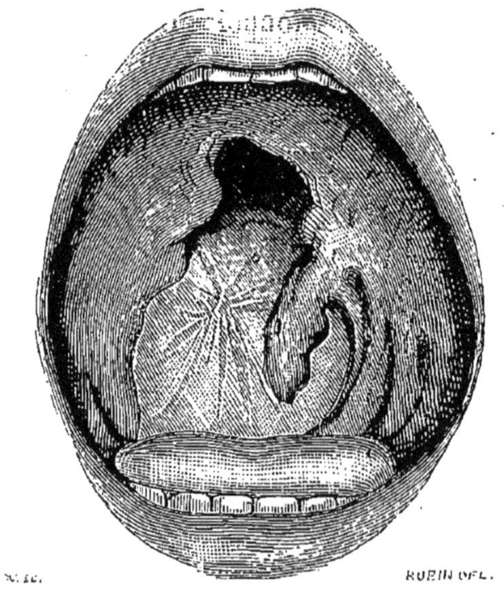

Fig. 91. — Ulcération du voile du palais et du pharynx (d'après un dessin de la collection A. Fournier).

Les résultats de ce travail pathologique varient suivant que l'organe est entamé dans tout ou partie de son épaisseur.

Un ulcère large peut s'étendre en nappe ou en bandelette falciforme sans creuser en profondeur; mais bien plus souvent, à l'époque où se fait l'ulcération, le voile est miné d'une face à l'autre, infiltré de petites gommes grosses comme un pois, un noyau de cerise; le travail d'envahissement s'est fait sourdement, avec lenteur et insidiosité, et soudain on s'aperçoit qu'une communication anormale s'est établie entre la bouche et le pharynx, et que, la gomme éliminée, il ne reste plus rien. Si la lésion siége sur les bords, une ou plusieurs échancrures se dessinent, l'arc uvulo-tonsillaire apparaît comme crénelé ; ou bien d'emblée se creuse un fossé profond qui sépare tout un segment du voile, tandis que l'autre s'écarte entraînant la luette qui pend flasque et immobile sur l'un des côtés (fig. 91). Loin des bords, l'ulcération térébrante aboutit à la perforation qui est souvent médiane et voisine de la partie la plus antérieure du voile ; car c'est dans ce point qu'il est à la fois le plus mince et le plus tendu. D'un imperceptible pertuis à une large ouverture admettant la pulpe du doigt et laissant à peine entre l'amygdale et la luette une étroite bandelette, on peut observer de nombreuses variétés, dans le détail desquelles nous n'entrerons pas.

Bornons-nous à dire que les trajets de grandeur moyenne ont généralement la forme d'un entonnoir dont le sommet est dirigé soit en avant soit en arrière, suivant que les lésions se sont développées sur la face postérieure ou sur la face antérieure.

Les mêmes lésions s'observent sur le *palais*, mais avec cette complication de plus, qu'elles peuvent retentir sur la couche ostéo-périostique, la priver de ses moyens de nutrition et en déterminer la nécrose. D'autres fois la lésion a primitivement son siége dans le squelette, et c'est secondairement que la muqueuse s'enflamme et s'ulcère au contact irritant de l'os malade.

Enfin, dans une autre série de cas, le syphilome peut avoir envahi simultanément les deux tissus (voyez pour ce qui a trait à la perforation le chapitre des lésions osseuses).

Sur le *pharynx* il s'agit surtout de gommes circonscrites siégeant le plus souvent dans la partie supérieure de la paroi postérieure, entourant les trompes d'Eustache, et susceptible de se propager à la face postérieure du voile et aux fosses nasales. De prime abord il semble que la dénudation du squelette vertébral doive en être une fréquente conséquence ; c'est là au contraire un fait assez rare, et il sera facile de s'en rendre compte si l'on songe à la résistance que les couches aponévrotiques et musculaires prévertébrales opposent au travail ulcératif.

Il n'en est pas de même, on le comprend, quand le syphilome a pour siége les tissus sous-jacents, comme les gommes *sous-muqueuses* nous en offrent d'assez fréquents exemples. Ce qu'il y a de plus frappant dans ces lésions c'est le volume considérable, tel que celui d'une noix, d'un œuf de poule, qu'elles sont susceptibles d'atteindre.

Très-fréquente, au contraire, et très-prompte est la mortification osseuse dans les *fosses nasales ;* mais là, il est constant que les désordres commencent généralement par le squelette, chez l'adulte du moins, car pour le nouveau-né on ne saurait mettre en doute l'existence primitive d'un catarrhe purulent. Quoi qu'il en soit, c'est dans les parties postérieures qu'on doit chercher les ulcères provoqués par la syphilis, dans les parties postérieures et profondes. Aussi les méningites déterminées par la propagation du processus inflammatoire jusqu'à la boîte crânienne ne sont-elles point très-rares.

Nous venons d'examiner les cas les plus simples, ceux où la lésion ulcéreuse est chronique, montre plus de tendance vers la réparation que vers l'extension, et se cicatrice après une durée variable, bien que toujours assez longue. Mais, là comme ailleurs, la gomme peut subir un processus ulcératif aigu et affecter une marche *phagédénique*. Quand sa destruction s'accompagne d'un incessant envahissement des tissus par de nouveaux éléments voués, à peine formés, à la fonte et à la désagrégation immédiate, il n'est pas de cancer, il n'est pas de lupus vorax dont elle ne puisse égaler les ravages. Les muqueuses disparaissent, les os sont dépouillés de leurs revêtements et tombent en quelques semaines; les cavités de la bouche, du nez et du pharynx, celles des sinus maxillaires, frontaux et sphénoïdaux peuvent être transformées en un énorme cloaque. Chez un malade de Delpech furent atteints, les cornets, le vomer, les os propres, tout le rebord alvéolaire du maxillaire supérieur droit, la voûte palatine, les parois internes des sinus maxillaires, l'os malaire, l'unguis droit, l'ethmoïde, la région moyenne du frontal et du sphénoïde; enfin l'occipital, dont l'angle basilaire tout entier s'élimina un jour et, tombant dans le pharynx, faillit asphyxier le malade.

Quelques auteurs désignent cette forme de phagédénisme sous les noms de *lupus guttural*, *lupus osseux*. Il est préférable selon nous de préciser la nomenclature et de réserver exclusivement ce nom au lupus vrai, au néoplasme lupique absolument distinct des lésions syphilitiques.

Comme suite ultime de ces lésions, on peut observer des cicatrices, des brides inodulaires, des *adhérences*. Pour que ces adhérences soient possibles, il faut qu'il y ait eu ulcération et bourgeonnement simultanés sur la face postérieure du voile du palais et les points voisins ou opposés du pharynx; aussi cette conséquence n'est-elle plus à redouter lorsque le voile a été détruit dans une grande partie de son étendue, car il ne peut plus se porter au contact du pharynx. Dans le cas contraire il peut y avoir soudure complète entre les deux organes, le pharynx est divisé en deux étages dont le supérieur, l'arrière-cavité des fosses nasales, est absolument séparé du reste des voies aériennes; le nez n'est plus qu'un organe d'odoration et n'a plus rien de commun avec les phénomènes respiratoires; nous ne connaissons que peu d'exemples d'une difformité aussi irrémédiable (Julius Paul, Mauriac), mais les cas de diaphragme incomplet s'observent journellement. Le voile a pris une teinte pâle, une apparence fibroïde et est devenue rigide, immobile. C'est *l'ankylose pharyngo-vélo-palatine.*

Dans d'autres cas, les lésions sont restées confinées à la cavité buccale, et la rétraction cicatricielle s'exerçant sur le voile irrégularise et rétrécit de plus en plus l'arc compris entre les piliers gauches et droits : c'est l'*atrésie de l'isthme*[1].

Infiltration, tumeur gommeuse, ulcération peuvent évoluer absolument à froid, sans provoquer la moindre douleur, le moindre désordre physiologique, la moindre gêne, et par conséquent à l'insu du malade, jusqu'au jour où, la perforation étant produite, les troubles fonctionnels éclatent soudain, instantanément [2]. Mais, à côté de cette forme insidieuse, de beaucoup la plus fréquente, il est des cas qui dès le début se font remarquer par la persistance et parfois même par l'intensité de phénomènes douloureux, névralgiformes, locaux et irradiés. Ces symptômes sont particulièrement marqués lorsque les lésions sont localisées au voisisinage de l'isthme [3].

[1] Il est très-important de ne négliger aucun moyen d'examen. Sous le palais et le voile, l'*abaisse-langue* permet une inspection très-suffisante. Pour les narines, on fera usage d'un petit *spéculum nasi* à valves, en ayant soin d'en éclairer le champ avec la lumière artificielle, que l'on y dirigera soit avec le miroir à ophthalmoscope, soit avec une petite glace à lunette, soit avec le réflecteur-fixe de Moura adapté à une lampe. Pour les lésions post-nasaliennes, il est nécessaire de relever la luette et le voile du palais. On y arrive assez bien en le soulevant avec les manches de deux cuillers, et mieux encore avec divers instruments inventés à cet effet, tels que le tenseur du voile du palais de Moura. Enfin la rhinoscopie proprement dite, c'est-à-dire l'examen des orifices postérieurs des fosses nasales au moyen de l'éclairage et du miroir laryngien retourné, ou plus commodément encore, au moyen du rhinoscope de Duplay, est indispensable au diagnostic précis des lésions de la paroi antérieure du haut pharynx.

[2] M. Langlebert nous a communiqué l'observation d'un syphilitique qui, un matin, fut tout étonné de ne pouvoir allumer sa pipe sans être pris aussitôt de violents éternuements. Ce jeune homme ayant eu alors l'idée de boire un peu d'eau, une partie du liquide passa dans les fosses nasales, et fut violemment rejetée dans le verre, Ces phénomènes étaient la conséquence d'une perforation de la voûte palatine, près de l'insertion du voile, laquelle s'était produite sans que le malade, d'après sa déclaration, ait eu conscience du travail ulcératif, probablement assez long, qui l'avait amenée. Le début de l'infection syphilitique remontait à dix-huit mois.

[3] Aucun problème n'offre plus de difficultés que la distinction entre les ulcères scrofuleux et syphilitiques de la gorge. De l'avis même des plus experts, il est nombre de cas où le praticien prudent doit rester indécis. Nous aurons occasion de revenir sur ce point, car la plupart de ces cas ont trait à des lésions tardives

Le reflux dans les fosses nasales des matières alimentaires est un des symptômes les plus constants d'une communication anormale bucco-nasale : il est rare qu'il gêne beaucoup l'ingestion des aliments solides, mais, dans les premiers jours où la perforation s'est produite, il est toujours très-accentué pour les liquides; d'autant plus qu'il peut se compliquer d'un certain degré de dysphagie due au défaut de synergie des muscles dont l'action est troublée par la douleur, ou par la crainte, ou les hésitations qu'éprouve le patient dûment instruit de son mal. Mais peu à peu se fait une sorte d'éducation de ces organes, dont la suppléance fonctionnelle s'établit presque d'elle-même, grâce à la langue et surtout au pharynx qui exagère ses mouvements et se porte plus en avant de façon à saisir le bol qui lui est présenté; si bien que au prix de quelques efforts, d'une attention soutenue, et surtout d'une lenteur plus grande dans le repas, en n'introduisant à la fois que peu d'aliments dans la cavité buccale, la plupart des sujets atteints de ces lésions peuvent arriver à se nourrir d'une façon en apparence très-régulière. Mais vienne une circonstance particulière qui les force à se départir de leurs précautions habituelles, comme pour le malade de Fournier, qui se trouvant à un buffet de chemin de fer voulut accumuler avec précipitation les dernières bouchées, et l'infirmité reparaîtra aussitôt; elle reparaîtra d'autant plus sûrement que la lésion portera sur le palais même, point où elle est moins susceptible d'amendement, étant donnée la rigidité des parties.

Que le voile du palais soit infiltré et rendu rigide ou qu'il soit perforé, car les conditions de la phonation ne diffèrent guère dans les deux cas, il est incapable de fermer le passage nasal, il y a *nasonnement ;* ce phénomène est dû à la permanence d'une communication entre le nez et la bouche, qui dans l'appareil

de la syphilis héréditaire; mais, dès à présent, nous exposerons les caractères qui, le plus souvent, permettront d'arriver au diagnostic.

Scrofule pharyngo-nasale. — Ulcération survenant d'emblée, non précédée de tumeur; teinte jaune décolorée, quelquefois apparence vineuse; aspect mamelonné du fond, fréquemment recouvert de crachats visqueux très-adhérents; intégrité de la muqueuse périphérique qui ne présente pas d'aréole enflammée; cicatrices blanches, luisantes; grande tendance à la déformation des parties; localisation fréquente des lésions sur la paroi postérieure du pharynx; au nez, cloison rarement atteinte; limitation habituelle des lésions à la muqueuse; marche lente des désordres anatomiques; évolution sans surprise, sans coup de théâtre comme dans la syphilis; allure plus froide, plus lente, moins inflammatoire, douleur moindre; affection antérieure ou coexistente manifestement scrofuleuse; fréquemment antécédent héréditaire, frères ou sœurs atteints de scrofule. Modification très-lente sous l'influence des anti-strumeux; à peu près nulle par l'iodure de potassium.

vocal normal doivent vibrer séparément comme organes résonnateurs isolés. Pareil phénomène se produit également dans le cas de perforation palatine; et, chose curieuse, on l'observe encore dans l'ankylose pharyngo-palatine avec occlusion complète. — Plus de son net et franc, la voix est voilée et comme étouffée. Les désordres ne se bornent pas toujours là; en même temps que le timbre devient nasillard, il est bien évident que la prononciation des consonnes, fonction presque exclusivement dévolue à la langue, à la voûte palatine et au voile du palais, doit être pervertie ; de ces modifications variables suivant les cas résulte un bredouillement comparable au son que l'oreille perçoit dans l'égophonie, et qui rend parfois les paroles si confuses qu'il est besoin de la plus grande attention pour en saisir le sens.

Enfin nous nous bornerons à signaler les autres symptômes suivants, dont la pathogénie est aisée à comprendre :

a. Le *catarrhe* de la muqueuse, pharyngo-nasale, coryza, salivation gutturale, conséquences vulgaires provoquées par une irritation de voisinage; *b*. l'*ozène*, résultat de la stagnation des détritus organiques dans les profondeurs des fosses nasales; ce phénomène est un des plus pénibles, un des plus insupportables de toute la symptomatologie spécifique : il atteint parfois un tel degré de fétidité que toutes relations sociales sont forcément interrompues; *c*, l'*obtusion de l'ouïe*, résultat des ulcérations et plus tard des brides, des atrésies, qui déforment l'orifice pharyngien de la trompe d'Eustache; *d*, l'*anosmie* consécutive à des lésions externes du squelette et de la muqueuse, bien différente de l'anosmie par lésion centrale, dont l'existence a été signalée dans le cours de la syphilis par D. Mollière.

Les plus effroyables ravages peuvent s'accomplir sans le moindre retentissement sur la *santé générale*; mais, si le processus offre une certaine acuité, si les douleurs s'éveillent, si l'alimentation devient difficile et qu'elle reste insuffisante en raison des douleurs qu'elle provoque, si surtout le traitement spécifique n'intervient pas de bonne heure pour reconstituer l'état général aussi bien que pour mettre fin au processus local, souvent même, en dépit du traitement, il y a lieu de redouter un affaiblissement progressif et la cachexie qui en peut être la conséquence.

§ 3. — TRAITEMENT.

Avant tout, on administrera sans retard l'*iodure de potassium* dont la dose sera portée d'emblée à 2 grammes par jour et progressivement élevée jusqu'à 4, 5 et 6. Si les résultats se font attendre, il sera souvent utile de lui adjoindre le *mercure*, que l'on fera convenablement absorber en frictions.

Localement, la première indication à remplir est de tenir les parties dans un état de propreté absolue. Aussi prescrira-t-on de nombreux lavages internes[1], des irrigations pour détacher les croûtes. On donnera la préférence aux liquides émollients, tels que l'eau de guimauve tiède, à laquelle on adjoindra des désinfectants : alcool, acide salicylique, picrique, chloral, etc. — Ces ablutions devront être répétées plusieurs fois par jour, surtout dans les cas d'ozène. En même temps, on surveillera les ulcérations accessibles à la vue, on en modifiera la surface, particulièrement avec la poudre d'iodoforme, le camphre, ou mieux encore la teinture d'iode étendue.

Nous conseillons de ne faire usage du stylet qu'avec la plus grande délicatesse. Il n'est pas douteux que dans bien des cas cet instrument ne puisse accomplir des perforations dont le malade eût pu être préservé; mais une fois cet accident produit, le pra-

[1] Dans le cours du coryza et de l'angine syphilitique, et surtout pour prévenir et combattre l'ozène, on doit prescrire de fréquentes ablutions des voies pharyngo-nasales; mais l'indication serait le plus souvent bien mal remplie si le médecin n'indiquait pas clairement au malade le *modus agendi* propre à la réaliser. Remplir le creux de la main avec la solution voulue, la porter ainsi au contact des narines, et l'y faire pénétrer par aspiration, tel est le moyen préconisé par tous les auteurs. Je n'hésite pas à le déclarer absolument insuffisant, d'abord parce qu'il n'est pas très-facile de l'exécuter; beaucoup de malades étant inhabiles à faire entrer le liquide dans les narines pendant l'inspiration, et ce qui en pénètre ainsi étant illusoire; en second lieu, parce que la partie de l'organe ainsi irriguée est fatalement restreinte. Voici comment je conseille de procéder à cette opération : c'est dans une *éponge* bien imbibée que le malade place l'orifice des narines, et qu'il aspire. Cette modification facilite énormément la manœuvre, et l'ascension du liquide se fait d'autant plus aisément, qu'il est mélangé à une petite quantité d'air. Mais si la tête du malade reste dans la même position, comme le liquide pénètre dans les narines avec une direction oblique représentée à peu près par une ligne tombant à 45 degrés sur le plan du front, il est facile de comprendre que toute la partie antérieure des fosses nasales restera en dehors de son action; aussi est-il indispensable de varier cette position et d'exécuter l'*ablution nasale en trois temps* (Thomas et Bamboldt). Dans le premier, le front doit être horizontal, et le liquide baigner tout le tiers antérieur de l'organe; dans le deuxième, le front étant incliné à 45 degrés, c'est le tiers moyen qui est irrigué; enfin, pour le tiers postérieur, il suffit de tenir la tête droite, le plan du front étant vertical; dans ce dernier temps, le liquide s'écoule dans le pharynx. J'appelle toute l'attention sur ces modifications bien insignifiantes en apparence, mais qui ont, je crois, une réelle importance pratique. Que de fois n'ai-je pas vu des syphilitiques atteints d'ozène s'épuiser en inutiles efforts pour débarrasser les méandres nasaux des produits infects que la stagnation y accumule! Qu'ils procèdent méthodiquement et les résultats seront différents.

ticien n'est plus tenu à la même réserve, il peut alors explorer librement les os dénudés, et, quand il en a reconnu la nécrose, en faciliter l'élimination.

Il faut toujours s'abstenir de cautérisations énergiques ; mais les caustiques faibles peuvent être souvent employés avec avantage; dans les petites perforations du palais ou du voile, j'ai vu de nombreuses guérisons déterminées par le crayon de nitrate d'argent, au moyen duquel on stimulait tous les quatre ou cinq jours les lèvres de la perte de substance.

Il y a plus; par la même méthode, on peut obtenir la réparation de désordres fort étendus, tels par exemple qu'une division complète du voile du palais. Il ne s'agit pas dans ce cas de cautériser toute la longueur des bords pour les transformer en une plaie bourgeonnante ; il faut au contraire porter le caustique ni-

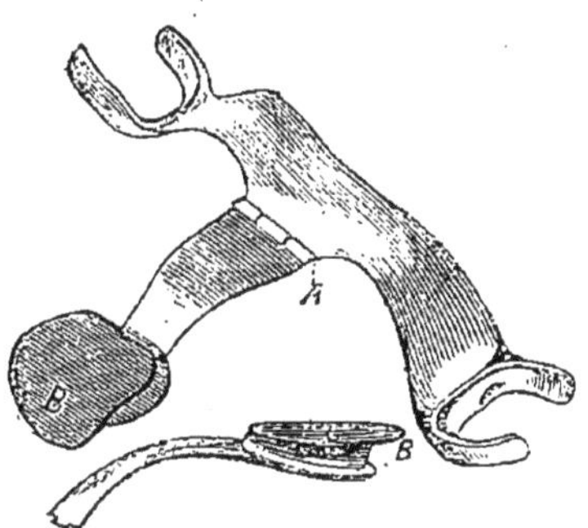

Fig. 92. — Obturateur à charnière pour perforation du voile du palais (Harris).

trate acide de mercure ou cautère potentiel, soit galvanique, soit thermique, uniquement à l'angle de la perte de substance, dans une étendue restreinte, et laisser la rétraction du tissu cicatriciel s'opérer, puis pratiquer une nouvelle opération semblable et attendre encore pour recommencer, de manière à ramener peu à peu les parties divisées les unes vers les autres et à les réunir par une suite de cautérisations qu'on peut considérer comme autant de points de suture successifs (Cloquet).

Enfin, quand ces moyens sont restés inefficaces, reste à discuter les indications de l'opération restauratrice ou de la prothèse. Je ne m'occuperai ni de l'uranoplastie ni de la staphylorrhaphie; mais je dois dire quelques mots des *obturateurs* et des *voiles artificiels*. Lorsque la lésion se borne à une perforation du voile, on peut en faire disparaître tous les inconvénients au moyen d'un obturateur (fig. 92). Cet appareil est muni d'une charnière A qui doit se trouver au point de jonction de la voûte palatine et du voile, afin de se prêter à tous ses mouvements. La plaque B en vulcanite est munie d'un rebord qui s'appuie sur la face supérieure du voile du palais et empêche l'obturateur de sortir de l'ouverture.

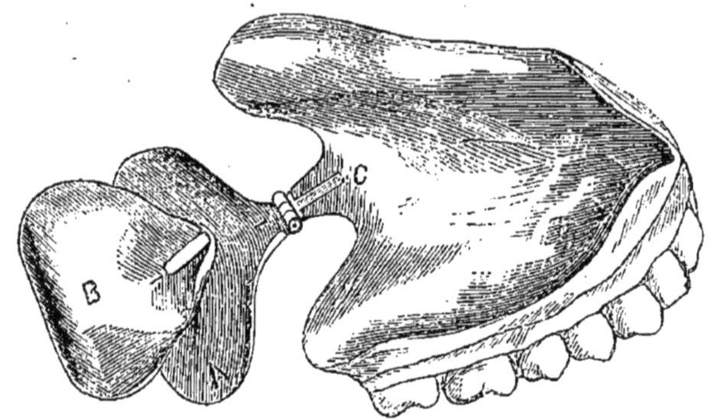

FIG. 93. — Voile artificiel à charnière fixé sur un dentier (Harris).

Les désordres sont-ils plus considérables, on doit se guider d'après la règle suivante : s'il reste quelque partie musculaire du voile, la pièce artificielle doit être mobile. On obtiendra ce résul

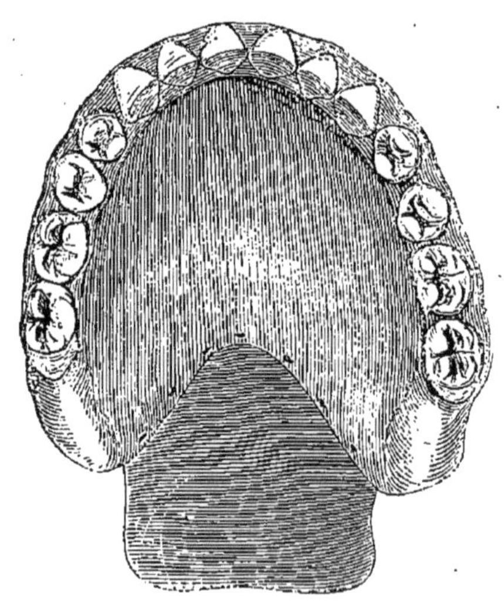

FIG. 94. — Voile artificiel de Sercombe (Harris).

tat (fig. 93) au moyen d'une charnière C supportant deux ailes en caoutchouc mou, A, B, dont la forme varie suivant l'étendue de la défectuosité existante. Au contraire, l'organe a-t-il été complétement détruit, c'est sur les muscles pharyngiens seuls que doit compter le malade pour fermer le passage nasal, et la prothèse ne doit avoir d'autre but que de diminuer l'étendue antéro-postérieure de cet espace. Bornons-nous à signaler l'appareil de Sercombe, constitué par une simple valvule en caoutchouc très-mince sur ses bords, et assez délicat pour ne point incommoder par sa pré-

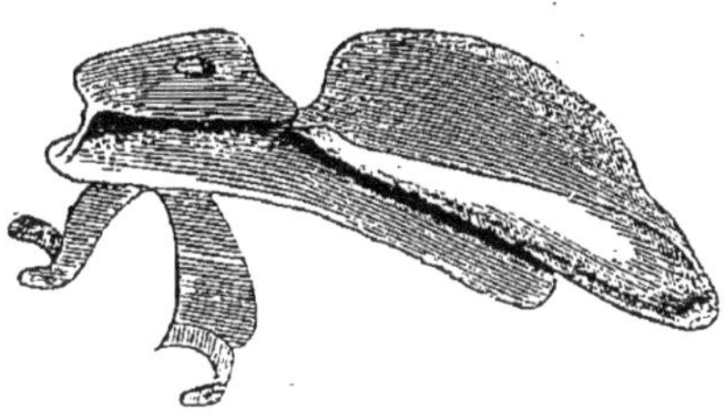

FIG. 95. — Voile artificiel en une seule pièce avec ses crochets (Harris).

sence les parties avec lesquelles il doit entrer en contact (fig. 94), et celui plus perfectionné qui est représenté dans la figure 95. Pour maintenir en place ces organes artificiels, on peut avoir recours à un dentier, ou à des crochets. Très-souvent ils doivent être associés à des obturateurs palatins ou à des palais artificiels, ce qui facilite singulièrement leur application.

VIDAL (de Cassis), *Affections syphilitiques de la gorge ainsi que des parties molles et dures des fosses nasales* (*Ann. des mal. de la peau de Cazenave*, t. I, p. 55, 1844). — CHASSAIGNAC, *Tumeur située dans le voile du palais, opportunité d'un traitement antisyphilitique* (*Bull. de la Soc. de chir.*, 1851, et *Bull. de thér.*, t. XL, p. 429, 1851). — Jules CLOQUET, *Mémoire sur une méthode particulière d'appliquer la cautérisation aux divisions anormales du voile du palais* (Mémoire lu à l'Académie des Sciences, le 26 février 1855). — MICHEL (de Strasbourg), *Perforation de 2 millimètres, suite de syphilis. Uranoplastie* (*Gaz. des hôpit.*, p. 263, 1863). — Julius PAUL (de Breslau), *De l'adhérence du voile du palais à la paroi postérieure du pharynx à la suite d'ulcérations et de ses conséquences* (*Arch. de méd.*, vol. II, p. 422, 1865). — RESTELLINI, *Distruzione del velo pendulo* (*Giorn. ital. delle mal. ven. e della pelle*, t. I, p. 49, anno 1866). — WEBER, *On Syphilitic Coryza* (*Med. chir. Transact.*, vol. XIII). — MAUDNER, *Syphilitic disease of the pharynx* (*Brit. med. Journ.*, t. I, p. 117, févr. 1873). — HARRIS et AUSTEN, *Traité de l'art du dentiste*, traduit de l'anglais par Andrieu, Paris, 1874. — MACHON, *Pharyngite syphilitique tertiaire*, thèse de Paris, 1874. — HOMOLLE, *Papillome syphilitique du palais* (*Progrès médical*, t. II, p. 219, 1874). — Alf. FOURNIER, *Leçons sur la syphilis tertiaire*, p. 78 et seq., Paris, 1875. — LANDRIEUX, *Angine syphilitique ou scrofuleuse ancienne; ulcération de la carotide interne* (*Progrès médical*, t. III, p. 9, 1875). — CHABOUX, *Lésions de la région naso-pharyngienne que l'on doit rattacher à la syphilis*, thèse de Paris, 1875. — BERKELEY-HILL, *Syphi-*

lis tertiaire du voile du palais et du pharynx (*The Lancet*, 22 avril 1876). — Charles MAURIAC, *De la syphilose pharyngo-nasale*, Paris, 1877. — SCHUSTER e SAENGER, *Beitrage zur Pathologie und Therapie der Nasensyphilis* (*Vierteljahr. fur Dermatologie und Syphilis*, 1°, 2°, fasc. 1877.)

CHAPITRE XV

LÉSIONS DU LARYNX

I. — Gommes et ulcérations.

§ 1. — ÉTIOLOGIE.

Très-rarement observées autrefois, les laryngopathies tertiaires sont aujourd'hui, depuis l'emploi du laryngoscope, considérées comme réellement *fréquentes;* elles sont très-rebelles et toujours graves, car elles constituent une menace longtemps persistante et parfois soudaine d'asphyxie. Ce qui assombrit encore leur pronostic, c'est que la lésion spécifique une fois cicatrisée, il faut craindre les conséquences de cette cicatrice même, qui peut amener le retrait de la muqueuse laryngienne, la formation de brides et le rétrécissement progressif du conduit aérien.

Quelle est la cause qui détermine la localisation du syphilome sur l'organe phonétique? Dans la plupart des cas, elle nous échappe; mais nous voyons souvent noté comme *circonstance déterminante* un excès accidentel ou un abus professionnel de la fonction; aucune observation n'est plus significative à cet égard que celle d'un malade qui fut trachéotomisé en 1876 par Letiévant (de Lyon). Depuis trois ans qu'il avait contracté la syphilis, ce jeune homme, qui, vu son état, parcourait chaque jour les rues en faisant entendre le cri traditionnel des chiffonniers lyonnais, n'avait cessé de souffrir du côté du larynx. Moins d'un an après l'infection, il présentait un enrouement et quelquefois même une

[1] Voici quelques chiffres empruntés à un mémoire de Sommerbrodt (*Wiener medical Presse*, 1873); ils pourront donner une idée approximative de la fréquence des lésions dont nous abordons l'étude; je dis approximative, car il n'est pas douteux que beaucoup de cas de laryngopathies secondaires ne soient compris dans la statistique suivante :

Kühle..........	sur	100	autopsies de syphilit. a vu	15 cas d'ulcér. laryng.
Altenhofer......		1200	malades syphilitiques....	25 — —
Gerhardt et Roth.		54	....	18 — —
Lewin		1000	....	44 laryng. avec raucité.
Engelsted.......		521	....	25 — —
Sommerbrodt....		84	....	15 cas d'ulcérations.

aphonie, dont la thérapeutique la mieux entendue ne put jamais avoir raison que passagèrement. Un jour enfin la raucité augmenta tout à coup, et des accidents d'asphyxie se manifestèrent.

Les lésions du larynx ne succèdent que rarement à celles du pharynx, ces dernières ayant plus de tendance à envahir la base de la langue; mais elles peuvent se propager vers la partie inférieure. L'observation prouve en effet que les trachéopathies se développent assez souvent de haut en bas dans la syphilis; c'est le contraire dans la tuberculose. Quant à l'*époque d'apparition*, elle est des plus variables. Dans le cas que nous venons de citer, où trois ans seulement s'étaient écoulés depuis le chancre, on peut qualifier les accidents de précoces; il n'est pas rare en effet de ne les voir survenir qu'au bout de dix, vingt et même trente ans; c'est de cinq à dix ans qu'on les observe le plus souvent.

§ 2. — SYMPTOMATOLOGIE.

Symptômes objectifs. — L'épiglotte et les régions voisines de la glotte sont de beaucoup les parties le plus souvent atteintes; du côté du squelette nous signalerons surtout la vulnérabilité des aryténoïdes, puis du cricoïde; le thyroïde reste presque toujours indemne [1].

Une première période nous fait assister au développement de la *gomme;* on peut la reconnaître nettement au laryngoscope avec ses caractères ordinaires, tantôt grosse comme une tête d'épingle, d'autres fois offrant le volume d'une cerise, d'une amande, et proéminant dans l'intérieur de la cavité laryngienne; leur surface est lisse, non lobulée, de couleur jaunâtre; quelquefois elles offrent un aspect comme transparent. A défaut de laryngoscope, le toucher permet de constater la présence de ces tumeurs lorsqu'elles siégent au voisinage de l'épiglotte.

[1] Sur 94 cas, Sommerbrodt a noté les localisations suivantes :

Épiglotte		21
Cordes vocales inférieures :	Les deux	17
	La droite	4
	La gauche	13
Cordes supérieures		5
Intérieur du larynx		19
Repli aryténo-épiglottique		6
Orifice		2
Sinus piriforme		1
Portion inférieure du larynx		6
		94

A la période d'*ulcération*, la perte de substance, qui peut acquérir en très-peu de temps une étendue considérable, est remarquable par son fond jaune, parsemé de petits points rougeâtres et par le gonflement de ses bords qui forment un relief induré. Le processus détruit surtout en profondeur, découpe et creuse les tissus comme à l'emporte-pièce, attaque le périchondre, dénude et mortifie les cartilages; dans un cas, les cordes vocales étaient rongées dans leur totalité (Lancereaux). Mais c'est particulièrement sur l'épiglotte que ses effets sont rapides et aisément appréciables; crénelure des bords, perforation de part en part de ses deux faces et même abrasion totale de l'organe; tels sont les désordres que l'on y observe communément. A cette période, on a souvent noté une sorte de gonflement du cou, qui lui donne une forme cylindrique; de plus, la palpation détermine parfois une légère crépitation, indice caractéristique des altérations cartilagineuses, si l'on sait bien la distinguer des craquements qu'il est facile de provoquer sur un larynx normal.

Les lésions des cartilages sont très-généralement consécutives à celles de la muqueuse; dès que le fond de l'ulcère les atteints, l'irritation dont ils sont le siége amène une infiltration calcaire, puis leur nécrose et le détachement de portions mortifiées plus ou moins considérables. Des lésions spécifiques peuvent cependant se développer primitivement dans les tissus articulaires et donner lieu à des arthropathies tertiaires de tous points semblables à celles que nous étudierons plus loin. Est-ce ainsi qu'il faut interpréter le cas du malade auquel se rapporte la figure 96, ou bien faut-il n'y voir qu'une arthrite liée à une inflammation vulgaire de voisinage ? Nous croyons que l'on peut conserver des doutes à ce sujet; toujours est-il que la trachéotomie dut être pratiquée pour venir à bout de ces accidents multiples.

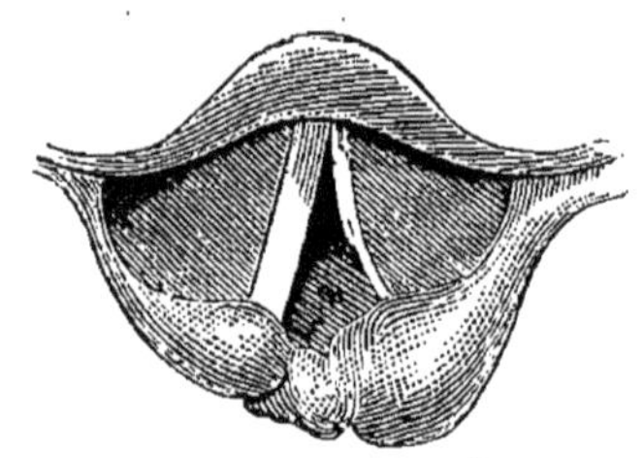

FIG. 96. — Ulcération de la corde inférieure droite. Œdème des ligaments ary-épiglottiques du même côté lié à une arthropathie ary-cricoïdienne (Communiquée par G. Poyet).

Arrivée à la période de *réparation*, la perte de substance se cicatrise. Après avoir échappé aux dangers de la suppuration et d'une destruction plus complète de l'organe, le malade est maintenant menacé d'un *rétrécissement*, et cela de plusieurs façons :

a. Il peut se faire que, d'emblée, s'établissent de graves désordres, tels que brides fibreuses, adhérences entre les deux cordes vocales inférieures à leur sommet (Turk), déviation de l'épiglotte, parfois assez prononcée pour que sa partie moyenne corresponde au cartilage de Wrisberg.

b. Plus souvent, le revêtement du larynx est lentement attiré vers le disque fibreux et rétractile qui tient la place de l'ancienne lésion, les angles s'arrondissent, les plis disparaissent, les parties périphériques se rapprochent du centre et la lumière du conduit diminue de jour en jour.

c. Quelquefois le tissu cicatriciel s'hypertrophie, et cette kéloïde peut prendre de telles proportions, que la fonction du larynx soit entravée.

d. Ou bien le tissu de nouvelle formation se hérisse de petites masses végétantes, grisâtres, polypoïdes. Cette prolifération des papilles de la muqueuse, qui n'est pas rare à la périphérie des ulcères, envahit souvent le champ de la lésion, dès que le fond se met à bourgeonner.

Symptômes subjectifs et fonctionnels. — La *raucité de la voix* est un symptôme constant de l'ulcère laryngien ; elle se fait remarquer par son caractère raboteux et strident; dans les cas graves, elle se change en une aphonie complète et incurable ; c'est là un signe précieux pour distinguer l'affection qui nous occupe des lésions de la trachée, dans lesquelles l'émission des sons reste souvent normale, si difficile que soit devenue la respiration (Trélat).

Pas de *trouble respiratoire* au début dans la laryngopathie tertiaire; aussi n'est-il pas rare que des malades parviennent à une période fort avancée de leur mal sans avoir jamais ressenti de dyspnée; ceux-ci sont exposés à passer d'emblée de l'état normal à celui d'asphyxie imminente. Mais, pour la plupart, l'ulcération s'accompagne d'une certaine gêne peu accentuée d'abord, puis de *cornage*, sorte de sifflement laryngé, et enfin de *tirage*. Ce dernier phénomène consiste dans une dépression du creux épigastrique pendant l'inspiration et s'explique par ce fait que l'air ne pouvant entrer en quantité suffisante dans le poumon, il s'y fait un vide que la paroi épigastrique vient combler. Plus tard, dans le cas de rétrécissement cicatriciel, l'hématose se fait incomplètement et l'asphyxie lente se produit; elle est brusque, au contraire, quand un fragment de cartilage, détaché par la nécrose, tombe dans les voies aériennes et provoque un accès de suffocation comme tout corps étranger.

Très-fatigante au début, *la toux* s'amende singulièrement à mesure que l'affection s'aggrave, c'est-à-dire à mesure que disparaissent, détruites par l'ulcération, les extrémités nerveuses, point de départ des excitations réflexes.

L'*expectoration* est d'abord muqueuse ; dès que l'ulcère est produit, elle devient mucoso-purulente et parfois d'une grande fétidité, notamment quand la gangrène complique les lésions. Il n'est pas rare d'y rencontrer du sang, des fragments de cartilage ou autres détritus organiques.

La *douleur* spontanée peut manquer, mais la région est toujours très-sensible à la pression. Des souffrances extrêmement vives, si vives que certains malades préfèrent endurer longtemps la faim plutôt que de les affronter, sont également provoquées par la déglutition, surtout quand le mal siége sur les parties postérieures du larynx (bord de l'épiglotte, cartilages aryténoïdes, etc.). Les liquides passent plus difficilement que les solides, parce qu'ils sont plus aisément refoulés vers le nez. Chose curieuse, la plupart des malades accusent aussi des douleurs dans les oreilles, et lorsque le mal est unilatéral, dans l'oreille du côté correspondant à celui de la lésion laryngienne. Ce fait, jusqu'ici resté sans explication, n'est point particulier aux ulcérations syphilitiques [1].

Complications. — La suffusion séreuse du tissu cellulaire sous-

[1] Le *diagnostic* des laryngopathies tertiaires repose sur l'ensemble des signes suivants : 1° Constatation par le laryngoscope de gomme, de végétation ou d'ulcères (ne peut pas toujours être pratiquée) ; 2° exploration par le toucher, qui peut faire reconnaître l'infiltration de l'épiglotte et des régions circonvoisines (n'y avoir recours qu'avec prudence, à cause des accès de suffocation que l'on peut provoquer) ; 3° douleur à la pression ; 4° raucité de la voix ou aphonie ; le fait que les désordres de la phonation ont précédé ceux de la respiration exclut l'idée d'une trachéopathie primitive, et localise nettement l'affection dans le larynx.

Voici maintenant le signalement des lésions qui pourraient en imposer au praticien pour ces accidents syphilitiques.

Phthisie laryngée. — Siége des ulcérations sur les cartilages aryténoïdes, où les crachats tuberculeux viennent séjourner, et plus tard sur l'épiglotte, sur les cordes vocales inférieures. — Ulcérations bourgeonnantes non taillées à pic. — Bords tuméfiés en bourrelet. — Saillie des glandes, hyperhémie généralisée intense, de couleur hémorrhagique. — Crachats d'un caractère plus spumeux que ceux des syphilitiques, — ne se complique que d'œdème blanc ; blancheur du pharynx, blancheur du voile du palais. — Autres signes de tuberculose dans les poumons, les testicules, la prostate, etc.

Cancer du larynx. — Siége presque constamment *à gauche*, et sur la *corde vocale supérieure*, à cause de sa richesse en glandes et en follicules clos ou lymphatiques. — Gros bourgeons brillants, saignant facilement. — Salivation toujours très-abondante. — Dysphagie douloureuse. — Altération légère de la voix au début, et plus tard aphonie, mais *aphonie intermittente* et dont le malade peut triompher momentanément au moyen de quelques efforts. — Toux sonore. — Bruit de *cornage rude et râpeux* pathognomonique. — Adénite cervicale à peu près constante. — Affection rare ; plus fréquente chez l'homme ; apanage de l'âge mûr

muqueux du larynx est la plus grave complication qui puisse précipiter l'issue fatale de ces lésions. Elle peut survenir lentement (*œdème de voisinage, œdème blanc*) par fluxion collatérale, ou compression veineuse dans le cas de lésion inflammatoire péri-laryngée; ou brusquement (*laryngite sous-muqueuse, œdème rouge*) à la suite d'un refroidissement ou d'un excès fonctionnel. Sans décrire ici les symptômes bien connus de dyspnée angoissante qui accompagnent l'œdème laryngien, il convient de bien préciser les degrés de cet état. Si l'infiltration est bornée aux replis ary-épiglottiques, la dyspnée s'accompagne du symptôme caractéristique de l'œdème de la glotte : inspiration soufflante ou gémissante, tandis que l'expiration reste silencieuse et normale. Mais le processus vient-il à s'étendre au tissu cellulaire qui tapisse la cavité du larynx, l'obstacle est fixe et entrave également les deux temps de l'acte respiratoire ; l'expiration devient elle-même bruyante et difficile. Ce n'est point là une distinction subtile ; dans le premier cas en effet, les parties malades sont accessibles aux topiques, et il est indiqué d'en essayer la puissance avant d'arriver à une intervention chirurgicale, tandis que dans le second cas, on ne doit pas hésiter à faire cesser les accidents en ouvrant la trachée.

Dans les cas d'ulcérations étendues, surtout lorsqu'elles se sont compliquées de périostose, de carie et de nécrose des cartilages, il n'est pas rare d'assister au développement d'un *phlegmon péri-laryngien.* Cette lésion, qui a fourni à C. Mauriac le sujet d'une excellente monographie (1876), se reconnaît à la tuméfaction de la région antérieure du cou, à l'empâtement et, plus tard, à la fluctuation dont elle devient le siége, à l'immobilité du larynx, à la vive sensibilité des parties, à la rougeur des téguments. Relativement à l'évolution de ces abcès, qui est particulièrement lente et insidieuse, il faut noter leur résorption possible sous l'influence d'une amélioration de l'état général, mais aussi la fréquence de leur ouverture spontanée par l'ulcération de la peau, dont la perte de substance reste fistuleuse, pendant que le foyer s'étend vers la profondeur (clapiers, décollements). Enfin la compression, qui est ainsi exercée sur les vaisseaux du cou, entre souvent pour une grande part dans l'étiologie de l'œdème glottique et de l'asphyxie qui en est la conséquence la plus ordinaire.

Suivant H. Klemm (de Leipzig), la syphilis se manifesterait assez fréquemment par des abcès de l'épiglotte, abcès larvés, ne donnant lieu qu'à une gêne légère de la déglutition et parfois à un besoin de faire des mouvements de déglutition à vide.

§ 3. — MARCHE. — PRONOSTIC. — TERMINAISON.

Si la gomme est reconnue de bonne heure et traitée, la guérison est prompte et complète ; c'est de beaucoup le cas le plus rare. Plus souvent, le mal n'est enrayé que lorsque l'ulcération a déjà duré quelque temps. Sa cicatrisation, avec persistance de quelques troubles fonctionnels, tels que asynergie vocale (phénomène produit par le défaut de coordination dans la contraction des muscles phonateurs), aphonie, diminution ou perte du sens de l'olfaction, doit être considérée comme une terminaison très-favorable, surtout si la tendance à l'atrésie peut être évitée ; encore faudra-t-il alors redouter les récidives qui peuvent être aussi graves que fréquentes. Aucune observation n'est plus instructive à cet égard que celle publiée récemment par le docteur Pugia Thornton, qui nous montre un homme infecté à l'âge de cinquante-sept ans, subissant à quatre reprises la trachéotomie, pour l'opiniâtre réapparition d'une laryngite ulcéreuse qui ne cessa de le tourmenter pendant huit années [1]. Incidemment nous ferons remarquer que ce fait confirme l'opinion que nous avons émise relativement à la gravité spéciale de la vérole chez les vieillards.

Dans d'autres cas, ce n'est plus la récidive qui est à craindre, mais la suite naturelle du mal. Le sujet a échappé à la protopathie, mais peut être mis en danger par les conséquences mêmes de sa guérison ; c'est lorsque par l'effet de la cicatrice fibreuse on voit se produire lentement une angustie de la glotte ; ou bien lorsque le passage laissé à l'air par le tissu néoformé est d'emblée si étroit, que la moindre fluxion, née sous l'influence d'une cause

[1] Observation. — Un homme de 57 ans contracte un chancre en 1867. Deux ans plus tard survenait une éruption de rupia accompagnée d'une altération notable de la voix. Une dyspnée progressive se montra, et en 1871, il fallut recourir à la trachéotomie. La plaie fut guérie en quatre ou cinq jours, et au bout de deux semaines le malade reprenait son travail. En janvier 1874, la suffocation ayant de nouveau reparu, il fallut recommencer l'opération : la canule fut laissée en place pendant cinq ou six semaines. En avril 1875, nouvelle opération suivie d'un abcès du cou.

C'est en juin 1875 que M. Thornton vit le malade pour la première fois. A cette époque les cordes vocales étaient épaissies et ulcérées, et la dyspnée, bien qu'assez marquée, n'était pourtant pas excessive. Au mois de juillet cependant il fallut faire la trachéotomie pour la quatrième fois, et l'on fut obligé de recourir à la scie pour diviser les cartilages ossifiés. Actuellement l'état du malade est assez satisfaisant, bien que la trachée soit notablement rétrécie et que le passage de l'air soit insuffisant. (*The medical Examiner*, du 22 février 1877.)

vulgaire, le froid par exemple, suffit à déterminer des phénomènes d'asphyxie.

Enfin il est des malades qui succombent à une première atteinte ; leur mort survient lentement, ou bien est causée par un accès de suffocation, dû soit à la chute d'un fragment de cartilage dans la trachée, soit à une des complications que nous étudierons plus loin. Quelques-uns, que le mal n'a point alités, tombent brusquement, au milieu de leurs occupations, privés de connaissance, cyanosés, passent pour des apoplectiques ou des épileptiques, et meurent au milieu des soins inutiles et mal dirigés qu'on leur prodigue. D'autres enfin sont victimes de la cachexie, qui est la conséquence trop fréquente des laryngopathies ulcéreuses ; c'est ainsi qu'une malade de Lancereaux fut emportée par une pneumonie adynamique et une infection putride.

§ 4. — TRAITEMENT.

a. *Contre les troubles de l'état général*, on prescrira les toniques, préparations ferrugineuses, quinquinas. On favorisera la nutrition au moyen des arsenicaux, liqueur de Fowler ou de Pearson. A une époque avancée de la maladie, lorsque la suppuration est abondante et tombe dans l'estomac, on insistera sur ce traitement général en y joignant les antiseptiques, poudre de charbon, salicylate de soude, sulfate de quinine.

b. *Contre la diathèse*, l'iodure de potassium est tout-puissant. On le donnera d'emblée à fortes doses (2 à 4 grammes), sans craindre, comme l'ont avancé quelques auteurs (Moissenet et Charnal), que la cicatrisation s'opérant trop vite ne favorise la formation d'un rétrécissement. Le point important, on le comprend du reste, est d'arrêter le progrès des ulcérations et de parer ainsi aux complications dont les lésions sont une menace continuelle.

c. *Contre les désordres locaux*, les indications sont multiples. Avant tout, on veillera à l'hygiène du malade. Il doit garder le silence, s'abstenir de tabac et d'alcooliques, et se bien garantir des refroidissements. La fétidité de l'haleine sera combattue par des gargarismes au permanganate de potasse (solution au 200e), à l'hydrate de chloral (solution au 200e), au chlorure de chaux (solution au 100e). La douleur sera soulagée par l'attouchement des ulcérations avec un pinceau trempé dans une solution au 30e de chlorhydrate de morphine et de glycérine. Une cuillerée à café du même liquide dans une tasse de lait constitue un excellent gargarisme pour triompher des douleurs dont l'arrière-gorge est quelquefois le siége. Les spasmes sont presque toujours très-amendés par une dose quotidienne de 50 centigrammes à 1 gramme de bromure de potassium. Ce médicament facilite du reste singulièrement l'examen laryngoscopique. Quant à la lésion elle-même, il faut, dans les cas légers, en modifier la surface par des cautérisations avec un mélange à parties égales de teinture d'iode et de teinture d'opium, ou un glycérolé des mêmes substances. A une période plus avancée, on ne saurait trop recommander l'usage du nitrate acide de mercure (solution au 100e), du chlorure de zinc (solution au 50e) ou du nitrate d'argent en crayon. — En même temps, si l'on a lieu de craindre un engorgement de voisinage et l'apparition de phénomènes asphyxiques, il sera indiqué de recourir aux révulsifs : vésicatoires sur les côtés du cou (de façon à laisser libre le lieu d'élection de la trachéotomie) ou sur le devant de la poitrine, frictions à l'huile de croton ; au besoin, on n'hésitera pas à porter le cautère actuel sur cinq, six, sept, dix points le long du cou (Cusco). — Inutile d'ajouter qu'il faudra veiller à l'élimination des séquestres, que l'on pourra extraire avec une pince laryngienne dès que leur mobilité aura été constatée.

d. *Contre les phénomènes asphyxiques*. Suivant le professeur Trélat, auquel on doit un important travail *Sur la trachéotomie dans les lésions syphilitiques des voies respiratoires*, le chiffre des guérisons serait, après cette opération, de 76 pour 100 (en s'en tenant aux cas publiés). Si encourageante que soit une pareille statistique, à moins de danger absolu, nous croyons qu'on ne doit ouvrir la trachée qu'après l'insuccès constaté de la médication topique. On se basera surtout sur la topographie de l'œdème ; s'il a envahi l'intérieur du larynx, ce que dénotera la production d'un cornage pendant l'expiration, il faut opérer ; si le processus est limité à la région sus-glottique, si l'inspiration est seule bruyante, il est prudent de temporiser. Il faut en pareil cas porter sur les tissus malades une solution très-astringente qui les crispe et diminue l'hypertrophie due à leur infiltration séreuse ; l'acide chromique en solution, au quart ou à la moitié, est le liquide le plus apte à produire ce résultat (Isambert) ; on pourra renouveler les attouchements plusieurs fois par jour, et, s'il y a soulagement, laisser ainsi au traitement interne le temps d'améliorer l'état des lésions spécifiques [1]. Mais qu'on ne se laisse pas tromper par un

[1] Observation I. — A la fin de 1871, Isambert recevait à la consultation du bureau central une femme syphilitique atteinte d'un œdème de la glotte avec dyspnée énorme. Après avoir touché les parties œdématiées avec de l'acide chromique, il envoie immédiatement cette femme dans son service à la Charité, recommandant de ne

calme factice et qu'on ne perde pas de vue le malade, qui pourrait succomber brusquement après une amélioration de quelques heures.

L'opération étant décidée et pratiquée, les accidents immédiats conjurés et les ulcères en voie de cicatrisation, la règle est d'enlever la canule le plus tôt possible, car plus longtemps l'air passera dans une voie artificielle, plus il sera difficile de ramener les choses en leur état normal. Mais ce n'est point toujours chose facile ; bien souvent, malgré l'emploi des canules à boule de Lüer ou à clapet de Broca, qui permettent à l'air de prendre sa voie ordinaire pendant l'expiration, les muscles du larynx ont perdu l'habitude de se contracter harmoniquement pour les besoins de la respiration, et, la crainte aidant, la suffocation reparaît dès que l'instrument est retiré; c'est ainsi que des malades s'habituent à garder leur canule pendant des années entières et parfois indéfiniment. A tous les inconvénients habituels dépendant d'une pareille infirmité, il faut joindre le développement de lésions spécifiques sur les bords de la plaie cutanée, particulièrement dans les points irrités par le contact de la canule (voy. page 674).

c. *Contre les rétrécissements.* La rapidité avec laquelle surviennent les coarctations fibreuses rend très-profitable dans certains cas le maintien de la canule trachéale. Contre le rétrécissement, en effet, la trachéotomie est l'*ultima ratio*, à laquelle il est bien rare que l'on ne soit pas forcé d'avoir recours. Quoi qu'il en soit, on palliera fort heureusement les accidents par l'incision des brides au moyen du laryngotome d'Isambert. Cet instrument, à défaut duquel X. Delore (de Lyon) s'est très-ingénieusement servi du lithotome du frère Côme, permet, bien guidé par le laryngoscope, de pratiquer une série de scarifications qui améliorent à la fois et la voix et la respiration. Mais son usage méthodique et prolongé fera-t-il jamais triompher complétement d'une angustie progressive? C'est ce qu'une plus ample observation nous apprendra.

faire la trachéotomie qu'à la dernière extrémité, et de renouveler les cautérisations. La malade fut en effet cautérisée une fois pendant la nuit et, le lendemain, deux fois. La marche des accidents fut enrayée et la guérison fut complète au bout de peu de temps.

Obs. II. — Dupuis, de Bordeaux, rapporte l'observation d'un malade atteint d'angine laryngée œdémateuse, qui refusa la trachéotomie jugée indispensable. Sous l'influence d'une forte cautérisation au nitrate d'argent aidée de moyens révulsifs, les symptômes s'amendèrent promptement et le malade guérit. (*Journal de médecine de Bordeaux*, octobre 1851, p. 741.)

II. — Paralysies du larynx.

Les paralysies syphilitiques du larynx n'ont guère été étudiées jusqu'ici que dans l'intéressante thèse de G. Poyet. Cet accident, dont la pathogénie est encore pleine d'obscurité, survient dès la fin de la période secondaire et plus tard. Faut-il l'attribuer à une jetée spécifique sur le récurrent (car dans aucun cas on n'a vu de trouble fonctionnel du laryngé externe), ou bien à la compression de cette branche nerveuse par quelque tumeur ganglionnaire intra-thoracique ou cervicale? Nous l'ignorons. Quoi qu'il en soit, il est incontestable que l'on observe, bien qu'assez rarement, chez les sujets atteints de vérole, des paralysies laryngiennes qui coïncident avec d'autres manifestations spéciales et cèdent, comme elles, ou tout au moins s'améliorent par l'iodure de potassium.

La paralysie est généralement *unilatérale* et siége sur les crico-arythénoïdiens postérieurs, dont l'action est à la fois de dilater la glotte et de tendre les cordes vocales inférieures. La corde du côté lésé apparaît au laryngoscope immobilisée sur la ligne médiane et obstrue la moitié de l'ouverture ventriculaire; d'où troubles dans l'émission de la voix, qui est rauque et dure et surtout offre le caractère bitonal, attendu que les deux lèvres de la glotte ne peuvent plus vibrer à l'unisson ; d'où encore gêne de la respiration et toux assez intense.

La *marche* de l'affection est lente, soit quand elle progresse, soit quand elle décline. Le *diagnostic* en est facile, grâce à l'examen direct; quand la paralysie est complète dans certain cas de lésion articulaire crico-aryténoïdienne (voy. p. 833 et fig. 96), l'immobilité de la corde pourrait cependant en imposer pour une paralysie; il suffit d'être prévenu de cette erreur pour l'éviter. Les cas de paralysie incomplète exigent au contraire une grande habitude de l'examen laryngoscopique et une observation minutieuse et prolongée pour être reconnue.

Au *traitement* interne par les spécifiques (mercure en frictions, iodure à doses énergiques), on fera bien de joindre l'électrisation externe (les pôles étant appliqués sur chaque côté du cou), ou mieux interne. Cette dernière peut se pratiquer de deux façons : soit en n'introduisant qu'un seul pôle dans le larynx, pendant que l'autre est mis en communication avec la main du malade, ou avec un collier portant à sa partie antérieure une plaque métallique ; soit en se servant d'un rhéophore double, qui porte les deux pôles dans l'intérieur de l'organe malade. La convalescence sera complétée par une gymnastique laryngienne appropriée.

Ulcération syphilitique de la langue. Aphonie (*Ann. des mal. de la peau de Cazenave*, t. I, p. 256, 1844). — BOURGUET, *Excroissances syphilitiques au pourtour de la glotte* (*Gaz. méd. de Paris*, p. 265, 1851). — RUL-OGEZ, *Ulcères syphilitiques de la gorge et du larynx : trachéotomie, usage de la canule laryngienne pendant quatre mois et demi* (*Gaz. méd. de Paris*, p. 559, 1856). — ROUSSEL, *Tumeurs syphilit. des voies aériennes* (*Bull. de thérap.*, février 1866). — S. D'ORMEA, *Storia di sifilide laringea* (*Giorn. ital. delle malattie veneree e della pelle*, t. I, p. 312, anno 1866). — GUINIER, *Végétation du larynx* (*Gaz. des hôpitaux*, p. 160, 1866). — GAMBERINI, *La laringo-faringo-rinoscopia applicata alla sifilografia* (*Giorn. ital. delle mal. ven. e della pelle*, t. II, p. 273, anno 1866). — HAGEL (de Klausenburg), *Sténose syphilitique du larynx* (*Union médicale de la Gironde*, et *Giorn. ital. delle mal. veneree e della pelle*, t. I, p. 235, anno 1868). — EVANS, *Laryngitis syphilitica, tracheotomy* (*British medical Journal*, II, p. 252, 1868). — TRÉLAT, *Trachéotomie dans les lésions syphilitiques des voies respiratoires* (*Bull. de l'Acad. de méd.*, t. XXXIV, p. 190, 1869). — ALLING, *Œdème syphilitique de la glotte guéri par le seul traitement médical* (*Union médicale*, n° 97, 1869). — GUÉRIN (Alphonse), *Sur la trachéotomie dans les lésions syphilitiques des voies respiratoires* (*Bull. de l'Académie de médecine*, 1869). — MACKENZIE, *Diagnostic différentiel entre la syphilis, la phthisie et le cancer épithélial du larynx* (*Medical Times and Gaz.*, mai 1869). — BURGUET, *Rétrécissement syphilitique du larynx* (*Union médicale de la Gironde*, juillet 1870). — GROSS, *Ulcération syphilitique du larynx* (*American journal of the med. sc.*, janv. 1871). — MASSEI, *statistica degli infermi di malattie di gola*, Napoli 1872. — Prosser JAMES, *Des lésions syphilitiques du larynx* (*Lyon médical*, t. II, p. 194, 1872). — FAURE, *Abcès du larynx probablement conséc. à une périchondrite syphilit.* (*Bull. de la Soc. anat.* 5e série, t. VIII, p. 352, 48e année, 1873). — KLEMM, *Abcès de l'épiglotte* (*Deutsche Klinik*, n° 19, 1873). — SOMMERBRODT, *Fréquence des ulcérations du larynx dans la syphilis* (*Wiener med. Presse*, 1873). — L. ELSBERG, *Occlusion membraneuse syphilitique de la glotte* (*American Journal of Syphilography* janvier 1874). — POYET, *Contribution à l'étude de la syphilis laryngée* (*Ann. de dermatol. et de syphiligraphie*, t. VI, p. 298, 1875). — PERONNE et ISAMBERT, *Très-grave laryngite syphilitique* (*Annales des maladies de l'oreille et du larynx*, t. I, p. 400, 1875). — MASSON (Nicolas), *Des accidents asphyxiques dans les laryngites syphilitiques et de leur traitement*, thèse de Paris, n° 31, 1875. — QUIOC, *Un cas de laryngite syphilitique, trachéotomie faite in extremis* (*Lyon médical*, t. XXII, p. 262, 1876). — C. MAURIAC, *Leçon sur les laryngopathies syphilitiques graves compliquées de phlegmon laryngien* (*Annales des maladies de l'oreille et du larynx*, 1876). — E. MARTEL, *Syphilis laryngée*, thèse de doctorat, n° 57, 1877. — Pugia THORNTON, *Trachéotomies dans le cours d'une syphilis* (*Medic. Examiner*, 1877). — Georges POYET, *Des paralysies du larynx*, thèse de Paris, 1877.

CHAPITRE XVI

LÉSIONS DE LA TRACHÉE ET DES GROSSES BRONCHES

§ 1. — ÉTIOLOGIE.

C'est à Worthington (1842) que l'on doit la première observation de trachéopathie syphilitique. Plus tard parurent les mémoires de Lagneau, Charnal, Civet et Bœckel, et enfin, tout récemment, la thèse inaugurale de A. Rey, travail des plus complets et de tous points remarquable.

Dès la période secondaire, et coïncidant avec les manifestations laryngiennes précoces, quelques auteurs disent avoir observé des poussées fluxionnaires sur la trachée et les grosses bronches. Sans insister autrement sur ces accidents quelque peu problématiques, nous allons aborder l'étude des lésions tertiaires, ulcéreuses de ces canaux aériens. Disons immédiatement qu'une telle localisation du processus est extrêmement rare et que, à l'inverse de ce que nous avons constaté pour le larynx, la *femme* en a fourni jusqu'ici le plus grand nombre des cas (9 cas sur 13).

Les trachéopathies sont particulières à la *période moyenne de l'âge tertiaire*, de quatre à huit ans après le chancre ; mais elles ont été observées beaucoup plus tôt, au neuvième mois de l'infection et, plus tard, pendant la neuvième année. Dans bon nombre de cas, on a pu, il est vrai, noter l'existence d'une *prédisposition* née d'une irritation chronique ou l'origine professionnelle (telle que l'humidité chez les laveuses, l'inspiration de poussières chez les batteurs de blé, les chiffonniers, les matelassiers), ou bien l'*influence déterminante* d'une phlegmasie locale aiguë, le plus souvent consécutive à un refroidissement. — En fait d'*affection concomitante*, nous rencontrons en première ligne, et avec une fréquence bien digne d'être notée, les nécroses des os du nez, puis les accidents qui caractérisent ordinairement les véroles d'intensité moyenne, onyxis, scléro-choroïdite, périostose, ulcères tardifs de la peau, etc.; la coexistence de laryngopathies est assez rare; les ulcérations de la trachée ne sont presque jamais le fait d'une propagation à travers le canal du cricoïde. Au contraire les bronches participent à l'altération de la trachée dans le tiers des cas.

§ 2. — ANATOMIE PATHOLOGIQUE.

Le mal siége toujours à l'une des extrémités de la trachée, et avec une fréquence particulière à l'extrémité inférieure; la partie moyenne n'est donc jamais atteinte d'emblée, mais secondairement elle devient malade par les progrès d'une lésion voisine des bronches ou du larynx.

Le début du mal est marqué par l'apparition de petites élevures arrondies ressemblant aux follicules de la racine de la langue. Bientôt envahies par la nécrobiose, elles aboutissent à des ulcérations peu nombreuses, mais assez étendues (de 7 à 28 millimètres en moyenne, de 8 centimètres et demi dans un cas). Ces pertes de substance à bords proéminents, taillés à pic, occupant ordinairement la circonférence entière du conduit, entament de bonne heure le derme muqueux, déterminent au niveau des anneaux des périchondrites suppurées, bientôt suivies de nécroses partielles, de fractures avec élimination de fragments mortifiés (destruction de un ou plusieurs anneaux). Il est commun de voir le processus dépassant la trachée, après perforation de ses parois, attaquer les tissus périphériques et creuser, soit aux dépens du tissu cellulaire soit aux dépens des ganglions, de vastes anfractuosités qui vident à intervalles variés leur contenu purulent dans la trachée.

Quand la guérison survient après de tels désordres, les amas sclérosiques et chéloïdiens, les brides fibreuses comparables aux colonnes charnues du cœur, qui rampent à la surface de la lésion, jouissent d'une telle rétractilité, qu'il faut s'attendre à voir l'organe déformé à la fois dans son calibre et dans sa longueur. Le raccourcissement peut être tel que l'on voie le *larynx abaissé;* et quant à la lumière du conduit, qui, à l'état normal, offre un diamètre de 20 à 24 millimètres chez l'homme et de 18 à 20 chez la femme, on la trouve réduite dans certains cas à quelques millimètres, parfois même presque complétement oblitérée.

Notons enfin la dilatation fréquente du conduit, au-dessous et au-dessus de l'obstacle, conséquence facile à comprendre de la pression due au courant d'air alternativement ascendant et descendant. Les bronches sont plus rarement atteintes. Dans un cas (Worms) on trouve la bronche gauche, à 2 centimètres 1/2 de son origine, rétrécie, étranglée, laissant à peine passer un objet et les anneaux cartilagineux presque complétement détruits. Sur son côté interne s'appuyait un volumineux ganglion tuméfié, noir, plus gros qu'un œuf de pigeon.

§ 3. — SYMPTOMATOLOGIE

La trachéite syphilitique peut évoluer à l'insu du malade et ne se manifester qu'à une période fort avancée par des symptômes asphyxiques, lorsqu'un fragment de tissu nécrosé par l'ulcération tombe dans le conduit aérien, ou, plus tardivement encore, lorsqu'un retrécissement s'étant produit, des parcelles alimentaires viennent s'y engager. Si les efforts du malade et si les médicaments qui lui sont administrés restent impuissants à chasser l'obstacle, la mort peut être instantanée.

D'autres fois le mal s'annonce par une série de symptômes qui, sans être pathognomoniques, appellent l'attention sur l'état des voies aériennes. Au début le patient accuse du coryza, de la bronchite. Bientôt les inspirations sont gênées; quand les anneaux atteints par l'ulcération s'affaissent sous l'influence de la pression atmosphérique, elles deviennent fort pénibles et s'accompagnent tantôt d'un sifflement rude, tantôt d'un bruit serratique analogue au cornage; alors paraît une dyspnée angoissante paroxystique, qui s'accentue de jour en jour. Sauf le cas où un cartilage joue le rôle de soupape de bas en haut, l'expiration reste toujours facile et courte, quelquefois bruyante. La toux ne manque jamais; vers la fin de la maladie elle est presque continuelle. Les crachats sont épais, visqueux, difficiles à expulser; souvent ils contiennent des débris de parties solides.

En ce qui concerne la phonation, il est remarquable qu'elle peut rester absolument intacte jusqu'à la fin, au milieu même des phénomènes d'oppression les plus marqués, mais ce fait sur lequel le professeur Trélat a beaucoup insisté à propos du diagnostic des lésions du larynx et de la trachée, est loin d'être constant (une fois sur six, selon A. Rey). Très-souvent l'affection qui nous occupe amène une raucité de la voix, qui est comme étouffée et éteinte; disons cependant que, même alors, on peut par intervalles obtenir quelques sons normaux.

Dans un tiers des cas environ les malades accusent une gêne, et comme une *douleur profonde derrière le sternum ;* ce symptôme est toujours peu accentué, mais on ne doit point le négliger. On est généralement trop enclin à mettre sur le compte de l'intoxication générale les sensations anormales, voire même les souffrances dont les syphilitiques se plaignent si souvent; sans doute les accidents sont insidieux, mais il est permis de penser qu'il y aurait moins de surprise pour le praticien, s'il s'attachait à bien saisir tous les indices qui peuvent l'éclairer.

La palpation et l'auscultation fournissent peu de données; on recherchera cependant s'il y a quelque point douloureux le long du cou, et le stéthoscope devra être appliqué pour constater la localisation des sifflements ou des rhoncus, voire du bruit de drapeau (Barth) produit par les vibrations des fragments retenus par un pédicule.

La mort survient brusquement par asphyxie, ou bien progressivement par suite de phénomènes généraux identiques à ceux de la phthisie pulmonaire : amaigrissement, sueurs nocturnes, diarrhée, marasme, d'où le nom de *phthisie trachéale* qui a été donné par quelques auteurs à cette cachexie.

La symptomatologie des *bronchopathies* est encore mal connue. Dans le cas de rétrécissement signalé plus haut, la lésion, après avoir passé inaperçue, probablement pendant la période d'ulcération, s'accusa quand vint la sténose cicatricielle par des accidents de suffocation intermittents, et la malade succomba subitement, sans que rien eût pu faire prévoir une fin aussi rapide [1].

§ 4. — TRAITEMENT.

Le traitement est à peu de chose près le même que celui sur lequel nous avons insisté dans le chapitre précédent. Nous ne reviendrons pas sur l'administration des spécifiques. Pour ce qui est des modificateurs locaux nous n'avons guère à mentionner que les fumigations émollientes ou mercurielles et les pulvérisations de liqueur de Van Swieten. Quand leur influence est restée nulle, quand les symptômes de dyspnée progressant de jour en jour

[1] Le *diagnostic* des trachéopathies est toujours fort difficile. Pour les distinguer des manifestations laryngiennes de la syphilis, on s'appuiera sur les signes suivants : 1° Siége de la douleur derrière le sternum ou le long de la trachée, au-dessous du larynx; 2° conservation de la voix, et, dans tous les cas, dyspnée antérieure à la raucité; 3° abaissement du larynx; 4° après la trachéotomie, persistance de la dyspnée et emphysème sous-cutané du cou.

Quant aux autres affections qui pourraient prêter à la confusion, je ne ferai que les mentionner brièvement. A l'œdème des parties supérieures du corps, à la dysphagie, au rejet des aliments, coïncidant avec une dyspnée continue, on reconnaît l'existence d'une tumeur comprimant les veines, l'œsophage et la trachée; l'auscultation des gros vaisseaux décèlera l'anévrysme; l'absence de cornage fera soupçonner la dyspnée cardiaque ou pulmonaire, dont le stéthoscope et le plessimètre permettront de localiser la cause, etc.

constituent un danger imminent d'asphyxie, toute temporisation serait condamnable, il faut recourir à la trachéotomie (voyez chap. précédent). Suivant l'étendue des lésions on variera la longueur de la canule ordinaire, à laquelle on substituera avec avantage, dans les cas de sténose, l'instrument dilatateur à quatre valves de Demarquay.

Mais trop souvent l'opération reste inutile, lorsque l'obstacle siége très-bas. On ne tarde pas à s'en apercevoir à la persistance de la dyspnée et à la production d'un œdème cervical, signe certain de la difficulté qu'éprouve l'air à s'engager dans la trachée. La médecine est désarmée dans ce cas, et la mort n'est plus qu'une question de temps.

WORTHINGTON, *Syphilitic tracheitis* (*Medico-chirurgical transactions*, t. XXV, London, 1842). — MOISSENET, *Rétrécissement cicatriciel de la trachée, suite d'altération chez une femme* (*Union médicale*, p. 510, 1858). — CHARNAL, *Des rétrécissements cicatriciels de la trachée*, thèse de Paris, 1859. — BARTH, *Mémoire sur les ulcérations des voies aériennes* (*Archives de médecine*, t. V, 3e série). — CIVET, *Rétrécissements de la trachée*, thèse de Montpellier, 1861. — RUSSEL et BOLTON, *Case of syphilitic inflammation ulcer; in the trachea*(*Brit. med. Journ.*, 1861). — BŒCKEL, *Étude clinique sur les rétrécissements syphilitiques de la trachée*, Strasbourg, 1862. — RUHLE, *Syphilis des voies respiratoires* (*Greissw. med. Beitr.*, *ii*; — *Yearbook of Sydenham Society*, p. 243, 1864). — CYR, *Rétrécissement de la trachée*, observ. *in* Thèse de Paris, 1866. — JOB, *Rétrécissement syphilitique de la grosse bronche gauche* (*Ann. de dermat. et de syphilig.*, t. II, p. 152, 1870). — PENGRUEBER, *Ulcération syphilitique de la trachée, mort* (in *Algérie médicale* n° 1, 1870).— REY, *Étude sur la syphilis trachéale*, thèse de Montpellier, 1874. — Frank IVES, *Observation de gomme de la trachée* (*New-York med. Journal*, 1877).

CHAPITRE XVII

LÉSIONS DU TUBE DIGESTIF

I. — Lésions de l'œsophage.

Il est certain que des ulcérations syphilitiques peuvent se développer sur les parois de l'œsophage et donner lieu, en se cicatrisant, à des rétrécissements de ce conduit; mais ce sont là des lésions fort rares. Elles semblent, il est vrai, avoir été reconnues par quelques anciens auteurs : Severinus, Rhodius, Haller, Paletta, Ruysch, Turner, Carmichael, mais aucun ne nous a laissé de description concluante. De nos jours, leur histoire repose sur dix observations à peine ; nous résumerons en quelques mots les plus importantes.

Un malade de Follin portant un psoriasis palmaire syphilitique, et qui souffrait de dysphagie, fut guéri sous la seule influence du traitement interne. Un autre, plus profondément atteint, ne fut qu'amélioré. Nous devons à J. Teissier (de Lyon) la connaissance d'un cas semblable observé par lui dans la clinique du professeur Valette.

Chez un syphilitique qui mourut à la clinique de Wurtzbourg en 1850, Virchow vit l'isthme du gosier entièrement atrésié, la portion supérieure de l'œsophage rétrécie par une cicatrice, et sa portion inférieure couverte d'érosions hémorrhagiques.

James West, chirurgien du Queen's Hospital, à Birmingham, a pu faire l'autopsie d'un de ses malades et a trouvé les lésions suivantes : la partie supérieure de l'œsophage, dans l'étendue de 10 centimètres et demi, est très-dilatée ; la membrane muqueuse, fortement épaissie, présente çà et là des taches qui paraissent être dues à des cicatrices récentes. Au-dessous de la dilatation, l'œsophage se rétrécit subitement et forme un canal étroit qui admet à peine une sonde de n° 4. Le rétrécissement, qui a une longueur de 6 centimètres, est produit par un épaississement de la muqueuse et par des dépôts fibreux sous forme de bandes, et de brides qui ressemblent beaucoup à ceux que l'on voit dans les rétrécissements anciens de l'urèthre. Au-dessous du point rétréci et jusqu'à l'estomac, l'œsophage est parfaitement sain.

Le même auteur a vu un autre fait presque semblable, et rapporte que Langston Parker a eu l'occasion de rencontrer la même altération due incontestablement à la syphilis.

La *symptomatologie* de ces lésions n'empruntant aucun trait saillant à leur origine spécifique, je n'ai pas à la développer ici. Je me borne à rappeler qu'elles entraînent fréquemment la phthisie pulmonaire, et que, lorsque les malades meurent, c'est par cette complication qu'ils sont emportés.

Le *traitement* doit être dirigé à la fois contre la diathèse au moyen de l'iodure à haute dose, et contre le processus de coarctation locale, par le cathétérisme. En même temps, on suppléera au mode normal d'alimentation par des lavements, et même des injections sous-cutanées de liquides nutritifs (Billroth). Toutefois, il ne faut pas attendre grande efficacité des antisyphilitiques contre le rétrécissement fibreux confirmé. En pareil cas, si, par le fait d'une angustie infranchissable, le malade semble condamné à mourir d'inanition, il y a lieu de recourir à l'intervention chirurgicale. A notre connaissance, la formation d'une bouche stomacale a été tentée une fois, par F. Maury (de Philadelphie), dans un cas de stricture syphilitique de l'œsophage, et la mort s'en est suivie à bref délai. Toutefois le beau succès obtenu récemment par Verneuil chez un jeune homme atteint d'un rétrécissement consécutif à l'ingestion d'un liquide caustique, et la netteté avec laquelle ce professeur a indiqué le manuel de cette opération, sont bien faits pour encourager ceux qui croiraient devoir recourir à la gastrostomie.

II. — Lésions de l'estomac, de l'intestin grêle, du gros intestin et du péritoine.

§ 1. — ANATOMIE PATHOLOGIQUE.

Les anciens syphiligraphes ont presque tous noté des accidents du côté de l'intestin dans le cours de la vérole. « Autres ont des flux de ventre jettans les matières sanguinolentes et corrompues, » écrit Paré ; et Della Croce dit de même en énumérant les symptômes du mal lorsqu'il est invétéré : « Ce qu'il y a de pire, c'est que les viscères peuvent aussi souffrir ; tantôt ce sont les poumons, et les malades deviennent phthisiques ; tantôt les reins, et l'on voit se produire un écoulement de semence ou la pierre ; d'autres fois les intestins, dont la lésion amène une évacuation continuelle de fèces, etc. [1] » Toutefois les auteurs modernes, et surtout les anatomo-pathologistes, sont moins explicites sur ce point, que très-peu d'observations viennent éclairer. Aussi est-il à supposer que bien souvent autrefois on attribuait au virus des symptômes de diarrhée qui sont la manifestation vulgaire de toute cachexie.

De nos jours, on a noté sur les intestins les altérations suivantes :

a. *La tumeur gommeuse*. Les nécropsies n'ont que rarement permis de constater le syphilome à cette période. Une très-remarquable observation de Laurenzi va nous éclairer. Les dépôts gommeux couvraient le péritoine pariétal et viscéral et rappelaient par leur disposition les éléments d'une variole discrète. De la grosseur d'une

[1] « Ma quello che è peggio, quando il mal francese s'invecchia, e le viscere malamente patiscono, s'offendono talvolta i polmoni, e l'infermo diverta tisico, talvolta le reni, e ne segue o lo scolamento perpetuo del seme o la pietra, talvolta gli intestini, e le feccie continuamente s'evacuano. » (Della Croce, *Cirurgia universale*, lib. V, tratt. XII, cap. III. Venetia, M XXIII.)

lentille, d'une couleur blanc jaunâtre ; ils offraient à la coupe, les uns l'aspect d'un tissu scléreux, les autres une apparence colloïde. L'examen microscopique permit de reconnaître qu'ils étaient formés d'un tissu fibreux, au sein duquel se voyaient de nombreux éléments nucléés réunis par petits groupes. Ces néoplasmes siégeaient à la fois et dans le tissu sous-séreux et dans les couches sous-muqueuses du grêle.

b. *L'infiltration diffuse*. C'est principalement sur l'estomac et au voisinage du pylore qu'on a rencontré cette lésion peu étudiée encore et caractérisée par une hypertrophie plus ou moins étendue de la muqueuse (Leudet, Virchow, Fauvel). Quand le processus siége sur un point naturellement plus resserré du canal alimentaire, il peut produire la sténose. Cette conséquence était particulièrement appréciable dans le cas rapporté par Luigi Laurenzi, où l'on voyait sur le grêle une série de rétrécissements fusiformes alterner avec un égal nombre de dilatations ampullaires. Chez un autre sujet observé par Oser, la muqueuse de l'iléon au niveau des plaques de Peyer était le siége d'un infiltrat gris rougeâtre avec ulcération centrale.

c. *L'ulcère*. Il y a longtemps déjà que l'on a remarqué la fréquence de l'ulcère perforant de l'estomac chez les syphilitiques (Engel, Fioupe) ; mais les recherches histologiques, qui seules pourraient nous donner la raison de ce fait, font presque complétement défaut. Toujours est-il que, dans nombre de cas, l'autopsie a révélé des lésions qu'il est vraisemblable de rapporter à la présence de gommes ulcérées ; tantôt elles sont multiples, limitées à un segment du tube digestif, estomac, gros intestin (Cullerier, Huet) ou grêle (E. Müller, Meschede) ; dans un cas, on a pu en compter jusqu'à cinquante-quatre. Tantôt la perte de substance est unique, arrondie, large comme une pièce de dix centimes (Lancereaux) ou irrégulière et beaucoup plus considérable, comme dans un cas (Capposi) où elle s'étendait du pylore au cardia. Ces ulcérations offrent une base dure, un fond déprimé gris jaunâtre, livide, des bords décollés ; quelques-unes n'entament que la muqueuse, mais beaucoup pénètrent jusqu'à la tunique musculeuse, il en est même qui aboutissent à la perforation.

d. *Sclérose*. Consécutive aux ulcérations, elle se présente sous la forme de bride rubanée, avec épanouissement plus ou moins étendu, mais n'amène que rarement l'angustie. Citons cependant un cas (Leudet) où l'on a pu constater sur le côlon un rétrécissement admettant à peine l'indicateur. — Sur le péritoine, on observe également des cicatrices (Virchow en a vu le long du côlon sur le mésentère). Mais le processus scléreux de beaucoup le plus fréquent survient d'emblée par péritonite membraneuse adhésive, au niveau des enveloppes que la séreuse abdominale fournit aux viscères. Nous aurons l'occasion d'y revenir en traitant des lésions tertiaires de ces organes.

§ 2. — SYMPTOMATOLOGIE.

Nous ne savons que fort peu de chose en ce qui concerne les symptômes propres à ces lésions. Perte d'appétit, douleur abdominale, vomissements, alternatives de diarrhée et de constipation, teinte plombée de la peau, tels sont les troubles que, rétrospectivement, une fois l'autopsie pratiquée, on a pu rattacher à la syphilis intestinale; notons aussi les hémorrhagies. Dans un cas (Fioupe), la mort fut la conséquence d'une hématémèse à marche foudroyante, et fréquemment on a pu noter le caractère sanguinolent des selles.

Au reste, en l'absence d'une séméiotique plus précise, il est évident que la diagnose n'est possible que si d'autres accidents antérieurs ou contemporains affirment nettement l'existence de la diathèse; ajoutons que, si l'iodure de potassium est administré à temps, l'épreuve thérapeutique doit nécessairement peser d'un grand poids. La science possède quelques rares observations, où l'heureux succès du traitement spécifique a pu confirmer le jugement du clinicien; aucun fait n'est plus instructif à cet égard que celui d'une femme à laquelle Dujardin-Beaumetz donna des soins; à plusieurs années de distance, derrière des symptômes fort obscurs d'affections utérine, pulmonaire et intestinale, ce médecin distingué sut reconnaître les manifestations tertiaires d'une syphilis protéiforme et procurer une guérison complète au moyen d'une cure iodurée [1].

[1] Voici le résumé de cette remarquable observation :

OBSERVATION. — Une dame de quarante-neuf ans est prise, en 1859, de tous les symptômes d'*une affection utérine*, qui est soignée par des cautérisations énergiques; elle éprouve en 1860 de violentes migraines; on constate alors les trace d'une syphilis ancienne et des exostoses multiples. L'iodure de potassium fait disparaître ces dernières, et amène la cessation des accès névralgiques.

En 1862 se déclarent alors des *accidents du côté des poumons*, hémoptysie, matité, râles sous-crépitants, puis bulleux et caverneux; ces symptômes disparaissent encore au bout d'un an par l'usage prolongé de l'iodure de potassium.

Enfin en 1863, troisième série d'accidents, mais cette fois *du côté de l'estomac*,

III. — Lésions du rectum et de l'anus.

§ 1. — HISTORIQUE.

Bien que les lésions syphilitiques du rectum, et en particulier le rétrécissement, aient été entrevues par Morgagni et signalées par Desault, Richerand et Rayer, ce n'est qu'à partirdu mémoire de Gosselin, en 1854, que commence leur histoire didactique. Cet auteur, à la vérité, contestait le caractère spécifique des rétrécissements et n'y voulait voir que le retentissement de chancres initiaux, modifiant d'une façon inexpliquée la contexture des tuniques intestinales; mais le faisceau d'observations et d'examens nécroscopiques que nous lui devons reste aujourd'hui encore comme le travail le plus complet qu'ait inspiré l'anatomie pathologique de cette affection. Toutefois, la discussion ne s'est emparée de ce sujet que près d'une vingtaine d'années plus tard; et que d'opinions se sont fait jour alors! On a été jusqu'à soutenir que la vérole n'entrait pour rien dans l'étiologie de ces angusties.

Il serait long d'énumérer les noms qui se rattachent à l'histoire de cette question. Qu'il nous suffise de citer ceux de Bryant, Hamilton, Allingham, Crote, Buron, en Angleterre; Mason, Sout, Bumstead, Whitehead en Amérique; Zappula, Profeta, en Italie; et parmi nous, ceux de Ricardo, Leudet, Verneuil, Trélat, Panas, Guérin, Lancereaux, Després et Delens. Enfin nous serions impardonnable de ne pas signaler d'une façon spéciale : les *Leçons* que A. Fournier fit, en 1875, sur la lésion constituante des rétrécissements, laquelle reçut de lui le nom de *syphilome ano-rectal ;* le chapitre éminement clinique que lui a consacré D. Mollière dans son *Traité des maladies du rectum* (1876), et le travail remarquable d'érudition et de critique publié par Domenico Barduzzi dans le *Giornale italiano delle malattie veneree* (1875).

§ 2. — ÉTIOLOGIE.

Le fait qui frappe le plus dans l'étiologie du rétrécissement

et caractérisés par un trouble profond apporté dans les fonctions de cet organe: hématémèse, vomissements de matières alimentaires, empâtement de la région stomacale vers l'extrémité pylorique. L'iodure de potassium est de nouveau administré, et la guérison est complète en 1864. (*Gazette des hôpitaux*, 1866, page 61.)

syphilitique du rectum, c'est de le voir se développer à peu près exclusivement chez la femme[1].

Est-ce à la fréquence plus grande des rapports contre nature chez la femme? ou bien à la disposition anatomique qui facilite l'extension des accidents, de la vulve à l'anus et du vagin aux parois rectales? ou bien à l'évolution menstruelle ou aux excès vénériens qui entretiennent un certain degré de congestion dans les organes? Nous ne saurions le dire; toujours est-il que beaucoup de malades font remonter le début des accidents à une grossesse antérieure.

Le rétrécissement du rectum est surtout fréquent pendant la période moyenne de l'âge adulte, de vingt à quarante-cinq et surtout de trente à quarante ans.

§ 3. — SYMPTOMATOLOGIE.

La syphilis agit sur le rectum suivant divers processus, dont le terme commun est la formation possible d'un rétrécissement, si la thérapeutique n'intervient pas. Ulcération, néoplasie, infiltration plastique de voisinage, tels sont les phénomènes morbides auxquels nous venons de faire allusion et que nous allons examiner.

Syphilides ulcéreuses, gommes circonscrites. — Ces pertes de substance reconnaissent pour origine soit une syphilide ulcéreuse, soit des gommes sous-muqueuses.

La *syphilide* ulcéreuse est un accident tertiaire *précoce*, souvent même secondo-tertiaire. Dans la majorité des cas l'éruption est à la fois cutanée et muqueuse et marque le retentissement péri-anal d'une poussée généralisée ; quelques rares observations nous la montrent cependant limitée au tube digestif et même au rectum. Au niveau de l'anus, l'ulcération s'allonge sur les plis tuméfiés et transformés en gros bourrelets luisants, ou se cache dans leur intervalle de façon à ne pouvoir être aperçue que lorsqu'on les écarte à la façon des feuillets d'un livre. Sur le rectum, où leur siége peu élevé, ne dépassant guère l'ampoule, rend leur examen facile, les lésions sont arrondies, à bords taillés à pic, et presque toujours

[1] Rien de plus significatif à ce sujet que les chiffres suivants recueillis dans les auteurs :

Desprès compte.......	1	homme	sur	3	femmes.
Ricardo..............	1	—	—	7	—
Godebert............	5	—	—	40	—
Barduzzi............	0	—	—	3	—
En moyenne......	7	—	—	53	—

recouvertes de détritus pultacés et de mucosités adhérentes. Au toucher, elles offrent la sensation d'une surface granuleuse, assez résistante. Leur durée, généralement longue, est souvent accrue encore par le phagédénisme, auquel les prédisposent les nombreuses causes d'irritation propres à la région. Vient enfin la cicatrisation, mais il faut craindre alors que le tissu fibreux, qui comble les vides produits par la nécrobiose ulcérative, ne compromette par sa rétractilité le diamètre de l'intestin. L'angustie qui en est la conséquence affecte ordinairement la forme *valvulaire*, si le rectum n'a pas été entamé dans toute sa circonférence; elle est annulaire dans le cas contraire.

Les *gommes* sous-muqueuses de la région ano-rectale sont extrêmement rares, si rares même que leur existence a été contestée; mais à tort selon nous. Certains cas, dans lesquels les parois du rectum sont décollées par les progrès d'ulcérations phagédéniques propagées jusqu'à la fosse ischio-rectale, nous semblent notamment devoir être rapportés à ce genre de lésions[1].

Gommes diffuses, syphilome ano-rectal. — Cette lésion *essentiellement tertiaire* consiste dans l'infiltration des parois rectales par un néoplasme spécifique dont l'attribut essentiel est d'aboutir à la sclérose sans passer par l'ulcération. L'époque de son apparition peut être fort reculée, jusqu'à quinze et vingt ans après le début de l'infection, mais c'est de la cinquième à la dixième année qu'on l'observe le plus fréquemment.

C'est encore le *tiers inférieur du rectum* qui est le siége à peu près exclusif de la gomme diffuse. Dans les cas ordinaires, le doigt introduit dans l'intestin constate à 4 ou 5 centimètres de l'anus une résistance particulière des tuniques, qui son épaissies, indurées et rigides. Le néoplasme embrasse toujours la circonférence entière du conduit et souvent dans une hauteur assez considérable; aussi, lorsqu'après une durée variable, il subit la transformation

[1] C'est à dessein que, dans l'étiologie des rétrécissements, nous avons omis de faire figurer les ulcérations primitives et secondaires. Nous n'admettons nullement le rôle considérable que l'on a voulu récemment faire jouer aux chancres du rectum et particulièrement aux chancres phagédéniques, la fréquence et je dirai même l'existence de ces lésions étant encore à démontrer. Nous en dirons autant des prétendues brides fibreuses qui succéderaient à la cicatrisation des syphilides secondaires, et que, d'accord en cela avec le plus grand nombre des chirurgiens et des syphiligraphes, nous déclarons n'avoir jamais observées. Hâtons-nous de dire que, si nous contestons l'influence locale, *in situ*, de ces accidents en tant que lésions spécifiques, il n'en est pas de même des complications vulgaires et passagères qu'ils peuvent entraîner, telles que infiltrations plastiques par lymphangites diffuses, spasmes réflexes des sphincters, etc..,

fibreuse et se rétracte, l'angustie qui en est la conséquence offre-t-elle une forme particulièrement grave, la *forme cylindrique.*

Au niveau de l'anus le syphilome, doublant les plis de la muqueuse, forme de gros bourrelets longitudinaux serrés les uns contre les autres ou de petits lobules ovoïdes comparables à un grain de groseille, une noisette, une amande, réunis en bouquets et reliés par une base d'implantation commune.

Enfin *au delà de l'anus*, l'infiltrat peut envahir la marge de l'orifice et s'étendre en nappes diffuses du côté de la région fessière. Sur la peau qui rougit, s'indure et se soulève par plaques, font saillie des tubercules cutanés de volume variable, que l'on a souvent confondus avec les papules humides hypertrophiées, condylomateuses, dont nous avons donné précédemment la description.

Rétrécissement. — Qu'elle succède à une perte de substance ou à une gomme diffuse, la sclérose des parois rectales survient lentement, mais suit une marche progressive fatale. Au bout d'un temps variable, les tuniques sont englobées dans une masse dégénérée, épaisse de 5 à 10 millimètres, au sein de laquelle le microscope fait reconnaître les particularités suivantes : la portion rétrécie, dans le point le moins dilatable, est formée d'un tissu embryonnaire très-vasculaire, complétement analogue à celui des bourgeons charnus, n'offrant que peu de résistance aux instruments lorsqu'on cherche à le dilacérer. Ce n'est que plus bas, dans les parties de l'angustie, les moins étroites mais les plus anciennement formées qu'apparaissent des faisceaux de substance conjonctive rigide entourés de noyaux embryonnaires ; ces derniers éléments infiltrent également la tunique musculaire, où l'on voit encore entre les fibres de petits abcès au début, origine probable des fistules qui peuvent survenir dans la suite (Malassez).

Au-dessus du rétrécissement l'intestin n'est point exempt de lésions ; la muqueuse y est détruite et remplacée par un tissu embryonnaire. A la limite supérieure, au point de réunion de la partie saine et de la partie ulcérée, la muqueuse est légèrement décollée, et, dans son épaisseur, entre les conduits glandulaires, et même au sein du tissu sous-muqueux, se fait en abondance une prolifération de jeunes cellules. De ces points ulcérés coule une suppuration très-persistante et souvent assez considérable pour contribuer notablement à l'épuisement du malade. Cette ulcération est certainement produite par le contact incessant de cette partie de l'intestin avec les matières durcies qui s'y accumulent et l'irritent comme le ferait un corps étranger. Notons encore l'augmentation habituelle du diamètre de l'intestin au-dessus de l'obstacle, et quelquefois aussi l'hypernutrition de la tunique musculaire. Enfin de ce point partent souvent des trajets fistuleux aboutissant par leur extrémité inférieure soit au périnée, soit au vagin, soit dans le rectum au-dessous du point coarcté.

Les symptômes fonctionnels de l'angustie syphilitique, qui peut aller jusqu'à n'admettre qu'une bougie de un demi-centimètre, diffèrent à peine de ceux qui accompagnent le rétrécissement d'origine vulgaire. Aussi me bornerai-je à les énumérer brièvement.

Ce sont d'abord des troubles digestifs, diarrhée incoercible, ou constipation. La constipation provient du séjour plus considérable que font les fèces dans le rectum ; elles perdent ainsi une grande partie de leurs matériaux liquides et acquièrent une dureté considérable. Certains malades, pour remédier à cet inconvénient, ont recours aux lavements qu'ils multiplient d'une façon étonnante, jusqu'à en prendre dix par jour ; d'autres abusent des purgatifs qui ne tardent pas à perdre toute leur efficacité ; à un moment donné la constipation est devenue incurable et les selles se font attendre dix, quinze jours ou plus ; on a rapporté l'exemple de malades restés six semaines sans exonération. Ajoutons que lorsqu'au bout de ce temps le moment de la délivrance arrive, c'est au milieu des plus vives souffrances, ce n'est qu'au prix des efforts les plus violents que sont expulsés, comme à travers un laminoir, des excréments qui s'effilent en longs rubans. Cette longue et douloureuse opération est fort redoutée des malades qui mettent tout en œuvre pour la retarder ou la faciliter ; une femme citée par Godebert malaxait les matières à travers la paroi recto-vaginale pour les ramollir ; d'autres se privent de nourriture.

Il est facile de comprendre à quels troubles locaux et généraux se voient condamnés les malheureux qui sont atteints de ce mal inexorable. Aux désordres abdominaux qui résultent fatalement de la rétention stercorale, des digestions irrégulières, de la perte de l'appétit, s'ajoutent une hypochondrie, une tristesse qui excluent toute autre préoccupation et conduisent souvent au suicide. — Enfin nous appellerons ici l'attention sur la fréquence des complications du côté des voies respiratoires : *congestion pulmonaire et phthisie*. La première est déterminée par les efforts que nécessite la défécation et n'est peut-être pas sans influence sur l'évolution de la seconde. Le développement des tubercules est lié à la débilitation progressive de l'organisme en proie à une véritable *cachexie stercorale*. — Les fonctions urinaires ne sont point indemnes ; c'est chose fréquente que d'observer, à une période avancée de la maladie, un arrêt momentané, non de l'excrétion, mais de la sécrétion urinaire pendant un, deux ou même trois jours, après lesquels tout rentre dans l'ordre. — Enfin la scène se termine souvent par une péritonite, conséquence soit d'une perforation intestinale spontanée, soit d'une inflammation de voisinage, soit enfin des tentatives chirurgicales les plus innocentes en apparence et les plus délicatement faites. On a vu la mort survenir après un simple toucher, un cathétérisme ; cette éventualité doit dicter au clinicien la plus extrême prudence dans les manœuvres exploratices.

Chose curieuse, il peut arriver qu'à l'autopsie on ne trouve plus qu'une coarctation peu marquée, et que de grosses sondes rectales puissent traverser des rétrécissements qui admettaient à peine l'extrémité de l'index (Mason) ; il faut attribuer cette différence à la cessation du spasme qui, pendant la vie complique presque inévitablement l'angustie.

La *durée* de l'affection est indéterminée mais toujours longue ; certaines malades sont torturées pendant huit, dix ans, par ce mal, dont les progrès ne se font qu'avec la plus grande lenteur, et sur lequel la thérapeutique ne jouit que d'une faible influence. Aussi le pronostic est-il doublement grave et par la persistance du processus et par sa marche à peu près fatale vers une issue funeste.

En résumé, le signalement du rétrécissement syphilitique peut se formuler de la façon suivante : accident de l'âge mur, infiniment plus fréquent chez la femme, situé toujours très-bas, offrant la disposition d'un canal cylindrique uniforme, à parois lisses, sans bosselures, sans irrégularités, souvent accompagné d'un épaississement des plis marginaux avec nodosités tuberculoïdes autour de l'anus, et d'un écoulement purulent assez considérable ; au toucher sensibilité vive, mais pas d'hémorrhagie, et enfin, disons-le par anticipation, peu de chose à attendre dans une période avancée soit comme diagnostic, soit comme thérapeutique, de l'épreuve mercurielle ou iodurée ; au contraire soulagement éphémère, mais soulagement réel par la dilatation [1].

[1] Ce n'est guère qu'avec celles du rétrécissement cancéreux que l'on pourrait confondre les lésions que nous venons d'étudier. Voici le signe sur lequel repose le diagnostic de ces deux affections :

Rétrécissement cancéreux. — Siége plus élevé des lésions qui, surtout vers la fin de la maladie, sont toujours caractérisées par un néoplasme (tumeur dure, mamelonnée, offrant à la pression une sorte de crépitation) et des ulcérations, et non par un tissu cicatriciel comme dans le rétrécissement syphilitique, hémorrhagies fréquentes, engorgement des ganglions prévertébraux ; plus tard, œdème des extrémités inférieures, cachexie, teinte spéciale jaune paille de la peau. Dilatation inefficace et même nuisible.

§ 4. — TRAITEMENT.

Tant que les lésions sont bornées à l'ulcération et au syphilome commençant, elles sont justiciables de la thérapeutique spécifique; mais il n'en est pas de même de la cicatrice qui leur succède. Contre cette dernière étape du mal le traitement local est seul efficace ; encore n'est-ce plus souvent qu'une cure palliative qu'il faut lui demander.

Néanmoins, on ne saurait trop recommander l'usage prolongé ou tout au moins l'essai des mercuriaux et des iodiques dans le cours de cette affection, et généralement des ulcérations rectales, non-seulement en raison du doute qui peut toujours persister, quant à la détermination du stade précis, mais encore à cause des difficultés que comporte dans beaucoup de cas le diagnostic relatif à la nature des accidents. Mollière a dit avec raison que, à la période où les spécifiques peuvent faire disparaître tous les accidents et amener une guérison complète, les rétrécissements syphilitiques du rectum peuvent présenter tous les signes du cancer. Que le chirurgien n'oublie pas cet axiome et qu'il se défie de son diagnostic dans les cas même les plus nets ; beaucoup de guérisons inespérées seront dues à cette sage incertitude. — L'iodure de potassium sera administré à la dose ordinaire, de 2 à 4 grammes; dans les cas particulièrement précoces, on pourra lui adjoindre le mercure. Mais, tout en faisant prendre ces médicaments, on ne doit pas perdre de vue qu'en favorisant la cicatrice on appelle le rétrécissement ; aussi considérons-nous comme indispensable de maintenir méthodiquement le calibre de l'intestin au moyen de la dilatation préventive et longtemps, presque indéfiniment, continuée à l'aide de grosses canules rectales. Il y a même lieu de s'étonner qu'une pratique aussi rationnelle, et que pas un chirurgien ne se pardonnerait d'omettre s'il s'agissait du canal de l'urèthre, n'ait pas été jusqu'ici plus vivement préconisée.

Contre l'angustie déclarée, c'est surtout à la cure locale qu'il faut recourir. On combattra la constipation par des lavements huileux ou aqueux additionnés de sel marin, de glycérine, d'hydrate de chloral en solution au 300e. Les purgations ne devront être prescrites que rarement et en cas d'urgence, car l'intestin s'y habitue, et par réaction la constipation s'exagère ultérieurement; le podophylle est le seul agent dont l'administration puisse être prolongée sans trop d'inconvénients. Mais c'est surtout la nourriture qu'il est nécessaire de surveiller ; le patient doit éviter les aliments qui fournissent aux selles un résidu considérable tels que les légumes abondants en cellulose, les chairs coriaces, et leur substituer les viandes facilement assimilables et les purées.

Comme méthode chirurgicale, la *dilatation* est la seule ressource dans les cas ordinaires et j'ajoute la dilatation lente. La région offre même une telle susceptibilité, les accidents qu'une cure trop rapide a pu entraîner sont si redoutables (péritonite, mort), qu'il est prudent de se borner à une séance tous les deux ou quatre jours, sans laisser à demeure le corps dilatant. Ce dernier sera soit une grosse mèche, soit une chandelle, soit une canule en caoutchouc, que l'on aura soin préalablement de plonger dans de l'eau tiède (pour éviter le spasme que le contact d'un corps froid pourrait déterminer) et de bien graisser avec de la pommade belladonée.

Mais l'instrument auquel, et de beaucoup, nous accordons la préférence est celui que Marc Sée a fait construire, d'après l'ingénieuse méthode de *dilatation médiate* que nous devons à Langlebert (voyez le dessin du dilatateur uréthral de Langlebert, page 91).

Le mandrin à olive étant introduit dans la grosse canule conductrice longitudinalement fendue et par conséquent dilatable, on n'a à redouter ni fausse route ni déchirure d'aucune sorte, et l'effort est produit excentriquement sur les parois, au lieu de l'être de haut en bas comme lorsqu'une sonde est poussée contre l'obstacle [1].

Dans les cas où le rétrécissement est rebelle à la dilatation, on pourra recourir à l'*électrolyse* préconisée par L. Lefort; mais si elle reste infructueuse, il ne faut pas hésiter à pratiquer la *rectotomie*, telle que l'ont instituée Panas et Verneuil et telle que l'a décrite D. Mollière, au chapitre VI de son traité.

Lésions du tube digestif. — Bérard et Maslieurat-Lagémard, *Rétrécissements du rectum* (*Gaz. médicale*, 1839). — Curling, *Diseases of the Rectum*, London, 1851. — Cullerier, *De l'entérite syphilitique* (*Union médicale*, 1854, t. IV). — Gosselin, *Mémoire sur les rétrécissements du rectum* (*Arch. de médecine*, 1854, t. IV). — Geens (de Bruxelles), *Observations de rétrécissements syphilitiques, suivies de considérations pratiques* (*Gaz. méd. de Paris*, 1855, p. 342). — E. Muller, *Ueber das*

[1] Les avantages de la dilatation sont appréciés à tel point par certains malades, qu'ils ne négligent aucune occasion de s'y soumettre. Une femme, observée dans une clinique par le docteur Cellard, invitait les étudiants, qui y venaient en grand nombre, à pratiquer l'exploration digitale de son rétrécissement et bénéficiait réellement des résultats de cette multiple et quotidienne dilatation.

Auftreten der constitutionnellen Syphilis in Darmkanale, Erlangen, 1858.— HUET, *Ueber syphilitische Affectionen des Matsdarm* (*Behrend's syphilod. neue Reihe*, II Bd, 1 Heft, 1858). — BOVERO, *Rétrécissements syphilitiques du rectum* (*Gaz. sard.*, nos 46, 7, 1858). — LEUDET (de Rouen), *Mémoire sur les lésions de la syphilis viscérale* (*Moniteur des sciences*, 1860). — CROTE, *On syphilitic rectum* (*Med. Times and Gazette*, 1865). — DUJARDIN-BEAUMETZ, *Observation de syphilis tertiaire viscérale* (*Gaz. des hôpitaux*, 1866, p. 61). — KLEIN, *Zur Casuistik der Darmsyphilis*, Kœnigsberg, 1867. — Lauri RICARDO, *Rétrécissements fibreux du rectum* (thèse de Paris, 1868).— DESPRÉS, *Chancres phagédéniques du reclum* (*Archiv. de méd.*, 1868). — PAGET, *Syphilitic diseases of rectum* (*British medical Journal*, t. I, p. 156, 1870).—LJUNGGREN, *Syphilis der inneren Organs Affectionen des Rectum* (*Centralblatt*, p. 891, 1870). — BURON, *Lectures on Diseases of the Rectum*, 1870. — LUIGI LAURENZI. *Entero-peritonite gommosa sifilitica* (*Giorn. ital. delle mal. ven.*, ann. 1871, t. II, p. 298). —OSER, *Fälle von Enteritis syphilitica* (*Archiv für Dermatologie und Syph.*, III, p. 27, 1871). — WHITEHEAD, *Therapeutics of syphilitic Rectum* (*Amer. Journ. of med. sciences*, 1871). — ALLINGHAM, *Diseases of the Rectum*, London, 1872, et tradct. franç., par G. Poinsot, Paris, 1877. — VERNEUIL, *Rétrécissements du rectum* (*Société de chirurgie* et *Gaz. des hôp.*, 996). — FORSTER, *Rétrécissement syphilitique du rectum* (*Guy's hospital Reports*, third series, vol. XVIII, p. 36). — ZAPPULA, *Observation remarquable de rétrécissement syphilitique du rectum* (*Ann. de derm. et de syph.*, t. V, p. 315). — Eugène GODEBERT, *Essai sur les rétrécissemevts syphilitiques du rectum* (thèse de Paris, n° 496, 1873). — PINGUET, *Des méthodes thérapeutiques pour le rétrécissement du rectum* (thèse de Paris, 1873). — MASON, *Syphilitic lesion of Rectum* (*American Journal of med. sc.*, 1873). — U. TRÉLAT et E. DELENS, *Rétréc. du rectum*, in *Dict. encycl. des sc. méd.*, 3e série, t. II, p. 726, 187. — E. VIDAL, *Ulcérations vénériennes et syphilitiques du rectum*, in *Dict. encycl. des sc. méd.*, t. II, 3e série, p. 687, 4874. — FIOUPE, *Ulcère simple de l'estomac, syphilis probable* (*Progrès médical*, t. II, p. 425, 1874). — BARDUZZI, *Restringimenti del retto di natura sifilitica* (*Giorn. ital. delle mal. ven.*, an. 1875, p. 32).— GALASSI, *Lezioni terziarie dell'ano e del retto, sifiloma ano-rettale di Fournier* (*Giorn. ital. delle mal. ven.*, an. 1875, p. 339). — FOURNIER (Alfred), *Lésions tertiaires de l'anus et du rectum* (*Ann. de derm. et de syph.*, t. VI, p. 154, 1875). — A. FOURNIER, *Lésions tertiaires de l'anus et du rectum*, recueillies par Porak, Paris, 1875. — BJORNSTROM. *Syphilis du rectum* (*Upsala Läkareforenings forhande*, t. XI, p. 172, 1876). — Daniel MOLLIÈRE, *Traité des maladies du rectum et de l'anus*, Paris, 1877.

CHAPITRE XVIII

LÉSIONS DES GLANDES EN GRAPPE ANNEXES DE LA PEAU ET DU TUBE DIGESTIF

I. — Glandes lacrymales.

La science ne possède qu'un seul cas propre à démontrer la vulnérabilité des glandes lacrymales sous l'influence de la syphilis tertiaire. Il s'agit d'un malade, vu par Châlons (de Luxembourg) qui souffrit d'un gonflement des deux glandes. La tumeur qu'elles formaient sur le côté externe de l'œil soulevait la paupière, qui pendait comme un sac au-devant l'œil. On pouvait sentir à travers cette membrane le bord saillant et dur de la glande tuméfiée. Du reste pas de douleur et pas de trouble appréciable dans les fonctions de l'organe. En quelques jours le traitement mercuriel eut raison de cet accident, ainsi que d'un coryza ulcéreux qui l'accompagnait. Il est probable que, dans ce cas, il s'agissait d'une poussée de sclérose, qui eût abouti par la suite à l'atrophie de l'organe.

II. — Glandes mammaires.

On répète à l'envi que les manifestations de la syphilis sur les glandes profondes ne sont si rarement observées que parce qu'elles se dérobent à l'observation directe et qu'on en néglige l'inspection nécroscopique. Tel n'est pas notre avis ; car, s'il en était ainsi, pourquoi les mamelles, dont les lésions ne sauraient passer inaperçues, nous offriraient-elles si rarement des exemples de pareils accidents ? En effet, bien que, dès le siècle dernier, les anciens auteurs, parmi lesquels nous citerons Sauvage, aient appelé l'attention sur le cancer vérolique du sein, bien que, à une époque moins éloignée de nous et dans un but que nous préférons ne pas approfondir, Troncin ait présenté avec une exagération peu scientifique le tableau très-noirci des *suites cancéreuses de la vérole*, c'est à peine si j'ai pu réunir vingt observations authentiques de syphilose mammaire. Une des plus remarquables appartient à Lancereaux et a été publié dans la thèse d'agrégation de (1872) P. Horteloup.

Ces observations se divisent en deux catégories, suivant qu'elles se rapportent à une infiltration scléreuse diffuse ou à un processus gommeux circonscrit.

Infiltration diffuse, sclérose. — Cette lésion se présente avec une certaine fréquence chez l'homme : j'en ai vu deux cas dans les services de l'Antiquaille, à Lyon ; Ambrosoli et Lancereaux en ont aussi rapporté quelques exemples. Elle est précoce, se montre dès la fin de la période secondaire et ne s'accuse que par des phénomènes légers, tuméfaction diffuse, sensibilité à la pression, pas de signe extérieur d'inflammation, et surtout disparition rapide par le traitement spécifique.

Gomme circonscrite, ulcère, cancer vérolique. — Cet accident tardif, vraiment tertiaire, est de beaucoup plus fréquent chez la femme; sur 13 cas, 3 seulement se sont présentés chez l'homme. Dans une première période, la gomme, cachée dans la profondeur du sein et bien limitée, pourrait en imposer pour une tumeur adénoïde; mais bientôt ses proportions s'exagèrent, on la voit alors atteindre le volume d'une pomme, d'un œuf de poule, et même d'une tête d'enfant (cas de Sauvage); la tumeur est inégale, bosselée et s'accompagne quelquefois d'engorgement ganglionnaire. Quand elle arrive à faire saillie sous la peau, sa consistance dévient un indice précieux, car on y sent parfois de la fluctuation, ou tout au moins donne-t-elle la sensation d'un tissu très-ramolli, très-infiltré. Sur une pièce de ce genre présentée par Verneuil à la Société anatomique, la pression déterminait le suintement d'un liquide crémeux et lactescent. — Si le traitement n'intervient pas, la peau est atteinte et l'ulcère se produit. Distinguer cette lésion du cancer n'est point alors chose facile, et si les antécédents ou les manifestations coexistantes ne viennent pas éclairer le clinicien, nous ne voyons guère d'autre moyen d'arriver au diagnostic que de faire l'essai du traitement spécifique. Sans être très-riche en faits de ce genre, nous pourrions en citer plusieurs (dus à Sauvage, Maisonneuve, Richet, Icard) dans lesquels l'iodure de potassium a fait justice de tumeurs ou d'ulcérations rappelant de si près le carcinome que l'intervention chirurgicale ne fut, pour ainsi dire ajournée qu'à regret; aussi est-il rationnel de supposer que parmi les cancers journellement opérés, il en est quelques-uns que le traitement antisyphilitique suffirait à faire disparaître, et nous croyons qu'il serait prudent d'y recourir, au moins dans les cas douteux.

III. — Glandes salivaires.

Dès 1860, Lancereaux reconnut, à l'autopsie, une altération spécifique de la *glande sous-maxillaire* chez une femme de quarante-cinq ans couverte d'ulcérations et morte d'un érysipèle développé à leur pourtour. L'organe présentait de nombreux sillons entre ses lobules, était plus ferme au toucher et comme flétri, mais non diminué de volume; il offrait une coloration jaune liée à la présence de granulations graisseuses. L'épaississement des cloisons fibreuses interacineuses témoignait d'une sclérose assez avancée.

En 1875 A. Fournier eut l'occasion d'observer chez un de ses malades un fait de dégénérescence tertiaire de la *glande sublinguale* plus instructif que le précédent, car le succès de la thérapeutique a confirmé le jugement du clinicien. Le malade, âgé de trente ans, syphilitique depuis onze ans, éprouvait depuis quelque temps une gêne dans la déglutition et la prononciation. A l'examen on constatait un léger soulèvement antéro-postérieur dans la fosse sublinguale droite. La tumeur oblongue, ovalaire, absolument comparable à une datte de moyen volume, mesurait environ 4 centimètres de longueur sur 1 centimètre de large. Au toucher elle était ferme, et d'une consistance charnue. Le traitement à l'iodure de potassium ramena en quelques jours l'organe à son état normal.

Un autre fait analogue au précédent a été rapporté par A. Verneuil. Le malade, âgé de quarante ans, éprouvait une grande gêne dans les mouvements de la langue. Après avoir éliminé l'hypothèse d'une tumeur liquide, ce professeur pratiqua une incision longitudinale, qui donna issue à une faible quantité de sang et amena une diminution notable; puis le malade fut perdu de vue. Comparant cette observation à la précédente A. Verneuil croit pouvoir affirmer qu'il s'agissait également dans ce cas d'une lésion tertiaire.

IV. — Pancréas.

Les faits de syphilose pancréatique ne sont guère plus nombreux. Cependant, au dire de Lancereaux, chez beaucoup de sujets ayant succombé à la syphilis viscérale, on trouverait le pancréas induré par la sclérose; mais les examens précis font défaut.

Le même auteur a rapporté une observation de gomme pancréatique, qui complète, avec une autre due à Rostan, le bilan de nos connaissances sur ce point. Ce dernier cas est relatif à un malade mort dans la quatorzième année de l'infection et porteur de nombreuses gommes cutanées; l'examen histologique pratiqué par Robin et Verneuil ne laisse aucun doute sur la nature des lésions.

Lésions des glandes. — J. P. Troncin, *L'art de se préserver et de se guérir de la syphilis*, p. 170, Paris, 1837. — Maisonneuve, *Leçons sur les maladies cancéreuses*, Paris, 1854. — Yvaren, *Métamorphoses de la syphilis*, p. 435, Paris, 1854. — ROSTAN, *Altération syphilitique du pancréas* (*Bulletin de la Société anatomique*, p. 26, 1855). — CHALONS (de Luxembourg), *Adenitis lacrymalis syphilitica* (*Preuss. Vereins Zeitung*, n° 42, 1859). — VERNEUIL, *Tumeurs gommeuses du sein* (*Bulletin de la Société anatomique*, 30e année, p. 96). — VELPEAU, *Traité des maladies du sein*, 2e édition, p. 534 et suiv., Paris, 1858. — AMBROSOLI, *D'une maladie de la glande mammaire qui quelquefois s'associe avec différentes formes de la syphilis* (*Gazz. med. di Lombard.*, n° 36, 1864). — ICARD, *Note sur un cas de tumeur syphilitique simulant un cancer du sein* (*Journal de médecine de Lyon*, t. VII, p. 21, 1867). — HENNIG, *Zur Morphologie Weiblichen Brustdruse* (*Arch. f. Gynäk.*, II, p. 331, 1871). — Paul HORTELOUP, *Des tumeurs du sein chez l'homme* (thèse d'agrégation, p. 43, 1872). — LANCEREAUX, *Affections syphilitiques des glandes salivaires, des mamelles et du pancréas*, in *Traité de la syphilis*, p. 186 et 253, 1873. — FOURNIER (Alfred), *Dégénérescence syphilitique de la glande sublinguale* (*Société de chirurgie*, 8 décembre 1875, et *Annales de dermatologie et de syphiligraphie*, t. VII, p. 81).

CHAPITRE XIX

LÉSIONS DES ORGANES DU SYSTÈME LOCOMOTEUR

I. — Lésions des os.

§ 1. — ÉTIOLOGIE.

Les lésions osseuses de la vérole sont primitives ou consécutives. Nous appelons consécutives celles qui surviennent secondairement à des accidents dont le point de départ est dans les téguments. Qu'une syphilide ulcéreuse, qu'une gomme détruise les parties molles jusqu'au périoste, et l'os dénudé privé de ses vaisseaux subira fatalement une mortification totale ou partielle ; ainsi doivent s'expliquer bien des nécroses de la voûte crânienne, bien des perforations de la voûte palatine et de la cloison nasale. Les processus vulgaires qu n'empruntent à la syphilis aucun caractère spécial ne nous occuperont point ici ; nous n'aurons en vue, dans les descriptions qui vont suivre, que les lésions osseuses syphilitiques primitives.

Les ostéopathies entrent pour une plus grande part dans le cadre des accidents tertiaires chez les malades non soumis au mercure que chez ceux qui ont suivi un traitement spécifique régulier. Chez les premiers, je les ai rencontrées dans la proportion de 28 pour 100; chez les seconds, mercurialisés à partir des secondaires, elle était de 25 pour 100, et enfin de 21 pour 100 chez ceux qui l'avaient été *ab initio*. Elles sont aussi plus précoces dans le cours des véroles naturelles; ma statistique m'a donné 3 ans et 9 mois pour l'époque de leur apparition dans ces cas, et 4 ans et 6 mois pour ceux où la syphilis avait eu à compter avec le mercure. Il est donc peu d'accidents sur lesquels l'influence bienfaisante du mercure soit aussi manifeste.

§ 2. — ANATOMIE PATHOLOGIQUE.

Les lésions syphilitiques des os consistent dans une infiltration gommeuse diffuse ou circonscrite.

Infiltration gommeuse diffuse. — Dans une étendue plus ou moins considérable, à sa surface ou dans sa profondeur, l'os se

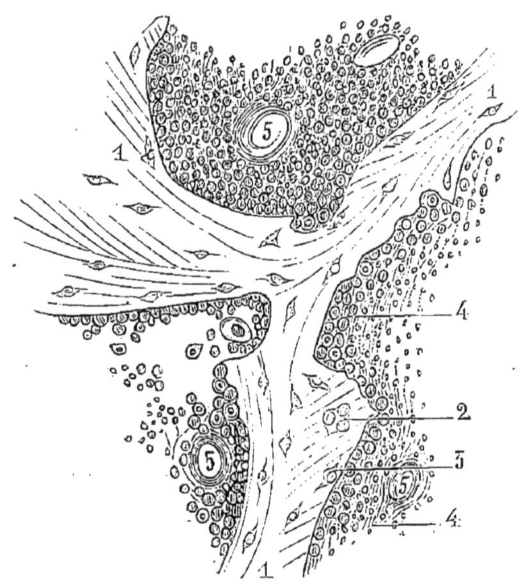

FIG. 97. — Coupe d'un os atteint d'ostéite syphilitique[1]

tachète d'un pointillé rouge. Les canaux de Havers paraissent se développer pour contenir un suc épais, gélatineux et rose d'abord, puis jaunâtre. Au microscope, on constate l'envahissement des espaces médullaires et canaliculaires par un tissu nou-

[1] 1, travées osseuses échancrées et dentelées à leurs bords, dans lesquelles on voit des corpuscules osseux à un seul noyau 3, ou à plusieurs noyaux 2; — 4, tissu médullaire; — 5, vaisseau dont les lumières sont parfaitement libres. A la partie supérieure de la figure, les cellules s'atrophient et subissent la métamorphose caséeuse (d'après Cornil et Ranvier)

vellement proliféré; les petites cellules ou médullocelles de la moelle ou de la face profonde du périoste sont devenues beaucoup plus abondantes, globuleuses et sont mêlées à d'autres plus petites, et à des noyaux libres.

On ne tarde pas à voir se produire l'absorption progressive de la substance osseuse, les travées sont coupées, échancrées (fig. 97) par l'infiltrat cellulaire, véritable néoplasie syphilomateuse, qui aboutit à l'établissement de petites nodosités identiques aux gommes, et que l'on confondrait facilement avec les tubercules, si les vaisseaux n'y conservaient pas leur perméabilité.

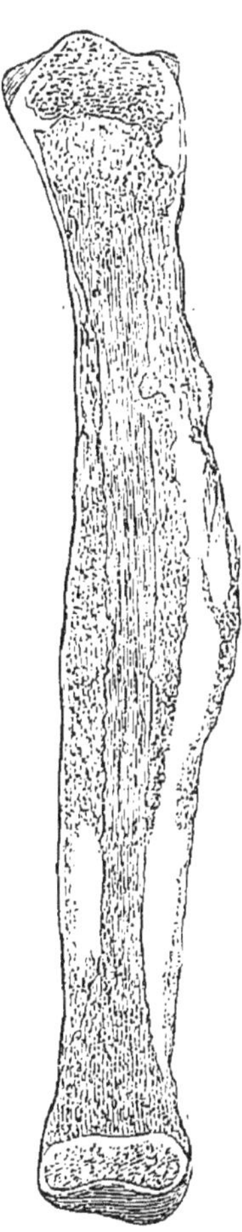

Fig. 98. Périostose du tibia. (Virchow, *Path. des tumeurs*, t. II).

Qu'advient-il ultérieurement? Sous l'influence du mercure, la dégénérescence graisseuse peut s'emparer de ce produit pathologique; c'est la guérison. Ou bien le processus conserve une telle intensité que le tissu embryonnaire arrive à séparer complétement une portion d'os, un séquestre, dans lequel on peut reconnaître à l'œil nu des cavités remplies d'un détritus caséeux. Mais, dans d'autres cas, l'irritation du début venant à cesser, c'est l'ossification qui lui succède. Et non-seulement cette ostéite productive suffit à réparer l'os ancien, mais elle peut encore en dépasser de beaucoup les limites; au sein des os, elle produira l'*ostéite condensante;* à la surface, elle donnera lieu aux *ostéophytes*, aux *exostoses*.

L'*ostéite productive* est un phénomène constant au voisinage des points néoplasiés; c'est la conséquence d'une irritation de médiocre intensité; voilà pourquoi elle apparaît au sein du foyer, dès que le processus s'amende. Dès lors, on voit les vides, dus à la raréfaction, se combler par l'apport de nouvelles couches, grâce auxquelles la densité normale de l'os est bientôt atteinte et même dépassée. L'os croît toujours; alors commence l'*éburnation :* les lamelles se pressent dans tous les sens; les canaux de Havers se rétrécissent de plus en plus. Cette *sclérose* est la cause de ces *hyperostoses* considérables, qui peuvent donner aux diverses pièces de la voûte crânienne jusqu'à 2 et 3 centimètres d'épaisseur. Lorsqu'elle est poussée jusqu'à l'oblitération complète des canaux de Havers, la circulation des sucs nutritifs est entravée; l'os n'est plus nourri et meurt en un point. Mais alors, agissant à titre de corps étranger, il ravive autour de lui l'inflammation destructive qui le sépare de la partie vivante. Cette nécrose est l'origine de séquestres éburnés.

Superficiellement la néoformation vient du périoste, ou du moins de sa couche médullaire, et mérite le nom de *périostose*. Le tibia est un des siéges d'élection de ces tumeurs diffuses, mamelonnées, peu saillantes (fig. 98). Périostoses aussi, ces masses poreuses qui n'adhèrent que lâchement au corps de l'os, et que pour cette raison on désigne également sous la dénomination d'*exostose épiphysaire*. Celluleuses au début, il n'est pas rare, par suite du dépôt successif de nouvelles lamelles autour des trabécules primitives, qu'elles arrivent à une grande compacité et même à l'éburnation.

Au contraire, l'exostose est dite *parenchymateuse*, quand la tumeur, appréciable à l'extérieur, est la conséquence d'un dépôt osseux dans l'épaisseur même de l'os. Les os malades sont très-souvent le siége de petites productions néoplasiques, à disposition circulaire, rappelant la forme classique des syphilides (exostose annulaire de Ricord).

Lésion gommeuse circonscrite. — A la surface des os, la gomme se présente sous la forme d'une lésion nettement limitée. Elle a été surtout bien étudiée sur le crâne, tant à sa surface externe qu'à sa surface interne. Son tissu, d'apparence gélatineuse, s'y accumule entre l'os et la dure-mère d'une part, entre l'os et le périoste de l'autre, et pénètre comme un coin dans la substance osseuse qui se résorbe progressivement. Lorsque deux gommes, l'une intra-crânienne, l'autre extérieure, se rencontrent dans la couche diploïque, il en résulte une *perforation*. Au bout d'un temps variable, si le traitement intervient, le néoplasme subit une transformation caséeuse lardacée et se résorbe ; mais sa place reste marquée sur le crâne par une dépression cicatricielle stellaire, rendue plus apparente par les dépôts plastiques, que l'irritation de voisinage a déterminée à la périphérie (fig. 99), et c'est à tort que Virchow a mis cette usure spécifique du squelette sur le compte d'une affection particulière, à laquelle il a donné le nom de *carie sèche;* le processus gommeux suffit à en rendre compte.

L'évolution de la gomme est moins connue dans l'intérieur des os et particulièrement des os longs. Les belles planches de Ricord nous apprennent cependant qu'elle peut occuper le canal médullaire où elle se présente sous l'apparence d'une masse lardacée, autour de laquelle le tissu compact est plus rouge et plus poreux.

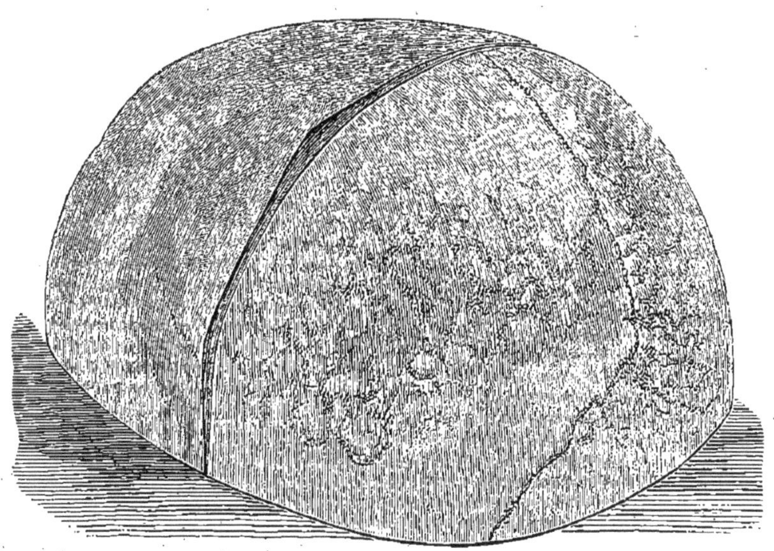

FIG. 99. — Dépressions cicatricielles du crâne et hyperostose circinée (Virchow, *Pathologie des tumeurs*, t. II).

Au sein du tissu spongieux qui garnit les extrémités des os longs du pied et de la main, surtout chez les très-jeunes enfants, la

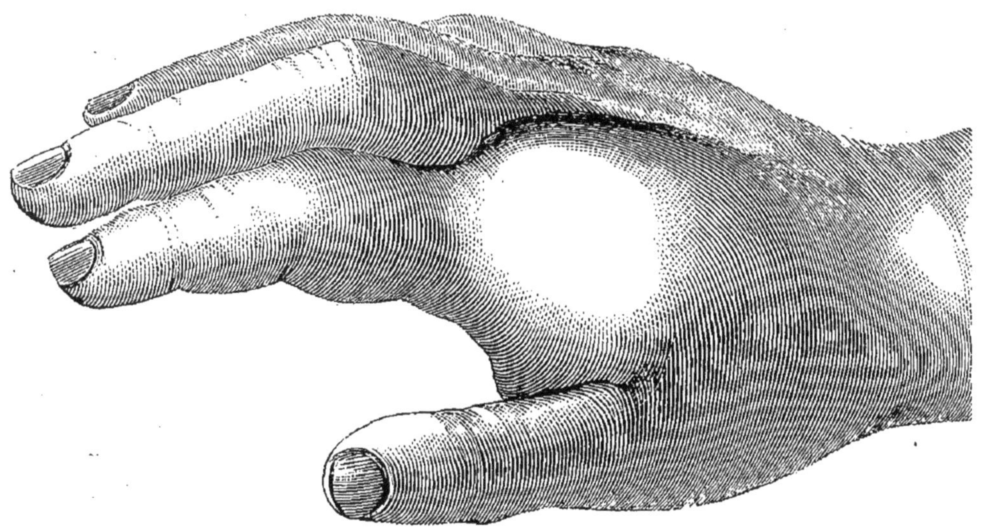

FIG. 100. — Tuméfaction gommeuse de l'extrémité inférieure du second métacarpien (communiquée par Robert W. Taylor, de New-York).

gomme s'accuse souvent par des phénomènes assez semblables à ceux du *spina-ventosa* (fig. 100). Le tissu compacte et le périoste refoulés se distendent, comme le verre sous l'effort du souffleur, et arrivent à constituer une coque à parois très-amincies. Cette lésion à évolution lente peut se terminer, sous l'influence d'un traitement hâtif, par résorption du néoplasme, et par un retour si complet à l'état normal que, dans bien des cas, on ne peut constater aucune différence entre le côté guéri et le côté sain. Livrée à sa marche spontanée, on doit craindre qu'elle n'aboutisse à la perforation des parois et des téguments, et qu'une fois la poche affaissée, il ne reste une cicatrice déprimée, avec disparition ou tout au moins atrophie de l'extrémité osseuse lésée. Au crâne, c'est dans le diploé que se fait le dépôt gommeux, cause possible de mortification pour les tables externe ou interne qu'il refoule en se développant.

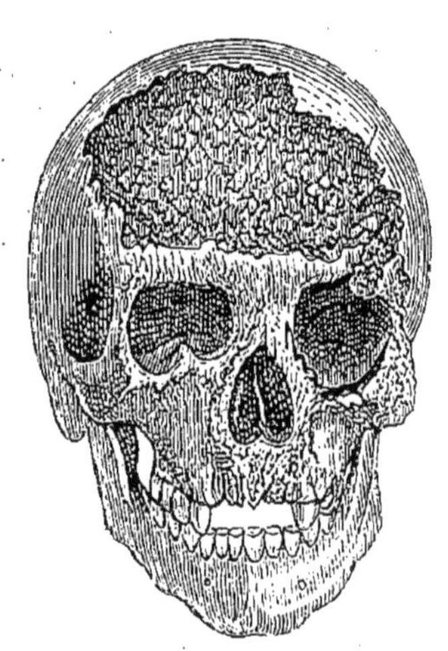

Fig. 101. — Vaste ulcération syphilitique du crâne et de la face (Musée Dupuytren, n° 340).

Ainsi que nous venons de le voir, la *nécrose* est une conséquence fréquente des gommes osseuses. Sur les processus de séparation et d'élimination des séquestres, je n'ai pas à m'étendre ici. La suppuration, les phlegmons, les décollements, les fistules, les pertes de substances de la peau, sont des phénomènes communs à toutes les ostéites, quelle qu'en soit la nature. L'invagination du séquestre par l'hyperplasie de voisinage est un fait des plus fréquents bien évident sur le crâne, où tel fragment de la table externe se trouve souvent enchâssé par un bourrelet éburné périphérique qui le recouvre au niveau de ses bords. On notera également l'accroissement souvent considérable de la lésion (fig. 101) par la production de nouvelles poussées gommeuses. Rien de plus caractéristique dans ce cas que l'aspect polycyclique offert par les bords de l'ulcération osseuse.

3. — SYMPTOMATOLOGIE.

Voici comment se répartissent dans notre statistique les différents cas de lésions osseuses. Je dois prévenir que ceux qui sont notés nécroses, ne constituant qu'un accident successif, grossiraient sans doute le nombre des ostéites ou des gommes, si nous avions pu les observer à leur début ; en outre nous n'avons pu faire la part des ostéopathies primitives ou secondaires. Le tableau suivant représente donc l'ensemble de toutes les altérations du squelette chez les sujets tertiaires, sauf celles qui ne se manifestent que par des douleurs ostéocopes que nous en avons éliminées :

Ostéite et ostéo-périostite	12 cas.
Gomme circonscrite	11 —
Nécrose, élimination d'os	20 —
Exostose	15 —
Périostose	7 —

Quant au siége des lésions, il nous est nettement indiqué par le relevé des mêmes observations :

Nez (cloison, os propre, etc.)		19 cas.
Tibia		15 —
Palais		15 —
Sternum		5 —
Clavicule et maxillaire,	chacun	2 —
Frontal.		1 —
Pariétal, vertèbre,	chacun	1 —
Omoplate, cubitus, rotule,	chacun	1 —

Quelques mots d'abord sur les *douleurs ostéocopes*. Ces algies diffèrent singulièrement de celles qui accompagnent les premières poussées (page 618). On les observe de préférence sur les os superficiels (crâne, tibia, clavicule, cubitus). Au début ce n'est qu'un engourdissement sans siége défini, une sorte de gêne et de lourdeur de la région, mais bientôt les sensations se localisent et s'exaspèrent, la douleur devient atroce. Comparée à celle que produirait une vrille, l'action d'un marteau, d'un étau, ou de tenailles déchirantes, elle revient la nuit par crises si terribles que les malades privés de tout sommeil, désespérés, ne tardent pas à ressentir des troubles sérieux de l'état général : pâleur, inappétence, gastralgie, constipation, incapacité de tout travail, tristesse. Cependant la palpation la plus attentive ne fait reconnaître rien d'anormal, la surface de l'os ne présente pas de gonflement, et parfois même reste insensible à la pression.

Il est de toute évidence qu'il s'agit dans ces cas d'altérations profondes des couches internes de l'os ou de la moelle. Que l'on suppose en effet une ostéomyélite, une sclérose aboutissant au rétrécissement du canal médullaire, une gomme intra-osseuse, et l'explication de ces douleurs devient facile. Au reste dans la plupart des cas, pour ne pas dire dans tous, si la thérapeutique n'intervient pas, les lésions finissent par devenir apparentes; livrées à leur marche naturelle, elles n'offrent en effet nulle tendance à la guérison; combattues, elles résistent au mercure, mais peuvent céder à l'iodure de potassium. Quelquefois cependant elles restent rebelles à cet agent; c'est dans un de ces cas qu'Ollier obtint un beau succès par la trépanation de l'humérus.

Suivant un préjugé très-répandu, c'est au mercure administré pendant les premières périodes qu'il faudrait attribuer la production des douleurs ostéocopes. Rien n'est plus faux que cette manière de voir. Pour la réduire à néant, nous nous bornerons à renvoyer au premier chapitre de nos recherches statistiques où les faits 1, 8, 30, 32, 33, 53, 55, 56 et 59 (soit 9 sur 59) sont des exemples incontestables de syphilitiques non traités qui ne furent cependant point à l'abri de cet accident.

Sans nous arrêter plus longuement à la symptomatologie générale de l'ostéite spécifique, nous allons passer en revue ses localisations les plus importantes.

Vertèbres cervicales. — Quand la lésion siége sur le corps de l'os, à la face antérieure, il y a tumeur dans le pharynx. Aux troubles de la déglutition qui ouvrent la marche des symptômes fonctionnels et qui peuvent aller jusqu'à la suffocation, quand le malade veut ingérer des bols trop volumineux, se joignent bientôt de vives douleurs, nocturnes surtout, avec raideur dans les mouvements, craquements et immobilité forcée (attitude spéciale de l'ankylose cervicale). Comme conséquence ultime, alimentation impossible, inanition, dyspnée avec issue fatale, à moins que la tumeur devenant fluctuante ne se termine par un *abcès du pharynx*.

Plus sévère encore est le pronostic quand le néoplasme s'est fait jour dans le canal médullaire ; les phénomènes de compression, paralysies, excitation de la moelle, que l'on voit survenir, se présentent entourés de telles difficultés de diagnostic que leur cause, sinon leur nature, reste le plus souvent bien obscure. Une tumeur inflammatoire se forme-t-elle, c'est le plus souvent par l'explosion d'accidents aigus du côté des méninges ou de la moelle qu'elle se décèle. Nous reviendrons ultérieurement sur ces symptômes.

Si la lésion est bornée aux apophyses transverses, il n'y a compression que d'un ou plusieurs nerfs à leur sortie du canal rachidien. A l'embarras de la phonation, à l'impuissance fonctionnelle des muscles du cou ou des bras, on reconnaîtra aisément la paralysie ou la parésie soit du spinal, soit des paires cervicales ou brachiales.

Os du crâne. — Quand le processus gommeux s'attaque aux os du crâne la céphalalgie du début peut en imposer pour un accident plus profond. Le malade est souvent sidéré par la violence des douleurs, les unes osseuses et les autres cérébrales dues à la compression de l'encéphale lorsque la tumeur fait saillie à l'intérieur de la boîte crânienne. Circonscrite, la gomme donne lieu à des tumeurs hémisphériques à développement très-lent, de consistance très-dure au début, et ne devenant que tardivement fluctuante (fig. 102). A leur pourtour on sent toujours un rebord osseux les

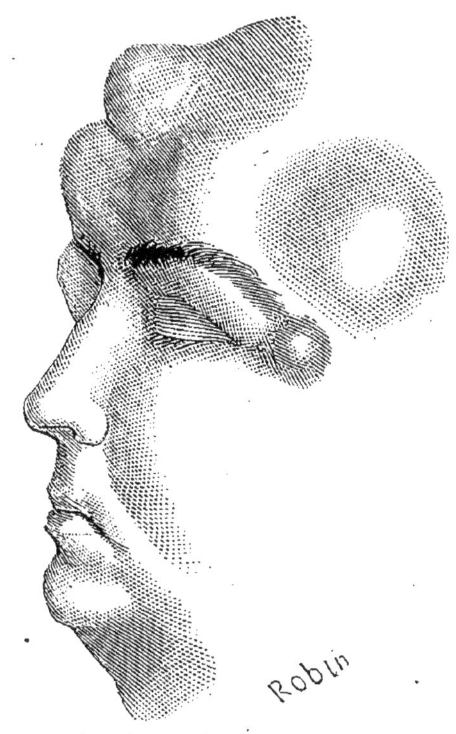

FIG. 102. — Gommes du crâne et de la face (d'après un moule du musée de Saint-Louis. Malade de M. Lailler).

enchâssant ; c'est le résultat de l'ostéite productive déterminée par l'irritation de voisinage. Ces tumeurs n'ont que fort peu de tendance à l'ulcération, et l'efficacité de l'iodure pour les faire disparaître presque complétement est remarquable ; je dis presque, car il ne faut guère compter sur la *restitutio ad integrum* de l'os malade ; si fluctuante qu'elle soit, l'iodure peut amener l'affaissement de la gomme, mais reste impuissant contre les lésions communes périphériques. Aucun accident, du reste, n'offre plus de chance de récidive ; à peine le traitement est-il suspendu que l'on peut voir se reformer la saillie, toujours prompte à s'effacer du reste sous l'influence du même remède. Il est des gommes qui persistent ainsi de longues années dans de semblables alternatives de développement et de résorption. Tout autre est la gomme diffuse au-dessus de laquelle, à brève échéance, on voit la peau rougir, puis devenir le siége d'un empâtement qui aboutit bientôt à l'établissement d'une fistule. — Je ne décrirai pas ici la suppuration, les décollements, l'élimination des équestres ni le danger des complications cérébro-méningées, je n'insisterai que sur quelques points : 1° l'ulcération spécifique des téguments qui agrandit de plus en plus la perte de substance ; — 2° l'étendue parfois étonnante des désordres qui peuvent occuper et détruire la plus grande partie de la voûte du crâne ; — 3° la dénudation relativement fréquente de la dure-mère, sur laquelle j'ai vu, dans un cas (service de A. Fournier), se développer des syphilides ulcéreuses ; — 4° la persistance constante de la perforation osseuse à l'état fibreux ; — 5° les modifications apportées à la forme du crâne par suite du retrait de ce tissu inodulaire. On a vu des voussures se changer en dépression ; dans une observation fort remarquable due à Giacomini, on a pu calculer la diminution de la capacité crânienne qui n'était pas inférieure à 150 centimètres cubes.

Ce n'est qu'avec la plus grande prudence que le chirurgien doit intervenir, mais lorsque l'enclavement des séquestres perpétue l'état morbide, il ne doit pas hésiter à leur donner issue. En même temps on administrera l'iodure à fortes doses et surtout longtemps continuées.

Os de l'orbite. — Rien de plus épineux que le diagnostic des ostéopathies orbitaires, quand les symptômes qu'elles provoquent sont encore peu accentués. Il peut arriver que tout se réduise à un éger œdème palpébral et à des douleurs. Dans beaucoup de cas, ces douleurs paroxystiques font penser à une névralgie et l'on administre le sulfate de quinine au grand détriment du malade dont l'affection continue ses progrès. On évitera cette erreur en tenant compte du caractère nocturne de l'algie qui disparaît au matin, tandis qu'elle sévit surtout dans la matinée et vers midi lorsqu'elle est d'origine nerveuse, et surtout en explorant attentivement et aussi profondément que possible avec l'index les parois de l'orbite ; la sensibilité exagérée du périoste mettra sur la voie de la lésion vraie.

Si au contraire les indices de la tumeur sont bien nets, si la paupière supérieure est tuméfiée, si l'œil est repoussé en avant, si la palpation permet de reconnaître un soulèvement périostique, il n'est pas douteux qu'il ne s'agisse d'une affection osseuse dont les anamnestiques révèleront le plus souvent la nature, et sur laquelle les spécifiques auront toujours la plus heureuse influence, si elle est d'origine syphilitique. Deval cite l'histoire d'un homme qui vint à Naples avec une exophthalmie telle qu'aucun maître d'hôtel garni ne consentit à le recevoir. Cette hideuse difformité était déterminée par une tumeur osseuse qui refoulait le globe hors de l'orbite, et céda radicalement à un traitement antivénérien. Quand il y a suppuration, on doit craindre la persistance de fistules, l'adhérence des tissus superficiels à l'os malade et la production d'un ectropion à peu près incurable avec ses suites, conjonctivite, opacité de la cornée, etc... Dans un cas de ce genre une intervention chirurgicale fut tentée pour opérer la désunion des parties, mais le malade mourut au quatorzième jour après des symptômes d'épilepsie. L'autopsie permit de reconnaître une dénudation limitée de la dure-mère qui était vascularisée, épaissie et adhérait intimement à la matière cérébrale (Hamilton). On ne saurait donc être trop réservé sur le diagnostic des lésions orbitaires de la syphilis.

Maxillaires, palatins, os du nez. — La nécrose n'est pas très-rare sur les maxillaires, et frappe surtout les alvéoles supérieures. Au niveau de cette mortification, on voit bientôt les dents s'ébranler, les gencives se tuméfier et rougir; un ulcère se produit et détruit peu à peu la muqueuse en donnant lieu à un écoulement nauséabond. La fétidité de l'haleine, l'embarras de la parole, la gêne de la mastication et de la déglutition font de cet accident l'un des plus pénibles soit pour le malade, soit pour son entourage. Aussi le chirurgien est-il autorisé à intervenir de bonne heure par l'avulsion des dents et l'extraction des séquestres. Il arrive souvent que le processus se fixe sur les alvéoles des incisives, et que cette partie du maxillaire qui les supporte, l'os incisif, se détache, s'isole, devient mobile et fait saillie en avant, s'offrant pour ainsi dire à l'extirpation. Si considérables qu'elles soient, les brèches qui en résultent peuvent toujours être comblées par la prothèse.

Pour le palais, c'est généralement à la jonction des maxillaires et des palatins que se localise la lésion. Elle peut évoluer avec une telle insidiosité que le mal ne devienne apparent qu'au moment où se produit la perforation de la cloison naso-buccale. Le malade s'aperçoit un jour que les boissons refluent dans les fosses nasales, ou bien c'est en fumant qu'il essaye vainement de faire l'aspiration pour allumer son tabac, et qu'il s'aperçoit que la fumée prend la route des narines. Quand on peut observer le début, on voit lentement se former, puis s'ouvrir une petite tumeur fluctuante, remplie de pus sanieux; tout autour de la perte de substance l'hyperostose de voisinage condense le tissu osseux dont on peut sentir à l'aide du stylet les saillies tranchantes dures et lisses. Combattue par le traitement ioduré, la lésion peut borner là ses désordres, peu redoutables au demeurant, car à l'aide de cautérisations hâtives, très-délicatement faites, et surtout persévérantes, sur les bords de l'ulcère, on peut presque toujours, si l'ouverture est petite, obtenir au moyen du nitrate d'argent le développement de bourgeons charnus et l'occlusion membraneuse.

Mais les choses ne se passent pas toujours aussi simplement; le processus peut s'étendre progressivement; et, si la destruction de la muqueuse reste limitée à quelques fistules, aboutir à la formation de séquestres d'une élimination très-lente. Le malade crache et mouche du pus; le stylet permet de constater la mobilité de fragments plus ou moins considérables, mais la prudence conseille l'expectation chirurgicale, tant que les troubles fonctionnels restent compatibles avec la santé générale. Dans d'autres cas enfin la gomme pullule avec une rapidité redoutable, la fonte osseuse revêt un caractère phagédénique, et peut emporter en quelques mois la voûte palatine tout entière, détruire les alvéoles, ouvrir les sinus et transformer les cavités de la face en une gueule hideuse et fétide.

C'est particulièrement sur *la cloison*, que se localisent les gommes de la charpente nasale; j'ai vu cependant quelquefois la tumeur syphilitique occuper la paroi externe des narines et proéminer à l'extérieur. D'assez vives douleurs ostéocopes peuvent occuper les profondeurs de l'organe, mais parfois aussi le coryza, l'enchifrènement de la voix, le jetage muco-purulent, l'ozène et l'élimination de fragments osseux en sont les premiers symptômes appréciables; il est exceptionnel que la peau rougisse et s'enflamme. Les phénomènes les plus importants qui surviennent dans le cours de cette affection sont les suivants : 1° nécrose du vomer susceptible de se propager aux sinus de l'ethmoïde, à l'unguis, à l'apophyse montante du maxillaire, aux os nasaux, etc.; crépitation, mobilité des os; issue des séquestres soit par les narines quand le malade se mouche, soit par la bouche avec chute possible dans les voies aériennes et danger de suffocation, s'il existe une perforation palatine; 2° hyperostose de voisinage très-fréquente soit sur les minces lames des cornets, soit sur les os propres, et de là issue possible de séquestres éburnés; 3° affaissement des os propres, qui, n'étant plus soutenus par la cloison, basculent en donnant à la base du nez une forme aplatie et évasée; 4° persistance à peu près constante de la sous-cloison dans son intégrité absolue et par conséquent proéminence du lobule qui reste à peu près dans sa situation primitive; le tiers inférieur du nez se réunit aux deux tiers supérieurs par un angle obtus ouvert en avant. C'est une sorte de nez en coup de hache; 5° obstruction et inflammation consécutive du canal nasal par l'ostéite ou les hyperostoses des os qui en forment les parois (Lagneau). La tumeur lacrymale qui en résulte peut guérir par le seul fait du traitement interne.

Contre ces lésions des cavités osseuses, on insistera sur le traitement général ioduré; en même temps on multipliera les injections désinfectantes (solution à l'acide salicylique, au chloral), ou émollientes. Sur ces ulcères profonds j'ai vu, comme sur les superficiels, la poudre d'iodoforme désinfecter, calmer les douleurs, et favoriser le développement de bourgeons charnus.

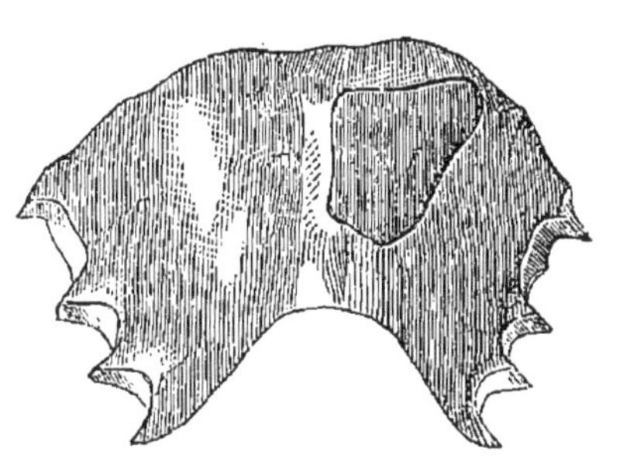

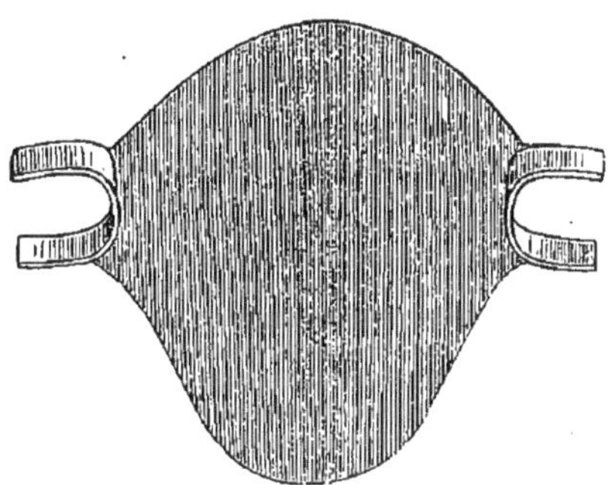

FIG. 103-104. — Obturateur avec crochets et obturateur sans crochet (Harris).

La cicatrisation obtenue, on devra recourir à la *prothèse* pour pallier les troubles fonctionnels et les difformités résultant des pertes de substances osseuses. La perforation palatine est justiciable d'obturateurs très-simples en caoutchouc vulcanisé. Ces instruments sont essentiellement composés d'une plaque très-exactement adaptée au palais où elle est maintenue soit par des crochets, soit par le point d'appui qu'elle prend sur les dents naturelles avec lesquelles elle est en contact (voy. fig. 103 et 104). Si la pièce est bien construite, on voit disparaître immédiatement tous les embarras de la déglutition et de la parole.

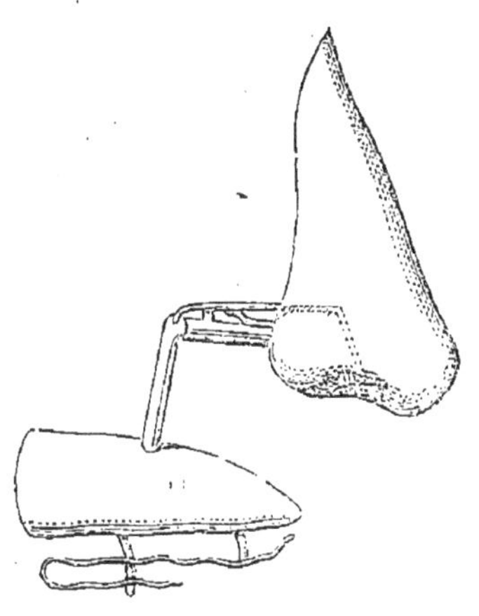

FIG. 105. — Nez artificiel et obturateur de Schange pour la prothèse naso-buccale.

Bien que je ne puisse m'étendre ici sur cette intéressante question, je signalerai encore l'appareil construit par Schange (fig. 105) pour établir la prothèse naso-buccale chez un jeune homme syphilitique qui avait perdu le nez et une bonne partie de la voûte palatine. Une fois l'obturateur placé, la pièce nasale s'adapte en glissant sur la tige coudée qu'il supporte; il suffit pour l'en retirer de presser sur un petit levier dont l'extrémité occupe l'orifice des narines.

II. — Lésions des muscles.

§ 1. — ÉTIOLOGIE.

Aux noms que nous avons cités précédemment dans l'historique de la contracture (page 667) il convient d'ajouter ici ceux de Bouisson, de Nélaton, de Virchow et de Lancereaux qui ont étudié avec beaucoup de soin les tumeurs gommeuses des muscles, et surtout celui de Haldane d'Edimbourg, auquel nous devons sur leur structure microscopique les détails les plus circonstanciés.

Je n'ai rencontré la myosite tertiaire que six fois sur deux cent quatorze cas de syphilis tertiaire, soit 2, 8 sur 100. C'est donc une affection *relativement rare*. J'ajoute qu'elle fait partie du *stade moyen de la période tertiaire;* si en effet nous exceptons une observation où elle parut dès le deuxième mois de l'infection, l'âge de la vérole consigné dans les autres est le suivant : 8 ans, 4 ans, 4 ans et 1/2, 5 ans et 1/2 et 7 ans.

Pour son *siége* nous noterons la prédisposition des muscles longs; trois de nos malades portaient des gommes des masses fémorales; chez d'autres, le mal siégeait dans celles de l'avant-bras et de la jambe. Viennent ensuite les muscles du tronc, le trapèze, le sterno-mastoïdien, le grand pectoral, les fessiers, puis les muscles internes, ceux de la langue, du larynx, le cœur, le diaphragme (Murchison).

Les aponévroses sont souvent envahies par le même processus. Enfin il n'est pas rare d'observer ces lésions symétriquement sur les membres.

§ 2. — ANATOMIE PATHOLOGIQUE.

Comme dans tous les autres tissus, la néoplasie syphilomateuse peut être diffuse ou circonscrite.

Diffuse, la myosite spécifique consiste dans les phénomènes suivants : d'abord infiltration des éléments conjonctifs qui forment la charpente du muscle, par de petites cellules arrondies, et de là, gonflement de l'organe, c'est le premier stade; puis ces cellules embryonnaires s'organisent en un tissu fibreux inodulaire, très-rétractile. A ce moment le muscle s'indure, s'atrophie, se rétracte; ce dernier stade peut aussi aboutir surtout au niveau des extrémités musculaires à la transformation osseuse ou cartilagineuse des fibres musculaires. Ricord a donné à cette première forme de la myosite le nom de *dégénérescence plastique*. A l'œil nu l'altération se présente sous la forme d'un tissu jaunâtre, aux confins duquel on voit manifestement les fibres saines se contourner avec les fibres distinctes encore qui parcourent ce néoplasme lardacé.

Circonscrite, la myosite se caractérise par le développement de véritables tumeurs dans la charpente du muscle. Le microscope permet d'y retrouver la structure classique de la gomme, un amas de jeunes cellules au sein d'une masse fibrillaire. Sur la limite de la lésion on peut voir, à la surface de fibres, paraissant saines à l'œil nu, une prolifération abondante des noyaux du sarcolemme. Au bout d'un temps variable on observe l'organisation fibreuse, la sclérose du néoplasme, ou plus souvent encore sa régression graisseuse qui le ramollit et le change en une masse de consistance caséeuse, quelquefois fluctuante, au milieu de laquelle se voient les débris des fibres musculaires.

L'incrustation calcaire est dans ce cas une terminaison exceptionnelle. Ces nodosités ont le volume d'une noix ou d'une noisette, dans quelques cas celui d'un œuf, et une couleur rose pâle; à l'état de ramollissement elles sont jaunes et ressemblent beaucoup au tubercule, lésion avec laquelle bien des auteurs les ont confondues et les confondent encore.

§ 3. — SYMPTOMATOLOGIE. — TRAITEMENT.

Pour la lésion diffuse nous renvoyons à ce que nous avons dit de la contracture, page 667.

Cliniquement la gomme musculaire se présente avec tous les caractères d'une tumeur globuleuse, se déplaçant avec le muscle, très-résistante au début, de consistance molle quand elle est arrivée à une période plus avancée, quelquefois au contraire beaucoup plus dure lorsqu'elle s'est transformée en cartilage ou en os. — Douleur légère, au moment des contractions ou pendant la nuit, très-influencée par l'état hygrométrique de l'air; rétraction rare dans cette forme de myopathie [1].

[1] Les myopathies cardiaques seront étudiées plus loin dans un chapitre spécial.

Comme la plupart des lésions viscérales, cet accident survient lentement et suit une marche insidieuse ; attaqué par le mercure, il guérit presque toujours et il disparaît très-vite, du moins en tant que syphilome ; mais les désordres vulgaires qu'il a déterminés autour de lui, l'atrophie et la dégénérescence du muscle comprimé sont irréparables ; tout retard que subit la thérapeutique peut donc condamner le malade à la rétraction permanente. Quand la tumeur s'est ouverte spontanément, il y a ulcère et plus tard cicatrice profondément adhérente.

Il est certain que, soit en raison de leur siége, soit à cause de leurs caractères physiques plus tranchés, ces tumeurs prêtent à de nombreuses erreurs de diagnostic. Combien ont été enlevées pour des cancers lorsqu'elles présentaient la consistance squirrheuse du début ! Combien à leur période de ramollissement ont été prises pour des abcès, et incisées ! De là le précepte de scruter avec la plus grande attention les antécédents des malades porteurs de pareilles lésions, et de rechercher soigneusement, même en dépit de leurs dénégations, si leur tégument ne révélerait pas les traces d'une infection ancienne.

Cette enquête est-elle restée vaine ? il n'est pas moins sage de tenter l'épreuve du traitement spécifique à l'iodure de potassium avant de recourir à l'exérèse.

Pour ce qui est de la rétraction consécutive, il sera souvent possible d'en alléger les inconvénients par la myotomie ou la ténotomie sous-cutanée, opération sans gravité dont on a le tort à notre avis de trop négliger les indications.

III. — Lésions des tendons et des aponévroses.

Lisfranc a le premier décrit les gommes des tendons sous le nom de nodosités blanches ; mais c'est encore à Bouisson que nous devons la connaissance exacte de ces lésions. Cet accident, d'autant moins rare qu'il passe très-souvent sinon inaperçu, du moins non diagnostiqué, se rencontre particulièrement sur les gros tendons, le tendon d'Achille, le tendon rotulien ; mais il n'en est aucun qui soit à l'abri de ce processus qui a été observé jusque sur le petit psoas ou les extrémités digitales soit des extenseurs, soit des fléchisseurs.

L'infiltration celluleuse est diffuse et se traduit par un épaississement mal limité ; mais plus fréquemment, elle est circonscrite et consiste en une tumeur noueuse, bien apparente à la surface de l'organe ou noyée dans son épaisseur ; dans ce dernier cas la corde prend l'aspect fusiforme. Même processus de dégénérescence graisseuse fibreuse et quelquefois calcaire que pour les muscles, mais avec cette conséquence absolument différente que, lorsque le néoplasme se transforme en tissu fibreux, la jonction peut se rétablir dans son intégrité. Il n'en est pas de même lorsque la gomme ramollie et dégénérée a fait place à une petite collection semi-liquide, et s'écoule au dehors après avoir déterminé une perforation cutanée, qui bien souvent devient l'origine d'un ulcère.

Cliniquement, on doit soupçonner une affection gommeuse quand autour d'un tendon se dessine lentement une masse dure faisant bien manifestement corps avec l'organe fibreux; au reste peu de douleur.

On observe les mêmes lésions sur les aponévroses, et principalement sur celles qui sont le plus dures, le plus volumineuses. A la cuisse, au niveau du *fascia lata*, à la partie supérieure de la jambe, dans les points où l'aponévrose jambière est très-résistante, de larges plaques indurées sans bosselures, sans irrégularités, sans adhérence à la peau, se développent en forme de cuirasse, et persistent, souvent fort longtemps, sans occasionner de trouble appréciable dans les fonctions.

Le traitement antisyphilitique est tout puissant contre ces lésions.

IV. — Lésions des articulations.

§ 1. — ÉTIOLOGIE.

L'arthrite syphilitique était à peine soupçonnée des anciens auteurs. En 1853 le professeur A. Richet en donna le premier dans son *Mémoire sur les tumeurs blanches*, une magistrale description, à laquelle on a peu ajouté depuis.

Nous citerons cependant les observations intéressantes de Lancereaux et les thèses de J. Voisin, 1875, et Dauzat, 1875.

La lésion qui va nous occuper appartient franchement à la période tertiaire, et même à la phase tardive de cette période. Il n'est pas rare en effet de la voir survenir dix ou quinze ans et même vingt ans après l'infection. Aussi ne s'étonnera-t-on pas que les désordres soient fort circonscrits. Il ne s'agit plus là en effet de ce processus que nous avons pu voir dans le cours de la syphilis secondaire frapper à la fois un certain nombre, voire même la totalité des jointures. L'arthropathie tertiaire se limite généralement à un seul article. Les genoux, le gauche surtout, sont de beaucoup son siége le plus fréquent : le coude, le poignet, le cou-de-pied, l'articulation temporo-maxillaire, la hanche, etc. n'ont été atteints que très-exceptionnellement.

Beaucoup d'auteurs, notamment Ricord, attribuent le développement de cette lésion articulaire autant à l'influence d'une constitution débile qu'à celle de la syphilis, et la considèrent comme une manifestation hybride dans laquelle la scrofule ne jouerait pas le rôle le moins important. Sans vouloir nier d'une façon absolue les complications qui peuvent surgir de la coexistence de ces deux vices de l'économie, nous croyons que l'on ne peut dénier à la syphilis le pouvoir d'engendrer à elle seule des accidents articulaires; la clinique nous montre en effet que les sujets atteints de ces arthropathies que nous appelons tertiaires, sont le plus souvent exempts de toute prédisposition strumeuse; et d'autre part, s'il n'est pas un tissu où la gomme ne puisse se développer, pourquoi les articulations en resteraient-elles indemnes?

§ 2. — ANATOMIE PATHOLOGIQUE.

La tumeur blanche tertiaire a pour origine 1° des lésions de la synoviale et des tissus fibreux péri-articulaires, ou 2° des lésions des os et du périoste.

1° Le néoplasme syphilitique se présente dans le tissu cellulaire sous-synovial et la capsule sous forme de petites masses jaunâtres, sèches, élastiques, un peu molles. Au genou on les a vues occuper le voisinage du ligament rotulien, faire saillie sur chacun de ses bords, comprimer et atrophier le peloton graisseux du cul-de-sac tricipital. A la palpation, elles donnent la sensation de corps mollasses, arrondis, roulant sous le doigt, faisant corps avec la synoviale ; on perçoit aussi des épaississements de tissu, de véritables plaques de sclérose à consistance chondroïde, que le traitement change en petits amas grenus.

Nous signalerons encore l'érosion des cartilages, phénomène secondaire quant à sa date d'apparition et lié sans doute à la lésion de la synoviale et du tissu fibreux, chargé, comme on le sait, de pourvoir à leur nutrition.

Enfin, presque toujours existe un épanchement intra-articulaire. Dans un cas où ce liquide fut examiné après une ponction, il était épais, filant, un peu trouble, très-fibrineux. Au microscope, on le vit composé de globules amorphes, de cellules épithéliales et de globules sanguins altérés, contenus dans une trame albumineuse feutrée très-abondante (Richet).

2° Du côté des os, nous n'avons pas à revenir sur les lésions que l'on peut rencontrer: tubérosités anormales, exostoses, mais surtout gonflement, hyperostose uniforme de toute la partie spongieuse de l'os, due à une ostéopériostite plus ou moins intense. Il est rare que tous les os qui concourent à former une articulation soient atteints à la fois. Au genou le fémur l'est presque toujours isolément. Cependant nous devons signaler comme assez fréquente l'augmentation de volume de la rotule pouvant aller jusqu'à présenter 1 centimètre de plus en longueur que du côté sain.

§ 3. — SYMPTOMATOLOGIE.

Il y a lieu de croire que la synovite tertiaire peut se montrer comme suite éloignée de l'arthrite hyperhémique que nous avons étudiée précédemment. Quoi qu'il en soit, son début lent et insidieux passe presque toujours inaperçu. Peu à peu les malades ressentent une gêne, une sorte de tension; puis un *épanchement* se produit. La *disparition et la réapparition intermittente* des phénomènes congestifs qui donnent lieu à cette hydarthrose, souvent considérable, dénotent presque sûrement son origine syphilitique. Au palper on sentira les plaques scléreuses de la synoviale, les petites gommes rondes molles des tissus périarticulaires; on constatera en outre tous les signes ordinaires des hydarthroses. Du reste peu de réaction et presque pas de douleur, ni spontanément, ni par la pression, ni par les mouvements communiqués pendant l'examen. A ces signes on reconnaîtra l'accident tertiaire syphilitique; et le diagnostic sera certain lorsque l'étude des antécédents viendra révéler l'existence d'une infection antérieure, surtout si, malgré son ancienneté, les mercuriaux et les iodiques en provoquent la rapide résolution. Bien que nous soyons peu renseignés sur les conséquences ultimes de cette affection laissée à elle-même, il est notoire qu'elle présente peu de tendance à la suppuration, et ce ne serait qu'au bout d'un temps considérable qu'il faudrait redouter cette grave terminaison; mais je le répète, l'observation est encore insuffisante à cet égard. Ce qui est hors de doute, c'est sa facile curabilité par les spécifiques [1].

[1] Cet appareil symptomatique n'est pas sans analogie avec celui de l'hydarthrose simple, et cette intermittence rappelle un des caractères de l'arthropathie liée aux corps étrangers articulaires. Voici quels signes permettront d'arriver au diagnostic :

Hydarthrose chronique. — Pas de modification appréciable de la synoviale. Pas de lésion osseuse, d'exostose, ni de gonflements. Hydropisie survenue lentement chez un sujet à antécédents rhumastimaux.

L'arthropathie d'origine osseuse est loin d'être aussi bénigne. Elle peut se déclarer soudainement par une brusque douleur d'abord généralisée à tout un membre, puis bientôt localisée. Ce symptôme peut prendre des proportions redoutables, témoin le cas de ce malade dont parle Richet dans sa première observation (*loc. cit.*, p. 235). Deux mois après le début du mal, ce professeur était frappé de l'altération des traits ; cependant l'appétit était resté bon et il n'y avait pas de fièvre, il n'y en avait jamais eu. Mais ce qui tuait ce malheureux, c'était la douleur, douleur tellement atroce, tellement énervante, que vingt fois il lui était venu à l'idée de se jeter par la fenêtre. Il ne pouvait faire le plus léger mouvement sans en éprouver un pénible retentissement dans le genou et dans la hanche du côté droit. L'ébranlement communiqué au lit par le roulement des voitures ou la marche dans la chambre déterminait des crises nerveuses. Dans les cas moins graves l'algie est plus modérée et ne se montre que pendant la nuit pour disparaître le matin. — Le *diagnostic* sera basé sur l'examen des extrémités osseuses, les aspérités, les nodus dont elles sont le siége, non moins que leur gonflement qu'il est facile d'apprécier au compas d'épaisseur; nous rappellerons ici l'éloignement très-caractéristique de la rotule. Enfin il n'est guère possible que les os soient à ce point lésés sans retentissement au sein de l'article ; toutefois l'épanchement est moindre que dans le cas précédent, à moins que l'on ne voie coexister complétement les deux formes, ce qui n'est point rare. Généralement il y a nécessité d'immobiliser le membre, qui offre toujours une impotence très-marquée; mais là encore le traitement mixte sera héroïque s'il est administré à temps. Dans le cas contraire, les extrémités articulaires sont compromises dans une étendue variable, et il faut s'attendre à voir se former une ankylose ou une articulation nouvelle rudimentaire. La figure 107, relative à un malade de Mac Cready, nous offre un exemple des suites éloignées de ces lésions, lorsqu'elles siégent sur les petites articulations de la main. L'articulation métarcarpo-phalangienne de l'index est détruite, et, sans

Corps étranger articulaire. — Dureté et mobilité du corps articulaire, sans lésion de la synoviale ni des os. Traumatisme antérieur. Affection intermittente, mais toujours accompagnée d'une douleur brusque extrêmement vive. Épanchement peu abondant. Soulagement par le seul repos, mais non guérison; réapparition possible des mêmes symptômes après un temps variable. Inefficacité de l'iodure

Pelotons adipeux périarticulaires (genou gras de Gosselin). — Petites masses résistantes, de la forme et de la grosseur d'une olive, paraissant siéger dans les replis de la synoviale chez les sujets gras. Synoviale intacte. Absence de douleurs et de tout phénomène morbide

qu'il y ait eu suppuration à l'extérieur, sans que l'on découvre de cicatrice sur la peau, la résorption osseuse occasionnée par le processus gommeux s'accuse par une déformation considérable et une impuissance fonctionnelle à peu près complète. Mais une

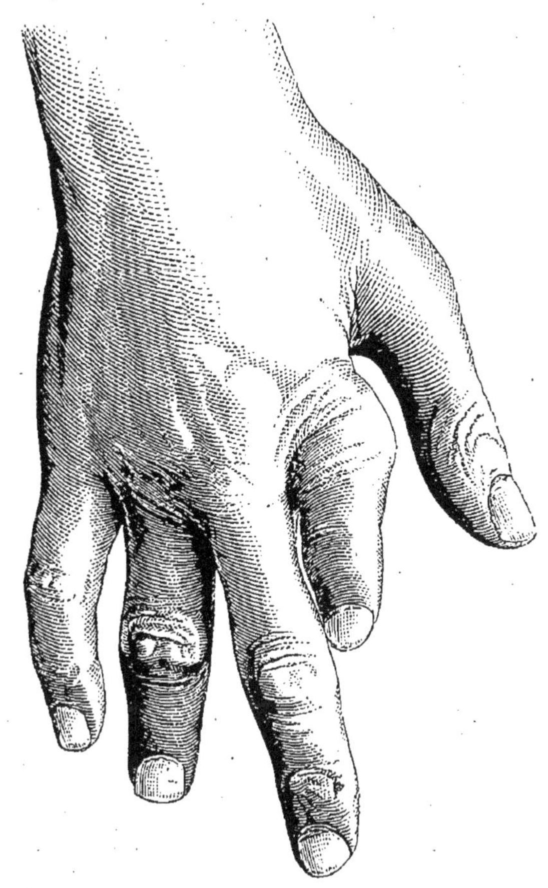

FIG. 106. — Ostéo-arthrite syphilitique de l'annulaire et de l'index (planche communiquée par Robert W. Taylor (de New-York).

éventualité beaucoup plus grave est celle qui a trait à l'ouverture de la gomme dans l'article. Cette complication nécessita dans un cas une amputation fémorale qui fut suivie de mort (Coulson) [1].

[1] L'ostéite articulaire syphilitique doit être soigneusement distinguée de la tumeur blanche.

Tumeur blanche. — Chez les sujets jeunes. Antécédents strumeux, souvent héréditaires. Téguments empâtés œdémateux; trajets fistuleux. Rotule soulevée, mais choc difficile à obtenir à cause des fongosités. Douleur vive, souvent propagée à l'articulation située au-dessous de celle qui est malade. Symptôme fébrile. Tendance à la suppuration. Guérison rare. Atrophie musculaire du membre malade. Inefficacité de l'iodure.

§ 4. — TRAITEMENT.

Avant tout, iodure de potassium à haute dose, 3, 4, 5 et 6 grammes par jour ; comme adjuvants, toniques et résolutifs locaux. Parmi ces derniers, on ne saurait trop recommander la compression à l'aide de bandelettes imbriquées de sparadrap de Vigo. Quand il y a épanchement considérable, on peut soulager beaucoup par la ponction aspiratrice ; on ne négligera pas non plus d'appliquer de vastes vésicatoires que l'on pansera avec de l'onguent mercuriel.

V. — Lésions des bourses séreuses.

Signalée par Verneuil, bien étudiée en France par Moreau et Petit, la synovite tertiaire des bourses séreuses a fait l'objet d'un mémoire très-complet publié en 1876 par E. L. Keyes (de New-York) ; cet auteur désigne cette affection sous le nom simple et commode de *tertiary bursitis*, dont il est permis de regretter que la nomenclature française ne nous offre pas l'équivalent.

C'est un accident tardif que celui que nous allons étudier ; s'il s'est montré en effet au dix-huitième mois et vers la deuxième année de l'infection, plusieurs des malades dont nous connaissons les observations n'en furent atteints qu'au bout de cinq, six, sept et huit ans. L'un d'eux même faisait remonter la date de l'accident primitif à vinq-quatre ans. Dans le tiers des cas l'apparition de l'accident fut déterminée par une cause occasionnelle traumatique ; aussi est-ce particulièrement sur le genou, que sa position rend éminemment vulnérable, que s'en fait la localisation. L'observation prouve en outre que la lésion est souvent double. Sur quatorze sujets, en effet, nous trouvons les bourses rotuliennes treize fois atteintes, celles du demi-tendineux trois fois, celles de la tubérosité du tibia, de la malléole, de l'olécrâne, chacune une fois ; enfin, dans deux autres cas, c'était à la paume de la main et dans une bourse accidentellement développée sous un cor.

Au point de vue de l'anatomie pathologique, nous retrouvons sur les bourses séreuses les lésions des synoviales et des tissus fibreux périarticulaires ; il s'agit là en effet d'une prolifération gommeuse dans les parois épaissies de l'organe. De là, production de tumeur résistante, et quelquefois aussi fluctuation, car il y a presque toujours une certaine quantité de liquide dans la cavité.

Le début est insidieux et ne s'accompagne généralement d'aucune souffrance; plusieurs malades avaient supporté la lente progression du néoplasme pendant six, sept et huit ans; un traumatisme amenant l'inflammation de la région ou bien l'envahissement de la peau par la gomme peuvent changer ces caractères d'indolence et de stagnation et conduire à l'établissement d'un ulcère peu vaste mais profond.

Quoi qu'il en soit, rien n'est mieux démontré que l'heureuse influence de l'iodure de potassium et du mercure sur ces lésions. Grâce au traitement mixte, et sans qu'il soit besoin d'user d'aucun topique, on peut obtenir la résolution rapide de ces lésions et la *restitutio ad integrum* de l'organe malade, si la néoplasie s'est bornée aux couches sous-cutanées. Dans le cas contraire lorsque l'ulcération a détruit une partie de la peau, on ne doit pas compter sur la guérison sans oblitération de la bourse et son remplacement par une cicatrice déprimée.

VI. — Lésions des doigts, dactylite.

§ 1. — HISTORIQUE. — ÉTIOLOGIE.

La syphilose des tissus profonds des doigts, décrite depuis quelques années sous le nom de *dactylite*, mérite d'être étudiée d'une façon spéciale. C'est à Chassaignac (1859) que nous en devons la première observation; vinrent ensuite celles de Nélaton en 1860, Lüche (de Berne), Erlach en 1867, Archambault en 1869, Berg (de Copenhague), Heyfelder (de Saint-Pétersbourg), Risel et Wolkmann (de Halle) en 1870. En 1871, Robert W. Taylor (de New-York), réunissant tous ces faits à ceux qu'il avait observés lui-même, fonda l'histoire didactique de cette affection, complétée récemment par la publication de son excellente monographie sur la syphilis osseuse chez les enfants (1876). Citons encore parmi les auteurs dont les noms se rattachent à cette question : Mac Ready (1871), Curtis, Morgan (1872), Scarenzio (1873) et Galassi (1876). (Voy. SYPH. HÉRÉDITAIRE.)

La dactylite est rare; on l'observe particulièrement chez l'enfant ou chez les individus d'âge mûr; douze observations dans lesquelles l'âge des sujets est mentionné nous donnent les résultats suivants: 50 ans (2 cas), — 48 ans (1 cas), — 45 ans et 44 ans (2 cas) — 43 ans, 40 ans, 29 ans, 22 ans et 19 ans (1 seul cas).

On peut la voir survenir plus ou moins longtemps après le chancre; nous trouvons en effet, pour cet intervalle, 14 ans, 13 ans, 3 ans, et d'autre part 9 mois, 17 mois, et même 2 mois.

Le mal attaque les doigs ou les orteils, et presque toujours la première phalange ou l'extrémité inférieure d'un métacarpien. Dans un seul cas, rapporté par Archambault, un enfant héréditairement frappé offrait une multiple lésion des phalangettes. Sous le rapport de la vulnérabilité, d'après une statistique de 21 cas, les doigts peuvent être rangés dans l'ordre suivant : index (6 fois), médius (5), petit doigt (4), pouce (3), annulaire (3).

a. Dans une première forme la gomme se développe d'abord au

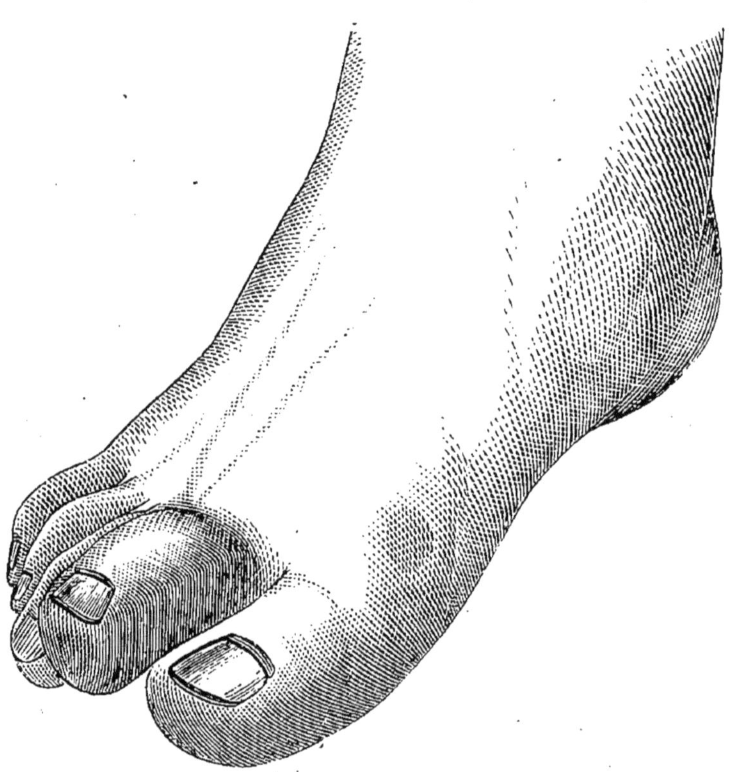

Fig. 107. — Dactylite (communiquée par Robert Taylor, de New-York).

sein du tissu connectif sous-cutané, et peut gagner de proche en proche, mais secondairement, les parties profondes, gaînes, ligaments, articulations, cartilages, os. Le mal s'accuse par une tuméfaction diffuse, partielle ou totale du doigt, dont les téguments sont durs, tendus, violacés et luisants, principalement sur la face dorsale (fig. 107). La déformation est toujours très-marquée ; soumis à une coupe transversale, au lieu d'être circulaire, comme à l'état normal, l'organe offrirait une section carrée. L'ongle reste indemne, d'autant plus que la phalangette n'est que rarement atteinte. Du reste, pas de douleur, pas de phénomène d'inflammation aiguë, pas d'ulcération; le néoplasme ne paraît offrir aucune tendance à la désorganisation, et la marche de l'affection est essentiellement lente et chronique.

Quand le processus gagne en profondeur, c'est presque toujours l'articulation supérieure qu'il atteint. De très-petites gommes envahissent la capsule et s'y logent comme le miel dans les rayons. Incapables de se prêter à leur fonctionnement régulier, les ligaments infiltrés sont tantôt rigides, fixant l'article, tantôt distendus et flasques, permettant une mobilité anormale. Os et cartilages

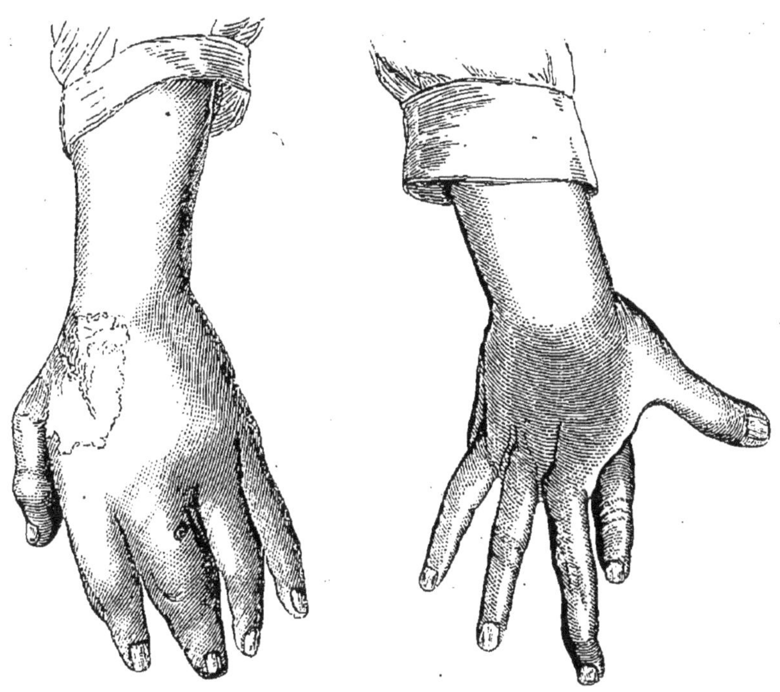

Fig. 108-109. — Dactylite multiple à gauche. Suites éloignées de la dactylite à droite (communiquées par Robert Taylor, de New-Yorck).

sont égalcment lésés; l'on perçoit souvent une crépitation liée à l'érosion des surfaces articulaires; mais il est remarquable que dans cette forme on ne trouve jamais d'épanchement séreux intra-articulaire.

Cette lésion coïncide en général avec de graves manifestations du côté du système locomoteur ou des viscères et atteste la sévérité de la dyscrasie. Sauf l'exagération ou la diminution des mouvements qui peut en être la conséquence, la guérison complète est la règle, mais elle ne se produit qu'à la longue.

b. Une deuxième forme de dactylite, liée aux lésions superficielles (*ostéo-périostite*), ou profondes (*ostéo-myélite*) de l'os, nous est déjà en grande partie connue.

Tuméfaction fusiforme de la phalange malade, tension de la peau, effacement des plis; tels sont les signes par lesquels se traduit à l'extérieur le décollement du périoste, sous lequel s'étale le syphilôme semblable à une masse caséeuse, d'autant plus molle (colloïde) que le processus est plus aigu. Cette matière morbide s'introduit dans l'intérieur des canaux de Havers et détermine la résorption progressive de l'os (*carie sèche* de Virchow), d'où la pos-

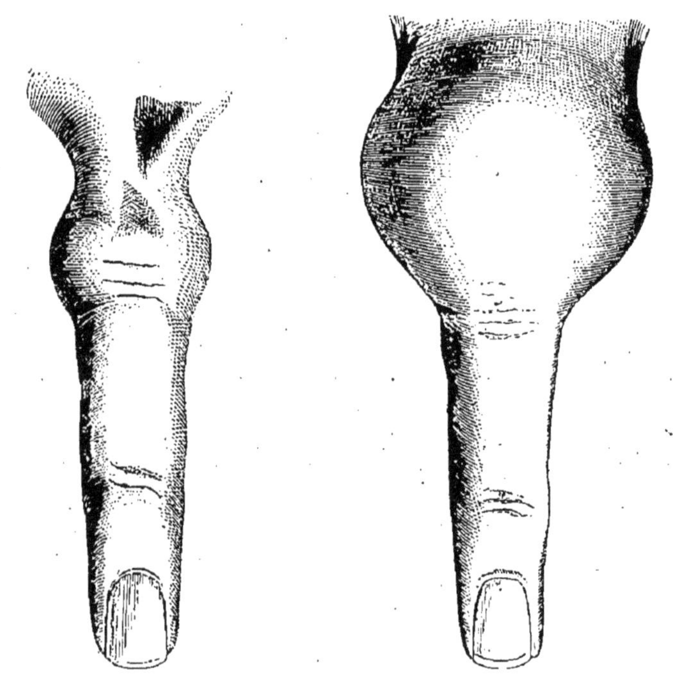

FIG. 110-111. — Dactylite par ostéomyélite. Suites éloignées de cette lésion (communiquées par Robert Taylor, de New-Yorck).

sibilité de fractures. Dans un cas rapporté par Volkmann la première phalange du médius était complétement séparée en deux parties par le tissu de régression. Exceptionnellement le mal se propage aux parties molles, qui se tuméfient et deviennent rouges, dures et sensibles, mais jamais l'ongle n'est lésé. Après une durée presque toujours longue (un an, deux ans), le mal peut se terminer par résolution, sans qu'il y ait eu ouverture à l'extérieur, mais non toujours sans déformations définitives, car les parties du squelette qui ont été détruites ne se reproduisent pas (fig. 108-109).

La dactylite profonde (*ostéo-myélite phalangienne*) est remarquable par la tuméfaction considérable et rapide de l'os malade, qui prend la forme caractéristique du *spina ventosa* (voy. la figure 111, relative à un malade de Berg).

La tumeur gommeuse, sous l'effort de laquelle le tissu compacte se distend et s'amincit, aboutit le plus souvent à la formation d'un liquide filant, dépourvu de globules de pus, qui s'élimine à travers une ouverture spontanée ou chirurgicale de la coque ostéo-tégumentaire le contenant. De là résultent souvent des ulcères, des méats fistuleux et, finalement, des déformations (fig. 109-110). Quand les tissus articulaires sont englobés dans la lésion, ce qui n'est point rare, il faut compter en outre avec des infirmités durables, telles que raideur dans les mouvements, ankylose, ou au contraire impuissance fonctionnelle par excès de mobilité [1].

Rien de particulier à signaler en ce qui concerne le TRAITEMENT.

Lésions des os. — AMBROSOLI, *Carie della destra meta dello sterno* (*Giorn. ital. delle mal. ven.*, t. I, p. 47, an. 1866). — *Improved Forms of artificial Noses* (*Bristish med. Journal*, p. 329, 1868). — TOMMASI, *Gomme delle apofisi delle vertebre cervicali sotto forma dello spondilartrocace* (*Giorn. ital. delle mal. ven.*, t. I, p. 166, an. 1869). — CARLO AMBROSOLI,

[1] La dactylite syphilitique pourrait être confondue avec certaines lésions analogues, liées à l'évolution du rhumatisme, de la goutte et surtout de la scrofule. Les données suivantes en éclaireront le diagnostic souvent difficile.

Lésion rhumatismale chronique. — Rare chez l'enfant, a son maximum de fréquence chez le vieillard et surtout chez la femme. Presque jamais de phénomène d'inflammation apparente; lésion moins diffuse, mais plus multiple que dans la syphilis; à évolution beaucoup plus lente, très-rebelle au traitement. — Siége dans les articulations et les gaînes; peau et tissu cellulaire sains; pas de fistules ni d'ulcérations. — Nodosités osseuses, épiphysaires pathognomoniques, et, à une période avancée, déformation au côté de la flexion vers le bord cubital. — Presque toujours douleur avec exacerbations. — Coïncidence d'autres symptômes arthritiques : douleurs rhumatoïdes dans d'autres articulations, cystite, psoriasis.

Lésion chronique d'origine goutteuse. — Ne se montre que chez les sujets d'âge mûr. — Présence de l'acide urique dans le sang, tophus préarticulaires caractéristiques; nodules dans les gaînes et dans les cartilages de l'oreille.

Dactylite strumeuse. — Particulière au jeune âge; quand elle est superficielle, liée à une périostite externe fongueuse, constituant une véritable gomme strumeuse péripériostique; tumeur molle, fluctuante; téguments livides et comme empâtés, fréquemment siége d'engelure. — Évolution relativement rapide, ulcération de la peau et issue de matière purulente; perte de substance blafarde, indolente, à bords amincis, décollés; os et articulations sains. — Lésion bénigne, guérison facile à obtenir sans opération par les antiscrofuleux. — Diagnostic fort épineux dans le cas de dactylite profonde, strumeuse et de spina ventosa, mais rendu possible par la recherche des antécédents et des lésions concomitantes dues à la même diathèse, blépharite, adénite, coryza, etc.

Malattie sifilitiche del periosto e delle osse (*Giorn. it. delle mal. ven.*, t. I, p. 193, an. 1869). — SIGMUND, *Zur örtlichen Behandlung syphilitischen Mund, Nasen und Rachen Affectionen* (*Centralblatt*, p. 653, 1870). — BRUGNERA Y MARTI, *Carie e necrosi sifilitica del masellare inferiore* (*Giorn. it. delle mal. ven.*, t. II, p. 216, an. 1871). — CAMPANA, *Osteo-periostite gommosa dell orluto* (*con tavola*) (*Giorn. it. delle mal. ven.*, t. I, p. 340, an. 1871). — ZACCHEO, *Ulcera perforante lo sterno, gomme alla clavicula ed alla spalla destra* (*Giorn. it. delle mal. ven.*, t. I, p. 79, an. 1871). — HUTCHINSON, *Carie syphilitique du crâne avec abcès du cerveau* (*The Lancet*, 14 décembre 1872). — ZELCROWSKI, *Necrosi sifilitica del cranio, trapanazione* (*Giorn. it. delle mal. ven.*, p. 102, an. 1873). — BRUCK, *Ein Fall von syphilitischer Caries des rechten Darmbeine* (*Allgm. Wiener medizinische Zeitung*, n° 11, 1873). — RAUGÉ, *Nécrose probablement syphilitique des os de la tête* (*Lyon médical*, t. I, p. 458, 1873). — CUFFER, *Fracture presque spontanée du fémur droit consécutive à un ostéosarcome chez une syphilitique* (*Soc. anat.*, février, 1874). — ERASMO DE PAOLI, *Sifilide gommosa di parietari ed alle ghiandole cervicali* (*Giorn. it. delle mal. ven.*, p. 275, an. 1874). — REMY, *Nécrose syphilitique du pariétal; abcès du cerveau consécutif* (*Soc. anat.*, novembre, 1874). — ROBERTO CAMPANA, *Osteite ed adenite gommosa* (*Giorn. ital. delle mal. ven.* p. 56, an. 1875). — BARIÉ, *Carie syphilitique du rocher* (*Soc. anat.*, octobre, 1874). — *Syphilis dentaire* (*The Lancet*, I, p. 674, 6 mai 1876). — TAYLOR, *Bone Syphilis in children*, New-York, 1876. — GIACOMINI, *Sifilide ossea* (*Giorn. it. delle mal. ven.*, p. 53, 1877).

Lésions des muscles et des tendons. — MONGINOT, *Des tumeurs syphilitiques des muscles et des tendons*, thèse de Paris, 1851. — RICORD, *Clinique iconographique de l'hôpital des vénériens*, pl. 28 *bis*, 29, 30, Paris, 1851. — BOINET, *Rétraction musculaire syphilitique* (*Bull. Société de chirurgie*, 22 janvier 1851). — THÉVENET, *Tumeurs gommeuses du tissu cellulaire et des muscles*, Paris, 1858. — BLAVETTE, *Sur le resserrement des mâchoires*, thèse de Paris, 1860. — GIORGIO ROSTER, *Consultazione dal prof. Pellizzari* (1 *cas de myosite gommeuse*)(*Giorn. it. dell mal. ven.*, t. II, p. 154, 1868). — GUYOT, *Myosite syphilitique du masséter* (*Gaz. des Hôp.*, 798, 1873). — SIRY, *Observation de tumeurs syphilitiques des muscles sterno-mastoïdiens* (*Progrès médical*, t. III, p. 242, 1875). — PAUL SABAIL, *Tumeurs syphilitiques des tendons et des aponévroses*, thèse de Paris n° 413, 1876.

Lésions des articulations et des bourses séreuses. — RICHET, *Mémoire sur les tumeurs blanches* (*Mém. de l'Acad. de méd.*, t. XVII, 1853). — GERIN ROZE, *Hydarthrose survenue chez un syphilitique* (*Union médicale*, t. VIII, p. 786, année 1869). — SACCHETTI, *Artrite, alopecia, gomme ed esostose* (*Giorn. it. delle mal. ven.*, t. I, p. 81, an. 1871). — W. TAYLOR, *Deux cas de synovite syphilitique du genou* (*Am. Journ. of syphilography and dermatology*, fascicule d'avril 1871). — CHRISTIAN BAUMLER,

Ueber das Verhalten der Korperwärme als Hulfsmittel zur. Diagnos, einiger formen syphilitischen Erkrankung. (*Deutsches Archiv fur Med.*, p. 397, 1872). — VERNEUIL, *Lésions syphilitiques tertiaires des bourses sous-cutanées et tendineuses* (*Gaz. hebd.*, 1873). — MOREAU, *Affections syphilitiques des bourses séreuses*, thèse n° 360, 1873. — L. KEYES, *Syphilis as affecting the bursæ* (*with a wood-cut*) (*Amer. Journ. of the med. sc.*, p. 349, 1876). — WEIL, *Syphilitische Gelenkrankheiten* (*Centralblatt für Chirurgie*, p. 329, 1877).

Dactylite — CHASSAIGNAC, *De la dactylite syphilitique* (*Clinique européenne*, p. 238, 1859). — NÉLATON, *Du panaris syphilitique* (*Gaz. des Hôp.*, p. 105, 1860). — MOORE, *Effects of syphilis on fingers and toes* (*Brit. med. Journ.*, II, 443, 1862). — A. LUCHE (de Berne), *Die syphil. Dact.* (*Berlin Klin. Woch.*, n°s 50 et 51, 1867). — ARCHAMBAULT, *Dact. syph.* (*Union méd.*, n° 140, 1869). — BERG (de Copenhague), *Fall von gummoser Dact.* (*Archiv für Dermat. und Syph.*, n° 2, 1870). — RISEL (de Halle), *Zur casuistik der syph. Finger* (*Berl. Klin. Woch.* n° 7, 1870). — ROBERT W. TAYLOR, *On Dact. syph. with observations on syphilitic lesions of the joints* (*Amer. Journ. of syphil. and dermat.*, january 1871). — WIGGLESWORTH, *Cases of Dact. syphil.* (*Amer. Journ. of syph. and derm.* n° 2, 1872). — ANGELO SCARENZIO, *Caso di dact. sifil.* (*Giorn. it. delle mal. ven.*, p. 141, an. 1873). — CURTIS SMITH, *Case of Dactylitis syph.* (*New-York med. Journ.*, p. 59, 1874). — J. MORGAN, *On syphil. Dact.* (*Surg. Soc. of Ireland*, 1875). — RUGGERO GALASSI, *Dact. sifil.* (*Giorn. ital. delle mal. ven. e della pelle*, p. 213, anno 1876).

(Voyez aussi la bibliographie de la page 678).

CHAPITRE XX

LÉSIONS DES ORGANES DU SYSTÈME CIRCULATOIRE

I. — Lésions du cœur.

Myocardite. — L'histoire de la syphilose myocardiaque repose sur une vingtaine d'observations suivies de nécropsies ; l'intérêt qui s'attache à ce sujet nous a engagé à présenter un résumé succinct de chacune d'elle, ce qui nous permettra d'abréger les descriptions.

Le *sexe* féminin ne nous fournit que 4 cas sur 19. Rien à noter en ce qui concerne l'*âge des malades* ; 13 cas où il est connu, nous donnent les chiffres suivants : 23 ans, 25 ans, — 28 ans dans 2 cas, — 29 ans, 30 ans, 31 ans, 35 ans, 40 ans, 41 ans, 44 ans, 47 ans, 67 ans. — Mais l'*âge de la syphilis* nous est plus nettement indiqué ; dans 6 cas l'infection datait de 1 an, — 8 ans dans 2 cas, — 11 ans, 14 ans, 18 ans ; ce qui nous donne une moyenne de dix ans.

C'est donc là une manifestation de la période tertiaire, et ce qui le prouve plus encore, c'est de la voir coïncider avec des accidents tardifs, tels que tubercules, ulcères cutanés, ostéopathies du crâne, du tibia, gommes des muscles, du cordon, du foie.

Les parois du ventricule gauche sont le plus fréquemment le *siége du mal*; nous les trouvons atteintes dans 11 cas; viennent ensuite celles du ventricule droit (8 cas), celles de l'oreillette droite (3 cas), et enfin celles de la cloison (2 cas). Dans quatre de ces faits la lésion ventriculaire était bilatérale.

Quant à la *nature des lésions*, elles sont de deux sortes : la gomme et la sclérose et s'associent généralement; reconnaissons tout au moins que, si la première existe quelquefois sans la seconde, le développement isolé et spontané de la sclérose est fort rare, nous dirons même problématique (voy. p. 878).

La *sclérose* est le résultat d'une myosite diffuse déterminant peu à peu l'induration et la dégénérescence plastique ou fibreuse des éléments musculaires. Facilement reconnaissable à la teinte blanche des tissus et à leur résistance, on la voit s'étendre en auréole autour des gommes, atrophier les muscles papillaires et amener le retrait des cordes qui s'y insèrent.

Les *gommes*, amas de substance jaunâtre molle et désagrégée proéminant tantôt à l'intérieur tantôt à la surface des ventricules, quelquefois cachées dans leur épaisseur, sont de volume très-divers : grosses comme un œuf dans un cas (obs. 3), comparables dans un autre à des pustules de variole (obs. 10), leur nombre varie également dans des limites considérables. Il n'est pas douteux qu'elles ne soient susceptibles de ramollissement et d'ulcération; dans l'obs. 15, un petit anévrysme intrapariétal occupait, selon toute vraisemblance, la place d'un ancien foyer syphilomateux et dans deux autres faits (obs. 3 et 5), où nous voyons notée une hémiplégie, il paraît rationnel d'en accuser l'ouverture du foyer dans les cavités sanguines, et l'embolie consécutive. Parmi les complications les plus fréquentes de ces lésions, nous signalerons l'hypertrophie cardiaque, la dégénérescence graisseuse disséminée des fibres musculaires, et la congestion pulmonaire.

La *symptomatologie* de ces accidents peut à peine être ébauchée actuellement. Palpitations, dyspnée, cyanose sont les phénomènes observés le plus souvent; quelquefois existe une douleur précordiale assez intense. L'auscultation a fait percevoir dans un cas (obs. 4) un bruit systolique à la pointe, et dans un autre (obs. 2) un souffle léger au premier temps.

Noms des observateurs.	Sexe, age, date d'infection.	Lésions.	Terminaison.
1. Ricord (1845).	H. de 41 ans. Syph. depuis 11 ans.	Gomme des 2 ventr. hypertrophie.	Mort subite, en allant à la selle.
2. Lebert (1855).	F.	2 tumeurs jaunes, grosses comme une framboise ; ventricule droit, souffle léger au premier temps.	Mort.
3. Lhonneur (1856).	H. de 60 ans.	Tumeur grosse comme un œuf dans l'or. droite. hyp.	Hémiplégie, coma.
4. Virchow (1858).	H. de 47 ans. Syphil. depuis 14 ans.	Tubérosités jaunâtres du ventricule gauche, sclérose, hypertr., bruit systolique à pointe.	Mort de dyspnée intense
5. Oppolzer (1860).	H.	Tum. gomm. ram. grosse comme un haricot.	Hémiplégie.
6. Haldane (1862).	F. de 25 ans. Syphil. depuis 8 ans.	Nodosité du ventr. g. et du septum.	Mort subite, en allant à la selle.
7. Wilks (1863).	H. de 23 ans.	Grosse tumeur du septum.	Trouvé mort dans la rue.
8. Forster (1863).	H.	Ventricule gauche.	Mort subite.
9. Nisbett (1863).	H. de 29 ans.	Masse fibro-celluleuse du ventricule droit.	Mort subite.
10. Lancereaux (1864).	H. de 29 ans.	Nodules lenticulaires du ventricule g., palpit., dyspn., cyanose, hypert.	Mort subite.
11. Lancereaux (1864).	F. de 44 ans.	Saillies lent. comme pustul. variol., sclér., hyp., palpitation, dyspnée.	Mort de dyspnée intense, coma.
12. Friedreich (1866).	H. de 30 ans.	Nodules gommeux de l'or. dr., sclérose card., hyp.	Mort subite.
13. Hutchinson (1866).	H. jeune, syph. depuis 1 an.	Nodules gris jaunâtre sur les deux ventr.	Mort subite.
14. Wagner (1866).	H. de 31 ans, syph. depuis 8 ans.	Nod. lentic. des deux vent. et de l'or. dr., scl., hypertrophie.	Mort subite sur la chaise percée.
15. Morgan (1872).	F. de 35 ans, syph. depuis 18 ans.	3 gommes dans le ventric. gauche, cyanose, affaiblissement.	Mort de dyspnée progressive.
16. Nalty (1873).	H. de 28 ans.	Dépôt blanc jaunâtre sur les deux ventr., anévrysme à pointe du gauche.	Mort subite dans le coma.
17. Pearce Gould (1875).	H. de 40 ans.	Mat. jaun. dans la paroi du v. dr., dyspnée, douleurs précordiales.	Mort subite.
18. Cayley (1875).	H. de 28 ans.	Gros nod. proéminents sur chacune des deux faces. Hyp., palpitations.	Trouvé mort dans son lit
19 Bruzelius (1877).	H.	Dépôts gris jaun., sclérose.	Mort subite.

Le *pronostic* est particulièrement grave. Les malades, semble-t-il, succombent fatalement, et, dans la grande majorité des cas, subitement; 13 observations sur 19 sont des exemples de cette terminaison soudaine. Un jeune homme (obs. 7) tombe dans la rue, un autre est trouvé mort dans son lit (obs. 18); 3 malades, singulière coincidence, expirent immédiatement après s'être livrés à la défécation (obs. 1, 6, 14). Est-ce embolie, spasme cardiaque, ou arrêt syncopal, suite d'effort? Enregistrons ces faits si frappants, mais sans chercher à les expliquer encore. — Une autre cause de mort est ce que j'appellerai la *dyspnée aiguë;* les malades se plaignent de ne pouvoir respirer, en proie aux plus cruelles angoisses de la suffocation, ils demandent de l'air à grands cris, et l'asphyxie ou le coma terminent la scène au bout de quelques jours (obs. 4 et 10) — Au contraire la *dyspnée chronique* tue lentement; la température s'abaisse, les téguments sont livides et cyanosés, on a vu le lobule du nez tomber en gangrène (Morgan), et le malade s'éteint par débilité progressive, par asthénie. — Rappelons en terminant que, dans deux cas, la mort a été précédée d'hémiplégie.

Rien de plus difficile que de diagnostiquer une telle affection; la très-rare localisation du mal aux orifices aidera à la distinguer du rhumatisme; mais c'est surtout sur l'essoufflement, les palpitations, la douleur précordiale, les symptômes d'hypertrophie et la connaissance des antécédents qu'un jugement peut être basé; dans trois cas de ce genre Lancereaux, Morgan et Cantani ont été assez heureux pour obtenir une guérison complète.

Le traitement consiste essentiellement dans l'administration de l'iodure, et l'emploi des toniques et des stimulants.

Endocardite. — L'endocarde est presque toujours altéré au contact ou au voisinage des lésions syphilitiques du muscle cardiaque. Une observation nous le montre épais de plus d'un millimètre, d'une consistance fibreuse, d'une coloration blanc mat (Ricord). Dans un autre cas, il est très-vascularisé, tacheté de jaune, et recouvert de papilles simples ou bifurquées (Lebert); dans un troisième il est terne, inégal, mamelonné, et en certains points semblable à du cartilage; les valvules pulmonaire et la lame postérieure de la tricuspide sont épaissies et allongées (Vichow).

L'endocarde peut en outre, bien que le fait soit discuté, subir isolément et primitivement les atteintes du virus. Comme partout, on y rencontre *sclérose*, *gomme*, *ulcère;* on y voit en outre, particulièrement sur les valvules, de petites *végétations* analogues à des condylomes. Cette lésion, reconnue autrefois par Corvisart, niée par Laennec, est acceptée aujourd'hui par bon nombre d'anatomo-pathologistes comme une conséquence plus ou moins directe de la vérole. (Julia, Virchow, Gamberini, Lombroso)[1].

Péricardite. — La péricardite plastique a été quelquefois observée coïncidemment avec des lésions spécifiques de la substance charnue. Ricord a vu le feuillet viscéral épaissi en un point et recouvert d'une fausse membrane. Chez un malade de Virchow, le péricarde présentait des taches d'aspect tendineux et assez étendues à la face pariétale; il était très-épaissi, collant, et donnait naissance à des appendices veloutés à large circonférence, très-vasculaires, formés par du tissu conjonctif lâche, gélatineux.

Dans un troisième cas dû à Friedreich, il y avait oblitération complète de la cavité, mais moins peut-être par suite d'un processus spécifique que par péricardite irritative, fibreuse, chronique, développée sur un fond syphilitique.

La *gomme* de cette séreuse est une lésion fort rare. Des deux faits que nous en connaissons, l'un, rapporté par Wagner, nous montre le néoplasme parsemant le feuillet viscéral de petits tubercules miliaires; dans l'autre dû à Lancereaux, l'organe était le siége d'une tumeur gommeuse du volume d'un noyau de cerise, un peu molle, jaunâtre, formée de cellules plasmastiques granuleuses. Doit-on redouter en pareil cas l'ulcération de l'enveloppe et l'issue de son contenu dans l'intérieur du péricarde? C'est là une hypothèse rationnelle en théorie, mais aucun fait ne la confirme.

II. — Lésions des vaisseaux sanguins.

Les artères nous occuperont seules ici. Très-rares sont les documents sur les altérations des veines et des capillaires. Chez deux

[1] 1° Sur un malade mort à quarante-six ans de phthisie pulmonaire, et qui offrait en même temps les manifestations caractéristiques de la syphilis (chancre, ulcères, condylomes, douleurs ostéocopes) les valvules mitrales présentaient trois papules rosées, de la grosseur d'une lentille et composées de cellules épithéliales, de tissu conjonctif et de quelques vaisseaux (Scarenzio).

2° Le cœur d'un jeune homme de vingt-deux ans, non rhumatisant, emporté par la cachexie syphilitique, offrait au niveau des valvules sigmoïdes de l'aorte un agrandissement des nodules de Morgagni d'où surgissaient de petites végétations granuleuses semblables à des framboises, et en parfaite concordance d'évolution avec les autres lésions de la vérole (Gamberini).

3° Dans un autre cas, la face supérieure des valvules semi-lunaires était remarquable par l'altération de la tunique interne hypertrophiée et rouge qui contenait des nodules résistants. Le sujet sur lequel fut constaté cet exemple d'aortite végétante avait succombé à de nombreuses manifestations spécifiques (Lombroso).

4° Chez un mort-né syphilitique on a pu voir la tricuspide et les valvules pulmonaires irrégulièrement épaissies, avec le bord libre garni de petites nodosités; la face interne était elle-même déformée par des cicatrices et des plicatures (Wendt).

malades observés par Gosselin, on put reconnaître la présence de gommes développées dans le tissu conjonctif qui forme la membrane externe et l'enveloppe des veines saphènes. Cette lésion s'accusait par une ou plusieurs tumeurs sous-cutanées, allongées en un cordon de 4 à 5 centimètres de longueur et fort douloureuses à la pression ; pas d'empâtement, pas de changement de couleur de la peau. Dans les deux cas l'accident était précoce, et disparut rapidement sous l'influence du traitement spécifique.

Les lésions syphilitiques des artères sont primitives ou consécutives; ces dernières, qui se montrent comme épiphénomène dans le cours des tumeurs gommeuses de voisinage, des exostoses, des ulcères, sont le fait de la compression ou de la destruction ulcérative. Nous devons à Verneuil un très-remarquable exemple de dénudation artérielle au sein d'un foyer phagédénique ; ce cas se termina par la perforation de la fémorale suivie d'une hémorrhagie foudroyante. A l'autopsie on trouva la gaîne vasculaire indurée, inextensible et le calibre de l'artère retréci par l'épaississement et par le retrait concentrique de ses parois. De pareils cas sont rares ; l'artérite primitive qu'il nous reste à étudier est plus fréquente et donne lieu à des considérations d'un haut intérêt.

Bien que beaucoup d'auteurs anciens, Lancisi, Morgagni, Astruc, aient cru à l'influence de la vérole dans l'étiologie de certains anévrysmes, l'histoire de la syphilose artérielle ne date réellement que de l'époque, peu éloignée de nous, où l'anatomie pathologique jeta quelque lumière sur les maladies primitives des parois vasculaires. Les lésions de l'athérome et de l'endartérite chronique une fois connues, Virchow, Heubner, Corazza, Lancereaux, Hughlings Jakson, Broadbent, Baumgarten, Rabot, se sont appliqués à faire l'histoire d'une variété de dégénérescence particulière à la syphilis. Rien n'est plus rationnel assurément que cette conception du syphilome se développant au sein des tuniques artérielles, dont l'invulnérabilité aurait lieu de surprendre ; mais il faut bien avouer que l'on peut conserver des doutes sur la spécificité des lésions décrites jusqu'ici. Quoi qu'il en soit, voici en quoi elles consistent.

Anatomie pathologique. — C'est sur les petites artères, principalement celles du cerveau, rarement sur les carotides, que ces lésions ont été reconnues ; le plus souvent, à l'œil nu, le vaisseau offre dans les points malades une coloration blanche, opaque, les parties saines étant d'une teinte bleuâtre ; quelquefois de petites nodosités font saillie à l'extérieur. Par une incision longitudinale on peut apercevoir des épaississements limités et des soulèvements de la tunique interne, qui rétrécissent le calibre des vaisseaux, au point de l'obturer et d'y déterminer la coagulation du sang. L'aorte, siége si fréquent de l'athérome, n'est qu'atteinte par ces lésions.

Au microscope, on voit l'adventice doublée de volume par une infiltration extrêmement intense de petites cellules ou noyaux, et sillonnée de vaisseaux fortement dilatés. Comme cette lésion accompagne constamment celle des autres tuniques et se montre quelquefois isolément, il est permis de croire que c'est là le fait primitif de l'altération qui nous occupe. Dans la tunique moyenne la prolifération atteint presque toujours un degré moins marqué; les éléments jeunes se réunissent en petits amas formant des élevures cunéiformes du côté de la tunique interne qu'ils repoussent, d'où la proéminence à l'intérieur du vaisseau d'une masse cellulaire formée par des corps protoplasmatiques, fusiformes ou plats, à un seul noyau, et pourvus de prolongements. Ce néoplasme est d'abord recouvert par l'endothélium resté dans un état absolu d'intégrité; plus tard la prolifération s'établit au sein de cette couche et devient le phénomène dominant. La dissociation plus ou moins complète de ce revêtement interne, le bourgeonnement irrégulier du tissu embryonnaire du côté de la lumière du vaisseau deviennent alors une cause puissante de thrombose.

Le processus que nous venons de décrire diffère notablement de celui de l'artérite vulgaire : 1° par sa localisation plus fréquente aux petites artères ; 2° par son extension plus rapide à une grande étendue du système circulatoire ; l'artérite syphilitique met des mois à atteindre le terme de son évolution et l'athérome met des années; 3° par le gonflement de toutes les membranes amenant une angustie du vaisseau, au lieu que, dans l'athérome, il y a plus généralement dilatation par amincissement des parois qui sont dégénérées (transformation graisseuse ou calcaire, ramollissement athéromateux, anévrysme). En somme, ce qu'il y a de remarquable dans la lésion syphilitique, c'est que l'exsudat néoplasique, tissu nouveau, jouissant d'une organisation relative, s'établit au sein des éléments normaux, les écarte, les dissocie, mais sans amener fatalement la dégénérescence d'aucun d'eux. Cette particularité permet de comprendre la possibilité d'une *restitutio ad integrum* sous l'influence d'un traitement hâtif.

Symptomatologie. — C'est par des troubles trophiques viscéraux que se décèlent les lésions spécifiques vasculaires. Plusieurs cas d'oblitération carotidienne complète se caractérisèrent par des douleurs de tête, des accès épileptiformes, et l'affaiblissement de toutes les fonctions cérébrales précédant le coma et la mort.

S'agit-il des artères cérébrales proprement dites? une céphalalgie gravative, presque toujours frontale, surtout intense pendant la nuit, jointe à différents changements dans les fonctions psychiques et des organes des sens, annoncent l'ischémie de l'encéphale et constituent la période prodromique. Vient ensuite un ictus apoplectique avec coma, ou sans perte de connaissance, avec abolition variable du mouvement, quelquefois avec hémiplégie de tout un côté y compris la face, ou bien avec aphasie, paralysie limitée à un seul membre, tantôt brusque, tantôt graduelle, généralement transitoire ; mais pouvant persister et se compliquer de contractures.

Il est assez fréquent de voir ces symptômes s'amender et même disparaître complétement, mais il faut craindre la récidive qui ne manquera guère de se produire au bout de quelques mois, d'une année. Alors surviendront le délire mélancolique ou érotique, la paralysie des sphincters, les contractures, les crises épileptiformes, la fièvre presque continue, et le malade succombera.

La connaissance des antécédents, l'apparition du mal chez un jeune sujet suffisent presque toujours à en faire soupçonner la nature syphilitique, mais il faut encore le distinguer de la tumeur gommeuse, accident de la même période. Cette dernière affection s'annonce par des phénomènes de chorée, d'épilepsie partielle unilatérale, des vomissements, des troubles de la sensibilité; au lieu de s'ébaucher graduellement, comme dans le ramollissement, les désordres psychiques et l'aphasie sont subits et atteignent d'emblée un haut degré; la céphalalgie est atroce et peut occuper toutes les parties du cerveau, dont elle révèle le point lésé; au lieu de contractures ce sont des convulsions que l'on voit se produire; enfin la gomme s'accompagne presque toujours de troubles variés du côté des organes des sens.

En ce qui concerne le *pronostic* de cette artérite, nous devons nous demander si la lésion spécifique des tuniques peut conduire à l'anévrysme. Sur ce point fort controversé de nos jours, la clinique et la thérapeutique s'accordent à répondre affirmativement. Il existe dans la science plusieurs observations de syphilitiques atteints d'anévrysmes considérables et que le traitement par l'iodure de potassium a complétement guéris (Wilks, Richet, Lancereaux). Sans admettre les exagérations des chirurgiens militaires anglais qui rattachent à la vérole la moitié des anévrysmes, il faut donc se montrer attentif à la recherche des signes de contamination ancienne chez les malades atteints de cette grave affection, et ne pas craindre d'administrer les spécifiques en cas de diathèse avérée. Quoi qu'il en soit, de nouveaux faits sont nécessaires pour arriver à la solution de ce problème.

Comme *traitement*, je me bornerai à mentionner l'emploi de l'iodure de potassium et du mercure, sans oublier les reconstituants.

III. — Lésions des vaisseaux et ganglions lymphatiques.

La lymphadénopathie tertiaire a été peu étudiée jusqu'ici. Nous en devons la connaissance à Virchow et à Lancereaux. En 1871, Verneuil en a publié une très-remarquable observation, et Roberto Campana (de Naples) en a fait l'objet d'un mémoire riche en faits cliniques. Signalons enfin les intéressantes recherches histologiques de Cornil (1878).

Et tout d'abord il faut être prévenu de la durée souvent fort longue, quelquefois indéfinie des engorgements qui marquent les premières périodes. Edg. Venning, examinant avec soin les observations de quarante-huit syphilitiques qu'il avait eu à traiter pendant une période de sept ans pour un chancre infectant, reconnut qu'au bout de ce temps un seul était exempt de tumeurs ganglionnaires inguinales. Tous ces malades avaient cependant été soumis au traitement mercuriel, sauf deux qui n'avaient pris que de l'iodure de potassium.

Ces adénopathies sont de deux sortes. Les unes se développent spontanément par le seul fait de la localisation du processus syphilomateux au sein du tissu lymphoïde; les autres sont consécutives aux lésions des organes voisins. Ces dernières sont relativement rares, surtout si on les compare à celles de la période secondaire; on ne peut nier cependant la coïncidence assez fréquente des manifestations viscérales avec la néoplasie spécifique des groupes profonds, médiastinaux, bronchiques, mésentériques, prévertébraux, lombaires. Parmi les superficiels nous noterons comme le plus souvent frappés ceux des régions claviculaires cervicales, inguinales et axillaires.

On redoutera surtout cet accident chez les individus dont le système lymphatique constitue une partie vulnérable, un *locus minoris resistentiæ*. Cette conséquence était particulièrement apparente chez une femme du service de E. Besnier (1876), qui offrait une telle multiplicité de gommes ganglionnaires ulcérées au niveau des régions parotidiennes et latérales du cou, qu'au premier abord on l'eût prise pour une scrofuleuse. — Une lésion traumatique survenue incidemment dans le domaine d'un ganglion est-elle susceptible de provoquer ou tout au moins de favoriser le développement de l'adénopathie spécifique ? La chose est possible, probable même; dans l'observation de Verneuil l'apparition des gommes inguinales succéda à une affection chronique du pied et à une amputation de la jambe.

Comme dans tous les organes, la néoplasie spécifique est *diffuse* ou *circonscrite*. Dans le premier cas, il y a tuméfaction, puis sclérose; la glande est petite, grisâtre, arrondie, indurée ; à l'examen microscopique on y rencontre exclusivement du tissu conjonctif. Le processus circonscrit donne tout d'abord lieu à la médullisation de l'organe, qui devient gros comme une noisette, une noix, un œuf de pigeon. A la coupe on voit son tissu remplacé par une masse fibroïde, blanchâtre, ou rosée, homogène, élastique, très-ferme, criant sous le scalpel. Plus tard pourront survenir l'état caséeux, le ramollissement, et, si la gomme est sous-cutanée, l'ulcération. Dans plusieurs cas une incision fut pratiquée, et donna issue à quelques grammes d'un liquide filant, mélangé à des détritus blanc jaunâtre.

Quand plusieurs glandes voisines sont envahies, la péri-adénite les réunit quelquefois en une seule masse, dure, bosselée, insensible.

Bien qu'ils ne paraissent que rarement atteints, les *vaisseaux lymphatiques* ne sont pas à l'abri de la syphilose tertiaire. On les voit former des tumeurs aplaties ellipsoïdes, couchées sur les aponévroses superficielles (cuisse), ou s'allonger en gros cordons arrondis très-résistants.

L'ulcération se présente sous la forme d'une perte de substance ou d'une série de pertes de substance, à bords rouge cuivre, décollés, garnis de petites franges, les unes libres, les autres adhérentes au fond. Le fond est remarquable par son aspect irrégulier, parcouru de sinuosités, creusé d'alvéoles, hérissé de rares bourgeons, recouverts de détritus puriformes, au milieu de parcelles nécrosées, débris du bourbillon gommeux analogue à de la chair de morue, qui est toujours très-marqué ; il s'en écoule un liquide séro-albumineux filant. La base de l'ulcère est généralement doublée d'une zone diffuse, dure, élastique.

Une *complication* fréquente de l'accident qui nous occupe consiste dans l'extension du processus de néoplasie gommeuse aux parties ambiantes, couche cellulaire sous-cutanée, peau, muscle. De là peuvent résulter des destructions de tissu considérables, souvent accrues par le phagédénisme serpigineux ou térébrant.

Le malade de Verneuil fut emporté par ce redoutable accident, qui amena la dénudation et l'ulcération de l'artère fémorale avec hémorrhagie foudroyante.

La syphilose ganglionnaire ne se distingue pas toujours aisément de l'adénopathie scrofuleuse vulgaire. On y arrivera pourtant si on se rappelle que la scrofule sévit particulièrement sur les sujets jeunes, qu'il est rare de la voir, comme la vérole, localiser ses effets à un seul groupe de ganglions; et d'autre part que l'ulcération de la scrofule a une marche moins rapide, une moindre tendance envahissante et ne se complique presque jamais de phagédénisme; enfin qu'elle n'est nullement améliorée par l'usage de l'iodure. On voit que ce n'est pas chose indifférente que d'être mis par l'étude des antécédents sur la voie d'un tel diagnostic.

Comme *traitement* on aura recours à l'iodure et aux toniques.

Lésions du cœur. — RICORD, *Clin. icon. de l'hôp. des vén.*, pl. XXIX, Paris, 1851. — LEBERT, *Traité d'anat. path.*, vol. I du texte, p. 470, pl. LXVIII, Paris, 1855-1861. — LHONNEUR, *Obs. de syph. card.* (*Bull. de la Soc. anat.*, p. 12, 1856). — VIRCHOW, *La syph. const.*, *obs. de gomme card.*, p. 109, Paris 1860. — RUTH HALDANE, *Edinb. med. Journ.*, t. VIII, p. 435, 1862. — WILKS, NISBETT and FORSTER, *On syph. aff. of internal organ* (*Guy's hosp. Report*, p. 41, 1863). — WAGNER und WENDT, *Das Syphilom der Herzens* (*Arch. d. Heilkunde*, 518, 1866). — J. HUTCHINSON, *London hospital Reports*, III, p. 382, 1866. — DE AMICIS, *Vegetazioni sifilitiche sulle valvole aortiche* (*idem*, p. 267, 1867). — CANTANI, *Myocardite syph.* (*Ann. de dermat. et de syph.*, t. II, p. 136, 1870). — JANEWAY, *Syphilis as cause of cardiac disease* (*the Med. Recorder*, f. 15, 1872). — MORGAN, *Lésions card. de la cachexie syphil.* (*Dublin Quart. Journ*, t. LII, p. 42, 1872). — NALTY, *Gomme du cœur* (*Med. Times and Gaz.*, p. 624, 14 juin 1873). — PEARCE GOULD, *Idem* (*Brit. med Journ.*, t. II, p. 613, 1875). — W. CAYLEY, *Cas de syphilose cardiaque* (*Pathological London Society*, p. 32, 1875). — GAMBERINI, *Vegetazione sif. sulle valvole aortiche* (*Giorn. it. delle mal. ven. e della pelle*, t. II, p. 5, 1866). — Angelo SCARENZIO, *Sif. musc. del cuore con papule sif. sulle valvole mitrale* (*Idem*, p. 180). — AXEL KEY et BRUZELIUS, *Altér. du cœur dans la syph.* (*Nordiskt arch. med.*, t. IX, p. 3, 1877 et *France méd.*, janvier 1878). — Lucien GRÉNOUILLER, *De la syphilis cardiaque*, thèse de Paris, 1878.

Lésions des artères. — GILDEMESTER ET HOYACK (*Nederl. Weeckbl.*, n° 23, 1854). — STEENBERG, *Den Syphil. Hjernelidelse Kjöb*, 1860. — MULLER, *Ueber die Syph. der Circ. org.* (*Berlin diss.*, 1865). — Luigi CORAZZA, *Storia di un caso d'aortite d'indole speciale* (*Giorn. it. delle mal. ven. e della pelle*, t. II, p. 418, anno 1866). — Cesare LOMBROSO, *Aortite vegetante per causa sif.* (*Giorn. it. d. mal. ven.*, t. II, p. 96, 1867). —

Moxon, *Cas d'inflam. aiguë des art. cér. pendant la syph.* (*Ann. de derm. et de syph.*, t. II, p. 155, 1870). — Russel, *British. medic. Journ.*, p. 23, 1870.—H. Jackson, *the Journ. of ment. sc.*, July, 1874. — Heubner, *Die Luetische Erkrankung der Hirnarterien*, 1874. — Wilks and Moxon, *Lectures on path. An.*, p. 47, 1875.—Francis Welch, Robinson, *The relat. of syph. to anevrysm* (*The Lancet*, t. II, p. 772, 809, 858, 899). — F. Rabot, *Cont. à l'ét. des lés. syph. des art. cér.*, thèse de Paris, 1875.—Paul Baumgarten, *Zur Hirnarteriensyph.* (*Archiv der Heilkunde*, p. 454, avec planches, 1875). — Lancereaux, *Artérite syphilitique* (*Gaz. des hôp.*, n° 21, 1876).—Eichhort, *Ein Bemerkenswerther Erweichungsherd in der Varolsbrücke-in Folge von Syph. Entartung der Art. Bas.* (*Char.-Ann.*, 1 Jahrg, 1876). — Hanot, art. Syph. *Rev. crit.* (*Rev. des sc. méd. de Hayem*, t. IX, p. 726, 1877).

Lésions des ganglions et vaisseaux lymphatiques. — Potier, *Aff. canc. des gang. ing.* (*Bull. de la aSoc. nat.*, 1re série, t. XVII, p. 328, 1842). — Salneuve, *Valeur séméiol. des aff. gangl.*, thèse de Paris, 1852.— Hutchinson, *Med. Times and Gaz.*, juill. 1858.—Cahen, *Union médicale*, 1859-60. — Gosselin, *Adénite canc. prim.* (*Gaz. des hôp.*, p. 117, 1864). — Potain, art. Lymph. (*Dict. Encycl.*, 2e série, t. III, p. 481 et 518, 1870). — Dissandes-Lavilate, *Adénopathie tertiaire*, thèse de Paris, 1871. — Verneuil, *Tum. gomm. de la rég. ing.* (*Arch. de méd.*, p. 385, octobre 1871). — Roberto Campana, *Delle linfadenopatie sifilitiche* (*Giorn. ital. d. mal. ven. e d. pelle*, t. II, p. 94, 1871). — Edgcombe Venning, *A case of syph. in which second. dit. exhibited itself 23 y[rs] after prim. infect.* (*Trans. of clin. Soc.*, vol. VIII, ann. 1875, p. 62). — Cornil, *Recherches sur l'adénite syph.* (*Soc. de biol.*, janvier 1878).

CHAPITRE XXI

LÉSIONS DES POUMONS

§ 1. — HISTORIQUE.

Brambilla [1] rapporte dans son *Traité sur le phlegmon* qu'un jour on ordonna un électuaire pour un phthisique qui était dans une situation désespérée. Par une méprise d'apothicaire, l'électuaire fut donné à un malade vénérien pour s'en frotter, et le phthisique reçut l'onguent mercuriel au lieu de l'électuaire, pour le prendre à l'intérieur. Celui-ci, ne se doutant pas de l'erreur, prit de cet onguent environ la grosseur d'une noix muscade, deux à trois fois par jour, et il fut radicalement guéri de sa maladie, au grand

[1] Brambilla (Giov. Aless.). *Trattato chirurgico-pratico soprà il flemmone ed il suo esito, ed altri punti importanti di chirurgia.* Milano, 1777.

étonnement du médecin qui apprit ensuite, par hasard, de l'apothicaire comment la chose s'était faite.

Rien de plus démonstratif que ce fait, qui cependant passa presque inaperçu au siècle dernier, et que bien peu d'auteurs connaissent aujourd'hui. En l'absence même de toute donnée anatomo-pathologique, cette observation si précise eût dû suffire à établir l'existence des pneumopathies spécifiques, dès longtemps d'ailleurs soupçonnées par les auteurs. Citons seulement Ambroise Paré, au dire duquel « quelques-uns demeurent asthmatiques et hectiques, avec une fièvre lente et meurent tabides et desseichez », et parmi les auteurs moins anciens : Astruc, Baglivi, Morgagni, Hoffmann, Sauvages, Franck, Swediaur, Larrey, Van der Kolk, Portal, etc.

De nos jours, la question est entrée dans la voie des recherches exactes avec les observations de Lagneau, Gintrac, Lacaze, Landrieux en France, De Vecchi en Italie; Hertz et Rollet en Allemagne; Aufrecht, Mac Swiney et Robinson en Angleterre; Thoresen en Suède; Hand et Tiffany en Amérique; mais surtout avec les travaux de microscope dus à Cornil, à L. Malassez et à Colomiatti. Ce dernier auteur a publié en 1877 sur l'étiologie et l'anatomie pathologique des pneumopathies syphilitiques une des plus remarquables études qu'ait inspirées l'histologie pathologique de la syphilis.

§ 2. — ÉTIOLOGIE.

Les pneumopathies ne s'observent guère que chez des sujets d'âge mûr, et syphilitiques depuis assez longtemps. La grande majorité des malades ont plus de quarante ans, et tous sont arrivés à la période tertiaire de la vérole. On en peut citer chez lesquels l'infection datait de dix ans (Maunoir), treize ans (Lancereaux), quinze ans ou plus. Sauf exception, ce sont donc là des lésions essentiellement tardives.

Rien de particulier du reste à signaler en ce qui concerne les antécédents, si ce n'est la fréquence des laryngopathies notée par bon nombre d'auteurs. Le plus souvent l'affection coïncide avec d'autres accidents spécifiques de la peau, des os, des muqueuses, ou des viscères; l'orchite et l'hémiplégie ont pu mettre aussi sur la voie du diagnostic; cette contemporanéité de lésions permet à celles qui vont nous occuper de passer souvent inaperçues, car au début elles sont généralement latentes, et avant qu'elles aient pu acquérir un développement suffisant pour s'affirmer en clinique, le traitement dirigé contre la manifestation apparente réussit à les maîtriser.

On a beaucoup discuté sur les rapports de la phthisie vraie et de la vérole ; la question nous paraît cependant assez simple. La syphilis ne saurait engendrer la tuberculose, et toutes les fois qu'on trouve cette affection chez un vérolé, on peut affirmer qu'il est en puissance de deux diathèses ; mais il n'est point irrationnel d'avancer que l'infection vénérienne, en raison des charges qu'elle fait peser sur l'organisme, puisse rendre un individu, d'ailleurs prédisposé, plus vulnérable en face de la tuberculose dont il porte le germe. Ce fils de phthisique, que son hygiène ou sa constitution défendent contre la maladie héréditaire, perdra de sa résistance du jour où il subira l'atteinte générale occasionnée par le virus syphilitique et offrira un terrain plus favorable au développement de la tuberculose. Mais ce n'est point à dire pour cela que le mal qui va se développer offre des caractères spéciaux ; rien jusqu'ici ne nous autorise à croire à l'existence de formes mixtes.

Nous plaçant à un autre point de vue, nous devons nous demander si la débilitation locale produite sur les poumons par la présence de tubercules y favoriserait le développement des lésions spécifiques ; mais, sur ce point encore, l'observation reste muette. Toutefois, considérant l'analogie qui existe entre les accidents syphilitiques du poumon et ceux du testicule, et d'ailleurs nous appuyant sur la doctrine féconde du *locus minoris resistentiæ*, nous ne devons point dissimuler que nous hésitons peu à nous prononcer pour l'affirmative.

§ 3. — ANATOMIE PATHOLOGIQUE.

La gomme pulmonaire, résultat du *syphilome circonscrit*, peut se rencontrer également dans toutes les parties des poumons, sauf peut-être aux sommets, où elle semble n'avoir été que plus rarement observée. Elle se présente sous la forme de petites tumeurs arrondies du volume d'un pois, d'une aveline ; au début elles sont fermes, translucides, légèrement opalines ; à une période avancée, plus rapprochée de l'état caséeux, elles offrent une couleur blanc jaunâtre d'apparence gélatineuse, et en même temps filamenteuse, sèche. Il est à remarquer que chaque tumeur est entourée d'une zone fibreuse grisâtre, nacrée et luisante.

Ces masses néoplasiques ne tardent pas à se ramollir du centre à la périphérie et peuvent dès lors se terminer soit par l'ulcération de la bronche voisine où s'évacue leur contenu, soit par la résorption du produit dégénéré. Dans le premier cas, se forme une caverne, c'est-à-dire une excavation limitée par une coque résistante à revêtement caséeux, mais susceptible de s'oblitérer par le rapprochement de ses parois. Ce dernier phénomène se produit également après la résorption. C'est ainsi que le poumon peut devenir le siége de masses fibreuses contenant presque toujours un petit noyau sec caséeux, masses cicatricielles, douées d'une rétractilité considérable, comme l'attestent le froncement du parenchyme périphérique et les dépressions à fond gris bleuâtre dont se constelle la surface du poumon. Notons dans ce dernier cas la présence constante d'adhérences pleurales.

L'évolution du *syphilome diffus* a les plus grands rapports avec celle de la pneumonie interstitielle vulgaire; il s'agit, en effet, d'une hypertrophie du tissu conjonctif qui forme le stroma de l'organe, c'est-à-dire d'une sclérose. C'est autour des bronches de moyen calibre que commence l'altération pour se répandre ensuite lentement jusqu'aux parois des lobules et des alvéoles; le néoplasme peut arriver ainsi à constituer aux conduits aériens des manchons de tissu chondroïde bleuâtre, brillant, quelquefois aussi noirâtre et pigmenté.

Suivant sa disposition il est facile de comprendre qu'un tel tissu doué d'une rétractilité considérable puisse amener soit l'ectasie, soit la sténose des cavités au voisinage desquelles il se développe. C'est en effet ce que nous apprend l'observation. Cette double conséquence était bien remarquable dans un cas dont nous devons la relation à Lancereaux; à mi-hauteur du poumon gauche la surface pulmonaire présentait une large dépression avec plis radiés; le parenchyme était remplacé par un tissu fibreux ferme, résistant, au sein duquel on apercevait de nombreux points jaunâtres, à surface légèrement grenue. Les bronches qui se rendaient à cette portion du poumon, pour la plupart dilatées et rétrécies, se terminaient, quelques-unes du moins, par des culs-de-sac ampullaires. Leurs parois opaques, jaunâtres et épaissies, étaient manifestement altérées.

Quand le mal est récent, l'autopsie ne fait souvent reconnaître que des nodus fibreux dont la grosseur ne dépasse pas en réalité celle d'un pois, mais dont le volume est toujours accru par la congestion irritative du tissu voisin; voilà pourquoi à la pneumonite interstitielle se joint presque toujours un degré plus ou moins accentué de pneumonie catarrhale.

Au microscope la gomme pulmonaire paraît composée de trois zones bien distinctes: le centre, la coque, et le pourtour.

1° Les parties centrales sont formées de tissu fibreux plus ou moins dégénéré. Les cellules conjonctives sont les premières atteintes ; les faisceaux résistent plus longtemps. Cependant ils finissent également par devenir granuleux ; au milieu des parties granuleuses brillent de petits corps très-réfringents se colorant en rouge par la purpurine et qui ne s'observent pas en dehors des gommes syphilitiques. — 2° Un peu plus en dehors nous ne distinguons que des fibres de tissu fibreux disposées en faisceaux à couches concentriques, entre lesquelles se voient les cellules de tissu conjonctif aplaties. Dans les parties excentriques de cette zone, les cellules conjonctives plus abondantes sont intactes, plus près du centre elles sont envahies par la dégénérescence graisseuse ;

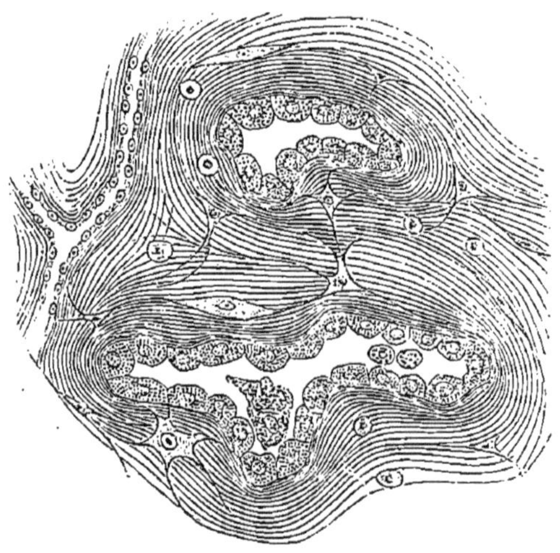

FIG. 112. — Pneumonie interstitielle syphilitique (d'après Colomiatti).

on voit en outre dans cette couche un certain nombre de vaisseaux oblitérés. — 3° Au pourtour, le tissu pulmonaire est infiltré d'éléments fins, disposés en amas irréguliers, qui épaississent les parois alvéolaires, et remplissent plus ou moins les alvéoles.

Le néoplasme scléreux apparaît composé de tissu conjonctif à faisceaux très-denses, semé d'éléments ramifiés, fusiformes ou étoilés, et de quelques cellules rondes (fig. 112). Dans certains points l'irritation du parenchyme se traduit par l'accumulation de petites cellules jaunes, semblables à celles des bourgeons charnus. Au sein des alvéoles, nous trouvons le revêtement gonflé, trouble, en voie de dégénérescence graisseuse ; les infundibulum sont pleins de détritus granuleux entremêlés de noyaux attestant ainsi l'origine épithéliale de ces magmas. Cette altération ne survient que secondairement, et, ce qui le prouve, c'est qu'elle fait défaut dans les points où le mal débute ; aussi les malades crachent-ils fort peu au début. En somme ces phénomènes sont exactement ceux que l'on observe dans l'orchite et dans la néphrite scléreuse interstitielle.

Tant que ces amas intra-lobulaires résistent à la dégénérescence, les canaux sanguins restent perméables, gorgés de sang et la diapédèse globulaire augmente l'exsudat, mais peu à peu ces amas incessamment accrus finissent par comprimer les vaisseaux qui livrent de moins en moins de matériaux à la transsudation et finalement s'obstruent. Ainsi se forment les nodus pneumoniques du volume d'une tête d'épingle à celui d'une fève, que l'on observe parfois en si grand nombre dans les poumons des syphilitiques.

§ 4. — SYMPTOMATOLOGIE.

Avant tout il faut être prévenu que dans bien des cas, où elles sont fort limitées, les lésions passent absolument inaperçues; quelquefois, en effet, il est arrivé de trouver à l'autopsie des altérations gommeuses ou sclérosiques qu'aucun trouble fonctionnel n'avait révélées pendant la vie.

Au début le mal reste aussi le plus souvent latent; mais peu à peu la diminution du champ respiratoire due à la compression des alvéoles par les tumeurs se traduit par une certaine dyspnée; le malade est essoufflé quand il monte des escaliers, et il n'est pas rare de voir cette gêne s'accentuer quand vient le soir. En même temps l'irritation bronchique amène une toux légère, suivie, quand s'affirme le processus pneumonique catarrhal, de crachats légers, spumeux. L'hémoptysie est rare, mais certains auteurs l'ont notée et l'ont vue alors remarquable tant par sa fréquence que par son abondance. Un malade de Lancereaux disait avoir perdu par l'expectoration plus d'un litre de sang en vingt-quatre heures.

Quant aux signes physiques fournis par l'induration du parenchyme et le rétrécissement des canaux aériens, voici en quoi ils consistent : à la percussion on reconnaît en un point limité, le plus souvent à la partie moyenne du poumon et d'un seul côté, une diminution notable de la sonorité, voire même un son franchement mat. A l'auscultation, le bruit léger et moelleux de la respiration est devenu dans ce point précis, fort, quelquefois rude ou râpeux, car les frottements de l'air sont augmentés et de plus les voies qu'il parcourt sont inégales et anfractueuses, son expulsion est plus lente, d'où le bruit d'expiration prolongée. En outre le tissu pulmonaire condensé transmet en les exagérant les vibrations vocales.

A une période plus avancée la dilatation bronchique se caractérise par une dyspnée plus intense et l'existence d'un souffle circonscrit, avec bronchophonie et des râles plus ou moins gros. Le syphilome même diffus, étant toujours localisé, il n'y a guère lieu de redouter que la gêne de la circulation dans l'artère pulmonaire devienne jamais assez considérable pour déterminer l'hypertrophie ou la dilatation du ventricule droit comme dans la sclérose ordinaire; tout au moins ne connaissons-nous aucun cas, où le dénouement final ait été hâté par des symptômes asystoliques; toutefois cette complication est possible, et l'attention doit être éveillée du côté des phénomènes cardiaques. S'agit-il d'une gomme, comme son évolution naturelle la conduit presque fatalement à l'ulcération, c'est-à-dire à l'évacuation de son contenu dans une bronche, des phénomènes cavitaires ne manqueront pas de se produire; je ne fais que signaler l'abondante et subite expectoration d'un liquide séreux contenant des grumeaux jaunâtres et quelquefois du sang, le souffle caverneux, les râles muqueux, le gargouillement, la voix tubaire, la pectoriloquie, la toux quinteuse.. Enfin vient l'altération de l'état général; jusqu'à ce moment la santé reste souvent remarquablement indemne, le sujet n'était encore qu'un pneumopathique; arrivé à cette période il devient un phthisique. La cachexie se déclare, quoique paraissant toujours peu en rapport avec la gravité de l'état local; le teint est terreux, la nutrition se fait mal, le malade s'amaigrit; mais il est rare qu'il accuse des sueurs nocturnes, de la diarrhée ou une élévation de la température, si ce n'est tout à fait à la fin de la maladie. La mort survient lentement, le malade succombe avec de l'oppression, en proie à un dépérissement général et à une fièvre hectique dont les paroxysmes sont surtout nocturnes.

Cette terminaison fatale qui n'est que trop fréquente, en dépit des rares cas de guérison spontanée qui ont été notés, lorsque les lésions sont laissées à elles-mêmes; est au contraire bien exceptionnelle quand on leur oppose un traitement suffisamment hâtif. Rien n'est frappant, dans ce cas, comme d'assister jour par jour à la rapide réparation des désordres locaux, et de voir, quoique plus lentement, la santé générale revenir complétement à son état normal.

En résumé, les caractères suivants devront faire soupçonner l'origine syphilitique d'une lésion pulmonaire : 1° Localisation des lésions ailleurs qu'au sommet, en un point limité, et dans un seul poumon; 2° marche lente, bien plus lente que celle de la tuberculose; 3° persistance du bon état général jusqu'à une période fort avancée; 4° bons effets des mercuriaux et de l'iodure de potassium; guérison rapide des lésions qui seraient le plus irrémédiables, si elles reconnaissaient une autre origine que la syphilis; 5° accidents vénériens antérieurs ou contemporains, gommes cutanées, exostoses, perforations palatines, destruction du voile, hémiplégie, sarcocèle, hépatalgie; 6° absence de renseignements positifs du côté de l'hérédité; 7° âge du sujet généralement plus avancé que dans la phthisie tuberculeuse.

§ 5. — TRAITEMENT.

Pour les anciens auteurs qui attribuaient à la métastase les lésions profondes de la syphilis, la thérapeutique devait consister, en présence d'un accident atteignant les parties molles, à rappeler le virus du côté des téguments cutanés et muqueux. Trompés par ces idées théoriques, on a vu des praticiens soumettre leurs malades à des inoculations de pus vénérien au moyen d'une sonde passée dans le canal, ou recourir en manière de dérivatif à l'injection dans l'urèthre ou dans le vagin d'une certaine quantité d'un liquide caustique tel que l'ammoniaque. De nos jours c'est au mercure (surtout administré en friction pour ménager les fonctions digestives), et à l'iodure de potassium (de 2 à 6 grammes) que l'on doit demander la guérison de ces accidents, et j'ajoute que l'on peut y compter le plus souvent, toujours même si la thérapeutique intervient à temps. Mais il va sans dire que l'on n'obtient pas toujours la *restitutio ad integrum*, le plus souvent il y a persistance des signes physiques, matité, respiration rude, râle muqueux, et toux légère, alors même que la cachexie est enrayée et que le malade a récupéré la régularité de ses fonctions.

LAGNEAU, *Maladies pulmonaires causées ou influencées par la syphilis* (*Ann. des mal. de la peau de Caz.*, t. IV, p. 100, 1851). — GAMBERINI, *La syphilis peut-elle être la cause directe des tub. pulm.* (*Gaz. méd. de Paris*, p. 374, 1853). — AITKEN, *On Pulm. lesions associated with syph.* (*Army Med. Reports for* 1861, p. 432, 1863). — MILROY, *On Pulm. dis. and their relation to syph.* (*Army Med. Reports for* 1861, p. 423, 1863). — DE NAUX, *Malad. pulm. syph.* (*Ann. de la Soc. de méd. de Gand*, 1864). — GINTRAC, *Phthisie syphilitique* (*Gaz. hebd.*, 1877). — MESCHEDE (François), *Contribution à la syphilis des intestins et du poumon* (*Virchow's Archiv*, déc. 1866). — NAPOLEONE VECCHI, *Sifil. polmonare* (*Giorn. il. delle mal. ven.*, t. I, p. 67, an. 1869). — LACAZE, LANDRIEUX,

Thèses de Paris, 1870 et 1872. — HAND, *Syphilis avec bronchite capillaire et solidification des poumons* (*Am. Journ. of syphilogr. and dermatol.*, n° 1, 1872). — H. HERTZ, *Eim fall von Aneurysma und Pneumonia syphilitica* (*Virchow's Archiv*, 421-436; *Centralblatt*, 750, 1873). — LANCEREAUX, *Des affections syphilitiques de l'appareil respiratoire* (*Arch. de médecine*, 1873). — CORNIL, *Poumon d'un syphilitique* (*Société de biologie*, 15 mars 1873). — GOOSHART, *Syphilitic Phthisis* (*Brit. med. Journ.*, t. I, 177, 1874). — AUFRECHT, 2 *Falle von syphilitischer miliar tuberculose* (*Deutsche Zeitschr. f. pract. med.*, n° 26, 1874). — FOURNIER, *De la phthisie syphilitique* (*Gaz. hebd. de méd. et de chir.*, n°s 28, 49, 51, p. 758, 773, 802, 1875). — N. V. THORESEN, *Des rapports de la syphilis avec la phthisie* (*Schmidt's Jahrb.*, n° 7, p, 39, 1875). — ROLLET, *Sur la syphilis pulmonaire* (*Wiener med. Press*, n° 47, 1875). — MAUNOIR, MALASSEZ, MAUNOURY, *Société anatomique* in *Progrès médical*, p. 581, 1875 et p. 420, 1876. — MAC SWINEY, *Syphilitic Phthisis* (*Med. society of the coll. of phys. Ireland*, *Brit. med. Journ.*, p. 768, 2, 1876). — GREENFIELD, *Pneumopathie syphilitique probable* (*British med. Journ.*, p. 613, nov. 1875). — Frederic ROBINSON, *Notes on syphilitic Phthisis* (*The Lancet*, 638, 1877). — MAHOMED, *Syphilitic disease of the Lung* (*Lancet*, 646, 1877). — LANE TIFFANY, *Syphilis of the lung* (*Am. Journ. of med. sc.*, t. LXXIV, p. 90. 1877). — COLOMIATTI, *La sifilide nella produzione della tisi* (*con tavole*) (*Giorn. it. delle mal. ven.*, p. 3, 1878).

CHAPITRE XXII

LÉSIONS DU FOIE

§ 1. — HISTORIQUE. — ÉTIOLOGIE.

Un des plus vieux écrivains de la vérole, Benedetti, rapporte qu'à l'autopsie d'un jeune gentilhomme romain qui avait souffert de la maladie française, il trouva la capsule hépatique érodée; cette observation est vraisemblablement le plus ancien document que nous possédions sur la syphilose du foie. Cet organe paraît d'ailleurs avoir joué un assez grand rôle dans les théories des premiers syphiligraphes, très-portés à le considérer comme le foyer où s'élaborait la matière peccante susceptible d'engendrer la diathèse. Telle était du moins l'opinion de Brassavole, Fallope, Montanus, Ant. Gallus, G. Keil. Au siècle dernier, avec Astruc, Van Swieten, Portal, commencèrent les recherches nécroscopiques; mais c'est surtout dans ces dernières années que, l'anatomie pathologique et l'histologie guidant la clinique, le jour s'est fait enfin sur cette difficile question. Parmi les très-nombreux auteurs auxquels nous sommes redevables de ce résultat, nous citerons particulièrement Ricord, Gubler, Leudet, Hérard, Lancereaux et Malassez en France, Frerichs et Bamberger en Allemagne, Wilks en Angleterre, Biermer en Suisse, et De Vecchi en Italie.

Le foie n'est que rarement atteint par la syphilis, et, dans les cas ordinaires, il l'est toujours tardivement. La lésion coïncide avec les accidents tertiaires de la dernière période, les gommes discrètes à marche lente de la peau et du tissu cellulaire, les ulcérations du pharynx, les exostoses; plus souvent encore peut-être le tégument n'offre que les traces de ces lésions anciennes, cicatrices, brides fibreuses, etc. Ce n'est que dans les formes particulièrement malignes, où le virus sévit d'emblée sur tous les organes, que l'on observe l'hépatite précoce. C'est ainsi qu'un malade, dont l'observation est rapportée dans notre travail statistique sur la syphilis tertiaire, succomba, moins d'un an après la contamination, à cette grave affection viscérale.

A quelle cause faut-il attribuer la localisation du processus au sein du parenchyme hépatique ? Le plus souvent nous en sommes réduits à des hypothèses; mais dans quelques cas il est permis de reconnaître l'influence d'une débilitation accidentelle de l'organe ou d'un état morbide antérieur. Dans beaucoup d'observations sont notés les écarts de régime, les fautes contre l'hygiène ; un malade s'était soumis à des purgations réitérées ; un très-grand nombre étaient alcooliques ; enfin nous avons pu relever plusieurs observations où l'influence d'accès palustres antérieurs nous a paru indéniable. Une étude intéressante consisterait à rechercher si l'hépatite syphilitique est plus fréquente chez les habitants des contrées marécageuses; ainsi se trouverait sans doute confirmée, et dans de vastes proportions, la théorie relative à la vulnérabilité du *locus minoris resistentiæ*.

§ 2. — ANATOMIE PATHOLOGIQUE.

Les lésions spécifiques du foie se présentent sous deux formes fréquemment associées : la sclérose et la gomme. Elles offrent pour caractères particuliers de n'être presque jamais généralisées à tout l'organe et d'évoluer avec une grande lenteur, si bien qu'elles passent inaperçues. Au début, le développement du tissu nouveau amène habituellement un accroissement de volume; dans une période avancée il y a plutôt atrophie. Aussi, comme les lésions se développent surtout par poussées successives, n'est-il point rare d'observer coïncidemment la diminution de volume d'un lobe et l'hypertrophie de l'autre. Sur dix-sept cas on a noté quatre fois l'atrophie, sept fois le maintien du volume normal et six fois la tuméfaction.

Le *syphilome diffus* se caractérise par le développement de cellules lymphoïdes ou embryonnaires et leur transformation rapide en tissu conjonctif. Ce dernier, doué d'une rétractilité considérable, ne tarde pas à amener diverses déformations (fig. 113); la capsule de Glisson, point de départ fréquent de la lésion, se constelle de dépressions d'un blanc bleuâtre, à forme stellaire, très-souvent reliées au ligament suspenseur, et dont le fond est constitué par un tissu fibreux profondément irradié le long des vaisseaux au sein du parenchyme. Ainsi se forment des cordons ligamenteux, des brides cloisonnant l'organe, dentelant ses bords, et susceptibles d'aboutir à sa segmentation en îlots et même à la quasi-séparation de certains lobules. Dans un cas décrit par Cuffer, la vésicule biliaire était étranglée à sa partie moyenne par une bride de tissu rétracté. La glande offre alors un aspect caractéristique, rendu plus significatif encore par sa couleur jaunâtre, et les adhérences qu'elle contracte avec les organes voisins. Notons ici une particularité intéressante : c'est qu'à la coupe des larges cicatrices fibreuses que nous avons signalées, il est rare que l'on ne rencontre pas de petites masses centrales caséeuses, mais sèches et résistantes, qui ne sont autre chose que de petites gommes. C'est là une démonstration on ne peut plus frappante de l'origine commune de la gomme et de la sclérose.

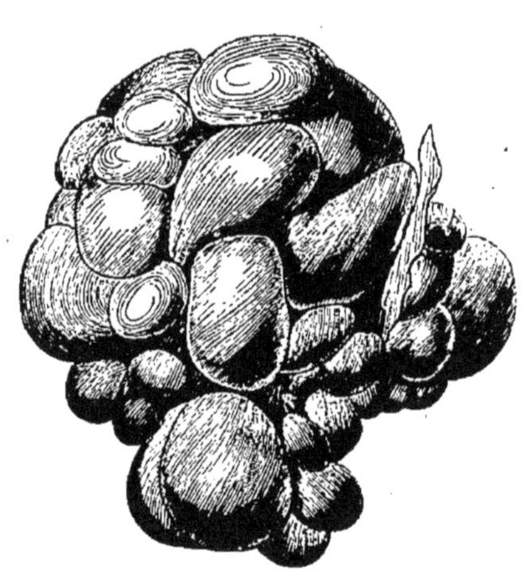

FIG. 113. — Foie déformé et divisé en lobules par des cicatrices syphilitiques (Frerichs).

Le *syphilome circonscrit* est l'origine directe de la gomme (fig. 114). Cette dernière offre le plus souvent un petit volume, variant entre celui d'un grain de millet et d'une noisette; celles qui sont plus volumineuses en apparence sont formées par la réunion de plusieurs petits foyers. Ce néoplasme est toujours composé d'un centre jaune caséeux résistant, quelquefois coloré par la bile, et d'une zone d'enveloppement homogène, grisâtre, élastique, au sein de laquelle sont groupés les points de dégénérescence. La périphérie montre le plus souvent le tissu hépatique en pleine sclé-

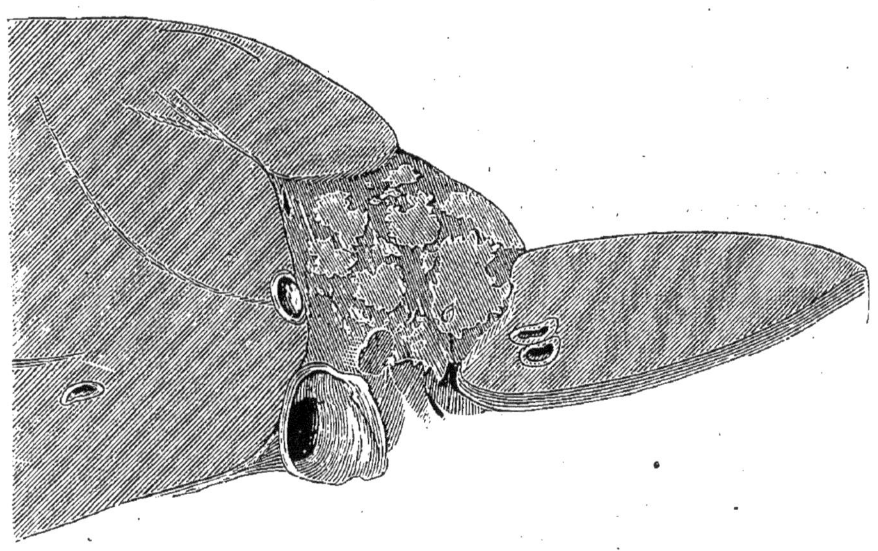

FIG. 114. — Gomme du foie (Virchow).

rose. Ultérieurement la gomme peut subir différentes métamorphoses. Il est rare qu'elle tombe en deliquium, plus rare encore qu'elle demeure le siége de concrétions pierreuses; mais on peut observer sa disparition plus ou moins complète; les traces de granulations se résorbent, et à la place de la tumeur se voient une dépression et un amas de tissu fibreux. C'est à Lancereaux que nous devons la connaissance de ce remarquable processus.

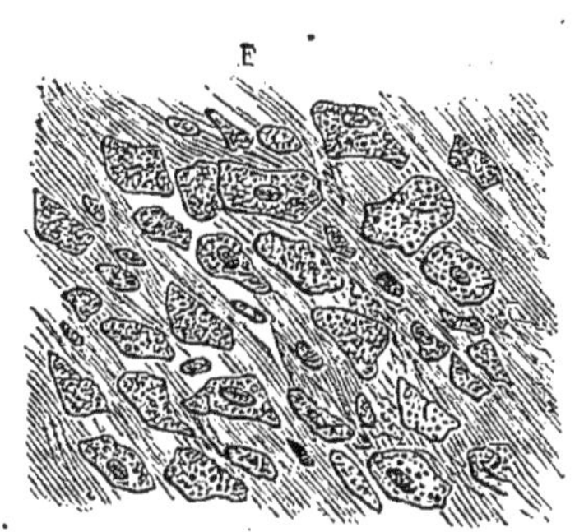

FIG. 115. — Cirrhose intralobulaire spéciale à la syphilis (Malassez).

Au point de vue histologique, grâce aux travaux de Malassez, les lésions de la syphilose hépatique nous sont aujourd'hui bien connues.

1° La cirrhose est caractérisée par un développement de tissu conjonctif. Elle présente ce caractère particulier que le tissu fibreux de nouvelle formation, non-seulement entoure les lobules, mais pénètre leur intérieur, écartant les unes des autres les cellules, qui ne tardent pas à s'infiltrer de granulations graisseuses. On trouve encore dans les lobules des masses amyloïdes de forme arrondie, qui proviennent sans doute des vaisseaux et représentent, dans les points où le lobule n'existe plus, le dernier terme de sa dégénérescence (fig. 115).

2° La gomme se présente avec les caractères suivants (voy. les figures 116 et 117 : au centre, un dépôt phymatoïde, amas

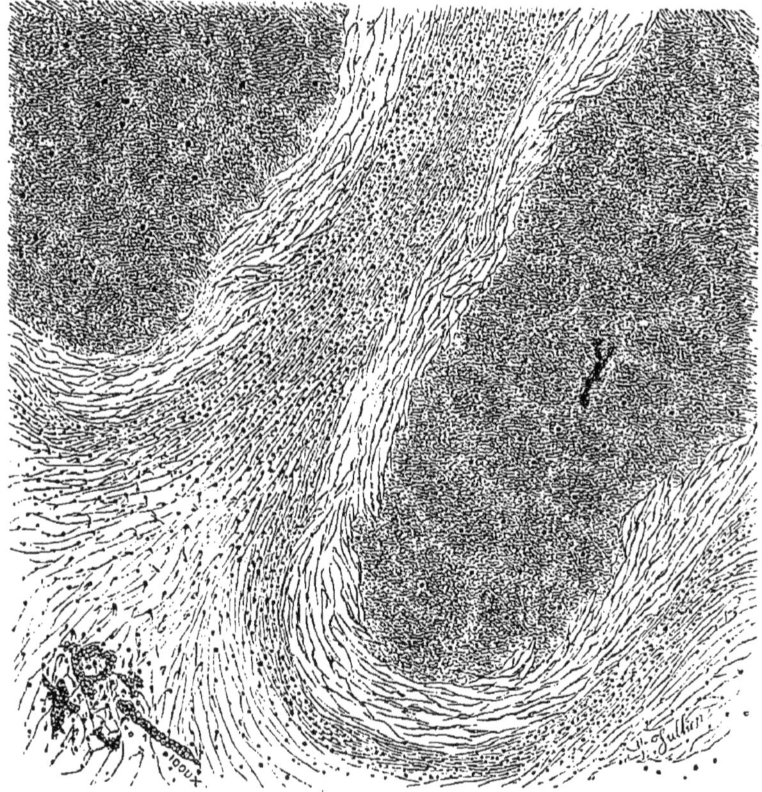

Fig. 116. — Gommes hépatiques ; vue d'ensemble (d'après une préparation de L. Malassez).

de granulations graisseuses où se voient des séries de vaisseaux, quelques traces de fibres conjonctives et çà et là de petits corps arrondis très-réfringents, réfractaires au carmin et très-colorables par la purpurine ; leur volume est variable de 1 à 10 millièmes de millimètre. L. Malassez appelle particulièrement l'attention sur ces éléments, qu'il a constamment rencontrés dans les foyers caséeux syphilitiques, et jamais ailleurs. (*Soc. anatom.*).

Vers la périphérie, en B et en C, se voient des faisceaux scléreux envahis par la dégénérescence graisseuse ; de larges goutte-

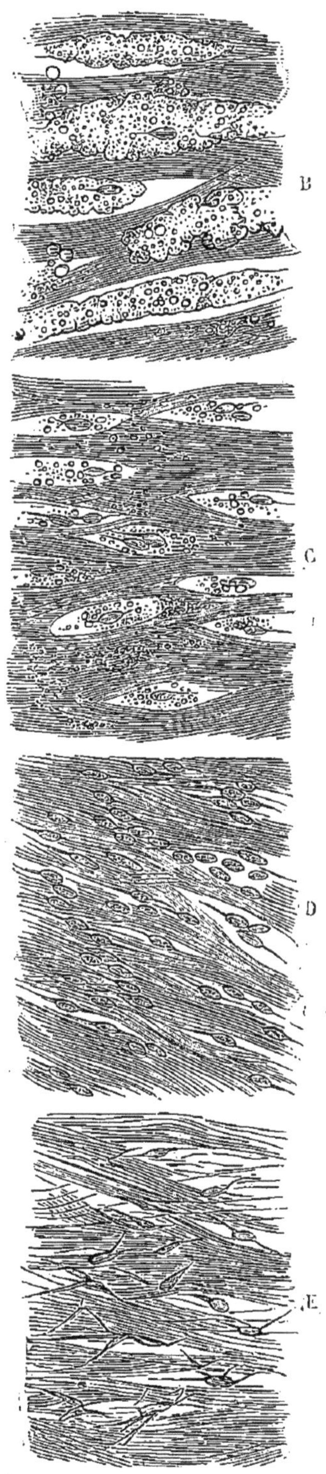

Fig. 117. — Différents états de la zone enveloppante à la périphérie des foyers caséeux. (Malassez.

lettes se sont infiltrées entre les fibres, mais les cellules conjonctives ont conservé leurs noyaux.

Plus loin du centre encore, en D, le même tissu fibreux dans un état de dégénérescence moins avancé, contenant des éléments lymphoïdes (éléments de gomme), des cellules rondes et des cellules fusiformes.

Enfin, en E, tout à fait à la périphérie, est la zone d'enveloppement si remarquable sur la figure d'ensemble. Elle est formée par du tissu jeune presque uniquement constitué par des cellules embryonnaires lymphoïdes. Il est vraisemblable qu'elle doit être considérée comme le produit de l'irritation déterminée par la présence de la gomme, agissant comme un corps étranger.

§ 3. — SYMPTOMATOLOGIE.

Avant tout, nous devons le faire remarquer au début de cette étude, aucun des phénomènes morbides que nous allons énumérer n'offre la valeur d'un symptôme pathognomonique; c'est par leur examen d'ensemble, c'est par celui de leur marche, et surtout par l'étude des antécédents et des accidents concomitants, que le praticien doit être conduit au diagnostic. — La *douleur* est assez fréquente, au début surtout ; elle occupe l'hypochondre droit ou l'épigastre sans se propager jamais jusqu'à l'épaule; les malades la comparent à une sensation de gêne ou de pesanteur. Il est exceptionnel qu'elle devienne aiguë, exacerbante; la palpation, la percussion, la station debout longtemps prolongée, la marche, la rendent plus vive; on a cité à ce propos le fait d'un colporteur chez lequel ce symptôme avait acquis un caractère particulier de ténacité; et c'est peut-être à cette influence des fatigues de la journée qu'il faut attribuer l'exacerbation vespérale si souvent notée. La palpation et la percussion permettront de reconnaître le volume qui, nous l'avons dit, reste souvent normal. On recherchera surtout la dimension réciproque des lobes, dont la déformation asymétrique dénote si clairement l'influence syphilitique; les tumeurs gommeuses saillantes, plus dures et mieux circonscrites que celles du cancer, peuvent être également perçues; mais il est moins facile, quoi qu'on en ait dit, de reconnaître les dépressions cicatricielles des faces, les scissures du bord libre, ou les adhérences qui mettent obstacle au glissement de la face convexe sur la paroi abdominale.

Les troubles physiologiques par lesquels peuvent se traduire ces lésions ont trait aux fonctions biligènes, digestives et circulatoires du foie. Comme l'organe n'est jamais intéressé dans son entier, la sécrétion biliaire continue à se faire, mais en moins grande abondance, étant donnée la destruction progressive des cellules hépatiques. Dans un cas sur six environ, l'excrétion est gênée, et il se produit de l'*ictère;* cette gêne provient d'une compression exercée sur le trajet des voies biliaires (vésicule, canaux cystique ou cholédoque), par une gomme hépatique ou ganglionnaire, une bride cicatricielle; chose moins explicable, l'ictère est quelquefois observé au début du mal plusieurs années avant l'apparition des accidents graves. Ce phénomène, qui peut acquérir une grande intensité, s'établit lentement et se montre toujours très-persistant.

Dans le cours de l'affection qui nous occupe, les *troubles digestifs* peuvent provenir des altérations de la glande hépatique et de l'état général cachectique : les vomissements se montrent parfois de fort bonne heure, au point de précéder tous les autres accidents; la diarrhée, au contraire, est surtout fréquente pendant la dernière période, où on la rencontre dans cinq cas sur sept environ; les selles sont blanches, décolorées, s'il y a rétention de la bile. Ajoutons que l'intestin fonctionne mal; il y a météorisme, le ventre est ballonné, et, la nutrition ne se faisant qu'imparfaitement, le malade s'amaigrit de jour en jour.

L'*ascite* est un des symptômes les plus fréquents, soit de la gomme, soit de la sclérose, surtout avec la forme hypertrophique. Il est certain que la plupart des malades meurent avec de l'hydropisie. Son développement se fait avec lenteur, bien que, dans quelques cas, il puisse aboutir en peu de jours à un épanchement véritablement énorme; c'est dans ces cas qu'à l'autopsie on voit la surface de la séreuse recouverte de dépôts pseudo-membraneux attestant l'existence d'une péritonite chronique et quelquefois même aiguë. Si grave que paraisse et que soit en réalité un tel symptôme, il est possible de le guérir complétement par le seul traitement spécifique. Nous en dirons autant de l'œdème des membres inférieurs, qu'il faut compter parmi les conséquences de l'ascite.

Autre conséquence des troubles circulatoires survenus dans le domaine de la veine porte sont les *hémorrhagies* qui se produisent à une période avancée. La présence de matières noires couleur marc de café dans les selles indique qu'il y a eu épanchement de sang dans l'intestin. D'autre part, les malades ont souvent des crachats sanguinolents et sont sujets à des épistaxis.

Ce tableau symptomatique est souvent compliqué par la lésion concomitante spécifique ou cachectique d'autres viscères. Retenu par des adhérences, le diaphragme fonctionne irrégulièrement, et la respiration est gênée; la rate est hypertrophiée ainsi que les ganglions abdominaux, enfin la sécrétion rénale troublée fournit une abondante élimination d'albumine. Le sang est certainement altéré dans sa composition, et l'hydrohémie favorise puissamment la production d'épanchements séreux et la généralisation de l'œdème (anasarque). En même temps la peau sèche et ridée prend une teinte plombée jaunâtre, quelquefois une coloration bronzée uniforme, les muscles s'atrophient, le tissu graisseux disparaît peu à peu, on a même observé un abaissement notable de la température.

La *marche* du syphilome hépatique est insidieuse; dans quelques cas il passe absolument inaperçu, comme on a pu le constater à l'autopsie de sujets qui ne s'en étaient jamais plaints et qu'avait emportés une affection intercurrente. — De plus, le mal évolue lentement; souvent en scrutant les anamnestiques d'un malade arrivé à une période avancée, on reconnaît que les symptômes du début remontent à plusieurs années, exception faite, bien entendu, pour quelques cas, fort rares d'ailleurs, où la maladie suit une allure galopante. C'est ainsi qu'Axenfeld a vu la mort survenir au bout d'un mois. Le plus souvent le développement des lésions est continu et progressif; toutefois, il paraît bien avéré, et sur ce point la clinique ne dément pas l'anatomie pathologique, qu'on peut voir se produire un amendement spontané; symptômes physiques et troubles fonctionnels semblent disparaître, et quelquefois d'une façon définitive, et le malade revenir à la santé, quand la marche ordinaire de la maladie l'eût conduit au marasme. Tel est, en effet, le pronostic de cet accident, qui tue rarement, vu sa longue durée, mais qui amène progressivement la cachexie, et, de poussées en poussées, de récidive en récidive, détériorant lentement l'organisme, finit par engendrer les complications les plus graves. Quand elle n'est pas le fait d'une lésion intercurrente, la mort est la conséquence de ces épiphénomènes (ascite, anasarque, hydrohémie, péritonite). Dans un cas, l'urémie vint terminer la scène [1].

DITTRICH, *Altérations syphilitiques du foie* (*Ann. des mal. de la peau de Cazenave*, t. III, p. 245, 1850). — VIRCHOW, *La syph. const.*, trad. Picard. Paris, 1860. — BUDD, *Disease of Liver and Spleen* (*Brit. med. Journ.*, t. II, p. 259, 1863). — OPPOLZER, *Syphilis du foie* (*Wien. Med. Halle*, 24, 27, 1863). — BIERMER, *Ueber Syphilis der Leber* (*Schweizer. Zeitschr.*, I, 118, 1863). — LECONTOUR, E. FALIGAN, *Des aff. syph. du foie*, thèses de Paris, 1858 et 1863. — WILKS, *Syph. aff. of int. org* (*Guy's Hosp. Rep.*, 1863). — HALDANE, *Case of Cirrh. of Liver with syph. depos.* (*Edinb. Med. Journ.*, 1864). — HÉRARD, *Syph. du foie* (*Un. méd.*, p. 400, mai 1864). — HALDANE, *Case of cirrh. with syph. deposit* (*Edinb. med. Journ.*, IX, 1864). — E. WAGNER, *Syphilome du foie* (*Arch. d. Heilkunde*, p. 121, 1864). — RANVIER, *Syph. du foie* (*Comptes rendus de la Soc. de Biol.*, 1865). — SANGALLI, *Fegato sifilitico* (*Giorn. it. delle mal. ven. e della pelle*, t. I, p. 45, 1866). — LEUDET, *Rech. clin. sur l'ét., la curabilité et le trait. de la syph. hép.* (*Arch. gén. de méd.*, février 1866). — HAYDEN, *Hypert. syph. du foie* (*Med.*

[1] Voici quelques renseignements sur les affections que l'on est exposé à confondre avec l'hépatite syphilitique; confessons d'ailleurs la grande difficulté d'un pareil *diagnostic*.

Cancer. — Ne se montre guère qu'à un âge avancé, de cinquante à soixante ans. Envahit en même temps les deux lobes. Douleur plus accentuée; vomissements; dépression rapide des forces, cachexie spéciale. Durée de la maladie ne dépassant guère six mois ou deux ans. Ictère très-prononcé, ou teinte jaune paille caractéristique du cancer.

Kyste hydatique. — Saillie globuleuse fluctuante, plus considérable que celle de la tumeur spécifique, s'avançant vers l'épigastre et simulant souvent une lésion de l'estomac. Frémissement vibratoire pathognomonique. Troubles digestifs, dyspnée, ascite rare.

Cirrhose alcoolique. — Anatomiquement se distingue du syphilome par sa localisation à la périphérie du lobule; le néoplasme enserre le lobule, mais ne le pénètre jamais, ne s'interpose pas entre les cellules. Cliniquement : lésions plus étendues que celles de la syphilis, ascite plus fréquente. Marche lente. Coexistence de phénomènes digestifs, dyspepsie, anorexie, et de désordres nerveux, fourmillements, crampes, tremblement.

Press and Circular, 1868). — Napoleone VECCHI, *Observation de syphilis hépatique et pulmonaire* (*Ann. de derm. et de syphil.*, t. I, p. 455). — RODET, *Obs. d'hép. syphil.* (*Ann. de derm. et de syph.*, t. II, p. 81, 1870). — CAPOZZI, *Hépatite gommeuse syphilitique* (*Giorn. it. delle mal. ven.*, t. II, p. 295, 1870). — WICKHAM-LEGG, *On Cirrhosis of the Liver syph.* (*Bartholomew's hosp. Reports*, t. VIII, 1873). — GAILLETON, *Hép. gomm. et péritonite, mort* (*Lyon médical*, t. XVI, p. 482, 1874). — Jules SIMON, *Dict. de méd. et de chir. prat.*, t. XV, p. 131, art. FOIE, 1872. — *Société anatomique, Syphilis du foie :* LACOMBE (1873), HOMOLLE, TROISIER, RAYMOND (1874), ORY, DEJERINE, MOUTARD-MARTIN, CUFFER, MALASSEZ (1875).

CHAPITRE XXIII

LÉSIONS DE QUELQUES GLANDES VASCULAIRES SANGUINES

I. — Lésions de la rate.

C'est chose remarquable que de voir l'intégrité relative dont jouissent vis-à-vis de la syphilis tertiaire certains des tissus qui souffrent le plus pendant la phase secondaire ou d'intoxication. A l'époque du chancre, la rate se tuméfie, les ganglions s'indurent, et l'on peut dire qu'il n'est pas de sujet dont le système lymphatique ne soit frappé. Rien de plus rare au contraire que les lésions tardives de ces organes. Il suffit, pour s'en convaincre, de parcourir les observations nécroscopiques de syphilis viscérale. Dans bon nombre nous trouvons consignés une hypertrophie généralisée, une décoloration partielle de la pulpe, un excès de résistance du parenchyme; moins fréquemment on a noté l'épaississement de la membrane d'enveloppe, mais quant aux gommes ou à la sclérose bien caractérisée, c'est à peine si la science nous en offre une vingtaine de cas.

Le *syphilome circonscrit* est particulièrement rare. Dans la plupart des exemples connus (Wilks, Hutchinson, Jackson et Gregorie) le dépôt était de petit volume et siégeait dans le tissu conjonctif sous-capsulaire. Dans un cas présenté en 1869 par Alling à la *Société anatomique*, la rate offrait plusieurs gommes de volume variable, et à des époques différentes d'évolution, dont quelques-unes, jaunes et partiellement ramollies; dans un point gros comme une noix, la substance de l'organe paraissait dure, sèche, et offrait à la coupe l'aspect des noyaux d'apoplexie pulmonaire. C'était là sans doute un infarctus, lésion assez fréquemment signalée dans les autopsies des syphilitiques arrivés à la cachexie (Greenfield).

Le *syphilome diffus* se traduit par une hypertrophie partielle de l'organe dont le tissu se condense et prend une couleur brun foncé, qui pourrait être confondue avec celle des infarctus. A une période plus avancée les îlots sclérosés par la splénite interstitielle se distinguent au contraire par leur apparence grisâtre, et, plus tardivement encore, quand s'accentuent les effets de la rétraction, on voit se produire des dépressions cicatriformes, analogues à celles que l'on observe sur le foie. Beer a particulièrement insisté sur la présence de taches, points clairs de la grosseur d'un pois, qui constellent la coupe de l'organe, et leur attribuait la valeur d'un signe caractéristique de la syphilis. — Enfin on observe assez fréquemment la périsplénite, qui détermine la formation de plaques blanches, quelquefois fort épaisses, chondroïdes, et de nodus au sein desquels Zenker a trouvé des cristaux de cholestérine. Ajoutons que ces désordres s'accompagnent presque toujours d'un certain degré de péritonite localisée avec adhérences aux organes voisins.

Cliniquement c'est chose bien exceptionnelle que de reconnaître une altération syphilitique de la rate. Un fait des plus instructifs a cependant été rapporté par Giuseppe Ria. Il s'agit d'un homme qui portait depuis quelque temps une tumeur splénique considérée par plusieurs médecins expérimentés comme le résultat de la malaria. Cependant tous les moyens efficaces en pareil cas étaient restés infructueux, lorsqu'un jour éclatèrent les plus effroyables accidents syphilitiques du côté de la bouche et du larynx. Malheureusement l'auteur ne nous édifie pas sur la suite de la maladie et le succès probable des spécifiques.

II. — Capsules surrénales, corps thyroïde, corps pituitaire.

Capsules. — On trouve souvent les capsules surrénales augmentées de volume chez les syphilitiques; Virchow les a vues envahies par une dégénérescence graisseuse complète; plus récemment Fr. Chvostek a rapporté un cas fort remarquable d'altération spécifique. La capsule droite pesait 9 grammes et la gauche 5 grammes; leur surface était sillonnée de nombreuses dépressions entre lesquelles on voyait la substance propre composée de granulations miliaires, jaunâtres, dures. A la coupe qui dénotait leur consistance cartilagineuse, la couche corticale paraissait composée de petits corps jaunâtres formés par de la graisse semés au sein d'une substance amyloïde transparente, homogène, et comme vitreuse.

Corps thyroïde. — Nous sommes tout aussi pauvres en documents relatifs à la syphilose du corps thyroïde. Lancereaux dit seulement avoir constaté dans plusieurs autopsies une augmentation de volume très-manifeste, le plus souvent généralisée, une consistance plus ou moins ferme, avec coloration jaunâtre irrégulière, et avoir reconnu par l'examen microscopique tantôt une augmentation numérique des éléments glandulaires, tantôt une dégénérescence graisseuse.

Corps pituitaire. — Meyer, Virchow, Lancereaux, paraissent avoir observé l'altération gommeuse de la glande pituitaire. Dans un cas il s'agissait d'une tumeur pâteuse, élastique, du volume d'une noisette, développée sur la selle turcique, et fusionnée avec l'os ; dans une autre circonstance on vit l'organe augmenté de volume, hérissé de saillies caséeuses. Enfin l'hypertrophie généralisée a été fréquemment notée.

ZENKER, *Syph. de rate* (*Jahresberichte d. Gesellsch. f. Natur u Heilkunde in Dresden.*, 1851). — HUTCHINSON, *Syph. de rate* (*Med. Times and Gaz.*, 1858). — VIRCHOW, *La syph. constitut.*; trad. P. Picard, p. 141, Paris, 1860. — MEYER, *Schmidt's Iahrbüch.*, Band CXIV, p. 312, 1862. — E. WAGNER, *Syph. de rate* (*Archiv der Heilk.*, Band IV, 1863). — A. BEER, *Die Eingeweide syphilis*, Tubingen, p. 24, 110, 134. 160, 1867. — MOXON, *Syphilis des caps. surrén.* (*Guy's Hosp. Rep.*, vol. XIII, p. 339, London 1868). — HAYDEN, *Hypert. syph. de la rate* (*Méd. Pres-sand Circular*, 1868). — HUNER, *Syph. de rate* (*Deutsches Arch. f. Klin. Medizin*, Band V, p. 270, 1869). — ALLING, *Société anatomique*, p. 290, 1869. — Giuseppe RIA, *Pat. et ter. delle mal. ven. del Albert Reder, trad. et annot.* (note de la page 336, 1871). — GREGORIE, *Memorabilien*, *XV*, 1870, et *Schmidt's Jahrbücher*, t. CLI, p. 291, 1871. — LANCEREAUX, *Traité de la syphilis*, 2e édit., p. 287 et seq., Paris, 1873. — BESNIER (Ernest), *Syphilis de la rate* (*Dict. encycl. des sc. méd.*, art. RATE, p. 561, 1874). — Fr. CHVOSTEK, *Syph. des capsules surrénales* (*Wiener medizin. Wochenschrift*, août 1877).

CHAPITRE XXIV

LÉSIONS DES REINS

§ 1. — HISTORIQUE. — ÉTIOLOGIE.

Les néphropathies qui surviennent pendant le cours de la syphilis ont échappé pendant fort longtemps à l'attention des observateurs. Au commencement de notre siècle, quand elles eurent été remarquées, certains auteurs émirent l'opinion que le mercure n'était point étranger à leur production. C'est à Rayer que revient l'honneur d'avoir nettement réfuté cette fausse interprétation et démontré la réalité des lésions rénales syphilitiques. Toutefois ce n'est que denos jours, grâce aux progrès de l'anatomie pathologique, que cette question est réellement entrée dans la voie des démonstrations rigoureuses. Impossible de ne pas répéter ici les noms si souvent cités en pareil cas de Wilks, Cornil, Moxon, Lancereaux, en y joignant ceux de Lailler, Barde, Beer, Greenfield, Axel Key, Chvostek, Bruzelius. Au point de vue clinique la question s'est surtout enrichie des travaux de Grainger-Stewardt et Guyol.

Les gommes du rein sont fort rares; mais il n'en est pas de même de la sclérose spécifique que Lancereaux dit avoir rencontrée quatre fois dans vingt observations de syphilis viscérale suivies de nécropsies. Une autre variété d'altération rénale, la dégénérescence amyloïde, n'est certainement pas le fait de la vérole, mais survient chez les sujets affaiblis et marasmatiques; Rosenstein, récapitulant les causes de ce processus dans une statistique de cent vingt cas, note trente-quatre fois l'influence prédominante de la vérole. Aucune autre influence morbide n'y entre pour une aussi grande part.

C'est à une période avancée de la diathèse, et même de la phase tertiaire que se fait la jetée syphilomateuse sur les reins. Il ne faut pas confondre en effet les désordres liés au développement du néoplasme spécifique, tel que nous allons l'étudier, avec les troubles passagers, assez rares d'ailleurs, que nous avons signalés au cours de la période secondaire.

§ 2. — ANATOMIE PATHOLOGIQUE.

Les *gommes* des reins, conséquences de la néphrite spécifique circonscrite, occupent soit la substance corticale (Cornil), soit les pyramides, rarement ces deux couches à la fois. Elles se présentent sous forme de noyaux jaune pâle, gros comme une tête d'épingle, une parcelle de semoule, un grain de chènevis ou un pois, mais toujours nettement limités, entourés d'une zone gélatineuse, blanc grisâtre, et quelquefois d'une atmosphère congestive (Greenfield). Leur centre est remarquable par sa sécheresse et sa densité quasi fibreuse. Leur nombre est très-variable; dans un cas de Colomiatti il n'y en avait que deux; Cornil en reconnut une vingtaine sur un même rein; enfin Axel Key les a vues fort nombreuses (80 au moins) consteller la surface de l'organe à la façon d'une éruption confluente. — Au microscope on constate une partie centrale, opaque, caséeuse, au milieu de laquelle se reconnaissent encore çà et là quelques glomérules de Malpighi. A la périphérie, le néoplasme examiné, à un faible grossissement, paraît transparent. Il est constitué par un tissu conjonctif développé aux dépens des cloisons qui forment le stroma du rein, et offre d'ailleurs les plus grands rapports avec la coque fibreuse que nous avons vue entourer le syphilome circonscrit dans les poumons et surtout dans le foie.

La *néphrite diffuse* ne saurait être mieux comparée qu'à l'altération de même nature du poumon ou du testicule. Il se fait le plus souvent dans la couche corticale une prolifération interstitielle, qui, se manifestant tout d'abord par de la congestion et du gonflement, ne tarde pas à amener les déformations caractéristiques de la sclérose : épaississement et adhérences de la capsule, lobulations, bosselures, mamelonnements, profondes dépressions. En même temps les glomérules étouffés s'affaissent et s'atrophient, et il en est de même des tubes urinifères, à moins, circonstance fréquente, que leur cavité ne soit remplie par des dépôts amyloïdes, qui soutiennent et pour ainsi dire étayent leurs parois (Lailler). A l'œil nu, il est assez difficile de diagnostiquer une telle altération, quand elle n'est pas très-accentuée ; l'organe paraît à la coupe parsemé de petits points jaunes rougeâtres, mais ce qui doit faire penser à la syphilis, c'est la localisation des lésions, qui n'envahissent que bien exceptionnellement le rein dans son entier. Ce caractère était bien remarquable dans un cas dû à Bruzelius, où l'on trouva la partie inférieure de chaque rein complétement atrophiée et séparée de la partie supérieure dans laquelle le microscope ne révéla aucune lésion. Très-souvent cette variété de néphrite spécifique accompagne la gomme. On la voit également coïncider avec la dégénérescence graisseuse vulgaire et, ainsi que nous l'avons dit, avec l'altération amyloïde, fréquente surtout pendant la période de cachexie de la vérole.

§ 3. — SYMPTOMATOLOGIE.

Dans l'une ou l'autre de ses formes, le syphilome commençant passe toujours inobservé. C'est en effet par les symptômes généraux que se révèle le plus souvent la lésion, lorsque le désordre des fonctions rénales commence à retentir sur l'organisme entier. Le malade pâlit, perd ses forces, accuse un malaise général, des troubles digestifs ; embarras gastrique, dyspepsie, vomissements, de la céphalée, des douleurs lombaires ; en somme l'ensemble des phénomènes qui accompagnent le début des maladies rénales. Un peu plus tard surviennent l'œdème au niveau des malléoles, la bouffissure de la face, les épanchements dans les cavités séreuses ; notons aussi l'épistaxis et l'hémoptysie. A ce moment il y a presque toujours polyurie et albuminurie modérée ; le sujet est devenu *brightique*, et se trouve exposé à subir par la suite les conséquences d'un processus inévitablement fatal, si la cause n'en est pas reconnue à temps : anasarque, ascite, pleurésie indolente, lésions de la rétine et de l'encéphale, et enfin urémie (Lacombe) et mort en pleine cachexie. Qu'il me suffise d'énumérer ici ces accidents, suites ordinaires des néphropathies avancées, et auxquels l'origine spécifique n'ajoute aucun caractère digne d'être noté.

Faisons exception cependant pour leur curabilité relativement facile sous l'influence des spécifiques ; si le malade est soumis à un traitement mercuriel ou ioduré, on peut en effet compter sur un arrêt du processus ; souvent même on verra se produire une amélioration notable, et ce n'est pas chose exceptionnelle que d'obtenir une guérison complète. Plusieurs faits ont établi de la façon la plus nette la réalité de cette heureuse terminaison (Bazin, Lancereaux, Lorrain, Potain). Un malade ponctionné trois fois par Bumstead pour une ascite albuminurique quitta l'hôpital complétement rétabli grâce au traitement mixte ; et chez une jeune femme vue par Fournier, la guérison ne s'était point démentie au bout de cinq ans.

Comme on le voit, le pronostic de la syphilose rénale, bien que fort sérieux, offre incomparablement moins de gravité que celui de la néphrite interstitielle vulgaire. Il ne faut pas oublier cependant que si la thérapeutique nous fournit le moyen de venir à bout du tissu morbide qui étouffe l'élément actif du rein, on ne peut dans aucun cas compter sur la *restitutio ad integrum* des tissus atrophiés et dégénérés. Ils restent frappés d'impuissance physiologique, et si la fonction continue à s'accomplir, c'est grâce aux parties restées saines ; car on sait que les lésions syphilitiques ne sont presque jamais généralisées.

RAYER, *Traité des maladies des reins*, t. II, 1840. — JAKSCH et FINGER, *Deutsche Klinik*, 1850. — FRERICHS, *Die Bright'sche Nierenkrankheiten und deren Behandlung*, Braunschweig, 1851. — TUNGEL, *Klinische Mittheilungen von der medicinischen Abtheilung der allg. Kranken. — hauses*, Hamburg, 1861. — BARDE, *De syph. ren. affect.* (*Diss. inaug.*, Berlin, 1863. — RUDNOW, *Syph. disease of the Kidney* (*St-Petersb. Med. Zeitzchr.*, VI, 256, 1864). — MOXON, *A contrib. to hist. of visc. Syph.* (*Guy's hosp. Rep.*, XIII, p. 391, 1867). — A. BEER, *Die Eingeweidesy-*

philis, Tubingen, p. 27, 1867. — GUIOL, *Essai sur l'album. syph.*, thèse de Paris, 1867. — PATEL, *Syph. visc.* (*Journ. de la Soc. de méd. de Lyon*, 1868). — MESSENGER BRADLEY, *Hydrop. rénale syph.* (*Ann. de derm. et de syphil.*, t. III, p. 383, 1871). — RENDU, LACOMBE, CUFFER, HOMOLLE, *Bull. de la Soc. anat.*, 1871, 1873, 1874. — RAYMOND, *Mal de Bright chez un syph.* (*Prog. méd.*, t. II, p. 428, 1874). — GREENFIELD, *Syph. gumm. in Kydney* (*Pathol. society*, p. 311, 1876). — AXEL KEY et BRUZELIUS, *Altérations des reins dans la syphilis* (*Nordiskt Arch. med.*, t. IX, 3, 1877, et *France médicale*, janvier 1878).

CHAPITRE XXV

LÉSIONS DU TESTICULE ET DE SES ANNEXES

§ 1. — HISTORIQUE.

Astley Cooper (1830) a, l'un des premiers, observé et très-bien décrit l'engorgement syphilitique des testicules. Parmi les auteurs fort nombreux qui ont attaché leur nom à l'histoire de cette affection, nous n'en citerons que quelques-uns. Ricord (1859) a particulièrement insisté sur les altérations de l'albuginée; sous le nom d'*orchite chronique*, Curling a tracé du sarcocèle spécifique un tableau très-exact, complété par les observations de Gosselin (1857) et de Fournier (1875). Hélot a fait connaître la *funiculite* (1846); Tanturri (1872), l'*épididymite;* Rollet (1858) et Lorenzo (1875), le *fongus*. Enfin, c'est à Hamilton (1849), à Wirchow (1860) et à Lancereaux (1862) que nous sommes particulièrement redevables de l'anatomie pathologique.

§ 2. — ÉTIOLOGIE.

Les lésions spécifiques des organes contenus dans les bourses s'observent à peu près *dans un dixième des cas de véroles tertiaires* (25 cas sur 234, d'après ma statistique). — C'est *de 20 à 30 ans* qu'un syphilitique y est le plus exposé; nous comptons, en effet : 2 cas avant 20 ans (17, 18 ans); 7 cas de 20 à 30 ans; 9 cas de 30 à 40 ans, et 4 cas de 40 à 50 ans.

Pour ce qui est de l'*âge de la syphilis*, ces lésions caractérisent généralement le *stade précoce ou moyen de la troisième période;* 20 fois sur 25, nous les avons vues se développer avant la huitième année de l'affection, et avec une fréquence particulière pendant les deuxième, troisième et quatrième années; au delà de cette limite, de tels accidents sont exceptionnels. De 8 à 13 ans, nous n'en avons jamais observé; mais nous avons consigné 1 cas pendant la treizième année, 2 pendant la quinzième et 2 autres pendant la vingt et unième et la vingt-troisième. — Comme *lésion concomitante*, on rencontre surtout les gommes cutanées et muqueuses, diverses ostéopathies, plus rarement les lésions des muscles. Quant aux *accidents antérieurs*, on reconnaîtra souvent qu'ils se sont montrés graves; dans un tiers des cas, nos malades avaient souffert de chancres phagédéniques ou d'éruptions pustuleuses généralisées. Assez souvent on a vu l'orchite tertiaire se montrer, à quelques mois de distance, sur un organe déjà frappé pendant la période secondaire (Tanturri). Enfin, nous ne saurions nous dispenser de le faire remarquer, tandis que, chez les malades soumis à l'influence du traitement mercuriel, l'orchite est survenue dans 22 cas sur 158, la proportion des sujets frappés, chez ceux dont la syphilis a évolué naturellement, n'est que de 3 sur 47. Explique qui pourra cette différence.

Il est à remarquer que le développement antérieur et même simultané de lésions non syphilitiques dans les testicules ne met pas obstacle à l'apparition des accidents spéciaux. En créant dans ces organes un *locus minoris resistentiæ*, qui sait même si cette première atteinte n'augmenterait pas leur vulnérabilité; car, ainsi que l'a enseigné, l'un des premiers, Desgranges (de Lyon), toute déviation organique est un pas fait vers une déviation organique plus grave. Plusieurs faits nous montrent le syphilome naissant sur des épididymes affectés partiellement d'infiltration gonorrhéique ou tuberculeuse (Tanturri). Inversement, ce n'est pas chose très-rare que de voir le carcinome succéder au sarcocèle spécifique. Ce sont là des coïncidences à enregistrer, en attendant que le nombre toujours croissant de ces faits nous permette de conclure rigoureusement à la relation de causalité.

En ce qui concerne l'étiologie occasionnelle de la maladie, nous n'avons à mentionner que les excès vénériens, dont l'influence, dans nombre de cas, n'est pas contestable.

La tumeur tertiaire des bourses est *essentiellement testiculaire*; l'épididyme est sain dans plus de la moitié des cas, et c'est chose absolument exceptionnelle que de le voir intéressé d'emblée ou isolément, plus rare encore est la lésion du cordon. Ce fait est particulièrement intéressant; car la tumeur des bourses, que l'on observe quelquefois pendant la période secondaire, et, rappelons-le aussi, celle qui survient dans le cours de la blennorrhagie, sont constamment liées à la tuméfaction de l'épididyme.

Enfin, particularité non moins importante, l'affection est, ou plutôt devient très-souvent bilatérale. Les deux glandes ne sont pas prises en même temps; mais, à la longue, quand l'une d'elles a été atteinte, on doit redouter que la seconde ne devienne le siége des mêmes lésions.

§ 3. — ANATOMIE PATHOLOGIQUE.

Les lésions syphilitiques caractérisées par le développement de jeunes cellules au sein du stroma testiculaire aboutissent, suivant l'intensité et la diffusion du processus, à la sclérose ou à la gomme.

L'*orchite scléreuse* n'est autre chose qu'une inflammation interstitielle chronique du tissu connectif, qui forme l'enveloppe et la

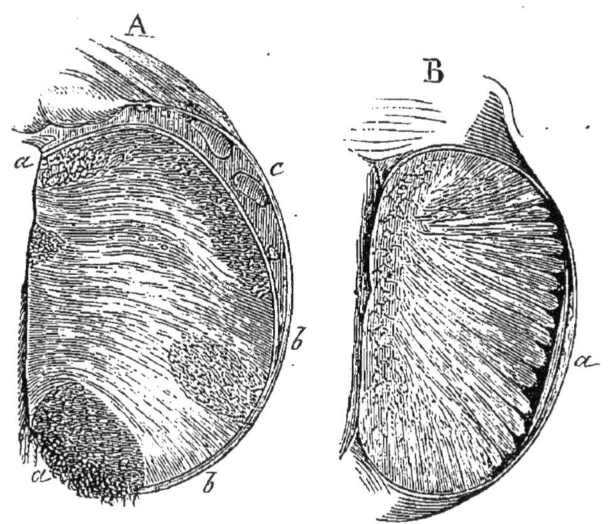

FIG. 118. — Orchite scléreuse [1].

charpente de l'organe. Au début, la multiplication des jeunes éléments détermine une tuméfaction du tissu fibreux; les cloisons radiées, surtout celles qui correspondent aux segments moyens, s'épanouissent, la coque se double de plaques résistantes (albuginite syphilitique de Ricord), l'organe tout entier paraît tendu et gonflé (fig. 118 A). Une conséquence iné-

[1] A, Testicule un peu hypertrophié, induré en grande partie par du tissu tendineux interstitiel. En *a*, restes du parenchyme normal; en *b*, synéchie de la vaginale; en *c*, quelques restes de la cavité. B, Testicule atrophié complétement induré et détruit. En *a*, épaississement de l'albuginée avec rétraction (Virchow, *Pathologie des tumeurs*, t. II, fig. 64).

vitable de cet état est l'atrophie des canalicules séminifères comprimés et étouffés par les cloisons qui limitent les lobules. Leur membrane propre se détruit; leur épithélium devient trouble, brunâtre et se désagrége, et, dans certains cas, on ne retrouve plus que leur enveloppe fibreuse, contenant quelques cellules en dégénérescence granulo-graisseuse. Dans une seconde phase du mal, nous voyons le tissu conjonctif revenir sur lui-même, par suite de la rétractilité qui lui est propre, et le volume de l'organe descendre graduellement à ce qu'il était avant le début de la maladie, puis, la résorption suivant son cours, arriver à ne pas dépasser celui d'une noix, et même d'une noisette. Le testicule se trouve alors réduit à une petite masse de tissu blanc, compacte. — Le processus que nous venons d'examiner n'est pas toujours, comme dans le cas représenté par la fig. B, généralisé à toute la glande; le plus souvent certaines parties (fig. A*a*) restent saines, échappent à la tuméfaction et à l'atrophie; de là résultent des dépressions et des saillies qui donnent à la glande une apparence lobulée. L'épididyme participe souvent aux mêmes lésions; de plus il est bien difficile que l'albuginée s'enflamme chroniquement sans que la vaginale soit irritée. Dans les cas les plus simples, il s'y produit une hydrocèle; souvent on y découvre des végétations ou des adhérences pouvant aller jusqu'à l'oblitération complète de la séreuse.

L'*orchite gommeuse* n'est qu'un degré plus avancé de la précédente; elle se produit quand le tissu connectif de nouvelle formation subit la dégénérescence caséeuse; on peut donc dire que, si la sclérose spécifique peut évoluer isolément, il n'en est pas de même de la gomme, que l'on ne rencontre jamais sans la sclérose. On reconnaît cette altération à la présence de petites masses jaunes, sèches, au tissu ferme et compacte, au milieu de tractus calleux, coniques et blanchâtres ou dans l'épaisseur de l'albuginée. Au microscope, on suit distinctement le processus; à la périphérie, le tissu fibreux étend ses faisceaux parallèles; plus près du centre s'intercalent de longs corpuscules fusiformes en pleine prolifération nucléaire; plus près encore, dans ces éléments augmentés de volume, commence la métamorphose graisseuse, qui, tout à fait au centre, c'est-à-dire dans les parties les plus anciennes de la gomme, aboutit à une agglomération de corpuscules de plus en plus petits. Il est exceptionnel que ces foyers gommeux se ramollissent et arrivent à constituer une tumeur liquide. Lancereaux a vu les deux testicules transformés en une substance assez analogue à un jaune d'œuf bien cuit, au sein de laquelle on distinguait de petites stries jaunâtres, disposées suivant la direction des canalicules spermatiques. Au microscope, on reconnaissait une matière fibroïde avec des noyaux, des cellules granuleuses, et de nombreux cristaux de margarine et de cholestérine.

§ 4. — SYMPTOMATOLOGIE. — TRAITEMENT.

Le début de l'orchite tertiaire passe le plus souvent, pour ne pas dire toujours, inobservé, surtout lorsque, l'affection étant bilatérale, le malade ne peut s'en apercevoir par comparaison; c'est dire que cet accident, et cela non-seulement à son début mais encore pendant son entière durée, est généralement aphlegmasique et indolore. En effet, si l'on excepte les cas, assez peu nombreux, où les malades accusent des douleurs gravatives, principalement nocturnes, le long de la région lombaire, tout se borne à quelque gêne, une sensation de pesanteur dans les bourses, quelques tiraillements; mais pas de souffrance locale spontanée, pas même de sensibilité à la palpation où à la pression, ni dans la profondeur de l'organe, ni à sa surface cutanée. Notons d'ailleurs l'intégrité absolue et constante des téguments,

L'orchite scléreuse se reconnaît à la tuméfaction modérée du testicule, dont le volume ne dépasse guère celui d'un citron ou d'un petit œuf; la forme reste ovoïde. Au toucher, l'organe est plus résistant dans son ensemble; sa surface est irrégulière, soit que la périorchite ait çà et là répandu dans l'albuginée de petites plaques chondroïdes, soit que cette membrane se hérisse de bosselures ou d'aspérités arrondies ou pisiformes semblables à des têtes d'épingles.

En arrière on perçoit souvent, couché de haut en bas, le long du testicule, un bourrelet dur, terminé en pointe inférieurement; c'est l'*épididyme* dont la tête, ou *globus major*, est le plus souvent seule atteinte. Dans quelques cas bien rares, le sarcocèle est uniquement épididymaire.—Enfin, dans plus d'un tiers des cas, on constate, en outre, la présence d'un liquide dans la *tunique vaginale;* mais cette hydrocèle est habituellement peu volumineuse. Souvent cet épiphénomène est seul reconnu tout d'abord, et ce n'est qu'après la ponction de la tunique vaginale qu'apparaît la lésion testiculaire.

Il est peu d'affections dont *la marche* soit aussi lente que celle de l'orchite spécifique; on ne doit attendre ni guérison ni amélioration spontanée. Le syphilome reste longtemps stationnaire dans sa première phase, sans complication, sans aucun incident symptomatique, si ce n'est, dans quelques cas, sa propagation jusqu'au canal déférent, lequel devient dur, rigide, volumineux ; dans un cas, cet organe était de la grosseur du pouce et présentait des renflements étagés. dont l'un égalait le volume d'un gros marron (Lancereaux). Livrée à sa marche naturelle, la lésion passe fatalement à la seconde phase, et l'atrophie succède à la tuméfaction. Ce phénomène s'accomplit lentement, sans provoquer de douleur et, pour ainsi dire, d'une façon latente.

Que l'affection soit unilatérale, ou que, existant des deux côtés elle respecte une partie, si minime qu'elle soit, des glandes génitales, on observe quelquefois la conservation intégrale de leurs fonctions, même aux périodes avancées de la maladie. Les désirs persistent et la faculté de les satisfaire ne paraît pas atteinte. Cependant, dans quelques cas d'orchite fibreuse partielle, on a constaté la disparition des spermatozoaires. Cette aspermie, avec ses suites ordinaires (stérilité, abolition des désirs, impuissance) devient inévitable, quoique tardive, quand les deux testicules subissent le processus atrophique. Dans quelques cas, cette sorte d'émasculation est suivie de tous les phénomènes qui sont habituellement les conséquences de la castration : la voix devient grêle, le teint blanchit, les formes s'arrondissent, et la verge s'atrophie au point d'offrir à peine le volume de celle d'un enfant.

La *forme gommeuse* est assez difficile à reconnaître cliniquement. Le volume, il est vrai, est le plus souvent fort augmenté, comparable à celui d'un gros œuf de poule ; mais il est bien rare que les altérations gommeuses s'accusent d'une façon assez évidente pour modifier la consistance générale qui est celle de la sclérose, et les suites naturelles de l'affection, fort mal connues encore, ne sont point de nature à éclaircir le diagnostic. Cependant, suivant beaucoup d'auteurs, en tête desquels il faut placer Rollet, ces gommes seraient susceptibles de se ramollir, de faire saillie à la surface de la coque testiculaire; une inflammation survenant, les ferait adhérer aux téguments, dont la rougeur précéderait de peu l'ulcération, et bientôt le néoplasme testiculaire ferait hernie, à la manière d'un fongus de 5 à 6 centimètres de long sur 3 à 4 de large, s'étalant sur les bourses et serré au niveau de la perforation cutanée par un collet scrotal non adhérent. Cette tumeur, épanouie en chou-fleur, couverte de gros bourgeons rougeâtres, offre à l'examen microscopique des amas de granulations et des masses conjonctives traversées par de nombreux vaisseaux, quelquefois mêlées à des tubes séminifères. Ce n'est point, du reste, une affection grave que ce *fongus* dit *bénin du testicule;* le fer rouge (Rollet), la ligature élastique (Zeissel) en ont rapidement raison; mais il est à remarquer que le mercure a relativement peu d'influence sur sa disparition. C'est principalement sur cette raison que se fondent certains auteurs (Lorenzo) pour refuser, à tort selon nous, de voir là un accident spécifique[1].

Le sarcocèle syphilitique guérit avec une rapidité étonnante par le traitement spécifique. Si le mal a été reconnu à temps, on peut compter sur la *restitutio ad integrum.* Les recherches de Gosselin nous ont appris, en effet, que le sperme pouvait recouvrer ses anciennes qualités. Mais si l'atrophie des tubes séminifères a déjà eu le temps de se produire, il est bien évident que la résorption du tissu néoplasié ne peut recréer les éléments détruits. Le médicament met fin au processus morbide, mais la fonction reste imparfaite. Comme on le voit, cette affection, qui n'entraîne aucune cachexie, qui ne nécessite aucune opération et s'amende fatalement sous l'influence d'une thérapeutique bien dirigée, est bénigne, essentiellement bénigne, au point de vue de l'état local et de la santé générale; mais son importance est considérable, au point de vue physiologique, puisque l'infécondité peut en être la conséquence. Ce résultat est particulièrement à redouter lorsqu'il s'est produit un fongus, qui laisse l'organe toujours atrophié, évidé et labouré par de profondes cicatrices. — En ce qui concerne le pronostic, il ne faut pas oublier que le mal est sujet à récidives, et que telle partie qu'une première atteinte a épargnée peut être détruite par la suite, si l'on ne prolonge pas suffisamment l'influence de la thérapeutique.

[1] Basé sur l'ensemble des signes que nous venons d'exposer le *diagnostic* est le plus souvent facile. Voici le signalement des lésions avec lesquelles le sarcocèle syphilitique est le plus souvent confondu :

Orcho-épididymite blennorrhagique chronique. Pas de douleurs, mais seulement sensibilité obtuse; rénitence profonde de l'épididyme, intégrité de la membrane d'enveloppe, qui n'offre jamais de plaques chondroïdes, comme dans la syphilis. Si épididymite double, azoospermie; durée très-longue.

Affection tuberculeuse (voy. la note de la page 775.)

Sarcocèle cancéreux. — Ne frappe jamais qu'un seul testicule envahit l'épididyme, le cordon; retentit sur les ganglions profonds; tumeur considérable, de consistance inégale, avec des bosselures hémisphériques, des points ramollis, des foyers hémorrhagiques. Quelquefois production d'un fongus malin, avec gros bourgeons irréguliers, sanguinolents, et sécrétion abondante d'un ichor fétide. Peau colorée. Douleurs lancinantes, marche rapide, inefficacité des remèdes spécifiques (ce diagnostic est fort épineux au début; se mettre en garde contre une erreur qui aurait pour conséquence l'ablation d'un organe dont la guérison peut être obtenue par l'emploi des spécifiques.

Rien de plus simple que le traitement à mettre en œuvre : 1° Iodure, à la dose de 2 à 4 grammes par jour; si l'affection est précoce, on pourra y joindre l'hydrargyre. 2° Frictions sur l'organe malade avec l'onguent mercuriel, ou emplâtre de Vigo. 3° En cas de fongus, panser à la teinture d'iode; emporter les parties proéminentes avec le fer rouge, le canquoin, ou mieux la ligature élastique. 5° Attendre, pour traiter chirurgicalement l'hydrocèle, que l'effet de la médication spécifique soit épuisé; dans ce cas, si l'épanchement persiste, le traiter par l'injection iodée.

COOPER (Sir A. P.), *Observations on the structure and diseases of the Testis*. London 1830. — CURLING (T. B.), *Practical treatise on the disease of the Testis and of the spermatic Cord and Scrotum*. London, 1843. — A. VIDAL, *Testicule vénérien* (*Ann. des mal. de la peau de Cazenave*, t. II, p. 223, 1845). — SUNTER, *Sarcocèle vénérien* (*Ann. des mal. de la peau de Cazenave*, t. II, p. 156, 1845). — HÉLOT, *Mémoire sur le test. syph.* (*Journ. de chir.*, t. IV, p. 103, 129, 1846).— NÉLATON, *Testicule syphilitique*. Leçon recueillie par MM. Triquet et Trélat (*Ann. des mal. de la peau de Caz.*, t. IV, p. 218, 1851).— VIRCHOW (Rudolph), *La syphilis constitutionnelle*, trad. P. Picard. Paris, 1860.— BLOT, *Sarcocèle syphilitique* (*Gaz. méd. de Paris*, p. 899, 1849).— John HAMILTON, *Essays on syphilitic Sarcocèle*. Dublin, 1849. — ROLLET, *Mém. sur le sarc. fongueux syph.* Lyon, 1858. — CALVO (1854), LEBRUN (1855), LEJEAL (1855), VINOT (1858), thèse de Paris.— BERGH, *Om dem syph. Testikelid* (*Hosp. Tidende*, n° 9, 11, 1861). — LEWIN, *Studien über Hoden* (*Deutsche Klinik*, n° 24, 1861). — HUBER, *Zur Casuistik der Orchitis gummosa* (*Deutsches Archiv fur klinische Medicin*, p. 104, année 1869). — TANTURRI, *Epididimite secondaria e gommosa* (*Giorn. it. delle mal. ven.*, p. 109, an. 1872). — FOURNIER, *Du sarcocèle syphilitique* (*Ann. de derm. et de syphil.*, t. VI, p. 224, 1875). — Giacomo di LORENZO, *Fungo benigno del testicolo in rapporto alla sifilide generale* (*Giornale it. d. mal. ven.* p. 260, 1875). — MOUTIER (Alexandre), *Étude sur le fongus bénin du testicule*, thèse de Paris, n° 178, 1875. — ZEISSL, *Ein Fäll von hochgradiger vereitender und luxurirender Sarkocele syph. mit Gleichzeitiger (gummöser?)* (*Vierteljahrschr. f. Derm.*, p. 137, 1875)

CHAPITRE XXVI

LÉSIONS DE L'UTÉRUS ET DE SES ANNEXES

I. — Utérus.

Il n'est pas douteux que l'utérus ne puisse, comme les autres viscères, subir les atteintes de la syphilis; mais les observations précises nous font presque absolument défaut. C'est surtout en ce qui concerne le *syphilome diffus* ou *scléreux* que nous devons confesser notre ignorance. Lancereaux émet l'idée que le processus spécifique ne serait point étranger au développement de certaines tumeurs fibreuses; c'est là une hypothèse fort rationnelle, mais qui ne saurait se rapporter qu'aux plus petits fibromes interstitiels diffus, fort rares d'ailleurs.

Pour ce qui est de la *gomme*, lésion cependant plus saisissable en clinique, je n'ai eu l'occasion d'observer qu'un seul fait (Lourcine, service de A. Fournier); c'était chez une malade d'une cinquantaine d'années dont le col utérin présentait, dans l'épaisseur d'une levre, une tumeur un peu plus volumineuse qu'une noix, offrant d'ailleurs toutes les apparences d'une grosse gomme. Tel fut, du moins, le diagnostic que porta le chef de service, et que vint confirmer l'heureuse influence du traitement spécifique.

Maintenant, si, moins sévères pour le signalement anatomopathologique, nous acceptons sur ce point les données de l'empirisme, nous sommes forcé d'ajouter que, dans bien des cas, la syphilis peut se présenter sous les apparences du cancer. Un auteur que nous ne citons qu'à regret, vu le caractère peu scientifique de ses écrits, Troncin (1837), a donc exprimé une idée soutenable, bien qu'exagérée, quand il a prétendu rendre la vérole responsable de bon nombre de dégénérescences utérines, voire mammaires. Il ne s'est trompé que sur un point, qui est le suivant : ces dégénérescences, qui sont pour lui de vrais cancers, sont pour nous des tumeurs ou des ulcères syphilitiques simulant le cancer; il n'y a point là, comme le croyait Ivaren, métamorphose et passage d'une diathèse à l'autre. C'est là, du reste, une question que nous ne voulons point envisager ici; tout ce que nous affirmons, c'est que, dans certains cas, les lésions spécifiques peuvent revêtir tous les caractères du carcinome, et que, si le fait est bien connu pour les lésions de la peau, de la langue, du testicule, on a le tort de le négliger absolument en ce qui a trait à l'utérus. A deux observations très-remarquables de Duparque et de Montanier, citées par les auteurs, nous sommes heureux d'en joindre une de Humbert Mollière (de Lyon). Ce médecin, faisant une suppléance dans les hôpitaux, trouva dans ses salles une femme atteinte d'un ulcère utérin fongueux et que le chef de service antérieur avait abandonnée à la cachexie. La jeunesse de cette malheureuse lui ayant fait concevoir des soupçons et, dans tous les cas, lui faisant un devoir de tout tenter, Mollière soumit cette malade à un rigoureux traitement par les frictions mercurielles et l'iodure à l'intérieur, et il eut le bonheur de la guérir complétement en quelques semaines. C'est là un beau succès, et l'on ne saurait trop souhaiter de voir une conduite si rationnelle devenir la règle de tous les praticiens.

II. — Ovaires.

En 1856, Lécorché fit connaître la première observation de syphilome ovarien. « Les ovaires, écrivait-il, en relatant l'autopsie d'une femme incontestablement syphilitique, ont subi une transformation fibreuse. On y trouve à grand'peine quelques vésicules de Graaf; la coque entière est occupée par un stroma compacte. A la surface de la coque fibreuse de chaque ovaire, on aperçoit des dépôts calcaires nombreux, qui font effervescence avec l'acide azotique et qui se sont formés sans doute sous l'influence d'inflammations fréquemment répétées. » Ce serait là sans doute un cas de *syphilome diffus* ou scléreux. Un autre a été rapporté par Lancereaux, qui vit sur un ovaire une induration blanche disposée en plaques. On comprend du reste qu'un tel processus échappe presque toujours à l'investigation clinique.

Il n'en est pas de même de l'*altération gommeuse*. Chez une malade âgée de quarante-trois ans, Lancereaux put observer, en même temps que des douleurs ostéocopes du crâne, deux tumeurs du volume d'un œuf, situées à la région des ovaires et allongées suivant la direction du ligament large. L'iodure de potassium amena une diminution rapide de ces tumeurs, et, après vingt jours de traitement, quand la malade demanda à sortir, on constata que l'une d'elles avait disparu. Enfin, dans un cas relaté par le professeur Richet, l'autopsie fit reconnaître au sein d'un ovaire volumineux une masse molle, sèche, jaunâtre, absolument caractéristique. Nous concluons de ces documents si peu nombreux, que, sans offrir la moindre immunité, l'ovaire n'est que rarement frappé par la syphilis.

III. — Trompes.

Nous ne possédons qu'une seule observation de salpingite syphilitique; elle est due à Bouchard et Lépine. Les deux trompes étaient augmentées de volume, de la grosseur du doigt; leur canal n'existait plus. L'incision fit reconnaître dans chacune trois gommes du volume d'une aveline, molles et rougeâtres. La surface de section présentait de petites concrétions grisâtres, adhérentes au tissu ambiant, et semblables à des grains de sable. Au microscope, ces petites masses paraissaient homogènes, sphériques ou ovoïdes, transparentes, très-réfringentes, ne donnant aucune effervescence par l'acide chlorhydrique. Les tumeurs étaient constituées par des noyaux sphériques, faciles à colorer au carmin, jetés au milieu d'une matière amorphe, grisâtre, transparente, en dégénérescence graisseuse.

CHAPITRE XXVII

LÉSIONS DU SYSTÈME NERVEUX

§ 1. — HISTORIQUE.

Quand on lit attentivement les anciens syphiligraphes, on se demande s'il est une manifestation spécifique que ces grands observateurs n'aient point reconnue. Écoutons A. Paré signalant les accidents du système nerveux : « Vérole est maladie causée par attouchemens... infectant aussi les parties internes avec douleurs nocturnes extrêmes à la teste; aucuns perdent l'ouïe, autres ont la bouche torse comme renieurs de Dieu, autres deviennent impotens des bras ou jambes, cheminans tout le cours de leur vie à potence; autres demeurent en une contraction de tous leurs membres, de manière qu'il ne leur reste que la parole qui est le plus souvent en criant et lamentant, maudissant l'heure qu'ils ont esté engendrez; aucuns sont vexés d'épilepsie, et, pour le dire en un mot, on peut voir la vérole compliquée de toutes espèces et différences de maladies. » Quel contraste si, franchissant deux siècles, nous nous reportons aux écrivains de la période huntérienne, qui, bornés par d'étroites vues théoriques, s'obstinent à ne pas voir l'influence du virus sur les organes internes ! A cette époque cependant, Benjamin Bell publiait une des plus remarquables observations dont s'enorgueillissent les annales de la syphiligraphie : une femme enfermée depuis deux ans comme folle, ayant été soumise au traitement mercuriel pour des ulcérations suspectes, avait été guérie à la fois de l'aliénation mentale et de l'accident cutané !

C'est avec Lallemand, Rayer, que commence la longue liste des auteurs qui ont rappelé l'attention sur des problèmes d'une si haute importance. Je ne saurais avoir l'intention de les énumérer ; la liste de leurs ouvrages se trouvera du reste à la suite de ce chapitre, dans le paragraphe consacré à la bibliographie ; mais comment ne pas signaler d'une façon particulière certains noms qui dominent cet historique : ceux de Lagneau, de Zambaco, de Gros et de Lancereaux, dont les ouvrages renferment un amoncellement de si précieux documents? Comment passer sous silence les travaux plus récents, si éminemment cliniques, de Fournier et de Mauriac ! Nous n'aurons garde non plus d'oublier les observateurs étrangers : Murri, Giacomini et Dreer, en Italie; Jackson, Broadbent, Read et Buzzard, en Angleterre; Virchow, en Allemagne; Tarnowsky, en Russie ; enfin Echeverria, van Buren et Keyes, en Amérique.

§ 2. — ÉTIOLOGIE.

On ne conteste guère aujourd'hui l'existence ni même la fréquence des désordres nerveux produits par la vérole. Sur les 224 observations de tertiaires que nous avons réunies lors de nos *recherches statistiques*, ce genre d'accident entrait pour près du dixième (22 cas), et, selon nous, cette proportion reste au-dessous de la vérité. Les malades qui vont nous occuper se trouvent, en effet, et dans les hôpitaux de vénériens, et dans les services consacrés aux maladies vulgaires, peut-être aussi, et en plus grand nombre qu'on ne se le figure, dans les maisons d'aliénés.

La syphilose du système nerveux passe généralement pour une manifestation tardive. Interrogeons à ce propos la statistique ; nos 22 cas se répartissent de la façon suivante : 19 se sont montrés pendant les quatre années qui ont suivi l'infection, 1 pendant la période qui s'étend depuis quatre ans jusqu'à huit ans au delà du chancre ; enfin, 2 malades ont été frappés dans un délai qui a excédé huit ans. Nous n'en concluons pas à la précocité presque constante de ces manifestations, attendu que, peut-être par coïncidence, beaucoup d'accidents tardifs ont pu nous échapper; mais du moins croyons-nous avoir prouvé le peu d'exactitude de l'opinion contraire.

Quant à l'étiologie proprement dite de ces désordres, nous sommes forcé d'avouer notre ignorance presque absolue. En 1874 j'ai insinué, après bien d'autres, que les excès du traitement mercuriel n'y seraient peut-être pas étrangers; je me basais sur une statistique dont je ne sache pas que l'on ait contesté le bien fondé. Mais ce n'était qu'une statistique, et je ne fais nulle difficulté de convenir qu'en nosologie il ne faut user d'un pareil moyen qu'avec circonspection, je dirai même défiance. Il ne serait pas difficile, en effet, de m'opposer bon nombre de cas dans lesquels le malade, bien que resté vierge de tout traitement, a souffert d'accidents nerveux redoutables. A mon tour, je pourrais multiplier les exemples de vérolés, traités dès le début par les praticiens les plus expérimentés, qui, pour les avoir gorgés de mercure, n'en virent pas moins, et quoi qu'ils aient pu faire, se développer les lésions du myélencéphale. Laissons donc de côté ce point de la question, sur lequel aucun argument décisif ne pourrait, je crois, être apporté.

Le début d'une syphilis peut-il faire prévoir qu'un jour elle intéressera les centres de l'innervation? Nullement. Dans ces derniers temps, Broadbent, il est vrai, a fait remarquer que, dans une grande proportion, les premières périodes se montraient particulièrement bénignes; mais nous craignons qu'il ne se soit pas mis en garde contre un certain degré d'exagération. Dans nos 22 cas en effet, les secondaires ont toujours été, sauf une fois, reconnus et traités; ils ont présenté une durée et une intensité moyenne, et sept fois je les trouve notés comme graves; dans deux cas le chancre se fit aussi remarquer par sa gravité. Nous demandons donc à formuler certaines réserves relativement à la proposition du grand praticien anglais.

L'examen des *causes occasionnelles* nous laisse bien incertain. On ne saurait cependant nier l'influence des excès fonctionnels, soit en ce qui concerne le cerveau, soit en ce qui a trait à la moelle; c'est dire que les hommes voués aux labeurs intellectuels présentent en face du syphilome une vulnérabilité plus grande des centres nerveux. Notons aussi l'influence des excès de coït.

Enfin nous mentionnerons les traumatismes crâniens; ils agissent en déterminant dans l'os lésé une tuméfaction, ou peut-être en modifiant la substance cérébrale, qui devient par cela même un *locus minoris resistentiæ*.

§ 3. — ANATOMIE PATHOLOGIQUE.

Lésions des méninges crâniennes. — La méningite est très-souvent consécutive aux lésions spécifiques des os; elle peut être aussi primitive; nous ne nous occuperons que de cette dernière variété.

I. Soit diffus soit circonscrit, le syphilome peut se développer isolément sur chacune des membranes enveloppantes du cerveau.

La dure-mère est très-fréquemment atteinte ; mais l'affection diffère suivant que le néoplasme occupe sa face externe, périostique, ou la face interne, arachnoïdienne. La pachyméningite externe, appelée aussi *endocrânite* (Bruns), peut devenir l'origine d'exostose, d'hyperostose, et de tumeurs gommeuses.

Généralement on trouve à l'autopsie la membrane épaissie et sclérosée, et, dans quelques cas, on a pu reconnaître que cette hypertrophie s'était faite aux dépens du squelette ; l'os est comme rongé, sillonné de dépressions irrégulières, voire même perforé [1].

L'endocrânite est souvent diffuse. — La *pachyméningite interne* donne lieu à des gommes, qui ont pour caractères particuliers : de ne pas présenter de grains de sable (ce qui les distingue des psammomes) ; d'être faiblement vascularisées (ce qui les distingue des sarcomes) ; d'offrir une grande tendance à la dégénérescence graisseuse, enfin d'exciter à leur périphérie un mouvement inflammatoire susceptible d'aboutir à des hémorrhagies, et surtout à des adhérences.

Ces tumeurs sont de forme arrondie, le plus souvent de consistance ferme, quelquefois molles, presque jamais diffluentes ; soit uniques, soit multiples, au nombre de 2, 3, 4, et au delà. Tous les points de la dure-mère, régions de la convexité ou de la base, peuvent être lésés ; Wagner a décrit une tumeur implantée sur la faux du cerveau, mais les véritables siéges d'élection du syphilome sont la région frontale [2] et les environs du corps pituitaire.

[1] Voici un exemple frappant d'*endocrânite avec résorption osseuse*. Il fut rencontré, chez un jeune homme de dix-huit ans, par Bouchard. « Le crâne est percé de trous et criblé à jour, surtout à sa face interne. Dans les trous se logeaient des tubercules et des végétations de la dure-mère ; variables depuis la grosseur d'une tête d'épingle, jusqu'à celle d'une petite amande, elles font à l'œil l'apparence rouge, vascularisée et demi-transparente des bourgeons charnus osseux. — Les deux couches de tissu fibreux de la dure-mère sont infiltrées d'éléments ronds, et à la face interne de la dure-mère existe une néo-membrane facile à reconnaître à ses vaisseaux qui forment un lacis très-riche de capillaires à parois minces. — Ces végétations diffèrent de celles de l'ostéite bourgeonnante simple ou scrofuleuse, par la grande abondance du tissu conjonctif se rapprochant par la disposition générale du tissu réticulé adénoïde. Le diagnostic de gomme syphilitique a été vérifié par l'examen microscopique dû à Cornil.

[2] Le fait suivant, dû à Sanson, est particulièrement caractéristique. Le sujet était mort à la suite de différents phénomènes de paralysie, d'aphasie et enfin de coma ; or voici ce qu'on trouva : au niveau de l'extrémité antérieure de l'hémisphère gauche existait une tumeur squirrheuse, trilobée, du volume d'une petite noix, d'un blanc grisâtre, légèrement jaunâtre, et continue à la dure-mère. Cette tumeur un peu vasculaire semblait tendre à se transformer en matière encéphaloïde.

Nous devons noter immédiatement, comme une complication presque inévitable, l'altération des nerfs ou des vaisseaux ; les nerfs sont aplatis, plus ou moins séparés de leurs centres de nutrition, d'où névralgie, perte de fonctions et dégénérescence secondaire ; les vaisseaux sont obstrués en raison de la compression qu'ils subissent et aussi de l'envahissement de leurs parois ; l'oblitération de la carotide, de l'artère sylvienne, de la basilaire a été constatée par plusieurs observateurs (Virchow, Hoyack, Passavant, Boning). Les sinus ne sont même pas épargnés. Dans un cas fort remarquable, une grosse gomme logée dans la tente du cervelet avait oblitéré tous les sinus aboutissant au pressoir d'Hérophile sauf les deux occipitaux (Dewse).

Les exemples de syphilose de l'*arachnoïde* sont rares. On y voit généralement le tissu sclérosique disposé en masses compactes, au sein desquelles de petits noyaux jaunes disséminés témoignent d'une abondante dégénérescence graisseuse. La gomme peut également s'y développer à l'état circonscrit [1].

Sur la *pie-mère* le processus syphilomateux est au contraire fréquent, et souvent intense ; quelques auteurs ont même voulu faire de cette membrane le lieu d'origine des gommes de l'écorce cérébrale (Knorre), opinion absolue, inspirée par ce fait d'observation que, dans presque tous les cas de gomme corticale superficielle, la pie-mère est adhérente à la pulpe et semble faire corps avec le néoplasme. — Le syphilome offre parfois sur cette membrane une diffusion remarquable ; la sclérose généralisée à une ou plusieurs régions de l'encéphale a été signalée pour la première fois par Richet, qui la rencontra sur le cadavre d'un jeune homme que l'on supposait avoir succombé à une paralysie générale. Epaisse et de structure fibreuse, adhérente à la substance grise de toute la surface de l'encéphale, la pie-mère étranglait tous les cordons nerveux et les comprimait au point où ils émergent du parenchyme, entourés par un prolongement qu'elle leur fournit. C'est en pareil cas qu'on a pu attribuer la mort à une inertie, à une sorte d'étouffement du cerveau.

On ne doit pas oublier, du reste, que les altérations de la pie-

[1] Un cas de gomme arachnoïdienne observé par Hildenbrand mérite d'être rapporté. Il s'agit d'un homme qui mourut après un grand nombre d'accès épileptiformes. Les méninges étaient injectées, épaissies, entièrement opaques, surtout à la partie postérieure des hémisphères et le long de la faux du cerveau. A la partie antéro-supérieure de l'hémisphère droit, il existait dans l'épaisseur de l'arachnoïde un noyau jaunâtre, du volume et de la forme d'un pois coupé par le milieu, à structure homogène, et à fibres concentriques. Le long des bords internes des hémisphères l'arachnoïde était tout à fait adhérente à la substance grise.

mère entraînent fatalement un trouble de nutrition des circonvolutions sous-jacentes. Ce fait s'explique aisément, étant connu le rôle spécial dévolu à cette membrane, chargée, on le sait, de servir de support aux vaisseaux de l'écorce et de les tamiser, il arrive en effet que ces vaisseaux s'oblitèrent et que la substance cérébrale s'atrophie dans les points correspondants [1].

II. Après avoir montré que, les effets de la syphilis se localisent souvent sur l'une des méninges, nous devons signaler les cas plus nombreux encore où *les trois membranes sont intéressées en même temps ;* sans entrer dans le détail des faits, il nous suffira de dire que cette coexistence des lésions est inévitable, toutes les fois que le néoplasme offre un certain volume. Que ce soit par propagation du processus et par envahissement progressif, ou qu'il faille en accuser l'inflammation adhésive, on voit alors dure-mère, pie-mère et arachnoïde, surtout les deux membranes molles, s'unir en une épaisse lame scléreuse, plus ou moins infiltrée de nodosités gommeuses; ajoutons que le cerveau reste rarement indemne.

III. Indépendamment de toute production gommeuse, existe-t-il des cas où *l'inflammation simple, soit aiguë, soit chronique des méninges*, doive être rapportée à l'influence directe de la vérole? La clinique répond sans hésiter par l'affirmative en s'appuyant sur la coïncidence et le parallélisme de certaines méningites avec des lésions indubitablement syphilitiques. Plusieurs relations nécroscopiques témoignent dans le même sens [2].

[1] C'est ainsi qu'il faut interpréter, croyons-nous, les désordres reconnus dans un cas par Huguenin (de Zurich). Le sujet syphilitique depuis dix ans avait succombé à différents phénomènes cérébraux qui avaient fait porter le diagnostic de démence paralytique. Or voici ce que la nécropsie permit de découvrir. La pie-mère, présentant un épaississement considérable et général, était d'un brillant fibreux; la plupart de ses vaisseaux étaient oblitérés; quelques veines restées perméables épaissies et flexueuses; partout il y avait amincissement de la couche corticale avec anémie égale de la substance grise et de la substance blanche.

[2] Engelsted (de Copenhague), Romberg, Griesinger, Niemeyer, Minich, Ziemssen, Jani, Esmarch, Jessen, en Allemagne; Todd, Read, Broadbent en Angleterre; Vidal, Hérard, Brouardel et Lancereaux, en France, ont défendu cette opinion, contre laquelle s'élève Zambaco. Citons quelques faits:

Chez une femme de 56 ans, morte hémiplégique avec somnolence, diminution de la motilité, paralysie des sphincters, Brouardel trouvait, outre des lésions osseuses, un épaississement considérable des méninges sur la surface antérieure de la protubérance; ces membranes étaient blanches, troubles, opalescentes, mais non fibreuses, elles enveloppaient le tronc basilaire, sous forme de tractus, se continuaient dans les scissures de Sylvius à droite et à gauche en suivant les vaisseaux. A droite un rameau de la sylvienne oblitéré avait causé un ramollissement.

Un homme de 25 ans, presque au début de la syphilis, meurt après avoir pré-

Lésions de l'encéphale. — La gomme cérébrale se présente sous la forme d'une tumeur de volume variable, de forme irrégulière, remarquable par sa consistance.

Dans une gomme type on rencontre : au centre un point caséeux, jaune et sec, le plus souvent fort limité, plus en dehors une grande abondance de tissu sclérosique, calleux et comme raboteux, réellement dur, quelquefois difficile à entamer avec le couteau ; enfin, à la périphérie, une zone d'irritation considérable, dans laquelle on trouve le tissu ramolli très-vascularisé, infiltré de jeunes cellules. Autour de la lésion spécifique se développe donc le processus vulgaire inflammatoire, contre lequel, disons-le par anticipation, les remèdes antisyphilitiques sont impuissants. Aussi les symptômes d'une gomme, si minime que soit son volume, offrent-ils toujours une complexité étonnante et faut-il faire, dans le pronostic, la part relativement légère des symptômes propres au syphilome, qui est justiciable de notre thérapeutique, et celle beaucoup plus sérieuse des désordres secondaires surajoutés (ramollissement, atrophie par compression, quelquefois induration), qui survivent au néoplasme et persistent trop souvent en dépit de tous nos efforts. Cette intolérance de la pulpe cérébrale pour le syphilome est une des grandes différences qui le séparent du tubercule, lequel ne s'entoure jamais d'une zone irritative; nous ajouterons que ce dernier est de forme plus régulièrement arrondie, qu'il offre une moindre consistance, un centre ramolli et dépourvu de vaisseaux, tandis que la gomme en conserve presque toujours quelques tractus.

Pour ce qui est du *siége* des gommes ; rien n'est mieux établi que la *vulnérabilité spéciale des parties superficielles* [1], fait qui

senté une diminution progressive des forces du côté gauche, puis de l'agitation, des vomissements, de la chaleur, du strabisme, avec paralysie des sphincters, et enfin des convulsions. A l'autopsie : injection des méninges, épaississement de la pie-mère et de l'arachnoïde, teinte opaline des parois des anfractuosités. La surface du lobe cérébral droit, un peu en arrière de la partie médiane, déprimée, diffluente, peu résistante sous le doigt, est le siége d'un foyer de ramollissement de la grosseur d'une noix, sur les parois du foyer, liséré inflammatoire. Le microscope démontre l'existence d'une énorme quantité de corpuscules inflammatoires, granuleux; on trouve également des débris de cellules et de tubes nerveux. Pas de leucocytes (Gallerand).

[1] Il ne serait pas difficile d'apporter plusieurs faits à l'appui de cette proposition. Bornons-nous à relater l'un des plus instructifs, tant pour la précision de l'examen nécroscopique que pour l'exactitude des données cliniques. Il appartient à Bourceret et Cossy. Le sujet était mort avec des phénomènes d'aphasie. Au niveau de la partie postérieure de la face externe de la corne frontale gauche, existait un épaississement avec adhérences intimes des méninges et de la substance cérébrale;

s'explique par la vascularisation plus grande de l'écorce grise et la prédominance de l'élément conjonctif. Lorsqu'elles n'occupent pas absolument la surface, elles n'en sont guère distantes, et il est rare qu'elles n'intéressent pas l'écorce.

Autre particularité remarquable : le néoplasme est *souvent multiple;* les lésions sont parfois si nombreuses, si disséminées, qu'on croirait à une sorte d'éruption, de poussée gommeuse à la surface de l'encéphale. Qu'on en juge par l'exemple suivant : on trouvait des noyaux syphilomateux sur les deux bandelettes optiques, les deux pédoncules cérébraux, le tubercule mamillaire gauche, la face antérieure de la protubérance, le plancher du quatrième ventricule et la partie antérieure du faisceau latéral de l'isthme. Les nerfs optiques, le moteur commun du côté droit, les deux moteurs externes, le trijumeau et le facial droit étaient altérés (Charcot et Gombaut). Cette dissémination des lésions nous rend compte d'une particularité bien remarquable en clinique, je veux parler de la variété et de la multiplicité des symptômes.

Le *volume* varie dans de grandes proportions, cependant il est rare qu'il dépasse celui d'un œuf[1]. Rares aussi les gommes qui n'atteignent pas celui d'une noisette, d'un pois; dans le cerveau, en effet on peut trouver le tubercule miliaire, mais le syphilome miliaire est tout à fait exceptionnel, à supposer qu'il ait été observé.

Quelles sont *les régions où la gomme se localise de préférence?* On peut dire que le néoplasme a été rencontré dans toutes les parties de l'encéphale; toutefois la face convexe des hémisphères au niveau de la région frontale, et à la base les environs du corps pituitaire sont, avec la protubérance annulaire, les points de beaucoup les plus fréquemment atteints[2]. La première de ces localisa-

la coupe permettait de voir une tumeur occupant la partie postérieure des troisième et deuxième circonvolutions frontales gauches, et une partie de la circonvolution pariétale adjacente. Le néoplasme, de couleur grisâtre, de consistance molle, offrait un diamètre de 3 centimètres, et se composait de trois noyaux blancs distincts, particulièrement visibles vers la surface de l'organe.

[1] Comme exemple de gomme exceptionnellement développée, nous citerons l'observation I de Gamel. Outre trois noyaux de petit volume occupant les couches superficielles de la substance des lobes frontaux, on trouva une tumeur de la grosseur d'un petit œuf de poule, située à la partie médiane, au-dessus de l'espace sous-arachnoïdien antérieur ; elle avait remplacé le troisième ventricule, dont la cavité avait complétement disparu et empiétait de chaque côté également sur les couches optiques et sur le bord antérieur de la protubérance.

[2] L'intérêt qui s'attache à cette question est si grand, que je crois utile d'appuyer cette donnée sur des faits caractéristiques. — J'emprunte le premier à Ball. Cliniquement on avait observé de l'aphasie avec hémiplégie gauche et contracture ;

tions nous explique la fréquence de l'aphasie; avec la dernière nous voyons coexister les névralgies trifaciales, et les paralysies des nerfs moteurs de l'œil, syndrome qui passe à bon droit pour déceler presque sûrement un mal d'origine syphilitique.

Tel était le cas d'une femme observée par G. Balfour, et chez laquelle on trouva *post mortem* une gomme de 4 à 5 centimètres de diamètre attenant à la protubérance et s'étendant entre les

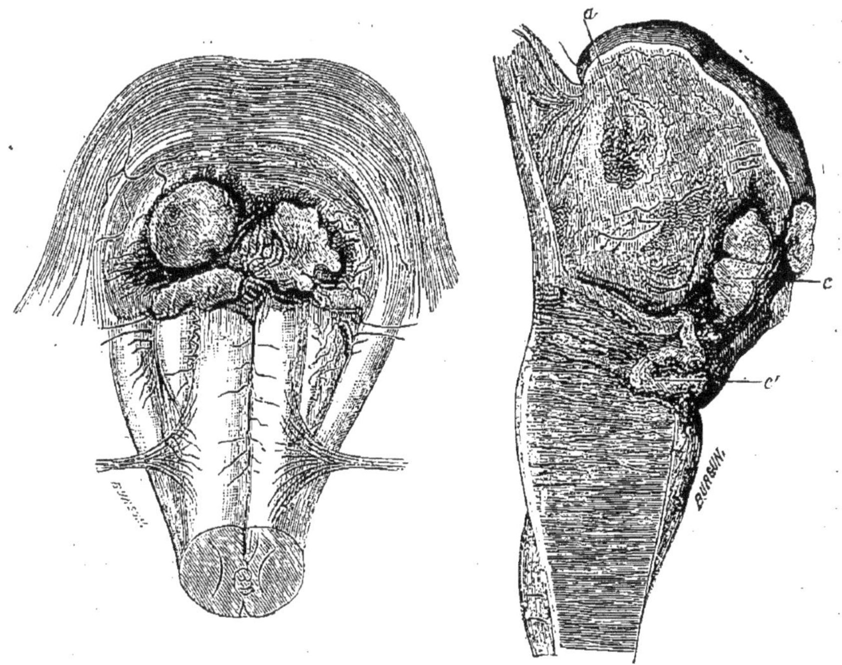

Fig. 119-120. — Gommes de la protubérance avec *a*, foyers d'encéphalite; *c* et *c*, nodules gommeux (Lancereaux.)

pédoncules de manière à comprimer le moteur commun droit qui était ramolli et détruit.

Un autre fait, des plus remarquables, est dû à Lancereaux, dont l'obligeance nous a permis de reproduire les planches 119 et 120.

Si rare que soit leur lésion, *les parties profondes* payent quel-

l'autopsie fit découvrir à la partie antérieure du lobe frontal, sur un point rapproché de la ligne médiane, une tumeur du volume d'une grosse noix, arrondie, non pédiculée, blanche.

En 1874, Troisier a décrit une tumeur gommeuse qui empiétait sur la tige et le corps pituitaire et faisait saillie dans le troisième ventricule. Les bandelettes optiques étaient comprimées. Cette tumeur avait 3 centimètres de largeur; son centre était jaunâtre et transformé en matière caséeuse; à la périphérie la consistance était élastique et sa couleur grisâtre, les parois ventriculaires étaient fort ramollies, ainsi que le tissu encéphalique au voisinage de la tumeur.

quefois leur tribut au syphilome. Gamel a vu une tumeur grosse comme une noix occuper la corne frontale du ventricule latéral droit, et plusieurs faits relatifs à des gommes des corps striés existent dans la science. Nous consignerons ici une observation assez peu claire de Faurès (de Toulouse). Cet auteur reconnut, chez une fille morte hâtivement de la vérole, une série de végétations framboisées siégeant sur le revêtement du quatrième ventricule. Quelle était la nature de ce néoplasme ? Nous le comparerions volontiers aux végétations endocardiaques décrites par Corvisart et Gamberini (voy. plus haut, page 896) ; toutefois nous le répétons nous ne mentionnons ce cas que sous réserve.

Nous ne connaissons qu'un très-petit nombre d'exemples de gomme *cérébelleuse*. Trois faits sont dus à Ward et à Wagner, H. Jackson, mais le plus démonstratif appartient à Gamel. Le malade était mort dans le coma, après avoir présenté des troubles de l'équilibre et de la coordination motrice. A l'autopsie on trouva les méninges et la substance cérébrale fortement congestionnées au centre du lobe droit du cervelet, une tumeur gommeuse, du volume d'une amande, dont certains points commençaient à être envahis par le ramollissement.

Lésions des méninges rachidiennes et de la moelle. — Les lésions des *méninges* spinales sont presque toujours liées à des exostoses des parois vertébrales ; primitives, on ne les observe que très-rarement. Wilks a rencontré, dans un cas, une tumeur de la forme et du volume d'une noix siégeant à la région lombaire. Winge a vu la dure-mère reliée à l'arachnoïde par une fausse membrane très-étendue et d'une dureté fibreuse. Dans le cas précédemment cité de Charcot et Gombault, l'arachnoïde épaissie engaînait les racines nerveuses correspondantes et avait déterminé leur atrophie.

La *moelle* était également altérée dans le même cas. Au niveau des racines de la troisième paire dorsale du côté gauche, sur une étendue d'un centimètre environ, sa partie latérale formait une sorte de nodosité et le doigt, promené à la surface, sentait une induration. Au-dessous le cordon latéral restait induré et rétréci dans une étendue considérable.

Au niveau de la tumeur, les cordons postérieurs et toute la moitié gauche de l'organe, ainsi que la substance grise, offraient une coloration rosée uniforme, et présentaient au microscope une grande abondance de tractus fibreux avec disparition complète des éléments nerveux.

Ce que nous ferons particulièrement remarquer dans ce cas,

c'est la dissémination des lésions ; au-dessus du néoplasme l'altération abandonnait le cordon latéral pour se fixer sur les faisceaux postérieurs qu'elle accompagnait jusqu'au bulbe. Au-dessous, elle abandonnait successivement les faisceaux postérieurs, puis les cornes de la substance grise pour se limiter au cordon latéral gauche atrophié dans toute sa hauteur. Moxon a vu également au-dessous d'un point ramolli, et dispersées dans les différentes parties de la moitié inférieure du névraxe, de petites taches dont le volume variait de celui d'un grain d'orge à celui d'un pois.

Enfin, dans un cas observé par Winge, la substance blanche était remplacée vers le milieu de la moelle par une masse jaune verdâtre demi-transparente.

Lésions des nerfs. — Comprimés par les tumeurs gommeuses des organes voisins (méninges, cerveau, os), étranglés dans leurs trajets intra-osseux par le périoste tuméfié, les nerfs souffrent surtout secondairement pendant la syphilis : de là des atrophies, des dégénérescences et, cliniquement, des abolitions de fonctions et des algies.

Primitivement on a quelquefois observé de petites tumeurs nerveuses sur le moteur oculaire, le trijumeau (Esmarck et Jessen, Dixon). Portal dit avoir observé, adhérant au nerf optique, un néoplasme fongueux dans un cas de paraplégie. F. Delà-Field (de New-York) trouva, en 1872, une gomme grosse comme un haricot logée dans les gros nerfs qui forment la queue de cheval ; un peu au-dessous deux de ces nerfs, adhérant entre eux, se faisaient remarquer par un épaississement de leur gaîne conjonctive,

Selon Petrow (de Saint-Pétersbourg), *le grand sympathique* subirait les atteintes fréquentes du virus. Les recherches ont porté sur 12 cas. En voici le résultat :

a. Les cellules nerveuses présentaient, dans leur protoplasma, des granulations pigmentaires (produit probable de l'hématine globulaire) disséminées dans les cas d'infection peu ancienne, groupées au point de masquer le noyau, si la maladie est plus avancée. — L'endothélium de la face interne des cellules ganglionnaires, d'ordinaire très-net, était le plus souvent en voie de prolifération, de telle sorte que les cellules nerveuses étaient entourées d'une couche simple de cellules polygonales pourvues de noyaux arrondis et marqués par des contours très-accusés. Dans beaucoup de cellules nerveuses pigmentées, le protoplasme était transformé en matière colloïde.

b. Quant au tissu conjonctif interstitiel, le plus souvent l'auteur l'a vu énormément hyperplasié, étranglant fibres et cellules nerveuses. Les cellules endothéliales qui entourent les tubes nerveux participaient ordinairement au processus morbide : elles étaient troubles, granuleuses, leurs contours étaient plus ou moins effacés et les noyaux peu distincts. Sur les points où les transformations morbides étaient déjà anciennes, l'endothélium de la face interne de la capsule nerveuse était remplacé par une masse granuleuse soluble dans l'éther; les cellules nerveuses petites, ratatinées, irrégulières, anguleuses, chargées de pigment sur quelques points, étaient représentées seulement par des conglomérats de granulations pigmentaires. Les gaînes des fibres nerveuses étaient épaissies, leurs noyaux proliférés, et la myéline finement granulée, fragmentée sur quelques points.

Ces lésions se résument en une transformation pigmentaire et colloïde des cellules nerveuses avec hyperplasie du tissu conjonctif, prolifération et régression graisseuse de l'endothélium péricellulaire.

§ 4. — SYMPTOMATOLOGIE[1].

I. CÉPHALÉE. — Parmi les phénomènes d'excitation générale, nous devons signaler en première ligne la douleur de tête.

Il n'est pas de symptôme plus fréquent, surtout au début du mal; on le rencontre certainement dans un tiers des cas d'encéphalopathie spécifique.

La sensation douloureuse se distingue nettement de la céphalée périostique secondaire; elle est interne, profonde, et les malades se rendent bien compte de son siége endocrânien. Dans certains cas, elle persiste de longs mois sans atteindre un degré considérable; elle est sourde et *gravative*, et les sujets continuent à se livrer à leurs occupations habituelles. Mais il n'est que trop fréquent de lui voir acquérir une tout autre intensité. Toutes les comparaisons ont été épuisées pour peindre les souffrances qu'éprouvent alors les malheureux; dans les anciens ouvrages, nous les trouvons désignées par les termes significatifs de *dolores ingentissimos, acutissimos, intolerabiles*. Tantôt est accusée une sensation de *constriction*; il semble que le crâne est serré dans un étau et

[1] Nous nous sommes attaché à décrire chacun des symptômes par lesquels se traduisent les lésions cérébrales, sans insister sur les formes morbides diverses qui peuvent résulter de leur association. Nous nous sommes intentionnellement borné à l'analyse, laissant au lecteur le soin de compléter cette étude par la synthèse dont nous lui avons fourni les éléments.

près d'éclater, tantôt c'est d'un *martellement* incessant que se plaignent les patients. L'un dit avoir une boule de feu qui lui roule dans la partie antérieure de la tête (Schutzemberger). « Mon cerveau bouillonne, dit un autre, il me semble qu'une meule exécute sa rotation dans l'intérieur de ma tête. »

Comme conséquence de pareils symptômes, nous devons noter le *délire*, l'état d'affolement vers lequel sont entraînés certains malades, qui poussent des cris, se lèvent, se mettent à courir en désespérés, et même attentent à leurs jours, comme dans un cas de Zambaco, où un jeune homme s'appliqua un pistolet sur la tempe. D'autres sont plongés dans une sorte de torpeur physique et intellectuelle voisine du coma; ils sont littéralement sidérés par la douleur.

Comme dans la plupart des affections spécifiques, la douleur est intermittente ou subcontinue, avec *paroxysme nocturne;* cette seule particularité est un indice suffisant pour en faire soupçonner l'origine. On signale cependant quelques rares exceptions à cette règle. Dans un cas, une douleur sus-orbitaire, accompagnée d'abolition de la vision, quelquefois de la parole, se montrait régulièrement à plusieurs reprises, seulement pendant un quart d'heure ou une demi-heure, entre onze heures du matin et deux heures de l'après-midi (Isbell).

Un autre caractère non moins important est fourni par la *persistance* de la douleur, si la thérapeutique n'intervient pas; on a cité l'observation d'un malade qui souffrait depuis vingt-cinq ans, un autre se plaignait depuis dix ans; il est fréquent de voir des céphalées durer des mois, résister à tout l'arsenal des antinévralgiques, pour céder en vingt-quatre heures aux antispécifiques. A la vérité, on a cité des cas dans lesquels il y a eu amendement spontané (Tacheron, Gourbin); mais presque toujours il y a eu coïncidence d'autres accidents amenant une phase plus avancée de l'affection.

Pour son *siége*, il est sept fois sur dix frontal ou temporal, les parties postérieures sont plus rarement atteintes; citons comme exceptionnelle sa localisation à la base du crâne, au niveau des fosses nasales. Quoi qu'il en soit, ce qu'il importe de noter c'est la diffusion fréquente de la sensation douloureuse, qui est plutôt fixée à un lobe, à un département qu'à une circonvolution, et qui parfois se généralise à tout l'encéphale.

La céphalalgie, bien que très-fréquente, fait défaut dans bon nombre de cas de syphilose cérébrale. La science n'a-t-elle pas enregistré plusieurs autopsies positives au point de vue des lésions, alors que la symptomatologie n'autorisait aucun soupçon de cérébropathie. Au reste, ainsi que nous l'avons déjà dit, c'est là surtout un symptôme de début.

C'est un prodrome précieux ; car, si les malades avertis font appel à la thérapeutique, les accidents qu'il précède ordinairement ne sont plus à craindre. Mais combien peu savent en profiter !

II. Paralysies. — La sensibilité et le mouvement peuvent être abolis de par la syphilis dans toutes les parties du corps. Mais un des traits particuliers de ces paralysies est d'être partielles et souvent incomplètes, quelquefois même seulement ébauchées. On les observe rarement à l'état de protopathies; dans la majorité des cas elles succèdent soit à des phénomènes convulsifs, soit à l'aphasie ou à la céphalée; cependant non-seulement au début de la syphilose cérébrale, mais même dès les premiers temps de l'intoxication spécifique cet accident peut se présenter d'emblée et isolément, presque toujours d'ailleurs la lésion porte alors sur les paires crâniennes.

Paralysie des nerfs sensoriels. — Bon nombre d'observateurs ont noté l'abolition plus ou moins complète du sens de l'*olfaction.* Il est inutile de faire remarquer qu'en pareil cas c'est dans le crâne qu'il faut chercher la raison anatomique de cette anosmie. Dans un cas, c'était une tumeur quadrilobée qui avait détruit tout le bulbe olfactif (Kergaradec). Chez un autre malade on trouva une tuméfaction considérable de la dure-mère comprimant la face inférieure du cerveau au niveau du lobe antérieur (Delpech).

Au point de vue clinique, ce symptôme s'accuse par une sorte d'émoussement graduel de la perception des odeurs. Un des faits les plus remarquables de ce genre est dû à Daniel Mollière. La malade âgée de trente-trois ans, syphilitique depuis dix ans, présentait en même temps une diminution de l'ouïe, de l'amblyopie, des battements de cœur irréguliers, de la dysphagie et des vertiges; elle ne percevait plus aucune odeur; l'acide phénique, la teinture d'iode, le laudanum, ne déterminaient aucune espèce de sensation, mais l'acide acétique et l'ammoniaque, après de fortes inspirations, amenaient de la douleur et de la cuisson. Or, après un traitement ioduré, tous ces symptômes disparurent, et l'odorat redevint parfaitement normal. Chez beaucoup de malades, l'olfaction n'est abolie que d'un seul côté.

L'anosmie peut encore reconnaître pour origine une lésion de la septième ou de la cinquième paire. Dans le cas de paralysie du facial, les muscles de la narine correspondante sont immobilisés et laissent son orifice affaissé, d'où, dans quelques cas, impossibilité de flairer et difficulté pour la perception des odeurs (Diday). De même lorsque les nerfs nasaux du maxillaire supérieur sont lésés, les troubles nutritifs dont souffre la muqueuse des fosses nasales peuvent mettre un obstacle absolu à son fonctionnement physiologique.

L'*agueusie*, ou abolition du sens du goût est également signalée dans quelques observations.

Vision. — On sait quelles relations l'anatomie pathologique a révélées entre les lésions des racines optiques et les désordres de la vision. Chaque bandelette est composée de deux faisceaux destinés l'un externe à la moitié temporale de l'œil du même côté, l'autre interne, à la moitié nasale du côté opposé. De plus, en arrière des corps genouillés, il se fait un entre-croisement des faisceaux externes, en sorte qu'à chaque noyau d'un côté aboutissent toutes les fibres venant de l'œil du côté opposé. Il faut conclure de ces données que :

1° Tout syphilome situé au delà des corps genouillés et intéressant les faisceaux optiques dans la profondeur des hémisphères, amène une amblyopie croisée.

2° Quand le néoplasme s'est développé sur le trajet d'une bandelette, il se produit une hémiopie symétrique. Est-il à droite, l'obnubilation envahit la moitié droite de chaque rétine; c'est le contraire qui se produit quand il est à gauche.

3° Si le chiasma est intéressé, il peut y avoir, suivant que le mal siége à sa partie antérieure médiane ou sur les parties latérales, perte de la vision dans la moitié interne de chaque rétine ou dans une moitié externe du même côté.

4° Enfin l'altération du nerf optique retentit, il est à peine besoin de le rappeler, sur toute l'étendue de la rétine qui en est le point de départ.

Ajoutons que, dans bon nombre de cas, surtout quand l'évolution en est rapide, la lésion centrale ne tarde pas à entraîner une dégénérescence de la papille. S'il faut en croire un auteur qui a réuni sur ce point une statistique considérable, la neuro-rétinite serait la manifestation constante d'une tumeur cérébrale (Annusche); sans adopter une manière de voir aussi exagérée, il convient de noter la coïncidence très-fréquente de ces deux processus.

La clinique confirme pleinement les déductions que l'anatomie vient de nous dicter. La perte de la vue, qui survient soit tout à coup, soit graduellement, accompagnée de sensations subjectives (mouches volantes, étincelles bleues, rouges, cercles de feu) n'est bien souvent que partielle. Un malade ne distingue qu'une partie du même objet, ou de deux objets ne distingue qu'un seul (Yvaren); un autre ne voit que le haut et le bas d'un objet situé en face de lui, le milieu restant obscur (Deval). Dans certains cas d'amaurose absolue, les premiers effets du traitement sont de rendre la cécité partielle. Dans un cas remarquable, on a noté une *achromatopsie* complète localisée à l'œil droit, lequel présentait les lésions de la neuro-rétinite. Le malade voyait tous les objets, mais les voyait en gris; la gamme des couleurs n'était plus pour lui qu'une succession de gris plus ou moins foncés (Weill).

Nous signalerons, sans l'expliquer, l'intermittence quelquefois notée, régulière ou non, de ces accidents. Dans un cas, il survenait chaque jour, entre onze heures du matin et deux heures de l'après-midi, une perte totale de la vue, précédée d'une vive douleur au front. L'attaque durait ordinairement une demi-heure ou un quart d'heure et se renouvelait souvent trois ou quatre fois (Isbell).

Le pronostic de ces accidents est singulièrement allégé par la merveilleuse action de l'iodure de potassium; mais encore faut-il que le spécifique soit administré à temps, avant que l'altération secondaire se soit emparée du nerf optique et de la rétine, car, dans ce cas, quoi qu'on en ait dit, il est bien difficile d'arriver à une régénération.

Ouïe. — Différents troubles de l'ouïe accompagnent les néoplasmes situés au voisinage des centres auditifs et des nerfs de la huitième paire, soit dans leur trajet de la fossette susolivaire au canal auditif interne, soit dans leur partie intrabulbaire. Exemple: Un homme de quarante ans, sourd du côté droit depuis quelque temps, portant d'ailleurs tous les stigmates de la vérole, nez écrasé, exostoses, ulcères du palais, vient mourir au milieu de convulsions épileptiformes dans le service de Rayer. A l'autopsie, on trouve les membranes de l'hémisphère droit chroniquement enflammées et une tumeur lardacée du volume d'un œuf de pigeon formée dans le tissu de la dure-mère, au niveau de la fosse du rocher.

Très-souvent la surdité est précédée d'une période d'excitation caractérisée par l'hyperesthésie auditive ou la production de sensations subjectives diverses. « Auditus, cum malum recens esset, sæpè fuit læsus, nunc acris admodum, » écrit Guarinoni dans l'observation remarquable que nous avons déjà citée. Du reste, rien de plus fréquent, pendant les crises de céphalalgie, que les tintements d'oreille ou les bourdonnements. Citons encore une observation déjà ancienne, ce qui prouve d'ailleurs que ces faits avaient déjà frappé les vieux auteurs. Genselius, parlant d'un de ses malades, raconte que « inquit laborare cum cephalalgiâ imprimis nocturnâ, lancinante, contumacissimâ, tinnitu aurium continuo et tandem surditate. »

Il est à peine besoin de dire que cette variété de surdité d'origine centrale, remarquable d'ailleurs par son peu de régularité, quelquefois par son intermittence, et par sa curabilité doit être distinguée de la cophose fixe qu'entraînent forcément les altérations locales, spécifiques de l'appareil auditif.

Paralysie des nerfs moteurs de l'œil. — Près de l'aqueduc de Sylvius et de la valvule de Vieussens sont groupés les noyaux des trois nerfs moteurs oculaires qui émergent de l'encéphale soit en avant, soit en arrière du pont de Varole et gagnent l'orbite par le sinus caverneux et la fente sphénoïdale. Or les lésions spécifiques qui, dans ce trajet assez considérable, peuvent atteindre directement et plus encore indirectement ces nerfs sont tellement nombreuses et fréquentes que, de prime abord, leur paralysie doit faire songer à la syphilis; l'ataxie locomotrice, qui entre pour une grande part dans leur étiologie, ne vient en effet qu'en seconde ligne.

Sans revenir sur l'anatomie pathologique, je ne puis m'empêcher de constater de nouveau ici que les environs de la selle turcique sont une sorte de lieu d'élection tant pour le syphilome de l'encéphale que pour celui de ses enveloppes. Il est du reste aisé de comprendre combien ces nerfs, qui dans tout leur trajet intercrânien cheminent au contact de parois osseuses, sont exposés à ressentir les effets de la compression; de même dans leur passage à travers la fente sphénoïdale, il suffit d'un gonflement relativement modéré du périoste méningien pour compromettre l'intégrité fonctionnelle de ces branches nerveuses. Enfin, si nous ajoutons que, dans leur convergence vers l'orbite, ces organes arrivent presque à constituer un faisceau commun, l'on comprendra que leurs lésions doivent être fréquemment associées; c'est en effet ce que prouve la clinique.

Résumons brièvement les symptômes propres à la paralysie de chacun de ces nerfs.

Moteur commun [1]. — Par suite de l'affaiblissement de l'action

[1] Cette branche innerve les muscles droit interne, droit supérieur, droit inférieur, petit oblique, releveur de la paupière supérieure, sphincter de l'iris, et le muscle ciliaire.

du droit interne, l'œil ne pouvant se porter en dedans, est entraîné en dehors par son antagoniste, d'où production d'un strabisme divergent. De plus, il y a diplopie croisée, car l'image d'un objet se formant sur la partie externe de la rétine gauche, par exemple, est projetée à droite en dehors de celle qui correspond à la rétine du même côté.

De plus, il y a défaut d'association dans le mouvement des deux globes : si l'on vient à couvrir l'œil sain pendant qu'il fixe un objet, on voit l'autre subir une rotation dans le sens du muscle paralysé, parce que l'impulsion nerveuse à laquelle a obéi le premier s'est trouvée trop faible pour déplacer suffisamment le second. Inversement, si l'on cache l'œil malade après qu'il s'est fixé, l'œil sain, entraîné trop loin par la forte impulsion nécessaire au premier pour vaincre l'obstacle créé par la paralysie, exécutera un mouvement de dedans en dehors pour se placer en face de l'objet. On a donné à ce dernier phénomène le nom de *déviation secondaire*.

La paralysie du *droit supérieur* et du *petit oblique* rend à peu près impossible l'élévation du globe. On sait en effet, que de ces deux muscles, le premier tourne la cornée en haut et en dedans et le méridien en dedans, le second tourne la cornée en haut et en dehors, et le méridien en dehors, et que leur contraction doit s'associer pour porter l'œil directement en haut et en avant. Le malade sera obligé de lever la tête et de porter les objets le plus bas possible pour les regarder. De plus il y aura diplopie en hauteur, diplopie croisée, l'image appartenant à l'œil malade sera située plus haut que celle de l'œil sain.

Pour le mouvement en bas, le *droit inférieur* s'associe avec le grand oblique tributaire de la quatrième paire. Or la paralysie annihilant l'influence du premier, qui tourne la cornée en bas et en dedans, et le méridien en dehors, le globe ne peut plus être dirigé en bas que par le second qui, en même temps, le tourne en dehors, en inclinant le méridien en dedans.

Aux phénomènes de diplopie, de déviation secondaire qui sont la conséquence de l'affection qui nous occupe, et sur lesquels je n'insisterai pas davantage, parce qu'il est facile de les déduire de l'action physiologique des muscles, il faut ajouter encore : 1° la paralysie ; 2° le relâchement du *releveur de la paupière supérieure* donnant lieu à la blépharoptose, et du *sphincter de l'iris* entraînant une dilatation moyenne avec immobilité de la pupille (mydriase) ; 3° la réduction et quelquefois l'anéantissement du pouvoir accommodateur produits par la paralysie du *muscle ciliaire*. Généralement, l'œil est accommodé pour la plus grande distance.

Quand la paralysie est complète, le globe, subissant l'influence exclusive du droit externe et du grand oblique, ne tarde pas à être dévié en dehors, en bas, le méridien étant tourné en dedans. Dans cet état la diplopie est si pénible, que le malade ne pourrait marcher sans trébucher, si l'abaissement de la paupière supérieure, en cachant le globe de l'œil, ne le défendait contre le vertige.

Moteur externe. — La seule action de ce muscle étant de porter le globe en dehors sans inclinaison du méridien, son impuissance entraînera seulement l'impossibilité du mouvement dans ce sens. Dans une mesure fort restreinte cependant les obliques pourront produire un certain degré d'abduction. Quand le regard se portera du côté du muscle paralysé, il y aura strabisme convergent et diplopie homonyme, chacune des images à droite et à gauche étant vue par l'œil du même côté.

Pathétique. — Le *grand oblique*, seul muscle tributaire de la quatrième paire, a pour action de tourner la cornée en bas et en dehors et d'incliner son méridien en dedans; il est ainsi le correctif du droit inférieur dans le mouvement d'abaissement direct du globe. Les effets de sa paralysie se manifestent lorsque le regard se porte dans la moitié inférieure du champ visuel; l'œil est donc entraîné en dedans et son méridien penche en dehors; la déviation secondaire a lieu en bas et en dedans. La diplopie est homonyme, l'image correspondant à l'œil malade est au-dessous de celle de l'œil sain, et leurs extrémités convergent en haut. Enfin la première paraît plus rapprochée que l'autre.

Les symptômes que nous venons d'énumérer sont loin de s'accuser toujours avec la netteté que leur attribue la précédente description. Au contraire, les impotences d'origine syphilitique sont assez communément *partielles*, quant au nombre des muscles atteints, et *incomplètes*, quant au degré de l'impuissance; il y a souvent parésie plutôt que paralysie.

J'ai dit précédemment combien il était ordinaire de les voir *associées*; une, deux branches étant quelquefois parésiées à droite, tandis que tels autres nerfs sont atteints à gauche. Aussi le diagnostic n'est-il pas toujours chose facile. Enfin, comme dernier caractère dénotant l'origine spécifique de ces désordres, j'ajouterai qu'ils sont *mobiles*, variant très-fréquemment dans le cours de la maladie, et éminemment sensibles à l'action des remèdes spécifiques.

Hémiplégie.— Ce symptôme a été très-bien étudié, en 1871, par le professeur Van Buren (de New-York) qui en a relaté quatorze observations.

L'hémiplégie survient en moyenne un peu plus de cinq ans après le début de la syphilis. L'âge des malades est très-caractéristique. 80 fois sur 100, les malades ont *moins de 40 ans*, l'âge moyen est de 34 ans; or, d'après une statistique empruntée à Morgagni, Brochon et Andral, l'âge des apoplectiques vulgaires serait 46 fois sur 100 seulement au-dessous de 40 ans. C'est là un premier jalon pour le diagnostic.

Autre notion précieuse : la *céphalée* précède ou accompagne constamment, *sine quâ non*, l'hémiplégie syphilitique. Elle est généralement fixe et permanente, sans qu'on se rende bien compte de ce phénomène susceptible de s'exaspérer par la pression.

Le début survient souvent d'une façon *lente et successive*, pouvant durer de quelques heures à plusieurs semaines. Exemple : un malade s'aperçoit un jour que son bras gauche devient immobile; le lendemain les muscles du visage sont paralysés; le jour suivant la jambe du même côté perd le mouvement, les urines cessent de couler; et le quatrième jour du mal il bégaye (Lagneau). — Rarement la paralysie se montre passagère, *intermittente*, comme chez ce malade qui eut à plusieurs reprises une paralysie du bras droit, avec aphasie incomplète, puis, peu après et tout d'un coup fut paralysé du côté droit. Ces symptômes disparurent, reparurent une heure après, pour cesser de nouveau et se borner enfin à une paralysie persistante du côté gauche (Passavant). Enfin, l'hémiplégie peut être *subite*, avec ou sans ictus apoplectiforme, avec ou sans contracture. Quelquefois c'est à leur réveil que les malades s'aperçoivent de leur paralysie ; sont-ils frappés pendant l'état de veille, ils éprouvent un éblouissement qui les fait tomber et éprouvent en essayant de se relever soit un engourdissement, soit une impotence complète. Un fait bien constaté, c'est qu'il n'y a *jamais défaut de conscience* complet, même dans l'ictus. C'est là un signe sur lequel on ne saurait trop insister; car bien souvent il suffira à faire reconnaître d'emblée la nature syphilitique des accidents. Ajoutons que la vessie n'est presque jamais paralysée.

Rien de particulier à noter en ce qui concerne la symptomatologie propre de cette paralysie, qui n'est souvent qu'une parésie; la face est quelquefois atteinte d'un autre côté que les membres (paralysie alterne). La sensibilité et l'excitabilité réflexes sont conservées. La marche de la maladie peut conduire à une amélioration spontanée, mais cette heureuse terminaison est exceptionnelle; le plus souvent l'impotence persiste à l'état d'infirmité, s'aggrave ou se complique (méningo-encéphalite, troubles intellectuels, phénomènes congestifs, fièvre, eschares, etc.) On a noté dans les membres paralysés des mouvements choréiformes, des contractures, des élancements douloureux. Morat a vu des mouvements choréiformes survenir après la guérison, et alors que le malade avait repris son occupation manuelle de modeleur. — De toutes les coïncidences pathologiques qui peuvent s'observer durant le cours de l'hémiplégie, il n'en est pas de plus frappante que celle de la *mydriase* (De Méric). Elle se manifeste soit dans l'œil du côté malade, soit dans l'autre, avec ou sans paralysie du releveur de la paupière (ptosis) ou de quelque moteur oculaire, et sans lésion oculaire.

En résumé : âge peu avancé; coïncidence de céphalée fixe et persistante, début sans perte de conscience, coïncidence d'autres manifestations syphilitiques et particulièrement de la mydriase, tels sont les caractères très-significatifs de l'hémiplégie syphilitique.

Après avoir reconnu la nature du mal, on devra s'appliquer à en déterminer la cause directe et à localiser les lésions, soit dans l'encéphale, soit dans le squelette. De cette recherche découle parfois la guérison, comme dans un cas de Vedrènes, où, par une application du trépan, ce praticien sut procurer une guérison complète.

Paraplégie. — La paraplégie, accident relativement rare, est liée aux lésions directes ou indirectes de la moelle ou de ses membranes, quelquefois à un néoplasme intéressant les centres moteurs cérébaux. H. Mollière l'a vue se produire également dans le cours d'une *myélite aiguë* qu'il n'hésite pas à rattacher à la vérole; voici le cas : un syphilitique, portant les restes d'une éruption pustulo-crustacée et un sarcocèle, est pris de douleurs nocturnes avec fièvre; deux semaines plus tard se manifeste une rétention complète d'urine, avec engourdissement des membres inférieurs, hyperesthésie de la jambe gauche, constipation. Au vingt-quatrième jour, surviennent des accidents formidables, fièvre intense, délire, soubresaut des tendons, et le malade meurt. A l'autopsie on trouve une myélite aiguë des mieux caractérisées.

Dans un autre cas publié par Chevalet, le début fut remarquable par sa soudaineté. Il s'agit d'un garde de Paris qui, faisant son service pendant la nuit, éprouve subitement un engourdissement général des membres et une douleur intense, profonde, à la région lombaire; il veut se mettre à la poursuite de quelqu'un, mais ses jambes lui refusent leur service, il n'a que le temps de s'appuyer pour ne pas tomber; au prix de violents efforts et d'une grande fatigue, il peut cependant rentrer chez lui, pour se mettre au lit. La paralysie ascendante aiguë dont il souffrit fut guérie par les frictions mercurielles. Mauriac a observé de même un ramollissement aigu, et Homolle une méningo-myélite subaiguë; mais il est à remarquer que ces accidents surviennent surtout pendant la période secondaire.

Sans décrire la paraplégie ni ses variétés, j'insisterai particulièrement sur les points suivants : contrairement à ce que l'on voit dans l'hémiplégie, où la contractilité vésicale est toujours intacte, c'est assez souvent par de la *dysurie* que débute le syndrome. Les malades expulsent le liquide avec peine et s'imaginent qu'ils ont un rétrécissement. L'érection est également troublée, quelquefois le sperme s'échappe prématurément (*ejaculatio ante coïtum*). La marche de la maladie est rapide, en peu de temps les accidents atteignent la période d'état, pour y persister parfois indéfiniment; mais il est rare que l'impuissance des membres inférieurs soit jamais complète; le plus souvent il n'y a que difficulté des mouvements, parésie. Comme symptôme concordant d'une haute portée au point de vue du diagnostic, nous noterons la céphalalgie et la rachialgie, très-fréquentes et très-significatives, surtout quand les douleurs se produisent ou s'exaspèrent pendant la nuit.

On aurait tort de représenter la paraplégie syphilitique comme une manifestation peu grave; à la vérité, on peut dire que le mercure et l'iodure de potassium jouissent à son égard d'une efficacité merveilleuse, et c'est même là le véritable critérium du diagnostic; mais guérissent-il toujours complétement? Assurément, non! Que l'on ait vu des malades atteints d'une paralysie des jambes, et même des quatre membres, revenir complétement à la santé, le fait n'est pas douteux; Fournier et Buzzard en ont cité des exemples, mais ce sont là des cas exceptionnels; la règle, c'est que le tissu morbide ne disparaît pas sans laisser quelque trace de son passage, c'est la guérison avec reliquat, avec infirmité, et, ajoutons-le, avec récidives possibles, probables même, et de plus en plus graves. Le mal est-il livré à sa marche naturelle, il faut redouter les plus sérieuses complications : la rétention des urines peut entraîner des lésions incurables du côté de la vessie et des reins, et le décubitus auquel le patient est condamné devient trop souvent l'origine d'eschares étendues, susceptibles d'aboutir à de vastes destructions de tissus, et finalement à l'infection purulente.

III. Épilepsie.—L'accès épileptique, ou mieux épileptiforme, est une des manifestations les plus fréquentes de la syphilis cérébrale. Un tel fait n'a pas lieu de surprendre, si l'on se rappelle que les lésions spécifiques affectent particulièrement l'écorce des hémisphères, réceptacles connus des centres moteurs. — Ce symptôme, sur lequel les travaux d'Hughlings Jackson ont jeté les plus vives lumières, peut se présenter à diverses périodes de l'encéphalopathie ; au début, il ouvre parfois la marche des accidents et, à une période plus avancée, on le voit souvent apparaître comme épiphénomène, présage trop certain de nouvelles et redoutables complications. Les cas seuls où il domine la scène, en tant que protopathie, nous occuperont ici.

L'importance qui s'attache à la distinction de l'épilepsie syphilitique et de l'épilepsie vulgaire est si grande, surtout au point de vue de la thérapeutique, que dans les lignes qui suivent, nous croyons devoir nous attacher moins peut-être à décrire qu'à différencier ; c'est donc dans toute l'étendue du chapitre que l'on devra chercher les considérations relatives au diagnostic.

Rien de particulier à signaler en ce qui concerne la *fréquence des attaques ;* un mois, quelques jours, ou même seulement vingt-quatre heures sont les intervalles le plus souvent notés ; dans quelques cas assez rares, les crises se reproduisent plusieurs fois par jour[1]. Quelquefois elles se montrent avec une certaine régularité, revenant à une heure déterminée. Chez un malade de Devergie elles reparurent dix jours de suite à onze heures du matin. Dans bon nombre de cas, *la nuit* semble les provoquer ; mais ce caractère se retrouve aussi, et plus fréquemment peut-être encore, dans l'épilepsie vraie ; on ne saurait donc en tirer aucune induction en faveur de l'origine syphilitique.

Je ne ferai que mentionner les mille *causes occasionnelles* auxquelles les malades se plaisent si souvent à attribuer le retour des accès : émotions, contrariétés, traumatismes, excès. Dans un cas curieux, Meza crut remarquer l'influence nocive du café, dont le malade avait fait autrefois grand abus et, l'ayant sévèrement proscrit, fut assez heureux pour obtenir une cessation complète des accès ; mais plus tard ils reparurent sous l'influence de la même cause : « Calendis autem januarii 1760 saturatissimâ coffeæ » infusione sese delectans, epilepticus concidit, et intra horam » moritur. » — Le fait suivant, dû à Larrey, est autrement inté-

[1] Benjamin Bell guérit par la salivation un jeune homme de dix-sept ans, syphilitique depuis trois ans, qui pendant deux mois avait présenté quotidiennement plusieurs attaques des plus violentes.

ressant. Il s'agit d'un homme de vingt-deux ans, chez lequel une ostéite syphilitique avait mis à nu le périoste interne du crâne en certains points; or cette lésion s'accompagnait de crises épileptiformes, et Larrey rapporte qu'on pouvait reproduire à volonté la crise par une compression graduée sur la dure-mère. La clinique devançait ainsi de près de soixante ans les résultats dont s'enorgueillit de nos jours la physiologie expérimentale.

Rien de plus variable que la crise en elle-même; quelquefois elle est soudaine, et le malade s'abat comme une masse de plomb, un maçon tombe de son échelle (Broadbent), un matelot se laisse choir du haut de la mâture (Drysdale). C'est l'épilepsie sidérante. — Mais bien plus souvent l'*aura* se prononce nettement, annonçant au patient l'imminence de l'attaque. Elle consiste dans une *sensation de gêne* inexprimable, qui naît en un point quelconque du corps pour se généraliser plus ou moins rapidement. Dans un cas, elle débute par l'un des membres inférieurs et le malade la sent monter rapidement jusqu'au cœur, en déterminant une sorte de constriction après laquelle il lui est impossible de se rappeler quoique ce soit. Un autre est pris, quelques minutes avant la crise, de *bâillements* irrésistibles, puis de frissons qui lui remontent des genoux vers la tête, ou sent des courants froids qui sillonnent la colonne vertébrale; on a encore noté les éternuments répétés, les contractions brusques de certains groupes de muscles, une douleur fixe. En résumé il arrive non pas toujours, mais fréquemment, que le malade averti peut prendre des précautions, choisir au moins l'endroit où il va tomber, comme le jeune homme cité par Ebrard, lequel causant avec un de ses amis, a le temps de se lever et d'aller d'un pas mal assuré s'étendre sur son lit, pour y subir un évanouissement. — Un fait bien reconnu, c'est que le malade ne pousse presque *jamais de cri*, comme au début du mal caduc; ce caractère négatif est de nature à faciliter le diagnostic dans bien des cas.

La crise de l'épilepsie syphilitique est bien souvent si parfaitement calquée sur celle du haut-mal vulgaire, qu'aucune distinction ne saurait être établie; nous nous dispenserons de décrire cette forme bien connue. Mais il n'en est pas toujours ainsi; les différences qu'il est permis de constater dans bien des cas reposent soit sur la modalité des convulsions, soit sur celle des toubles de l'idéation. Disons immédiatement que leur caractère particulier sera, dans ce cas, d'être moins accusés, quant à la généralisation, à la durée et quant à l'intensité des phénomènes; les convulsions ne seront que partielles. La conscience persistera intacte ou à peine troublée;

en un mot, l'attaque syphilitique ne sera qu'un diminutif de l'attaque comitiale, elle ne représentera qu'une épilepsie ébauchée.

Les troubles de la motilité se bornent souvent à une fulguration ressentie dans un ou plusieurs membres, et suivie d'un engourdissement plus ou moins prolongé. Dans un degré plus avancé, on voit se produire un *tremblement*. Tel est le cas d'un malade de Devergie : il parut d'abord un engourdissement de la main droite ; puis, un tremblement léger qui, au bout de quatre jours, s'était communiqué au bras et au côté correspondant de la tête ; vinrent enfin de véritables crises d'épilepsie, auxquelles succéda un tremblement continuel des extrémités droites supérieures et inférieures. — Un groupe de symptômes bien remarquables consiste dans *le spasme* de certains muscles du tronc ou des membres. Une malade est prise tout d'un coup un jour en se promenant, d'un violent spasme des muscles postérieurs du cou ; il lui semble qu'on lui enfonce la tête dans les épaules, le cou est roide et tendu, les mouvements de flexion de la tête en avant et ceux de latéralité sont impossibles. — Le même phénomène pourrait bien quelquefois avoir pour siége les orifices et les canaux contractiles des voies aériennes ou digestives. Les malades, en proie à une dyspnée angoissante, accusent une constriction plus ou moins violente de la gorge et de la région cervicale (*pharyngo-laryngisme*), à laquelle se joint une difficulté plus ou moins grande de la déglutition (*œsophagisme*) ; enfin il y a souvent émission involontaire d'urine ou de matières fécales.

Quant aux *convulsions*, il faut s'attendre à les voir fort irrégulières. Rarement elles durent pendant toute la durée de l'ictus ; l'attaque peut débuter par la contracture et se poursuivre par les secousses, les tremblements ou les mouvements les plus désordonnés. De plus, elles sont essentiellement partielles, épargnant un ou plusieurs membres ou telle région du tronc. Un malade de Cullerier n'était épileptique que depuis trois mois et avait déjà perdu plusieurs dents par les mouvements convulsifs des mâchoires ; de même il en est qui, lorsqu'elle survient nuitamment, reconnaissent au réveil qu'il ont subi une attaque aux morsures douloureuses de leur langue et aux taches sanguinolentes de l'oreiller ; d'autre part cependant, chez beaucoup de malades, les moteurs de la mâchoire restent au repos pendant la crise. Une forme qui trahit presque indubitablement l'origine spécifique est celle dans laquelle les convulsions sont bornées à seul membre, généralement un membre supérieur, ou à un seul côté du corps (attaque *hémiplégique*, ou *monoplégique*). Citons un exemple caractéristique : un malade est assis et cause; tout à coup il cesse de parler et sa physionomie prend une expression étrange, il semble frappé subitement de stupeur avec immobilité tétanique. Puis toute la moitié gauche du corps est prise de convulsions, le bras de ce côté se raidit, inflexible comme une barre de fer, se tord et est entraîné vers la partie postérieure du tronc; les doigts se fléchissent et se crispent, la jambe gauche s'étend et reste maintenue dans une rigidité invincible; la bouche se dévie, la tête exécute un mouvement de rotation forcée vers le côté gauche et conserve cette attitude pendant toute la durée de la crise; finalement, de petites secousses rhythmiques agitent l'avant-bras et la main, et l'accès se termine après trois ou quatre minutes de durée (A. Fournier).

La conscience, ainsi que je l'ai dit précédemment, n'est pas toujours abolie. Dans le cas que je viens de relater, elle persista pendant toute la durée de l'accès, le malade ne pouvait répondre aux questions qui lui étaient adressées, mais il voyait sa crise, il y assistait en spectateur anxieux. Or il n'en est jamais ainsi dans l'épilepsie vulgaire. Au début de l'encéphalopathie, on n'observe souvent qu'un étourdissement de peu de durée, avec ou sans convulsions, un vertige. Dans quelques cas plus rares la crise se décompose en deux actes, l'un conscient, l'autre inconscient. Ce dernier peut se prolonger assez longtemps. Le malades reprennent leurs sens avec lenteur et restent plongés dans une sorte de syncope; une femme soignée par Ebrard ne revenait quelquefois à elle qu'au bout de deux heures. C'est surtout dans ces cas, où se reconnaît l'influence de l'élément apoplectique, que les paralysies consécutives sont à craindre.

Enfin j'appellerai l'attention sur les *sensations subjectives*, douloureuses qui compliquent l'attaque dans ces cas. Les exemples ne sont point rares. Un syphilitique accusait, dans le côté droit et au niveau du foie, une souffrance soudaine, si intense qu'elle forçait le tronc à s'incliner (Brouardel). Chez un officier soigné par Devergie, une douleur naissait dans la cuisse droite et se faisait sentir du même côté jusqu'au sommet de la tête, passant par la région épigastrique et le côté droit de la poitrine (Devergie). Un autre éprouve dans le poignet une sensation si cruelle, qu'il voudrait pouvoir crier pour supplier ses amis d'exercer une constriction sur cette jointure; enfin, chez un jeune homme, le testicule était le siége de ces phénomènes, qui ont jusqu'ici fort peu fixé l'attention.

Livrée à sa marche naturelle l'encéphalopathie syphilitique ne reste presque jamais stationnaire, et c'est là une différence si profonde à noter entre la manifestation qui nous occupe et l'épilepsie vraie, laquelle persiste des années, et souvent pendant la vie entière dans le même état. Rien de plus facile à comprendre, étant donné la marche du syphilome. Dans certains cas les convulsions sont déterminées par la compression qu'exerce sur le cerveau une gomme crânienne ; qu'elle s'ouvre à l'extérieur, et, la cause des désordres disparaissant, l'accident cessera de se produire ; dans plusieurs observations nous trouvons ce fait consigné : « topho dein exulcerato et aperto, écrit Max-Locher, cessavit » epilepsia. » Mais cette marche favorable est bien exceptionnelle, parce que l'évolution spontanée du syphilome est de progresser incessamment. La règle est donc que le mal s'accroisse lentement mais d'une façon continue ; les accès paraissent d'abord tous les mois, sont éphémères, laissent peu de troubles après eux, puis leur fréquence et leur durée augmentent, le malade revient plus difficilement à lui, chaque semaine en ramène un ou deux ; plus tard enfin, ils sont devenus quotidiens, voire même subintrants; à ce moment, et c'est là un nouveau signe précieux de diagnostic, il est bien rare que les convulsions ne se soient pas accompagnées d'autres désordres plus ou moins graves ; aussi, peut-on le dire avec justesse, ce danger de l'épilepsie syphilitique n'est point seulement, dans la crise, ce qu'il faut redouter, et à un bien autre degré que dans l'épilepsie vraie, c'est la série des accidents concomitants qui finissent par envahir l'intervalle des attaques et substituent graduellement aux désordres convulsifs, franchement intermittents, un état morbide continu avec exacerbations paroxystiques de plus en plus fréquentes.

Examinons ces diverses complications.

A. Ce sont d'abord des *troubles du côté de l'idéation*, connus sous le nom de *petit mal*.

Dans le *vertige* le malade perd tout d'un coup la notion des objets ; rarement il y a chute, jamais il n'y a de convulsions, tout se borne à quelques secousses, quelques soubresauts dans les muscles des membres ou de la face. Après quelques instants d'inconscience, il revient à lui de l'air étonné d'un homme qui sort du sommeil. — L'*absence* est plus courte encore, au milieu d'une conversation la pensée se dérobe et la conscience s'éclipse, mais pour reparaître presque instantanément ; le phénomène ne se manifeste souvent pour les assistants que par une hésitation dans le langage, l'interruption d'une phrase commencée, et quelquefois le patient s'en aperçoit à peine. Mais il n'en est pas toujours ainsi, l'absence peut se prolonger, et souvent sous des formes étranges : témoin ce malade, qu'elle plongeait dans une sorte d'*extase*, et qui à son réveil disait avoir entendu une sonnerie, puis avoir assisté à une vision féerique, toujours la même d'ailleurs, mais qu'il ne se rappelait pas. C'est dans ces cas qu'il faut craindre de voir se produire un véritable *délire* comitial caractérisé par des *impulsions soudaines*. Le malade est irrésistiblement entraîné à commettre des actes dont il n'a nulle conscience. L'œil fixe, la face pâle, celui-ci marche droit devant lui, ouvre une fenêtre et se jette dans le vide; celui-là se précipite sur sa mère et cherche à l'étrangler, puis sanglote amèrement dès qu'il revient à lui; un malade de Fournier fait feu sur son domestique; un autre sort de chez lui comme un fou, entre dans un hôtel, se couche, s'endort, et rien n'égale son étonnement quand au matin il s'éveille hors de chez lui. Nous croyons inutile d'insister sur l'importance de ces faits au point de vue médico-légal. — Indépendamment de ces phénomènes, on assiste souvent à la *diminution graduelle et à la perversion des facultés intellectuelles.* L'esprit devient paresseux, moins apte aux travaux difficiles ou de longue durée, la mémoire s'affaiblit, le moral s'altère, les sentiments affectifs s'émoussent, les malades n'ont plus de volonté, deviennent moroses, apathiques, et semblent indifférents à tout; cette déchéance se présente sous différentes formes et à différents degrés. Tristes et taciturnes, intraitables, ou d'une bonté puérile, les uns n'ont perdu qu'une partie de leur intelligence, les autres sont presque hébétés et incapables de se conduire dans la vie. Ils sont timides, osent à peine parler, recherchent les distractions qui n'exigent aucun effort intellectuel. Un père de famille, qui avait oublié jusqu'au nom de ses proches, prenait plaisir à lire les contes faits pour les enfants ou de vieux articles des journaux, et manifestait un grand étonnement quand on lui parlait des événements de 1870-71, auxquels il avait cependant pris part (Fournier). Un malade de Broadbent a conservé son bon sens, mais son esprit est si chancelant qu'il suffit d'un seul verre de bière pour le plonger dans l'ivresse. Enfin il en est qui deviennent complètement fous. Rappelons à ce propos la si remarquable observation de Benjamin Bell. Une femme de vingt-six ans est prise d'épilepsie à la suite de violents maux de tête; les accès acquièrent rapidement une fréquence et une intensité extraordinaire (quatre à six par jour), puis se suppriment tout d'un coup, et la malade devient folle. Elle était dans cet état depuis deux ans, quand Bell, appelé à la traiter pour des ulcères et une ostéite crânienne, administra le mercure et vit à son grand étonnement disparaître en quelques semaines tous les symptômes d'aliénation.

B. Dans une statistique basée sur l'examen de 306 malades atteints de haut-mal, sans distinction de leur nature, Écheveria a noté 68 fois l'occurence de *paralysies*, soit à peu près 22 fois sur 100. Nul doute que cette proportion n'eût été plus que triplée s'il ne se fût agi que de syphilitiques ; rien de plus fréquent en effet que de voir l'épilepsie due au syphilome se compliquer d'akinésies diverses. Dans les premiers temps, les crises laissent un engourdissement dans un ou plusieurs membres, une sorte de lourdeur, fugitive d'abord, puis persistante ; plus tard cette gêne fonctionnelle devient de la parésie, présage d'une impotence bientôt complète. Notons aussi les cas où la paralysie s'établit d'emblée pendant un accès.

Les nerfs qui animent les muscles de l'œil, et ceux de la face (moteur commun, facial) sont particulièrement prédisposés à cette atteinte, viennent ensuite les nerfs des membres dont les lésions isolées ou associées donnent lieu soit aux monoplégies, (bras gauche) soit à l'hémiplégie à un degré plus ou moins complet. N'oublions pas non plus pour compléter le syndrome, la coexistence fréquente de troubles sensoriels, et en particulier du côté du nerf optique, dont les altérations faciles à reconnaître à l'ophthalmoscope peuvent servir utilement au diagnostic.

IV Aphasie. — S'il est un point universellement admis aujourd'hui, c'est que la faculté du langage est liée à l'intégrité d'un centre articulateur siégeant dans la troisième circonvolution frontale gauche, non loin des centres moteurs des membres du côté droit. Les observations d'aphasie syphilitique confirment pour la plupart cette donnée, mais quelques-unes s'en écartent ; ce sont celles où les troubles du langage s'accompagnent d'une hémiplégie du côté gauche. Le fait s'expliquerait aisément si dans tous ces cas il était prouvé que le malade fût gaucher ; ou atteint de lésions simultanées en plusieurs points des hémisphères ; mais comme ces renseignements font souvent défaut, l'interprétation de ces faits reste incertaine.

Le début de ce symptôme est variable. Quelquefois il est soudain, accompagné d'un véritable ictus. Une femme vue par Tarnowski, auquel nous devons une bonne monographie sur l'aphasie, se couche bien portante, puis se réveille quelques instants après et se met sur son séant en criant : « Oh ! ma tête, oh ! ma tête !» puis elle retombe dans son lit et reste aphasique. Tel est aussi le cas d'une jeune femme de trente-deux ans qui, se trouvant dans la rue, et sans prodrome aucun, devient tout d'un coup muette et ne peut répondre à une personne qui lui demande un renseignement (Lancereaux). Dans un cas l ictus est déterminé par une violente émotion. Une mère voyant un accident menacer son enfant, perd subitement la parole et le mouvement du membre supérieur droit (Gjor).

Bien plus souvent le désordre fonctionnel s'établit *à la longue ;* les malades éprouvent peu à peu un certain embarras de la langue, une répugnance particulière pour les phrases qui sont un peu longues; ils bégayent plus ou moins, surtout lorsqu'il leur arrive de prononcer quelque mot difficile ou peu usité, perdent le goût de la lecture à haute voix s'ils l'aimaient auparavant; quelques-uns font involontairement des fautes de prononciation, substituant une lettre à un autre ; un malade de Tarnowski est incapable d'articuler plusieurs fois de suite le nom de Zinaïle, qui se transforme dans sa bouche en Zinda ; un autre méconnaît le genre des noms et met tout au féminin. Le trouble croît ainsi graduellement, s'accusant toujours de plus en plus par des symptômes variables, on le comprend, suivant les facultés de chacun, et ses aptitudes à l'état physiologique. Au bout d'un certain temps, une attaque vient souvent précipiter la marche de la maladie et transformer la dysphasie en une véritable aphasie.

Un autre mode de début non moins intéressant est surtout bien connu depuis les travaux de Mauriac. Il s'agit de la forme *intermittente.* Écoutons l'histoire d'un de ses malades : Au quinzième mois de la syphilis il éprouve de la céphalée, fugace, intermittente, et peu après un embarras de la parole, en même temps qu'un affaiblissement de la force musculaire du côté droit. Tous ces symptômes reviennent par crise. Pendant tout le mois de juillet 1875, l'hémiplégie droite et l'aphasie se reproduisent chaque jour, quatre, cinq et six fois, à des intervalles variables, et constamment sous la même forme. Le 1er août, le malade se promenait à la campagne, lorsque tout à coup, sans vertige, ni titubation, ni perte de connaissance, il tombe incapable de proférer un mot et de remuer bras ni jambe du côté droit. Cette attaque dure un quart d'heure, puis tout semble revenir à l'état normal, et le malade continue sa promenade ; mais elle est interrompue trois ou quatre fois de la même façon. Le lendemain à son réveil, ictus dont les conséquences le retiennent au lit pendant une semaine, et enfin, le 16 août, nouvelle et dernière attaque marquant le terme de l'intermittence et l'établissement de la continuité. — Quelquefois les crises sont plus espacées, témoin le cas de ce malade qui est frappé cinq fois en deux mois, et un jour devient subitement muet dans la rue au moment où il s'apprête à monter en fiacre, si bien que le cocher, le prenant pour un mystificateur, le fait arrêter et conduire au poste (Fournier).

Je ne décrirai pas ici tous les caractères de cette aphasie, qui d'ailleurs ne diffèrent point de ceux qui accompagnent l'aphasie d'origine vulgaire. Elle varie quant au degré, se montrant tantôt *incomplète*, tantôt complète. Dans le premier cas il y a embarras, perversion de la parole, mais non suppression · le malade cherche longtemps ses mots, les articule avec une grande lenteur, se trompe souvent en les prononçant, mais enfin, aux prix de grands efforts, il peut encore arriver à exprimer tant bien que mal sa pensée. Dans l'aphasie *complète*, le sujet est devenu muet ou reste tout au plus en possession d'un nombre très-restreint de mots. C'est le cas de la célèbre malade de Trousseau, qui s'appelait Keller et répondait Keller à toutes les questions qui lui étaient adressées. De même une malade de Tarnowski prononçait Sachinka (diminutif russe d'Alexandre) chaque fois qu'on la questionnait. Un autre arrive à crier d'une voix chevrotante : *aomm*. Le médecin arrive, il va à lui et le salue en répétant à plusieurs reprises cette syllabe; lui dit-on d'articuler le mot ami, il en est incapable; cependant il appelle son domestique Kam, mais il ne peut prononcer séparément la lettre K. Quelquefois, voulant interrompre celui qui parle, il dit : *maoum;* quand il rit il dit : *ba ba*, etc... Chose curieuse, ces sons comportent dans son esprit une signification déterminée, et il n'emploie jamais l'un pour l'autre.

A. — L'impossibilité de parler constitue quelquefois le seul symptôme de l'aphasie; les malades entendent et comprennent parfaitement; leur intelligence et leur mémoire restent intactes, ils conservent le souvenir des mots et le désir de les exprimer; mais, bien que la langue reste libre de ses mouvements, le langage leur est refusé. Le centre articulateur seul est lésé; il n'y a, à proprement parler, qu'une *anarthrie*. Il est vrai qu'ils peuvent encore écrire aussi facilement, aussi couramment que par le passé. Ce sont les cas les plus rares. — Plus fréquemment, l'*agraphie* se joint à l'aphasie; quel que mot qu'on lui dictât, la femme Keller inscrivait son nom. D'autres se trompent de lettres. Un malade, qui était lieutenant, en russe Poroutchik, écrivait *Poblrr*, et ne pouvait même pas copier ce mot lorsqu'on le lui présentait correctement tracé. On lui dictait le nombre 10, et après avoir montré sur ses doigts qu'il entendait sa signification exacte, il écrivait 312 ou 4527. — Au reste, il n'est que trop fréquent de voir coïncider la *perte de la faculté de la lecture*. Certains aphasiques, quand on leur présente un livre, le tournent dans tous les sens, examinant avec étonnement les lettres, tantôt de côté, tantôt de bas en haut, sans arriver à y rien comprendre. — Une complication des plus communes est l'*amnémonomie* qui, tantôt partielle, tantôt absolue, peut revêtir les formes les plus singulières; ce symptôme devant être décrit ailleurs, je me borne à le signaler ici.

B. — Dans un autre ordre de complications, il convient de noter les *paralysies*, et en première ligne l'*hémiplégie*. Ainsi que je l'ai dit précédemment, elle frappe en règle très-générale le côté droit; mais on l'observe aussi à gauche, ce qui s'explique ou bien par ce fait que le malade est gaucher, et qu'alors le centre du langage, siégeant à droite au lieu de siéger à gauche, est voisin des centres moteurs des membres gauches, ou bien par la coïncidence d'une double lésion à gauche dans la circonvolution de Broca, et à droite dans les centres moteurs. L'hémiplégie peut occuper toute la moitié droite du corps, ou bien un seul membre, le bras, ou même se borner à la face. Il est assez fréquent, surtout au début, de la voir incomplète; le malade accuse une sorte d'engourdissement, un embarras, une incoordination plutôt qu'une abolition des mouvements. Dans bon nombre de cas, les phénomènes sont plus accusés; il y a parésie; très-souvent aussi la paralysie est complète, toute mobilité a disparu. Enfin on a noté diverses combinaisons de symptômes, telles que parésie de l'extrémité supérieure et anesthésie de l'extrémité inférieure, parésie des deux jambes et même état parétique de toutes les extrémités. — En raison du voisinage des centres moteurs bucco-labial avec la troisième circonvolution frontale, la glossoplégie, ou paralysie d'une moitié de la langue, accompagne assez souvent l'aphasie; les troubles qu'elle détermine sont toujours d'un diagnostic très-difficile. Dans un cas, rapporté par Fournier, un sergent de ville est soudain pris d'aphasie; il balbutie, scande ses mots; on lui reproche d'être ivre, et ce n'est que plus tard, quand les désordres deviennent continus que la maladie est reconnue. Nous mentionnerons encore les *paralysies des muscles de l'orbite*, et même l'*abolition des sensations spéciales*, ouïe, vue, etc.

C. — Enfin, il était facile de prévoir qu'avec les troubles de langage, résultat d'un néoplasme de couches superficielles, on pourrait voir se développer l'*épilepsie* que les recherches modernes permettent également d'attribuer à une lésion corticale. Rien de plus fréquent en effet que cette association de l'aphasie avec les phénomènes convulsifs. Un homme tombe, perd plus ou moins connaissance, se livre pendant quelques instants à des mouvements désordonnés, et sort de la crise aphasique, et, ajoutons-le aussi, hémiplégique. Il offre là un type de lésion syphilitique; on peut presque à coup sûr en porter le diagnostic sans plus ample informé. L'épilepsie, phénomène essentiellement intermittent, complique surtout l'aphasie à son début.

Le *pronostic* de l'aphasie est bien variable. Survenant à une époque rapprochée du début de l'infection et combattue de bonne heure par les spécifiques, on peut compter sur sa guérison à peu près complète; quelques jours d'iodure suffisent souvent pour amener d'étonnantes métamorphoses. Mais il faut craindre les récidives, et c'est un fait d'observation que leur gravité va croissant. En ce qui concerne le plus ou moins de sévérité de telle ou telle forme d'aphasie, je me bornerai à énoncer deux propositions que l'expérience nous a enseignées.

L'aphasie, quand elle ne s'accompagne pas d'hémiplégie, implique un pronostic moins sévère que dans le cas contraire. Aussi faut-il considérer comme de bonne augure la simplification du syndrome, modification quelquefois spontanée, souvent amenée par ce traitement.

Nous en dirons autant de la *discontinuité des symptômes;* il semble que ce caractère appartienne particulièrement aux formes les moins sévères de l'aphasie, et ce qui tend à le prouver, c'est que tôt ou tard l'intermittence des accidents fait toujours place à leur continuité quand le mal suit sa marche naturelle, c'est-à-dire quand il s'aggrave.

V. Phénomènes d'anémie, de congestion, apoplectiformes, coma. — Les gommes cérébrales sont fréquemment l'origine d'une congestion encéphalique plus ou moins localisée. Ne fût-ce qu'à titre de corps étranger, il serait bien étonnant que ces néoplasmes ne déterminassent point un processus irritatif caractérisé par une fluxion plus ou moins intense; ne sait-on pas d'ailleurs que le syphilome, qu'il siége dans le foie, les os, ou la substance cérébrale, s'entoure constamment d'une zone proliférante très-vasculaire. D'autre part, ces lésions peuvent produire aussi de l'anémie, soit en comprimant directement une branche importante, soit en amenant une augmentation de la pression intra-crânienne, et par là un affaissement des parois des petits vaisseaux. Que si la compression porte sur un tronc veineux la gêne de la circulation en retour causera une stase du sang dans les veinules et les capillaires, et consécutivement une exsudation de sérosité dans les mailles de la pie-mère et dans les ventricules. Anémie, congestion, fluxion, exsudation, tous ces phénomènes se succèdent, s'enchevêtrent dans le cours du même processus morbide; de là une grande difficulté pour rattacher à leurs causes réelles les manifestations cliniques auxquelles ils donnent lieu; car, à tout prendre, que le sang séjourne sans se renouveler au contact des éléments nerveux, ou qu'il y arrive dépourvu de ses qualités, ou qu'il existe un obstacle à son afflux, dans tous ces états contradictoires en apparence, la souffrance de l'encéphale ne reconnaîtra-t-elle pas pour cause principale sinon unique l'arrêt des échanges physiologiques au sein des tissus, en d'autres termes la soif de l'oxygène. Voilà pourquoi on ne saurait apporter trop de réserve dans l'interprétation de ces phénomènes, où beaucoup d'auteurs cependant ne veulent voir que les effets de la congestion.

Je passerai rapidement sur les phénomènes du début : troubles passagers des organes des sens, sensations lumineuses, éblouissements, tintements d'oreille, tact moins sensible, les malades perçoivent les objets comme s'ils avaient la main gantée; motilité amoindrie, engourdissement, défaut de précision dans les mouvements; enfin, paresse intellectuelle, lenteur dans les réponses. Il est d'ailleurs évident que les malades n'arrivent que graduellement à cet état, et n'accusent pas tous la série complète de ces symptômes, surtout au même degré.

A une période plus avancée, ces désordres deviennent permanents et s'accentuent. Les troubles sensoriels peuvent se transformer en véritables hallucinations; un malade de Fournier voit tout vaciller autour de lui et les personnes renversées, la tête en bas; un autre, traversant la place de la Concorde, voit les becs de gaz danser en rond autour de lui. Le système musculaire n'est plus capable d'aucun effort; marcher sur un parquet ciré et glissant, descendre un escalier, constitue pour ces malheureux une entreprise difficile, exigeant toute leur attention; semblables aux ataxiques, il leur semble parfois qu'ils ont les jambes enveloppées dans du coton. En même temps, il est bien rare qu'ils ne se plaignent pas de céphalalgie et d'une lourdeur de tête rendant tout travail impossible. Aussi paraissent-ils hébétés et sont-ils souvent accusés d'ébriété.

Tous ces désordres sont la manifestation d'un état morbide qui, spontanément ou sous l'influence d'une cause occasionnelle même légère, peut subitement acquérir la plus redoutable gravité ; l'*ictus apoplectiforme* est en effet leur terminaison la plus fréquente. C'est à Maurice Mercier que nous devons la connaissance de cet accident à peine signalé dans les ouvrages de Lagneau et de Zambaco ; on en trouve en outre d'intéressantes observations dans la remarquable thèse inaugurale de L. P. Gamel (de Marseille) sur *Les tumeurs gommeuses du cerveau* (1875). Résumons brièvement quelques-uns de ces faits :

Une femme de cinquante-trois ans est amenée à l'hospice de la Conception, à Marseille. Depuis longtemps elle souffrait de maux de tête violents et présentait du côté droit du corps une paresse musculaire. Le matin, en pénétrant dans sa chambre, on l'a trouvée étendue par terre, en proie à une somnolence entrecoupée de quelques mouvements désordonnés. Pupilles contractées, insensibles à la lumière, fonctions des sens abolies, respiration stertoreuse, cyanose progressive. Le crâne étant le siége de lésions osseuses très-avancées, on soupçonne une compression par un épanchement intra-crânien, et une couronne de trépan est inutilement appliquée. La malade meurt, et l'on trouve à l'autopsie une gomme de la grosseur d'un petit œuf de poule ayant détruit la couche optique gauche dans presque toute sa moitié postérieure, ainsi que les fibres provenant de l'épanouissement du pédoncule cérébral (Gamel). — Dans des conditions à peu près analogues, une femme de trente-deux ans, syphilitique depuis onze ans, meurt après six jours de coma. Or, l'autopsie montre le corps pituitaire et toute la partie contiguë du sphénoïde envahie par une dégénérescence spécifique. De plus, au niveau de la partie moyenne de la circonvolution interne du lobe frontal existe une gomme de la grosseur d'une amande (Dugout-Bally *in* Gamel). — Une troisième autopsie est rapportée par Janson. Le sujet avait été trouvé sans connaissance dans un état de torpeur simulant l'ivresse et avait succombé dix jours après. Au niveau de l'extrémité antérieure de l'hémisphère gauche on découvrit une gomme trilobée, du volume d'une petite noix, et autour d'elle la substance cérébrale était ramollie, diffluente, d'une couleur jaunâtre.

Nous avons tenu à relater ici ces trois cas où l'examen *post mortem* a pu être fait, pour établir nettement que ce syndrome, d'une analogie si frappante en apparence avec celui de l'apoplexie vulgaire, n'est nullement imputable à une hémorrhagie cérébrale.

Les autres observations sur lesquelles est basée l'histoire de ce accident nous démontrent plus clairement encore sa nature, grâce aux heureux effets de la thérapeutique. Aucun fait n'est plus remarquable que le suivant qui fait le plus grand honneur à un de nos maîtres. Un jeune homme paraît mal à son aise, taciturne, mangeant peu, se plaignant d'affaiblissement de la vue ; un soir, il rentre comme d'habitude et se couche, le lendemain il continue à dormir et on le croit ivre. Fournier est appelé et le trouve dans le coma, les yeux fermés, respirant bruyamment, les membres sont en résolution, sans paralysie, il paraît sentir encore et retire la partie piquée ou pincée. Dans ce cas fort embarrassant, la découverte d'un testicule manifestement syphilitique fut le salut du malade. L'iodure de potassium fut octroyé à larges doses et, moins de trois semaines après, la guérison était complète. — Citons encore le fait très-caractéristique, recueilli par Mercier, dans le service d'Oulmont. Après deux mois de troubles prodromiques, un homme de trente-trois ans tombe dans un état comateux. C'est le 18 janvier qu'on le trouve dans cet état; jusqu'au 2 février, il reste dans une salle de chirurgie; à cette date, il passe en médecine et l'on constate qu'il a déjà des eschares aux fesses. On applique un vésicatoire à la nuque. Le 5, aucune amélioration ne s'était produite, lorsqu'on remarqua sur ses jambes trois grandes cicatrices caractéristiques de la vérole; on administre enfin les mercuriaux et l'iodure de potassium. Dès le lendemain, l'état s'amende, le surlendemain le malade peut s'asseoir sur son lit et répondre aux questions qui lui sont adressées : un mois et demi après il quittait l'hôpital guéri.

Ce qui frappe surtout dans ces observations, dont j'ai tenu à multiplier les exemples, à cause de l'immense parti que la pratique doit en retirer, ce qui contribue à leur donner un cachet de spécificité, c'est la réunion des caractères suivants : 1° production de ces accidents chez des individus jeunes; 2° sidération survenant tout d'un coup, sans avoir été annoncée par les prodromes ordinaires des affections encéphaliques graves; la plupart de nos malades ont été frappés en pleine santé, la veille encore ils s'étaient livrés à leurs occupations ordinaires; 3° signes particuliers de la crise : coma complet, yeux fermés, membres en résolution, non paralysés, sensibilité aux excitations un peu vives, persistance des réflexes, ouïe conservée ; le malade entend, mais ne peut répondre, ou répond faiblement par un signe quand on le presse, ce qui permet de croire qu'il y a plutôt torpeur qu'abolition de l'intelligence; le plus souvent vue compromise par atrophie papillaire, fréquemment lésions inégalement développées de chaque côté; l'iris a son maximum de dilatation, la paupière supérieure reste abaissée, quelquefois strabisme; respiration calme, mais stertoreuse, pouls régulier, pas de fièvre, issue spontanée des matières excrémentitielles par paralysie des sphincters; urines normales (écartant tout soupçon d'urémie). Ajoutons enfin que les convulsions épileptiformes et les vomissements ne sont survenus que dans deux cas.

Nous ne saurions terminer ce chapitre sans appeler d'une façon spéciale l'attention sur ces faits. Nous avons la conviction qu'un grand nombre de malades, considérés comme des apoplectiques, succombent en réalité à des lésions syphilomateuses, qu'un examen approfondi eût permis de reconnaître et de guérir. On ne saurait donc donner trop de retentissement aux rares cas heureux qu'une judicieuse intervention a permis de recueillir. Puissent les praticiens auxquels nous les devons trouver des imitateurs!

VI. Désordres intellectuels. — Les hémisphères, siége des fonctions noétiko-kinétiques (Ferrier) sont si constamment lésés dans le cours de la syphilis cérébrale, qu'il ne faut point s'étonner de la fréquence avec laquelle sont observés les désordres de l'intelligence et de la conscience pendant la période tertiaire. Parfois ils dominent la scène morbide : c'est par eux que le mal s'affirme, et les troubles du mouvement ne surviennent qu'à une phase avancée de la maladie; mais bien plus souvent on voit ces deux ordres de symptômes se développer coïncidemment; car, nous ne saurions trop le répéter, ce serait se faire une bien fausse idée de ces phénomènes, que de vouloir les classifier rigoureusement en pratique et, pour ainsi dire, découper des formes cliniques, distinctes dans les différents symptômes que nous étudions, séparément, pour la clarté de notre exposé. En d'autres termes, chaque cas ne donne pas lieu à une manifestation spéciale, mais à tout un ensemble de manifestations connexes : céphalée, paralysies oculaires, troubles mentaux, épilepsie, aphasie, qui s'entremêlent, se succèdent, se compliquent, sans qu'il soit toujours possible de discerner laquelle joue le rôle de protopathie; c'est certainement là un des plus précieux jalons du diagnostic. L'incertitude qui règne encore sur la pathogénie des maladies mentales, la diversité des opinions relatives à l'influence de la vérole sur l'étiologie de la folie, la part éventuelle, mais probablement considérable, qu'il importe de réserver à l'alcoolisme dans la pathogénie de beaucoup de ces désordres, nous imposent une grande réserve dans les lignes qui vont suivre ; pour arriver à ce but, nous ne nous ferons pas scrupule de multiplier les observations. Parmi les auteurs qui se sont appliqués à l'étude de ces graves problèmes citons seulement F. Dreer (de Trieste), Coffin et Mansurow (de Saint-Pétersbourg).

Symptômes de dépression. — Il est vraisemblable d'attribuer le défaut d'activité cérébrale à la compression que subit l'encéphale par suite du rétrécissement intracrânien qui est la conséquence forcée des néoplasmes. Quoi qu'il en soit, c'est presque toujours par une *diminution de la mémoire* que se manifeste le mal à son début.

L'amnésie se produit graduellement, ce n'est d'abord qu'une obnubilation ; le malade retient moins facilement que par le passé les dates et les noms propres, par exemple. Il s'en aperçoit et s'en inquiète. D'où, le plus souvent, changement dans le caractère, tristesse, morosité ; en même temps l'esprit semble perdre de sa vivacité, le travail est plus difficile, l'attention devient une fatigue.

Que l'affection soit livrée à sa marche naturelle et l'on verra s'accentuer de plus en plus cette paresse intellectuelle. L'abolition de la mémoire est surtout frappante dans certains cas. Chez un malade de Fournier, elle était partielle ; toutes ses sensations récentes l'avaient fui ; voyait-il un ami, il le saluait comme s'il ne l'avait point vu depuis dix ans, mais il avait si nettement retenu les impressions de sa jeunesse, qu'il put réciter un jour un dixain des racines grecques et toute une scène de Corneille. Il est cependant rare que tout souvenir soit complétement détruit. — Rien de plus variable au reste que la variété de l'amnésie. La mémoire, en effet, n'est point une faculté, une, localisable en un point donné ; nous savons aujourd'hui qu'il y a une mémoire sensitive, une mémoire sensorielle, une mémoire motrice, et que l'acte cérébral qui préside à la sensation ravivée ou au mouvement reproduit se passe dans les parties mêmes qui sont entrées en jeu antérieurement. C'est ainsi que la destruction du centre visuel aveuglant l'individu non-seulement présentativement, mais aussi idéalement, arrache ou mutile toutes les connaissances où les caractères visuels entrent pour le tout ou pour une partie. Consécutivement à la lésion de tel centre moteur, on verra de même disparaître la base organique indispensable à la réexécution idéale de tel mouvement qui lui correspond. Ajoutons du reste que, sur ce point et d'après ces vues, il reste beaucoup à faire encore à l'observation clinique.

Pour ce qui est de l'aptitude intellectuelle, sa dépression graduelle conduit fatalement à l'hébétude. Le malade se départit de tout esprit d'initiative, il n'a plus la force, plus même le pouvoir de penser ou de réfléchir, sa conversation est semblable à celle d'un enfant, tout l'étonne, et les choses qu'il connaissait et comprenait le mieux autrefois ne sont pas celles qu'il faut lui expliquer le moins longtemps.

Nous venons de supposer une altération fonctionnelle progressive ; mais il faut aussi compter avec les ictus épileptiques ou apoplectiques qui peuvent précipiter singulièrement la marche de ces désordres; tel malade s'est réveillé amnésique, instantanément privé de tout souvenir; tel autre, le devient par saccades, le trouble s'accroissant, après chaque attaque.

Le *diagnostic* étiologique de cet état est souvent fort obscur; mais si la notion des anamnestiques et l'association des symptômes laissent quelque doute dans l'esprit, on ne saurait accorder trop de confiance au verdict de la thérapeutique. Rien n'égale en effet l'action de l'iodure et du mercure, administrés même tardivement. Le fait suivant dénué de toute complication, nous semble particulièrement probant. Il s'agit d'une femme de trente-huit ans qui a mal conservé le souvenir de l'accident primitif, et qui est prise, deux ans après, d'un affaiblissement notable des facultés intellectuelles. Peu à peu, elle devient hypocondriaque, apathique, maussade, brutale, et silencieuse. Elle reste capable d'attention, mais si dénuée de mémoire qu'arrivée à la fin d'une phrase elle en a oublié le commencement, et cette déchéance frappe d'autant plus que cette femme est fort instruite et d'esprit très-cultivé. Soumise vainement pendant trois ans à diverses médications, elle voyait son état empirer de jour en jour, quand Cerasi (de Rome) s'avisant à divers indices, (céphalée nocturne, douleurs rhumatoïdes), qu'elle pouvait être syphilitique, la soumit à un traitement mixte énergique et eut le bonheur de la guérir complétement en deux mois et demi.

Symptômes d'exaltation, de perversion. — C'est chose assez rare que de voir la syphilis amener des symptômes de suractivité cérébrale comparables à ceux de la manie[1]. Les malades donnent le spectacle d'une incessante agitation, ils dorment peu, parlent beaucoup, remuent mille projets dans leur tête. Un commerçant bouleverse toute sa maison, renvoie ses employés, écrit une infinité

[1] « La manie est une affection caractérisée par la surexcitation désordonnée des facultés, d'où résultent l'incohérence des idées, l'impossibilité de fixer l'attention, un impérieux besoin de mouvement et des impulsions violentes. » (DAGONET, *Traité des maladies mentales*, 1876, p. 177.)

de lettres. Ce sont des extravagants au raisonnement très-lucide, à l'intelligence relativement nette, sans perversion des idées, et il n'est pas toujours facile de reconnaître des malades, dans ces hommes auxquels on ne peut souvent reprocher que leur peu de mesure.

Quelquefois une idée domine dans leur esprit. Un des genres de monomanie les plus ordinaires consiste dans la crainte exagérée des accidents de la vérole [1]. Comme exemple curieux d'hypocondrie syphilitique, citons le cas de ce malade qui croyait que des poux s'étaient introduits dans sa tête et lui rongeaient le cerveau.

La *perversion* des idées qui naît sous l'influence des lésions tertiaires [2] confine de bien près la folie et pose en pratique de bien difficiles problèmes ; hallucinations, incohérence des idées, délire des actes, folie impulsive, il n'est aucun de ces désordres qui ne puisse se présenter dans le cours de la syphilis cérébrale.

Un militaire, âgé de vingt-quatre ans, syphilitique depuis peu,

[1] La *syphilophobie* est une variété de mélancolie des plus communes, surtout chez les personnes instruites et quelque peu au fait des suites éloignées de la vérole. Ce qu'il y a de plus curieux, c'est qu'elle peut se développer également chez des sujets indemmes de toute infection, comme par une sorte d'inquiétude ou de préoccupation rétrospective. Aucun exemple n'est plus remarquable que le suivant. Il s'agit d'un homme de cinquante ans, qui croit se rappeler, sans en être sûr, que quatre ans auparavant, en état d'ivresse, il a pratiqué un coït suspect. La crainte d'avoir pris la syphilis devient bientôt chez lui une idée fixe, et bien qu'il n'ait jamais eu aucun accident, lui donne le désir d'en finir avec la vie. Il se précipite dans un lac pour se noyer, mais l'instinct de la conservation lui donne la force de se sauver lui-même. Il cherche un autre moyen. Après s'être confessé et avoir récité toutes ses prières, il s'étend sur son lit, et prenant un large couteau se perce par deux fois le cou et l'abdomen ; enfin, comme la mort tarde à venir, il se jette par la fenêtre. Chose singulière, mais qui n'étonnera pas ceux qui savent de quelle résistance vitale sont doués les aliénés, ce malade guérit de ses épouvantables plaies, et, sans en être complétement débarrassé, se remit de ses inquiétudes parce que le médecin auquel nous devons cette observation, De Closmadeuc, lui affirma qu'un syphilitique eût infailliblement succombé.

[2] Je rappellerai que, dès les premiers mois de l'infection, probablement sous l'influence de la viciation du liquide nourricier, des troubles analogues peuvent survenir ; c'est ainsi, du moins, que nous serions tenté d'expliquer le fait d'un jeune homme de vingt-sept ans, qui, quinze jours après le début de la syphilis, fut conduit à Bicêtre pour une aliénation mentale. Après quelques hallucinations, il lui était resté une amnésie presque totale. Il lui était impossible de se remémorer la place qu'il occupait au dortoir, ou ce qu'il venait de faire un instant auparavant. On prescrivit la liqueur de Van Swieten, puis l'iodure de potassium ; et la mémoire revint insensiblement. Or chaque fois qu'une erreur ou un oubli était cause d'une suspension dans l'emploi des médicaments, survenait la réapparition des troubles mentaux. Le retour à l'état normal fut le prix d'un traitement persévérant (Fortin).

portant encore des condylomes et des bubons, éprouve de grandes inquiétudes relativement à son mal. Petit à petit il devient taciturne et déraisonne ; il accuse le médecin de l'hôpital où il a été transporté d'exercer sur lui une influence magnétique, il ne reconnaît plus ses amis les plus intimes et tombe dans l'apathie et la stupeur. En présence de tels symptômes qui n'eût crû à une folie vraie ? Mais ce n'est pas tout ; au cinquième mois surviennent des accès de fureur et de la syphilophobie. Inutile de dire que toute la thérapeutique usitée en pareil cas avait été vainement prescrite. Cependant il suffit à Dreer (de Trieste) de recourir au traitement mercuriel pour ramener en quelques semaines le malade à la santé. — Comme exemple d'*hallucination*, nous citerons le cas de ce personnage politique, qui, sortant de la Chambre, où il venait de faire un discours, crut apercevoir dans la rue des monceaux de cadavres, et rentra chez lui en proie à une exaltation furieuse, qui céda promptement à l'emploi du mercure.

Après ce délire des idées, nous mentionnerons le *délire des actes* qui pousse le malade à commettre mille extravagances, et quelquefois arme sa main, soit contre autrui, soit contre lui-même. Faisons remarquer cependant qu'en pareil cas, à la différence de ce qui se passe dans la manie raisonnante, il n'y a jamais préméditation. Le véritable fou est souvent obsédé par l'idée du meurtre, le désir de faire couler le sang, et finit par lui obéir froidement après avoir mûrement prévu et concerté toutes les circonstances du crime ; au contraire le fou par syphilis cède à une impulsion soudaine qui s'impose à lui pendant une période d'exaltation, peut-être sous l'excès de la douleur, et tue furieusement, et pour ainsi dire *ab irato*, sans que jamais on puisse discerner dans cet acte la moindre apparence de raisonnement. Le véritable fou éprouve parfois du plaisir et comme un sentiment de délivrance quand il frappe ; pour le syphilitique au contraire, il y a inconscience absolue, il ne se rend nullement compte de ce qu'il fait, il est incapable, momentanément du moins, d'en apprécier les conséquences, ou d'en ressentir ni joie ni regret.

Symptômes de paralysie générale[1]. — Existe-t-il une paralysie générale syphilitique ?

[1] Sous le nom de *paralysie générale des aliénés*, on désigne une affection qui a pour caractères l'affaiblissement du mouvement, l'embarras de la parole, un délire plus ou moins accentué, et la diminution progressive des facultés intellectuelles. Le délire ambitieux, délire de grandeurs et de richesses, est un des symptômes les plus fréquents et les plus caractéristiques de cet état morbide.

Avant de répondre à cette question, qu'il nous soit permis de relater deux faits, que nous empruntons encore au très-remarquable mémoire de Francesco Dreer (de Trieste).

1° Un homme de quarante-six ans, ayant pris la vérole à vingt-neuf, accuse une diminution de la vue, de l'ouïe et du goût. En même temps, il se met à concevoir une très-haute idée de ses facultés intellectuelles, d'ailleurs fort médiocres, devient irritable et impératif, enfin veille fort avant dans la nuit pour écrire des projets relatifs à l'intérêt de son pays et au salut de la monarchie. Peu après il veut envoyer au roi un album en or; il demande qu'un de ses chefs, qui lui a retiré la gestion de la caisse, lui donne un million d'indemnité. Enfin il se rend dans un restaurant et commande un grand dîner pour les ministres et la cour dont il attend la visite. Il marche comme un homme ivre, la parole s'embarrasse, la langue tirée hors de la bouche est agitée d'un tremblement. F. Dreer, tardivement consulté, veut administrer un traitement antisyphilitique; mais le malade, furieux, s'y oppose, excipant de sa prétendue position de haut dignitaire. A ce moment, du reste, on est obligé de se servir de la sonde œsophagienne pour l'alimentation et des eschares viennent à se produire : peu après le malade succombe. A l'autopsie, on trouve une exostose intra-crânienne, éburnée, ovale, implantée sur la partie droite du frontal, un épaississement de la dure-mère, avec transsudation séreuse dans l'arachnoïde et injection de la pie-mère. Les circonvolutions des hémisphères étaient aplaties et atrophiées.

2° Un négociant de vingt-neuf ans, homme fort intelligent, devient petit à petit triste, taciturne, distrait; il perd la mémoire, se trompe dans ses affaires, tantôt paye deux fois la même somme, tantôt refuse de payer. Son caractère est devenu irritable et bizarre, il s'émeut de choses insignifiantes et n'a cure d'événements importants qui compromettent gravement ses intérêts commerciaux. Il semble avoir perdu toute initiative, imitant machinalement les personnes avec lesquelles il se trouve, pleurant ou riant comme elles; son intelligence est devenue celle d'un enfant. En même temps il y a affaiblissement de la sensibilité et de la motilité, langue tremblante, démarche incertaine. Interrogeant les anamnestiques, Dreer y retrouve la vérole prise dix ans avant, puis des céphalalgies, enfin une parésie de la troisième paire, et n'hésite pas à instituer un vigoureux traitement antisyphilitique, grâce auquel la guérison est obtenue en deux mois.

Hé bien ! nous le demandons, dans ces deux faits, ne retrouvet-on pas tous les traits fondamentaux de la paralysie générale : délire des grandeurs, affaissement graduel des fonctions intellectuelles et motrices, démarche incertaine, langue tremblotante, etc. Cependant leur origine spécifique n'est pas contestable; de ces deux malades, l'un a guéri par les spécifiques connus, l'autre est mort avec des lésions caractéristiques. La conclusion à en tirer ne saurait être douteuse. La syphilis peut donner lieu à la paralysie générale; reste à rechercher maintenant s'il n'existe pas quelque signe susceptible de guider le *diagnostic* étiologique.

Avant tout, nous ferons valoir l'importance des *antécédents ;* dans un passé généralement éloigné, chancre et manifestations secondaires, douleurs rhumatoïdes et, à une époque plus rapprochée, symptômes divers de syphilis cérébrale, névralgies rebelles, céphalée, paralysie, blépharoptose, névrite optique, convulsions, aphasie, etc. Pour ce qui est de *l'état général* du sujet, on remarquera que le syphilitique est un malade, tandis que le vrai fou est ou du moins peut être considéré surtout comme un infirme. Le premier est presque toujours un cachectique, anémié, exhalant cette odeur de moisi qu'on a décrite comme particulière aux victimes de la vérole, à la nutrition imparfaite, au pouls faible et mou. Le vrai fou offre souvent, au contraire, toutes les apparences d'une bonne santé, ses facultés cérébrales sont oblitérées, sa décrépitude morale est complète, sa physionomie respire la stupidité, mais, physiologiquement, ses fonctions paraissent moins compromises; son pouls est dur et plein. Au reste il est rare que le syphilitique présente jamais un ensemble de symptômes aussi complet que l'aliéné; il n'offre pas, en effet, un syndrôme un et compacte presque toujours le même, mais un assemblage toujours variable de désordres symptomatiques. — Nous ajouterons que la *marche* de la syphilose livrée à elle-même est plus rapide, conduit plus rapidement à l'épuisement final. — Enfin vient l'argument péremptoire de la *thérapeutique.* On meurt toujours, on meurt fatalement d'une paralysie générale vraie; tandis que, plus terrible en apparence, la lésion spécifique est susceptible non-seulement d'amendement ou de soulagement temporaire, mais de guérison complète, intégrale. Nous ne prétendons certes pas qu'avec l'iodure ou l'hydrargyre on puisse compter dans tous les cas sur un retour à l'état normal; nous avouerons même que ce résultat est l'exception : bien souvent le traitement vient trop tard, et, s'il est triomphant en face du syphilome, il se montre absolument inefficace contre les lésions inflammatoires qui se sont développées à sa périphérie. Quoi d'étonnant dès lors que les désordres continuent à s'aggraver! Un auteur anglais, qui probablement n'avait rencontré que des cas appartenant à cette dernière catégorie, est même allé jusqu'à soutenir que l'insanité syphilitique était incurable. Cependant nous croyons que, dans une notable proportion, ces malades peuvent être améliorés et que dans ces cas même où, trop profondément atteints, ils ne peuvent récupérer la totalité de leurs facultés et restent diminués dans leur l'intelligence, le bénéfice du remède est d'enrayer la marche du mal et de prolonger leur existence au delà du terme où les conduirait la paralysie générale.

VII. Troubles des fonctions viscérales. — On s'accorde, en général, à localiser les sensations viscérales dans le lobe occipital; d'autre part on connaît l'influence des lésions du bulbe et du plancher du quatrième ventricule sur l'excrétion urinaire; on ne saurait donc s'étonner de voir les néoplasmes qui occupent les régions postérieures de l'encéphale s'accompagner d'un certain désordre dans les fonctions viscérales. Mais il y a plus : ces phénomènes peuvent encore être excités à distance par irradiation réflexe, alors que le produit morbide siége en un point voisin ou même très-distant de ces centres spéciaux. Comme les symptômes qui en découlent n'offrent aucun caractère spécial aux syphiloses, nous nous bornerons à les énoncer brièvement.

Relativement aux fonctions digestives, on a observé la *boulimie*, la *polydipsie* et le *vomissement*. Une femme atteinte d'endocranite buvait un seau d'eau sans arriver à satisfaire sa soif (Bouchard). Le vomissement se produit sans autre trouble gastrique, spontanément et sans être influencé par l'état de plénitude ou de vacuité de l'estomac; en outre, il a lieu presque toujours le malade étant dans la station debout (Gamel), aussi le décubitus dorsal suffit-il le plus souvent à le calmer.

La *polyurie* a été fréquemment observée; ce symptôme était notamment très-accentué dans un cas où l'autopsie révéla une tumeur du quatrième ventricule (Perroud). Le *diabète* est plus rare; Leudet en a publié une remarquable observation : la femme Taupin, sa malade, éprouvait une soif vive qui la forçait de boire jusqu'à huit ou dix litres de liquide par jour; les urines étaient fort abondantes et contenaient une grande proportion de glucose. La malade fut une première fois guérie par l'iodure de potassium. Quelques années plus tard, la polydipsie et la polyurie reparurent, mais sans glycosurie; elle succomba, et l'on trouva *post mortem* une lésion du quatrième ventricule. Je ne sache pas que l'albuminurie ait jamais été observée dans les mêmes circonstances.

Citons encore, sans nous y arrêter davantage, la diminution de fréquence des battements cardiaques, la *syncope*, le ralentissement ou l'accélération des mouvements respiratoires, la toux, la dyspnée, etc.

VIII. Incoordination des mouvements, ataxie. — Gamel (de Marseille) a rapporté la très-intéressante observation d'un syphilitique qui souffrait d'une encéphalopathie ainsi caractérisée; il avait une céphalalgie extrêmement violente et, de plus, un défaut de stabilité dans les membres inférieurs, rendant la marche presque complétement impossible. Il ne pouvait rester en équilibre, et, pour faire quelques pas, avait besoin de l'appui de deux bras. Dès qu'il voulait se mettre en marche, il s'inclinait de côté, brusquement, comme entraîné en étendant les mains pour chercher un point d'appui. Aucun muscle n'était paralysé. A l'autopsie on trouva dans le *cervelet* une gomme grosse comme une amande. A ces phénomènes d'incoordination s'associent fréquemment des vertiges, des vomissements (Leven), du strabisme, quelquefois des mouvements de manége (Neumann).

Un problème du plus haut intérêt a été soulevé récemment par A. Fournier, relativement au rôle de la vérole dans la production de l'*ataxie locomotrice*. Chacun sait aujourd'hui que cette affection est liée à la sclérose des cordons postérieurs de la moelle; or, *à priori* nous pouvons affirmer que cette lésion, si exactement localisée, non pas à une région mais à un élément du névraxe, cette lésion *systématique*, suivant l'expression très-juste de Vulpian, n'offre point les caractères auxquels se reconnaît habituellement le syphilome. Ce néoplasme, naissant dans la trame conjonctive des organes, n'a guère pour habitude de limiter aussi nettement ses ravages; sa progression, semble t il, n'est que fort peu influencée par les nuances anatomiques, et nous comprendrions mal, pour notre part, quelle barrière mettrait obstacle à sa progression vers les cordons antérieurs. D'autre part, les auteurs qui croient à l'ataxie locomotrice syphilitique n'apportent aucun argument nécroscopique à l'appui de leurs idées. En nous plaçant sur le terrain de l'anatomie pathologique, nous nous croirions donc autorisé à mettre en doute l'influence directe de la vérole, dans l'étiologie du *tabes dorsalis*.

Toutefois l'examen des faits cliniques nous amène à de tout

autres conclusions. Et d'abord, la syphilis se retrouve, dans près des deux tiers des cas, comme antécédent de l'ataxie locomotrice, et bien qu'à la rigueur on s'explique que la syphilis, fruit ordinaire du libertinage, précède dans un grand nombre de cas une maladie qui est elle-même une conséquence fréquente des excès vénériens, cette coïncidence, avouons-le, donne singulièrement à réfléchir. En second lieu, on a vu l'ataxie se développer en même temps et suivre les mêmes oscillations que d'autres accidents manifestement syphilitiques. Enfin, chez ces malades, on a pu quelquefois, bien rarement, il est vrai, enrayer la marche si fatalement inexorable de la myélophthisie au moyen de l'iodure de potassium ou du mercure. Plusieurs cas, dus à des observateurs d'un mérite incontesté, placent ces faits au-dessus de toute discussion. Sans parler des documents publiés par Fournier, nous rapporterons brièvement une observation que nous a communiquée Gailleton. Un jeune homme qu'il avait soigné antérieurement pour des accidents syphilitiques présenta à un moment donné tous les signes de la sclerose des cordons postérieurs. Tel fut du moins le diagnostic porté par un confrère s'occupant spécialement d'affections nerveuses. Eh bien, cet homme, soumis aux spécifiques, revint presque complétement à l'état normal! Voilà, certes, un cas des plus probants. Quelle objection, en effet, pourrait-on élever contre l'interprétation du professeur lyonnais? peut-être insinuer que ce malade n'était pas atteint d'une véritable ataxie locomotrice; qu'on explique alors en quoi elle en différait et ce qui aurait pu produire la méprise de deux praticiens expérimentés, qui affirment n'avoir reconnu aucun caractère differentiel.

En résumé, il y a disparité complète entre les données fournies par l'anatomie pathologique et celles de la clinique, que nous venons d'apprécier impartialement. Souhaitons donc que de nouveaux travaux viennent bientôt éclairer ce problème, et suspendons scientifiquement notre jugement.

§ 5. — PRONOSTIC. — TRAITEMENT.

Les considérations dans lesquelles je suis entré dans le cours de ce chapitre me dispensent de revenir longuement sur le diagnostic et le pronostic général de la syphilis nerveuse. Qu'il me suffise de rappeler que la gravité du syphilome dans ce cas dépend surtout de l'incurabilité des lésions vulgaires qui se développent fatalement à sa périphérie. Contre le syphilome nous sommes pour ainsi dire tout-puissants, tandis qu'en face des lésions vulgaires nous nous trouvons désarmés. — On guérira donc les accidents récents, et souvent sans qu'il reste trace de leur passage : c'est là la véritable pierre de touche du diagnostic. Qui ne sait, en effet, que la plupart de ces lésions sont incurables quand elles relèvent des causes vulgaires. Aussi peut-on dire en clinique : heureux les syphilitiques, ou du moins heureux les épileptiques, les paralytiques qui le sont de par la vérole; car ceux-là reviendront peut-être à la santé. Mais, en dépit de quelques succès particuliers, la pratique générale est bien décourageante quand elle s'attaque à des manifestations invétérées, et le malade devra s'estimer satisfait qui aura vu s'enrayer la marche progressive des accidents et s'en tirera avec une guérison imparfaite, tronquée, une guérison avec infirmité. Encore devra-t-il se tenir en garde contre les récidives, aussi graves que fréquentes, dont il est bien rare qu'il ne devienne pas tôt ou tard la victime.

Dans bien des cas, il n'y a même pas eu d'amélioration, et l'infortuné infirme est idiot, muet, aveugle, ou lésé à la fois dans toutes ses facultés, irrévocablement frappé. Combien n'en avons-nous pas vu de ces « invalides de l'intelligence ou du mouvement » encombrant les salles des hôpitaux spéciaux, passant et repassant d'un service dans un autre, changeant d'hôpital, usant et épuisant les ressources les plus variées de la thérapeutique, sans arriver même à un soulagement éphémère !

Il en est dont le mal a pu évoluer à l'abri de la thérapeutique spéciale ; et ceux-là sont plus nombreux qu'on ne le pense ! Soit qu'ils aient perdu le souvenir de leur contamination, soit que, frappés dans l'intelligence ou la parole, il ne leur ait pas été possible d'en faire l'aveu, l'unique chance de salut leur échappe. Nous sommes persuadé que beaucoup meurent ainsi du fait de la syphilis, sans que cette diathèse ait été soupçonnée. Qu'on se reporte au cas de folie guéri par hasard par Benjamin Bell, qu'on songe à l'apoplectique que A. Fournier a presque miraculeusement rappelé à la vie, et l'on comprendra toute l'exactitude de cette assertion.

La mort qui est causée par la syphilis cérébrale survient soit par crise aiguë, phénomènes congestifs, apoplexie, coma, soit par épuisement progressif et cachexie. Les paraplégiques succombent souvent aux néphropathies et aux eschares sacrées.

Le traitement est essentiellement mercuriel et ioduré. Sans que nous puissions nous en bien rendre compte, nous avons vu dans certains cas les accidents résister à l'un de ces spécifiques pour céder à l'autre. Aussi serait-il prudent de les associer, car le plus souvent le temps manque pour faire l'expérience de chacun d'eux; il faut agir le plus promptement et le plus énergiquement possible. Le mercure sera surtout donné en frictions (de 5 à 15 grammes d'onguent mercuriel double), l'iodure par l'estomac ou en lavement, à la dose minima de 3, 4, 5 grammes, que l'on élèvera graduellement. Broadbent est ainsi arrivé à donner 30 grammes par jour de ce médicament. On continuera ce traitement longtemps, pendant toute la durée des accidents et après; mais il sera bon de le varier incessamment pour lui maintenir toute sa puissance.

Comme adjuvant de la thérapeutique spéciale, on pourra lui associer la plupart des moyens employés contre les névropathies vulgaires, et sur lesquelles je n'insisterai pas ici (bromure de potassium, révulsifs, électricité et surtout hydrothérapie).

Bedel, *De la syph. cérébr.*, thèse de Strasb., 1851. — Hildenbrand, *Syph. dans ses rapports avec l'alién. mentale*, thèse de Strasb., 1859. — G. Lagneau, *Mal. syph. du syst. nerveux*, Paris, 1860. — Ladreit de Lacharrière, *Des paralysies syphilitiques*, thèse de Paris, 1861. — L. Gros et E. Lancereaux, *Des affections nerveuses syph.*, Paris, 1861. — A. Zambaco, *Des affections nerveuses syph.*, Paris, 1862. — Winge, *Disease of the spinal cord : possibility of syph. origin* (*Dubl. med. Press*, 2e sér., IX, 659, 1863). — Leven, *Tumeur syph. du cervelet* (*Gazette des hôp.*, p. 105, 1864). — Liedesdorf, *On syph. disease of the brain and ins.* (*Wien med. Halle*, p. 88, 1864). — Bouchard et Lépine, *Obs. de méning. syph., gommes des méninges* (*Gaz. méd. de Paris*, p. 726, 1866). — Cerasi, *Perdita quasi completa della memoria per sifilide* (*Giorn. it. d. mal ven.*, t. I, p. 54, ann. 1867). — Jaksch, *Des paralysies syph.* (*Prager mediziniche Wochs.*, 22, 3, 4, 1864). — Cesare Lombroso, *Mania; meningite spinale per causa sifilitica* (*Giorn. it. delle mal. ven. e della pelle*, t. II, p. 96, anno 1867). — Diego Coco, *Contrib. alla diag. della sifil. cereb.* (*Morgagni*, 1867). — Little, *Syph. tumour of dura mater* (*Dublin Quart. Journ.* t. XLVII, p. 222, 1868). — W. Smith, *On insan. from syph.* (*Brit. medical Journal*, p. 30, 1868). — Fortin, *Amnésie dans la syph.* (*Gaz. des hôpitaux*, p. 346, 1868). — Solari, *Observation de syph. céréb.* (*Ann. de derm. et de syph.*, t. I, p. 450, 1869). — Ramskill. *Observ. de mal. syph. du syst. nerveux* (*Ann. de derm. et de syph.*, t. I, p. 347, 1869). — Soresina, *Sifil. del sistema nervoso* (*Giorn. it. delle mal. ven.*, t. II, p. 87, 1869). — O. Bayer, *Guérison d'une paralysie ascendante par un traitement antisyph.* (*Union méd.* 1869). — Perroud, *Tumeur du 4e ventricule avec polyurie; hémip. et mort* (*Ann. de derm. et de syph.* t. I. p. 519, 1869). — Duval, *Vomiss. incoerc. causés par une lésion cérébrale de nature syph.* (*Recueil de mém de méd. milit.*, 1869). — F. Dreer, *La sifil. e la pazzia* (*Archivo ital. per le mal. nervose*, 1869). — Chevalet,

Paral. asc. d'or. syph., guérie par les frictions (*Bulletin de thérap*, 1869). — VÉDRÈNES, *Necrose frontale, hemip., trepan., guér.* (*Récueil de mém. de med. mil*, 1869. — GONZALES ECHEVERRIA, *On Epilepsy*, New-York, 1870. — B. TARNOWSKY, *Aphasie syph.*, Paris, 1870. — GAJ (de Kasan), *Statistique sur la syphilis cérébrale* (*Archiv für Dermat.*, 1870). — MOXON, *On syph. dis of spin. cord* (*Dublin Quarterly Journal*, t. LI, p. 449, 1870). — VAN BUREN et KEYES, *La syphilis du système nerveux* (*Medical Journal of New-York*, 1870). — DE MÉRIC, *Syph: discase of third nerv. with mydriasis without ptosis* (*British medical Journal*, t. I, p. 29-52). — READE, *On affect. of the nerv. system. from syph.* (*Ibid.*, t. II). — STEWART, *Insanity from syph.* (*Ibid.*, t. II, p. 333-409). — DE CLOSMADEUC, *Syphilophobie, suicide, plaie abdom., guér.* (*Mouvement médical*, 1870). — H. MOLLIÈRE, *Myelite syph. aiguë* (*Ann. de derm. et de syph.*, t. XI, p. 311). — GIACOMINI, *Afasia ed amnesia da causa sifil.* (*Ibid.*, p. 42, 1870). — MAYAUD, *Syph. second. et tert. du système nerv.*, thèse de Paris, 1871. — D. MOLLIÈRE, *Cas d'anosmie syph.* (*Ann. de derm.*, t. III, p. 74, 1871). — WILLE, *La syph. const. dans ses rapports avec les psychoses* (*Ibid.*, p. 380). — PONCET, *Meningite syph.* (*Ibid.*, t. IV, p. 185). — SCHUTZEMBERGER, *Syph. second., hemip., hydrarg.; guérison* (*Ibid.*, p. 396). — PIROCCHI e PORLEZZA, *Midriasi da sifilide* (*Giorn. ital. delle mal. ven.*, p. 129, anno 1872). — FERRARI, *Storia di atassia muscolare* (*Ibid.*, p. 307). — Alrik LJUNGGREN, *Syphilis du cerveau et des nerfs* (*Archiv für Derm. und Syph.*, 1872). — OWEN REES, *Cérébral syphilis* (*Guy's hospital Rep.*, 249, 1872). — BITTERLIN *De l'hémip. syph.*, thèse de Paris, 1872. — GALLERAND, *Obs. d'encephalite syph.* (*Arch. de méd. nav.*, t. XVIII, p. 200, 1872). — SILVER, *General paralysis; syphilitic tumour* (*Medic. Times and Gaz.* oct. 1872). — MORAT, *Ancienne syphilis; hemip., mouv. choréif. des doigts de la main et du pied du même côté* (*Lyon Medical*, t. III, p. 384, 1872). — CROSS, *Maladies syph. du systeme nerveux* (*Amer. Journal of Syph. and Derm.*, n° 3, 1872). — BRADLEY, *Syph. gummatous tumour of the brain with remarks* (*Brit. med. Journal*, t. I, p. 643). — PETROW, *Ueber die Veranderungen des sympathischen Nervensystems bei const. Syphilis* (Virchows' *Archiv*, LVII; *Centralblatt*, p. 510, 1873). — CHARCOT et GOMBAULT, *Syphilis des centres nerveux* (*Arch. de Physiol.*, 1873). — ROCCHI, *Sifilide spinale* (*Giorn. ital. delle mal. ven.*, p. 273, anno 1873). — MULLER, *Syph. et psychose* (*Correspondenz-Blatt*, 1873). — BOURCERET et COSSY, *Gomme du cerveau* (*Bull. de la Soc. anat. de Paris*, 5e série, t. VIII, 48e année, p. 346, 1873). — RUSSEL, *Constitutional syph., mening.* (*Ibid.*, p. 464). — HUGHLINGS JACKSON, *Syph. des centres nerveux* (*Med. Times and Gaz.*, 1873). — GÖTTLIEB-KRAUSS, *Gehirnsyphilis* (*Allgem. Wien. med. Zeit.*, n° 10, 1873). — DELA-FIELD, *Tumeur syphil. des nerfs spinaux* (*Amer. Journal of Syph.*, 1873). — SIMON, *Zur Casuistik der cerebralen Syph.* (*Archiv für Dermat. und Syph.*, 1873). — VON HUISTOW, *Vesanie et paral. syph.* (*Arch. für Psych.*, vol. IV, p. 165, 1863). — CHOLMELEY,

Paral. syph. avec atrophie musc. locale (*Brit. med. Journ.*, fév. t. I, p. 172). — Fournier, *Triple paral. ocul. d'origine syph.* (*Annales de dermat.*, t. V, p. 190). — Barèty, *Atrophie des muscles interosseux des mains, suite de syph.* (*Ibid.*, p. 206). — Bjorken, *Cas de syph. cérébr. et méning.* (*Upsala Läkareforen forhande*, VIII, n° 6, 1874). — Jespersen, *Syphilis, cause de paralysie progressive*, Copenhague, 1874. — Th. Buzzard, *Clinical aspects of syph. nerv. affect.* London, 1874. — Broadbent, *Letssonian Lectures on Syph.* (*Brit. med. Journ.*, janv., févr. et mars, 1874). — Troisier, *Tumeurs gommeuses du cerveau* (*Progrès méd.*, p. 99, 1874). — Bamberger, *Cas de Men. syph. et remarques sur la syph des centres nerv.* (*Arch. für path. Anat. und Phys.*, LX, 2, 1874.— Jaccoud et Labadie-Lagrave, *Dictionn. de méd. et de chir. prat.*, art. Méninges, pp. 156, 197, 283. — Gallard, *Affection rare de la moelle épinière d'origine syph.* (*Union médicale*, 706, 1874). — Bertrand et Moscowitz (1874), Mercier et Viallé *Lésions des méninges tertiaires, syph. crânienne, syph. comateuse, paraplegie syph.*, thèses de Paris, 1875. — Gamel, *Des tumeurs gommeuses du cerveau*, thèse de Montpellier. Marseille, 1875. — G. Balfour, *Nevralgia as a symptom of syphilitic cerebral disease* (*Edinb. med. Journ.*, p. 289, oct. 1875). — Mauriac, *Memoire sur les affect. syphilit. précoces des centres nerveux* (*Annales de derm. et de syph.*, t. VI, p. 161, 1875). — *Leçons sur l'aph. et l'hémip. droite, syph. à forme interm.* (*Gaz. hebdom*, 1876). — Servantie, *Des rapports du diabete et de la syph.*, thèse de Paris, 1876, n° 200. — Giovanni-Pierantoni, *Sif. cerebr.* (*Il Raccoglitore med.*, XXXVIII, 18, p. 561, 1876) — Huguenin, *De la syph. cér.* (*Corresp. Bl.*, *f. schweiz. Aerzte*, n°s 4, 5 et 7, 1876). — G. Homolle, *Méningo-myelite subaiguë à la fin de la période second. de la syph.; mort* (*Bull. de la Soc. Anat. de Paris*, p. 514, 1876).—De Cérenville, *Myelite syph., parap., guérison par le mercure et l'iodure* (*Bull. de la Soc. med. de la Suisse Romande*, oct. et nov. 1876; *Lyon medical* 1877, t. XXIV, p. 357). — Thomas S. Dowse, *Gumma syph. of post. cerebral sinuses and tent. cereb.* (*Trans. of the path. Soc. of London*, vol. XXVII, p. 11, 1876). — Erlenmeyer, *Les psychoses syph.* Neuwied et Leipzig, 1876. — Drysdale, *Épilepsie syph.* (*Gazette hebd.*, p. 556, 1876). — Fournier, *De l'ataxie loc.*, *de l'epil. syph.* (*Annales de derm.*, t. VII, pp. 187, 228, 1876). — Murri, *La diagn. delle les. sifil. del cerv.* (*Ibid.*, p. 46, 1877). — Schuster, *Intorno all epilessia sifilitica* (*Ibid.*, p. 59). — Fiori, *Sifil. cer. per riguardo alla diagn. delle emin. quadrigemelle* (*Giorn. ital. delle mal. ven*, p. 55, 1877). — Barthélemy, *Hemip. gauche, puis droite, eschare au sacrum; mort* (*Progres medical*, p. 570, 1877).— Fournier, *Paral. du mentonnier, par lesion syph. du maxillaire supérieur* (*Gaz. hôpit.*, n° 34, p. 271, 1877).— Robert Alison, *Some cases of syph. chorea* (*Amer. journal of med. sc.*, t. LXXIV, p. 75, 1877). — Junius Mickle, *Notes on syph. in the insane* (*Brit. and for. med. chir. Review*, april, 1877). — Manssurow, *Die tertiaire syph. Gehirnleiden, Geisteskran-*

heiten, Wien, 1877. — PROUST, *Tremblement du membre droit chez un syph. (Bullet. de la Soc. clin. de Paris*, 1877). — QUINQUAUD, *Méningite chron. syph. (Ibid)*. — WEISS, *Épilepsie partielle syph. (Ibid)*. — C. PELLIZZARI, *Della sifil. cerebr. ed in partic. delle lesione arter. da sif. nel cervello*, Firenze, 1877.

CHAPITRE XXVIII

DE LA SYPHILIS MALIGNE

§ 1. — ÉTIOLOGIE.

On dit qu'une vérole est *maligne* quand elle se fait remarquer à la fois par la rapidité de sa marche et par la gravité de ses symptômes; aussi emploie-t-on également pour la désigner les expressions de *maligne, précoce* ou *acutissima*. Comme on le voit, l'infection maligne est toujours grave, mais un accident grave n'est dit malin qu'à la condition d'être précoce.

C'est à Bazin et à son élève Dubuc que nous devons la première étude complète sur cette forme de la maladie, fort rare de nos jours, qui n'avait cependant point échappé à Carmichael, et qu'ont bien étudiée récemment Mauriac, Ory, Horteloup, Taylor, etc.

Je ne m'étendrai pas sur l'*étiologie* de la syphilis maligne, les considération présentées plus haut (p. 625) sont entièrement applicables aux cas qui vont nous occuper. En somme, notre ignorance sur ce point est à peu près complète; nous admettons que, dans beaucoup de cas, l'état général du sujet, dépendant soit d'une constitution débile, soit d'une mauvaise hygiène, soit de l'influence du climat, etc., nous rend compte de la sévérité des accidents; mais, quoi qu'on en ait dit, il en est quelques-uns, et j'en ai vu bon nombre pour ma part, où tout semblant d'explication nous échappe, et il est peu probable qu'il faille accuser en pareil cas la nocivité particulière de la graine virulente. Restons dans le doute sur ce difficile problème, et attendons; sa solution viendra peut-être de l'anatomie pathologique.

§ 2. — SYMPTOMATOLOGIE.

Jusqu'ici nous avons vu la vérole progresser régulièrement, quasi mathématiquement dans l'organisme, les éruptions discrètes succéder aux poussées exanthématiques, bénignes, puis, après un stade d'apaisement, survenir des désordres plus graves, les lésions désorganisatrices des tissus superficiels et des viscères. Dans la vérole maligne plus de gradation dans les symptômes, plus de poussées se suivant après un intervalle prévu, plus de stades succesifs ; les périodes sont devenues subintrantes, à moins que le sujet ne semble entrer de plain-pied dans la période tertiaire ; le chancre dure à peine depuis quelques jours, que la peau se couvre de boutons ulcéreux ; en même temps se déclarent des ostéites, des ophthalmies, des accidents viscéraux graves, des lésions du foie, des reins, des encéphalopathies, etc. ; la fièvre est intense, le malade est plongé dans une prostration voisine de l'état typhoïde. Il peut arriver qu'il accuse les plus atroces douleurs, le long des membres, dans les os, dans les muscles, ces douleurs si rares de nos jours, mais qui tiennent une si grande place dans les descriptions des premiers syphiligraphes.

Je ne reviendrai pas sur les désordres des muscles, des os, ni des viscères, dont la description a été faite dans les pages qui précèdent ; mais ceux des téguments méritent une description spéciale, car, sans constituer une forme particulière des lésions, ils représentent le plus haut degré des complications tant inflammatoires que phagédéniques, auxquels sont exposées les syphilides.

Les *éruptions* dont se couvre le tégument sont de diverses sortes ; mais toutes présentent comme caractère commun d'être humides et d'aboutir à des ulcérations. Comme les syphilides exanthématiques du début, elles sont généralisées, mais sévissent surtout sur le visage, le cuir chevelu et les membres inférieurs ; le plus souvent elles se font par poussées successives, aussi présentent-elles le caractère polymorphe.

La *syphilide puro-vésiculeuse* offre les plus grands rapports avec le rupia ; il s'agit, comme dans cette éruption, d'infiltrations tégumentaires à la surface desquelles la nécrobiose se produit entraînant l'exsudation d'un liquide très-concrescible. De là, formation par couches stratifiées de croûtes noires verdâtres, les unes simples, peu saillantes, plus comparables à celles de l'impétigo, les autres proéminentes, ostréacées, véritablement rupioïdes (voy. fig. 79, p. 787). Les ulcérations qu'elles recouvrent exhalent une odeur fétide *sui generis* et sont le siége de cuissons, même de douleurs, ne laissant au patient aucun répit, surtout pendant la nuit, et l'épuisant par la privation de sommeil. Au bout d'un certain temps, la sécrétion se tarit, le fond bourgeonne, la perte de substance se comble, les croûtes se reproduisent de moins en moins épaisses, deviennent foliacées, psoriasiformes et font place à une cicatrice plus ou moins irrégulière.

La *syphilide tuberculo-ulcéreuse* consiste d'abord en une éruption de petits boutons gros comme une tête d'épingle, qui grossissent au point d'atteindre le volume d'une groseille ou d'une cerise. — D'un rouge sombre, recouverts de squames blanchâtres, quelquefois assez abondantes pour simuler un psoriasis, ils ne tardent pas à devenir le siége de vives douleurs et à se couronner de croûtes jaune-verdâtre, généralement peu épaisses, parfois même légèrement excavées, sous lesquelles se creuse une perte de substance profonde; en même temps le système lymphatique s'engorge. L'ulcération peut persister assez longtemps à l'état stationnaire; rarement elle prend la marche serpigineuse. La réparation se produit enfin par bourgeonnement ; mais les tissus restent longtemps indurés, fournissant une abondante exfoliation épidermique. La cicatrice est toujours pigmentée ; comme il n'est pas rare que la peau soit entamée dans toute son épaisseur, elle est souvent le siége de dépressions et de brides inodulaires. Cette éruption récidive fréquemment.

La *syphilide tuberculo-ulcérante gangréneuse* se produit quand l'intensité du processus a déterminé l'obstruction des capillaires à la périphérie du néoplasme. Ces troubles circulatoires sont attestés par la présence fréquente, autour des éléments ulcératifs, de petits points hémorrhagiques, sorte de purpura; au reste on a pu constater dans les mêmes points les signes caractéristiques de l'endartérite (Hardy). La complication qui nous occupe (car la gangrène n'est en réalité qu'un accident, une complication), atteint en général de grosses papules, les unes saillantes comme des noisettes, les autres aplaties comme une pièce de monnaie; au bout de deux ou trois semaines, la surface cutanée qui les recouvre se mortifie et se transforme en une eschare noire et sèche, presque toujours excavée à son centre, semblable à une croûte de rupia retournée. Cette eschare s'élargit à sa périphérie par la mortification progressive d'un gros bourrelet induré, saillant qui se continue insensiblement avec les parties saines du tégument. Formation d'un sillon circonférentiel entre la zone infiltrée et les tissus sphacélés, élimination de ces derniers sous forme de membrane épaissie, feutrée, racornie, évolution d'un ulcère à fond grisâtre, à base indurée rappelant dans une certaine mesure le chancre primitif, et enfin réparation et cicatrisation sans oublier la période psoriasiforme; telles sont les différentes étapes par lesquelles passe ce grave accident pour aboutir à la guérison, lorsqu'il échappe aux complications phagédéniques.

§ 3. — PRONOSTIC. — TRAITEMENT.

La vérole maligne est toujours très-grave ; quelquefois elle tue par la désorganisation d'un organe important foie : rein ou cerveau ; nous en avons rapporté des cas dans notre statistique sur la syphilis tertiaire, ou bien elle conduit lentement à la cachexie. Plus fréquemment elle n'est redoutable que par ses récidives et les pertes de substance dont elle crible sans cesse le tégument. Nous avons vu notamment chez une prostituée bien connue dans les services de l'Antiquaille [1], ces accidents se reproduire pendant des années. Un fait remarquable c'est que le mal borne parfois ses ravages à la peau ; les organes profonds, voire même le squelette ne ressentent aucune atteinte, et la santé générale reste indemne. Enfin, particularité non moins curieuse, il est des cas où la vérole semble s'épuiser dans une première attaque ; le virus fait irruption, soudain les accidents éclatent et sévissent avec une intensité extraordinaire, les jours du patient sont en danger ; puis cette, crise passée, tout est terminé, la diathèse a disparu sans retour. Nous ne savons rien encore sur la cause réelle d'évolutions aussi diverses.

Est-il besoin d'insister sur la nécessité d'un *traitement* énergique pour combattre de tels accidents ? Quand il y a péril en la demeure on ne saurait administrer trop généreusement les spécifiques. Comme il faut ménager les voies digestives, nous conseillons de donner le mercure en frictions, soit et préférablement,

[1] A vingt et un ans, Marie Maz..., aujourd'hui âgée de vingt-huit ans (1874), s'aperçut d'un petit bouton à la lèvre droite ; il s'est ulcéré au bout de quatre ou cinq jours. Avant l'éruption, elle souffrit de phénomènes inflammatoires, fièvre violente, douleurs d'estomac, céphalalgie, qui l'obligèrent à garder le lit pendant quinze jours. Huit jours après parut une éru tion suivie d'ulcérations. Elles durèrent deux ans et ont laissé sur la face des traces profondes et étendues, de larges pertes de substance blanches, déprimées, sur le front, les lèvres, les seins, les cuisses, les jambes. Ce fut durant cette éruption qu'on commença l'administration du mercure. Elle fut continuée très-longtemps (pilules, liqueur de Van Swieten).

Depuis cette époque, à son dire, elle a eu des récidives incessantes. Depuis deux ans est survenu un lupus syphilitique de la fesse droite, d'énormes ulcérations ecthymateuses se disposant en forme circinée ont circonscrit un espace de peau rouge, dure, cicatricielle, et l'on voit se renouveler cette exsudation avec une persistance incroyable. Aujourd'hui, depuis quelques jours ont reparu d'énormes croûtes rondes, verdâtres, rupioïdes, et cela malgré l'iodure ; n'a jamais eu de plaques ni au gosier, ni aux parties génitales. (Service du professeur Gailleton, 1874.)

en fumigations, suivant une méthode très-heureusement rénovée par Horteloup. L'iodure de potassium sera administré par l'estomac ou en lavements. Enfin on prescrira, suivant les indications, fer, quinquina, alcool, café, viande crue ; le séjour à la campagne, un exercice modéré, la balnéation, l'hydrothéraphie doivent être considérés comme de précieux adjuvants.

CAZENAVE, *Syphilide serpig., gangrène spontanée; mort* (*Ann. des mal. de la peau de Cazenave*, t. I, p. 27, 1843). — SICHERER, *Cachexie syphil.* (*Idem*, p. 32). — A. DUMOULIN, *De la cach. en gén. et de la cach. syph. en part.*, thèse de Paris n° 225, 1848. — VIRCHOW, *La syph. constit.*, (chap. II, Marasme syph.), p. 20. Paris 1860. —Lorenzo GIACOMO, *Cura e guar. di un grande ascesso spont. con piaghe e leucocitosi per sifilide cost.* (*Giorn. ital. d. mal. ven.*, t. II, p. 74, 1866). — PERROUD, *De la polystéatose viscér.* (*Journ. de méd. de Lyon*, 1865).— FELTZ, *Diathèses et cachexie*, th. d'agrég., Strasb., 1865. — DAVASSE, *La syphilis, symptômes cachect.*, p. 202, Paris 1865. — BENNI, *Quelques points de la gangr. spont.*, th. de Paris, 1867. — Maurice RAYNAUD, Art. CACHEXIE (*Nouveau Dict. de méd. et de chir. prat.*, t. VI, Paris 1867). — BLACHEZ, Art. CACHEXIE (*Dict. encycl. des sc. méd.*, Paris, 1870). — LANE, *Cachexie syphilitique* (*The Lancet*, p. 118, 26 juillet).

CHAPITRE XXIX

SYPHILIS QUATERNAIRE, CACHEXIE SYPHILITIQUE

On désigne sous le nom de quaternaire une période d'épuisement qui survient à la suite des accidents graves et surtout prolongés de la syphilis. Anatomiquement elle est caractérisée par des altérations du sang et des dégénérescences amyloïdes ou graisseuses des viscères ; cliniquement elle s'accuse par une série de troubles généraux communs à toutes les cachexies. Cet état, qui ne s'observe pas très-fréquemment de nos jours, était commun au XVe et au XVIe siècle, et les anciens auteurs l'ont presque tous noté. « Le ferment vérolique, disait Gervais Ucay, corrompt si fort les humeurs qu'il empêche la nutrition et les autres fonctions du corps. » Et d'autre part, Ambroise Paré n'écrivait-il pas dans un langage que la science moderne n'a pu que rénover, sans le rendre plus explicite : « La grosse vérole qui est invétérée avec un grand nombre d'accidents, comme douleurs de teste, nodus et carie d'os, pareillement viscères cacoëthes en corps fort extenuez, débiles, et qui auront esté par diverses fois pensez par empiriques, ou même par personnes méthodiques, qui n'auront rien oublié selon l'art à exécuter; à quoy toutesfois la maladie n'aura voulu céder par sa grande malice, de façon que le virus sera plus fort que les remèdes, et aussi lorsque le malade est fort émacié, sec et hectique (pour la consommation de l'humidité radicale) lors sera du tout incurable. »

La consomption syphilitique diffère trop peu des états analogues d'origine vulgaire pour qu'il soit nécessaire d'en donner une longue description. A moins de lésions locales bien accentuées, il s'agit surtout ici de ce que Van Swieten appelait le *tabes sicca*, par opposition à la cachexie hydropique. Au reste, aucun organe, aucune fonction ne persiste indemne. Le sang offre un moindre nombre d'hématies et une plus grande quantité de leucocytes; les proportions de l'albumine et des sels y sont tellement perturbées qu'il faut s'attendre aux gangrènes spontanées [1]. L'insomnie est l'un des premiers symptômes et des plus rebelles; si le malade parvient à s'assoupir, il est agité par des rêvasseries, des hallucinations. Le jour, il accuse une céphalalgie erratique continuelle qui, jointe au sentiment de sa déchéance graduelle, le plonge dans l'abattement et la mélancolie. — Plus d'appétit, les *digestions* se font mal; à une période avancée survient la diarrhée colliquative, quelquefois la lientérie, avec amaigrissement, dégoût général, haleine fétide, vomissements; dans les cas de lésions pharyngiennes, il faut aussi compter avec la difficulté d'avaler et l'ingestion presque inévitable des produits de sécrétion de l'ulcère. — La peau est quelquefois le siége de pertes de substance considérables, et il est à remarquer que les fluctuations de l'état général suivent très-fidèlement les alternatives de mieux et d'aggravation par lesquelles passe la lésion cutanée.

Le tégument est sec et décoloré; quelquefois d'une teinte verdâtre; il exhale, au dire de certains praticiens, dont on ne saurait trop admirer la perspicacité olfactive, une odeur de moisi absolument spécifique; plus tard il se couvre de sueurs profuses. — Survient enfin la *fièvre hectique*, intermittente d'abord, revenant avec ou sans frissons plusieurs fois par jour, puis bientôt continue. A ce moment, du reste, le terme fatal est proche; la mort

[1] Cazenave a rapporté, dans le premier numéro de ses *Annales des maladies de la peau* (1843), un fait de gangrène spontanée de la jambe chez une femme de quarante-sept ans, couverte d'ulcères syphilitiques. Cette observation serait très-probante si l'autopsie n'avait révélé une altération des plaques de Peyer, en face de laquelle il est permis de se demander si ce n'est point à une fièvre typhoïde qu'a été due véritablement la mortification du membre.

peut se produire presque naturellement par marasme progressif; très-souvent elle est le résultat d'une phlegmasie intercurrente du poumon, de la plèvre, du péritoine; enfin, plus rarement il est vrai, elle se produit au milieu d'un œdème général.

Je ne dirai rien du *traitement*, qui a plus à attendre des reconstituants que des spécifiques à cette période ultime. Impossible cependant de passer sous silence les succès obtenus au moyen de la liqueur de Donowan, composée de mercure, d'iodure de potassium et d'arsenic; de la décoction de Zitman (voy. le *Formulaire*), et enfin du remède de Pollini; si précaires que soient ces ressources, on doit se rappeler qu'en pareil cas la gravité du mal autorise à tout tenter. La guérison est chose bien exceptionnelle; toutefois, comme le dit naïvement Paré, « faut user de grande prudence en pronostiquant, pour n'encourir aucune mauvaise réputation : parce que l'on en a veu plusieurs que l'on estimait ne devoir jamais recouvrer santé, avoir esté guaris, car Dieu et Nature font souvent choses admirables. »

DUBUC, *Des syph. mal. préc.*, th. de Paris n° 59, 1864. — BAZIN, *La syph. et les syphilides*, ch. IV, p. 367. Paris 1866. — GUIBOUT, *Cas obscur de syphilis ancienne, ulcéro-gangreneuse, compliquée de sycosis* (*Soc. méd. des Hôp.*, 22 mars 67). — TAYLOR, *Syphilide tuberculeuse serpigineuse* (*American Journal of Syphilography*, n° 1 et 2, 1870). — *Cas de syphilis rapide* (*Archiv für Dermat. und Syphilis*, 1872). — BROCHIN, *Syph. mal. précoce* (*Gaz. des Hôp.*, n° 56, p. 441, 1876). — ORY, *Recherches sur l'étiologie des syphilides malignes précoces*, th. de Paris, 1876. — HUTCHINSON, *On syphilitic phagœdena* (*chancre*) (*Med. Times and Gaz.*, I, p. 385, 1877). — STITZER, *Gangran der primar Affektion mit folgender Syphilis acutissima* (*Schmidt's Jahrbücher*, p. 153, 1877).

CHAPITRE XXX

SYPHILIS HÉRÉDITAIRE

§ 1. — HISTORIQUE.

Les premiers écrivains de la vérole n'ont guère reconnu de la syphilis infantile que l'infection *post partum* : « In pueris lactantibus prima infectio apparet in ore aut in facie, écrivait Torella, et hoc accidit propter mammas infectas. » Cependant peu à peu, des doutes surviennent; Georges Vella les exprime en ces termes : « Quare parentes non generant prolem infectam, cum materia quæ subjicitur pro generatione spermatis sit infecta? » puis finalement se rattache à la négative. C'est à Paracelse que revient l'honneur d'avoir le premier nettement affirmé la transmission héréditaire de la maladie : « Fit morbus hereditarius, écrit-il, et transit a patre ad filium. »

Plusieurs contemporains acceptèrent cette manière de voir; citons : Theodosius, Augier, Ferrier, qui précise les trois manières dont peut s'opérer l'infection dans le sein de la mère. « Cum in utero morbus contrahitur, tanquàm hæreditarium fit malum, et tanquàm corruptum elementum unà cum paterno vel materno semine infunditur ; aut si mater a die conceptionis in morbum inciderit, communicatio fœtus, vitiosis infectisque humoribus. »

P. Haschardius dit de même : « Transmittitur per generationem, quoniàm hic morbus humores vitiat et corrumpit; unde semen corruptum qui sic affecti sunt emittunt, et ex hoc proles vitiata ac corrupta creatur. » G. Fallope (1555), Rondelet (1560), ne se contentent plus de déductions théoriques et parlent en cliniciens des nouveau-nés infectés héréditairement. Le premier caractérise leur habitus de magistrale façon, en un seul mot : « Præterea videbitis puerulos nascentes ex fæminâ infectâ, et ferunt peccatum parentum qui videntur *semi-cocti.* » La description de Rondelet, bien que tout aussi brève, ne saurait laisser place au doute : « Ego vidi puerum nasci totum coopertum pustulis morbi gallici. »

Mais, dans l'étude de cette question ardue, aucun auteur n'a fait preuve de plus de sagacité qu'Ambroise Paré. « Souvent, écrit-il, on voit sortir les petits enfants hors le ventre de leur mère, ayant cette maladie, et tost après avoir plusieurs pustules sur leur corps; lesquels estans ainsi infectez, baillent la vérole à autant de nourrices qui les allaictent. » Mais il a vu également la contamination qui se fait après la naissance : « Aucuns prennent la vérole de leur nourrice, parce que icelle maladie, comme avons dit, est contagieuse. » Et il relate à ce propos l'observation suivante, qu'à plus d'un titre on nous saura gré de reproduire : « Une honneste et riche femme pria son mary qu'il luy permist d'être nourrice d'un sien enfant : ce qu'il luy accorda, pourveu qu'elle print une autre nourrice pour la soulager à nourrir l'enfant. Icelle nourrice avait la vérole, et la bailla à l'enfant, et l'enfant à la mère, et la mère au mary, et le mary à deux autres petits enfants qu'il faisait ordinairement boire et manger, et souvent coucher avec luy, non ayant connaissance qu'il fust entaché de ceste maladie. Or la mère, considérant que le petit enfant ne profitait aucunement et qu'il estait en cry perpétuel, m'envoya quérir pour connoistre sa maladie, qui ne fust difficile à juger, d'autant qu'il estait couvert de boutons et pustules, et que les testins de la nourrice estaient tous ulcérez : pareillement ceux de la mère ayant sur son corps plusieurs boutons, semblablement le père et les deux petits enfants, dont l'un était aagé de trois et l'autre de quatre ans. Lors déclaray au père et à la mère qu'ils estaient tous entachez de la vérole, ce qui estait provenu par la nourrice : lesquels j'ai traicté, et furent tous guaris, reste le petit enfant qui mourut, et la nourrice eut le foüet sous la custode, et l'eut eu par les carrefours n'eust esté de crainte de déshonorer la maison. » (Livre XIX, chapitre II.)

Mais il était dit qu'en matière de syphilis, la vérité, entrevue dès l'abord par quelques-uns, ne serait pas de longtemps fécondée. De Blegny, Boerhaave, Astruc, Sanchez, n'ajoutèrent rien à nos connaissances sur la syphilis héréditaire, et finalement Hunter la nia. C'est en France, à Paris, où fut créé le premier hôpital spécial pour les femmes enceintes affectées de syphilis (hôpital de Vaugirard), que la question fut de nouveau reprise et étudiée par de consciencieux cliniciens [1].

Doublet inaugure cette période d'observation par son *Mémoire sur les symptômes et le traitement de la maladie vénérienne dans les enfants nouveau-nés, lu à l'assemblée particulière de la Faculté de Médecine en* 1781. Mahon publie ensuite l'ouvrage intitulé : *Histoire de la médecine clinique depuis son origine jusqu'à nos jours, et recherches importantes sur l'existence, la nature et la communication des maladies syphilitiques dans les femmes enceintes, dans les enfants nouveau-nés et dans les nourrices* (1804). Enfin en 1810 paraît le célèbre *Traité de la maladie vénérienne chez les nouveau-nés, les femmes enceintes et les nourrices*, de Bertin. Ce remarquable travail, « écrit au flambeau de l'expérience », suivant l'expression de Portal, présentait un nombre considérable de faits et jetait sur les points

[1] En 1790, la Société royale de médecine proposa le prix suivant, qui ne fut jamais décerné.

« La Société a proposé, dans sa séance publique du 31 août 1790, pour sujet d'un prix de la valeur de 600 livres, dont 480 livres sont fournies par l'intérêt annuel d'une somme de 12 000 livres que le trésor de la Société a reçue en 1787 d'un citoyen qui n'a pas voulu se faire connaître, la question suivante :

Déterminer s'il y a des signes certains par lesquels on puisse reconnaître que les enfants naissent infectés de la maladie vénérienne; dans quelles circonstances elle se communique des mères infectées aux enfants, de ceux-ci aux nourrices et réciproquement; quelle est la marche de cette maladie, comparée avec celle dont les adultes sont atteints et quel doit en être le traitement.

La Société désire que les concurrents appuient leur doctrine sur des faits nouveaux, bien observés et scrupuleusement recueillis... »

les plus obscurs les lumières d'une discussion vraiment scientifique. Plus tard Ricord, Depaul, Trousseau, Cazeaux agitèrent ces difficiles problèmes à la tribune de l'Académie de médecine, et Gubler attira l'attention sur les lésions des viscères. En même temps, la Société de médecine de Bordeaux couronnait un travail de Diday, intitulé *Traité de la syphilis des nouveau-nés et des enfants à la mamelle*, ouvrage resté classique depuis 1854. A tous ces noms joignons encore ceux de Desruelles, Roger, Charrier, Langlebert, Mireur, Notta, Gailleton, Violet, Madier Champvermeil, Mollière, en France; Casati, Gamberini, Cerasi et Profeta, en Italie; Baerensprung, Mayr, Auspitz, Zeissel, Caspary, Forster et Lewin, en Allemagne; Macdonald, Hutchinson, Lee, Dunn, en Angleterre; Taylor, en Amérique; Limas, à Lisbonne, et Owre à Christiania. Ajoutons que de nos jours, la question a été portée sur le terrain de l'observation microscopique et de l'histologie, par Ollivier, Ranvier, Waldeyer et Kobner.

En terminant, citons enfin les belles recherches de Parrot. Ceux qui ont pu écouter ses leçons cliniques, ceux qui ont pu suivre le développement et l'enchaînement si logique de ses découvertes, comprendront qu'il n'y a pas d'exagération à considérer l'œuvre vraiment originale de ce maître comme l'un des plus beaux travaux dont puissent s'enorgueillir à la fois et la syphiligraphie et l'anatomie pathologique.

§ 2. — ÉTIOLOGIE.

Beaucoup d'enfants apportent la syphilis en naissant. Par quelle voie, par quel mécanisme leur est-elle transmise? tel est le problème que nous devons élucider; pour arriver à sa solution, nous allons examiner successivement l'influence des deux géniteurs.

Influence de la mère. — Les rapports intimes qui unissent la mère au produit de la conception font admettre *à priori* la contamination de l'œuf par sa seule influence. Mais les faits ne manquent pas pour appuyer cette donnée; les plus probants sont fournis par l'histoire de la syphilis des nourrices. Après avoir eu un ou plusieurs enfants sains, une femme prend un nourrisson qui lui donne un chancre; peu après, elle devient enceinte et accouche prématurément ou à terme d'un petit vérolé. De quelle évidence n'est pas une telle observation, si le mari a été préservé de la contagion, ce dont il est toujours facile de s'assurer! Tel est le type des faits très-concluants publiés par divers observateurs (Cazenave, Lallemand, Bertherand, Bardinet, Bergeret). — On peut encore citer les exemples des femmes qui, infectées par un premier mari, ont contracté une nouvelle union avec un homme sain et, bien que ne lui ayant rien communiqué, n'en ont pas moins continué à mettre au jour des enfants syphilitiques (Vassal, etc.). Donc, rien n'est mieux établi : la syphilis du fœtus peut dériver uniquement de celle de la mère.

Essayons maintenant de préciser les limites de cette nocivité maternelle.

Par cela même qu'une femme a eu la syphilis, ce n'est pas à dire qu'elle ne puisse plus qu'avorter ou enfanter des syphilitiques. La clinique nous montre au contraire que les effets du virus sur l'œuf vont s'amoindrissant (voyez plus haut l'histoire des *avortements syphilitiques*, p. 654). En pleine période secondaire, en puissance d'accidents, il n'est guère admissible qu'un fœtus puisse arriver à terme sain et sauf; mais nous avons vu des femmes en proie à des lésions tertiaires fort graves accoucher d'enfants sains après des grossesses normales. Sous ce rapport, il faut noter particulièrement l'influence de la thérapeutique; rien n'égale l'efficacité du mercure en pareil cas. Telle femme a subi des fausses couches successives et ne peut donner le jour qu'à des morts nés ou à des cachectiques; qu'elle se soumette aux spécifiques, et vous pouvez presque sûrement lui présager une couche plus heureuse dans un avenir plus ou moins rapproché.

Supposons maintenant le cas où la femme, indemne au moment de la conception, est contagionnée pendant la grossesse. On a beaucoup discuté sur ce point, mais les efforts pour déterminer une époque précise au delà de laquelle le fœtus n'aurait plus à redouter les effets d'une syphilis gagnée par sa mère sont restés infructueux. Tout ce que l'on peut dire c'est que, passé le septième mois, il a de grandes chances d'échapper; mais encore n'est-ce point là une certitude, je n'en veux pour preuve que l'observation suivante due à Chabalier (de Lyon). Un mari part en voyage laissant sa femme enceinte; vers la fin du septième mois, le 28 août, il la revoit pendant un seul jour, et lui donne la vérole qu'il a contractée pendant son absence. Des chancres se déclarent, et la femme suit un traitement pendant les derniers jours de la grossesse; mais elle n'en accouche pas moins le 30 octobre d'un enfant syphilitique. — Il est de toute évidence que, dans ce cas, le produit de la conception est moins gravement atteint que lorsqu'il a eu à compter originairement avec la vérole ; tout au moins son développement a-t-il pu se faire sans entrave pendant une bonne partie de la vie intra-utérine; aussi est-il rationnel de supposer, et la clinique ne dément pas cette donnée, que cette infection tardive participe de la bénignité des véroles acquises dans le premier âge. C'est à cette catégorie de syphilis infantile que Cazenave proposait d'appliquer la dénomination de *congéniale*, en l'opposant à la syphilis *héréditaire* proprement dite.

Pour en finir avec la question de l'influence maternelle, nous rappellerons les deux propositions que nous avons déjà formulées plus haut : 1° *Un nouveau-né affecté de syphilis héréditaire, bien qu'il en porte des accidents à la bouche même, ne fait jamais venir d'ulcération au sein qu'il tète, si c'est sa mère qui l'allaite, tout en restant capable d'infecter une nourrice étrangère.* Cette loi, formulée en 1844 par Colles, confirmée par Diday et nombre d'observateurs, nous semble dominer l'étiologie de la syphilis héréditaire. Nous ne lui connaissons pas d'exception; et dire que toute mère d'enfant héréditairement vérolé est réfractaire à l'inoculation du virus, cela n'impose-t-il pas cette conclusion : Pas de syphilis héréditaire sans infection de la mère; et comme corollaire : Impossibilité pour le père de transmettre la syphilis à son enfant sans contamination de la mère. Nous reviendrons plus loin sur cette dernière proposition. 2° Inversement *un enfant reconnu sain, né d'une femme syphilitique, ne court aucun danger d'infection, soit par l'allaitement, soit par les baisers de sa mère, si transmissibles que soient en réalité les accidents dont cette dernière est atteinte. Mais plus tard, quand l'organisme a été renouvelé de fond en comble par la croissance, cet enfant perd son invulnérabilité en face de la syphilis.* Cette loi qu'il est juste d'appeler loi de Profeta, n'est point encore aussi inébranlablement assise que celle de Colles; nous la tenons cependant pour vraie, et sommes heureux d'apporter à son appui l'opinion si autorisée du professeur Gailleton (de Lyon). Il y a quelques années, on n'eût point manqué de lui opposer les prétendus cas d'infection au passage; mais aujourd'hui, on sait bien que cette vue théorique d'un chancre gagné pendant l'acte de l'accouchement par l'enfant venu au contact des syphilides maternelles n'a jamais été démontrée par la clinique (Violet); cette objection ne saurait donc être admise.

Influence du père. — Nous la croyons extrêmement rare, exceptionnelle même. Et d'abord il n'est pas de praticien qui ne connaisse parmi ses amis et ses clients un nombre considérable de syphilitiques qui s'étant mariés, plus ou moins bien guéris, mais assez avisés pour ne pas contagionner leurs femmes, ont pu donner le jour à des enfants exempts de toute souillure. Bien plus, dans de nombreuses observations, nous voyons l'union se contracter en pleine période secondaire, la conception s'accomplir alors que le père offrait les accidents les plus caractéristiques; et cependant, la mère restée indemne, accoucher après une grossesse normale d'enfants parfaitement constitués, et sur lesquels, malgré une surveillance de plusieurs années, aucune trace de syphilis ne peut être constatée (Langlebert, Cullerier, Notta). Quoi de plus caractéristique, par exemple, que le fait d'un homme qui eut à la fois de sa femme légitime infectée par lui un avorton cachectique, et d'une maîtresse restée saine un bel enfant frais et bien portant, son fils, à n'en pas douter, car il présentait une conformation spéciale du pouce, héréditaire dans sa famille (Charrier). Mais, dira-t-on, la syphilis peut éclater longtemps après la naissance et rien ne prouve que ces enfants, sains et saufs au berceau, ne soient point en puissance d'une souillure qui se manifestera ultérieurement. Nous répondrons en citant le fait suivant. Un syphilitique se marie malgré l'avis de son médecin, devient père d'un très-beau garçon, son fidèle portrait, et, deux ans plus tard, ayant un accident labial récidivé, lui communique la syphilis en l'embrassant, par un chancre induré labial; or, si cet enfant n'était point réfractaire à la syphilis, c'est qu'il n'en avait point souffert pendant la vie intra-utérine (Langlebert).

Ces faits nombreux et précis, sur lesquels aucune espèce d'objection ne saurait être élevée et dont il ne serait pas difficile de multiplier les exemples, nous prouvent tout au moins que, en la supposant démontrée, la transmissibilité paternelle serait bien loin de s'exercer dans tous les cas. Mais *est-elle démontrée*? A cette question, si rationnelle que nous paraisse la négative, nous ne répondrons qu'avec réserve; mais, avouons-le, cette manière de voir nous est bien plutôt commandée par le nombre et l'autorité des auteurs qui croient à l'influence du géniteur, que par la valeur de leurs observations. En effet, tandis que la loi de Colles peut être considérée comme inattaquable et que nous défions d'infirmer les faits cités plus haut, nous ne pouvons nous empêcher de remarquer combien ceux qu'on nous oppose prêtent le flanc à la critique. Beaucoup de circonstances fort douteuses y sont données comme certaines; dans un cas, c'est un ulcère non suivi d'éruption que l'on tient pour un chancre syphilitique (Campbell); dans un autre, c'est un avortement à 6 mois, que l'on impute gratuitement à la vérole; ou bien on proclamera la mère indemne parce qu'au moment d'un examen souvent tardif, elle n'offre nulle trace d'accident, alors que la pratique multiplie sans cesse sous nos yeux les exemples de femmes infectées sans le savoir. Ajouterons-nous que, dans quelques cas, le diagnostic des lésions des nouveau-nés ne semble pas à l'abri de toute suspicion légitime. Encore dans la plupart de ces histoires cliniques l'interprétation se heurte à l'hypothèse et le moindre postulatum qu'elles renferment exige que l'on croie les yeux fermés à la fidélité de toute mère de famille. En somme, sans nier l'hérédité paternelle en matière de syphilis, nous ne croyons point nous éloigner de la vérité en ne lui assignant qu'un rôle fort restreint; nous ne croyons point être injuste en demandant que son influence soit démontrée par des faits empreints d'une plus grande rigueur.

Influence du fœtus sur la mère; syphilis par conception. — La loi de Colles, ai-je dit, nous apprend qu'il n'y a pas d'hérédité syphilitique sans contamination maternelle; mais un important problème a été soulevé par Diday: cette contamination, qui, dans les circonstances les plus ordinaires, se produit chez la femme du fait du mari et se transmet ensuite de la mère au fœtus, ne pourrait-elle dans certains cas, rares d'ailleurs, provenir du sperme impur fécondant l'ovule et passer ainsi, non pas de la mère au fœtus, mais du fœtus à la mère? Cette influence se bornerait dans le plus grand nombre des cas à produire chez la femme une sorte de vaccination, d'*irréceptivité*. Mais, dans d'autres cas, et voici le point particulièrement intéressant signalé par Diday, elle suffirait à faire naître une infection réelle avec accidents secondaires généralisés, en tout semblable aux infections ordinaires, n'était l'absence de l'accident primitif. Cette *syphilis par conception*, dont les symptômes apparaîtraient en moyenne vers le 65e jour, pourrait même être le résultat d'un contact éphémère entre le sperme et l'ovule; de là les véroles nées sans chancre, avec coïncidence d'avortement, quelquefois même d'une aménorrhée passagère ou d'un retard à peine remarqué. Il faut avouer que cette manière de voir, fort ingénieuse, donnerait la clef de bien des problèmes. Toutefois, et si admirablement qu'ait été exposée cette théorie, nous avouons que la lecture des observations ne nous semble pas de nature à entraîner une conviction absolue. En pareille matière et sur un sujet aussi délicat, le maître lyonnais nous pardonnera de faire preuve d'une exigence scientifique que lui-même nous a enseignée.

A ce propos, nous devons rappeler l'opinion émise, il y a quelques années, par P. Aubert (de Lyon). Se plaçant à un point de vue théorique et s'appuyant sur le grand principe formulé par Ricord: « Hors l'hérédité, pas de vérole sans chancre, » cet auteur soutient que la syphilis par conception devait s'expliquer par l'existence d'un chancre intra-utérin dû à une inoculation produite par le sperme syphilitique. Malheureusement pour cette hypothèse, des expériences précises, consignées dans un travail récent d'Hippolyte Mireur (de Marseille), ont péremptoirement démontré la non-inoculabilité du sperme qui ne diffère point sous ce rapport des autres humeurs physiologiques.

§ 3. — SYMPTOMATOLOGIE. — ANATOMIE PATHOLOGIQUE.

I. — Lésions du placenta.

Les lésions du placenta sont encore fort mal connues, et cependant elles ne manqueraient, s'il faut en croire des travaux récents, dans aucun cas de syphilis héréditaire ou congénitale. Le placenta n'est pas toujours atteint dans tous ses points, ce qui a fait conclure, prématurément selon nous, à quelques auteurs, que les parties fœtales ou maternelles étaient isolément intéressées, suivant que la contagion venait du père (?) ou de la mère, les cas dans lesquels l'organe était malade dans son entier dénotant une influence double, c'est-à-dire de chacun des géniteurs (Frankel, Macdonal). Ce qui est certain, c'est que la moitié maternelle est bien plus souvent et presque toujours plus gravement atteinte que l'autre.

Suivant qu'il est circonscrit ou non, le syphilome donne lieu à une *endométrite placentaire gommeuse* ou à une *placentite interstitielle diffuse*. Le plus souvent ces deux formes s'associent. Dans la forme circonscrite, les lésions se font souvent remarquer par leur aspect papuleux ou condylomateux (Virchow). On constate alors soit des néoplasmes de forme polypeuse, implantés dans la partie libre de la caduque, et formés d'un tissu muqueux très-vasculaire; soit des tumeurs dures pénétrant comme des coins sous le tissu des cotylédons placentaires. Le cas suivant, relaté par Kronid Slavjawski, donne une bonne idée de cette sorte de lésion. La surface de section des nodosités présentait deux couches distinctes : une extérieure, périphérique, légèrement fibreuse, compacte, grise, et une portion centrale, plus molle, jaune, ayant par places le caractère d'une masse caséeuse ; au milieu de la couche grise périphérique se trouvaient également des points jaunes isolés et peu nombreux ; d'abondants prolongements de la couche grise périphérique s'enfonçant dans le placenta fœtal y formaient un réseau au milieu duquel se trouvait logé le tissu spongieux. On trouvait un réseau semblable quoique moins développé dans les autres points du placenta maternel, qui présentaient de simples épaississements sans nodosités. Les plus fortes ramifications de ce demi-réseau ne pouvaient être poursuivies que jusqu'au tiers moyen de l'épaisseur du gâteau placentaire. — La sclérose se révèle par des plaques plus ou moins étendues d'un tissu résistant grisâtre ; sous son influence les villosités prennent d'abord un développement considérable, en même temps que disparaît peu à peu la lumière de leurs vaisseaux; elles sont alors physiologiquement annulées. La circulation se trouvant entravée, il peut se faire que la mort du fœtus en soit la conséquence : c'est ainsi que surviennent beaucoup d'avortements par anhémathose progressive.

Au microscope les villosités paraissent être le siége d'une hyperplasie particulière suivie de prolifération. Leurs cellules et l'épithélium qui couvre ces appendices se remplissent de granulations nombreuses; en même temps les parois des vaisseaux, point d'origine et centre des lésions, s'hypertrophient à tel point qu'on croirait avoir sous les yeux de véritables canalicules de Havers. L'oblitération du vaisseau et l'atrophie consécutive des villosités sont le terme habituel de ce processus : tel est aussi le résultat des tumeurs gommeuses qui, produites par une énorme hyperplasie des cellules conjonctives formant la trame du placenta maternel, aboutissent à l'effacement des villosités par compression. Dans les nodosités décrites plus haut, la couche grise périphérique se composait de grandes cellules (cellules de la caduque intermédiaire), à plusieurs noyaux, puis d'éléments fusiformes ou ronds attestant le processus irritatif, logés dans un stroma grossièrement fibreux. Le centre jaune se composait presque uniquement de détritus. Entre ces deux couches se trouvaient des éléments embryonnaires de formes variées, prolifération conjonctive aboutissant tantôt à l'organisation sclérosique, tantôt à la nécrobiose granulo-graisseuse, qui marque la période ultérieure de la tumeur gommeuse syphilitique. Sans doute, on est exposé à prendre ces amas jaunâtres pour des masses tuberculeuses; toutefois l'absence de vaisseaux, la présence des granulations réfringentes que nous avons signalées à propos des gommes du foie, la coexistence de la sclérose et d'ailleurs les lésions cutanées de la mère ou de l'enfant permettront le plus souvent d'éviter une pareille erreur.

II. — Lésions de la peau et des ongles.

Époque d'apparition. Syphilis héréditaire tardive. — Il est très-important de déterminer aussi exactement que possible l'époque où l'on doit redouter chez le nouveau-né les accidents de la syphilis héréditaire, mais il n'est guère question dans cette recherche que des manifestations tégumentaires, car du vivant du petit malade les altérations des viscères nous échappent à peu près complétement, et nous verrons cependant qu'elles font rarement défaut, même pendant la vie intra-utérine. Aussi les statistiques dont nous allons parler et qui ont si fort occupé les auteurs il y a quelques années, n'ont-elles qu'une valeur relative, surtout depuis que Parrot nous a appris à reconnaître l'infection héréditaire aux lésions précoces et très-caractéristiques du squelette.

En réunissant les statistiques de Diday et de Roger nous arrivons à un total de 172 cas, dans lesquels le mal s'est déclaré :

Avant un mois révolu	92	fois.
Avant trois mois révolus	67	—
Avant quatre mois révolus	7	—
Avant cinq mois révolus	1	—
Avant six mois révolus	1	—
Après le sixième mois révolu	4	—
Total	172	fois

C'est donc avant le troisième mois que se manifeste, dans l'immense majorité des cas, la syphilis héréditaire. Une fois, Diday ne l'a vue s'accuser qu'au bout de la deuxième année, et l'on a cité plusieurs cas où ce retard est allé jusqu'à quinze et seize mois; mais ce sont là des exceptions.

Dans ces derniers temps, on a singulièrement élargi le cercle de la syphilis héréditaire en lui rattachant certaines lésions de la première ou de la seconde enfance, et même de l'âge adulte; dans quelques-uns de ces cas il semble même que les accidents tardifs dont nous parlons n'ont été précédés d'aucune poussée pendant les premiers mois qui ont suivi la naissance, circonstance sur laquelle, on le comprend, il n'est pas toujours facile d'obtenir des renseignements suffisamment certains. Quoi qu'il en soit, et bien que la question ne soit pas encore aujourd'hui absolument tranchée, on ne peut nier qu'on n'obtienne souvent d'excellents résultats du traitement antisyphilitique, quand on se trouve en présence de certaines lésions osseuses ou d'ulcérations chroniques siégeant principalement sur la face, la muqueuse des fosses nasales, le pharynx. Les observations publiées par les chirurgiens lyonnais de l'Antiquaille, Dron et Horand, et confirmées par bon nombre d'auteurs, tant en Allemagne qu'en Angleterre, ne laissent aucun doute sur ce point.

Quelques observateurs sont allés plus loin encore dans cette voie et n'ont pas craint d'établir un rapport intime, de cause à effet entre certaines ulcérations considérées aujourd'hui comme dérivant soit de la scrofule, soit de la néoplasie spéciale connue sous le nom de lupus. Ils y voient tout au moins des lésions analogues à leur nature, à celles que Ricord désignait sous le nom pittoresque de *scrofulate de vérole*. Récemment cette opinion a été reprise par A. Doyon. Pour cet auteur, la syphilis ne devient *lupigène* qu'après avoir subi un certain degré d'atténuation : il faut que le père ou la mère du sujet lupeux ou quelqu'un de ses ascendants les plus éloignés aient eu, au moment de la procréation, une syphilis à l'état tertiaire, c'est-à-dire arrivée à cette période où, transmise par génération, elle ne peut plus produire chez l'enfant que quelque chose d'analogue à la scrofule. Malgré les arguments que semble lui prêter la clinique, nous ne saurions adopter une telle manière de voir avant que les anatomo-pathologistes, aujourd'hui à l'œuvre, se soient nettement prononcés sur ce problème très-complexe.

Érythème ; Roséole — La roséole est rare, mais on rencontre assez souvent une hyperhémie spéciale du tégument. Cet erythème est constitué par des taches luisantes, d'une teinte rose cuivrée, quelquefois brunes, lenticulaires d'abord, qui s'élargissent, se touchent et se confondent, formant des nappes à découpures polycycliques. Elles ne disparaissent pas sous la pression du doigt, et souvent se tachètent de petits points foncés, amas d'hématosine extravasée. On les rencontre sur la face, le cou, qu'elles embrassent souvent comme un collier, mais surtout à la paume des mains où leur présence est un signe presque caractéristique d'infection. Cette lésion qui n'est pas à proprement parler une syphilide est surtout digne d'attention, en ce qu'elle semble préparer le terrain pour le développement de manifestations plus profondes qui paraîtront aux points qu'elle occupait; aussi quelques auteurs lui ont-ils donné le nom d'érythème précurseur.

On ne le confondra pas avec la rougeur que la compression ou la macération déterminent sur certains points du tégument, tels que les talons, les fesses, les environs de la région génito-anale, ni avec l'érythème lié à l'athrepsie, lequel occupe de préférence le périnée, les bourses, les plis génito-cruraux, la région postérieure des cuisses, quelquefois les membres inférieurs, et ne se propage que rarement au tronc, presque jamais aux surfaces palmaires.

Assez souvent on voit l'érythème se compliquer d'un processus d'exfoliation épidermique qui lui a fait donner le nom d'*érythème squameux* (Trousseau et Lasègue) ou psoriasis syphilitique. Les plis naturels des mains, la pulpe des dernières phalanges, la région péri-unguéale, le sillon mento-labial, les paupières (Deutsch), le cou, les lombes sont les points où il débute et d'où il s'étend, toujours très-diffus, sans se circonscrire jamais en petites plaques. Il n'est pas rare qu'il arrive à occuper la face postérieure des fesses, des cuisses et des jambes. La peau malade, épaissie avec exagération des plis et des rides, notamment à la plante des pieds, est recouverte d'abord d'une squame blanche, épaisse et sèche laquelle se soulève d'un bloc, et qui, en s'éliminant, laisse à nu une surface de couleur cuivrée, lisse, à éclat métallique ; de ssquamules peuvent se reproduire et prolonger l'accident pendant plusieurs semaines. A cette période on pourrait confondre l'éruption avec un eczéma ou un *pityriasis rubra*, n'étaient la sécheresse des points malades, et le défaut absolu de cuisson et de prurit. Au microscope, l'épiderme est plus épais, la couche de Malpighi est agrandie dans sa zone horizontale et ses espaces interpapillaires. Au-dessus du corps muqueux se voit la squame composée de cellules aplaties, à noyaux peu ou pas marqués. Entre cette squame et le corps muqueux existent des amas de cellules épithéliales, les unes conservées, d'autres granuleuses, ou réduites à leur noyau et fondues en un détritus commun, quelques-unes cornées et soudées pour former des globes épidermiques. C'est cette couche de cellules irrégulières, fragmentées, qui soulève la squame d'une seule pièce et en provoque la chute; c'est elle qui constitue les squamules et les poussières des surfaces dénudées de l'érythème. Le derme est hyperhémié, infiltré d'éléments jeunes, soit à sa surface papillaire, soit dans ses couches profondes, au sein des faisceaux conjonctifs (Madier-Champvermeil).

Papule, plaque muqueuse. — Rien de plus rare que la papule sèche, cuivrée, qui est cependant si fréquente dans la syphilis des adultes. J'ai vu un cas où le tégument s'était couvert de saillies plates, rosées, de la largeur d'une pièce de cinquante centimes; les éléments étaient surtout apparents sur les cuisses et les jambes. Cette éruption, disent les auteurs, persiste assez longtemps à la période d'état et se complique tardivement d'ulcérations susceptibles d'aboutir à des pertes de substance plus ou moins considérables, ou d'érosion avec irritation et un certain degré d'hypertrophie papillaire ; cette lésion est connue sous le nom de *pustule plate, plaque muqueuse, condylome*. Cette marche n'a rien qui doive étonner, attendu que la peau du nouveau-né, fine, délicate, susceptible d'être fréquemment souillée et macérée par les sécrétions, irritée par les langes qui la compriment, offre les conditions les plus favorables pour cette transformation humide des papules, celle-là même que nous avons constatée précédemment chez l'adulte, dans les régions particulièrement prédisposées à la plaque muqueuse; je ne reviendrai pas ici sur la description de cette lésion dont les caractères sont à peine modifiés chez l'enfant. C'est sur la région ano-génitale, le scrotum, la vulve, particulièrement autour de l'orifice anal que se groupent les éléments éruptifs, quelquefois sous forme d'un pointillé rougeâtre, d'autrefois recouverts d'une couche blanchâtre, opaline et sécrétant un liquide à odeur spéciale *sui generis*, caractéristique.

Je rappellerai que ces syphilides siégeant sur les lèvres, autre foyer où elles se développent de préférence, sont l'origine la plus fréquente des chancres mammaires transmis par l'enfant aux nourrices qui les allaitent.

Papulo-vésicule. — Le tégument infiltré est quelquefois le siége d'une exsudation séreuse ou séro-purulente qui aboutit à la formation de petites vésico-pustules qu'il ne faut pas confondre avec celles des éruptions sudorales. C'est sur le front et les surfaces palmaires et plantaires qu'on voit se grouper les éléments miliaires de cette syphilide, assez reconnaissable, dans la plupart des cas, à leur auréole rouge cuivre (Mayr).

Papulo-bulle, pemphigus. — Peu de problèmes ont donné lieu à des discussions plus vives et plus nombreuses que le pemphigus des nouveau-nés. Braune et Alibert y voyaient une exhalation cutanée des principes de l'urine ou tout au moins d'une substance irritante, Wichmann attribuait la formation des vésicules à un insecte; Ricord lui donnait pour cause le séjour du fœtus dans la matrice, habitation malsaine et humide; pour Dubois et Depaul, qui discutèrent ce problème à la tribune de l'Académie de médecine, en 1851, pour Cazenave, Huguier, Em. Vidal, le caractère syphilitique de l'accident n'est pas douteux; au contraire Kraüss, Trousseau, Lasègue, Cazeaux, Cullerier, Diday, Cerasi, soutiennent que cette maladie est le résultat d'une altération profonde de la nutrition et qu'à ce titre la vérole peut la produire non comme syphilide, mais en tant que manifestation cachectique. Pour nous, d'accord avec Roger, Ollivier, Ranvier, Parrot, nous séparons nettement de celui qui va nous occuper le pemphigus simple, affection rare, fébrile ou non, quelquefois épidémique, qui survient peu après la naissance, le plus souvent vers le troisième mois, et nous considérons comme un indice non douteux de vérole l'éruption bulleuse, congénitale ou précoce, c'est-à-dire survenant dans les quinze premiers jours, et ayant pour siége d'élection les surfaces plantaires et palmaires, éruption beaucoup plus fréquente d'ailleurs que le pemphigus simple.

Cette manière de voir est essentiellement basée sur l'expérience qui nous a montré nombre de fois ce pemphigus : 1° se développant sur des enfants dont les géniteurs étaient manifestement entachés de vérole ; 2° coincidant avec des syphilomes non douteux des viscères, notamment des poumons, du thymus, du foie, de la rate ; 3° subissant dans une certaine mesure l'heureuse influence du traitement mercuriel, au point de réapparaître, après avoir été amendé, quand l'administration du remède était discontinuée.

L'éruption s'annonce par une teinte violacée de la peau, limitée aux régions que nous venons d'indiquer; au bout de deux ou trois jours paraissent de petites vésicules confluentes, qui s'accroissent, quelquefois se confondent en formant tantôt des éléments arrondis du volume d'un pois, tantôt de grosses pustules hémisphériques pouvant dépasser le diamètre d'une pièce de deux francs; très-exceptionnellement on en a même cité qui atteignaient celui d'un œuf, voire même d'une tête de fœtus. Leur contenu séreux, puis lactescent, prend bientôt une teinte jaune verdâtre, puriforme, quelquefois brune et d'apparence franchement hémorrhagique; à cette période l'élément pemphigoïde sur sa large auréole violacée, bleuâtre, offre un aspect caractéristique. On voit parfois le mal envahir les parties voisines; mais, outre que les éléments y sont plus clair-semés, l'hyperhémie périphérique y est toujours peu accusée; les bulles sont rares sur les jambes et les bras, plus rares encore sur le tronc.

Au bout de vingt-quatre ou trente-six heures, la bulle se crève ou se dessèche. Uni à l'épiderme soulevé, le liquide forme alors une croûte d'un brun jaunâtre recouvrant une ulcération plus ou moins profonde. Cette perte de substance, aux bords enchâssés par la rupture de l'épiderme, au fond rouge, livide, d'apparence bourgeonnante, quelquefois blanchâtre comme une fausse membrane, est encore un signe distinctif précieux du pemphigus syphilitique; mais ce qui le caractérise plus encore, c'est l'affaiblissement progressif et presque fatal de l'état général, qui s'aggrave à chaque poussée nouvelle, annonçant une cachexie aussi prochaine qu'inévitable.

L'enfant refuse le sein, crie sans cesse, dépérit ; la mort survient au bout de peu de jours. Dans les très-rares cas où le traitement spécifique arrive à triompher de ces accidents, la lésion locale se répare par dessiccation et desquamation[1].

L'anatomie pathologique nous apprend que la bulle du pemphigus syphilitique est caractérisée par la grande quantité de cellules épidermiques que renferme son contenu et par la présence d'une couche pulpeuse, blanchâtre, épaisse qui recouvre les papilles congestionnées du derme, laquelle couche est formée par les cellules dissociées du corps muqueux. On remarque en outre, à la base de la bulle et à sa périphérie, une injection très-grande du réseau superficiel du derme et des anses vasculaires des papilles, avec épanchement de la matière colorante du sang dans les éléments circonvoisins (Ollivier et Ranvier). Les croûtes présentent à l'examen microscopique des cellules pavimenteuses, des cellules pigmentaires aplaties, des cellules nucléaires informes, des cristaux de cholestérine, enfin une matière amorphe et pulvérulente. Le liquide, de réaction acide au début, deviendrait alcalin dans les phlyctènes anciennes.

Papulo-pustule. — L'*impétigo* est fréquent chez l'enfant, en dehors même de la syphilis; aussi, n'est-ce pas chose facile que de faire la part de ce qui revient à la diathèse dans ces vastes éruptions qui se localisent à la face, la couvrent d'un masque croûteux, hideux et fétide, obstruent les orifices des narines et rendent ainsi impossible l'acte de téter, entravent la nutrition et précipitent l'issue fatale de la maladie. Les signes suivants aideront pourtant à faire ce diagnostic. Les croûtes de l'impétigo vulgaire sont minces, jaunes, se rapprochant de la couleur du miel; celles de la vérole sont épaisses, brunes, d'un vert foncé. La surface qu'elles recouvrent, chez l'enfant non syphilitique, est seulement érodée, puisqu'un des caractères habituels de cette éruption est de guérir sans laisser de traces, même quand elle ne cède qu'après une durée fort longue; il y a ulcération, au contraire, dans l'impetigo spécifique et cicatrice consécutive. De plus, la peau, infil-

[1] Le *pemphigus simple*, affection exanthématique selon quelques auteurs, arthritique selon d'autres, offre les caractères suivants : sauf le cas d'épidémie, ne se montre jamais avant quinze jours, est rare avant le troisième mois, survient le plus souvent après le sixième; éruption généralisée sur le cou, les épaules, la poitrine; aucune prédilection pour les surfaces plantaires ou palmaires. Eléments peu nombreux, quelquefois au nombre de trois, quatre, dix, douze; bulles petites, rondes, inégales; contenu citrin, légèrement grisâtre; aréole rosée peu étendue; dessiccation et desquamation sans perte de substance, sans bourgeonnement du fond; État général bon, retour complet à la santé au bout de quelques jours, le plus souvent une seule poussée.

trée, épaissie, forme autour des pustules une aréole violacée caractéristique.

Peu de chose à dire de l'*acné*, que l'on observe quelquefois sur le cuir chevelu, le dos, la poitrine, et qui n'est le plus souvent, à proprement parler, qu'une papule surmontée d'une gouttelette purulente.

La pustule *ecthymatoïde* caractérise une phase plus avancée et généralement une infection plus grave que les éruptions précédentes; c'est sur les fesses, les membres inférieurs, quelquefois la face, au menton notamment, qu'il faut chercher cet accident, qui aboutit quelquefois à des pertes de substance assez considérables.

Tubercules, gommes. — Parmi les tubercules, accident rare chez le nouveau-né, nous citerons seulement le *tubercule profond* (*syphilis nodosa* de Rinecker), le *tubercule végétant* (Van Berlingen), enfin le *tubercule perforant* ou *térébrant* (Cazenave), forme redoutable qui n'est, à proprement parler, qu'une modalité spéciale des précédentes. Après avoir persisté plus ou moins longtemps à l'état de nodosité arrondie, mamelonnée, les éléments se ramollissent et subissent un travail destructif qui se propage souvent au delà de la peau et du tissu cellulaire. Une sécrétion abondante, sanieuse, très-concrescible et irritante pour la partie voisine, s'écoule et fournit à la formation et à l'accroissement de croûtes noirâtres adhérentes sous lesquelles l'ulcère, susceptible de subir la déviation phagédénique, peut devenir l'origine des plus graves désordres.

Dans un cas relaté par Virchow, où le tégument offrait une éruption assez abondante de tubercules modérément ulcérés, de chacun des éléments partait un cordon lymphatique volumineux, et au bras gauche tous les cordons aboutissaient aux ganglions axillaires tuméfiés et d'un rouge bleuâtre.

La *gomme* circonscrite se présente quelquefois, chez le nouveau-né comme chez l'adulte, sous forme de tumeur noueuse, fluctuante, recouverte par une peau violacée amincie. Sous cette forme, son diagnostic n'offre aucune difficulté.

Enfin c'est principalement sous forme de tubercules ou de gommes ulcérées que se montrent les lésions de la *syphilis héréditaire tardive* dont le siége le plus ordinaire est la face, au pourtour des orifices. Nous ne reviendrons pas sur leur diagnostic. (*Voy.* plus haut, page 795.)

Lésions des ongles. — La localisation si fréquente des éruptions aux pieds et aux mains permet de supposer *a priori* que les ongles peuvent être intéressés dans le cours de la syphilis héréditaire; la clinique ne dément point cette donnée. Dans l'érythème squameux, cette sorte de psoriasis, les ongles sont cernés d'une auréole rouge; la lame cornée est striée dans le sens de sa longueur et comme flétrie; au miscroscope, on trouve l'étage épithélial du lit unguéal hypertrophié et sécrétant des couches cornées irrégulières (Madier). Cette *onyxis sèche* amène souvent la chute de l'organe atrophié et son remplacement par un ongle qui, sain d'abord, subit progressivement la même altération. Nous citerons encore l'*onyxis ulcéreuse* (*pustule unguéale* des anciens auteurs), qui ne diffère point essentiellement de celle que nous avons décrite chez l'adulte. Elle est parfois généralisée à plusieurs doigts; Bouchut a pu compter, dans un cas, vingt ongles malades sur un enfant.

III. — Lésions des muqueuses.

Les plaques et les ulcérations de la région ano-génitale sont des plus fréquentes et se font remarquer au début par leur teinte rouge vif, un peu plus tard par la facilité avec laquelle elles se recouvrent d'exsudats diphthéroïdes.

Sans revenir sur la description des rhagades *des lèvres*, fissures profondes qui intéressent le derme et laissent après elles des cicatrices blanchâtres, quelquefois indélébiles, je signalerai brièvement les *éruptions linguales*, caractérisées par la présence de petites plaques lisses, à contour arrondi, entourées d'un bourrelet saillant, et les glossopathies ulcéreuses à exsudat gélatineux, verdâtre, transparent.

La lésion connue sous le nom de *pustule au palais*, *à la langue*, doit surtout attirer notre attention, en raison de son importance dans la question du diagnostic. Les auteurs italiens, Paletta, Monteggia, estiment en effet que c'est là, dans la grande majorité des cas, la première et la plus significative des manifestations par lesquelles s'affirme la syphilis héréditaire.

Tous les enfants, au moment de leur naissance, présentent une rougeur de la bouche, qui se dissipe petit à petit, mais qui persiste plus longtemps sur le palais et sur l'extrémité de la voûte palatine. Chez les sujets bien portants, on voit quelquefois, à l'insertion du voile palatin, une ou deux petites pustules blanches très-éphémères; mais si l'on aperçoit sur la voûte et le voile un érythème vif et brillant, permanent, en l'absence même de tout autre symptôme, on doit soupçonner la syphilis; on l'affirmera si la rougeur fait place à une ulcération blanc jaunâtre, lardacée, à fond lisse, survenant dès la première semaine qui suit la naissance, n'amenant pas immédiatement l'engorgement des ganglions lymphatiques, ne se réparant qu'à la longue et non sans laisser une cicatrice lente à disparaître. Cette lésion, dont la nature ne nous semble pas encore bien connue, et dont la pathogénie est sujette à discussion, est souvent le seul accident que l'on puisse observer; mais elle peut coïncider avec l'onyxis, la desquamation digitale et les manifestations bénignes de la syphilis héréditaire. Elle consiste ordinairement en une pustule isolée sur le palais ou la langue; mais quelquefois on en rencontre plusieurs de dimensions variées, groupées au voisinage les unes des autres. Sur cent quatre sujets observés à l'Hospice des enfants exposés de Milan par Gaetano Casati, soixante-cinq fois la pustule buccale s'est montrée avant la fin du premier mois. Dans la plupart de ces cas, les nourrices se plaignaient d'une sensation de brûlure extrêmement vive au moment où les enfants prenaient le sein ; aussi, écrit l'auteur que nous venons de citer, toutes les fois que ce symptôme est accusé, alors même que l'on ne découvre sur le mamelon ni rougeur, ni irritation, ni excoriation, ni gerçures, si l'on est certain que la femme n'a point intérêt à tromper, il faut regarder avec soin la bouche de l'enfant : on y trouvera, dans la pustule palatine, la preuve de son infection [1].

Lésions des fosses nasales. — Il est assez rare que le squelette des fosses nasales soit intéressé; c'est donc à peu près exclusivement sur la pituitaire que portent les lésions du coryza, qui est une des manifestations les plus fréquentes et les plus précoces de la syphilis héréditaire, si précoce même que dans bien des cas il mérite le nom de coryza fœtal.

Du vivant de l'enfant, on voit survenir de la rougeur, puis des

[1] Pour distinguer la lésion dont il est ici question des autres affections de la bouche chez le nouveau-né, on aura égard aux signes suivants :

Muguet. — Granulations blanchâtres comme des petits grains de lait caillé, rarement jaunes; réunies en îlots isolés ou disséminés dans la bouche tout entière; apparition chez plusieurs enfants à la fois, principalement quand il y a encombrement; facile à faire disparaître par des moyens locaux, la muqueuse restant après la guérison, rouge, mais intacte, non entamée. Au microscope recherche facile de l'*oïdium albicans*.

Aphthes. — Presque toujours symptomatiques de malaises gastro-intestinaux; formées par des vésicules transparentes d'une couleur blanc jaunâtre, quelquefois brune (teinte gangréneuse); marche rapide ; ne résiste pas à l'application de topiques.

Stomatite ulcéro-membraneuse. — Caractérisée par la présence d'ulcérations multiples, étendues, à contours rouges, à fond grisâtre, saignant facilement; affection à marche aiguë, accompagnée d'élévation de la température; guérison relativement prompte par les remèdes soit locaux soit généraux.

fissures sur les ailes du nez; une sécrétion abondante s'écoule par les narines, irrite encore par son âcreté les ulcérations commençantes du bord libre, et active la formation de croûtes qui, s'augmentant de jour en jour, ne tardent pas à obstruer plus ou moins complétement les orifices nasaux. De là, grande difficulté pour l'alimentation, d'autant plus que les lésions sont presque toujours bilatérales; lorsque le petit malade prend le sein ou le biberon, il est obligé de le quitter à chaque instant, pour le reprendre à nouveau quand il a inspiré l'air, qui ne peut pénétrer par les narines. La mort est la conséquence fréquente de ces lésions, dont il n'est pas toujours facile de discerner la véritable nature.

A l'autopsie, la muqueuse paraît le plus souvent gonflée et quelquefois recouverte d'un exsudat diphthéroïde; au début, elle est parsemée de taches rouges, qu'il est permis d'attribuer à un processus condylomateux; plus tard ce sont des ulcérations réelles, des entamures à fond rouge, bourgeonnant, couvertes de pus; exceptionnellement, le revêtement ayant été détruit, le squelette est çà et là frappé de nécrose, avec ou sans affaissement des os propres et production de la déformation caractéristique.

Des lésions semblables se retrouvent dans l'arrière-cavité et sur les parois du pharynx. Il n'est même pas rare de voir des gouttelettes purulentes occuper l'intérieur de l'oreille moyenne, sans lésion apparente de celle-ci, et il est probable qu'elles ont gagné cette cavité en cheminant à travers la trompe d'Eustache. La connaissance de ce fait et l'explication qui en a été donnée sont dues à J. Violet (de Lyon).

Dans la seconde enfance les ulcérations pharyngo-buccales liées à la *syphilis héréditaire tardive* offrent les plus grands rapports avec celle qu'engendre la scrofule. Le diagnostic est facile quand la nature de l'ulcère est indiquée par quelque lésion plus caractéristique, siégeant dans un autre point, telles que, par exemple, l'affaissement des os nasaux, la perforation de la cloison, ou de la voûte palatine, et, pour le dire par anticipation, l'altération des dents et celle de la cornée. Rien de plus difficile au contraire qu'un tel diagnostic quand la lésion est isolée; dans bien des cas il est impossible de se prononcer. Voici pourtant quelques données propres à guider le clinicien. L'ulcère syphilitique commence le plus souvent par les amygdales et les piliers; il peut intéresser la langue et l'épiglotte, or presque toujours respectés par la scrofule, qui frappe de préférence et d'emblée le voile du palais; dans la syphilis, le contour semi-circulaire des pertes de substance a quelque chose de franc, de nettement arrêté, et comme taillé à l'emporte-pièce, la muqueuse périphérique est gonflée d'une manière uniforme, sa couleur est rouge, inflammatoire, quelquefois très-sombre, le fond de l'ulcère est couvert d'une mince couche de pus adhérent. Forme moins arrêtée, bords amincis et comme décollés, au pourtour muqueux, inégalement gonflée, hérissé de bosselures, d'une teinte pâle livide; fond de l'ulcère tantôt bourgeonnant, tantôt lisse et comme lardacé, tels sont au contraire les caractères de l'ulcère scrofuleux. Toutefois nous ne nous exagérons pas la portée de ces signes différentiels, et, nous le répétons, dans bien des cas, tout diagnostic est impossible. On consultera avec fruit sur ce sujet la thèse de Chaboux (Paris, 1875.)

Lésions du larynx. — Le cri dysphone et éraillé, la toux faible et rauque du nouveau-né syphilitique tiennent sans doute, en partie, à des lésions laryngiennes. Cependant l'examen nécroscopique ne permet le plus souvent de constater que de la rougeur et des érosions. Parrot et Roger ont pourtant noté dans deux observations un ulcère très-net, au fond duquel se voyait le cartilage à nu. Frank a rapporté également un cas de périchondrite avec sténose laryngée.

La *trachéite syphilitique* paraît généralement coïncider avec la pharyngo-laryngite, et même lui succéder par propagation, car souvent elle se limite aux premiers anneaux. Chez un enfant de deux ans, en proie à des syphilides rebelles, Rafinesque a pu constater tous les signes d'un rétrécissement trachéal : accès de suffocation, anxiété, cyanose, sifflement trachéal. Ce fait remarquable est consigné dans la thèse d'Alfred Rey.

Lésions de la muqueuse intestinale. — Comme dans la syphilis acquise, avec plus de fréquence peut-être, la muqueuse peut être le siége de lésions néoplasiques, scléreuses ou ulcéreuses au niveau des plaques de Peyer (Forster, Oser, Eberth et Roth). Je ne reviendrai pas sur leur description, donnée plus haut.

Tremeau de Rochebrune a noté dans l'intestin grêle, dans le duodénum et dans le côlon transverse de nombreuses plaques noirâtres d'une dimension égale à celle d'un haricot, plaques indurées occupant la paroi tout entière de l'intestin et constituées par un réseau de fibres, des cellules fusiformes, des globules graisseux et des leucocytes, ainsi que par des cristaux de matière colorante.

IV. — Lésions des yeux et des oreilles.

Kératite interstitielle diffuse. — Les sujets anémiques, affaiblis par quelque lésion générale, scrofule, lymphatisme ou syphilis, sont quelquefois atteints dans leur enfance (de 6 à 15 ans principalement) d'une kératite dont je me bornerai à énumérer les principaux symptômes. Elle commence par une opacité légère, d'une teinte bleue grisâtre, qui paraît localisée au pôle de la cornée et dans les couches sous-épithéliales ; à l'éclairage oblique, on aperçoit une foule de petits points plus ou moins foncés, donnant à l'ensemble un aspect granité. L'affection se développe à froid avec une lenteur si grande, que certains points sont déjà guéris quand d'autres se prennent. On observe presque toujours, cependant, une injection périkératique avec envahissement progressif de la cornée par le réseau vasculaire ; pas de douleur, pas de larmoiement, à peine un peu de photophobie. Les malades ne se plaignent, à proprement parler, que de l'obscurcissement de la vue, symptôme d'autant plus accusé que la lésion est souvent binoculaire.

Le pronostic est toujours favorable si la thérapeutique ne vient pas compromettre la marche naturelle de la maladie, qui peut aboutir, au bout de plusieurs années, à la *restitutio ad integrum* ; notons cependant la persistance assez fréquente d'un léger néphélion.

Au microscope, la kératite parenchymateuse est caractérisée par un gonflement et une infiltration granulo-graisseuse des éléments du tissu cornéen (corpuscules de la cornée et substance intercellulaire).

Cette affection était connue depuis quelques années, grâce aux travaux de Sichel, Desmarres, Mackenzie, lorsque Jonathan Hutchinson, en 1857, annonça que son étiologie, jusque là fort obscure, devait être rattachée à l'évolution de la syphilis héréditaire. Cet auteur signalait, en outre, sa coexistence constante avec une déformation spéciale des dents, notamment des incisives moyennes, qu'il avait toujours trouvées rudimentaires, espacées et en nombre insuffisant. Des nombreux travaux suscités par cette opinion, des discussions passionnées dont retentirent la presse et les tribunes académiques, ressort aujourd'hui pour nous cette double conclusion : 1° que la kératite interstitielle coïncide fréquemment, mais non toujours, avec les altérations du système dentaire ; 2° qu'elle est liée à une constitution faible, à une nutrition insuffisante, et qu'à ce titre elle peut être produite, mais indirectement, aussi bien par le lymphatisme, la scrofule et même par le rhumatisme que par la syphilis, la même influence débilitante pouvant être exercée par chacune de ces diathèses, susceptibles, par conséquent, de créer les mêmes prédispositions morbides. C'est donc à tort qu'Hutchinson a donné à cet accident le nom de *kératite hérédo-syphilitique*.

Nous ne terminerons pas ce chapitre sans citer, parmi les auteurs qui se sont appliqués à la solution de ce problème, Galligo, Stanley, Pridgin Teal, Haller, Lawrence, Watson, Taylor, Mooren, Giraud-Teulon, Giraldès et Panas.

Iritis, choroïdite, rétinite. — L'iritis est une lésion extrêmement rare; on en jugera aisément quand on saura que, malgré des recherches très-étendues, tant dans les hôpitaux que dans la pratique privée, J. Hutchinson n'a pu en rassembler que vingt-trois cas. Parmi ses malades, seize étaient du sexe féminin; onze fois les deux yeux étaient intéressés. La date moyenne de l'apparition est de cinq mois et demi. Rien de particulier à signaler, en ce qui a trait à cet accident, si ce n'est l'intensité de la néoplasie, qui compromet souvent le champ pupillaire.

C'est encore à Hutchinson que nous devons la connaissance, fort imparfaite jusqu'ici, des lésions qui peuvent atteindre les milieux plus profonds de l'œil, choroïde, rétine, nerf optique, cristallin, corps vitré, ou les centres de la vision, à une époque qui est à peu près la même que celle de la kératite. Dans bon nombre de cas, la résorption des produits morbides succède d'assez près à leur exsudation.

Suivant Galezowski, la rétinite pigmentaire, jusqu'ici rattachée à la consanguinité, relèverait également, dans bien des cas, de la vérole.

Troubles de l'audition. — Aux approches de la puberté, on doit craindre également de voir se développer des lésions dans l'oreille interne ou les centres de l'audition, surtout chez la femme. Tout ce que nous savons encore sur ce signe probable de la vérole héréditaire, c'est que l'ouïe diminue sans altération apparente de l'appareil auditif et que nulle thérapeutique ne peut enrayer ce symptôme, qui paraît tenir à une lésion bilatérale (Hutchinson).

V. — Lésions osseuses.

Les lésions osseuses sont la manifestation la plus constante, la plus caractéristique de la syphilis héréditaire.

C'est à Parrot que revient sans conteste le mérite d'avoir fait le jour sur cette question (1873). N'oublions pas cependant les recherches et les observations de Furth (1868), de Wagner, Waldeyer et Kobner, Birch-Hirschfeld, Haale en Allemagne, Guéniot, Ranvier, Charrin, Poncet et Porack en France, et surtout les travaux importants de Robert Taylor (de New-York), qui a publié récemment une monographie étendue sur les accidents qui vont nous occuper.

I. Description macroscopique. — **Lésions des os du crâne.** — La syphilis héréditaire se manifeste sur les os du crâne par des lésions ulcéreuses ou ostéophytiques, qu'il n'est pas rare de voir réunies sur le même sujet.

Lésions ulcéreuses. — C'est au niveau des points où les os se réunissent (régions péribregmatique, périlambdoïde) que s'observent les pertes de substance. Elles peuvent se montrer sous deux formes différentes : 1° elles se traduisent par des *érosions* de la table externe, érosions planes, *circonscrites*, comme taillées à l'emporte-pièce, remplies à l'état frais par du tissu mou, gélatiniforme, lequel, par la dessiccation, forme une sorte de vernis jaunâtre, semblable à celui que laissent les cartilages sur les surfaces articulaires; 2° dans d'autres cas, l'*altération est diffuse* et aboutit à une *exagération de l'état poreux* de l'os; on dirait que sa surface a été rongée par les mites.

Ces lésions se produisent toujours *de l'extérieur à l'intérieur*, et sur le *côté du crâne opposé au décubitus* [1].

Lésions ostéophytiques. — Ces lésions, que l'on n'observe que plusieurs mois et même plusieurs années après la naissance, attaquent également la surface interne ou externe du crâne, et siégent de préférence au niveau des concavités sur le frontal et la moitié antérieure des pariétaux, presque toujours et quelquefois exclusivement autour du bregma.

Que l'on se figure la calotte crânienne recouverte, pas nappes

[1] On sait que, chez les très-jeunes enfants, la pression de l'encéphale détermine très-fréquemment, presque normalement, des *pertes de substance athrepsiques* à l'intérieur du crâne. L'origine de ces lésions, qui peuvent aller jusqu'à la perforation, se reconnaît à leur siége, à l'obliquité de leurs bords taillés en biseau de l'intérieur à l'extérieur, à leur aspect, qui dessine parfois la forme des circonvolutions, mais surtout à leur localisation dans les points rendus déclives par le décubitus. La possibilité de reconnaître *post mortem* le sens du décubitus, grâce à la propulsion antéro-latérale qui déforme la tête des enfants, en rend le diagnostic facile, fût-ce mille ans après la mort.

diffuses, d'un tissu ostéoïde, poreux, velvétique, c'est-à-dire hérissé de petites fibres perpendiculaires à sa surface, et l'on aura une idée très-juste des *ostéophytes*. Très-épais au centre, leur diminution progressive vers la périphérie les fait ressembler à un fragment de sphère de court rayon, appliqué sur une autre beaucoup plus considérable. Leur consistance est tantôt celle d'un corps spongieux laissant sourdre un suc à la pression, tantôt très-dure, très-calcaire.

Une conséquence remarquable de cette lésion est l'établissement de *déformations particulières*. Les parties latérales faisant une saillie de plus en plus prononcée, tandis que la ligne médiane reste déprimée au niveau des sutures sagittale et frontale, le crâne prend une forme comparable à celle des fesses, d'où le nom de *crânes natiformes* que leur a donné Parrot. Cet état morbide, absolument caractéristique, est un élément précieux de diagnostic pour la syphilis des nouveau-nés.

Anomalies de développement. — L'hypernutrition peut encore être l'occasion de *synostoses précoces*. Plus de sutures, partant plus de motilité des os les uns sur les autres, d'où impossibilité pour le crâne de se prêter au développement de l'encéphale. Beaucoup de cas de microcéphalie et d'idiotie ne reconnaissent pas d'autre étiologie. Dans un cas de ce genre, le cerveau d'un petit malade de Parrot ne pesait que 777 grammes au lieu de 800 à 900.

D'autres fois, on observe une sorte de *fragmentation des os*; la partie supérieure de l'occipital, complétement séparée de l'écaille, forme un *os épactal*; de même on peut apercevoir sur les pariétaux des traces nombreuses de divisions circonscrivant de petits départements. Ce n'est pas là une lésion essentiellement syphilitique; cependant Parrot l'a rencontrée quinze à vingt fois sur deux cents crânes d'enfants infectés héréditairement, tandis qu'on ne l'observe pas plus de quatre à cinq fois sur mille crânes non syphilitiques.

Lésion des os du tronc et des membres. — Os longs, côtes, os plats, os courts et vertèbres, tel est l'ordre de fréquence dans lequel se présentent les parties malades du squelette. Parmi les os longs, l'humérus est le plus souvent atteint; viennent ensuite le tibia, le fémur et le cubitus. Les lésions sont presque toujours symétriques et répandues dans plusieurs os.

Le périoste est constamment épaissi et adhérent, quelquefois ulcéré. Sous cette enveloppe résistante, on découvre l'os augmenté de volume, souvent plus léger qu'à l'état normal, mais quelquefois plus lourd, particulièrement chez les très-jeunes enfants, ou ceux qui n'ont été que tardivement atteints[1].

Les lésions comprennent quatre variétés d'altération, susceptibles du reste de s'associer : 1° la *périostogenèse*, se divisant en *ostéogenèse* et *fibrogenèse ;* 2° la *médullisation ;* 3° la *chondro-calcose ;* 4° enfin, la *transformation gélatiniforme.*

Périostogenèse. — A la surface de l'os normal se produit une substance ostéoïde, très-poreuse, de consistance moins dure et plus friable que celle de l'os vrai. Elle forme ainsi une seconde couche corticale qui se confond sans ligne de démarcation apparente avec la première; mais on la distinguera toujours grâce à la direction des fibres, qui sont implantées perpendiculairement à la surface de l'os au lieu de lui être parallèles ; à l'aide d'une loupe, il est facile de reconnaître cette direction nettement indiquée par les larges cheminées canaliculaires qui viennent s'ouvrir à la surface. On recherchera surtout ces ostéophytes dans les points suivants : humérus, deux tiers inférieurs ; cubitus, deux tiers supérieurs; fémur, région antéro-externe inférieure; tibia, face interne, et malléole.

L'ostéophyte est entouré par un revêtement conjonctif produit de la périostogenèse fibroïde qui détermine la forme de l'os.

Médullisation. — A mesure que la lésion se développe, des vides se produisent entre la diaphyse normale et la surface du tissu de nouvelle formation. Bientôt se creuse une rigole longitudinale, puis une seconde, puis une troisième, séparées les unes des autres par des couches concentriques de tissu compacte formant manchon autour de l'os sain.

Pendant cette phase de médullisation, le tissu osseux peut être complétement détruit et ne laisser au-dessous du périoste qu'une mince couche diffluente. Cependant il est toujours possible d'y retrouver des traces de trabécules dures, perpendiculaires aux fibres normales de l'os sain. Quand ce dernier devient la proie de la médullisation, il n'est pas rare de voir se produire des fractures.

Chondro-calcose. — A la limite du cartilage épiphysaire se trouve normalement une couche bleuâtre de un quart à un demi-milli-

[1] On doit étudier les os malades à l'état frais et à l'état sec, avec et sans le périoste. Les *coupes* qui permettent de mieux se rendre compte du mal et de sa localisation, sont : *pour l'humérus*, une section d'avant en arrière perpendiculaire au sens le plus large de l'extrémité inférieure ; *pour le tibia*, une section transversale bilatérale; *pour le cubitus*, une section de haut en bas et d'avant en arrière. On ne se servira pas de la scie ; les os sont assez friables pour qu'une forte lame de scalpel suffise à les diviser.

mètre d'épaisseur, c'est la couche *spongoïde* de Broca, *chondro-calcaire* de Parrot. Chez les enfants syphilitiques, on est immédiatement frappé du développement de cette zone, qui peut atteindre deux millimètres de hauteur, de sa couleur d'un jaune crayeux, enfin des irrégularités et des dentelures que présente sa surface du côté du cartilage. Du côté du tissu spongieux elle s'étend plus librement encore, et pousse parfois des prolongements considérables qu'il est facile de reconnaître à leur teinte spéciale. Comme on le voit, la chondro-calcose n'est que l'exagération d'un processus physiologique.

Transformation gélatiniforme. — On désigne sous ce nom l métamorphose de la substance osseuse normale ou pathologique en une bouillie jaune, couleur sucre d'orge, très-comparable à certains crachats de pneumoniques. Un seul tissu est réfractaire à ce processus : c'est celui de la couche chondro-calcaire, dont la nutrition est très-imparfaite, et qui persiste, comme du sable persisterait à sa place, parce qu'en réalité il ne vit pas. Ce ramollissement gélatiniforme s'observe particulièrement sur le tissu spongieux qui garnit les extrémités de la diaphyse.

L'affaiblissement qui en résulte pour l'os peut être tel qu'il en détermine la brisure. Ainsi s'expliquent les fractures vues jadis par quelques auteurs, mais inexactement rapportées avant Parrot à un décollement de l'épiphyse, puisque c'est entre la couche chondro-calcaire et le tissu spongieux que se produit la solution de continuité. Ainsi s'expliquent également les pseudo-paralysies dont la clinique offre de si fréquents exemples.

Une autre variété de ramollissement, qui aboutit à la transformation puriforme tantôt enkystée, tantôt diffuse, produit les mêmes effets.

II. Description microscopique. — Sur la coupe transversale d'un os à manchon ostéophytique on remarque à première vue les particularités suivantes[1] : 1° compacité plus grande de l'os sain comparé à l'os néoformé ; 2° espaces médullaires beaucoup plus vastes dans la substance ostéophytique ; 3° fibres osseuses dirigées

[1] *Préparation pour l'examen histologique.* — Après les avoir découpés en tronçons, on laisse séjourner les os vingt-quatre heures dans l'alcool à 36 degrés ; puis on les soumet à une solution concentrée d'acide picrique, jusqu'à complète décalcification. Il ne reste plus qu'à les décolorer dans de l'eau pure pendant deux jours, à les plonger dans une solution gommeuse pendant trente-six à quarante-huit heures, et enfin à les durcir définitivement dans de l'alcool. On pratique ensuite des coupes.

parallèlement l'os à l'axe dans l'os sain, et transversalement dans l'ostéophyte; tel est aussi le sens des canaux médullaires.

A un examen plus détaillé, les ostéoplastes ostéophytiques se font remarquer par l'exagération de leurs dimensions et de leurs prolongements bien évidemment anastomosés. Leurs cavités contiennent deux ou trois noyaux et souvent des granulations graisseuses. Ils sont très-irrégulièrement disposés et se présentent en si grande abondance, que la substance calcifiée qui les sépare ne se rencontre plus qu'en quantité minime; de là la porosité du tissu morbide. Sous le périoste, les cellules qui normalement se transforment en ostéoplastes s'incrustent de sels calcaires sans subir cette métamorphose. Dans les espaces médullaires, pas de moelle, mais des vaisseaux très-développés; les vaisseaux sont compris dans les mailles trabéculaires de deux réseaux, réseau de premier ordre et réseau de second ordre, formés sans doute par des prolongements protoplasmiques qui établissent entre les grosses cellules du tissu ostéoïde des communications semblables à celles qui existent entre les ostéoplastes.

Les chondroplastes sont augmentés de volume, prennent une apparence sphéroïdale et se chargent de graisse. La couche chondro-calcaire se fait remarquer par l'absence à peu près complète de vaisseaux, l'abondance de la substance minérale, le petit nombre de ses cellules embryonnaires, et surtout la grande quantité de graisse qui les entoure. Ce défaut de vitalité explique le retard de l'ossification. On constate, en effet, que les ostéoplastes les plus voisins sont plus éloignés du cartilage que sur les os sains.

Les amas gélatiniformes sont formés par des vaisseaux, des débris de cellules médullaires et de la graisse. Le tissu puriforme en diffère peu. Nous ajouterons qu'au sein de ce tissu ramolli il n'est pas rare de trouver de petits séquestres qui, par l'irritation qu'ils déterminent à titre de corps étrangers, contribuent puissamment au développement des accidents péri-épiphysaires et même de l'arthrite.

III. Troubles fonctionnels. — Après Valleix, qui le premier nota, mais sans y attacher d'importance, l'inertie du bras chez un nouveau-né syphilitique, il convient surtout de nommer Daniel Mollière, qui, dans un mémoire paru en 1870, insista sur une déformation particulière de la main liée, selon toute vraisemblance, à des lésions osseuses qui lui échappèrent, et qu'il était réservé à Parrot de nous faire connaître deux ans plus tard.

Ce symptôme consiste essentiellement en une inertie, un défaut plus ou moins absolu de motilité, sans paralysie de la sensibilité. Cet état est comparable à celui que détermine une fracture ; on dirait un membre disloqué ; les bras sont habituellement appliqués le long du tronc et en pronation ; les jambes, allongées, pendent et oscillent quand on soulève l'enfant.

Au voisinage des articulations se voient des tumeurs fluctuantes, parfois très-volumineuses, formées par des abcès. Ajoutons que ces lésions sont généralement le siége d'une vive douleur, circonstance qui ajoute une entrave aux mouvements, soit spontanés, soit communiqués.

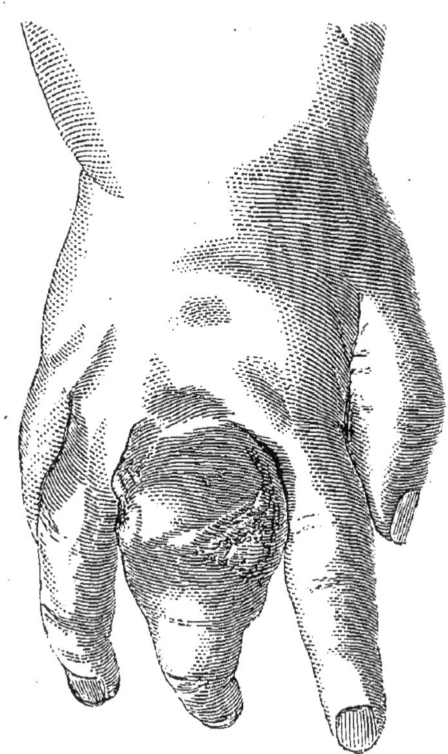

Fig. 121. — Dactylite par syphilis héréditaire (planche communiquée par R.-W. Taylor, de New-York).

Dans l'exposé anatomo-pathologique qui précède, nous ne nous sommes appesantis que sur les altérations osseuses, particulières à l'enfant nouveau-né ; mais, indépendamment de ces dernières, on peut rencontrer chez les syphilitiques par hérédité, plus ou moins longtemps après la naissance, et ce sont là des manifestations des plus fréquentes dans la *syphilis héréditaire tardive*, toutes les lésions tertiaires osseuses que nous avons étudiées à propos de la syphilis acquise, et sur lesquelles nous ne reviendrons pas. Nous noterons particulièrement la nécrose des os, du nez et la dactylite, dont un cas (fig. 121) a été rencontré chez une petite fille de six semaines, par W.-H. Draper. L'observation a été publiée par R.-W. Taylor dans un ouvrage très-complet auquel ne manqueront pas de recourir tous ceux qui tiennent à approfondir l'histoire clinique de ces lésions.

Signalons, en terminant ce chapitre, l'habitus particulier que présente souvent le squelette de la face chez les sujets héréditairement frappés. Le front est large et bombé, surtout au niveau des bosses latérales (crâne natiforme), la racine du nez est large, les os propres peu proéminents, l'organe tout entier court et aplati ; la voix est nasonnée. Les maxillaires, peu développées, étreignent la voûte palatine, qui est étroite, ogivale et profondément excavée.

Lésions des dents. — Chez certains sujets, les dents permanentes sont petites, d'une couleur brune, opaque, irrégulière, d'une consistance moindre qu'à l'état normal. L'altération a surtout pour siége les incisives moyennes supérieures, qui convergent les unes vers les autres et paraissent comme entaillées au niveau de leur bord inférieur, qui est aminci et quelquefois excavé (fig. 122) ;

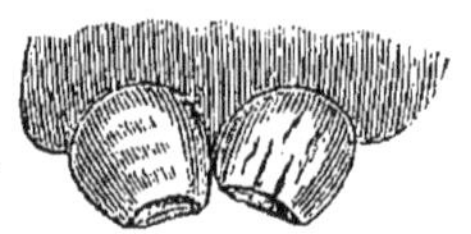
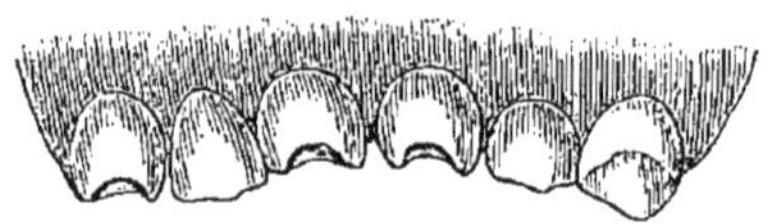

FIG. 122. — Altération des dents par syphilis héréditaire (Hutchinson).

d'autres fois, leur revêtement offre des irrégularités, des saillies (*dents en gâteau de miel*) ; l'extrémité est entourée d'une dépression circonférencielle, ou bien la couronne affecte la forme d'un cône tronqué. Très-souvent le nombre des dents est insuffisant, et on les voit séparées par des intervalles plus ou moins considérables, où le rebord gingival est directement recouvert par la muqueuse.

S'il faut en croire Hutchinson, cette conformation vicieuse des dents serait une marque non douteuse de syphilis héréditaire ; on la rencontrerait notamment dans tous les cas de kératite interstitielle sans exception. Nous avons déjà eu l'occasion de nous expliquer sur ce point à propos de la kératite. Nous ne nions pas la fréquence de cette coïncidence, mais nous croyons qu'elle a été singulièrement exagérée et qu'à la règle établie par l'observateur anglais, il est permis d'opposer de nombreuses objections. Aussi notre conclusion sera-t-elle empreinte de quelque réserve ; sans doute l'altération des dents coïncidant avec celle de la cornée, doit faire songer à la syphilis, mais ce n'est là qu'une présomption, un des éléments du diagnostic, qu'il faut tenir pour contestable s'il ne s'appuie pas sur d'autres manifestations plus caractéristiques.

VI. — Lésions des muscles, du cœur et des vaisseaux.

Les altérations des muscles de la vie de relation ont passé jusqu'ici inaperçues ; mais nous possédons plusieurs cas de syphilose cardiaque chez le nouveau-né. Rosen, Coupland, Kantzow, ont observé de véritables tumeurs syphilomateuses logées dans les parois des ventricules. Wendt et Forster ont particulièrement signalé la sclérose et la cardite. Dans le cas de Wendt, que nous trouvons consigné dans la thèse de Grenouiller (Paris, 1877), le tissu est, vers la pointe, grisâtre, ferme, dur à la coupe ; les valvules tricuspides et pulmonaire présentent un épaississement irrégulier sur le bord libre garni de petits nodules ; la pulmonaire est plus courte d'au moins un tiers ; la face interne elle-même présente des cicatrices irrégulières et plissées. Au microscope, le muscle n'offre d'autre caractère que celui d'une prolifération conjonctive, avec dégénérescence de ses fibres ; sur le ventricule gauche, la plupart des fibres sont graisseuses.

En ce qui concerne les lésions des *vaisseaux*, qui cependant ne doivent pas échapper aux atteintes du virus, nous n'avons à signaler qu'un travail de Shüppel sur la fréquence de la *péripyléphlébite* chez les nouveau-nés, particulièrement chez ceux qui présentent des symptômes hépatiques.

VII. — Lésions des poumons.

En 1851, Depaul fit, le premier, connaître l'accident dont nous allons nous occuper; par ses observations, qui remontaient à 1837, cet auteur était arrivé à constater l'existence de lésions pulmonaires spéciales chez les nouveau-nés syphilitiques et en tirait d'importantes conclusions au point de vue du pronostic et du traitement. Vinrent ensuite les travaux de Devergie, Lebert, Lorain, Robin, Fœrster, Ranvier, Virchow, et plus récemment ceux de Lancereaux, Daniel Mollière et Parrot.

Dans une première forme, qui s'observe surtout chez les enfants n'ayant pas encore respiré, les poumons sont lourds et l'on voit à leur surface, principalement au sommet, des bosselures à divers degrés de développement. Les unes, petites, dures, n'offrent à l'incision qu'une masse grisâtre, à peine ramollie au centre ; les autres, plus volumineuses, pouvant atteindre la grosseur d'une noix, sont formées par une coque de tissu compacte jaune grisâtre, au sein duquel se trouve soit la matière caséeuse, soit un liquide séro-purulent (Depaul). Dans le cas de congestion intense, complication qui n'est point rare, ces lésions présentent un aspect un peu différent. Sur le poumon, d'une coloration rouge vermillon, sont disséminés des noyaux d'un noir intense, de volumes divers, distincts des ecchymoses sous-pleurales, laissant sourdre à la pression une matière brune, visqueuse. L'organe est imperméable à l'air (Tremeau de Rochebrune). — Une autre forme est caractérisée par la présence d'indurations diffuses non limitées, constituant une véritable hépatisation. Le parenchyme est remarquable, dans ce cas, par sa dureté, sa résistance à la pression et sa coloration blanche. Ces trois caractères suffisent à établir le diagnostic entre ce processus et celui qui conduit à l'hépatisation grise ordinaire. Non-seulement ces parties sont dépourvues d'air et plongent rapidement quand on les soumet à la docimasie, mais encore elles résistent à l'insufflation. A la coupe, le tissu est blanchâtre et crie sous le scalpel (Devergie).

Le microscope nous apprend que l'altération prédominante, dans ces différents cas, est l'hyperplasie du tissu conjonctif. Daniel Mollière, auquel nous devons un des meilleurs travaux sur cette question, a nettement indiqué les phases successives de ce processus. A la congestion pulmonaire et à la prolifération, marquée par le développement de petites cellules rondes, au sein d'une trame fibrillaire qui se produit surtout autour des petites bronches et sous la muqueuse de ces dernières, succèderait une oblitération de ces canaux aériens, soit par les nodus sous-muqueux, qui soulèvent graduellement l'épithélium, s'ulcèrent et bouchent leur orifice, soit par une bronchite de voisinage, dont ces dépôts d'éléments embryonnaires serait la cause prochaine. Surviendrait en dernier lieu l'atélectasie des vésicules correspondant à ces bronches. Enfin, particularité curieuse, et qui avait conduit quelques auteurs à désigner sous le nom d'épithélioma la lésion qui nous occupe, on trouve des vésicules gorgées de masses épithéliales et, dans quelques-unes mêmes, des éléments agglomérés rappelant la disposition des globes épidermiques (Charles Robin).

VIII. — Lésions du foie.

C'est à Gubler que nous devons d'avoir décrit le premier, en 1852, les lésions hépatiques liées à la syphilis héréditaire. N'oublions pas cependant que Wagner, de Baerensprung en Allemagne, Thiry en Belgique, Diday, Testelin et Parrot en France, ont puissamment contribué à l'étude de cette importante question.

Les lésions du foie, extrêmement fréquentes chez le nouveau-né syphilitique, débutent, selon toute vraisemblance, dès les premiers temps de la vie intra-utérine. Cette précocité du processus morbide est peut-être la cause de certaines malformations congénitales de l'organe. Dans un cas, par exemple, sous un foie très-petit pendaient deux tumeurs, rattachées par un pédicule grêle à la masse hépatique, dont elles offraient la structure, et comme elle farcies de productions gommeuses; or n'est-il pas rationnel de considérer la sclérose intra-utérine comme responsable d'une pareille anomalie ? (Riegel.)

L'enveloppe de l'organe est très-généralement atteinte; elle paraît dépolie, comme fardée, quelquefois fort augmentée d'épaisseur, interrompue çà et là par des plaques fibreuses circonscrites. Mais, bien plus souvent, elle est parsemée de petits grains blancs, semblables à de la semoule ou à de petites villosités, dont le volume varie de un demi à deux millimètres de diamètre. Cette périhépatite est constante quand le parenchyme est lésé et peut même se montrer isolément.

Le foie est presque toujours augmenté de volume; au lieu de constituer, comme chez le nouveau-né sain, la vingt-cinquième partie du corps, son poids en représente parfois la quinzième, la treizième et même la douzième partie (Zeppel, Parrot).

Les lésions du parenchyme se présentent sous deux aspects différents, constituant : *a*, la forme circonscrite, et *b*, la forme gommeuse.

a. Dans la *forme circonscrite*, de beaucoup la plus rare, l'organe présente une ou plusieurs masses jaunâtres, de la grosseur d'une noisette ou même d'une noix, et le microscope permet de constater qu'elles offrent la composition ordinaire des tumeurs gommeuses (Prévost, Lancereaux, Coupland, Trémeau de Rochebrune).

b. Dans la *forme diffuse*, nous retrouvons les petits grains de semoule disséminés dans toute l'étendue de l'organe, mais surtout près du bord tranchant du foie, dans le lobe de Spigel et vers le ligament supérieur. Le meilleur moyen de les bien voir, est de plonger le tissu dans de l'alcool, qui déprime par rétraction le parenchyme environnant et leur fait faire une saillie comparable à celle des poils quelques heures après la rasure; c'est là, ainsi que nous le verrons plus loin, une lésion du stroma fibreux. A la coupe, le parenchyme est dur, élastique, non friable, repoussant le doigt qui essaye d'y pénétrer, et rebondissant lorsqu'on le jette sur un corps dur. Au lieu d'offrir ces granulations qui irrégularisent la surface des sections à l'état normal, il est brillant, lisse et poli comme une vitre. Sa couleur uniforme, dans les points altérés, a été comparée très-justement à celle de la *pierre à fusil* (Gubler), quelquefois à l'ocre ou à la cannelle ; plus rarement l'organe offre une teinte ictérique vert bronzé. A la pression on en fait sourdre un liquide d'apparence gommeuse, qui se coagule comme l'albumine. Au voisinage des taches circonscrites, orsque l'altération n'est pas généralisée, la substance propre peut être absolument saine. Enfin les parois des vaisseaux sont considérablement épaissies ; le plus souvent même, les injections n'y peuvent pénétrer.

Voici maintenant ce que nous apprend le microscope. C'est par la charpente fibreuse que les lésions commencent. Les grains de semoule, constitués par des noyaux nucléolés réunis en petits amas dont le centre opaque subit la régression granulo-graisseuse, ne sont autre chose que de petites gommes, des *syphilomes miliaires*, développés dans le tissu interlobulaire, particulièrement au voisinage des vaisseaux artériels. Quant aux éléments propres, aux cellules hépatiques, on les voit devenir indécises, nuageuses, puis granuleuses, se segmenter et disparaître. C'est à cette série d'altérations qu'est dû l'aspect silex.

De par la syphilis, elles ne subissent jamais de dégénérescence graisseuse ; mais elles en sont fréquemment atteintes lorsque le nouveau-né souffre d'athrepsie.

Les symptômes d'un tel état ne se constatent pas aisément. L'amaigrissement, la teinte jaune terreuse, les vomissements, la météorisation de l'abdomen, la diarrhée et la constipation signalés par les auteurs ne sont nullement pathognomoniques, et l'on n'observe pas d'ictère. En revanche, il ne saurait y avoir doute lorsque, chez un enfant reconnu syphilitique, on découvre une hypertrophie plus ou moins considérable du foie.

Ces lésions sont surtout graves par les troubles gastro-intestinaux qu'elles peuvent causer, même tardivement ; dans un cas elles n'amenèrent la mort qu'au vingt-deuxième mois (Parrot). Cependant elles peuvent guérir ; chez un enfant traité par le protoïodure, on a pu constater une cicatrice au siége des anciennes lésions (Cullerier). Et, d'autre part, il est logique de rattacher aux suites du processus qui vient de nous occuper certains cas d'oblitération de la veine porte, que l'on rencontre sur des sujets de dix à quinze ans ; un argument en faveur de cette interprétation est fourni par cette remarque que chez ces enfants toutes les voies collatérales propres à régulariser la circulation de la veine porte paraissent établies de longue date, comme si le foie avait déjà eu à lutter contre cette altération pendant son développement.

IX. — Lésions du thymus, de la rate et des capsules surrénales.

En 1850, Paul Dubois attira l'attention sur la présence de pus, sous forme de foyers disséminés, dans le thymus des nouveau-nés syphilitiques; ses observations furent bientôt confirmées par Weber, Spath, Vedl, Hecker. Toutefois, semblable altération de cet organe paraît avoir été constatée chez des sujets exempts de la diathèse; aussi convient-il de n'être point trop affirmatif relativement à la nature de cette infiltration purulente, surtout si l'on se rappelle que la suppuration n'est pas le propre de la syphilis. Nous accordons plus de valeur aux faits signalés par Depaul et Lehmann. Le premier de ces auteurs a rencontré dans chacun des lobes de la glande une cavité remplie d'une matière grumeleuse, jaunâtre, épaisse, qu'il est permis de considérer comme une collection gommeuse; le second a signalé un cas dans lequel le thymus, le foie, la dure-mère, étaient le siége de tumeurs formées par du tissu conjonctif ayant subi la métamorphose graisseuse.

Lésions de la rate. — Elles sont constantes chez le nouveau-né syphilitique; aussi faut-il s'étonner qu'elles aient passé inaperçues jusqu'en 1854, époque où pour la première fois elles furent signalées par Baerensprung,[1] et qu'aujourd'hui encore, malgré les travaux de Samuel Gée (1867), Barlow, Zeppel et Parrot (1872), la plus grande obscurité n'ait cessé de régner sur leur véritable nature.

Nous signalerons d'abord la *périsplénite*, qui, soit généralisée, soit circonscrite, se rencontre à peu près dans tous les cas. On la reconnaît à l'aspect dépoli de la surface, quelquefois aux pseudomembranes qui tachètent la capsule de l'organe, et, dans les cas où la lésion est plus ancienne, à la présence de petits îlots cicatriciels blanchâtres et coriaces.

Le *volume* de l'organe est toujours augmenté. Il en est de même de son *poids*. Comparé à celui du corps chez le nouveau-né sain, il est en moyenne, suivant Zeppel, comme 1 est à 346,3, et, chez le syphilitique, ce rapport devient comme 1 est à 97,2. Les recherches de Parrot donnent des résultats plus frappants encore.

[1] La même année, Fuscherer (d'Iéna) publiait un travail sur la *pléthore de la rate* et disait l'avoir observée fréquemment chez les nouveau-nés. Il est probable que, dans beaucoup de cas, cette pléthore n'était autre chose que l'altération dont nous allons nous occuper.

Age.	Chez l'enfant sain.	Chez l'enfant syphilitique.
Un avorton de 7 mois (?)		33gr.
De 5 à 10 jours après la naissance, en moyenne.	7gr,1	38gr.
De 10 à 20 jours..........................	9gr,3	34gr,18
De 2 à 30 jours...........................	8gr,3	»
De 30 à 40 jours..........................		21gr,30
Un enfant d'un an (cas exceptionnel)		80gr.
Un enfant de deux ans		105gr.

Le même auteur, déterminant le rapport du poids de la rate à celui du corps, a trouvé :

Comme 1 est à	83	chez un syphilitique de	6 jours.
—	92	—	4 mois.
—	116	—	10 —
—	56	—	12 —

Ces chiffres nous apprennent que cette hypertrophie peut se montrer dès les premiers temps de la vie intra-utérine, et que, d'autre part, elle peut persister après la naissance, pendant un an et même deux ans; nous ajouterons que ces derniers cas sont exceptionnels.

Quant aux lésions proprement dites de la substance splénique, leur étude est encore à faire; le parenchyme tendu, ferme, résistant, se laisse découper en tranches lisses, d'aspect grisâtre, avec taches marbrées, mais nous ne saurions dire encore en quoi consistent ces altérations.

On devra s'efforcer de distinguer cet état syphilitique des *lésions paludéennes*, fréquentes chez les nouveau-nés, mais qui produisent rarement un accroissement de volume aussi considérable. Chez les *leucocythémiques*, on observe de grosses rates (Parrot en a vu une de 119 grammes chez un enfant d'un an; mais les lésions du squelette et du tégument font défaut; cette circonstance permettra le plus souvent d'arriver au diagnostic.

Lésions des capsules surrénales. — Virchow, Huber (1870), Henning (1872) ont vu les altérations syphilitiques des capsules chez le nouveau-né syphilitique, mais ont méconnu leur véritable nature, qu'ils rapportèrent, les deux premiers à la stéatose, le dernier à la transformation gélatiniforme de leur parenchyme. Tel n'est pas l'avis de Baerensprung, Ollivier, Ranvier et Parrot, pour lesquels ces organes ne sont atteints que d'un processus de sclérogénèse spécifique, analogue à celui que nous avons décrit pour les autres organes.

Nous retrouvons là, en effet, la *péricapsulite*, caractérisée par l'épaississement partiel de leur enveloppe, et dans leur intérieur les petits grains de semoule répandus sur toute la surface des coupes, quelquefois de petites taches ocreuses, demi-transparentes, comparables à de la gelée de sagou; ces lésions sont moins abondantes, mais plus développées, dans la couche médullaire. Inutile de répéter que ce sont en réalité de petites gommes, formées par des amas de noyaux embryonnaires au sein de la trame conjonctive. Dans un cas, Parrot a vu, près de la face concave de la capsule, une sorte de kyste colloïde, dû à l'altération vésiculeuse des éléments nucléaires du tissu conjonctif. Coïncidemment, les cellules propres sont presque toujours frappées de dégénérescence granulo-graisseuse.

X. — Lésions du rein.

En 1869, D. Mollière appela l'un des premiers l'attention sur les altérations des reins chez le nouveau-né syphilitique. L'observation IV de son mémoire sur la syphilis congéniale a trait à un enfant qui mourut à l'âge de deux mois, après avoir infecté sa nourrice, et chez lequel le volume du rein droit était deux fois plus considérable qu'à l'état normal. Plus tard, Lanceraux rattacha à la syphilis une dégénérescence granulo-graisseuse des tubuli, très-probablement d'origine athrepsique. Il n'en est pas de même du cas rapporté par Klebs, où il s'agissait bien véritablement, chez un enfant de six mois, d'une gomme analogue à celles que l'on rencontre dans le cours de la syphilis acquise. Enfin Parrot a bien décrit cette lésion dans ses leçons cliniques de 1877.

A la coupe, l'organe malade apparaît parsemé de taches d'étendues diverses, les unes comparables aux petits grains de semoule, les plus grosses pouvant aller jusqu'à la grosseur d'un pois ou d'un noyau de cerise. Les plus petites sont blanchâtres, les plus volumineuses jaunes sur les bords et rosées au centre. Enfin, dans certains points, il y a destruction presque complète du tissu, avec production d'infarctus.

Ces lésions ont leur origine dans le tissu fibreux qui forme le stroma conjonctif du rein. Diffuses ou circonscrites, elles se caractérisent au microscope par une prolifération de noyaux et de cellules fusiformes ; secondairement on peut observer la dégénérescence colloïde des tubes et de leur épithélium, et même leur rupture.

XI. — Lésions des testicules et des ovaires.

Les lésions spécifiques du testicule, bien étudiées par Parrot et Huttinel, sont peu apparentes chez le nouveau-né ; quelques inégalités à la surface de l'albuginée; quelquefois un épanchement rosé dans la vaginale, et à la coupe congestion irrégulière du parenchyme, avec dureté en certains points.

Au microscope, on constate une altération conjonctive diffuse ou circonscrite en foyers, due à la production de syphilomes miliaires, surtout à la périphérie des artères. De là, compression et amoindrissement consécutif des testicules, dont l'épithélium devient granuleux et s'infiltre de graisse. Les conséquences de ces altérations sont diverses. Chez deux enfants observés par North et Bryant, l'organe offrait un gonflement appréciable à la vue, et Obédenare a cité le fait d'un autre petit malade chez lequel s'était produite une hernie de la substance testiculaire à travers le scrotum (fongus bénin du testicule). Comme ces lésions n'entraînent pas la mort, il est vraisemblable que, dans bien des cas, cette sclérose aboutit à la destruction précoce de l'élément formateur du sperme et frappe de stérilité le sujet qui en est atteint.

Nous ne savons presque rien sur les lésions de l'ovaire. Dans deux cas, Parrot a cependant pu y constater des taches bleuâtres, avec semis de grains blanchâtres.

XII. — Lésions du système nerveux.

Chez les nouveau-nés syphilitiques, le système nerveux est rarement atteint. Signalons cependant les résultats de quelques autopsies : Danyau a vu sur un enfant syphilitique, couvert de pemphigus, des foyers multiples jaunâtres, formés par de la matière fibro-plastique avec développement vasculaire considérable, siégeant à la face externe de la *dure-mère*. Cruveilhier a trouvé, à l'angle de réunion des voûtes orbitaires avec la portion verticale du frontal, cette membrane, infiltrée d'un pus bien lié qui en écartait les mailles ; les os dénudés étaient érodés dans une partie de leur épaisseur, et le périoste correspondant était épaissi. Dans un cas de Howitz, une altération similaire avait envahi l'*arachnoïde* sous forme d'une exsudation jaunâtre caséeuse, le long des vaisseaux.

La *sclérose* avait frappé le *cerveau* chez un enfant du service de Legroux, et la moelle chez un petit malade observé par Potain.

Cet organe était dans toute sa longueur diminué de volume, dur, sans trace de division entre les substances, et tout à fait semblable à un cordon fibreux, sauf la coloration, qui était rougeâtre. Au microscope on découvrait à peine quelques tubes nerveux et l'on ne voyait aucune cellule; la moelle était presque uniquement composée d'un tissu lamineux, condensé, feutré, entremêlé d'une substance granuleuse abondante. Tremeau de Rochebrune a signalé la présence de *foyers purulents* avec ramollissement de la substance cérébrale et coloration d'un rouge bleuâtre, localisés dans le voisinage de la scissure interhémisphérique et dans le lobe gauche du cervelet. Dans un cas de Graefe, la même lésion avait produit une paralysie de la troisième paire.

Virchow et Daniel Mollière ont reconnu, dans deux cas, l'existence d'une dégénérescence graisseuse, soit diffuse, soit en foyers. Enfin Barlow a montré que les nerfs craniens n'étaient pas à l'abri de ces lésions.

Au point de vue clinique, nous noterons l'*insomnie* comme phénomène assez constant (Bertin, Pittschaat, Vanoye), puis les *paralysies* portant soit sur des nerfs craniens, tels que l'oculo-moteur (Graef), l'optique (Bacon), l'acoustique, soit sur un des troncs rachidiens, et se traduisant par l'hémiplégie, la paraplégie (Bednar, Henoch, Zambaco). Ces derniers cas sont plus rares qu'on ne le croyait autrefois, avant que Parrot nous eût appris à distinguer de la paralysie vraie l'impuissance fonctionnelle causée par certaines altérations osseuses. Enfin l'on a observé quelquefois des *convulsions* (Radcliffe) à l'âge de un mois. Un enfant vu par Lepileur fut pris d'accidents nerveux caractérisés par une rougeur subite de la face, des cris aigus, un renversement des yeux, avec clignotements convulsifs des paupières, contraction des bras et tremblement des avant-bras, quelquefois opisthotonos, mais le plus souvent contraction successive des muscles du cou et du dos, déterminant un mouvement de flexion de la tête à droite et à gauche, en même temps qu'elle tournait sur son axe. Chaque crise durait trois à quatre minutes, et elles arrivèrent à se rapprocher tellement qu'on en comptait six à sept par heure. Ce qui était surtout frappant, c'était le calme dont elles étaient précédées et immédiatement suivies sans qu'il y eût aucun phénomène intermédiaire. L'attaque débutait par un cri. Un traitement à l'iodure de potassium fit disparaître ce symptôme et l'enfant, allaité par sa mère, guérit, bien que né à 8 mois.

Après avoir reconnu les effets de la vérole sur le système nerveux du nouveau-né, nous devons nous demander si la souillure héréditaire n'entre pas pour une certaine part dans l'étiologie d'accidents plus tardifs, pouvant se montrer dans les premières années de la vie et même pendant la seconde enfance et l'âge adulte.

Il est certain, en effet, que beaucoup de jeunes épileptiques portent les stigmates de la syphilis congénitale : opacité de la cornée, altération des dents. Chez d'autres, l'existence de la diathèse n'est pas moins démontrée par l'histoire des géniteurs, notamment en ce qui concerne les différentes couches de la mère, ou bien par les antécédents des frères ou des sœurs. Dans un cas, par exemple, H. Jackson qui a surtout insisté sur cette question, diagnostiqua l'origine syphilitique d'une épilepsie de l'enfance, en apprenant que la mère, avant de donner le jour à une petite malade confiée à ses soins avait eu des avortements, puis un mort-né, puis un cachectique qui avait survécu. Suivant cet auteur, la chorée et la paralysie pourraient dériver de la syphilis, au même titre que les convulsions. Est-ce à dire que ces névropathiques bénéficieront à coup sûr du traitement spécifique? L'expérience nous apprend malheureusement le contraire; notons cependant quelques succès obtenus grâce à l'iodure de potassium, dans certains cas où la thérapeutique vulgaire s'était montrée impuissante.

Suivant bon nombre d'auteurs, l'*hydrocéphalie* devrait être aussi quelquefois comptée parmi les conséquences de la syphilis héréditaire (Haase, de Méric, Roger, Hutchinson).

§ 4. — TRAITEMENT.

Prophylaxie. — Mariage des syphilitiques. — Traitement pendant la grossesse. — Peu de problèmes offrent autant d'intérêt et de difficulté que celui du mariage des syphilitiques, aussi en est-il peu qui aient été envisagés de façons plus diverses et même plus opposées; de la solution donnée à cette importante question dépend cependant en grande partie la prophylaxie de la syphilis héréditaire; essayons donc de tracer une règle de conduite en nous appuyant sur les données que nous avons établies dans les chapitres qui précèdent, et aussi sur les préceptes de Langlebert et Diday

Supposons en premier lieu, et c'est le cas le plus fréquent, qu'il s'agisse d'un homme. Rappelons tout d'abord que, dans aucun cas, nous ne pouvons donner à celui qui a souffert d'un chancre syphilitique l'assurance qu'il n'aura plus à compter avec la vérole; une hygiène sévère peut sans doute diminuer dans une certaine mesure les causes occasionnelles des accidents, une thérapeutique bien dirigée n'est pas sans efficacité pour atténuer la force de l'agent nocif et prévenir son réveil, mais il n'est pas de malade, si bénignes qu'aient été les premières attaques, si énergiquement qu'aient été administrés les spécifiques, il n'en est pas un seul que nous puissions être en droit de considérer comme débarrassé à tout jamais du virus syphilitique, lorsqu'une fois son organisme en a été imprégné. Les cas de réinfection semblent bien démontrer que la guérison est possible, mais dans l'état actuel de la science, la clinique ne nous fournit aucun critérium qui nous permette de nous en assurer. Donc, il faut bien qu'on le sache, et le médecin ne saurait le dire trop nettement, pour mettre à couvert sa responsabilité, tel syphilitique qui se croit guéri, et qui jouit aux yeux de tous de la meilleure santé, pourra subir ultérieurement, dans deux ans, dans dix ans, voire dans trente ans, les atteintes du mal, graves ou légères, et peut-être y succomber. Cela posé, comme il ne saurait être question d'interdire la paternité à tous les vérolés, le rôle du médecin doit consister uniquement à détourner du mariage : 1° ceux qui, se trouvant encore aux prises avec les accidents contagieux de la période primitive ou de la période secondaire, risquent d'infecter leur femme; 2° ceux dont l'avenir est manifestement compromis par l'évolution d'une syphilis tertiaire rebelle, à détermination viscérale ou même tégumentaire.

Pour réaliser la première de ces indications, on se rappellera que les accidents secondaires s'éteignant le plus souvent après une ou deux éruptions ; la règle est dès lors d'imposer au malade une temporisation suffisante pour donner à ces poussées et à celles qui pourraient se succéder immédiatement le temps de se produire. Or, les statistiques de Diday nous apprennent que l'intervalle maximum qui existe entre deux poussées ne dépasse pas 135 jours pour les syphilis fortes, et 302 jours pour les syphilis faibles. En conséquence, un sujet qui depuis sa dernière poussée aura passé dix mois sans localisation spécifique, a de grandes chances pour se croire à couvert des accidents contagieux, et si, pour accroître cette probabilité, il laisse s'écouler encore un temps égal, si, par surcroît de prudence, il se soumet *ante nuptias* à un nouveau traitement hydrargyrique, c'est en toute sûreté de conscience qu'il pourra demander au médecin l'autorisation de se marier, et celui-ci n'aurait plus de raison pour la lui refuser ; car la santé de la femme n'est plus menacée, et selon toute probabilité, nous oserions même dire en toute certitude, si cette dernière reste indemne, on peut considérer le produit de la conception comme préservé lui-même de toute souillure spécifique.

Quant à la seconde indication, qui est d'éloigner du mariage ceux qui, bien que parvenus à une période assez avancée de la syphilis pour qu'on n'ait pas à redouter sa transmission, sont menacés d'accidents aux formes rebelles, soit profonds, soit superficiels, est-il besoin d'y insister? Ces malheureux, dont les centres nerveux, les organes reproducteurs ou le squelette ont déjà payé le tribut à la diathèse, restent souvent exposés pour longtemps encore à ses atteintes; dans ce cas, ce n'est pas 10 mois, mais 2, 3 ans de stage qu'il faut exiger avant le mariage, à supposer bien entendu qu'aucune fonction importante n'ait été compromise par les accidents antérieurs. Au reste, il est nécessaire d'établir ici certaines distinctions. Beaucoup de sujets traités ou non souffrent, après quelques années, de lésions tertiaires, mais bénignes, que l'iodure de potassium fait aisément disparaître. Il n'y a pas lieu d'être trop sévère pour ces malades, chez lesquels cette poussée est souvent la dernière affirmation de la syphilis; qu'on ne se montre pas pour eux plus exigeant que nous ne conseillons de l'être pendant la période secondaire. Chez tel autre la syphilis s'est montrée grave dès le début, parfois maligne; quelques mois ont suffi pour que le malade parcourût toutes les périodes du mal, et sa vie même a couru des dangers; eh bien, nous avons eu déjà l'occasion d'insister sur ce point, c'est chose fréquente que de voir les sujets sévèrement frappés dès le début, délivrés pour toujours des récidives; il semble que la vérole se soit épuisée tout entière dans ce premier effort. Un vrai clinicien saura ne point méconnaître de tels cas, et, l'accalmie durable une fois bien constatée, assumera sans arrière-pensée la responsabilité d'un avenir qui laisse moins de prise à l'*alea* que celui de bien des malades moins maltraités en apparence par la diathèse. Viennent enfin ceux que des accidents sans cesse récidivants marquent d'avance pour la cachexie; envers ces derniers le médecin n'a qu'une seule chose à faire, se montrer inflexible dans son interdiction absolue.

Quant aux moyens pratiques de rendre efficace cette interdiction, nous ne croyons pas que le médecin doive les chercher ailleurs que dans les conseils, et au besoin les objurgations, adressés à son client. Interrogé par une personne étrangère, le père de la future, par exemple, il doit se renfermer dans le secret le plus absolu [1], exciper de la rigueur du devoir professionnel,

[1] Art. 378 du Code pénal : « Les médecins chirurgiens et autres officiers de santé, ainsi que les pharmaciens, les sages-femmes et toutes autres personnes dépositaires par état ou profession des secrets qu'on leur confie, qui hors les cas où la loi les oblige à se porter dénonciateurs, auront révélé ces secrets, seront

faire appel aux sentiments d'honneur de l'intéressé, le priant surtout de n'interpréter ce silence ni en bien ni en mal; ce n'est qu'en présence du jeune homme, ou en face d'une autorisation formelle signée de lui, que le médecin pourra dire ce qu'il sait. Sur ce point spécial de pratique, en dépit de certaines dissidences, nous ne croyons pas que l'hésitation soit permise; nous sommes partisan du secret médical dans son sens le plus strict, le plus absolu.

Supposons maintenant qu'il s'agisse d'une femme ayant eu la syphilis. Dans ce cas, non-seulement le danger d'infection pour la progéniture est immédiat et certain, mais encore il persiste, il survit aux accidents maternels, et cela pendant un temps qu'il ne nous est pas possible d'apprécier exactement. Dans cette incertitude, ce qu'il y a de mieux à faire est, croyons-nous, d'appliquer au mariage des femmes syphilitiques les mêmes règles de conduite que nous venons de tracer relativement à l'homme, mais en insistant avec plus de rigueur sur le traitement mercuriel. La grossesse venue, c'est par de très-légères doses données d'une façon continue que nous conseillons de combattre l'action latente du virus; nous prescrivons les doses élevées, car le mercure administré sans mesure a été accusé, non sans raison, de produire l'avortement (Huguier, Després); en même temps on devra favoriser la nutrition, administrer généreusement les toniques, le vin; les ferrugineux, les arsenicaux, les sulfureux, enfin par tous les moyens il faudra s'attacher à régulariser les grandes fonctions. Toutefois, disons-le, tous ces efforts sont parfois inutiles, et ce n'est souvent qu'après deux ou trois couches malheureuses qu'une femme même soumise au traitement le plus régulier peut mener à terme un enfant bien portant.

Hygiène. — Un enfant présente à la naissance des symptômes de syphilis ou est venu au monde dans des conditions de parenté qui font redouter l'éclosion prochaine des accidents. Quelle doit être la conduite du médecin?

Allaitement. — Avant tout, il importe de mettre le petit être dans les meilleures conditions générales possibles, pour l'aider à triompher de la cachexie qui le menace; aussi faut-il s'efforcer de lui procurer les bénéfices de l'*allaitement naturel.* Le lait de

punis d'un emprisonnement d'un mois à six mois, et d'une amende de 100 fr. à 500 fr. » — Il est bon d'ajouter que la restriction contenue dans ces mots : « hors les cas où la loi les oblige à se porter dénonciateurs », n'existe plus depuis longtemps; elle se rapportait aux complots contre la sûreté de l'État et à la fabrication de la fausse monnaie.

femme en quantité suffisante, voilà le plus essentiel des adjuvants. Or, pour arriver à ce résultat, tout en tenant compte des dangers que le nourrisson peut créer pour autrui, le médecin n'a que deux partis à prendre ou du moins à conseiller : laisser l'enfant à sa mère, ou le confier à une bonne nourrice ayant eu la syphilis. Nous n'hésitons pas à nous prononcer pour la première de ces deux manières de faire, toutes les fois que la mère réunit d'ailleurs les qualités d'une bonne nourrice. On ne saurait trop le répéter en effet, *jamais une femme ayant accouché d'un enfant syphilitique ne court le moindre danger d'infection en lui donnant le sein*; c'est là une loi absolue (loi de Colles). Le médecin doit donc user de toute son autorité pour faire adopter un moyen qui le décharge de sa part de responsabilité, et au besoin pour l'imposer; car, dans le cas contraire, ce n'est point chose facile que se procurer une femme infectée en état d'allaiter, et, si on ne la trouve pas, l'enfant mourra par l'allaitement artificiel ou transmettra la maladie aux malheureuses qui auront eu l'imprudence de s'en charger.

Bertin nous apprend qu'au siècle dernier l'hôpital de Vaugirard constituait une sorte de refuge pour les femmes syphilitiques pouvant se charger d'allaiter des enfants infectés, et il est fort regrettable qu'il n'existe rien de semblable aujourd'hui. De là l'embarras du médecin quand, pour une raison sérieuse, un nouveau-né syphilitique est privé du sein maternel. Les gens du monde, il est vrai, ne comprennent pas toujours, ou du moins font souvent semblant de ne pas comprendre l'importance de cette question. Quand il s'agit de choisir la nourrice, ils parlent très-haut de dédommagements pécuniaires au cas où elle serait infectée, sauf à recourir plus tard aux plus misérables faux-fuyants, souvent aux accusations les plus calomnieuses pour s'y soustraire. En pareil cas, le médecin ne peut, en aucune façon, se faire complice; mais il doit respecter le secret professionnel. Avertir les parents, leur montrer avec fermeté tout ce qu'il y a de criminel à abuser de l'ignorance d'une femme, tout ce qu'il y aurait d'immoral dans un marché qui l'exposerait à perdre la santé contre une indemnité plus ou moins forte, se retirer sans faiblir s'il n'est point écouté, tel est le devoir du médecin, mais ses droits ne vont pas au delà. Interrogé par la nourrice sur la santé de l'enfant, il peut l'engager à se renseigner auprès d'un autre confrère, mais il ne saurait, même au profit de cette malheureuse, trahir la confiance des parents; aussi n'est-ce qu'en leur présence et avec leur assentiment qu'il doit lui faire part de la vérité. Si, dûment avertie, la nourrice accepte à ses périls et risques, il n'en doit pas moins prendre ses précautions contre un procès toujours possible ultérieurement et réclamer d'elle une preuve écrite certifiant qu'elle a consenti en connaissance de cause et malgré les conseils médicaux. Est-il besoin de dire qu'en pareil cas la surveillance la plus attentive est commandée, que l'on doit engager la nourrice à s'enduire le mamelon d'un corps gras ou à se munir d'un bout de sein, pour éviter les contacts trop intimes, et que, s'il survient quelque lésion buccale chez l'enfant, la cautérisation immédiate est indiquée.

A défaut du sein de la mère ou d'une nourrice syphilitique, il faut recourir à l'allaitement artificiel, soit par le biberon, soit au moyen d'une chèvre ou d'une ânesse. Mais, disons-le immédiatement, c'est laisser à l'enfant bien peu de chances de survie. Tel est, du moins, le résultat de l'expérience générale. Un enfant frappé dans l'œuf par la syphilis est presque fatalement voué à la cachexie; et le priver de l'allaitement naturel, c'est lui retirer le peu de chances qui lui restaient d'échapper à la mort. Il est pourtant des cas où ce parti est commandé. Mauriceau a vanté les avantages de la chèvre nourrice, et, plus récemment, Boudaut a de nouveau appelé l'attention sur ce mode d'allaitement; mais nous tenons de Parrot que les sujets sur lesquels il en fit l'essai, à l'hôpital des Enfants trouvés, succombèrent plus vite que ceux qu'il soumettait à l'usage du biberon. C'est donc à ce dernier expédient qu'il faut donner la préférence, en s'astreignant rigoureusement à l'usage du lait de femme ; c'est le seul moyen, croyons-nous, d'atténuer les fâcheux effets de ce mode très-imparfait d'alimentation.

Thérapeutique. — *Traitement direct.* — Un nouveau-né est supposé syphilitique, mais ne présente pas de lésion apparente; faut-il lui donner le traitement spécial? Nous croyons qu'il y a avantage à le faire, en usant toutefois de doses très-modérées; car le syphilome viscéral échappe le plus souvent à l'observation, et nous savons qu'il peut évoluer isolément sans que le tégument offre la moindre trace éruptive. Au reste, si, le premier mois écoulé, la santé de l'enfant est assez bonne pour faire supposer que la syphilis n'est plus à craindre, il faudra suspendre la médication.

Le mercure est le modificateur par excellence de la syphilis héréditaire. C'est généralement au bichlorure que l'on a recours. La liqueur de Van Swieten est donnée à la dose d'une demi-cuillerée à café par jour, dans du lait ou du sirop; en augmentant progressivement jusqu'à la cuillerée à café complète, on porte la dose de sublimé jusqu'à 5 milligrammes. On peut également prescrire le protoïodure à la dose de 1/2 centigramme. Mayr a vanté le calomel administré sous forme de prises de 1 centigramme (trois par jour), mélangé à une quantité suffisante de sucre.

Pour ménager les voies digestives, aucun moyen n'est préférable à la *friction;* 1 ou 2 grammes d'onguent, contenant moitié axonge, moitié mercure, suffiront à deux frictions quotidiennes sur le thorax (Diday). Beaucoup d'auteurs recommandent les *bains de sublimé*, mais trop de doutes persistent encore sur la pénétration des substances dissoutes à travers l'épiderme pour que ce moyen puisse être conseillé comme certain. D'autre part, il ne serait pas sans danger si le petit malade présentait des ulcérations; enfin il peut arriver que, sa bouche venant accidentellement au contact du liquide, l'enfant en avale une quantité suffisante pour le faire souffrir d'une véritable intoxication. Le bain de sublimé n'offre donc, à notre avis, qu'une ressource précaire. La quantité de sel à employer pour chaque bain varie de 1 à 5 grammes.

L'iodure de potassium, auquel il sera bon de recourir dans le cas de lésion osseuse ou viscérale reconnue, doit être administré à la dose de 5 à 20 centigrammes dans un sirop. Parrot préfère donner l'iode sous forme de teinture jointe à un sirop astringent (de 2 à 3 grammes de teinture d'iode sur 300 à 500 grammes de sirop). En prendre une ou deux cuillerées à café par jour, au commencement du repas.

Il est à peine besoin de dire que le traitement de la syphilis héréditaire doit être varié et suivant les individus et suivant les périodes du mal ou même du traitement. On doit particulièrement s'attacher à le bien faire supporter; pour cela, il sera bon de l'interrompre quelquefois, puis de le reprendre sous la même forme ou sous une forme différente. De cette façon on arrivera à en faire continuer l'emploi, non-seulement pendant toute la durée des accidents apparents, mais encore plus ou moins longtemps après leur disparition, afin de guérir les lésions latentes et de prévenir, autant que possible, les récidives.

Traitement indirect. — Les plus vieux auteurs savaient que certains médicaments sont éliminés en partie par la sécrétion des mamelles et traitaient volontiers le nouveau-né syphilitique par le lait d'une nourrice hydrargyrisée[1].

[1] Voici, à ce propos, une bien intéressante observation de Fabrice de Hilden : « L'an 1590, comme j'étais à Hilden, toute la famille des Medman fut infectée de la maladie vénérienne en cette façon : le maistre de la maison, homme de bien et

Après bien des discussions, les physiologistes sont arrivés, de nos jours, à confirmer le fait du passage du mercure dans le lait. Or il est incontestable que, grâce aux modifications qu'il a subies dans l'organisme, le métal est infiniment plus propre à l'absorption et, par conséquent, plus avantageux pour l'enfant. Si donc on peut confier le nouveau-né à une femme syphilitique qui ait elle-même besoin d'un traitement mercuriel, et si d'ailleurs le liquide nourricier présente les qualités requises, il y aura lieu de s'en féliciter pour la santé de l'enfant. Mais c'est dans ces conditions seulement que nous admettons le traitement indirect, car, pour notre part, nous ne consentirions jamais, comme le demandent souvent les parents et comme l'ont fait quelques praticiens, à gorger de mercure une nourrice n'en ayant nul besoin et à compromettre sa santé pour favoriser la guérison d'un nouveau-né. Si l'hydrargyre est mal supporté et si l'on veut tenter l'épreuve du traitement indirect, c'est un animal qu'il faut choisir pour intermédiaire. Rien de plus simple que d'administrer le lait d'une chèvre ou d'une ânesse préalablement frictionnée. Beaucoup de beaux succès ont été obtenus grâce à cette manière de faire, trop délaissée peut-être aujourd'hui.

LE MARDELEY, *Formes sous lesquelles se présente la syph. chez le nouveau-né*, th. de Paris, 1840. — DOUMERGUE, *Syph. chez les nouveau-nés*, th. de Paris, 1842. — TROUSSEAU et LASÈGUE, *Syph. const. des enfants du premier âge* (*Gaz. méd. de Paris*, p. 146, 1848). — DEPAUL, *Altér. spéciale des poumons dans la syph. cong.* (*Ann. des maladies de la peau de Cazenave*, t. III, p. 270, 1850). — CULLERIER, *De la syph. des enfants nouveau-nés et des nourrices* (*Gaz. méd. de Paris*, p. 883, 1850). — DUBOIS, *Observ. de pemph. chez un nouveau-né* (*Ann. des mal. de la peau de Caz.*, t. IV, p. 14, 1851). — COFFIN, *Avortement syph.*, th. de Paris, 1851. — DESRUELLES, *Des manifestations de la syphilis congénitale*, th. de Paris, 1852. — TEIRLINCK, *Observation de syphilis congénitale; mort et expulsion du fœtus à une époque peu avancée de la grossesse; altération spéciale des poumons* (*Ann.* et *Bulletin de la Soc.*

craignant Dieu, allant en voyage avec un sien valet qui était entaché de ce mal, coucha quelques nuits avec lui en un même lict; étant de retour à la maison, il en fit part à sa femme, laquelle le communiqua à trois enfants et à sa servante : or, comme sa femme eut remarqué qu'elle estait enceinte, donnant la mamelle en même temps à un enfant de vingt mois, qui fut entaché de ce mal, elle et son mari étayent en peine s'il falait renvoyer la cure jusqu'après l'acouchement; ie fus d'avis que l'on l'entreprit de bonne heure et sans délay, espérant que par ce moyen ie ferais d'une pierre trois coups, veu principalement que le mal n'était pas invétéré...» (Livre VI, obs. VII).

de méd. de Gand, 1852). — MAYR, *Hérédité paternelle de la syphilis* (*Ann. des mal. de la peau de Cazenave*, t. IV, p. 263, 1852). — A. GUBLER, *Sur une nouvelle aff. du foie, liée à la syph. héréd. chez les enfants du premier âge* (Mémoire lu à la Société de biologie, le 21 février 1852). — DIDAY, *Syphilis des nouveau-nés et des enfants à la mamelle*, Paris 1854). — MANDON, *Hist. de la syph. des nouveau-nés*, th. de Paris, 1854. — MARTINEZ y SANCHEZ, *Essai sur la syph. héréd.*, th. de Paris, 1855. — PAYRAU, *Manifest. de la syph. héréd. chez les nouv.-nés*, th. de Paris, 1856. — JACEWICZ, *Étude sur l'héréd. de la syph.*, th. de Paris, 1856. — RAVIN, *Traitement de la syph. congénitale*, th. de Paris, 1857. — TROUSSEAU, *Syphilis congén.* (*Union méd.*, p. 195, 182, 207. 1857). — NOTTA, *Mémoire sur la transmission héréd. de la syph.* (*Arch. de méd.*, 1860). — CHARRIER, *De l'hérédité syph.* (*Idem*, t. XX, p. 334. 1862). — DEPAUL, RICORD, *Temps de l'apparition de la syphilis des enfants* (*Bull. de l'Académie de méd.*, 1863). — SALOMON, *On syph. infantile* (*Brit. med. Journ.*, t. I, p. 326, 1863). — PICK, *Mères syphilitiques et enfants syph.* (*Wien. med. Halle*, p. 105, 116. 1863). — N. ALLINGHAM, *On the treatment of congenital syphilis* (*Med. Times and Gazette*, II, 453. 1863). — ROGER, *Syphilis infantile* (*Gaz. des hôp.* 17 et 31 octobre 1873). — SICARD, *Syphilis infantile* (*Idem*, p. 609. 1863). — BÆRENSPRUNG, *Die hereditäre Syphilis*. Berlin, 1864. — RANVIER, *Syph. cong.; péri-hépatite syph., gomme du foie et décoll. des ép.* (*Gaz. des hôp.*, p. 457, 1864). — BOUCHUT, *Syphilides du nouveau-né* (*Idem*, p. 357, 1865). — WILLIAM DUNN, *Observations on the treatment of hered. syph., with cases treated without mercury* (*British med. Journal*, p. 617, 1865). — SIMAS (de Lisbonne), *Statistics of hereditary syphilis* (*Idem*, p. 568). — ARTEADA QUESADA, *Essai sur la syph. congén.*, th. de Paris, 1865. — FONTAN, *Tumeurs dans les poumons d'un fœtus syph.* (*Gaz. méd. de Lyon*, 1866). — PRÉVOST, *Tumeurs du foie chez un fœtus mort-né de mère syph.* (*Gaz. méd. de Paris*, 6 octobre 1866). — BLONDEAU, *Syphilis congénitale. Transmission* (*Gaz. des hôp.*, p. 281, 1866). — W. TRAVERS, *Psoriasis syphilitique chez un enfant. Guérison par le mercure* (*The Lancet*, 1866). — Samuel GEE, *Enlargement of spleen in syph.* (*Brit. med. Journ.*, t. I, p. 435. 1867). — HUTCHINSON, *Cases of inherited Syph.* (*Idem*, t. II, p. 423. 1867). — FÖRSTER (Richard), *von Dresden Beitrage zur Behandlung der infantilen Syphilis* (*Deutsches Archiv für klinische Medicin*, p. 214, 1866). — AUSPITZ, *État actuel de la science sur la syphilis congénitale* (*Wien. med. Presse*, VII, p. 6, 7, 1866). — SIMONNOT, *Syphilis chez les nouveau-nés*, th. de Strasbourg, n° 20, 1867). — MIREUR, *Hérédité dans la syph.*, th. de Paris, 1867. — PIQUAND, *Infl. de la syph. des générateurs sur la gross.*, th. de Paris, 1868. — DIANU, *Syph. chez les femmes enceintes*, th. de Paris, 1868. — F. OPPERT, *Visceral and hereditary syphilis*. London, 1868. — Huglings JACKSON, *Nervous disease inherited syphilis*. London, 1868. — PUTEGNAT, *Distocie causée* par *une vaste ulcération au col de la matrice* (*Journ. de méd. et de chir.*

prat. 1868). — WILDERS, *Congenital syphilis* (*British medical Journal*, p. 39. 1868). — HUBER (Arzt in Memmungen), *Einige Notizen über Erkrankung der Nebennieren bei congenitaler Syphilis* (*Deutsches Archiv für klinische Medicin*, p. 270. 1868). — SCARENZIO, *Consulto per un caso di sif. cong.* (*Giorn. it. delle Mal. ven.*, t. II, 1868). — E. GRASSI, *Un appunto all' articolo di Diday sopra la responsabilita del medico verso il neo-nato; en la matrice* (*Idem*, p. 233). —GAMBERINI, *Etiologia fisiologico-anat. della sif. cred.* (*Idem*, t. I, 1869). — RUSSEL, *On inher. syph.* (*British medical Journal*, vol. II, p. 80, 1869). — BEATTY, *On syph. hered.* (*Idem*, p. 142). — WIDERHÖFER, *Infantile Syphilis, subcutaneous injection of merc.* (*Idem*, p. 614). — H. LEE, *Syphilis hereditary* (*Idem*. vol. I, p. 106, 1870). — H. E. CAUTY, *Syphilis infantile sur l'un seulement de deux jumeaux* (*Journal of cut. med.*, sept. 1870). — SCHÜPPEL, *La périphlébite syphilitique des nouveau-nés* (*Archiv. für Dermat. und Syph.*, 1870). — BARBIN, *Infl. de la syph. sur la gross.*, th. de Paris, 1870. — RICHARD, *Hérédité dans la syph.*, *infl. du père*, th. de Paris, 1870. — Van BUREN, *Contribution à l'étude de la syphilis congéniale* (*Amer. Journ. of syph.*, n°s 1 et 2, 1870). — D. MOLLIÈRE, *Observations de syphilis congénitale* (*Ann. de dermat. et de syph.*, t. II, p. 407. 1870). — CASATI (traduit par D. Mollière), *Observations sur la syph. infantile et sur une forme suspecte de syph. chez les enfants à la mamelle* (*Idem*, t. III, p. 290 1871). — LEPILEUR, *Accidents épileptiformes de nature syphilitique chez un nouveau-né* (*Idem*, t. IV, p. 431. 1872). — PARROT, *Lésions syphilitiques de la rate chez les nouveau-nés* (*Ann. de derm. et de syph.*, t. IV, p. 398). — GAILLETON, *Diagnostic de la syphilis héréditaire* (*Lyon médical*, t. XVI, p. 482). — RIVINGTON, *Hereditary syphilis arrested developpement; enlarges lymphaticeal glands* (*Med. Times and Gaz.*, 19 octobre 1872). — PIROCCHI e PORLEZZA, *Contrib. alla cura della sif. colle injezioni di calom.* (*Giorn. it. delle mal. ven.*, p. 193. 1872). — WALDEYER et KOBNER, *Beiträge zur Kenntniss der hereditären Knochensyphilis* (*Virchow's Archiv*, t. IV, p. 367, 380. 1872). — E. FRANKEL, *Ueber placentar Syphilis* (*Archiv.-für Gynæcol.* 1872, V. Heft. 1, *Centralblatt* 1873). — GUNZBURG, *Non contagiosité de la syph. héréd.* (*Oesterreich. Jarhrb, f. Paediatrik*, 1872). — Carl HENNING, *Remarque sur deux formes particulières de syph. héréd.* (*Jahrb. für Kinderheilk*, p. 109, 113, décembre 1872). — Franz RIEGEL, *Hépatite syphilitique* (*Deutsches Archiv für Klinische Medizin*, vol. II, 1re partie, novembre 1872). — JONKOFSKY, *Ueber die angeborene Siph.* (*St-Petersb. medic. Zeit.*, 1873). — MADIER CHAMPVERMEIL, *Des syph. palmaires et plantaires*, th. de Paris, 1873. — VIOLET, *Étude pratique de la syph. infantile*, th. de Paris, 1873. — BRÉBANT, *Syph. héréd. du père aux enfants sans infection de la mère* (*Soc. méd. de Reims, bull.*, n° 11, 1873). — LEWIN, *Syph. congén.* (Soc. med. Berlin, 9 avril 1873). — LEPILEUR, *Accidents épileptiformes, probablement syphil., chez un nouveau-né* (*Gaz. des hôp.*, t. I, 1873). — *Syph. congén. affectant les doigts et les orteils des en-*

fants (*Dublin obstetrical Society*, 1873). — PARROT, *Syph. des nouveau-nés* (*Soc. anat.*, 5e série, t. VIII, p. 392, 1873). — CERASI, *Il presunto penfigo sifil. dei bambini* (*Giorn. it. delle mal. ven.*, *p.* 26, 1873). — CHARRIN, *Note sur un cas d'altération du tissu osseux chez un syph. nouveau-né* (*Gaz. méd.*, Paris, 1873).— LANGLEBERT, *La syph. dans ses rapports avec le mariage.* Paris 1873. — BANZE, *Marautische Sinus Thrombose bei einem mit Luefres congenital behafteten Kind* (*Jahrb. für Kinderkrankheiten*, p. 366-340, juillet 1873). — E. FRANKEL, *Syph. placentaire* (*Archiv. für Gynækologie*, t. V, fasc. 1, 1873). — STURGIS, *Etiology of hered. syph.* (*New-York med. Journal*, juillet 1873). — BALLARD, *Syph. inf.* (*Brit. med. Journ.*, 23 août 1873). —Adam OWRE (de Christiania), *Nouvelles données pour résoudre la question par qui, du père ou de la mère, se transmet la syph. héréd.* (*Annales de derm.*, t. V, p. 386, 1873). — Giuseppe CHIARLEONI, *Distocie d'origine syph., résistance des orifices utérin et vaginal, par suite de sclérose spéc. Hystérostomatomie, application du forceps. 2 fœtus sains* (*Idem*, p. 386). — KRONID SLAVJANSKI, *Endométrite placentaire gommeuse* (*Idem*, p. 462). — OWRE, *Syph. héréd.* (*Nordiskt med. Ark.*, t. V, 3e partie, no 19). —RAFINESQUE, *Contrib. à l'étude de la syph. inf.* (*Arch. de tocologie*, p. 321, 1874). — GAILLETON et DRON, *Mortalité des nouveau-nés syph.* (*Lyon médical*, t. IV, p. 105, 1874). — COLLIN, *Obs. pour servir à l'hist. de l'héréd. de la syph.* (*Idem*, t. XVI, p. 37). — TRÉMEAU DE ROCHEBRUNE (Alphonse), *De quelques manifestations de la syph. congén.*, th. de Paris, 1874. — APPAY (Camille), *De la transmission de la syph. entre nourrices et nourrissons et notamment par l'allaitement, avec considérations médico-légales*, th. de Paris, 1874. — BERNON, *Syph. fœtale*, th. de Paris, 1874. — FALOY (Ladislas), *Du pemph. aigu des nouveau-nés et de la première enf.*, th. de Paris, no 124, 1875. — GRAZIANSKY, *Des lésions du placenta et des membranes dans la syph. const.* (*Arch. d'histolog. norm. et path. et de médec. clin. de Rudnew*, mai 1875). — CASPARY, *Ueber die Contagiosität der hered. Syph.* (Berlin, *Wochenschrift*, no 41, octobre 1875). — KASSOWITZ, *Die Vererbung der Syph.* (*Stricker's Jahrb.*, p. 359, Wien, 1875).— ORY et DÉJERINE, *Syph. du foie chez un enfant de deux mois* (*Bull. de la Soc. anatom. de Paris*, p. 447, 1875). — BEAUREGARD, *Étude sur la syph. congén.* (*Ann. de gynécologie*, t. IV, p. 46, 1875). — GASPARY, *La syph. héréd. chez les enfants nés d'une mère saine* (*Vierteljahrschrift für Derm. und Syphilis*, Wien, 49 Heft, 1875). — GAUSTER, *Syph. héréd.* (*Memorabilien* XX, no 12, p. 529, 1875. — WEBER, *Influence de la syph. sur les femmes enceintes, d'après divers modes de traitement* (*Allgemeine medicinische Zeitung*, février 1875). — ANGUS MACDONAL, *Syph. placenta* (*British med. Journ*, p. 234, août 1875). — COUPLAND, *Syph. disease of viscera in an enfant* (*Idem*, p. 542, oct.). — PEARCE GOULD, *Altération syphilitique du cœur* (*Idem*, p. 613, nov.) — BOHN, *Consid. sur la contagiosité du pemph. des nouveau-nés et ses rapports avec la desquam. physiolog. de la peau dans la première semaine de la vie* (*Jahrb. f.*

Kinderheilk, Bd IX, 1876).—EDLEFSEN, *Contagiosité de la syph. héréd.* (*Berlin. klin. Wochenschr.*, n° 5, p. 60, 31 janvier). — KEYFEL, *Syphilis héréd. par inf. pat.* (*Bayerisches œrztl. Intellig. Blatt*, t. XXIII, p. 21, 1876). — SMITH, *Infection syph. par le sperme* (*Arch. of Dermat.*, janvier 1876). — Th. BARLOW, *Case of phlegmoneuses, congenital syph.* (*The Lancet*, p. 637, nov. 1876). — ADAM OWRE, *Om Actiologie of den hereditare Syfilis*. Christiania, 1876. — KASSOWITZ, *Die Vererbung der Syph.*, Wien, 1876. — VAN BERLINGEN, *Syph. tuberc. végét. chez un enfant* (*Arch. of Dermat.* 1877). — TAYLOR (Frederick), *Sur la syph. phlegmoneuse* (*The Lancet*, p. 49, 1, 2, janvier 1877). — PARROT, *La syph. héréd. De l'avortement d'orig. syph.* (*Progrès méd.*, p. 798, 881, 1877). — DE SINETY, *Lésions d'origine syph. chez un fœtus mort-né à terme* (*Soc. anat.*, p. 911, 1877). — DIDAY, *De la syph. par conception* (*Ann. de derm.* 1877). — HENOCH, *De la syph. testiculaire chez les jeunes enfants* (*Berlin klin. Wochens*, n° 33, p. 483, 1877). — HUTINEL, *Lésions du testicule dans la syph. héréd.* (*Revue mensuelle de méd. et de chir.*, 1878). — FOURNIER (Alfred), *Nourrices et nourrissons syph.* (*Union méd.*, n° 74, 92, 101 et tirage à part, 1877). —S. BULL (de New-York), *A Contribution to the study of inher. syph. of the eye* (*Amer. Journ. of med. Sciences*, vol. LXXIV, p. 66, 1877).

CHAPITRE XXXI

TRAITEMENT DE LA SYPHILIS

HISTORIQUE.

Dès 1495, Marcellus Cumanus prescrivait l'usage de l'onguent mercuriel. A sa suite Conrad Gilini, Gaspard Torella, Joseph Widmann, Fallope et Bérenger de Carpi usèrent du remède sous les formes à peu près exclusives des frictions et des fumigations. Ce que nous remarquons particulièrement dans les préceptes que nous ont laissés ces auteurs, c'est la sagesse avec laquelle ils administraient ce médicament, dont il semble qu'ils eussent déjà reconnu les inconvénients. Nicolas Massa, par exemple, instituait plusieurs séries de frictions durant quatre jours, puis faisait interrompre le traitement. « Ungebam per quatuor dies omni sero, deindè dimittebam per hebdomadam quiescere sine unctione, et posteà iterùm ungebam per quinque dies in sero secundùm eorum virtutes, iterùmque dimittebam quiescere, et sic sanitati restituti sunt. »

Mais cette période de modération ne devait pas être de longue durée; la facilité apparente de ce traitement le fit tomber entre les mains d'hommes ignorants, capables de toutes les exagérations. Aussi Nicolas Michel écrivait-il avec raison, en 1540 : « Le mal de Naples est traité par des gens qui n'ont appris fors vuyder les bourses, et opérant sans art, gens incogneus et estrangiers, recueillant grand profit de ce qu'ils ignorent. Tant d'abuz ont été commis en la cure de ce mal qu'on est injurié estre appelé panseur de grosse vérole. Pour les abus qu'ont commis tels intoxiquateurs qui par doux langage envenimaient premier les aureilles, puis les bourses, finalement le corps. » Vers la même époque, le chevalier Ulric de Hutten traçait un effrayant tableau d'un traitement par le mercure, tel qu'il était institué et qu'il l'avait subi lui-même[1].

[1] Nos lecteurs nous sauront gré de reproduire ici cette triste page : « Les malades étaient enfermés dans une étuve où la chaleur était maintenue constamment égale, très-élevée ; ils y restaient de vingt à trente jours. Quelques chirurgiens, après les embrocations, faisaient coucher le patient dans un lit placé au milieu de la chambre, et provoquaient alors la transpiration en le chargeant de lourdes couvertures. L'effet de ces onguents était si actif, qu'il ne tardait pas à changer le caractère du mal. Des extrémités il se portait sur l'estomac, puis sur la tête ; une fluxion s'opérait sur l'arrière-gorge, sur la bouche ; si l'on n'y prenait pas garde, la violence de ces accidents nouveaux provoquait la chute des dents. Dans tous les cas, des ulcères accompagnés d'un gonflement énorme apparaissaient au gosier, au palais, à la langue et aux gencives ; les dents étaient ébranlées ; une salive abondante, visqueuse, fétide, s'échappait continuellement des lèvres ; la puanteur de ce liquide était repoussante ; ses propriétés âcres, corrosives, infectaient aussitôt les organes en contact avec lui. De là l'érosion des lèvres, de la partie interne des joues ; toute la chambre était imprégnée d'une odeur repoussante. Cette méthode de traitement était si douloureuse, que beaucoup de malades préféraient la mort à une guérison obtenue par ce procédé barbare. C'est à peine si l'on pouvait se flatter de guérir un malheureux sur cent. La cure même n'était pas de longue durée ; de tristes rechutes se produisaient après quelques jours de soulagement... En insistant sur les frictions, ces marchands de pommade, ignorant la cause de la maladie, n'avaient aucun soin d'entretenir la liberté du ventre ; ils n'accordaient qu'une attention secondaire au régime, au choix de la nourriture et des boissons ; on ne défendait pas à des malades dont les dents déchaussées étaient vacillantes de mâcher, de broyer des aliments solides et résistants. Ces sujets dont la bouche était envahie par des ulcères infects et sordides, dont l'estomac était épuisé, éprouvaient cependant un profond dégoût pour la nourriture Quoique la soif fût excessive, intolérable, on ne leur donnait aucune tisane pour apaiser son ardeur et calmer le feu des entrailles. Chez quelques-uns le cerveau finissait par se prendre ; il survenait des tremblements dans les mains, dans les pieds, par tout le corps ; la langue embarrassée balbutiait ; dès cet instant il ne restait aucun espoir, le mal était incurable.

» J'ai vu plusieurs de ces infortunés succomber dans le cours du traitement. J'ai connu un médicastre sans pudeur qui fit périr trois pauvres artisans, asphyxiés dans l'étuve, où il avait recommandé de forcer la transpiration... J'ai vu d'autres victimes, dont la gorge tuméfiée ne permettait plus le passage des mucosités purulentes qu'il aurait fallu expectorer ou vomir, se débattre dans les horreurs

Aussi comprend-on facilement l'enthousiasme avec lequel fut accueillie l'apparition du gaïac, substance faiblement sudorifique, dont le plus précieux avantage fut de motiver, momentanément du moins, l'abandon de cette thérapeutique inexorable qui avait fait plus de victimes que la maladie. Qu'il me suffise d'avoir signalé cette curieuse époque de l'histoire de la syphilis, et de renvoyer, pour celles qui suivent, aux rapides indications que j'ai tracées dans l'historique général (pages 477 et seq.). Pour les compléter, nous devons cependant dire quelques mots des diverses opinions qui se sont fait jour au XIXe siècle, et principalement de celle des antimercurialistes.

C'est chose curieuse, en effet, que de voir la persévérance des attaques qui, dans notre siècle, se sont produites contre l'hydrargyre. Avec Hallopeau, auquel nous devons un travail très-complet sur le mercure, nous reconnaîtrons plusieurs groupes de médecins antimercurialistes. Le premier date de Broussais; pour ce vaste esprit la syphilis n'était qu'une phlegmasie et ne relevait d'aucun médicament spécifique. Bientôt ses élèves le dépassent; Dubled, Bobillier, Richon des Brus, en France, Murphy, en Angleterre, entreprennent de démontrer que le mercure est l'unique cause des accidents secondaires. Vingt ans plus tard, en 1855, Hermann, de Vienne, reproduit la même opinion avec moins de mesure encore; Kussmaul nous l'a dépeint sous les allures d'un sectaire, prêchant une croisade contre l'hydrargyre; vainement ses assertions ont-elles été réfutées, vainement l'histologie s'est-elle jointe à la clinique pour lui infliger les démentis les plus répétés; appuyé par Lorinser, chirurgien de l'hôpital de Vienne, et par le chimiste Kletzinsky, Hermann persiste dans sa singulière doctrine et ne craint pas, en 1873, d'adresser une requête à l'État pour l'inviter à interdire la vente du mercure.

Un second groupe d'antimercurialistes est celui des syphilisateurs. On sait qu'Auzias-Turenne, Boeck et Sperino croyaient avoir trouvé dans l'inoculation répétée du virus chancreux le remède souverain, tant préventif que curatif, de la syphilis; dès lors il est évident que le mercure perdait toutes ses indications. Ce que l'on sait moins, c'est que la doctrine condamnable de la syphilisation mise en avant, tant en Suède qu'en Italie, par des hommes d'une incontestable loyauté et d'une grande compétence clinique, les poussa dans les voies de l'observation impartiale, et

d'une atroce agonie, être suffoquées par ces humeurs corrompues. » (LIVRE DU CHEVALIER ULRIC DE HUTTEN *sur la maladie française et les propriétés du bois de gaïac*, traduit par A. Potton, Lyon, 1865, chapitre IV, p. 31 et seq.).

que c'est sans doute à cette erreur d'un esprit distingué que nous devons le grand et beau travail de statistique dans lequel Boeck, s'appuyant sur des milliers d'observations, nous a fait connaître le résultat de sa pratique dans les hôpitaux de Christiania. L'œuvre de Boeck est aujourd'hui continuée par ses élèves et en particulier par Adam Owre.

Au dernier groupe, dont Diday est certainement l'initiateur, nous nous refusons à donner le nom d'antimercurialiste. Avec la plus entière bonne foi, exempt de toute attache doctrinale, cet auteur s'est demandé s'il était rationnel d'infliger à tous les vérolés le même traitement, comme le faisaient du temps de Hutten les guérisseurs qui *uno calceo omnes calceabant.* Cette pensée si logique lui a inspiré ses recherches sur la marche naturelle de la syphilis; et si la conclusion de ce travail tend à condamner les excès de la thérapeutique, il suffit de lire les ouvrages les plus récents de cet auteur pour être convaincu qu'il n'a jamais eu l'idée de proscrire systématiquement un remède dont les effets ne peuvent être niés sans aveuglement. C'est à cette école d'observation et de juste critique qu'appartient Lancereaux, auquel l'anatomie pathologique de la syphilis est redevable de si beaux travaux. C'est enfin dans ses rangs que nous voudrions pouvoir compter un chirurgien distingué des hôpitaux de Paris; mais il ne nous le pardonnerait pas. Armand Després représente au contraire aujourd'hui, à Paris, l'opinion des antimercurialistes dans ce qu'elle a de plus absolu.

§ 1. — DU MERCURE.

Absorption, élimination. — On a longtemps discuté sur le mode d'absorption des mercuriaux soit par la peau, soit par la muqueuse intestinale, et aujourd'hui encore l'accord est loin d'être fait. L'opinion la plus accréditée naguère était que ces diverses préparations devaient se transformer en bichlorure de mercure pour passer dans la circulation (Mialhe) : sur la peau, l'observation microscopique ayant permis, à la suite des frictions, de suivre le métal jusque dans la gaine des poils, mais pas au delà (Neumann), on en concluait qu'arrivé au fond du bulbe il y subissait partiellement sa métamorphose en sublimé. Au contact des acides stomacaux la réaction devait se produire plus facilement encore, et c'est ainsi que s'expliquaient les résultats de ces expériences dans lesquelles du mercure, ayant traversé le tube digestif, n'avait pu être retrouvé en nature que dans celles des glandes mésentériques qui étaient en rapport avec des points ulcérés de la muqueuse (Rindfleish).

Aujourd'hui, des travaux récents ayant prouvé qu'il jouit à toutes les températures d'une grande puissance de volatilisation[1], on croit que, comme toutes les substances gazeuses, c'est en nature, vu son état de division extrême, que le mercure traverse les téguments cutanés ou muqueux et qu'il est absorbé (Rabuteau). Le *protoiodure* se transformerait en mercure libre et en *biiodure* de mercure, et ce dernier sel serait décomposé pour donner naissance à un iodure de sodium que l'on retrouve dans les urines et mettre en liberté le reste du mercure. De même le *protochlorure* ou calomel se décomposerait successivement en mercure libre et en *bichlorure* ou sublimé, sel soluble et par conséquent absorbable. La réduction de ce dernier en chlorure de sodium et en mercure métallique ne s'effectuerait que lentement dans le torrent circulatoire. Enfin la théorie permet de supposer qu'à la longue tout composé hydrargyrique est finalement réduit en mercure; de nombreux faits cliniques que nous examinerons plus loin témoignent en faveur de cette manière de voir.

Après son absorption, le mercure se retrouve dans la plupart des liquides physiologiques[2]. Le bichlorure pris par la voie stomacale peut être décelé dans l'urine environ deux heures après son ingestion (Byasson, Betelli); dans la salive, il n'apparaît que deux heures plus tard ; il ne semble pas qu'il puisse passer aussi rapidement dans la sueur ni dans le lait; mais une proportion considérable s'élimine par la bile, et se retrouve dans les selles. C'est la

[1] Merget a démontré que les molécules de mercure se dégagent de la surface libre avec une vitesse initiale de 180 mètres par seconde et peuvent être projetées jusqu'à 1700 mètres de distance.

[2] Pour la recherche de ces composés, le procédé qui jusqu'ici semble avoir donné les meilleurs résultats est basé sur la diffusion des vapeurs et leur action réductrice en présence des sels et métaux nobles (Merget). Après un très-grand nombre d'essais comparatifs faits sur les chlorures de palladium, de platine, d'or et de sodium, l'azotate d'argent ammoniacal et les mélanges de ces cinq sels en proportions différentes, H. Byasson a indiqué comme la plus convenable la formule suivante :

Eau distillée........................	100gr
Chlorure d'or et de sodium..........	0gr,60
Bichlorure de platine................	0gr,40

Avec ce liquide on trace sur un papier des traits qui normalement deviennent d'un brun jaunâtre au bout d'une quinzaine de jours, mais qui sous l'influence de traces de vapeurs mercurielles prennent une teinte noir foncé en vingt ou trente minutes. Le mercure est-il en solution, il faut d'abord le recueillir soit par précipitation sur une simple lame de cuivre si le liquide est acide, soit, mieux encore, sur une

substance hépatique que le métal paraît abandonner en dernier lieu. Cependant il est certain qu'il ne quitte pas l'organisme en totalité. Souvent, en effet, on a pu en constater la présence au sein des tissus plus ou moins longtemps après son ingestion. Quand on injecte du cinabre dans le sang, on voit survenir sur les muqueuses certaines opacités dues à l'encapsulement des molécules de ce sel dans les cellules épithéliales (Wienksj); on a même soutenu que c'était là l'origine de bon nombre de lésions rapportées à la vérole (Zeissel). D'autre part, des auteurs disent avoir constaté des accumulations hydrargyriques dans les ventricules du cerveau (Van Swieten, Reynaud), dans les os (H. Bennet), dans le pus d'un abcès (Maldore). Deux observations nous montrent le remède réapparaissant sur la peau, sous forme de petites perles métalliques, circonstance qui pourrait s'expliquer à la rigueur par ce fait que, les malades ayant été soumis aux frictions, le mercure aurait pu séjourner dans les glandes cutanées (Salmeron, Messana). Enfin, ce qui témoigne encore en faveur de cette persistance du mercure dans l'organisme, c'est l'amélioration que l'on a souvent observée chez les malades, autrefois exposés à des causes d'intoxication lorsqu'on les soumettait à l'électricité, dans le but de déplacer le mercure et de le faire disparaître (Caplin, Caron).

Action physiologique, intoxication, maladies mercurielles. — Ce qui frappe tout d'abord quand on essaye d'analyser les propriétés du mercure, c'est l'évidence de son *action parasiticide*. Il tue les organismes inférieurs, poux, acariens, entozoaires, et tue également leurs œufs[1]. Son influence délétère se fait aussi sentir

lame d'or, par électrolyse. En enroulant une lame d'or sur un rouleau d'étain, on constitue une petite pile très-suffisante pour cet essai. Ce métal ayant séjourné dix à quinze heures dans le liquide, qu'il faut acidifier de quelques gouttes d'acide chlorhydrique ou nitrique, on détache la lame d'or et on la lave avec de l'eau distillée; on l'essuie entre des doubles de papier à filtrer et on l'introduit dans le fond d'un tube de cuivre à essai neuf. A la partie supérieure du tube, et sans qu'il y ait contact avec la lame, on place deux ou trois fragments de papier réactif; on bouche incomplétement avec un bouchon de liége, et l'on chauffe très-légèrement le fond du tube. Si les traits apparaissent en brun jaune devenant noir en peu de temps, c'est que le liquide essayé contenait du mercure.

[1] Cette action nocive se fait également sentir sur l'homme, et d'une façon identique quand il est soumis à une absorption considérable du métal. Il y a quelques années, trois personnes furent trouvées mortes pour s'être frictionnées la veille la surface entière du corps avec de l'onguent mercuriel, dans le but de se guérir de la gale. Leiblinger, qui put faire leur autopsie, constata une congestion généralisée des viscères et, par l'analyse chimique, put en retirer une grande quantité d'hydrargyre.

sur les végétaux; ayant enfermé un pétunia dans une cloche contenant une soucoupe pleine de mercure, Boussingault vit ses feuilles successivement frappées de mort. Chose curieuse, la présence du soufre dans la cloche neutralisait l'action du mercure, probablement par suite de la formation de cinabre. Comme on le voit, s'il était jamais démontré que la syphilis fût une affection de nature parasitaire, rien ne serait plus logique que d'admettre l'influence spécifique de l'hydrargyre pour anéantir la vérole, en tuant son germe.

Le mercure est un *hypersthénisant des organes spoliateurs*. Il réveille les fonctions des lymphatiques et favorise les résorptions; aussi voit-on souvent se produire, au début d'un traitement hydrargyrique, une tuméfaction ganglionnaire. De là son utilité pour amener la guérison des engorgements, l'affaissement de certaines tumeurs, en un mot, son efficacité réelle comme *antiplastique*. Son action comme *dénutritif* est bien indiquée par les sécrétions exagérées qu'il provoque quand on l'administre à doses un peu élevées : diarrhée par hypercrinie biliaire, pancréatique et intestinale, sudation, diurèse, et surtout ptyalisme, flux buccal dû soit à l'activité des glandes salivaires, soit à l'irritation des gencives et des parties environnantes, par lesquelles s'élimine une grande quantité du composé mercuriel ingéré [1]. Cet affaiblissement de l'organisme se traduit encore par un triple désordre dans la circulation. Le sang perd de ses hématies, perd de sa fibrine, et son cours est ralenti; de là résultent la décoloration des téguments, une plus grande fluidité du sang, devenu impropre à former des

[1] La *stomatite mercurielle* est déterminée, non par la durée, mais par l'intensité de l'absorption. Elle est plus fréquente après les frictions, les fumigations et l'ingestion des sels insolubles (calomel, protoiodure, etc.), parce qu'on les administre généralement à doses plus élevées. Elle est favorisée par le froid, le mauvais état général (femmes blondes, scrofuleuses), ou la préexistence de lésions buccales. Certains sujets y semblent réfractaires; chez d'autres elle se déclare d'emblée après une absorption minime, telle qu'une cautérisation au nitrate acide de mercure. C'est dans le cours du premier septénaire qu'il faut la redouter. Fétidité de l'haleine, saveur métallique, gonflement et plus tard ulcération des gencives, ptyalisme, tels sont les symptômes principaux de la stomatite. Au début on observe souvent une tuméfaction de toutes les glandes salivaires formant une sorte de collier périmaxillaire, et même des glandules qui tapissent la muqueuse; mais le phénomène qui attire surtout l'attention est le gonflement de la muqueuse qui se recouvre de pellicules blanchâtres opalines. Il commence par la gencive inférieure au niveau de la canine et des incisives, et ne tarde pas à se généraliser, non-seulement aux gencives, mais à la langue et aux joues. Le voile est rarement atteint et n'est jamais dépassé. Les dents semblent soulevées dans leurs alvéoles, écartées les unes des autres, et quelquefois s'ébranlent; leur empreinte est marquée sur les joues

caillots, et par conséquent une prédisposition aux hémorrhagies, enfin une diminution de fréquence du pouls et un abaissement de la température. Dans les empoisonnements aigus, ce dernier phénomène est particulièrement marqué; la chaleur peut ne point dépasser 37 et même 36 degrés.

Enfin l'intoxication lente, continue, aboutit à des accidents nerveux auxquels n'échappent aucun des ouvriers qui manipulent quotidiennement le mercure. C'est surtout en Espagne, dans les mines d'Almaden, qu'ont été observés ces symptômes sur lesquels je n'insisterai pas, et qui consistent spécialement en tremblements, crampes douloureuses, contractures dites *calambres*, paralysies et troubles intellectuels.

D'après toutes ces données, est il possible de s'expliquer l'action très-évidente, très-réelle du mercure sur les accidents de la syphilis? Nous n'oserions répondre affirmativement. Les uns estiment qu'il agit à la manière d'un spécifique en s'attaquant au virus lui-même. Pour d'autres, il n'est efficace qu'en face d'une lésion, et, comme la syphilis se caractérise toujours dans ce cas par une néoplasie, il agirait en tant que dénutritif, antiplastique. Mais alors comment expliquerait-on le pouvoir reconstituant, tonique dont il jouit en face de l'anémie due au virus, pouvoir bien démontré par les expériences hématimétriques de Keyes? Toute conclusion nous semblerait aujourd'hui prématurée.

Mode d'administration. — Le mercure s'administre par la peau (bains, frictions, fumigations), par la muqueuse pulmonaire (fumigations), par l'estomac et par le tissu cellulaire (injections sous-cutanées).

par deux rangées superposées de dépressions cupuliformes que sépare une crête linéaire très-consistante; plus tard surviennent des ulcérations, principalement au niveau du collet des dents, où la gencive est rongée, usée; d'où production d'un liséré rouge jaunâtre, engorgement des ganglions correspondants. Quelquefois l'inflammation se propage jusqu'à l'articulation temporo-maxillaire et rend presque impossible l'écartement des arcades. L'écoulement de la salive, généralement modéré, peut atteindre plusieurs litres par jour; elle est plus fluide, car les glandes muqueuses sont généralement indemnes et leur sécrétion n'est guère augmentée. A un degré qu'il était commun d'observer autrefois, les symptômes s'aggravent, les alvéoles se nécrosent, les dents tombent, la fièvre s'allume, des fluxions collatérales se produisent, la face est tuméfiée, érysipélateuse; il faut même redouter des gangrènes partielles. Au début, le *traitement* consiste uniquement dans l'emploi du chlorate de potasse en solution aqueuse saturée, intùs et extra (5 gr. par j. à l'intér.); cet agent est d'une efficacité merveilleuse. Quand des ulcérations se sont produites, on usera avec avantage de légères cautérisations à l'acide chromique. Comme adjuvant, nous conseillons les collutoires au borax, le cresson et l'alcoolé de cochléaria.

Bains. — Le bain peut servir à faire absorber les sels solubles, parmi lesquels le sublimé est le plus employé. La proportion de cette substance doit être environ de 10 grammes par 200 grammes d'eau; c'est là un moyen infidèle en ce sens qu'on ignore la quantité exacte de l'agent actif qui entre dans la circulation, mais très-efficace dans certains cas de syphilide rebelles, où il agit comme topique. Ces bains ne doivent pas être renouvelés plus de 2 ou 3 fois par semaine.

Frictions. — Après purgation, le malade est soumis de deux en deux jours à des frictions de pommade mercurielle (de 4 à 8 gr.). On les exerce sur différents points du tégument, principalement des membres, en ayant soin d'en varier la place afin d'éviter toute action irritante. Pendant les jours intercalaires, on prescrit de grands bains simples ou sulfureux, ou des lavages à l'eau de savon. Quelques auteurs font frictionner de préférence les parties où la peau est le plus délicate, le pli de l'aine, l'aisselle, la face antérieure des avant-bras (Scatigna), d'autres préfèrent la paume des mains, la plante des pieds (Pihorel). Conduit par cette idée que le médicament devait passer par les voies mêmes qui avaient absorbé le virus, Peyrile agissait seulement sur les muqueuses du gland et du prépuce. — On se sert généralement d'onguent mercuriel double avec ou sans addition de sulfate de chaux ammoniacal, qui a la propriété de faciliter les lavages en rendant l'onguent miscible à l'eau de savon. — La méthode des frictions est énergique, rapide et sûre; aucune n'est plus précieuse dans les cas graves, où il faut agir promptement, dans ceux surtout où en présence d'un malade comateux, dysphagique ou dyspeptique, le praticien ne peut compter sur l'absorption stomacale. Ajoutons cependant que les gencives sont assez vite impressionnées, circonstance qui oblige souvent à suspendre le traitement, car, si l'on recherchait autrefois ce résultat comme une crise salutaire, la thérapeutique moderne, basée sur la cure par extinction, sans redouter à l'excès un léger degré de salivation, prescrit au contraire de l'éviter.

Fumigations. — Tour à tour pronée et décriée[1], la méthode des

[1] Voici comment Ambroise Paré appréciait cette méthode ; « Il faut à présent parler de l'usage des parfums, lequel je n'approuve beaucoup pour les accidents qui en adviennent, parce qu'ils blessent le cerveau, poulmon, et demeurent les malades parfumés avec une haleine puante toute leur vie, aussi que plusieurs en les traictant sont tombés en spasmes, tremblement de teste et iambes, en apoplexie, surditez, et sont morts par la mauvaise vapeur et qualité du soulphre et vif argent dont ledit cinabre est composé. » (Livre XVI, chap. XIV, éd. Malgaigne, t. II, p. 551,)

fumigations, qui consiste à faire absorber des vapeurs mercurielles par la peau et quelquefois aussi par les voies respiratoires, a été remise en honneur récemment par Parker et Horteloup. On a employé le cinabre, le calomel ou le mercure métallique. Voici comment il faut procéder. Le malade, déshabillé, est assis sur une chaise basse, percée de trous; entre les pieds de la chaise on place une lampe à alcool vaporisant, du calomel par exemple ou tel autre composé, hydrargyrique contenu dans une capsule de porcelaine, laquelle est entourée d'une sorte de gouttière remplie d'eau bouillante (appareil de Langlebert), une grosse couverture ne laissant passer que la tête recouvre le tout. Les vapeurs de calomel et d'eau entourent le malade et lui procurent une sudation abondante; de temps en temps on lui recommandera d'entr'ouvrir la couverture pour aspirer largement la vapeur. Au bout de vingt-cinq minutes, toujours enveloppé de sa couverture, il devra retourner à son lit et y rester ainsi pendant une heure (Horteloup). — Par les fumigations, l'imprégnation mercurielle de l'organisme se fait assez vite, mais on aurait observé quelques cas de sténose laryngée consécutifs à l'absorption respiratoire des vapeurs hydrargyriques; aussi fera-t-on bien d'en restreindre l'emploi. La véritable indication de cette méthode se trouve dans la cure d'accidents locaux des voies aériennes, ou des manifestations ulcéreuses précoces des téguments, telles que plaques muqueuses, impétigo, ecthyma suppuré.

Absorption stomacale. — De tous les composés mercuriels, le *protoiodure*, vanté par Biett et Ricord, est actuellement en France le plus usité; bien supporté par l'estomac, il offre cependant l'inconvénient de provoquer la salivation plus rapidement que le bichlorure, peut-être parce que dans la prévision, mais aussi dans l'ignorance des décompositions qu'il subit dans l'estomac, nous l'administrons à doses relativement considérables. Au début, on commencera par 2 centigrammes, pour arriver rapidement à la dose moyenne de 5 centigrammes, que l'on peut continuer pendant assez longtemps; 10 centigrammes administrés par moitié, matin et soir, suffisent généralement contre les accidents rebelles. Le protoiodure, n'étant pas soluble, se prescrit habituellement en pilules.

En seconde ligne doit être signalé le *bichlorure* ou *sublimé corrosif*, qui fait la base des liqueurs de Van Swieten, Gardane et des pilules de Dupuytren. Quelques praticiens, parmi lesquels il convient de citer Langlebert, lui donnent absolument la préférence, parce qu'il serait directement absorbé dans l'estomac et qu'il provoque rarement le ptyalisme. En regard de ces avantages, il faut faire remarquer qu'il irrite souvent la muqueuse stomacale au point de déterminer des coliques assez intenses, en raison desquelles on l'associe généralement aux opiacés, dans les préparations pilulaires; 1 et 2 centigrammes sont les doses ordinaires; nous croyons sage de ne jamais dépasser celle de 3 centigrammes, 4 centigrammes au maximum. Dans un cas cependant, Rodet (de Lyon) put, sans inconvénient, pousser la dose de bichlorure jusqu'à 10 centigrammes par jour; le même malade prit également 30 centigrammes par jour de protoiodure.

Signalons enfin le *mercure métallique*, beaucoup moins employé que les sels précédemment cités, mais que les expériences de Merget et de Rabuteau tendraient, croyons-nous, à remettre en faveur, n'était son action assez rapide sur les gencives. Les pilules de Belloste et de Sédillot contiennent le mercure en nature; dans les dernières, il est incorporé à l'état d'onguent mercuriel.

Beaucoup d'autres préparations ont été tour à tour préconisées, sans qu'il me semble utile de m'y arrêter.

Le *biiodure* n'est guère employé qu'associé à l'iodure de potassium dans le sirop de Gibert, excellente préparation dont nous parlerons plus loin; le *protochlorure* est rejeté comme entraînant très-rapidement la salivation; le *cyanure*, les *acétate*, *nitrate*, *phosphate* et *sulfure*, après une vogue peu durable, ont été généralement abandonnés.

Injections sous-cutanées. — L'idée de faire pénétrer directement le mercure dans le tissu cellulaire sous-cutané est de date récente, et a été émise par Scarenzio de Pavie. Lewin, Aimé Martin Liégeois, Dron, Diday, Profeta et Ragazzoni, Taylor sont les auteurs auxquels nous devons sa rapide propagation. En France, on ne considére guère cette méthode que comme un moyen exceptionnel, propre à employer dans les cas d'affection rebelle, attendu qu'elle est douloureuse, qu'elle peut exposer exceptionnellement à des complications fâcheuses, abcès, gangrène, fièvre, symptômes généraux; il est certain cependant qu'elle jouit d'un effet curatif plus sûr que les autres méthodes. On a injecté soit le sublimé, soit le cyanure; aujourd'hui on donne la préférence au calomel; telle est du moins la pratique suivie au grand hôpital de Milan, où cette méthode, employée d'une façon journalière et comme unique traitement tant à la consultation que dans les salles, donne les plus heureux résultats entre les mains du professeur Soresina et de son chef de clinique, Ambrogio Bertarelli. C'est sur la région dorsale qu'il convient d'opérer; on ne fait généralement pénétrer qu'une très-petite quantité de l'agent actif, et la piqûre n'est renouvelée que tous les huit jours. — Les doses sont minimes sans doute, mais est-ce là un avantage exclusif de la méthode ? Je ne le crois pas, car dans l'ingestion stomacale, où l'on administre une plus grande quantité du remède, il est à peu près certain qu'il s'en élimine une notable quantité par les selles, ce qui fait qu'en définitive il n'y a pas grande différence entre les quantités de médicament réellement actif avec lesquelles l'organisme va se trouver aux prises. C'est dans la cachexie, les affections oculaires et celles du système nerveux que la méthode hypodermique semble avoir donné les meilleurs résultats.

§ 2. — IODURE DE POTASSIUM ET AUTRES COMPOSÉS IODIQUES.

C'est à Vallace que nous devons l'application de l'iodure de potassium à la thérapeutique de la syphilis. Cette découverte, qui compte, à juste titre, parmi les plus précieuses conquêtes de la médecine pendant notre siècle, date de 1832. Depuis lors, la merveilleuse efficacité de ce médicament a été consacrée par l'expérience universelle. Gauthier (de Lyon), Daveri, Sperino, Biett, Klug, Kuss, Boinet, Robert Villiams, Ricord et tout récemment Gubler, Rabuteau, ont, entre beaucoup d'autres, particulièrement contribué à nous faire connaître son action.

Absorption, élimination. — L'absorption de l'iode présente quelques rapports avec celle du mercure, car ces deux corps sont très-volatils, même à la température ordinaire. Par la peau et la muqueuse des voies respiratoires, ils peuvent pénétrer dans l'organisme sous forme gazeuse ; dissous, la peau n'en absorbe qu'une quantité infinitésimale et à la longue, après imbibition des couches épidermiques. C'est ce dont on peut s'assurer à la suite de bains plus ou moins prolongés, si l'on a eu soin de recouvrir d'huile la surface de la solution iodée ou iodurée, afin d'empêcher le liquide d'émettre des vapeurs suceptibles d'être absorbées par la voie pulmonaire; c'est à peine, dans ce cas, et quelque longue qu'ait été la durée de l'immersion, si l'on peut retrouver des traces du médicament dans plusieurs kilogrammes d'urine [1] (Villemin, Hoff-

[1] De nombreux moyens ont été indiqués pour reconnaître l'iode dans les urines. Un procédé consiste à additionner l'urine de perchlorure de fer, puis à recouvrir le récipient qui la contient d'un verre de montre badigeonné à l'empois d'amidon ; au bout de quelques minutes, le verre de montre présente une teinte caractéristique d'iodure d'amidon, due à l'iode mis en liberté par le perchlorure de fer et volatilisé. — On a préconisé également le procédé suivant : On ajoute à l'urine

mann, Rabuteau). — Incorporés aux graisses, ces composés sont à peine mieux absorbés par le tégument. Primavera, qui a fait de nombreuses expériences, est arrivé à des résultats presque négatifs : c'est ainsi que, pendant une durée de vingt-trois jours, ayant employé en frictions 69 grammes d'iodure, il ne put en retrouver que 2 grammes à peine dans le produit de l'excrétion rénale. D'un autre côté, quelques expérimentateurs, ayant porté pendant quelques jours une chemise trempée dans une solution iodurée, puis séchée, purent constater la présence de l'iode dans leurs urines ; mais, tandis que l'un d'eux attribue ce fait à ce que l'iodure, ayant formé une sorte de pommade avec les matières grasses de la peau, a pu la traverser (Roussin), Warlam l'explique plus exactement, croyons-nous, en démontrant que les graisses, rancissant à la longue, et les acides de la sueur, l'ozone peut-être, avaient mis en liberté l'iode volatil et par conséquent absorbable soit par la peau, soit par les poumons.

Dans le tube digestif, les iodures solubles sont facilement absorbés. Subissent-ils ultérieurement dans le sang des décompositions? L'iode est-il mis en liberté pour s'associer à d'autres corps? La chose est probable ; mais nous ne saurions préciser actuellement dans quelles conditions s'accomplissent ces transformations.

Une fois introduit dans l'organisme, l'iodure de potassium s'y répand avec une extrême rapidité, en gagnant les voies de l'excrétion. Au bout de quatre minutes, on peut le déceler dans l'urine, puis dans la salive, la sueur et bientôt dans tous les liquides de l'organisme ; administré aux femmes ou aux femelles des animaux en état de lactation, il passe rapidement dans leur lait, puis dans l'urine des petits nourrissons (Vœhler, Péligot), heureuse circonstance qui a été utilisée pour le traitement indirect des enfants vérolés, au moyen d'un médicament rendu plus facilement assimilable par une première élaboration au sein de l'économie. On le retrouve également, alors même que l'introduction n'a pas eu lieu par le tube digestif, dans les matières vomies et les fèces.

une petite quantité d'acide azotique et d'empois d'amidon ; l'acide met en liberté l'iode, qui réagit sur l'amidon en donnant une teinte bleue caractéristique. — Tous ces procédés sont d'une sensibilité relative. Celui qui présente le plus d'avantage doit être exécuté de la façon suivante : On additionne l'urine de quelques gouttes d'acide azotique et de chloroforme ; on agite, le chloroforme s'empare de l'iode mis en liberté, et présente une coloration améthyste caractéristique. Si l'urine ne contient qu'une trace d'iodure, le chloroforme présente toujours une teinte rose très-manifeste, qui apparaît dans l'émulsion des liquides dès l'agitation.

Action physiologique. — Localement, l'iode est surtout un désinfectant et un antiseptique ; c'est également un parasiticide. Son mélange avec des produits animaux, tels que le pus, suffit à empêcher toute fermentation, tout développement de mauvaise odeur. De nombreuses expériences ont prouvé qu'il se combine directement aux matières animales sans altérer leur forme (Duroy); en solution aqueuse, il fluidifie les liquides animaux et le sang en particulier (Poiseuille).

L'iodure de potassium ingéré ne paraît pas, dans la majorité des cas, exercer d'action irritante sur l'estomac, à moins qu'en se décomposant il ne donne lieu à la formation d'un iodate, composé légèrement toxique, à cause de l'iode mis en liberté (Rabuteau). Cet accident se produit notamment lorsqu'on administre simultanément du chlorate de potasse et de l'iodure de potassium. A doses élevées, il faut redouter de le voir occasionuer de la diarrhée, résultat qui n'a rien d'étonnant, si l'on se rappelle que tous les sels de potasse sont purgatifs.

Relativement à la nutrition générale, longtemps l'iodure de potassium a passé pour un résolutif, activant le mouvement de désassimilation. Cependant Gamberini et Rabuteau ont démontré le peu de fondement de cette opinion. S'étant soumis à un régime identique pendant une semaine, ce dernier auteur se mit à prendre quotidiennement, pendant cinq jours, 1 gramme d'iodure potassique, et le régime fut continué trois semaines. La moyenne de l'urée éliminée chaque jour pendant la première semaine fut de $22^{gr},64$; le chiffre le plus élevé avait été de $24^{gr},62$, et le plus bas $21^{gr},03$. Avec l'iodure, l'urée descendit à $19^{gr},30$ et enfin à $13^{gr},15$, d'où il résulte que la diminution de ce principe fut, à un certain moment, de près de 40 pour 100. L'action du médicament se continua au delà des cinq jours pendant lesquels il fut ingéré, et c'est même pendant cette période ultérieure que la diminution fut le plus considérable. D'autre part, il est reconnu que la sécrétion du lait est diminuée, à tel point que l'on peut en entraver la montée en prescrivant l'iodure de potassium dès le premier ou le deuxième jour des couches. Enfin l'action diurétique dont beaucoup d'auteurs le gratifient est loin d'être prouvée. La connaissance de ces faits permet d'expliquer une circonstance fréquemment notée en clinique : l'augmentation de l'embonpoint chez les syphilitiques traités par ce spécifique (Wallace).

Nous insistons particulièrement sur ce point, car on attribue généralement à l'iodure un pouvoir atrophiant, dont il ne jouit pas en réalité. Des faits nombreux et bien observés permettent d'affirmer que toutes les fois que l'on a vu diminuer le volume des glandes mammaires, des testicules, des reins, c'est que le médicament ne contenait que de l'iode ou contenait un iodure rendu impur, par la présence d'un iodate (Mojsisovitz). L'iodure doit donc être considéré comme un *modérateur du mouvement nutritif*.

En s'éliminant, comme nous l'avons dit, par les glandes, l'iodure de potassium se trouve en contact avec les muqueuses; or, sa présence se révèle d'une façon toute particulière sur quelques-unes d'entre elles par des phénomènes d'hypersécrétion et d'irritation locale quelquefois fort pénibles. C'est une chose remarquable que les plus petites doses suffisent à exciter les symptômes que nous allons décrire chez certains sujets prédisposés à l'iodisme et, fait non moins digne d'être noté, ils sont le plus souvent temporaires : il semble qu'après lui avoir payé un premier tribut, les tissus se sont habitués à cet irritant; toujours est-il que la gravité des accidents ne doit pas être considérée comme une indication de suspendre l'emploi du remède, dans la majorité des cas tout au moins. Le plus souvent, en effet, l'apaisement se produit et le traitement peut être continué pendant des mois, quelquefois même des années. C'est sur la muqueuse nasale que l'on observe généralement les phénomènes d'intolérance du début. Dans un cas que j'ai pu suivre minute par minute, ils se manifestèrent, moins d'une heure après l'ingestion de 2 grammes d'iodure, par un coryza des plus violents : éternuments fréquents avec répercussion douloureuse ; véritable coup de fouet, suivi de lassitude persistante dans les bras et même jusque dans les avant-bras; sensation de gonflement et d'enchifrènement de la muqueuse; jetage considérable; au bout de deux heures et demie, le lobule du nez était tuméfié, le bord des narines érythémateux et très-sensible. Bientôt le mal se propageait dans les parties supérieures du nez, le squelette lui-même était le siége de douleurs; « il semble, disait le malade, que les os propres sont serrés dans un étau. » Presque toute la face était le siége des mêmes sensations de constriction et d'éclatement, à cause, sans doute, de la propagation du gonflement aux muqueuses des sinus frontaux et maxillaires; en même temps, céphalalgie frontale gravative. La nuit, le sommeil fut interrompu tous les quarts d'heure par l'impossibilité de la respiration nasale, le besoin d'expulser le produit du jetage et de la salivation. Ce dernier symptôme était probablement dû en partie à un flux pharyngien, lequel s'écoulait mélangé de filets sanguins; il y avait aussi du larmoiement. Tous ces symptômes, sauf le coryza, qui ne disparut qu'au bout de plusieurs jours, se dissipèrent le lendemain. On comprend combien il est nécessaire de les bien connaître, afin d'avertir les malades de leur possibilité, en les rassurant d'avance contre un appareil symptomatique aussi effrayant au premier abord.

Faisons remarquer d'ailleurs que l'existence de la syphilis contribue puissamment à faire tolérer les iodiques; l'expérience prouve, en effet, que chez les individus indemnes de ce virus les phénomènes d'intoxication sont beaucoup plus à redouter. De même un contre-poison peut incommoder ou même tuer quand l'organisme n'est pas sous l'influence du poison qu'il est destiné à combattre.

Parmi les autres phénomènes morbides dont l'iodure de potassium peut être la cause, je me bornerai à citer les éruptions survenant à la longue et consistant soit en taches érythémateuses éphémères (Fischer), soit en papules rouges quelquefois entourées d'une aréole rappelant un peu l'urticaire, soit enfin en pustules acnéiques. Cette dernière lésion, qui s'observe le plus communément, siége surtout à la tête et à la partie supérieure du tronc. Ayant au début les plus grands rapports avec les variétés *punctata* et *indurata*, elle se transforme souvent en élément papulo-tuberculeux induré, quelquefois en furoncle. On a également signalé le développement, très-rare il est vrai, d'une éruption eczémateuse.

Action de l'iode et des iodures dans la syphilis. — Les substances dont nous venons d'étudier l'action jouissent d'une grande efficacité contre les lésions tertiaires de la syphilis; or, qui dit lésion tertiaire dit à la fois lésion tardive et lésion profonde. Les indications de l'iodure sont tout entières contenues dans cette double formule, que nous nous contentons d'indiquer ici brièvement, en renvoyant, pour son application particulière, à chacun de nos chapitres antérieurs. Ajoutons seulement que, dans ces derniers temps, quelques auteurs ont tenté de substituer complétement l'iodure à l'hydrargyre à toutes les périodes du mal, et que, malgré quelques succès particuliers, nous ne nous croyons pas suffisamment renseignés jusqu'ici pour porter un jugement sur cette méthode.

D'autre part, beaucoup de praticiens sont dans l'usage de compléter un traitement hydrargyrique par l'administration de quelques grammes d'iodure potassique, et l'immense majorité s'accordent à louer les avantages qui résultent de l'association des deux spécifiques dans les accidents de forme indécise, nommés à si juste titre secondo-tertiaires. L'utilité de l'iodure dans ces cas a été formellement contestée par Léon Le Fort, qui dit avoir vu fréquemment les accidents dissipés par l'usage des mercuriaux reparaître sous l'influence de l'iodure. Notre pratique ne nous ayant jamais rendu témoin de faits semblables, nous ne pouvons que signaler ce point particulier de la question, sur lequel Le Fort a lui-même fait appel au contrôle d'une expérience ultérieure. Mais en ce qui touche au traitement mixte des lésions secondo-tertiaires, nous l'avons vu souvent triompher avec une surprenante rapidité d'accidents graves et invétérés; nous croyons qu'il a des indications précises auxquelles ni l'iodure seul ni le mercure seul ne pourraient satisfaire ; de par l'expérience de tous nos maîtres comme de par la nôtre propre, nous avons eu plusieurs fois déjà à faire ressortir l'action héroïque du sirop de Gibert, composé iodo-mercuriel, dans certains cas bien déterminés, et nous ne croyons pas que l'observation ultérieure fasse jamais déchoir cet excellent médicament de la place qui lui est presque unanimement accordée aujourd'hui dans la thérapeutique.

Essayerons-nous d'interpréter l'action de l'iodure de potassium employé contre la syphilis? Rien de précis ne peut être dit à ce sujet, surtout depuis que l'expérimentation physiologique a prouvé que, loin d'agir en désassimilant, en atrophiant les produits néoplasiés, il devait être compté parmi les modérateurs de la nutrition. Mais, tout en nous abstenant pour notre compte de stériles hypothèses, il n'est point inutile que nous fassions connaître quelques-unes de celles qui ont été émises.

Thiry refuse à l'iodure toute action spécifique contre la syphilis; son efficacité incontestable serait due à ses propriétés antiscrofuleuses et surtout antimercurielles. Beaucoup d'accidents dits tertiaires étant, selon cet auteur, sous la dépendance d'une intoxication hydrargyrique et l'iodure de potassium ayant réellement le pouvoir de déterminer l'élimination progressive du mercure, rien de plus logique que l'enchaînement des déductions énoncées par Thiry. Malheureusement les prémisses sont loin d'être incontestables. — Pour Kuss, les manifestations syphilitiques sont de deux ordres : les unes intéressent les éléments épithéliaux, les autres, les éléments connectifs ; or, à chacune de ces formes morbides correspond un médicament : mercure pour les premières, iodure pour les secondes. Mais, en vérité, cette explication n'explique rien; cette théorie ne fait qu'énoncer le fait qu'il s'agirait d'expliquer. — Voici enfin une interprétation récente émise, mais non sans réserves, par Rabuteau. On sait que les tumeurs gommeuses sont formées, en majeure partie, d'une substance amorphe et de tissu conjonctif embryonnaire parcouru par des vaisseaux peu nombreux. A cause de leur irrigation insuffisante, elles tendent à se fondre d'elles-mêmes, à se ramollir. Les iodiques, influençant le mouvement de nutrition, qui est désordonné chez un syphilitique, agissent en le modérant et hâtent par conséquent la fonte de ces tumeurs.

Des différents composés iodurés, modes d'administration et doses. — L'*iode* a été particulièrement conseillé par Fantonetti, et récemment par Guillemin. Suivant ce dernier auteur, ce métalloïde guérit dans des cas restés réfractaires aux iodures; il agit plus vite, sans déterminer jamais le moindre accident; il est d'un prix de revient insignifiant et défie la falsification. Enfin, il n'est nécessaire de le donner qu'à très-petites doses, 3 ou 4 centigrammes par jour. On donne, par exemple, 30 gr. par jour d'une solution au 100ᵉ de la teinture d'iode du codex dans de l'eau distillée. Toutefois il paraît que cette manière de faire pourrait entraîner de réels accidents d'intoxication.

De tous les composés iodiques, l'*iodure de potassium* est, sans conteste, le plus efficace et jusqu'ici le plus communément employé. Nous conseillons de débuter par une dose quotidienne de 1 gramme, à prendre avant le repas, dans du sirop d'écorce d'orange, de saponaire ou mieux dans du sirop de café. On peut l'élever très-rapidement jusqu'à 2, 3, 5 grammes, et dans les cas graves et urgents jusqu'à 8 et 10 grammes. En Angleterre, où l'on avait jusqu'à ces derniers temps usé du remède avec plus de modération, Tyrrel, Swith, Balmanno Squire, Jackson ont récemment recommandé l'emploi des doses élevées. Kuss a remarqué que, si le malade a le pouls fréquent, il est plus rebelle à l'iodure; aussi conseille-t-il, dans certains cas, de recourir à la digitale pour en faciliter l'action; il faut être beaucoup plus réservé lorsque la circulation est ralentie. Ce même auteur fait remarquer très-justement que l'insuccès des faibles doses ne doit point faire suspendre l'emploi du remède, car ce n'est souvent que lorsque l'on atteint les doses très-élevées que, tout d'un coup, l'influence thérapeutique se fait sentir; c'est ainsi qu'il a pu, sans accident, élever progressivement la quantité du remède administré chaque jour jusqu'à 25 et 30 grammes.

Parmi les succédanés de l'iodure de potassium, nous mentionnerons les *iodures de sodium* (Gamberini), de *calcium* (Venot), d'*ammonium* (Richardson, Gamberini, Druhen), qui jouissent d'une efficacité à peu près égale. SuivanD truhen, il y aurait avantage à substituer complétement à l'iodure de potassium l'iodure d'ammonium, qui est plus actif, d'une action curative plus rapide, et ne donne jamais lieu à des accidents d'iodisme. On doit l'employer à de moindres doses. Une expérience suffisante nous manque pour prononcer entre tous ces médicaments, d'action fort analogue; aussi bien croyons-nous que le praticien, heureux de pouvoir administrer le spécifique sous des formes différentes, doit trouver dans cette variété de moyens une ressource de plus pour faire supporter et rendre plus active à l'occasion la thérapeutique, trop uniforme peut-être, de la syphilis invétérée.

Quant aux *modes d'administration*, c'est presque toujours à l'absorption stomacale que l'on a recours; beaucoup d'auteurs, cependant, préfèrent donner le remède en lavement, surtout à doses élevées, pour ménager la susceptibilité de la muqueuse gastrique. Enfin, on a préconisé l'injection hypodermique (A. Martin). Tout récemment, Franz Jakubowitz a également vanté l'action des injections parenchymateuses intraganglionnaires d'iodure de potassium contre les adénopathies syphilitiques rebelles à l'hydrargyre [1].

§ 3. — EAUX MINÉRALES.

En appréciant plus haut (page 81) l'influence de certaines conditions locales et générales, sur la marche de la syphilis, nous avons montré que le soufre, exerçant sur la peau une action excitante, exaspérait les manifestations éruptives ou pouvait les faire naître quand la souillure de l'organisme persistait à l'état latent. Pareil résultat s'obtient également de toutes les eaux dont l'effi-

[1] Contrairement à la plupart des auteurs, nous bornerons là notre étude thérapeutique. Que servirait-il, en effet, d'exposer les vicissitudes par lesquelles passèrent beaucoup de substances regardées pendant quelque temps comme de précieux spécifiques, et tombées d'elles-mêmes au bout de quelques années. Qu'il me suffise de nommer l'or, l'argent, le platine, l'antimoine, l'arsenic, le bichromate de potasse, et, dans le domaine végétal, le gaïac, la salsepareille, les fameux bois sudorifiques, les prétendus dépuratifs.

Je ne ferai exception que pour deux médicaments très prônés par nos confrères italiens, le remède de Pollini et le Tayuya.

Le remède de Pollini a près de deux siècles d'existence, mais est resté un remède secret, et de plus une spécialité extrêmement coûteuse. Aussi nous serions-nous gardé d'en parler si son efficacité ne nous était affirmée par des hommes d'une honorabilité indiscutable et d'une grande compétence clinique; le professeur Malachia de Cristoforis, Soresina, Ambrosoli, Bertarelli, sont des autorités devant lesquelles on s'incline. L'indication des eaux et poudres antisyphilitiques de Pollini

cacité se résume dans une stimulation de l'appareil cutané, et principalement, cela va sans dire, des eaux thermales. De là vient l'habitude qu'ont certains praticiens de mettre à l'épreuve les malades guéris en apparence en leur prescrivant une saison à Baréges, à Uriage, à Guagno (Corse), à Aix-la-Chapelle, mais surtout à Aix-les-Bains (Savoie). La surexcitation imprimée à la peau par l'usage soit local, soit interne des eaux, fait du tégument une partie de moindre résistance en y appelant la localisation du processus spécifique; si le malade voit se développer une poussée, on le traite à nouveaux frais; s'il reste indemne, on le tient pour guéri. Je ne reviendrai pas sur les fréquents démentis que l'expérience donne à cette manière de voir, ni sur la singularité d'une pratique qui consiste à raviver une maladie telle que la syphilis, dans le seul but de constater si le traitement l'a suffisamment terrassée et sans savoir si l'on pourra facilement triompher des manifestations qui vont paraître. Beaucoup de malades, paraît-il, sont pris d'une curiosité inquiète, surtout aux approches du mariage, et forcent la main du clinicien pouraller, avec ou sans son aveu, faire l'essai des eaux excitantes, qui prennent à leurs yeux la valeur d'une pierre de touche. D'autre part, bien des médecins, considérant encore la peau comme l'émonctoire naturel des produits morbides, estiment qu'à tout prendre, grave ou bénigne, c'est une crise heureuse qu'une éruption, attendu qu'elle débarrasse toujours l'organisme d'une certaine quantité de virus. Ces opinions, très-discutables à notre avis, contribuent pour une grande part au succès des stations sulfureuses.

Nous comprenons mieux l'indication des sulfureux, dans les cas de débilitation profonde, pour surmonter un état d'anémie et d'anervie générale. Que l'on expose le patient à une aggravation variable des symptômes, la chose ne saurait faire doute. Dans un

se trouve surtout dans les formes graves et invétérées du mal, et lorsque la puissance de l'hydrargyre semble épuisée; on les dit souveraines contre les vieux ulcères syphilitiques, les altérations osseuses et les lésions qui touchent de près à la cachexie. En pareil cas, pour se procurer le remède, il faudrait s'adresser directement à Milan. Mais, nous le répétons, on fera bien de n'y recourir qu'en désespoir de cause; donner ce remède au début d'une syphilis ordinaire serait folie; ce serait imiter la conduite de ces malades vus par Profeta, qui, après avoir inutilement jeté des centaines de francs dans l'officine des Gasparini, guérisaient en quinze jours entre ses mains avec quelques sous de mercure.

Quant au Tayuya, substance végétale importée récemment du Brésil par Louis Ubicini et vantée par Faraoni, Galassi et Ambrosoli comme un puissant modificateur de l'évolution syphilitique, nous ne pouvons que le signaler aux essais des cliniciens et des physiologistes, car la science n'est point encore fixée à son égard.

cas que nous pourrions citer longuement, il se produisit une poussée du côté des centres nerveux, et le malade resta paralysé; toutefois, en relevant la constitution, il est permis de supposer qu'on favorisera la résorption des produits morbides; et, d'autre part, il est d'observation que l'action topique des eaux sulfureuses administrées sous forme de bains améliore souvent les lésions cutanées liées à la cachexie. On pourra compter d'autant plus sur cet heureux effet que la syphilis paraîtra compliquée de lymphatisme, de scrofule ou de dartre. Supposons même dans un cas le tégument couvert à la fois de syphilides et d'herpétides : l'action des sulfureux, se traduisant par l'aggravation des premières et la disparition des secondes, pourra être mise utilement à profit pour le diagnostic.

A défaut d'action constatée sur la diathèse syphilitique, le soufre, au dire des hydropathes, constituerait un précieux adjuvant de la médication mercurielle. Grâce à son influence, en effet, le praticien pourrait, à son gré, transformer les chloro-albuminates de mercure, conséquence d'une thérapeutique spécifique prolongée et cause plus ou moins prochaine de cachexie hydrargyrique, en composés solubles susceptibles de rentrer dans la circulation et d'être éliminés à peu près exclusivement par la peau, dont la nutrition est suractivée (Astrié). On ne peut nier que dans les cas d'intoxication professionnelle l'usage des sulfureux n'amène souvent un soulagement considérable. Chez un cachectique de ce genre, soigné par Blanc, la quantité de mercure éliminé par les urines fut notablement accrue sous l'influence de deux verres d'eau d'Enghien pris quotidiennement. Aussi admettons-nous aisément l'utilité d'un pareil traitement quand on se trouve en présence d'une sursaturation hydrargyrique. Nous savons, en effet, que Ricord administre avec succès le soufre, sous forme d'opiat, aux malades pris de salivation; mais nous ne saurions formuler trop de réserves en ce qui concerne l'administration systématique contemporaine des deux substances constituant la cure sulfo-hydrargyrique. A la vérité, on peut soutenir que les sulfureux, en produisant l'élimination par la peau, portent le médicament là où est le mal, et qu'en favorisant la circulation sanguine et lymphatique ils préviennent l'accumulation mercurielle et, par suite, les accidents qui en résultent : diarrhée, stomatite, cachexie, et qu'ainsi la médication spécifique peut se faire à la fois plus active et plus sûre (Lambron, Guilland) ; mais ces avantages ne nous paraissent pas bien nettement démontrés. Quoi qu'il en soit, si l'on croyait devoir recourir à cette méthode de traitement, on devrait tenir compte de la remarque suivante : après l'administration d'un sulfureux, il se forme dans le tube digestif et le système veineux de l'hydrogène sulfuré, qui a pour propriété de précipiter les préparations mercurielles en donnant un sulfure de mercure insoluble, complétement inactif. De là la nécessité de ne donner la préparation sulfureuse qu'après l'absorption complète du mercure, c'est-à-dire environ une heure pour les préparations solubles et une heure et demie pour les préparations insolubles après l'ingestion du médicament hydrargyrique. Alors ce ne sera plus l'hydrogène sulfuré qui se trouvera en présence du mercure, mais ce seront les hyposulfites, les sulfites et les sulfates, qui, loin d'insolubiliser le mercure, le rendront au contraire plus fluide et par conséquent plus actif (L. Blanc).

Nous devons ajouter que, d'après Bazin, ce serait surtout des eaux chlorurées, sodiques et bromo-iodurées que seraient justiciables les accidents mercuriels, parce qu'en décomposant les albuminates mercuriels elles donneraient lieu à des biiodures et à des bibromures solubles et activeraient ainsi l'élimination de l'hydrargyre par les émonctoires. Niederbroon, Nauheim, Balaruc, Bourbonne, Kissingen, sont les stations qu'il conviendrait de prescrire dans ce cas, sans oublier Aix (en Savoie) et Challes, dont les eaux sont à la fois sulfurées et iodurées.

Contre la cachexie syphilitique, on instituera également avec fruit la *médication saline*, qui offre le triple avantage d'activer la nutrition, de favoriser les sécrétions et les excrétions, et de produire une dérivation sur le tube intestinal. Citons, entre beaucoup d'autres, les eaux de Salins (Jura). Mais là encore, qu'on n'use que modérément de cet excitant. A Néris, à Bagnols (Lozère), à Plombières, à Vichy, à Loèche, ce n'est point chose rare que d'observer le réveil d'une syphilis latente, et Fleckles a cité plusieurs observations de goutteux entachés de syphilis qui eurent à soufffrir de symptômes spécifiques pendant une saison passée à Karlsbad. Enfin, si l'on veut particulièrement combattre l'anémie, on aura recours aux *eaux ferrugineuses*, en usant préférablement de celles qui ne sont point thermales. Spa, Bussang, Saint-Christau, (dans les Pyrénées), et Charbonnières (près Lyon) sont les stations le plus utilement conseillées.

§ 4. — HYDROTHÉRAPIE.

Sur ce sujet bien étudié dans les traités de Fleury, Beni-Barde et Pleniger, nous avons eu recours aux avis de deux spécialistes autorisés, Pascal et Keller. Qu'ils reçoivent ici tous nos remerciements.

Quelques auteurs allemands, en particulier Schedel, ont avancé que l'hydrothérapie devait être préférée à tout autre moyen pour la cure de la syphilis, mais les faits sur lesquels ils appuient cette assertion sont aussi peu nombreux que peu concluants, et d'autre part, un observateur très-consciencieux, Andreas Pleniger, nous dit avoir vu souvent des malades chez lesquels la syphilis avait résisté pendant des mois et même des années à l'hydrothérapie employée seule, pour céder en quelques jours au mercure et à l'iodure de potassium. Ce n'est donc qu'à titre de médication auxiliaire que nous entendons vanter ici l'hydrothérapie.

Au début de la syphilis on demandera à cette médication un remède contre l'anémie, et une garantie contre les excès du traitement mercuriel ; il suffit de l'administrer sous forme d'applications froides sans recourir à la sudation préalable. Pendant le cours de la période secondaire, si les symptômes offrent une intensité considérable, si les éruptions sont persistantes, s'accompagnent de douleurs rebelles, s'il s'y joint de l'anémie, il importe à la fois de relever les forces par des douches générales froides, ou tempérées s'il y a une trop grande excitabilité nerveuse, et de rétablir les fonctions cutanées par un réchauffement qu'il faut parfois pousser jusqu'à la sudation.

Mais c'est surtout dans le cours de la période tertiaire que l'indication de l'hydrothérapie est formelle. Dans la syphilis cérébrale, par exemple, lorsque le traitement a été longtemps administré sans triompher de la maladie, l'eau froide associée au traitement mixte, quelquefois à la *cura famis* (A. Pleniger) [1], rend des services qu'on demanderait en vain à toute autre médication. Son action à la fois reconstituante et révulsive permet de reprendre le traitement et de le continuer avec efficacité. En effet, grâce à

[1] Voici d'après Pleniger comment il faut conduire le traitement hydrothérapique de la syphilis : 1° *Méthode sédative :* matin et soir enveloppement froid, suivi chaque fois d'une friction humide à la température de 5° à 10° Réaumur ; à midi, bain tiède de 30 à 40 minutes. Après l'enveloppement froid donner un demi-bain à 15° ou 20° Réaumur. 2° *Méthode excitante :* enveloppement sec, sudation de 1 heure à 2 heures le matin, suivi d'une réfrigération par demi-bain à la température moyenne ; après l'enveloppement, immersion à une température basse ; à midi douche en jet, le soir friction humide suivie d'un bain de siége. On se trouvera bien également de pratiquer l'enveloppement humide pour la nuit dans un ou deux draps de lit mouillés. Boire peu pendant la cure sédative, prendre un peu plus de 2 litres pendant la cure excitante. (Andreas PLENIGER, *Specielle Pathologie und Hydrotherapie nach dem Heutigen Standpunkte*, Wien, 1866.)

l'activité imprimée à la circulation capillaire générale, l'absorption est tellement facilitée que l'on a vu certains malades chez lesquels 10 centigrammes de protoiodure hydrargyrique ne produisaient aucun effet appréciable, être pris de salivation dès l'application du traitement hydrothérapique sous l'influence de la dose minime de 2 centigrammes et demi (Fleury).

S'agit-il d'une lésion cérébrale[1], à la douche générale en éventail de très-courte durée, on se trouvera bien d'adjoindre progressivement la douche céphalique. De même contre la rachialgie, qui dénote l'altération de l'axe spinal, contre les douleurs fulgurantes du tronc et des extrémités on obtiendra de bons résultats en usant avec de grandes précautions des différents moyens que met à notre disposition l'hydriartique (maillot sec, friction générale avec le drap mouillé, et sur la colonne, affusion froide très-légèrement percussive avec le col de cygne). Les lésions de l'appareil biliaire prises à leur début sont aussi favorablement modifiées,

[1] Nous appuierons cette assertion sur des faits inédits que N. Pascal (de Passy) a bien voulu nous permettre de puiser dans sa collection.

Obs. I. — Chancre en 1866; accidents secondaires traités par Ricord; en 1870, douleurs céphaliques; en 1877, éblouissements, vertiges et encore céphalalgie; M. Fournier prescrit le traitement mixte et l'hydrothérapie. — Du 10 mai au 1er juin, douches générales en éventail très-légères, d'une durée de 20 secondes. — A partir du 1er juin douches céphaliques en plus. Le mieux se déclare rapidement. — 28 août, santé parfaite; — 15 septembre, cessation de tout traitement. Nous avons revu M. X... au mois de juin 1878, il est venu reprendre des douches, et n'a plus rien ressenti; son aptitude au travail est complète.

Obs. II. — Le 24 avril 1877, sur les conseils des professeurs Charcot et Fournier, M. X... venait à l'institut de Passy pour y suivre un traitement hydrothérapique. Le malade, homme instruit, raconte ainsi lui-même ses antécédents: « Avant le 6 janvier, fatigues de tête depuis plusieurs mois, douleurs violentes au crâne par intervalle, cependant continuation de la vie normale. — Le 6 janvier, première et très-forte crise venue sans prodrome subitement; — depuis le 6 janvier, crises répétées avec plus ou moins de violence; le plus long intervalle a été de 18 jours. — Dès cette époque, traitement ioduré de 2 grammes par jour jusqu'au 15 avril; à cette époque suspension du traitement; à la fin d'avril, crises d'intensité moyenne répétées les 20, 21, 22. « C'est alors que le malade se confie à MM. Charcot et Fournier, qui portent à 5 grammes par jour la dose d'iodure, et à pareille dose l'onguent napolitain en friction. La durée devait être de 20 jours avec repos de 8 jours. — A partir du 24 avril jusqu'au 2 mai, une douche par jour. — Le 2 mai, deux douches générales en éventail, de la durée de 30 à 40 secondes, douches céphaliques. Depuis le commencement du traitement jusqu'au 2 juin, les crises ont subi une atténuation très-grande; — crises avortées durant les premières semaines. Les forces et l'appétit sont revenus; l'anémie a disparu. — 19 juin, retour complet à l'état normal. — En avril 1878, nous revoyons M. X..., qui a repris ses travaux de cabinet. Malgré la mort de son père et le chagrin profond qu'il en a ressenti, sa santé n'est pas altérée.

quelquefois enrayées par la douche hépatique dont l'effet le moins incontestable est de régulariser la circulation locale.

Enfin contre la cachexie déclarée, c'est encore et surtout à l'hydrothérapie qu'il faut demander les modifications organiques dont on doit attendre la guérison dans les rares cas où elle est possible. Quand le sujet peut la supporter, la douche écossaise, voire même la douche alternative avec son puissant effet révulsif, rendent de grands services, mais à la condition d'en continuer l'emploi avec persévérance.

En résumé, ainsi que nous le disions au début, c'est comme adjuvant, mais un adjuvant d'une grande énergie que nous conseillons l'hydrothérapie; ce qui ne veut pas dire, on le comprend, qu'employée seule elle ne puisse être très-profitable dans certains cas particulièrement bénins, de ceux qui guérissent spontanément, et en face desquels beaucoup de praticiens se demandent s'il est vraiment nécessaire de recourir à l'arsenal des spécifiques.

GALLIGO, *Sull joduro d'ammonium nella cura della syph.* (*Ann. d'Omodei*, t. CLXXIV, 1860, p. 281). — KUSSMAUL, *Untersuchungenü ber den constitutionellen Mercurialismus und sein Verhältniss zur constitutionellen Syphilis.* Wurzbourg, 1860. — EVRAIN, *Iod. de pot. contre la syph.*, th. de Paris, 1861. — LEE, *On calomel vapour Bath* (*Brit. med. Journ.*, vol. 1, p. 73). — Junien LAVILLAUROY, *Traitement de la syph. par merc. et iod. de pot.*, th. de Paris, 1862. — MARSTON, *On prevalence and treatment of Syphilis* (*Brit. med. Journ.*, vol. 1, p. 186). — HYRTL, *Mercure métallique dans les os* (*Gaz. méd. de Paris*, 1863, p. 368). — SCARENZIO, *Primi tentativi di cura della sif. cost. mediante l'iniezione sottocut. di prep. mercur.* (*Ann. univ. di medic.*, Milano, ag. e sett. 1864). — HUMPHRY, *Rem. sur l'emploi du mercure* (*Med. Times and Gaz.*, 1864, II, p. 175). — POLLI, *Sull' actione del solfito di sode nella stomatite mercuriale*, Torino, 1865. — MELSENS (de Bruxelles), *Emploi de l'iodure de potassium pour combattre les aff. saturniennes, mercuriales, et les accidents conséc. de la syph.*, Paris, 1865, in-8°. — TENORE (Francesco), *Il merc. e la sif. osserv.*, Napoli, 1865. — Carlo AMBROSOLI, *Sul modo di curare la sif. cost. colle injezioni sottocut. di un prep. do merc.* (*Giorn. it. delle mal. ven. e della pelle*, 1866, t. I, p. 97). — Egidio POLLACCI, *Intorno ad un nuovo modo de prep. la pomata merc.* (*Idem*, p. 316). — Vincenzo SERRA, *Risultanze pratiche del sifilicomio di Rimini* (*Idem*, 63). — PATAMIA, *Notevole caso di sifilide second. e terz.* (sublimé supporté par le malade à la dose de 4 grammes par jour (*Idem*, p. 40). — G. PROFETA, *Sulla sif. cost. e sulla sua cura.* Milano, 1866. — BONNEFOUX, *Bichrom. de pot. contre la syph.*, th. de Paris, 1866. — MALDORE, *Transsudation de merc. métallique à travers la peau* (*Manchester medical Society*, 6 décembre 1865;

Gaz. méd., Lyon, 1er février 1866). — A. MARTIN, *Frictions merc. dans la syph. rebelle* (*Gaz. des hôpit.*, p. 95, 1866). — TOMOWITZ, *Trait. de la syph. par les supposit. mercur.* (*Allg. Milit.-Zeitung*, 1867). — PONZ (de Jonzac), *Préparation de la pommade mercurielle* (*Union pharmaceutique*, p. 316, 1866). — *Collutorio jodurato contro la salivazione merc.* (*Giorn. st. delle mal. ven.*, vol. III, p. 283, 1867). — SCARENZIO e RICORDI, *La sinigazione dei dulli saliv. nello studio della cura ipod. merc. contre la sif.* (*Idem*, p. 305). — SORESINA, *Esostosis ribelle all' ioduro di pot. curata con il deuto-fosfato di merc.* (*Idem*, p. 353). — HAWKINS, *On treatment of syphilis* (*Brit. med. Journ.*, t. II, p. 179, 1867). — Soc. de chirurgie, *Discussion sur le trait. de la syph.* (*Bull. de la Soc.*, 1867, et *Gaz. des hôp.*, p. 235, 246, 254, 359, 266, 270, 279, 290, 295, 303, 318, 326, 339). — MONTANIER, *Trait. de la syph. par le merc. et l'iod. de pot.* (*Gaz. des hôp.*, p. 366, 377, 415, 431). — A. MARTIN, *Inject. sous-cut. d'iod. de pot. dans la cure de quelques phén. de syph. sec. et tertiaire* (*Gaz. des hôpit.*, 1868). — PIQUAND, *Inject. hypod. de sublimé corrosif chez les femmes enceintes* (*Union méd.*, n° 54, 1868). — *Incompatibilité de l'iode, du soufre et du mercure* (*Union méd.*, 1868). — LANGSTONE PARKER, *The mercur. Vapour bath, and its successfull mode of employment.* London, 1868. — CARLO CALZA, *Il merc. e desso un antisif.* (*Giorn. it. delle mal. ven. e della pelle*, t. I, p. 65, 1868). — MESSANA, *Rapide élim. du merc., par des sueurs profuses* (*Idem*, t. I, p. 232). — BLACHER VAYANELLE, *Trait. de la syph.*, th. de Paris, 1869. — Oscar Max VAN MONS, *Méthode hyp. dans la cure de la syph.* (*Journ. de la Soc. Roy. des sc. méd. et nat. de Bruxelles*, 1869). — Société de chirurgie, *Trait. de la syph.* (*Bull. de la Soc.* et *Gaz. des hôp.*, p. 307, 311, 323, 1868). — DEU, *Emploi des mercuriaux dans la syph.*, th. de Paris, 1868. — WIENSKJ, *Cinabré injecté dans le sang des animaux* (*Jahresber. über die Leistungen und Fortschritte in der gesammten Medicin für das Jahr*, Bd. 1 Abthlg. I, p. 25, 1868). — BOURDON, *Du merc. dans la syph.* (*Gaz. méd. de Paris*, sept. 1870). — SCHMIDT (de Varsovie), *Trait. de la syph. avec les inj. sous-cut. de subl.* (*Archiv. für Derm.*, fasc. 4e, 1870). — WALKER, *On hypodermic Inj. of merc. in syph.* (*Brit. med. Journ.*, vol. 2, p. 30-60, 1869). — STÖHR, *Ueber die Behandlung der Syph. durch subcutane Sublimatinjectionen* (*Deutsches Archiv*, p. 407, 1869). — PROTHERÖE SMITH, *Du bromure et du bibromure de merc. comme agents thér.* (*Ann. de derm. et de syph.*, t. I, p. 62, 1869). — Gorges LEWIN, *Sur le trait. de la syph. par les inj. hyp. de sublimé* (*Ann. d. Ch. Krankenhauses*, Bd. XIV, Berlin, 1869). — CANTANI, *Modo di somministrare il sublimato cor. nella sif. cost.* (*Giorn. it. delle mal. ven.*, t. I, p. 103, 1869). — Angelo SCARENZIO e RICORDI, *Il metodo ipodermico nella cura della sif. cost.* (*Idem*, t. II, p. 37). — Carlo PADOVA, *Due casi di sif. cost. al periodo terziaro curati colle inj. sottocut. di calom.* (*Idem*, t. I, p. 156, 1870). — SORESINA, *Alcuni casi di mal. oculari a fondo sif. curati colle inj. ipoderm. di calomel* (*Idem*, p. 274). — RAGAZZONI e APPIANI, *Inj. ipod. di calom.*

nella sif. cost. (*Idem*, p. 321). — LIÉGEOIS, *Résultats obtenus avec les inj. sous-cutanées de sublimé à petites doses* (*Ann. de dermat.*, t. II, p. 1, 1870). — Julio FLARER, *L'iritis spécifique traitée par les inj. sous-cut. de calomel* (*Idem*, p. 456). — FARQUHARSON, *Treatment of syph.* (*Brit. med. Journ.*, t. I, p. 275). — STUCKHEIL, *Aus der Abtheilung für Syph. und Krankheiten des Garnisonsspitales* (*Centralblatt*, p. 352, 1870). — LEBERT, ROSENBERG, *Trait. de la syph. const. par les suppositoires mercuriels* (*Ann. de derm.*, t. II, p. 400 et t. III, p. 320, 1871). — TAYLOR, *Trait. de la syph. par les inj. hypod. de sublimés corrosifs* (*Idem*, t. III, p. 312). — FORLANINI, *Le inj. ipod. di calomelano ed il suo valore nella cura delle mal. oculari* (*Giorn. it. delle mal. ven.*, t. I, p. 190, 1871). — FIORANI e MAFFIORETTI, *Contribuzione alla cura della sif. colle iniezioni ipod. di calomelano* (*Idem*, p. 147). — PETRENI, BONCI, BONAUGURELLI, BENVENUTO e BACIOCCHI, *Sif. cost. curati colle inj. sotto cut. merc.* (*Idem*, p. 238). — MICH. DEL MONTE, *Cura della sif. colle sali merc.* (*Idem*. p. 253). — MORA, *Metodo del Scarenzio per la cura della sif.* (*Idem*, p. 262). — RANIERI BELLINI, *Dei sali doppi di merc.* (*Idem*, p. 361). — EDGECOMBE VENNING, *The modern treatment of syph.* (*Saint George Hospital Rep.*, vol. 5, 1871). — SORESINA, *Inj. ipod. di calom.* (*Giorn. it. delle mal. ven.*, t. II, p. 202, 1871). — MORA, *Metodo del professore Scarenzio per la cura della sif. cost.* (*Idem*, p. 329). — POGGI, Giuseppe, *Contributo alla storia delle inj. sotto-cut. di calom. nella cura della sif.* (*Idem*. p. 349). — SCHMIDT, *Traitement de la syphilis par les injections sous-cutanées de sublimé* (*Ann. de dermat.*, t. III, p. 80, 1871). — GAIRAL, *Du tremblement mercuriel* (*Idem*, p. 400). — MAYENÇON et BERGERET, *Moyen de reconnaître le mercure dans les excrétions et spécialement dans l'urine, de l'élimin. et de l'action phys. du merc.* (*Ann. de dermat.*, t. IV, p. 389, 1872). — BYASSON, *Recherche du mercure dans les sécrétions* (*Journ. d'anat. et de physiologie*, 1872). — EDGECOMBE VENNING, *Du traitement de la syph., d'après le rapport de la commission nommée par l'amirauté anglaise* (*Ann. de dermat.*, t. IV, p. 468, 1872). — NEUMANN, *De l'absorption de l'onguent gris et du sublimé par la peau intact* (*Idem*, p. 230). — STAUB, Bernard, *Traitement par injections de sublimé*, th. de Paris, 1871 et 1872. — CHALMET, *Mercure dans la syph.*, th. de Paris, 1872). — *Sublimato etilico* (*Giorn. della Reg. Acad. di Torino*, marzo 1872). — HENRY, *Traitement des maladies vén. tel qu'il est institué à l'hôp. de Vienne sous la direction du professeur V. Sigmund* (*Amer. Journal of Syph. and Dermat.*, n° 2, 1872). — REVILLOUT, *Mercure dans la syphilis* (*Gaz. des hôp.*, p. 546, 1872). — PIROCCHI et PORLEZZA, *Contrib. alla cura della sif. colle iniezioni ipod. di calom.* (*Giorn. it. delle mal. ven.*, p 72, 1872). — PROFETA, *Sulla cura merc. ipod. della sif.* (*Idem*, p. 108). — *Sublimato etilico, sublimato corrosivo vitreo* (*Idem*, p. 113 et 115). — GOTTI, *Delle iniezioni ipod. di calom. nelle cheratiti ed cherato-iriti a fondo sif. e scrof.* (*Idem*, p. 116). — SCARENZIO, *Annotazioni sulle mal. veneree. Injezioni di calomelano* (*Idem*,

p. 344). — Ulisse Bonadei, *Quatro casi di sif. cost. colle iniezioni ipod. di calom.* (*Idem*, p. 353). — Sante Pico, *Tre casi di sif. cur. colle injezioni di calom.* (*Idem*, p. 356). — Ragazzoni, *Injezioni di bijoduro di mercurio e joduro di potassio, nella sif. costituzionale* (*Idem*, p. 65, 1873). — Pietro Pagello, *Sull' injezione ipod. del calom. col metodo del prof. Scarenzio nella cura dei tumori sif.* (*Idem*, p. 105). — Giovanni Erantoni, *Contrib. alla cura della sif. con le inocul. ipod. di merc.* (*Idem*, p. 249). — Saint-Paul, *Médication thermale sulf. dans la syph.*, th. de Paris, 1873. — Cotte, Le Moaliou, *Traitement de syph par inj. sous-cutanées*, thèses de Paris, 1873. — Panas, *Traitement de la syph. par les frictions merc.* (*Ann. de Dermat.*, t. V, p. 74, 1873. — Rindfleisch, *De l'absorption du mercure métallique* (*Idem*, p. 307). — Profeta, *Méd. merc. ipod. dans le traitement de la syph.* (*Idem*, p. 317). — Sigmund, *Du bichlorure de mercure dans la syphilis* (*Wiener med. Wochenschrift*, nos 19, 31 et 35). — Berkeley Hill, *Traitement par l'oléate de mercure* (*The Practitionner*, 1873). — Hansen, *Quelques considérations sur l'emploi des injections de sublimé dans la syph.* (*Dorpater medic. Zeitschrift.* Bd. III, Liv. I, 1873). — Rothmund senior, *Des injections sous-cutanées de sublimé* (*Bayer. Aerztl. Intellig.-Blatt.*, Bd. XX, 1). — Créquy, *Emploi des pastilles comp. de protoiodure de merc. et de chlorate de pot. dans la syph.* (*Gaz. méd. de Paris*, n° 13, 1873). — Larrieu, *Traitement de la syph. par des inj. hypod. de sublimé à petites doses*, th. de Montpellier, t. II, n° 7, 1873. — H. Lee, *Précaution à prendre dans l'emploi des bains de vapeur au calom.* (*The Lancet*, 1873). — Blacher, *Du trait. de la syph.*, Paris. 1873. — Tachard, *Traitement par injections sous-cutanées* (*Revue méd. de Toulouse et R. Hayem*, t. I, p. 810, 1873). — Zeissl, *Traitement de la syphilis* (*Allg. Wiener med. Zeitung*, n° 33-44, 1874). — Thiry, *L'emploi du mercure dans le traitement de la syph., avec considérations sur la théorie d'Hermann, de Vienne* (*Presse méd. belge*, t. XXVII, p. 37). — Carat, *Iodure d'ammon. dans la syph.*, th. de Paris, 1874. — Langston Parker, *Th emodern treatment of syph. diseases*, London, 1874. — Turati, *Bambina sif. curata colle iniez. ipod. di sublim.* (*Ann. univ. di medic. d'Omodei*, vol. 230, p. 585, Milano, 1874). — Leonard Cane, *Ringworm curato coll' oleato di mercurio* (*Giorn. it. delle mal. ven.*, p. 56, 1874). — Domenico Stefanini, *Le injezione sottocut. di calom. quale mezzo diagnostico in un caso dubbio di sif.* (*Idem*, p. 90). — Efisio Valle, *Delle iniez. ipod. di calom. nelle mal. sif.* (*Idem*, p. 376). — Hutchinson, *Quand et comment faut-il donner le merc. dans la syph.?* (*Ann. de dermat.*, t. VI, p. 79, 1875). — Schutzenberger, *Observ. sur le traitement de la syph. constit.* (*Idem*, p. 221). — Mauriac, *Thérapeutique des maladies vénériennes* (*Journ. de méd. et de chirurgie pratiques*, 1876. — Horletoup, *Traitement par les fumigations* (*Ann. de dermat.*, t. VII, p. 161, 1876). — F. L. Keyes, *The effect of small doses of Merc. in modifiding the number of the red blood corpuscules in syphilis ; a study of blood counting the hemati-*

metre (*American Journal*, n° 17, janvier 1876). — ROSE, *Gangrènes mercurielles* (*Corresp. blatt. f. Schweiz. Aerzte*, p. 231, 1876). — SILLARD, *A case of extrem salivation* (*Brit. med. Journ.*, I, p. 750, 1876). — GSCHIRHACKL, *Ueber die praktische Verwendbarkeit einiger Sublimatpræparate für hypoderm. Inject.* (*Wiener med. Presse*, n° 51, 1876). — KLINK, *Untersuchungen über den Nachweis des Quecksilbers in der Frauenmilch etc...* (Wien III resp., VIII Jahrgang, p. 207, 1876). — CIRICO BETELLI, *Merc. rinvenuto nelle urine di quattro malati sif.* (*Giorn. It. delle mal. veneree*, p. 149, 1876). — CARLO PADOVA, *Sulla cura della sif. cost. mediante le injezione sottocutanee di un prep. merc.* (*Idem*, p. 113). — EBSTEIN et SEE, *Traitement de la salivation par l'atropine et la morphine* (*Rivista d'Omodei*, vol. 238, p. 247, 1876). — KÖHLER, *Recherches du mercure dans le lait des femmes traitées par les frictions* (*Prag. Viertej.*, vol. 3, p. 39, 1875). — Carl SIGMUND, *Sur les nouveaux modes de traitement de la syphilis*. Vienne, 1876.— LEWIN, *Einige Bemerkungen über die Behandlung der Syphilis mittelst hypodermatischen Sublimat-Injectionne* (*Berl. Woch. Klin.*, p. 645, 1876).— HEYMANN, SIMON, ISRAEL, FRANKEL, *Du traitement ext. et int. de la syphilis par l'iodoforme* (*Idem*, n° 22, p. 316, 1877). — NEUMANN, *Ueber di ipoderm. Quecksilberbehandlung der Syph.* (*Strickers med. Jahrbuch*, Wien, p. 107, 1877). — JEAN, *Intoxication mercurielle* (*France méd.*, n° 8, 1878). — HALLOPEAU, *Du mercure, action physiologique et thérapeutique*, th. d'agrégation, Paris, 1878. (Pour compléter notre bibliographie un peu sommaire, nous renvoyons à l'index très-complet qui termine cette thèse).

TROISIÈME PARTIE

CHAPITRE PREMIER

DES VÉGÉTATIONS

§ 1. — HISTORIQUE.

Les plus anciens auteurs ont parlé des *végétations*. Sous les noms de *mariscæ*, *fici*, *thymi*, rappelant leur ressemblance avec la figue ou les fleurs du thym, nous les trouvons décrites par Celse, Aétius, Paul d'Egine, et signalées par les poëtes satyriques. Rappelons à ce propos le vers classique de Juvénal :

..... Sed podice lævi
Cæduntur tumidæ, medico ridente, mariscæ.

« Le médecin coupe en riant les grosses marisques qui entouraient son anus.

De nos jours, pour être moins poétiques les noms de *poireaux*, *choux-fleurs, crêtes de coq*, n'en sont ni moins pittoresques ni moins descriptifs.

Au XVe siècle, quand fut reconnue la vérole, les végétations n'échappèrent pas à la confusion générale et furent englobées parmi les accidents attribués à la syphilis. Cette erreur devait durer jusqu'à notre époque. Faisons remarquer cependant qu'un petit nombre de praticiens surent rester fidèles observateurs; parmi ces derniers, citons notamment Ambroise Paré, qui écrivait au XXIIIe chapitre de son livre VII : « *Thymus* est une petite verrue éminente représentant haut, la fleur du thym. Elle est dure et raboteuse, estroitte en sa base et vient communément aux hommes entre le prépuce et le gland et aux femmes au col de leur matrice, *engendrée d'humeur melancholic de maligne qualité et souvent de la verolle.* » Un peu plus tard, Nicolas de Blegny est plus explicite encore : « Comme on sçait par expérience, dit-il, qu'*on peut voir dans ceux qui ne sont pas vérollez des douleurs, des dartres, des verrues, des poireaux*, des ulcères et des chancres, on sçait aussi qu'en voyant arriver ces maux dans le troisième degré de la verolle on pourrait encore douter de son essence. »

Benjamin Bell fut le premier qui formula exactement la donnée étiologique de la lésion qui nous occupe. « Ces excroissances, déclare-t-il, succèdent à différents genres d'irritation ; je les ai plusieurs fois vues engendrées par de simples excoriations chez des malades qui n'avaient jamais eu ni gonorrhée ni vérole. Toute cause capable d'irriter le prépuce et le gland semble exciter dans les petits vaisseaux sanguins de ces parties une disposition à bourgeonner, d'où paraissent résulter les poireaux. »

Ces résultats de l'observation s'accentuent plus nettement encore sous la plume de Richon des Brus, qui, cette fois du moins, frappait juste en soutenant la non-participation du virus. Voici ce qu'il en disait : « La cause unique des végétations est l'irritation légère, mais prolongée, de la partie sur laquelle on les observe ; soit que cette irritation ait été produite par l'acte du coït avec une personne saine ou par le pus irritant que sécrètent les organes génitaux d'une femme malade, soit qu'elle ait été occasionnée par le stimulus que détermine le passage des matières sécrétées dans l'uréthrite ou par les mucosités sécrétées à la base de la couronne du gland, soit qu'elle soit due enfin à la masturbation, à la malpropreté, au frottement de la verge contre les vêtements pendant les marches prolongées, ou qu'elle succède à un ulcère, l'essence du mal est toujours la même, l'affection est toujours locale et, dans aucun cas, elle n'a rien de spécifique. »

Toutefois, ce ne fut pas sans de vives discussions que l'opinion des virulistes fut définitivement renversée. Vidal et Beaumès s'en firent les défenseurs dans ce qu'elle avait de plus exagéré ; pour eux, toute végétation était un accident symptomatique de la syphilis. « Je nie, écrivait Vidal, que toute cause irritante puisse faire naître des végétations sans antécédent, sans accident vénérien, sans rapport intime préalable. » Et l'on sait que, pour cet auteur, il n'était guère de lésion vénérienne qui ne fût manifestation de la vérole. A côté de ces auteurs, quelques autres, parmi lesquels nous rangerons Lagneau, Gibert, Cazenave, Ricord, professaient une opinion mixte, d'après laquelle la syphilis était considérée comme susceptible d'engendrer seulement une variété donnée de végétations. Enfin Diday, Rollet, Guérin, Boys de Loury et Costilhes soutinrent l'opinion opposée.

On se souviendra longtemps de l'implacable polémique dont Diday poursuivit les affirmations imprudentes de Vidal, et l'on peut dire que l'*Exposition critique et pratique des nouvelles doctrines sur la syphilis* fut le dernier coup porté à ces opinions arriérées.

Leur cause une fois connue, l'histologie s'appliqua à scruter la pathogénie des végétations; c'est principalement à l'école allemande, représentée par Thiersch, Virchow, Petters, que nous sommes redevables de leur description intime.

Cet historique serait incomplet si nous ne citions pas, en terminant, trois travaux remarquables parus dans ces dernières années et dus à Giuseppe Profeta (de Palerme), Tommaso de Amicis (de Naples) et Aimé Martin.

§ 2. — ÉTIOLOGIE.

Les végétations peuvent survenir chez des sujets indemnes de tout accident syphilitique ou vénérien, héréditaire ou acquis; il n'est même pas très-rare de les voir se développer, sans qu'il y ait jamais eu même de rapport vénérien, chez des petites filles souffrant dès leur enfance de leucorrhée, chez des petits garçons atteints de phimosis ou sujets à la balanite. Nous devons donc tout d'abord écarter de leur étiologie toute influence de virus ou d'une cause spécifique quelconque, et par cela même nous sommes amenés à contester la réalité des rares exemples de *contagion* qui ont été rapportés.

Que prouve, en effet, l'observation de Velpeau, qui, dans un cas de végétation balanique, en vit se développer une sur le prépuce, après avoir maintenu pendant quelques jours cet organe au contact de la tumeur? N'est-il pas évident qu'il a démontré non pas la contagiosité du néoplasme, mais l'aptitude du tégument à produire des végétations sous l'influence d'une cause irritante? Au reste, Melchior Robert n'obtint qu'un résultat négatif en plaçant sous son prépuce, à différentes reprises, des fragments de végétations. Quant aux assertions de quelques chirurgiens qui prétendent avoir produit des chancres en inoculant le pus des végétations, il est facile de leur opposer les très-nombreuses expériences de Rollet; cet auteur a constaté quelquefois des symptômes d'irritation locale et de la suppuration, mais jamais de perte de substance ulcéreuse, jamais de chancre.

Les végétations surviennent à la suite des irritations légères longtemps continuées du tégument; à ce titre, toute maladie vénérienne peut en devenir la cause. Citons la blennorrhagie avec ses sécrétions de longue durée, la balanite qui maintient une humidité constante sur un terrain très-propice à cette pullulation, les plaques muqueuses humides de la rainure, du scrotum, de la région périanale. Parmi les causes vulgaires, nous mentionnerons particulièrement l'accumulation du sécrétum sébacé qui se fait chez les sujets peu soucieux de l'hygiène ou chez ceux qui, souffrant d'une maladie aiguë depuis quelque temps, ne peuvent prendre les soins ordinaires de propreté.

Quant aux *causes prédisposantes*, on accorde généralement une grande influence au tempérament lymphatique et à la diathèse herpétique; l'eczéma, maladie du derme, pourrait, selon nous, révéler une prédisposition. On a remarqué la fréquence avec laquelle le papillôme envahit les organes génitaux chez les sujets qui ont eu antérieurement des verrues aux mains (Diday et Langlebert). Enfin, les végétations compliquent assez souvent le diabète ou plutôt le phimosis diabétique, que nous avons signalé dans un chapitre précédent. Il est à remarquer que dans ce cas la tumeur peut atteindre un volume considérable et se reproduire après l'exérèse avec une très-grande rapidité (A. Martin).

La *grossesse* exerce une influence non douteuse sur le développement des végétations ; il faut en accuser l'écoulement leucorrhéique, si fréquent chez les femmes gravides, et surtout la congestion physiologique des organes, congestion telle, que la tumeur est souvent entourée à sa base d'arborisations vasculaires, et que, dans beaucoup de cas, elle revêt une teinte rouge très-marquée et se couvre de petits points noirs hémorrhagiques. Ce qui rend plus évidente encore l'influence de la gestation, c'est la résolution du néoplasme, que l'on voit communément diminuer, se flétrir et disparaître plus ou moins complétement dans les jours qui suivent la délivrance.

Siége. — Aucun point du tégument n'est plus prédisposé au papillôme que la muqueuse ano-génitale : chez l'homme, la couronne du gland, le prépuce, les environs du frein; chez la femme, les grandes et les petites lèvres, la fourchette, la partie interne des cuisses, des fesses, la rainure interfessière. Hors des organes génitaux externes on en a vu se développer sur le col de l'utérus, le mamelon, la pointe de la langue. J'ai vu la muqueuse labiale et celle de la luette donner naissance à un très-petit chou-fleur. On a également signalé la vulnérabilité, exceptionnelle il est vrai, de la muqueuse conjonctivale, de celle qui revêt les fosses nasales et même de celle qui tapisse le conduit auditif (Kramer).

§ 3. — ANATOMIE PATHOLOGIQUE.

Les végétations sont anatomiquement caractérisées par l'hypertrophie des papilles et de la couche épidermique qui les recouvre ce sont des *papillômes*.

Une incision verticale, suivant l'axe des papilles, permet de reconnaître l'exagération de leur volume, soit en hauteur (fig. 123), soit en largeur. Rien de plus variable que la déformation qu'elles subissent en se développant. Les unes sont longues et effilées, se

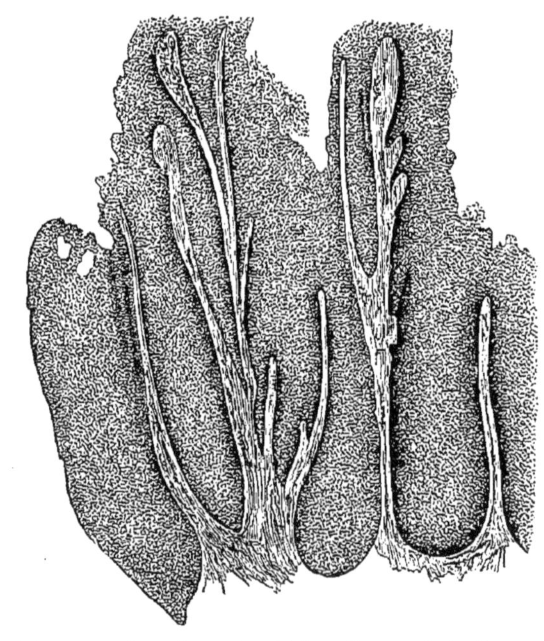

FIG. 123. — Papilles hypertrophiées d'une végétation préputiale. (Gross. de 22 diam.)

groupent en gerbes présentant des divisions et des ramifications de toutes sortes ; les autres s'étalant surtout transversalement, leur sommet s'émousse, les dentelures se transforment en mamelons arrondis.

L'élément épidermique peut offrir également des dispositions diverses, soit qu'il forme un simple revêtement à la surface des papilles, soit qu'il les recouvre d'une masse épithéliale plus ou moins irrégulière, énormément hypertrophiée. Encore faut-il distinguer les cas où le revêtement suit, en les exagérant, les sinuosités des groupes papillaires, et se segmente à leur surface (végétations pédiculées) de ceux où il les coiffe uniformément d'une calotte à surface à peine bourgeonnante (végétations sessiles). Dans certains cas, cette prolifération épidermique peut être assez considérable pour déprimer par place la surface sous-jacente, et même pour y pousser des prolongements. A ce degré, on doit reconnaître que le papillôme confine de très-près l'épithélioma. J'ai du observer ce processus avec une grande netteté sur une tumeur remarquable, dont les fig. 123 et 124, dessinées d'après mes préparations, feront bien comprendre la structure.

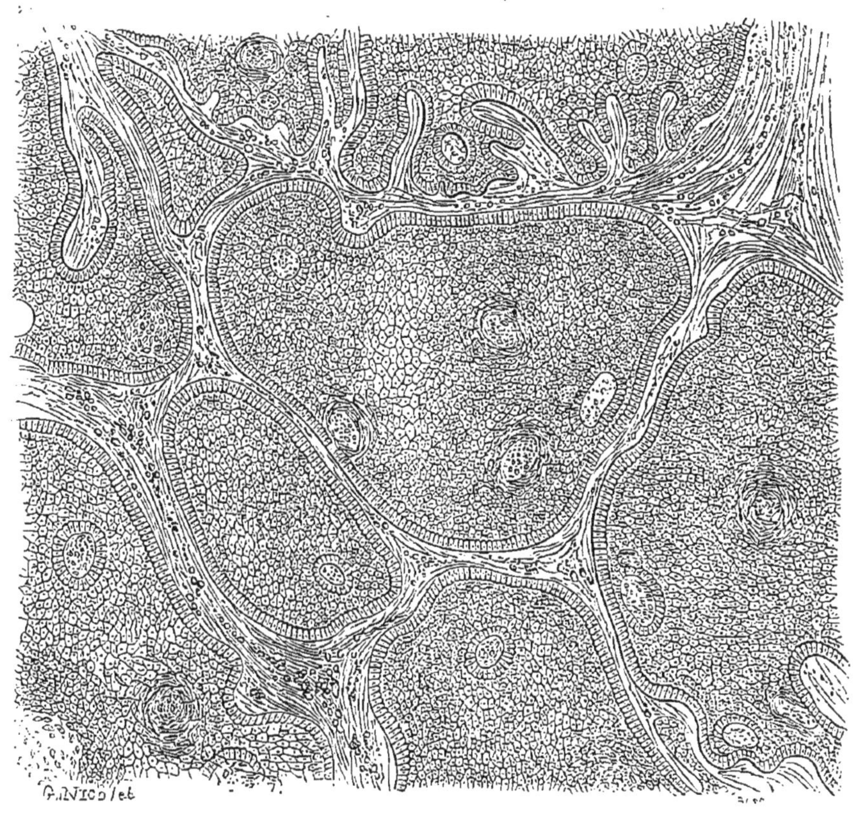

FIG. 124. — Coupe transversale d'un papillôme, vu à un grossissement de 300 diamètres.

Des masses pavimenteuses représentent les prolongements épidermiques pénétrant de haut en bas dans le derme, dont ils sont naturellement séparés par la couche de cellules cylindriques qui établit la limite constante et normale entre les deux étages de la peau. Dans ces cônes pénètrent de bas en haut des papilles en voie de profilération, qui apparaissent sur la coupe transversale, sous forme de petits cercles englobés dans l'aire des amas épithéliaux, et limités également par la couche cylindrique intermédiaire. Tout autour le derme est irrité. J'appelle tout particulièrement l'attention sur cette forme un peu complexe du papillôme laquelle n'a pas, que je sache, été décrite jusqu'ici. L'aspect très-particulier que présente la coupe transversale ne paraît pas de prime abord d'une interprétation bien facile, et en a plus d'une fois, sans doute, imposé pour une tumeur d'origine épithéliale; cependant il suffira de constater la présence des cellules malpighiennes pour éviter cette erreur.

Examinons maintenant la composition intime de chaque partie du néoplasme. L'étage profond est formé par du tissu conjonctif et des vaisseaux; chaque papille offre une charpente fibreuse dont le milieu est occupé par une ou plusieurs branches artérielles ascendantes et des veinules, constituant l'anse vasculaire normale, plus ou moins exagérée. Nous trouvons dans ce fait l'explication de l'hémorrhagie qui accompagne toujours la section de ces tumeurs. Au-dessous des papilles, l'hypernutrition du derme se traduit par une abondante production de tissu fibreux aussi; beaucoup d'auteurs, parmi lesquels il faut ranger Virchow, classent-ils la tumeur qui nous occupe parmi les fibromes. Cette dénomination nous paraîtrait acceptable pour certains cas, où nous avons pu voir le tissu morbide s'infiltrer très-profondément dans les tissus sous-jacents et y envoyer des prolongements qu'à l'œil nu il n'eût pas été possible de distinguer des boyaux par lesquels s'accroissent les tumeurs malignes. Au sein de cette partie du néoplasme, on trouve en outre des éléments arrondis, cellules embryonnaires en quantité variable; parfois elles se multiplient tellement, que sur certains points examinés isolément il est impossible de discerner si l'on n'a pas affaire à un sarcome. Ajoutons que, dans ce cas, l'accroissement de la lésion justifie dans une certaine mesure cette assimilation.

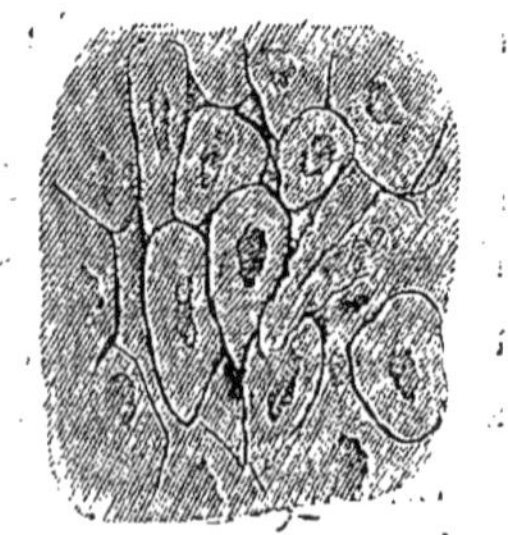

Fig. 125. — Cellules épithéliales d'un papillôme, vu à un grossissement de 300 diamètres.

La couche supérieure est, dans la majorité des cas, l'élément qui prédomine. Présentant parfois une épaisseur dix ou vingt fois plus considérable que celle des papilles, elle est composée de cellules épithéliales ellipsoïdes à la face profonde, pavimenteuses (fig. 125), progressivement aplaties à la surface, presque toujours engrenées et pourvues d'un noyau très-apparent. Dans bon nombre de cas, nous y avons observé des amas de cellules altérées rappelant les globes épidermiques de l'épithélioma.

§ 4. — SYMPTOMATOLOGIE.

Les végétations sont sessiles ou pédiculées. Dans leur forme la plus simple, les végétations *sessiles* se présentent sous l'aspect de granulations miliaires, hémisphériques ou coniques. Au gland, où cette variété est surtout fréquente, en raison de la grande abondance des papilles, elles font saillie sur le pourtour de la couronne. Tantôt elles sont isolées et en petit nombre, tantôt elles constituent un semis sur toute la région, ou bien elles se groupent en un ou plusieurs amas, sur de petits disques épaissis des téguments. Leur couleur est celle de la muqueuse ; quelquefois cependant elles offrent une teinte plus rouge, plus brune, même ardoisée. On peut les voir rester stationnaires pendant des mois, des années même, ou bien se développer avec une véritable acuité. Il peut arriver alors que la tumeur s'épanouisse en forme de champignon et devienne tardivement plus large à son sommet qu'à sa base ; mais elle n'en conserve pas moins les caractères de la végétation sessile, car sa large surface d'implantation lui permettant de recevoir une quantité de vaisseaux considérable, sa nutrition est active et son développement très-rapide ; sa couleur rappelle celle de la fraise, de la framboise, de la mûre. On doit craindre surtout qu'elle ne s'accroisse par pullulation papillaire de voisinage et élargissement progressif de sa base. Parmi les papillômes sessiles nous citerons encore la *crête de coq*, sorte de prolongement muqueux, aplati, à bord libre frangé et dentelé, offrant l'aspect et quelquefois la couleur de la crête des gallinacés. Citons enfin une variété remarquable de végétation conique, caractérisée par le développement de délicates élevures d'un centimètre à un centimètre et demi de hauteur ; ces papilles agglomérées sont rosées, quelquefois filiformes, rappelant un peu l'aspect de villosités intestinales turgides. Un exemple de cette rare lésion a été publié et figuré par Demarquay dans son livre sur les *Maladies chirurgicales du pénis* (p. 308).

La végétation *pédiculée*, à l'état simple, est formée par une excroissance très-mince, dont le sommet, distant de la base de 2 ou 3 millimètres, est couronné d'un renflement de la forme et du volume d'une tête d'épingle, tantôt lisse, tantôt sillonné de petites dépressions : c'est ce qu'on appelle le *poireau*. La couleur du revêtement épidermique est celle de la muqueuse sur laquelle il est implanté ; quelquefois cependant il offre une teinte vascularisée très-prononcée.

On voit souvent les poireaux pousser en grande quantité sur les organes génitaux, aussi bien sur les muqueuses que sur la peau contaminée par les sécrétions, et quelquefois ils persistent ainsi, peu volumineux, isolés, comme des arbres dans une forêt clair-semée. Mais très-souvent ils se réunissent par faisceaux et atteignent, soit en longueur, soit en hauteur, un volume plus considérable ; c'est ainsi que se forme le *chou-fleur*, variété de beaucoup la plus commune des végétations (fig. 126).

Rien de plus exact que cette comparaison pour donner une idée de la surface inégale, multilobée et granuleuse de ce néo-

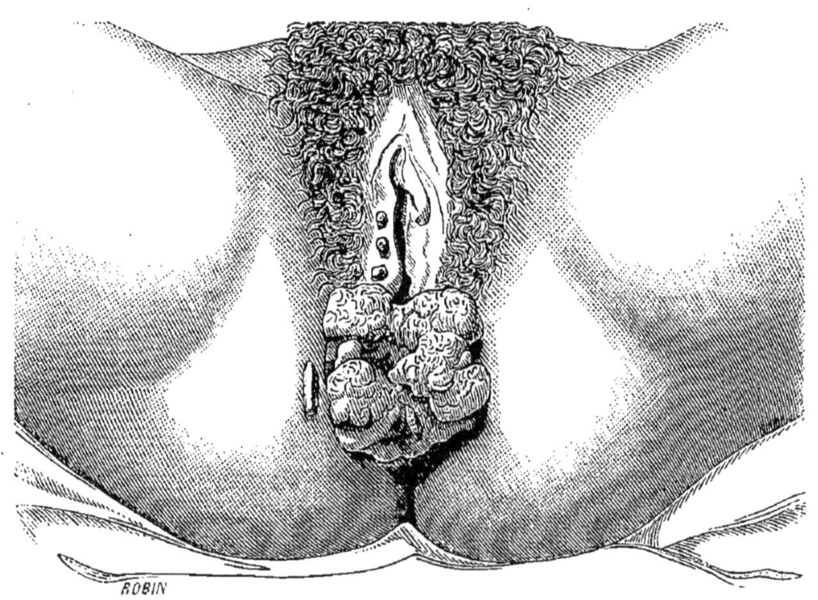

Fig. 126. — Végétation en chou-fleur (d'après un moule de la collection Alfred Fournier).

plasme et en même temps de ses pédicules lisses, étroits, que l'on ne peut apercevoir qu'en écartant la masse exubérante, champignonneuse, qui les surmonte. Le volume en est fort variable ; depuis le grain à peine gros comme un pepin de poire, jusqu'aux masses énormes qui atteignent et parfois dépassent les dimensions d'une tête d'enfant, on peut observer tous les états intermédiaires.

La marche de cette lésion n'offre rien de fixe ; en quelques jours la vulve d'une femme gravide peut se hérisser des choux-fleurs les plus volumineux, tandis que l'on en voit d'autres persister indéfiniment dans le même état. P. Boyer rapporte l'histoire d'un malade dont le gland fut couvert au bout d'un mois. Chez un autre, les masses morbides excisées repullulèrent cinq fois en trois semaines. Ce que l'on peut dire de plus général, c'est que, dans la grande majorité des cas, le développement est assez lent pour laisser à la thérapeutique toute latitude d'intervention; aussi est-ce toujours chez des sujets négligents ou privés de tous secours médicaux que le néoplasme atteint des proportions considérables.

Quand une tumeur volumineuse siégeant dans la région ano-génitale est livrée à sa marche naturelle, sans qu'il soit pris aucun soin de la garantir contre les chocs, les frottements, il est rare que sa surface ne subisse, à la longue, un processus irritatif plus ou moins accusé. De là un suintement à la fois séreux, purulent et hémorrhagique, et des excoriations, quelquefois de véritables

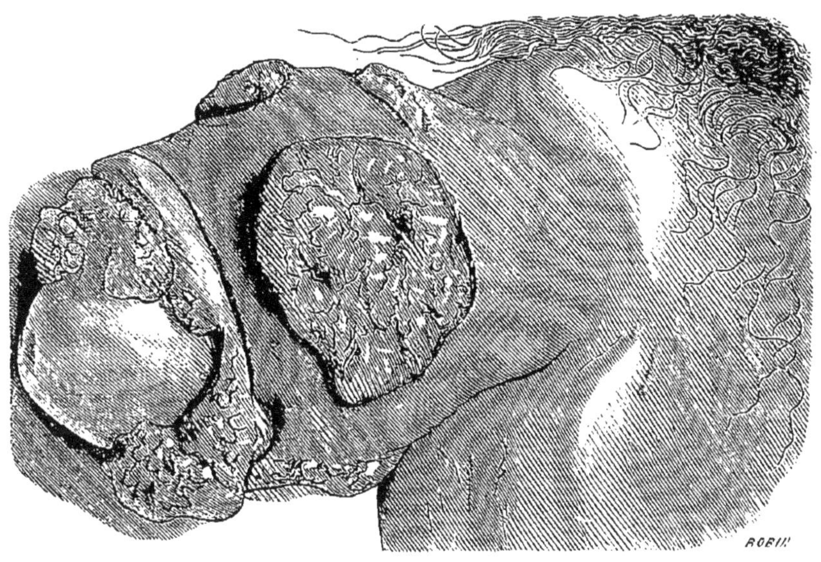

FIG. 127. — Végétation sous-préputiale (d'après un moulage de la collection P. Horteloup).

ulcérations répandant une odeur repoussante. Des papillômes ont pu, de cette façon, revêtir toutes les apparences des tumeurs malignes, compromettre la santé générale et influencer *les ganglions*, non spécifiquement par généralisation, mais au même titre que tout foyer inflammatoire, que toute solution de continuité à secretum sanieux; et ce qui prouve bien la nature de ces engorgements, c'est qu'il suffit généralement de faire cesser la complication accidentelle, en instituant les soins de propreté les plus élémentaires, et au besoin en conseillant le repos et un enveloppement protecteur de la masse morbide, pour faire cesser tout phénomène anormal du côté des lymphatiques.

Nous serons bref en ce qui concerne les symptômes fonctionnels assez variables des végétations, suivant leur siége. Se développent-elles sous phimosis, elles soulèvent le tégument, compriment le gland, et peuvent arriver à distendre et à perforer le double feuillet du *prépuce* en un ou plusieurs points (fig. 127).

Dans certains cas, elles n'occupent que la couronne du fourreau, et forment très-exactement sur son pourtour une bordure crénelée. Quelquefois l'*urèthre* est envahi, sinon dans ses parties profondes, du moins entre les lèvres du *méat;* la miction est alors plus ou moins perturbée, « les malades pissent fourchu », dit Paré, et l'urine souille les parties génitales. Les mêmes phénomènes s'observent du côté de l'anus et se compliquent d'une sensation pénible de corps étranger et quelquefois même de phénomènes réflexes fort désagréables. Enfin, une tumeur de cette nature, occupant la vulve, peut entraver l'accouchement dans une certaine mesure; confessons cependant la rareté des cas signalés.

Je n'insisterai pas sur le diagnostic du papillôme, comme on ne peut guère le confondre qu'avec les plaques muqueuses végétantes, le cancroïde et le carcinome, je me borne à renvoyer au chapitre des syphilides secondaires (p. 723) et à la page 795, où l'on trouvera résumés les caractères de ces néo- plasmes.

§ 5. — TRAITEMENT.

Avant tout, on doit s'attacher à faire disparaître la cause des végétations, à tarir la sécrétion morbide qui a déterminé leur développement. De plus, si l'état général a souffert, si, par suite du volume de la tumeur, de son ulcération, de l'abondance du secretum, le malade est en proie à la fièvre et à l'anémie, on prescrira toniques et antiseptiques, afin de pouvoir procéder le plus rapidement possible à l'exérèse et de replacer l'opéré dans de bonnes conditions.

Dans les cas ordinaires, lorsqu'un semis de végétation paraît sur la couronne ou dans la rainure balano-préputiale, c'est aux astringents qu'il faut avoir recours. Ambroise Paré conseillait un mélange d'ocre et de poudre de sabine, laquelle, disait-il, opère par propriété occulte. La poudre de sabine, la poudre d'oxyde de fer et l'alun calciné sont encore aujourd'hui le topique de beaucoup le plus usité. La partie malade doit être lavée deux fois par jour avec du vin rouge, puis recouverte de ces substances mélangées en poids égaux. Au bout de trois ou quatre jours, les petites masses papillomateuses deviennent friables et peuvent être enlevées peu à peu avec les ongles. On a également employé, avec des succès particuliers, mais non constants, la poudre de calomel, l'opium brut, la boue d'opium, le tannin, l'iodure de fer, la teinture de cantharides, les poudres de bétoine et d'ellébore blanc, d'hermodacte bruslée (Paré). Les anciens ont vanté le pourpier, les feuilles de souci pilées avec du sel, le jus de chélidoine, le lait de tithymal, etc. Enfin Breschet dit avoir obtenu de bons résultats avec la teinture de *tuya officinalis*.

Si nous énumérons ainsi tous ces moyens, c'est qu'aucun d'eux n'est héroïque, c'est que tous ont été employés avec profit dans quelques cas et se sont montrés impuissants dans un plus grand nombre.

Les caustiques réussissent souvent dans les cas où les astringents ont échoué. Citons le nitrate acide de mercure, les acides azotique, acétique, chromique, la pâte carbosulfurique. Dans les cas où les végétations sont peu saillantes et occupent une grande surface, la pâte de Vienne rend de grands services. On la délaye en une sorte de bouillie très-claire qu'il suffit d'appliquer sur les végétations; au bout de quelques minutes, le produit morbide ramolli s'enlève facilement. L'acide chromique ne doit être employé que dans le cas où le néoplasme offre une petite surface, car l'absorption d'une certaine quantité de ce corps n'est point sans danger; on a pu observer des phénomènes d'intoxication, tels que vomissements incoercibles, selles involontaires, fièvre, agitation. Dans un cas où d'énormes masses végétantes avaient été badigeonnées avec cet acide jusqu'à imbibition complète, on vit se développer des accidents mortels [1].

L'ablation du papillôme peut être pratiquée par le raclage, la ligature ou l'excision. La petite cuillère coupante de Wolkmann est assurément fort commode pour détacher les végétations peu volumineuses, qui offrent peu de prise soit aux ciseaux, soit au bistouri; mais j'ai lieu de croire que son action est très-superficielle, n'atteint pas le néoplasme assez profondément et favorise les récidives. Le même reproche peut être adressé à la ligature

[1] Un autre inconvénient de l'acide chromique doit être signalé. La facilité avec laquelle il cède son oxygène est telle, que dans certains cas, mal déterminés encore, il peut amener des combustions spontanées. On sait qu'il suffit de jeter une goutte d'alcool concentré sur des cristaux de ce corps pour voir se produire l'inflammation de l'alcool avec formation de sesquioxyde de chrome. Pareil dégagement de lumière et de chaleur se produit également en présence de l'ammoniaque. De même, on peut voir des tampons imbibés de solution chromique prendre feu spontanément. Il suffit d'être prévenu de ces phénomènes pour se garantir des dangers qu'ils pourraient entraîner.

élastique, que, vu sa simplicité, j'emploierais pourtant volontiers dans les cas de végétations un peu volumineuses; il est vrai qu'il serait facile de prévenir la repullulation par le caustique. L'instrument tranchant peut suffire dans tous les cas. Rien de plus facile que de saisir le pédicule entre les branches d'une paire de ciseaux courbés sur le plat et d'enlever le produit morbide; rien de plus expéditif et rien de plus efficace, si l'on a soin d'emporter en même temps un petit disque du tégument périphérique. On a, il est vrai, à redouter la douleur et l'hémorrhagie, mais l'anesthésie localisée et l'établissement de la compression élastique d'après les principes d'Esmarch permettront au besoin d'en triompher. L'écoulement du sang est toujours très-abondant quand on extirpe de gros choux-fleurs profondément implantés dans le gland et qu'on est obligé de sculpter l'extrémité de la verge au milieu de tissus très-vasculaires plus ou moins altérés; on fera bien, en pareil cas, de panser à plat avec de très-petits tampons imbibés de perchlorure de fer ou d'eau de Pagliari. Au reste, les délabrements apparents de l'organe, une fois l'opération terminée, sont singulièrement amendés par le travail de la cicatrisation; c'est merveille de voir les excavations se combler et les formes reparaître, souvent à peine modifiées. Je rappellerai à ce propos que l'étonnante vitalité dont font preuve les tissus de cette région a souvent fait croire à tort à une régénération, contre laquelle protestent à la fois et l'observation exacte et l'anatomie pathologique.

De Castelnau, *Considérations sur les végétations anciennes du pénis et sur le cancer de cet organe* (*Ann. des mal. de la peau de Cazenave*, t. I, p. 60, 1843). — Boys de Loury et Costilhes, *Sur les végétations syphilitiques chez la femme* (*Gaz. méd. de Paris*, p. 314, 1844). — Blacher, *Traitement des végétations vulvaires avec l'acide acétique* (*Société de médecine de la Seine*, 1867). — De Amicis Tommaso, *Dei condiloma acuminati in rapporto alla sifilide e loro trattamento con l'acido fenico* (*Giorn. delle mal. ven.*, t. I, p. 293, 1867). — Giuseppe Profeta, *Sulle vegetazione* (*Giorn. ital. delle mal. ven.*, t. II, p. 85, 1868). — Martin, *Etudes sur les végétations* (*Ann. de dermat. et de syphil.*, t. IV, p. 161, 1872). — Wilhem Petters, *Zur Grage der Ansteckungs fahigkelt der Vegetationen* (*Viertelj. fur Dermat.*, p. 255, 1875). — Demarquay, *Maladies chirurgicales du pénis*, p. 318 et 408, Paris, 1877.

CHAPITRE II

HERPÈS GÉNITAL

L'herpès est une affection de la peau et de certaines muqueuses, caractérisée par le développement d'une ou plusieurs vésicules groupées les unes à côté des autres, sur une surface rouge et enflammée, et susceptibles, après avoir persisté deux ou trois jours, soit de se couvrir de croutelles au-dessous desquelles se répare la lésion tégumentaire, soit de donner lieu à une exulcération de peu de durée. L'herpès génital a été bien étudié, et l'on peut presque dire révélé, par A. Doyon. Parmi les autres auteurs qui s'en sont occupés, nous citerons Legendre, Diday, Gueneau de Mussy et surtout Mauriac, qui, dans ses cliniques de 1876, à l'hôpital du Midi, a éclairé d'une façon toute nouvelle la pathogénie et la symptomatologie de cette intéressante affection.

§ 1. — ÉTIOLOGIE.

L'herpès est quelquefois le produit de la *contagion*, car le liquide que contient sa vésicule a pu être, dans certains cas, inoculé avec succès (Douaud, Vidal). Dans beaucoup d'autres, il est vrai, l'expérience est restée négative; mais cette circonstance, dont l'interprétation nous échappe actuellement, ne saurait infirmer les résultats positifs. A quatre reprises, Douaud a pu voir réussir les inoculations faites sur lui-même, et une fois il a obtenu une seconde génération. Il est probable que, lorsque nous saurons mieux distinguer les différentes variétés de l'herpès, ces particularités s'expliqueront d'elles-mêmes. C'est ainsi que, dès à présent, il semble reconnu que le secretum du zona reste toujours réfractaire à l'inoculation, tandis que celui de l'herpès critique est susceptible de se reproduire. J. Guilland (d'Aix), qui nous a communiqué la relation de ses expériences à ce sujet, a pu obtenir deux vésicules assez bien accusées en portant le produit d'un herpès labial, survenu après quelques symptômes fébriles, sur la muqueuse balano-préputiale d'un de ses confrères. Au même observateur la clinique a offert un cas très-net de contagion ou tout au moins l'exemple d'une coïncidence surprenante entre un herpès préputial et un herpès vulvaire.

Parmi les causes locales dont l'influence, d'ailleurs contestable, se retrouve dans un grand nombre de cas, nous citerons l'irritation de la muqueuse génitale par suite d'excès fonctionnels, le coït avec une femme ayant ses règles, des fleurs blanches ou tel autre écoulement vaginal plus ou moins suspect d'âcreté. L'herpès survenant ainsi isolément peut être dit primitif, par opposition à l'éruption qui se produit secondairement, provoquée par un état morbide des organes génitaux. Il convient de distinguer deux cas, et nous examinerons d'abord l'influence d'une lésion vénérienne pendant son évolution. — Je rappellerai que nous avons déjà signalé la coexistence fréquente de l'herpès avec le chancre syphilitique, notamment celui du col utérin; ce fait est si bien reconnu, que, par les praticiens expérimentés, l'herpès est, avant tout, considéré comme un symptôme propre à mettre sur la voie de la protopathie, et dont l'essentialité ne doit être admise qu'après une exploration minutieuse de toute la zone génitale. — Mais c'est surtout pour l'avenir que ces lésions sont menaçantes, car elles peuvent devenir l'origine d'un accident à répétition, constituant une infirmité des plus désagréables. Il est d'observation qu'une lésion vénérienne primitive, blennorrhagie, syphilôme, mais surtout chancrelle, est l'antécédent habituel de l'*herpès récidivant*. Au bout d'un ou deux mois, un petit groupe de vésicules apparaît dans un point ordinairement peu distant de celui qui a été le siége de l'accident originel; chaque éruption a une durée moyenne de cinq à six jours et se termine spontanément, sans la moindre réaction fébrile; il se crée ainsi une sorte de disposition locale ou constitutionnelle en vertu de laquelle tous les mois ou tous les deux mois, et cela pendant un nombre d'années illimité, la même éruption se reproduit. Faut-il voir dans un processus d'une aussi longue durée l'influence persistante du mal primitif, ou n'est-il pas plus juste de penser que la première poussée de l'herpès a suffi pour créer cette sorte de diathèse herpétique?

La clinique nous apprend en effet que, très-souvent, celui qui a eu de l'herpès une première fois continue à en avoir. Guilland nous a cité le fait d'un jeune homme qui n'avait jamais eu de maladie génitale, malgré des rapports vénériens fréquents; au bout de plusieurs années, il fut atteint d'un herpès préputial qui, depuis ce moment, n'a cessé de reparaître à intervalles variables.

Généralement les poussées s'espacent de plus en plus, et souvent, une bonne hygiène aidant, l'affection locale s'éteint à la longue; mais rien ne s'oppose plus à ce résultat, rien ne précipite davantage les récidives que l'intempérance, les excès de boissons (principalement bière et vin blanc), une nourriture excitante, les nuits de veille, les marches forcées, l'omission des soins de propreté, les érections prolongées et surtout le coït avec une femme nouvelle. Chacun a remarqué, en effet, l'innocuité des rapports habituels avec la même femme; c'est là une confirmation nouvelle de cette loi d'acclimatement dont nous avons déjà parlé à propos des écoulements uréthraux.

Après avoir examiné les conditions locales qui président au développement de l'herpès récidivant, nous devons nous demander si quelque état morbide n'en favorise pas l'apparition et surtout la persistance. A cette question, la clinique répond sans hésiter que la maladie vénérienne ne joue en réalité que le rôle de cause occasionnelle et que la véritable cause déterminante doit être cherchée dans une prédisposition diathésique. Dans beaucoup de cas, les sujets ont souffert de maladie cutanée antérieure, eczéma, lichen, prurigo, psoriasis, pityriasis; dans un plus grand nombre, leur tégument offre, au moment de l'examen, des manifestations en voie d'évolution. Certains racontent que leur dartre a cessé à l'époque où s'est montré l'herpès; enfin, il n'est pas rare de constater le caractère héréditaire de cet accident, de le voir frapper soit le père et le fils, soit plusieurs frères. Rien donc de mieux établi que la relation qui existe entre l'affection vésiculeuse et les dermopathies. Resterait à déterminer quelle est la nature de ces manifestations ; mais, sur ce point, l'accord n'est pas absolu. Ce qui est certain, c'est que la *scrofule* ne paraît jouer qu'un rôle très-effacé dans leur étiologie et que, si la *syphilis* y prend une certaine part, ce ne peut être qu'indirectement, en réveillant une diathèse latente. Le *diabète*, cause assez commune d'irritation pour la muqueuse balano-préputiale, peut n'être pas sans influence, mais c'est à la *dartre* ou à l'*arthritisme* que nous ramène invariablement la clinique. Pour les uns, l'herpétisme tiendrait le premier rang; d'autres, au contraire, considèrent l'arthritisme comme doué d'une plus grande puissance herpétigène. Mauriac a donné, ce nous semble, un argument d'une grande valeur en faveur de ces derniers, en faisant connaître les troubles nerveux rhumatoïdes qui accompagnent souvent l'herpès et en montrant que, dans ces cas, la vésicule ne devait être considérée que comme un phénomène secondaire lié à une altération primitive du nerf, comme un zoster trahissant l'irritation hyperhémique probable d'un ou plusieurs filets du plexus sacré. Or, une telle série de lésions et les symptômes par lesquels elles se caractérisent rappellent de trop près le processus habituel du rhumatisme, pour que l'on ne considère pas comme très-vraisemblable la manière de voir de ceux qui les classent parmi les manifestations de l'arthritisme.

§ 2. — SYMPTOMATOLOGIE.

L'herpès est généralement annoncé par de la cuisson, une sorte de prurit *sui generis*, de chaleur sourde mêlée d'une légère douleur. En même temps, sur une plaque très-limitée du gland du prépuce, des grandes lèvres, etc., on observe un aspect chagriné. Au bout d'un ou deux jours, rarement plus, apparaissent de petites vésicules miliaires, dont le contenu transparent ne tarde pas à prendre une teinte louche, lactescente ; puis l'épiderme soulevé se déchire et le liquide s'évacue. Dans les régions découvertes, où le mal évolue librement, sans subir l'action macérante due au contact continu d'une muqueuse humide, il se forme quelquefois une petite concrétion jaunâtre, melliforme, adhérente ; ce phénomène est particulièrement apparent au visage, dans le cours de l'herpès labial, et je l'ai observé quelquefois sur le gland chez des sujets à prépuce très-court. Dans le cas contraire, les vésicules, en se rompant, laissent à nu une petite érosion à fond rouge, à bords arrondis, dont la cicatrisation se fait peu attendre. Dans la majorité des cas, les vésicules primitives voisines se confondent en se développant et donnent naissance, après leur rupture, à une érosion superficielle plus ou moins étendue, dont le diagnostic serait fort épineux si les bords festonnés, composés d'une série de petits arcs de cercle juxtaposés, ne révélaient la multiple lésion qui en a été l'origine. C'est sous cette forme que l'herpès nous apparaît le plus souvent en clinique, quelquefois jeté isolément au milieu de tissus absolument sains, d'autres fois entouré d'une zône vascularisée, plus ou moins enflammée et étendue. L'herpès évolue rapidement ; au bout de cinq ou six jours, la cicatrisation peut survenir sans laisser de traces ; cependant il n'est pas rare que, sous l'influence de diverses causes d'irritation (défaut de propreté, rétention du pus, application inopportune de substances caustiques), la période érosive ne soit indéfiniment prolongée; la lésion n'appartient plus alors à l'herpès que par sa phase originelle. Rien de plus variable que les formes qu'elle peut revêtir : tantôt, s'entourant d'une zone, elle simule le chancre syphilitique; tantôt elle creuse et peut en imposer pour une chancrelle ou pour une perte de substance tertiaire; très-souvent elle revêt l'aspect d'une papule érodée.

Dans quelques cas assez rares, l'herpès se fait remarquer par son étendue et la confluence de ses éléments; c'est un véritable *herpès monstre* (Fournier). Chez une femme que j'eus l'occasion d'observer à l'Antiquaille, et qui mourut le lendemain de son entrée, en proie à des phénomènes d'ataxo-adynamie, toute la sphère génitale était couverte de milliers de vésicules érodées, confluentes surtout au niveau de la rainure interfessière. Une malade que je vis à Lourcine portait sur la partie interne des cuisses et des fesses, de chaque côté et presque symétriquement, de larges plaques exulcérées de 10 centimètres au moins de diamètre; tout autour, et comme pour rendre le diagnostic indiscutable, se voyaient nettement quelques vésicules laiteuses isolées.

Comme complication assez fréquente, nous devons noter l'*éruption de vésicules en un point plus ou moins éloigné.* Dans un cas, quand la lésion génitale fut bien cicatrisée, on vit se développer un groupe d'herpès à petits éléments au niveau de l'espace interdigital séparant l'index du médius et une grosse vésicule sur le cinquième métacarpien.

Ce n'est pas chose très-rare que de voir l'herpès influencer les *ganglions;* dans les cas où la poussée est très-intense et très-aiguë, cette petite complication est la règle ; la glande est gonflée et sensible, mais revient rapidement à l'état normal. Chez la deuxième malade dont j'ai cité l'exemple à propos de l'herpès monstre, on pouvait constater à gauche un ganglion gros comme une noix, douloureux, et à droite plusieurs petites glandes du volume d'une olive. Cependant, dans la généralité des cas, quand l'herpès se traduit sur un point bien limité par un groupe restreint, le système lymphatique reste indemne, et c'est là, on peut le dire, un des plus précieux signes distinctifs qui permettent de le séparer du chancre primitif, qui s'accompagne toujours, on le sait, d'une adénopathie lente, chronique, non douloureuse.

Herpès névropathique. — Il est un certain nombre d'herpès dans lesquels la douleur joue le principal rôle. On peut observer ce symptôme au début de la maladie, précédant de vingt-quatre ou trente-six heures l'éruption, qui semble lui servir de crises, et quelquefois reparaissant au bout de quelques jours pour annoncer de nouvelles poussées, ou bien il survient après l'apparition du groupe vésiculaire. Dans les deux cas, il y a souvent disproportion complète entre l'importance de l'éruption et l'intensité des algies. Citons quelques exemples empruntés au seul auteur qui ait envisagé la question de l'herpès sous ce point de vue éminemment clinique, à Charles Mauriac. Dans un premier cas, il s'agit d'un malade chez lequel deux poussées se sont produites en quelques jours. Il ne ressent d'abord qu'un peu de cuisson, mais vers le onzième jour les choses changent de face. Tout à coup et sans aucune cause appréciable, d'horribles picotements, d'atroces démangeaisons se produisirent sur le prépuce, qui devint d'une sensibilité morbide telle, que le contact seul des vêtements était insupportable. Des paroxysmes rendaient surtout les nuits fort pénibles. Quatre ou cinq jours après, la névropathie franchissait les limites des organes génitaux pour s'étendre à toute la longueur des membres inférieurs. Le malade accusait un sentiment de courbature occupant les muscles des lombes, des fesses et de la partie postérieure de la cuisse gauche; de plus, des traits douloureux disséminés parcouraient irrégulièrement et à des intervalles très-variables tantôt le périnée, tantôt la région fessière ou les organes génitaux; il y en avait qui se propageaient le long de la jambe jusqu'aux pieds; enfin, l'on pouvait constater des perversions multiples et variées de la sensibilité cutanée qui, passant de l'hyperesthésie à l'anesthésie et réciproquement, sur les bourses, les fesses, au pli de l'aine, au périnée, causaient des sensations étranges absolument insupportables. Deux années après, pour une seule vésicule, le même malade ressentit des douleurs fulgurantes, de la courbature, de l'uréthralgie; le tégument présenta en certains points des plaques mobiles d'hyperesthésie, avec chair de poule, c'est-à-dire état spasmodique des muscles pileux et sécrétion sudorale visqueuse.

Dans un autre cas, on nota d'abord des irradiations paroxystiques dans la verge et le périnée pendant quarante-huit heures, puis l'apparition d'une vésicule sur le limbe préputial; au bout de vingt-quatre ou quarante-huit heures reparurent les douleurs irradiant dans les membres inférieurs, surtout dans le gauche, les unes fulgurantes, disséminées en zigzag, les autres à direction fixe et à courants ascendants et descendants; peu après, à l'occasion d'une vésicule occupant l'une des lèvres du méat, hyperesthésie de la muqueuse uréthrale, miction douloureuse et pénible, sans écoulement blennorrhoïde, phénomènes spasmodiques du col et de la portion membraneuse du canal. Comme on le voit, il n'est guère douteux que, dans l'herpès, la lésion primitive ne porte sur différentes branches du plexus sacré, peut-être sur les nerfs de la queue de cheval ou l'extrémité inférieure de la moelle.

Siége. — L'herpès génital, la seule variété dont nous nous occupions ici, est souvent désigné sous le nom de *præputialis*, c'est dire que le fourreau, surtout au niveau de son extrémité inférieure, est chez l'homme son siége le plus fréquent ; à côté du feuillet interne du prépuce, nous noterons la surface du gland, principalement vers la couronne, comme venant en seconde ligne; toute autre localisation chez l'homme est exceptionnelle. Nous ne reviendrons pas sur les signes cliniques offerts par l'herpès balano-préputial qui a servi de type à notre description.

L'herpès peut-il se développer sur la muqueuse uréthrale ? La chose est fort probable. Il est certain d'abord qu'on observe parfois des vésicules sur les lèvres du méat; mais il y a plus, quelques malades accusent parfois un sentiment de brûlure au niveau de la fosse naviculaire et même au delà, et sont pris pendant vingt-quatre ou quarante-huit heures d'une uréthrorrhée qui disparaît ensuite spontanément (Boucaud). Ce phénomène s'observant souvent chez les individus sujets à l'herpès, il y a lieu de se demander s'il n'est pas lié à une éruption intra-uréthrale. Cette manière de voir demanderait à être appuyée sur de nouvelles observations.

Chez la femme, la zone vulnérable est plus étendue. Sur toutes les parties des organes génitaux externes, l'herpès peut se développer; citons surtout les grandes lèvres sur lesquelles les vésicules se recouvrent souvent de croûtes melliformes, et les petites lèvres où elles persistent souvent à l'état érosif. On l'observe aussi sur les parties circonvoisines, aux cuisses, aux fesses, sur la marge de l'anus, et même sur l'orifice du rectum. Étudions brièvement les modifications qu'il présente en quelques-uns de ces points.

Sur la *muqueuse vaginale*, l'herpès se dissimule facilement, et doit être cherché. Les vésicules y persistent, s'affaisent, en raison de l'humidité constante qu'entretiennent les sécrétions ; et le fond ulcéré se recouvre parfois d'un exsudat blanchâtre. La coexistence d'un herpès vulvaire devra être considérée comme un indice précieux. Au reste, on se rappellera que le vagin n'est que très-rarement atteint de chancres.

Même altération de la forme primitive quand l'herpès se localise sur le *col*. Bien que la vésicule et même la phlyctène, résultat de la fusion de plusieurs éléments, s'y puissent rencontrer, on l'y observe surtout sous forme d'érosions superficielles, rouges quand elles sont à nu, gris blanc quand l'épithélium macéré les recouvre encore. N'oublions pas le contour parfaitement circulaire de ces petites pertes de substance qu'il est aisé de reconnaître quand elles sont très-nombreuses et criblent le col en lui donnant un aspect comme chagriné, mais qui, dans certains cas, peuvent simuler le chancre syphilitique. On évitera cette erreur par l'examen du fond, qui est constitué dans le chancre par une pseudo-membrane épaisse, difficile à détacher, d'un aspect lardacé, et dans l'herpès, par une pellicule caduque sans consistance. Qu'on se rappelle aussi que le chancre est le plus souvent unique, que ses limites sont marquées par un rebord rouge, très-net, et que sa marche, quoique rapide, est lente relativement à celle de l'herpès. Enfin il est vrai que le chancre est fréquemment accompagné de vésicules à la vulve ; mais on peut considérer comme une donnée clinique incontestable, qu'il n'y a pas d'herpès cervical sans herpès vulvaire; en l'absence de ce symptôme de voisinage, on pourra donc sûrement rejeter le diagnostic d'herpès utérin.

A la marge de l'anus, les vésicules sont rapidement érodées et se transforment souvent en ulcération chancriforme, surtout quand les soins de propreté font défaut. On a quelquefois observé l'*herpès intra-anal*, développé soit sur les plis normaux de la muqueuse, soit sur un des bourrelets condylomateux ou hémorrhoïdaires. La présence de vésico-pustules, lenticulaires, aplaties, de débris épidermiques blanchâtres, et, dans la majorité des cas, la coexistence d'autres groupes éruptifs sur les muqueuses de la zone génitale sont les principaux éléments du diagnostic.

§ 3. — DIAGNOSTIC.

Avant tout, l'herpès doit être distingué des lésions traumatiques, *gerçures* ou *déchirures*, qui surviennent souvent chez les individus à épiderme délicat, et qui parfois se multiplient d'une façon très-persistante à la suite de la blennorrhagie ou des ulcérations vénériennes du gland. La connaissance des antécédents du malade, la constatation de la forme fissuraire que présente la lésion, et son siége dans des points particulièrement exposés aux frottements et aux chocs vénériens, tels que le frein, la couronne, et chez la femme la fourchette, devront guider, dans ce cas, le praticien ; on notera, en outre, que l'érosion *a nimio coitu* n'est point comme celle qui dérive de l'herpès, entourée d'une aréole inflammatoire.

A la période érosive, l'herpès du gland pourrait passer pour une *balanite*, mais cette erreur sera évitée s'il reste à sa périphérie quelques lambeaux de l'épiderme soulevé par les vésicules, et surtout si l'on se rappelle que la balanite ne donne lieu qu'à une exulcération, à une sorte d'usure très-superficielle du tégument, que les bords de cette lésion sont irréguliers, vaguement arrondis, très-justement comparés à ceux des cartes géographiques, sans qu'on y puisse découvrir la présence des fragments de petits cercles qui bordent l'érosion herpétique. La présence d'une vésicule isolée est toujours, en pareil cas, un signe d'une grande valeur.

Le chancre mou se distingue de l'herpès par son ulcération profonde, à fond jaune, vermoulu, déchiqueté; de plus, lorsqu'il y a plusieurs chancres mous, au lieu d'être groupés sur un point limité, comme les éléments de l'herpès, ils sont presque toujours plus espacés.

Nous ajouterons que le bubon est la règle dans un cas et l'exception dans l'autre, enfin que le chancre survient toujours à la suite d'un coït impur, et qu'il est toujours le résultat de la contagion. Enfin l'inoculation fatalement positive du pus chancreux est un des caractères les plus tranchés de cette lésion.

Le diagnostic du *chancre syphilitique* et de l'herpès offre parfois des difficultés étonnantes. Entre un chancre nain, peu ulcéré, de ceux qui ont été appelés à si juste titre érosions chancriformes, et l'herpès creux, quelquefois solitaire, à longue durée, surtout lorsqu'il a été déformé par des traitements irritants, il y a si peu de différence, que la lésion vésiculaire a mérité la qualification d'herpès chancriforme. Qu'on n'oublie pas cependant que l'herpès est souvent précédé ou accompagné de cuissons, d'algies, d'excitation locale, tandis que le chancre est généralement aprurigineux; que l'ulcération, très-souvent multiple et peu profonde dans le premier cas, est entourée d'une petite zone inflammatoire qui n'existe pas dans le second, où d'ailleurs la lésion est presque toujours solitaire. Mais surtout qu'on examine attentivement les bords; leur caractère microcyclique dans le cas d'ulcération herpétique est un élément de la plus grande valeur; que l'on interroge la consistance de l'ulcère à sa base, et l'on reconnaîtra le plus souvent l'induration parcheminée, papyracée ou conique claviforme qui décèlera le chancre. Enfin, qu'on tienne le plus grand compte de l'état du système lymphatique; si l'induration manque sous le chancre, il est un point où elle ne fait jamais défaut, c'est dans les ganglions. Je n'ai pas à rappeler ici ses caractères qui, mis en présence de ceux que l'on constate dans l'adénopathie herpétique, complication d'ailleurs assez rare, sont de nature à dissiper toute incertitude. Dans les cas où, malgré tant d'arguments, le praticien croira devoir rester dans le doute, il peut compter pour lui dicter à la fois le diagnostic et le traitement sur le critérium infaillible fourni par la marche de la lésion.

L'herpès ulcéré ou irrité par des caustiques présente certains rapports avec les papules muqueuses syphilitiques érodées. Pour l'en distinguer, on se basera, indépendamment des commémoratifs, sur : 1° la coïncidence des vésicules bien caractérisées ; 2° le décollement épidermique des bords de l'érosion herpétique et leur caractère non-seulement polycyclique, mais surtout microcyclique (on sait en effet que les syphilides offrent presque toujours un contour un peu saillant, et que, si leur fond est borné par des segments de cercle, ceux-ci dépassent généralement la dimension d'une vésicule d'herpès) ; 3° la couleur plus vermillonnée, plus jaune de l'herpès, tandis que la papule ulcérée est d'une teinte vineuse, d'un gris rosé, chair de jambon presque caractéristique ; 4° la marche aiguë de l'herpès, qui s'accompagne quelquefois de fièvre, de démangeaison, de prurit, de troubles nerveux, qui évolue en quelques jours sans impressionner le système lymphatique d'une façon durable. Inversement, ne sait-on pas que les syphilides peuvent atteindre un développement considérable sans exciter aucun phénomène subjectif, aucun trouble circulatoire, mais qu'il est rare que les ganglions de la zone génitale soient restés indemnes.

§ 4. — TRAITEMENT.

Contre la lésion locale, peu de chose à faire ; on usera avec avantage de la poudre de riz et d'amidon, qui suffit à la protéger contre les violences qui, en la privant de son opercule épithéliale, la transforment en érosion. On peut également prescrire la glycérine étendue, additionnée ou non de tannin. A la période exulcéreuse, j'ai eu à me louer tout particulièrement de la poudre de camphre rendu impalpable par dissolution dans l'éther ou l'alcool (Mireur) ; je n'ai observé, il est vrai, qu'un petit nombre de faits, mais la rapidité de la guérison a été fort remarquable.

Mais c'est peu de cicatriser la lésion existante, il faut s'attacher surtout à en prévenir les désolantes récidives. Pour arriver à ce résultat, voici ce que nous enseigne l'observation : de moyens locaux, il n'y en a pas ! C'est en vain qu'on a vanté tour à tour les frictions destinées à fortifier l'organe ; la cause de l'accident est constitutionnelle, et c'est par un traitement général qu'il faut l'atteindre. Or, il n'en est pas de plus efficace que l'eau chlorurée sodique, sulfureuse d'Uriage. Les observations rapportées à ce sujet par Doyon et Diday sont si concluantes et si nombreuses que l'on peut considérer un séjour à cette station comme un spécifique presque assuré.

BAZIN, *Leçons sur les affections génériques de la peau*, p. 412, 1862. — DOYON, *De l'herpès génital*, Paris, 1864. — DOUAUD, *Expériences sur l'inoculabilité de quelques lésions de la peau* (*Société de méd. et de chir. de Bordeaux*, 1875). — DREYFOUS, *Contribution à l'étude de l'herpès* (*Gaz. hebdom.*, p. 4 et 20, 1876). — MAURIAC, *Leçons sur l'herpès névralgique des organes génitaux*, Paris, 1878. — HARDY, *Article* Herpès (*Dictionnaire de médecine et de chirurgie pratiques*, 1873).

FIN

FORMULAIRE

I. — BLENNORRHAGIE.

MÉDICATION CAUSTIQUE

Injection.

Nitrate d'argent........	1 gram.
Eau distillée...........	20 —

Pour injections à renouveler de trois en trois jours dans les blennorrhagies aiguës et récentes. Dans l'intervalle, on peut pratiquer des injections de sulfate de zinc.

MÉDICATION ÉMOLLIENTE

Quatre ou cinq fois par jour, boire un verre d'eau qu'on sucrera soit avec du sirop d'orgeat, soit avec une pincée de la poudre suivante :

Poudre de sucre......... — gomme arabique...	aa 60 gr.
— guimauve......... — nitrate de potasse.	aa 40 —

Prendre tous les trois jours environ un bain. Plusieurs bains locaux par jour dans de l'eau froide.

Si l'état phlegmasique s'exaspère, boire 5 ou 6 verres par jour de tisane de chiendent et racine de fraisier, sucrée avec le sirop de guimauve. — Tous les deux jours, avant de se mettre au lit, prendre un bain d'une heure et demie de durée. — Prendre deux ou trois fois par jour un bain de verge dans de l'infusion de mauve tiède. — En se couchant, mettre dans le dernier verre de tisane une cuillerée à bouche de sirop de codéine. — Saupoudrer l'intérieur du suspensoir avec de la poudre de camphre. (Diday.)

Autres Poudres dites rafraîchissantes.

1° Gomme arabique........	30 gram.
Sucre de lait...........	20 —
Sucre..................	20 —
Extrait de chiendent....	6 —

Pulvérisez séparément et mêlez. Divisez en 40 doses égales. Chaque dose pour un verre de tisane.

2° Bicarbon. de soude...	de 3 à 5 gram.
Sucre en poudre.........	40 —
Essence de citron........	1 ou 2 goutt.

Mêlez, pour un paquet que l'on fait dissoudre à froid dans un litre d'eau, à boire par verres entre les repas. (Puche.)

3° Extrait sec d'uva ursi....	5 gram.
Sucre en poudre........	25 —

M

Divisez en 30 paquets, — 4 paquets par jour dans un verre d'eau, que l'on peut additionner d'une cuillerée à bouche de sirop de bourgeons de sapin.

Contre Blennorrhée, suintement chronique.

MÉDICATION ASTRINGENTE

(RECOMMANDÉE PAR L'AUTEUR).

Hygiène sévère, s'abstenir de café, de bière, de liqueurs; boire très-peu; uriner le moins souvent possible. — Tenir la verge relevée contre l'abdomen au moyen d'un caleçon de bain en coton, et l'envelopper de linges imprégnés d'eau blanche (Langlebert); trois ou quatre fois par jour, faire des affusions froides sur la verge et la région périnéale. — La nuit, on appliquera de la pommade camphrée sur le périnée. — On fera chaque jour 6 injections de deux minutes de durée avec l'un des liquides suivants :

1° Sulfate de zinc...	de 20 à 50 cent.
Eau dist. de copahu.....	125 gram.
Laudan. de Rousseau....	2 —

2° Acide picrique (chim. pur)	6 cent.
Eau de copahu..........	125 gram.

(Chéron.)

3° Sulfate de zinc.........	50 cent.
Eau de laurier-cerise...	10 gram.
Eau de rose............	40 —
Eau distillée............	100 —

Cette injection offre l'avantage de ne point tacher le linge. (Mireur.)

Au bout de quelques jours, quand ces injections ont perdu de leur efficacité, on peut administrer utilement :

Sulfate de zinc..........	20 cent.
Sulfate de cuivre........	20 —
Eau dist. de copahu......	125 gram.
Laudanum de Rousseau...	2 —

Plus tard, enfin, pour tarir complétement le reliquat blennorrhagique, nous conseillons l'emploi des injections isolantes telles que :

1° Sous-nitrate de bism.	de 2 à 10 gram.
Eau de rose............	125 —

2° Solution gommeuse..... 125 gram.
Craie lavée........... 3 —
Sous-nitrate de bismuth. 3 —

(Beyran.)

3° Eau de rose........... 125 gram.
Sulfate de zinc......... 50 cent.
Oxyde de zinc porph... de 2 à 5 gram.

(Langlebert.)

Autres Injections astringentes.

1° On prépare une solution sursaturée d'alun calciné, de façon qu'il reste une bonne quantité de poudre en suspension dans le liquide quand on vient de l'agiter. On laisse reposer un moment le mélange, afin de laisser précipiter au fond du vase les petits morceaux d'alun non dissous. Au moment du coucher, on remplit la seringue du liquide trouble et laiteux et, après avoir déblayé l'urèthre par une miction préalable, on y pousse la solution qui doit séjourner quelques minutes dans le canal, puis on la laisse sortir lentement en relâchant la pression latérale exercée sur le gland. La poudre se dépose sur les parois du canal, avec lesquelles elle reste en contact pendant toute la nuit. On pratique une seconde injection le matin, après avoir uriné. Dans la période la plus aiguë de l'uréthrite, on laisse reposer l'eau alunée un peu plus longtemps avant de s'en servir, afin qu'elle ne provoque pas de douleurs. (De Vos.)

2° Extrait de ratanhia..... 2 gram.
Sulfate de zinc......... 20 cent.
Eau distillée........... 200 gram.

De 3 à 5 injections par jour. (Rollet.)

3° Sulf. de zinc... de 50 cent. à 1 gram.
Glycérine pure.......... 80 —
Extrait gommeux d'opium. 35 cent.

(Scarenzio.)

4° Extrait de saturne...... 4 gram.
Sulfate de zinc......... 40 cent.
Laudanum de Syd...... 40 gram.
Eau distillée............ 200 —

De 3 à 5 injections par jour quand l'inflammation de l'urèthre et l'écoulement ont diminué. (Rollet.)

5° Sulfate d'alumine et de pot. 1 gram.
Acétate de plomb cristall. 1 —
Eau distillée............ 180 —

3 injections par jour dans la blennorrhagie, quand l'écoulement n'est plus verdâtre et qu'on a calmé à l'aide de boissons émollientes les douleurs de la miction. (Reece.)

6° Vin rouge............... 125 gram
Tannin... de 25 centigr. à 1 —

(Ricord.)

7° Eau distillée........... 100 gram.
Cachou pulvérisé........ q. s.

Faites une bouillie claire qu'on injectera à la période de déclin de la blennorrhagie.

(Melchior Robert.)

8° Eau de rose............ 100 gram.
Alun.................... 50 cent.
Tannin.................. 50 —
Gros vin rouge..... de 20 à 50 gram.

Pour injections. (Mauriac.)

9° Tannin.................. 1 gram.
Hydr. de rose.......... 100 —
Vin rouge.............. 20 —
Laud. de Sydenham.... 1 —
Alcoolé de b. de Tolu... 1 —

(*Soc. de ph. de Bord.*)

10° Sulfate de fer......... 50 cent.
Cachou en poudre...... 2 gram.
Hydr. de rose.......... 100 —

Faites dissoudre le sulfate de fer dans l'eau de rose, et délayez dans cette solution le cachou en poudre. Cette liqueur est noire et doit être employée avec précaution pour ne pas tacher le linge. 4 injections par jour. (Clerc.)

11° Nitrate d'argent........ 10 cent.
Eau distillée........... 150 gram.

Pour injections. (Clerc.)

12° Bromure de potassium.. 6 gram.
Glycérine.............. 10 —
Eau distillée........... 150 —

Faites une injection toutes les quatre heures. (Bligh.)

13° Acide phénique........ 50 cent.
Laud. de Sydenham.... 1 —
Eau.................... 150 —

14° Acide salicyl.. de 50 cent. à 1 gram.
Laudanum de Rousseau. 4 —
Hydr. de rose.......... 150 —

Faites 3 injections par jour.

(Van Holsbeck.)

15° Silicate de soude....... 1 gram.
Eau distillée........... 100 —

3 injections par jour. (Sée.)

16° Sulfate de cadmium.... 30 cent.
Eau distillée........... 200 —

2 à 3 injections par jour au début.

(Robert.)

17° Nitrate acide de mercure. 20 cent.
Eau distillée........... 100 —

(Thivaud.)

Injections plus spécialement recommandées contre les écoulements chroniques.

18° Eau distillée.......... 125 gram.
Teinture d'iode.. de 15 à 20 gouttes.

19° Eau distillée.......... 125 gram.
Perchlor. de fer.. de 20 à 30 cent.

20° Noix de galle conc.. de 2 à 10 gram.
Eau bouillante.......... 250 —

Faire infuser jusqu'à refroidissement. Filtrer. (Jeannel.)

21° Acide tannique......... 1 gram.
Alun.................. 1 —
Vin de Roussillon...... 100 —
Hydr. de rose.......... 100 —

Faites une solution avec laquelle on donnera 3 injections par jour. (Ricord.)

22° Eau distillée........... 100 gram.
Iodure de fer........... 5 cent.

De 3 à 4 injections par jour. (Ricord.)

23° Sulfate de zinc......... 50 cent.
Sulfate de cuivre....... 50 —
Sulfate de fer.......... 50 —
Eau distillée de copahu. 150 gram.

Contre la blennorrhagie chronique. Au commencement de ce traitement, couper cette injection de son poids d'eau pure. (*Hôpital du Midi.*)

24° Faire 3 injections par jour avec une cuillerée du mélange suivant :

Eau distillée........... 200 gram.
Sulfate de zinc........ } aa 1 —
Tannin................. }

Après chaque injection, verser dans le flacon une cuillerée du mélange suivant :

Eau distillée........... 100 gram.
Sulfate de zinc......... } aa 2 —
Tannin................. }

Cesser dès qu'une irritation trop vive se produit. (Diday.)

25° Eau distillée........... 150 gram.
Nitrate d'argent........ 5 cent.

Continuer huit jours. (Diday.)

26° Faire 2 injections par jour avec plein une cuillerée à bouche d'eau distillée, dans laquelle on versera d'abord 2 gouttes de la solution suivante :

Eau distillée.......... 20 gram
Nitrate d'argent........ 40 cent.

Augmenter tous les jours de 2 gouttes la quantité de la solution, jusqu'à ce qu'on soit arrivé à produire une irritation assez forte. Alors, cesser les injections.

27° Usez, quinze jours, des trois liquides ci-dessous en en changeant tous les deux jours :

a Eau distillée.......... 100 gram.
Liq. de Van Swieten... 25 —

b Eau de rose........... 120 gram.
Sulfate de zinc........ } aa 1 —
Tannin................. }

c Eau distillée.......... 120 gram.
Acétate de plomb..... } aa 1 gr. 50
Laudanum de Sydenham }

Faire 2 injections par jour. (Diday.)

Bougies astringentes.

Enduites des pommades suivantes :

1° Axonge................ 30 gram.
Nitrate d'argent... de 1 à 2 —

2° Axonge................ 30 gram.
Tannin................. 4 —

3° Axonge................ 30 gram.
Calomel................ 3 —

(Langlebert.)

MÉDICATION BALSAMIQUE

Opiats.

1° Cubèbe en poudre...... 15 gram.
Sirop de sucre.......... q. s.

En trois fois dans la journée, dans du pain azyme.

2° Poudre de cubèbe...... q. s.
Copahu................. 40 gram.
Essence de menthe..... qq. gouttes.

Pour f. un opiat. Trois fois par jour, une heure au moins avant le repas, en prendre dans de l'hostie mouillée gros comme une noisette.

3° Cubèbe en poudre...... 10 gram.
Copahu................. 3 —
Sirop de goudron...... q. s.

A prendre dans la journée, sous forme de bols enveloppés dans du pain azyme ou roulés dans de la poudre de réglisse.

(Alfr. Fournier.)

5° Baume de copahu...... 6 gram.
Glycérine pure......... 80 —
Extrait gommeux d'opium 30 cent.

En faire 12 bols; en prendre de 1 à 2 par jour. (Scarenzio.)

8° Baume de copahu....... 30 gram.
Gomme gutte........... 20 cent.
Poudre de jalap........ 3 gram.
Essence de bergamotte.. qq. gouttes.
Poudre de cubèbe...... q. s.

Pendant trois jours, prendre matin et soir une forte dose de ce mélange, pour couper momentanément une chaudepisse.

(Diday.)

6° Cubèbe en poudre...... 30 gram.
Alun.................. 2 —

A prendre en trois fois dans un verre d'eau.

7° Copahu pur............ 25 gram.
Térébent. cuite de Venise 25 —
Cubèbe pulvérisé...... 50 —

Incorporez au bain-marie, divisez la masse en 100 pilules que l'on peut recouvrir de gélatine. 10 pilules par jour.

Poudres balsamiques.

1° Bicarbonate de soude... 5 gram.
Sucre blanc........... } ââ 100 gr.
Cubèbe en poudre....... }

Pour 20 paquets. En prendre 1 à 2 avant le coucher.

2° Cubèbe en poudre...... 40 gram.
Belladone.............. } aa 50 centig.
Camphre................ }

Pour 25 paquets, dose maximum, 5 par jour.

Potions balsamiques.

1° Baume de copahu........ }
Alcool rectifié........ .. }
Sirop de Tolu............ } ââ 60 gr.
Eau de menthe.......... }
Eau de fleurs d'oranger.... }
Alcool nitrique.......... }

3 à 6 cuillerées à bouche par jour.
(Chopart.)

2° Copahu................. }
Sirop de pavots........ } ââ 30 gr.
Sirop de Tolu.......... }
Eau de menthe......... 60 —
Eau de fleurs d'oranger.. 10 —
Poudre de gom. arabiq... q. s. p. émuls.

3 à 6 cuillerées à bouche par jour.
(Ricord.)

MÉDICATION CALMANTE

1° Contre une inflammation suraiguë avec vives douleurs.

Injections.

1° Eau de chaux.......... 120 gram.
Huile d'olive........... 15 —
Sous-acétate de plomb liq. 30 gouttes.
(Dupuytren.)

2° Laudanum de Rousseau. 5 gram.
Décoction de lin....... 500 —

3° Extrait d'opium......... 50 cent.
Extrait de saturne ..... 1 gram.
Mucilage sem. de coings. 10 —
Eau distillée.......... 100 —

Pilules calmantes

2° Contre les érections.

1° Camphre................ 3 gram.
Extrait thébaïque........ 20 cent.

Pour 24 pilules. Avant de se coucher on en prendra 4, une par une, de quart d'heure en quart d'heure.

2° Sucre.................. } ââ 2 gr.
Lupulin................ }

3° Camphre................ } ââ 3 gram.
Thridace............... }

Divisez en 20 pilules. 3 à 4 le soir avant de se coucher. On peut ajouter 20 centigrammes d'extrait thébaïque à la formule.

Solution calmante.

Bromure de potassium.. 20 gram.
Eau distillée.......... 400 —

Prendre de 1 à 2 cuillerées avant le coucher (chaque cuillerée contient 1 gramme de bromure).

On prescrit encore le bromure de camphre, de 4 à 8 dragées. (Clin).

Suppositoire avec :

Extr. de belladone.. 10 ou 20 cent.
(Diday.)

Lavements calmants.

1° Camphre......... de 20 à 50 centig.
Laud. de Sydenham... 8 à 10 gouttes.
Eau.................. 180 gram.

2° Camphre........... 30 à 50 cent.
Extr. gommeux d'opium. 5 —
Jaune d'œuf........... 1 —
Eau.................. 180 gram.
(Baumès.)

On conseille encore contre les pollutions : supprimer le deuxième matelas et l'édredon; — coucher sur le côté; — prendre un lavement d'eau froide avant de se mettre au lit et le rendre; — tenir pendant cinq minutes sur l'endroit le plus douloureux de l'urèthre une boulette de coton mouillée de chloroforme ; — se tenir debout, les pieds nus sur le carreau, ou prendre la posture du salut à la mahométane (sur les coudes et les genoux); — boire par intervalles, dans la soirée, une émulsion de graines de courge (de 120 grammes) additionnée de poudre de jusquiame (20 centigrammes).

CYSTITE

Pommade.

Camphre................ 4 gram.
Extrait de belladone.... 4 —
Laudanum de Rousseau.. 4 —
Axonge............... 30 —

Pour frictions sur le périnée.

Poudre.

Poudre de sucre....... 15 gram.
Poudre de feuilles de jusq. 2 —

Pour 20 paquets. Prendre chaque jour un de ces paquets dans plusieurs verres de tisane. (Diday.)

Potion.

Eau distillée........... 200 gram.
Teinture de hachisch... 2 —
Acide benzoïque....... 1 —

Mêlez. A boire en trois ou quatre fois dans les vingt-quatre heures. (Diday.)

Pilules.

1° Téréb. cuite de Venise. 20 gram.
Magnésie calcinée...... q. s.

M.

Divisez en 100 pilules; 10 par jour.

Baume de Canada....... 20 gram.
Magnésie calcinée...... q. s.

Divisez en 100 pilules; 10 à 20 par jour. Contre uréthrite chronique et cystite.

ORCHITE

Appliquer immédiatement le SUSPENSOIR ouaté, doublé intérieurement de taffetas ciré de Langlebert.

Dans le cas de douleur excessive, glace, ou bien onctions avec onguent napolitain belladoné.

Pilules.

Calomel................	200 gram.
Extrait de ciguë........	50 cent.

Pour 30 pilules; en prendre une matin et soir.

BALANITE

Solution.

Eau distillée...........	200 gram.
Nitrate d'argent........	50 centigr.

En lavage matin et soir.

Eau.....................	250 gram.
Opium brut.............	4 —

Pour injections entre le gland et le prépuce, dans les cas de phimosis avec inflammation violente.

Poudres.

Tannin pur appliqué directement en poudre.

Camphre rendu impalpable après dissolution dans l'éther ou l'alcool.

NÉVRALGIE URÉTHRALE

Solution.

Eau distillée...........	500 gram.
Sulfate neutre d'atropine	20 cent.

Pour injections et bains de verge.

OPHTHALMIE BLENNORRHAGIQUE

(*Voyez pages* 201 *et seq.*)

Collyres.

Eau distillée...........	100 gram.
Alcool.................	2 —

(Gosselin.)

BLENNORRHAGIE CHEZ LA FEMME

Lotions astringentes.

	Eau commune..........	1000 gram.
	Sous-acétate de plomb liq.	10 —
	Alcool à 36°	40 —
2°	Acide picrique.........	1 —
	Eau distillée...........	1000 gram.

(Chéron.)

(Voir également les injections astringentes, signalées plus haut.)

Tampons.

1° Introduisez dans le vagin et renouvelez trois ou quatre fois par jour un tampon de coton sec, imprégné de sous-nitrate de bismuth pulvérisé. (Caby.)

2° Introduisez dans le vagin et laissez en place pendant vingt-quatre heures un long tampon d'ouate imbibée de solution au tannin, puis faites garder un tampon d'ouate sèche.

3°	Tannin................	6 gram.
	Glycérine..............	26 —
	Amidon de blé........	2 —
	Eau...................	2 —

Faites chauffer la glycérine avec le tannin jusque vers la température de + 60; ajoutez l'amidon délayé dans l'eau, faites chauffer en remuant jusqu'à ce que la masse prenne la consistance d'une gelée homogène.

Pour imbiber les tampons.

(*Société de pharmacie.*)

Suppositoires vaginaux.

Coulez dans un moule un cône creux en beurre de cacao; versez dans la cavité des solutions à la glycérine, telles que :

Glycérine..............	10 gram.
Tannin.................	4 —

Ou bien :

Glycérine..............	10 gram.
Morphine..............	5 centigr.

Selon les indications ;

Puis bouchez l'orifice libre du suppositoire en coulant sur la glycérine une quantité suffisante de beurre de cacao fondu.

(Moussous.)

Copahu solidifié........	ãã 5 gram.
Beurre de cacao........	
Extrait d'opium.........	2 cent.

Pour suppositoires vaginaux.

II. — CHANCRE SIMPLE.

LOTIONS PROPHYLACTIQUES

1°	Alun cristallisé.........	15 gram.
	Sulfate de fer...........	1 —
	— — cuivre........	1 —
	Eau de Cologne.........	10 —
	Eau commune..........	1000 —

Pour lotions après le coït. (Jeannel.)

2°	Alcool.................	30 gram.
	Savon de toilette......	10 —
	Essence de citron.....	5 —

Même usage. (Langlebert.)

MÉDICATION ECTROTIQUE

Pâte carbo-sulfurique.

Acide sulfurique........	6 gram.
Charbon pulv. et tamisé.	q. s.

Pour cautériser les chancres au début.

(Ricord.)

On peut également se servir du chlorure de zinc, du nitrate de zinc, de la pâte de Vienne, de l'acide nitrique monohydraté, du fer rouge, etc...

MÉDICATION ASTRINGENTE

Poudres.

1° Iodoforme.

2° Poudre de camphre, rendue impalpable par sa dissolution dans l'éther ou l'alcool.

(Champollion, Mireur.)

Solutions.

1° Eau distillée........... 30 gram.
Nitrate d'argent........ 1 —

Recouvrir le chancre de charpie imbibée de ce liquide, et la renouveler trois ou quatre fois par jour.

2° Eau distillée........... 100 gram.
Silicate de soude....... 3 —
Idem. (M. Sée.)

3° Eau distillée........... 100 gram.
Hydrate de chloral..... 25 —
Idem. (E. de Paoli.)

4° Salicylate de soude..... 5 gram.
Axonge............... 100 —
(De Bella.)

7° Vin aromatique........ 250 gram.
Glycérine............. 50 —
Extr. gommeux d'opium. 2 —
(*Hôpital du Midi.*)

8° Iode pur.............. 25 cent.
Iodure de potassium.... 30 —
Eau distillée........... 90 gram.
(*Hôpital de Vienne.*)

9° Iodoforme......... de 2 à 3 gram.
Glycérine.............. 30 —
Alcool................. 10 —
(Isnard.)

Pommades.

1° Azotate mercureux..... 1 gram.
Axonge................ 60 —
(Weisflog.)

2° Savon de Marseille.... 2 parties.
Sulf. de protoxyde de fer 1 —

Faites un sparadrap.

(Voir également le traitement du phagédénisme par la MÉDICATION INTERNE : calomel (Mireur, Gailleton), opium (Rodet), iodure de potassium (Gailleton). Voyez page 411.)

PHAGÉDÉNISME

Solutions pour pansements.

1° Perchlorure de fer à 30°.. 10 gram.
Eau distillée.......... 100 —

Mêmes doses pour :

2° Liqueur iodo-tannique.

3° Tartrate de fer et de potasse.

4° Stéarate de fer......... 40 parties.
Huile essent. de lavande. 5 —

5° Alcoolé de guaco.. de 10 à 20 gram.
Eau distillée........... 100 —
(Pascal.)

6° Eau..................... 20 gram.
Jus de citron.......... 6 —
Laudanum de Sydenham. 3 —
Sous-acét. de plomb liq. 4 —
(Rodet.)

BUBON

Pommades.

1° Onguent napolitain..... 20 gram.
Extrait de bellad... de 3 à 5 —

2° Onguent napolitain..... 20 gram.
Extrait de ciguë... de 3 à 5 —

Emplâtres.

1° Emplâtre de Vigo...... 2 parties.
Emplâtre de ciguë..... 1 —

2° Emplâtre de ciguë...... 20 gram.
Iodure de plomb........ 2 —
(Langlebert.)

III. — SYPHILIS.

PRÉPARATIONS DE MERCURE

POUR L'USAGE INTERNE

Pilules bleues.

Mercure pur........... 5 cent.
Conserve de rose....... 75 mill.
Réglisse pulvérisée..... 25 —

Pour une pilule, de 1 à 4 par jour.

Pilules de Sédillot.

Pommade merc. récente. 10 cent.
Savon médicinal pulvér. 66 mill.
Réglisse pulvérisée..... 33 —

Pour une pilule, de 2 à 6 par jour.

Pilules de Mauriac.

Onguent napolitain frais. 10 cent.
Extrait de quinquina... 6 —
Extrait thébaïque....... 1 —

Chaque pilule contient 5 centigrammes de mercure métallique, la dose est de 2 à 6.

(Mauriac.)

Mercure gommeux.

Mercure............... 1 gram.
Gomme arabique....... 3 —
Sirop diacode.......... 4 —

De 20 centigrammes à 1 gramme dans une potion. (Plenck.)

PRÉPARATIONS DE SUBLIMÉ

POUR L'USAGE INTERNE

Pilules de Dzondi.

Bichlorure de mercure.. 75 cent.
Sucre blanc pulvérisé.. 12 gram.
Mie de pain..........} aa q. s.
Eau distillée..........}

F. s. a. 240 pilules contenant chacune 3 milligrammes de sublimé. En donner 4 par jour.

Pilules de Langlebert.

Sublimé............ .. 30 cent.
Thridace.............. 1 gram.

Pour 40 pilules (de 2 à 6 par jour).

Pilules de Dupuytren.

Deutochlorure de mercure porphyrisé...... 1 centi.
Extrait d'opium........ 2 —
Extrait de Gaïac....... 4 —

M. pour une pilule. Doses de 1 à 2 pilules par jour.

Pilules de Mauriac.

Sublimé............... 1 cent.
Extrait thébaïque...... 1 —
Extrait de quinquina... 6 —

Pour une pilule. (Mauriac.)

Pilules dites des Arabes.

Mercure............... 1 gr.85.
Bichlorure de mercure.. 1 85.

Triturez, puis ajoutez :

Soné en poudre........ }
Agaric en poudre...... } aa 2 gr. 75.
Rac. de pariétaire pulv. }
Miel................ . q. s.

Faites une masse homogène que vous diviserez en pilules de 20 centigr. Une matin et soir.

Liqueur de Van Swieten.

Bichlorure de merc.... 1 gram.
Alcool à 80°.......... 100 —
Eau distillée.......... 900 —

Faire d'abord dissoudre le bichlorure dans l'alcool. (Van Swieten).

Liqueur de Stern.

Sublimé................ 1 cent.
Chlorure de sodium..... 2 —
Eau distillée.......... 158 gram.

A boire en 2 jours. Mueljer de Breslau a reconnu l'innocuité pour la muqueuse gastrique de cette combinaison de deux chlorures. Éviter les aliments acides ou sucrés.

Liqueur de Gardane (modifiée).

Bichlorure de mercure. } ãã 1 gr.
Chlorhydrate d'ammon. }
Eau distillée.......... 1000 gram.

Faites dissoudre, filtrez. Dose 1 à 30 grammes par jour. (Pharmacie de Londres.)

Liqueur de Mialhe.

Bichlorure de mercure.. 40 cent.
Chlorhydrate d'ammon... 1 gram.
Chlorure de sodium.... 1 —
Eau distillée.......... 500 —

Dissolvez les sels dans l'eau. 1 à 2 cuillerées à bouche dans un verre d'eau sucrée.

Liqueur de Mauriac.

Bichlorure de mercure... 1 gr.
Alcool.................. 95 —
Sirop de morphine...... 250 —
Hydrolat de fl. d'oranger. 100 —
Eau distillée............ 550 —
Alcoolat de menthe...... 4 —

F. s. a. une solution dont chaque cuillerée à bouche renferme 2 centigrammes de sublimé.

PRÉPARATIONS DE PROTOIODURE

POUR L'USAGE INTERNE

Pilules de protoiodure.

1° Protoiodure........... 3 cent.
Extrait thébaïque,...... 1 —
Extrait de quinquina.... 6 —

Pour une pilule. — De 1 à 2 par jour. (Mauriac.)

Protoiodure de mercure. 1 cent.
Acétate de morphine... 1 —
Thridace.............. 3 —

Pour une pilule. — 2 par jour contre les accidents secondaires. (Velpeau.)

Protoiodure de mercure. 1 gr. 50
Extrait de belladone... 1 gram.
Extrait thébaïque...... 1 —

Conserve de roses q. s. pour 60 pilules. Pilules recommandées à la dose de 1 le soir 3 heures après le repas, et 1 le matin, dans l'iritis syphilitique. (Mackenzie.)

Pilules ferro-hydrargyriques.

6° Protoiodure de fer.... } ãã 2 gr.
Protoiodure de merc... }
Extrait thébaïque....... 50 cent.
Extrait de gentiane..... q. s.

Pour 50 pilules. (Mircur.)

Pastilles au chlorate de potasse.

Chlorate de potasse..... 4 gram.
Protoiodure de mercure. 1 —
Essence de menthe. ... q. s.

Pour 20 pastilles qui contiendront chacune 5 centigrammes de protoiodure, une par jour. (Créquy.)

Dragées dites antidiathésiques.

Protoiodure............ 25 milligr.
Extr. thébaïque........ 5 —
Chlorate de potasse..... 50 cent.

Pour une dragée. (Guelpa.)

PRÉPARATION DE BIIODURE

Pilules de biiodure.

Biiodure de mercure....	5 mill.
Extrait de genièvre.....	5 cent.
Poudre de réglisse......	q. s.

M. Pour 1 pilule. (Bouchardat.)

FUMIGATIONS

Trochisques.

1° Charbon de braise......	25 gram.
Protoiodure de mercure.	2 —
Benjoin...............	50 cent.

Mêlez et ajoutez :

Eau sucrée.............	q. s.

Pour 20 trochisques. — Le malade en brûlera un matin et soir et en dirigera la fumée vers la bouche dans le cas d'ulcère, syph. du larynx et de la trachée. (Langlebert.)

2° Cinabre pulvérisé.......	1 gram.
Protoiodure de mercure.	5 déc.

M. Pour 1 paquet. F. 4 paquets semblables. Dans syphilis rebelles, ulcérations cutanées. La fumigation doit durer vingt minutes environ. (Récamier.)

3° Cinabre pulvérisé.......	20 gram.
Charbon léger pulvérisé.	40 —
Benjoin pulvérisé.......	1 —
Azotate de potasse.....	20 —
Gomme adragant pulvér.	2 —
Eau..................	q. s.

Faites un mélange de gomme et d'eau. Ajoutez la poudre pour obtenir une pâte homogène. Divisez en 10 cônes. F. sécher à l'air libre. Chaque cône représente 2 grammes de cinabre. Accidents secondaires.

GARGARISMES

1° Liq. de van Swieten....	250 gram.
Mellite simple..........	50 —

(Jeannel.)

2° Eau distillée...........	350 gram.
Sublimé................	15 cent.
Alcool de menthe......	10 gram.

Mêlez. — Ne pas dépasser cette dose de peur de noircir les dents. (Diday.)

3° Hydr. de laitue.........	540 gram.
Miel rosat.............	90 —
Laudanum Sydenh......	75 cent.
Bichlor. de mercure....	75 —

Excellent gargarisme dans le cas d'ulcérations vénériennes de la gorge. (Gibert.)

INJECTIONS SOUS-CUTANÉES

1° Eau distillée...........	90 gram.
Sublimé corrosif........	20 cent.
Chlorh. de morphine....	10 —

Solution pour injection sous-cutanée. On donne 2 milligrammes de sublimé en injectant un gramme de la solution. (Liégeois.)

2° Deutochlor. de mercure.	10 cent.
Chlorure de sodium.....	1 gram.
Eau distillée............	45 —

Faire une solution dont on injecte 4 à 5 gouttes sous la peau deux fois par jour. (Van den Corput.)

3° Iod. de merc. et de sod..	15 cent.
Eau distillée..........	10 gram.

(Bricheteau.)

4° Biodure de mercure.....	3 cent.
Iodure de potassium.....	q. s.

Pour dissoudre le biiodure :

Eau distillée..........	2 gram.

(Ragazzoni.)

5° Bichlorure de mercure..	1gr, 25
Chlorure d'ammonium...	1 25
Chlorure de sodium.....	4 15

Faites ensuite une autre solution ainsi composée :

Blanc d'œuf............	N° 1
Eau distillée...........	q. s.

Pour faire 125 grammes de solution. Mêlez les deux liqueurs et filtrez. Un gramme de cette solution contient 5 milligrammes de sublimé. (Staub.)

Injection de calomel.

6° Calomel à la vap... de 15 à 20 cent.	
Glycérine pure........	1 gram.

Pour une injection. Renouvelez les injections tous les quinze jours; vers le huitième jour on est obligé d'ouvrir un très-petit abcès, d'où il sort du pus, et un fragment de tissu connectif renfermant un peu de calomel. Ce mode de traitement, employé en grand à la clinique de Milan, par Soresina, donne les meilleurs résultats et prévient remarquablement les récidives. (Renseignements communiqués par le docteur Ambrogio Bertarelli, de Milan.)

BAIN

Bichlorure de mercure.	20 gram.
Alcool à 90 degrés.....	50 —
Eau distillée..........	200 —

Faire dissoudre pour un bain. Devergie emploie des bains à doses progressives, depuis 4 grammes jusqu'à 32 grammes, en augmentant de 2 grammes tous les deux bains. (Baumé.)

PRÉPARATIONS D'IODURE DE POTASSIUM

A L'INTÉRIEUR.

Solution.

1° Iodure de potassium....	10 gram.
Alcoolat de mélisse comp.	10 —
Eau commune..........	380 —

Faire dissoudre.

Une cuillerée à bouche représente 50 centigrammes d'iodure.

Sirops.

2° Sirop de gentiane...... 20 gram.
Iodure de potassium.... 1 —

On peut prendre aussi comme excipient d'autres sirops : le sirop d'écorces d'oranges ou le sirop de café (Calvo), excellent pour déguiser la saveur de l'iodure de potassium. (Ricord).

Solutions ferro-iodurées.

1° Iodure de potassium..... } ââ 5 gram.
Protoiodure de fer...... }
Eau distillée........... 400 gram.

Chaque cuillerée contient 50 centigrammes des deux.

2° Iodure de potassium.... 10 gram.
Tartrate ferrico-potassiq. 10 —
Eau de cannelle........ 20 —
Sirop de sucre......... 480 —

De 25 à 100 grammes dans un demi-litre d'eau froide en trois fois dans la journée. (Puche.)

3° Eau distillée........... 500 gram.
Iodure de potassium.... 12 —
Citrate de fer.......... 2 —

Boire matin et soir, à jeun, un verre d'eau distillée avec une cuillerée à bouche de cette solution.
Pendant le chancre. (Diday.)

Pilules iodo-quiniques.

Iodure de potassium.... 4 gram.
Chlorhydrate de quinine. 1 gr,50.
Ext. ou poudre quelconq. q. s.

Pour faire 40 pilules, contre l'anémie syphilitique. (Sigmund.)

Teinture d'iode.

Teinture d'iode........ 5 gram.
Tannin................ 50 cent.
Eau................... 500 gram.

2 ou 3 cuillerées à bouche par jour dans le vin. En continuer l'usage 2 ou 3 mois. (Boinet.)

Tisane de salsepareille. 100 gram.
Teinture d'iode......... 1 —
Iodure de potassium..... 10 cent.
Sirop simple............ q. s.

A prendre en quatre ou cinq fois dans la journée. (Boinet.)

Iodure d'ammonium.

Iodure d'ammonium..... 6 gram.
Eau distillée........... 400 —
Sirop simple........... 60 —

De 1 à 3 cuillerées par jour.

TRAITEMENT MIXTE IODO-HYDRARGYRIQUE.

Solution.

Eau distillée........... 500 gram.
Biiodure hydr.......... 20 cent.
Iodure de potassium.... 20 gram.

De 1 à 4 cuillerées à bouche. (Ricord.)

Pilules.

Iodure de mercure et de potassium........... 1 cent.
Sucre de lait.......... 1 —
Sirop de gomme....... q. s.

M. pour une pilule. Doses 1 à 5 par jour dans la syphilis tertiaire.

Sirop.

1° Biiodure de mercure... 1 gram.
Iodure de potassium.... 50 —
Eau distillée........... 50 —
Faites dissoudre ; ajoutez sirop de sucre froid.. 2400 —

Doses, 20-30 grammes, par jour. 25 grammes de ce sirop représentent 1 centigramme de biiodure. (Gibert.)

2° Iodure d'ammonium..... 10 gram.
Biiodure de mercure.... 20 cent.
Sirop simple........... 500 gram.

De 1 à 2 cuillerées par jour.

Solution.

Eau distillée........... 150 gram.
Cyanhydrargyrate d'iodure de potassium.... 30 cent.

Une cuillerée le matin et le soir. (Vénot.)

PRÉPARATIONS IODO-ARSENICALES.

Potion.

Décoction d'orme pyramidal................ 250 gram.
Sirop d'hydrocotyle asiatique.................. 250 —
Arséniate de soude..... 5 centi.
Iodure de potassium.... 7 gr. 50.

A la dose de 3 cuillerées à bouche pour les personnes qui ont éprouvé des symptômes de syph. antérieure et qui sont atteintes de psoriasis généralisé. (Ricord.)

SOLUTION IODO-ARSENICALE DE MERCURE

Liqueur de Donovan.

Iodure d'arsenic........ 20 cent.
Eau distillée........... 120 gram.

Dissolvez dans un matras de verre à chaud, ajoutez biiodure de mercure 40 centigr., iodure de potassium, 3 gram. ou 4 gram., filtrez et conservez dans un vase brun et bouché. La liqueur ainsi obtenue est limpide et a une légère teinte paille ; 4 gram. de cette préparation contiennent environ 6 milligr. d'iodure d'arsenic et 12 milligr. de biiodure de mercure. La dose à laquelle on l'administre varie de 4 à 100 gouttes et plus dans 90 gram. d'eau distillée à prendre en 3 fois dans la journée ; on augmente chaque jour de 1 à 2 gouttes.

Solution d'iodo-arsénite de mercure	4 gram.
Eau distillée	80 —
Sirop de gingembre	16 —

Se prescrit à la dose de 3 à 4 cuillerées par jour.

Pâte de Cyrillo.

Iodure d'arsenic	1 gram.
Biiodure de mercure	1 —
Eau distillée	100 gram.

A la dose de 1 à 2 gram. par jour dans de l'eau sucrée.

(Soubeiran.)

Pilules de Plummer.

Soufre doré d'antimoine.	ãã 3 centigr.
Calomel à la vapeur	
Extrait de réglisse	3
Eau distillée	q. s.

De 1 à 5 par jour dans les affections oculaires syphilitiques.

POMMADES. TOPIQUES.

Onguent gris.

1° Pommade mercurielle à parties égales	1 gram.
Axonge benzoïnée	3 --

Pour frictions. (Codex français.)

2° Onguent napolitain	90 gram.
Sulfate de chaux ammoniacal	30 —

Mêlez exactement. Traitement de la syphilis par frictions. 2 à 8 grammes par friction.

(Pihorel.)

Solutions.

1° Deutochlorure de merc.	50 cent.
Faites dissoudre dans l'eau distillée	500 gram.

Ajoutez :

Laudanum de Sydenham.

En topiques sur ulcères vénériens indolents. Appliquer à l'aide de plumasseaux.

2° Eau distillée	15 gram.
Alcool	2 —
Sublimé	1 —

Contre les plaques buccales. Les toucher trois jours de suite avec un pinceau imbibé de cette solution. (Diday.)

Contre le Psoriasis palmaire.

1° Une ou deux fois par jour prendre un bain des mains d'un quart d'heure, dans :

Eau	1 litre.
Sublimé	1 gram.

2° En se couchant, frotter les plaques avec

Axonge	36 gram.
Biiodure hydr.	1 —

3° Pétrir dans la main.

Mastic de vitrier	30 gram.
Sublimé	50 cent.

Suppositoires

Onguent mercuriel	3 gram.
Axonge benzoïné	1,20
Cire blanche	1,20
Beurre de cacao	4,80

Pour 12 suppositoires. — Plaies de l'anus de nature syphilitique.

Pommades contre l'alopécie.

Protoiodure de mercure.	1 gram.
Axonge	20 —
Teinture de cantharides,	de 3 à 5 —

Pommade pour graisser le cuir chevelu dans l'alopécie syphilitique

(Langlebert.)

Cold cream	30 gram.
Turbith minéral	ãã 50 cent.
Sulfate de quinine	

(Mauriac.)

Axonge	30 gram.
Turbith minéral	3 —

Contre l'acné du cuir chevelu.

Emplâtre de Vigo.

Emplâtre simple	2000 gram.
Cire jaune	100 —
Poix résine purifiée	100 —
Gomme résine ammon.	30 —
Bdellium	30 —
Oliban	30 —
Myrrhe	20 —
Poudre de safran	20 —
Mercure	600 —
Térébenthine	100 —
Styrax liquide	300 —
Huile volatile de lavande.	10 —

Baume mercuriel.

Mercure	8 gram.
Oléo-résine de térébenth.	4 —
Axonge	24 —
Onguent d'arcæus	34 —
Calomel à la vapeur	1 —

Éteignez le mercure dans la térébenthine, ajoutez les autres substances par trituration, pansement des ulcères vénériens.

(Plenck.)

Pommades.

1° Oxyde noir de mercure.	10 gram.
Suif de mouton.	16 —

Proposé pour remplacer l'onguent napolitain. (Donovan.)

2° Onguent mercuriel	80 gram.
Cérat	30 —
Laudanum de Sydenham.	1 gr. 50

Mêlez. Pansement des ulcères douloureux.

(Gibert.)

3° Onguent napolitain	15 gram.
Chaux hydratée	4 —
Chlorhydrate d'ammon. pulvérisé	2 —

(Hôpital de Toulon.)

4° Onguent merc. double. } Masse emplastique de } Vigo } aa 10 gram.
Extrait de thébaïque.... 1 —
Extrait de ciguë........ 2 —

Pommade fondante narcotique.

(Mauriac.)

5° Deutochlorure de merc. 4 gram.
Axonge................ 30 —

6° Axonge................ 30 gram.
Iodure de chlorure mercureux, (sel de Boutigny)........ 25 cent. à 1 —

7° Bisulfure de mercure... 1 gr. 50
Deutoxyde de mercure.. 60 cent.
Créosote.............. 2 gouttes.
Axonge récente........ 50 gram.

Pommade contre syphilides et ulcères vénériens.

(Startin.)

8° Axonge................ 30 gram.
Turbith minéral........ 1 —

Contre les syphilides sèches.

9° Tannin pur............. 4 gram.
Nitrate acide de mercure. 12 gouttes.
Axonge................ 4 gram.

Pour recouvrir la charpie avec laquelle on pansera les ulcères tertiaires.

(Venot.)

10° Cinabre............... 1 gr. 50
Minium................ 2 50
Diachylon.............. 6 »

L'étendre sur de la toile pour pansement des syphilides ulcérées.

(Vidal, Hardy.)

11° Chlorure d'or.......... 1 gram.
Axonge benzoïnée...... 50 —

Contre les ulcères vénériens.

(Chrestien.)

Vin aromatique onctueux.

Espèces aromatiques.... 100 gram.
Vin rouge............ 750 —
Glycérine............ 250 —
Teinture vulnér.... ... 100 —

(Ferrand.)

Solutions contre les plaques muqueuses.

1° Chlorure de chaux sec.. 100 gram.
Carbonate de soude cristallisé............... 200 —
Eau commune.......... 4500 —

Délayez le chlorure de chaux dans les deux tiers de la quantité d'eau. Faites dissoudre le carbonate dans le tiers d'eau restant. Mélangez et filtrez. Excellent pour lotionner les plaques muqueuses de la région génito-anale.

(Labarraque.)

2° Chlorure de zinc....... 1 gram.
Eau distillée.... ..... 15 —

3° Nitrate acide de mercure. 1 gram.
Eau distillée........... 100 —

Solution pour les plaques muqueuses buccales.

(Hardy.)

Solutions contre l'ozène.

1° Hydrate de chloral..... 5 gram.
Eau.................. 500 —

En injections nasales. (Créquy.)

2° Hyposulfite de soude.... 25 gram.
Eau.................. 500 —

(Constantin Paul.)

3° Eau de goudron........ 100 gram.
Acide phénique crist... 1 —

(Delioux de Savignac.)

STOMATITE MERCURIELLE.

Solutions.

1° Eau commune.......... 400 gram.
Teinture d'iode.. ...... 2 à 8 —
Iodure de potassium.... 1 —

2° Eau.................. 500 gram.
Sirop de mûres........ 60 —
Chlorate de potasse..... 15 —

Contre la stomatite mercurielle.

3° Teinture d'ode...... 10 à 20 gram.
Tannin................ 1 —
Eau distillée.......... 2 gr. 50

Pour toucher les gencives tuméfiées.

(Boinet.)

4° Acide chromique cristal. } Eau distillée.......... } ää p. ég.

En applications légères pour modifier les ulcérations buccales.

(Codex français.)

Potion.

Iode.................. 20 cent.?
Alcool... .... 8 gram.

Faites dissoudre et ajoutez:

Eau distillée de cannelle. 80 gram.
Sirop de sucre......... 16 —

Une demi-cuillerée d'abord, et plus tard une cuillerée 4 fois par jour, contre la salivation.

(Kluge.)

Gargarismes.

1° Chlorate de potasse..... 10 gram.
Eau.................. 250 —
Mellite de rose......... 50 —
Acide chlorhydrique.... 2 —

Gargarisme contre salivation mercurielle.

(Jeannel.)

Collutoires.

1° Miel rosat............ 10 gram.
Sirop de mûres......... 10 —
Borate de soude........ 2 —

Contre la gingivite.

2° Iodure de potassium.... 1 gr. 25
Eau distillée......... 125 —
Eau distillée de rose... 50 —

Faites dissoudre et ajoutez :

Teinture d'iode... ..... 10 gouttes.
Sirop simple........... 50 gram.

Collutoire contre la salivation.

(Righini.)

3° Vinaigre scillitique..... 75 gram.
Esprit de nitre dulcifié. 60 —
Miel purifié........... 120 —
Eau distillée.......... 50 —

Pour toucher les gencives.

(Mettauer.)

4° Eau distillée de rue.... 60 gram.
Extrait de quinquina.... 4 —
Ether chlorhydr.... ... 8 —
Miel rosat... .... de 4 à 30 —

(Wendt.)

5° Décoction de feuille d'aigremoine........... 180 gram.
Opium pur............ 10 cent.
Alun calciné. .... 60 —
Miel rosat............ 60 gram.

Contre le ptyalisme.

(Hôpital de Bologne.)

Poudres dentifrices.

Quinquina jaune pulv.. } àà 15 gram.
Extrait de cachou pulv. }
Acide tannique pulvérisé. 2 —
Alun pulvérisé.......... 2 —
Essence de menthe ou anis................ q. s.

Frictionner plusieurs fois par jour les gencives avec cette poudre pour prévenir leur gonflement.

(Panas.)

2° Poudre de charbon..... 10 gram.
Poudre de quinquina.... 10 —
Chlorate de potasse..... 5 —

3° Charbon porphyrisé..... 100 gram.
Quinquina gris......... 100 —
Magnésie calcinée...... 10 —
Essence de menthe..... q. s.

4 Tartrate borico-potassique............... 30 gram.
Chlorate de potasse.... } àà 20 —
Phosphate de chaux précipité............. }
Chlorhydrate d'ammon. 2 —
Poudre de cannelle..... 4 —

Mêlez et porphyrisez.

(Simonnet.)

5° Chlorate de potasse.... }
Alun.............. }
Poudre de tan .... } parties égales.
Poudre de quinquina.. }
Poudre de charbon .... }

A employer quotidiennement dès que l'on commence le traitement mercuriel.

(Mircur.)

Opiat dentifrice.

Corne de cerf.......... 25 gram.
Crême de tartre... .... 9 —
Alun calciné........... 1 —
Chlorate de potasse..... 2 —
Cochenille.......... 6 —
Iris.................. 6 —
Miel................ 125 —
Essence de menthe..... 8 gouttes.

Pour opiat de consistance ferme.

AUTRES AGENTS
CONSIDÉRÉS PAR CERTAINS AUTEURS COMME ANTISYPHILITIQUES.

Pilules d'oxyde d'or.

Oxyde d'or............ 5 cent.
Extrait de ciguë...... } àà 50 —
Extrait de douce amère. }

Pour 10 pilules; 2 par jour.

Pilules d'or et de mercure.

Amalgame d'or et de mercure.............. 60 cent.
Thridace............... 20 —
Conserve de roses...... 50 —
Poudre de réglisse ou de gomme............. q. s.

Pour 10 pilules contenant chacune 6 centigrammes de l'amalgame. (Robert.)

Pilules de chlorure d'or.

Chlorure d'or. et de sodium............... 2 milli.
Amidon. .... }
Gomme pulvérisée..... } q. s.
Eau distillée.......... }

Pour 1 pilule. — Écrasez la pilule contre la gencive et faire une friction avec la pulpe du doigt avant d'avaler.

(Chrestien.)

Pilules de stannate d'or.

Stannate d'or.......... 50 cent.
Amidon................ 5 gram.
Gomme arabique........ 1 —
Eau distillée.......... q. s.

Pour 50 pilules. — De 2 à 4 par jour.

(Puche.)

Pilules de bichromate de potasse.

Bichromate de potasse . 1 gram.
Extrait de gentiane..... q. s.

Pour 80 pilules de 1 à 6 par jour.

(Vincenti.)

Tisane de Zittmann.

Salsepareille...........	100	gram.
Eau commune...........	2600	—

Faites digérer 24 heures, ajoutez :

Sucre blanc pulvérisé..	} âã 6	gram.
Alun pulvérisé........		
Calomel porphyrisé......	4	—
Cinabre pulvérisé......	1	—

Faites chauffer au bain marie dans un vase couvert pendant 3 heures et ajoutez :

Semences d'anis concassées..................	4	gram.
De fenouil concassées	4	—
Feuilles de séné incisées	24	—
Racine de réglisse incisée..................	12	—

Faites infuser un quart d'heure, passez et décantez en 8 doses.

(Zittmann.)

Tisane dite sudorifique.

Salsepareille divisée et contusée.............	45	gram.
Bois de gaïac concassé.	} âã 15	—
Sassafras		
Réglisse..............		
Bois de mezereum......	3	—
Eau bouillante.........	1500	—

Laissez infuser à une douce chaleur, pendant six heures la salsepareille et le gaïac, ajoutez vers la fin les autres substances, passez la liqueur à employer. Dans les cas de syphilis rebelles.

(Gibert.)

FIN DU FORMULAIRE.

TABLE DES MATIÈRES

Blennorrhagie chez la femme.

CHANCRE SIMPLE ET SES COMPLICATIONS

Complications.

DEUXIÈME PARTIE

MALADIE VÉNÉRIENNE GÉNÉRALE

Période tertiaire.

Syphilis héréditaire.

TROISIÈME PARTIE

FIN DE LA TABLE DES MATIÈRES.

TABLE ALPHABÉTIQUE

T

U

V

FIN DE LA TABLE ALPHABÉTIQUE.

PARIS. — IMPRIMERIE E. MARTINET, RUE MIGNON, 2

www.ingramcontent.com/pod-product-compliance
Ingram Content Group UK Ltd.
Pitfield, Milton Keynes, MK11 3LW, UK
UKHW031042260726
13965UKWH00006B/2

9 782012 932227